Holistic Integrative Oncology

整合肿瘤学

临床卷

腹部盆腔肿瘤分册

总 主 编　樊代明

副总主编　郝希山　詹启敏　于金明

王红阳　赫　捷　张岂凡

季加孚　李　强　郭小毛

徐瑞华　朴浩哲　吴永忠

王　瑛

分册主编　季加孚　聂勇战　陈小兵

科学出版社

北京

内 容 简 介

本书由中国抗癌协会组织各专业委员会专家编写，是整合医学在临床肿瘤学领域应用的大型原创专著。全书分3个分册，分别介绍了神经系统肿瘤、头颈部肿瘤、眼部肿瘤、胸部肿瘤、乳腺肿瘤、胃肠道肿瘤、肝胆胰肿瘤、腹膜及腹膜后肿瘤、泌尿生殖系统肿瘤、妇科系统肿瘤、血液系统肿瘤、骨及软组织肿瘤、神经内分泌肿瘤、皮肤恶性肿瘤、家族遗传性肿瘤等的发病情况及诊治现状概述，相关诊疗规范、指南和共识，全面检查、整合评估，整合决策，康复随访及复发预防，相关肿瘤临床诊疗整合的思考与发展；各章附有多学科整合诊疗模式解决临床实际问题的典型案例。

本书可供临床肿瘤相关临床科室、辅助诊疗科室的医护人员借鉴，也可供相关医药卫生管理人员、基层社区卫生人员阅读参考。

图书在版编目（CIP）数据

整合肿瘤学 . 临床卷 : 全三册 / 樊代明主编 . — 北京 : 科学出版社 , 2021.6
ISBN 978-7-03-067018-2

Ⅰ . ①整… Ⅱ . ①樊… Ⅲ . ①肿瘤学 Ⅳ . ① R73

中国版本图书馆 CIP 数据核字 (2020) 第 234281 号

责任编辑：郝文娜　徐卓立 / 责任校对：张　娟
责任印制：赵　博 / 封面设计：吴朝洪

科 学 出 版 社 出版
北京东黄城根北街 16 号
邮政编码：100717
http://www.sciencep.com

三河市春园印刷有限公司印刷
科学出版社发行　各地新华书店经销
*

2021 年 6 月第 一 版　开本：889×1194　1/16
2022 年 6 月第二次印刷　印张：102 1/4
字数：2 678 000

定价：998.00 元（全三册）
（如有印装质量问题，我社负责调换）

《整合肿瘤学》主编名单

总 主 编　樊代明

副总主编　郝希山　詹启敏　于金明　王红阳　赫　捷

　　　　　张岂凡　季加孚　李　强　郭小毛　徐瑞华

　　　　　朴浩哲　吴永忠　王　瑛

基础卷

基础分册主编

　　　　　詹启敏　应国光　曹广文

诊断分册主编

　　　　　王红阳　邢金良　王　哲

治疗分册主编

　　　　　于金明　石汉平　姜文奇

临床卷

头胸部肿瘤分册主编

　　　　　李　强　刘　巍　刘　红

腹部盆腔肿瘤分册主编

　　　　　季加孚　聂勇战　陈小兵

血液骨科及其他肿瘤分册主编

　　　　　徐瑞华　石远凯　崔久嵬

《腹部盆腔肿瘤》编委会名单

主　编　季加孚　聂勇战　陈小兵

副主编　（按姓氏笔画排序）

王春友　叶定伟　李　勇　周　俭
周　琦　姜小清　顾　晋　徐惠绵
崔书中

编　委　（按姓氏笔画排序）

丁长民（北京大学首钢医院）
丁克峰（浙江大学医学院附属第二医院）
于金明（山东省肿瘤医院）
马文聪（上海东方肝胆医院）
王　征（复旦大学附属中山医院）
王　栋（中国医学科学院肿瘤医院）
王　峰（中山大学肿瘤防治中心）
王　健（浙江大学医学院附属第二医院）
王　稳（山东省滕州市中心人民医院）
王丹波（辽宁省肿瘤医院）
王永鹏（辽宁省肿瘤医院）
王延召（北京大学首钢医院）
王建正（河南省肿瘤医院）
王春友（华中科技大学附属协和医院）
王海霞（重庆大学附属肿瘤医院）
王铭河（复旦大学附属肿瘤医院）
王敬晗（上海东方肝胆医院）
王晰程（北京大学肿瘤医院）
王锡山（中国医学科学院肿瘤医院）
戈佳云（昆明医科大学第二附属医院）
巴明臣（广州医科大学附属肿瘤医院）
邓　婷（中山大学附属肿瘤医院）
龙　江（复旦大学附属肿瘤医院）
叶定伟（复旦大学附属肿瘤医院）
叶颖江（北京大学人民医院）
田　军（中国医学科学院肿瘤医院）
丛明华（中国医学科学院肿瘤医院）
宁佩芳（辽宁省肿瘤医院）
冯　征（复旦大学附属肿瘤医院）
冯金鑫（广州医科大学附属肿瘤医院）

冯艳玲（中山大学附属肿瘤医院）
司同国（天津医科大学肿瘤医院）
尧　凯（中山大学附属肿瘤医院）
朱　俊（复旦大学附属肿瘤医院）
朱一平（复旦大学附属肿瘤医院）
朱绍兴（浙江省肿瘤医院）
朱笕青（浙江省肿瘤医院）
向　阳（北京协和医院）
刘　亮（复旦大学附属肿瘤医院）
刘秀峰（东部战区总医院）
刘继红（中山大学附属肿瘤医院）
齐　隽（上海交通大学医学院附属新华医院）
许　婷（北京大学肿瘤医院）
阳志军（广西医科大学附属肿瘤医院）
牟　迪（天津医科大学肿瘤医院）
孙立峰（浙江大学医学院附属第二医院）
孙惠川（复旦大学附属中山医院）
麦宗炯（中山大学肿瘤防治中心）
杨贤子（广州医科大学附属肿瘤医院）
杨　明（华中科技大学附属协和医院）
杨晓军（甘肃省人民医院）
李　力（广西医科大学附属肿瘤医院）
李　炜（上海市普陀区中心医院）
李　响（四川大学华西医院）
李　勇（河北医科大学第四医院）
李　健（北京大学肿瘤医院）
李　斌（海军军医大学第三附属医院）
李　强（天津医科大学肿瘤医院）
李之帅（上海东方肝胆医院）
李长岭（中国医学科学院肿瘤医院）
李文斐（北京大学肿瘤医院）
李晓琦（复旦大学附属肿瘤医院）
李珺芸（中山大学附属肿瘤医院）
肖泽均（中国医学科学院肿瘤医院）
吴　越（上海东方肝胆医院）
吴小华（复旦大学附属肿瘤医院）

邱智泉（上海东方肝胆医院）
何裕隆（中山大学附属第七医院）
邹冬玲（重庆大学附属肿瘤医院）
邹　青（江苏省肿瘤医院）
汪　明（上海交通大学附属仁济医院）
汪军坚（浙江省肿瘤医院）
沈　琳（北京大学肿瘤医院）
沈益君（复旦大学附属肿瘤医院）
张　伟（天津医科大学肿瘤医院）
张　晗（中山大学附属肿瘤医院）
张　琪（北京大学肿瘤医院）
张　敬（复旦大学附属肿瘤医院）
张　新（辽宁省肿瘤医院）
张　睿（辽宁省肿瘤医院）
张师前（山东大学齐鲁医院）
张相良（广州医科大学附属肿瘤医院）
张信华（中山大学附属第一医院）
张爱莉（河北医科大学第四医院）
张敬东（辽宁省肿瘤医院）
张楚瑶（中山大学附属肿瘤医院）
张耀军（中山大学附属肿瘤医院）
陈　成（广州医科大学附属肿瘤医院）
陈　勇（重庆医科大学附属第一医院）
陈　超（浙江大学医学院附属第二医院）
陈小兵（河南省肿瘤医院）
陈立军（中国人民解放军总医院第五医学中心）
陈旭升（天津医科大学肿瘤医院）
陈昌贤（广西医科大学附属肿瘤医院）
陈忠杰（天津医科大学肿瘤医院）
陈敏山（中山大学附属肿瘤医院）
陈煜峰（中国医学科学院肿瘤医院）
尚　海（辽宁省肿瘤医院）
罗成华（北京大学国际医院）
罗嘉莉（广州医科大学附属肿瘤医院）
季加孚（北京大学肿瘤医院）
周　云（中山大学附属肿瘤医院）
周　俭（复旦大学附属中山医院）
周　琦（重庆大学附属肿瘤医院）
周海涛（中国医学科学院肿瘤医院）
郑　闪（中国医学科学院肿瘤医院）
郑　晖（中国医学科学院肿瘤医院）
赵冰冰（广西医科大学附属肿瘤医院）
赵雪峰（河北医科大学第四医院）
英卫东（安徽省立医院）
胡晓晔（浙江大学医学院附属第二医院）

俞静娴（复旦大学附属中山医院）
姜小清（上海东方肝胆医院）
姚　欣（天津医科大学肿瘤医院）
秦叔逵（东部战区总医院）
秦晓健（复旦大学附属肿瘤医院）
敖建阳（上海东方肝胆医院）
袁　瑛（浙江大学医学院附属第二医院）
袁家佳（北京大学肿瘤医院）
聂彩云（河南省肿瘤医院）
聂勇战（空军军医大学第一附属医院）
夏玲芳（复旦大学附属肿瘤医院）
顾　晋（北京大学首钢医院）
徐　近（复旦大学附属肿瘤医院）
徐惠绵（中国医科大学附属第一医院）
高　强（复旦大学附属中山医院）
高兆亚（北京大学首钢医院）
高庆坤（北京大学首钢医院）
唐茂盛（北京大学国际医院）
唐鸿生（广州医科大学附属肿瘤医院）
黄　成（复旦大学附属中山医院）
黄　鹤（中山大学附属肿瘤医院）
黄永文（中山大学附属肿瘤医院）
黄绮丹（中山大学附属肿瘤医院）
曹　晖（上海交通大学附属仁济医院）
常　坤（复旦大学附属肿瘤医院）
崔书中（广州医科大学附属肿瘤医院）
章　真（复旦大学附属肿瘤医院）
梁　晶（中国医学科学院肿瘤医院）
梁　寒（天津肿瘤医院）
梁山辉（复旦大学附属肿瘤医院）
葛　赛（北京大学肿瘤医院）
董　越（辽宁省肿瘤医院）
蒋　芳（北京协和医院）
韩苏军（中国医学科学院肿瘤医院）
韩　颖（天津医科大学肿瘤医院）
韩啸天（复旦大学附属肿瘤医院）
曾庆敏（北京大学首钢医院）
温　灏（复旦大学附属肿瘤医院）
雷福明（北京大学首钢医院）
蔡三军（复旦大学附属肿瘤医院）
廖文峰（天津医科大学肿瘤医院）
樊　嘉（复旦大学附属中山医院）
潘忠勉（广西医科大学附属肿瘤医院）
戴　波（复旦大学附属肿瘤医院）

前　言

肿瘤是严重威胁人类健康且复杂难治的疾病，全世界约五个肿瘤患者中就有一个中国人；而在中国，每死亡五个人就有一个是肿瘤患者。面对如此严峻的局面，我国的肿瘤预防和诊疗该如何发展？整体整合肿瘤学（Holistic Integrative Oncology）简称整合肿瘤学，从宏观认识论上为解决此问题提供了一个有效途径。

本书是中国抗癌协会组织编写的《整合肿瘤学·临床卷》第二分册，也是该卷的主要组成部分。全书从整合医学的理念出发，系统阐述了腹部和盆腔肿瘤的病因和流行病学、发病机制、临床表现、诊断和治疗。主要包括胃肠道、肝胆胰、腹膜及腹膜后、泌尿生殖系统和妇科系统肿瘤共五章内容。编写思路体现了中国抗癌协会一贯倡导的"肿瘤防治，赢在整合"的整体观诊疗理念，以人体最常见的几类实体肿瘤为切入点，探索实践整合肿瘤学的可行路径，从而达到提高相关肿瘤领域整体整合诊治水平的目的。

近年来，随着基因组学、蛋白质组学、分子生物学技术的飞速发展，研究人员从基因、蛋白质、细胞等多层面探索肿瘤的发生、发展机制，为整合肿瘤学的发展打下了坚实基础；方兴未艾的多学科整合诊疗模式为开展整合肿瘤学的临床工作开拓出了新思路、新方法；各类新药的问世，尤其是分子靶向药物的不断涌现，极大丰富了整合肿瘤学实现肿瘤整体预防和诊治的认识和决策；这些均促使现代肿瘤学的诊疗在许多领域取得了长足进步，出现了令人可期可盼的发展局面。

众所周知，原发于腹部盆腔的肿瘤患者中实体瘤占绝大多数，其临床表现多样，症状隐匿。有些类型的腹部盆腔肿瘤在诊断中经常混淆，如很大比例的肝脏占位病变实则来源于胃癌、肠癌和妇科肿瘤的肝转移；卵巢肿瘤伴腹水患者经过缜密诊断却发现始于胃癌，以上临床表现使得许多腹部盆腔肿瘤的原发肿瘤确诊滞后，增加了早期治疗的难度。值得期待的是，肿瘤患者若能实现早诊，就有望实现及时的微创手术治疗；即使晚期患者经多学科整合诊疗后，在日益推陈出新的靶向药物和免疫治疗的保驾护航下，仍可提高生活质量、明显延长其生存期，甚至获得临床治愈的效果。本分册在以上基础、转化应用和临床诊治的热点领域做了详细全面的介绍。我们相信，本书的出版，将在腹部盆腔肿瘤的预防、筛查、诊断和治疗方面，对基础研究、诊断新技术研发、药物研发、流行病筛查、临床医生和医学教育等具有重要价值，为推动该领域的整合研究、整合研发、系统科普，特别是整合诊疗发挥积极的推动作用。

本分册与其他分册一样，在写作风格上独树一帜，不落窠臼，摒弃了以往教科书式的编写模式，跳出"对症下药"的思维定式，从多学科三维立体角度重新全面审视肿瘤的诊疗过程，做到"整体观念，全程管理，科学决策"。编写中首先立足于整体整合的高度，系统地盘点各自学科肿瘤的发病和诊治现状，汇集了具有重要影响力的共识和指南，然后按照肿瘤诊疗"检查—评估—决策—跟踪"的基本步骤展开相关内容。每种肿瘤的综述都由多学科整合完成，力求在其中抓住腹部盆腔肿瘤整合中存在的共性问题，又突出各自诊疗的独特之处及成果亮点，既注意凸显现阶段全球有关研究的热点和创新，又结合自身精选的临床病例以探索实践中的可行路径，如有关胃癌 TD 分期问题的认识，我国热灌注疗法的专家共识，前列腺癌的去势治疗进展等，还特别对本学科存在的问题及如何推动整体整合肿瘤学的发展发表了真知灼见。应该说无论高度、深度和广度，本书都算得上是一部水平高、内容丰富的原创性集大成之作，代表着当前我国在腹部盆腔肿瘤方面整合发展的整体水平。

　　本书的组织者和撰写编委均来自我国本领域领先且走在前列的医院和研究所中肿瘤的相关科室或肿瘤中心，是相关领域推举出的学科带头人或有潜力的青年佼佼者，具有丰富的临床经验和严谨的科学探索精神。在编写过程中，全体编委秉承医学的整合思维和理念，以"人"为本阐述肿瘤的特征，他们为分册的高质量完稿付出了艰辛的劳动。尤其是在抗击新冠肺炎疫情的同时，不忘抗癌初心，夜以继日交流讨论，查阅国内外最新文献，回顾总结临床工作中的经验教训。更有整合肿瘤学总主编樊代明院士严格对本分册把脉定向，他用了近 7 个月时间，每天批改 5 小时以上，对每一章节逐节、逐页、逐段、逐句、逐字进行审阅和修改，保证了全书的编写质量，樊院士对整个专著的认真审核和他对医学孜孜不倦的追求值得我们每一位同道学习，在此我们表示由衷的感谢！同时也感谢中国抗癌协会倾全协会之力提供了卓有成效的组织保障，这些最终促成了本书的顺利付梓。这本专著的出版凝聚着所有人对发展我国整合肿瘤学的共同思考和智慧结晶，也寄托着肿瘤界众多前辈和中国抗癌协会全体会员的殷切期盼！

　　欢迎肿瘤界同仁对本书提出宝贵意见，共同为我国的整合医学事业不懈努力。

季加孚　聂勇战　陈小兵

2021 年 3 月

目 录

第6章
胃肠道肿瘤

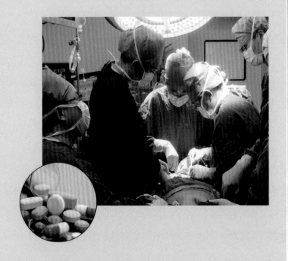

第一节　胃　癌

● 发病情况及诊治研究现状概述

胃癌（gastric carcinoma）是指原发于胃的上皮源性恶性肿瘤，是世界范围内最常见的恶性肿瘤之一，尽管近年来胃癌的发病率及病死率有所下降，但在所有恶性肿瘤中仍居前列。我国胃癌发病率仅次于肺癌，居第二位，死亡率排第三位。全球每年新发胃癌病例约 120 万，中国约占其中的 40%。近年来随着胃镜检查的普及，早期胃癌比例逐年增高。但我国早期胃癌占比仍很低，仅约 20%，大多数发现时已是进展期，总体 5 年生存率不足 50%，与同为胃癌高发国家的日本、韩国相比，差距显著。

幽门螺杆菌感染是散发远端胃癌最常见的病因，其诱发的慢性炎症与各种因素共同作用，重复损害修复过程，导致细胞增殖、凋亡和抑癌基因变化，最终形成炎症相关癌症。一些幽门螺杆菌感染者先发生胃萎缩，然后发生肠化生，再发生增生异常，最终形成腺癌。无增生异常或肿瘤改变时根除幽门螺杆菌是否能预防胃癌尚不清楚。研究者发现 miRNA（miR-7）能够抑制胃癌的关键信号通路，这种保护性机制会受到 EB 病毒（EBV）的影响。EBV 也与胃癌相关，80% 胃癌恶性细胞中可见 EBV，正常上皮细胞中无 EBV，EBV 如何导致癌症仍不清楚。10% 胃癌有家族聚集性，真正遗传性胃癌为 1% ～ 3%，包括 3 种综合征：遗传性弥漫性胃癌、胃腺癌和胃近端息肉病、家族性肠型胃癌。胃癌低发生率地区，多数家族性患者源于胃癌风险增加的遗传性病理性突变。40% 遗传性弥漫性胃癌为 CDH1 突变，亦可为 CTNNA1 突变，男女胃癌风险分别为 83% 和 67%，女性乳腺癌风险达 20% ～ 40%。CDH1 突变、> 20 岁或活检阳性家族成员推荐胃切除，CDH1 突变、不及 20 岁或 > 20 岁确需延期手术者推荐内镜监测。胃癌亦见于其他遗传性癌症综合征，如 TP53 突变 Li-Fraumeni 综合征、家族性腺瘤息肉病（APC 突变）、波伊茨 - 耶格综合征（STK11 突变）。环境因素也影响胃癌发生，蔬菜水果摄入少、高盐、硝酸盐、腌制食品、吸烟、肥胖等增加胃癌发生风险，肥胖、胃食管反流增加食管胃交界部癌发生风险。

胃癌治疗的总体策略是以外科为主的整合治疗。在中国，胃癌患者就诊时病期已普遍较晚，失去了手术治愈的机会，预后极差。随着肿瘤规范化治疗的推广应用，早期及中期胃癌受到极大关注，而且其治疗方法及治疗效果均有明显改进。晚期胃癌作为胃癌治疗领域的一大难题，始终缺乏有效的整合治疗手段。随着对疾病认识的深入，胃癌治疗已从单纯外科手术时代逐步过渡到外科手术协同化疗、放疗、靶向治疗、免疫治疗的整合治疗时代，其治疗方式也由过去的"粗犷式"向"精准化"发展。但是，如何进行科学合理、规范个体化的多学科整合治疗，如何有效整合各学科资源、合理"排兵布阵"，仍是值得深入研究的临床问题。

• 相关诊疗规范、指南和共识

- 胃癌诊疗规范（2018 年版），中华人民共和国国家卫生健康委员会
- NCCN 胃癌临床实践指南（2019.V2），美国国家综合癌症网络（NCCN）
- 2016 ESMO 胃癌的诊断、治疗与随访临床诊疗指南，欧洲肿瘤内科学会（ESMO）
- 日本胃癌治疗指南（第 5 版），日本
- 2018 年版韩国胃癌实践指南，韩国
- 胃癌诊疗指南（2019 版），中国临床肿瘤学会（CSCO）
- 胃癌肝转移诊断与综合治疗中国专家共识（2019 版），中国抗癌协会胃癌专业委员会等多个学术组织联合发布
- 中国幽门螺杆菌根除与胃癌防控的专家共识意见（2019 年，上海），中国抗癌协会肿瘤内镜专业委员会等多个学术组织联合发布
- 中国早期胃癌筛查流程专家共识意见（草案）（2017 年，上海），中国抗癌协会胃癌专业委员会等多个学术组织联合发布
- 胃癌多学科综合治疗协作组诊疗模式专家共识，中国研究型医院学会 消化道肿瘤专业委员会，中国医师协会外科医师分会多学科综合治疗专业委员会
- HER2 阳性晚期胃癌分子靶向治疗的中国专家共识（2016 版），中国抗癌协会胃癌专业委员会等多个学术组织联合发布

【全面检查】

（一）病史特点

胃癌的病史采集重点放在以下两方面。

1. 胃癌发病相关高危因素 主要包括：①年龄 40 岁以上，男女不限；②胃癌高发地区人群；③幽门螺杆菌感染者；④既往患有慢性萎缩性胃炎、胃溃疡、胃息肉、手术后残胃、肥厚性胃炎、恶性贫血等胃癌前疾病；⑤胃癌患者一级亲属；⑥存在胃癌其他高危因素（高盐、腌制饮食、吸烟、重度饮酒等）。符合上述①和②～⑥中任一条者均应列为胃癌高危人群。

2. 胃癌相关临床表现 早期胃癌患者常无特异的症状，随着病情的进展可出现类似胃炎、溃疡病的症状，主要表现：①上腹饱胀不适或隐痛，以饭后为重；②食欲缺乏、嗳气、反酸、恶心、呕吐、黑粪等。进展期胃癌常出现：①体重减轻、贫血、乏力。②胃部疼痛，如疼痛持续加重且向腰背放射，则提示可能存在胰腺和腹腔神经丛受侵。胃癌一旦穿孔，可出现剧烈腹痛的腹膜炎症状。③恶心、呕吐，常为肿瘤引起梗阻或胃功能紊乱所致。贲门部癌可出现进行性加重的吞咽困难及反流症状，胃窦部癌引起幽门梗阻时可呕吐宿食。④出血和黑粪，肿瘤侵犯血管，可引起消化道出血。小量出血时仅有大便隐血阳性，当出血量较大时可表现为呕血及黑粪。⑤其他症状如腹泻（由患者胃酸缺乏、胃排空加快所致）、转移灶的症状等。晚期患者可出现严重消瘦、贫血、水肿、发热、黄疸和恶病质。

（二）体检发现

一般胃癌尤其是早期胃癌，常无明显的体征，进展期乃至晚期胃癌患者可出现下列体征。

（1）上腹部深压痛，有时伴有轻度肌抵抗感，常是体检可获得的唯一体征。

（2）上腹部肿块，位于幽门窦或胃体的进展期胃癌，有时可扪及上腹部肿块；女性患者于下腹部扪及可推动的肿块，应考虑 Krukenberg 瘤的可能。

（3）胃肠梗阻的表现：幽门梗阻时可有胃型及振水音，小肠或系膜转移使肠腔狭窄可导致部分或完全性肠梗阻。

（4）腹水征，有腹膜转移时可出现血性腹水。

（5）锁骨上淋巴结肿大。

（6）直肠前窝肿物。

（7）脐部肿块等。

锁骨上淋巴结肿大、腹水征、下腹部盆腔包块、脐部肿块、直肠前窝种植结节、肠梗阻表现均为提示胃癌晚期的重要体征。因此，仔细检查这些

体征，不但具有重要的诊断价值，而且也为诊治策略的制订提供了充分的临床依据。

（三）实验室检查

1. 常规检测　如血常规、尿常规、大便常规、肝功能、肾功能、乙肝、丙肝、凝血功能检测等。这些检测是了解患者一般状况、制订治疗方案所必需的内容。

2. 血液肿瘤标志物检测　肿瘤标志物广泛应用于临床，肿瘤标志物的联合检测、动态检测可以对胃癌进行早期预警和诊断，分析病情危重程度，指导治疗，对监测复发或转移以及判断预后等均有重要意义。

（1）癌胚抗原（CEA）、CA19-9：常规胃癌肿瘤标志物，其升高降低，可以帮助监测复发、判断预后。

（2）CA242、CA724：这两项指标对部分胃癌诊断也有一定的价值，但其特异性较差，一些良性疾病，包括炎症、息肉等，这两项指标有时也会有不同程度的升高。

（3）CA125：在多数人的印象中仅用于卵巢癌的监测，事实上，CA125 是一种上皮性肿瘤标志物，所有上皮来源的肿瘤，包括腹膜癌，甚至腹腔结核，均有可能发生 CA125 的升高，而胃癌、肠癌以及其他恶性肿瘤，一旦发生腹膜种植转移，CA125 也会有一定程度的升高。因此术前检查 CA125 有助于判断患者是否存在腹膜转移，术后复查，常规进行 CA125 检查，同样有助于监测病情，及早发现腹膜转移。

（4）AFP：多用于原发性肝癌和一些生殖系统肿瘤的检查，而胃癌患者要进行 AFP 检查的原因在于肝样腺癌是胃癌的一种特殊类型，这种类型的胃癌同时具有腺癌和肝细胞样分化的特点，半数以上患者在血清和肿瘤组织中可检测出 AFP 升高。产 AFP 胃癌是指血清和肿瘤组织中 AFP 呈阳性表达的胃癌，其肿瘤组织中相当一部分能观察到肝细胞癌样分化。这两种胃癌恶性程度较高，容易发生肝转移，血清检查 AFP 常有不同程度的升高，所以，初诊患者进行 AFP 的检查，有助于这两种胃癌的鉴别诊断。

总之，建议对胃癌患者常规检测 CEA、CA19-9 和 CA724，可在部分患者中进一步检测 AFP 和 CA125。CA125 对于腹膜转移，AFP 对于特殊病理类型的胃癌（如肝样腺癌等分泌 AFP 的胃癌），均具有一定的诊断和判断预后价值。CEA、CA19-9、CA724、CA125 及 AFP 联合检测可提高胃癌初诊阳性率，减少漏诊、误诊，对胃癌患者个体化整合诊疗有一定指导价值。CA242、肿瘤特异性生长因子（TSGF）及胃蛋白酶原 I 和 II 的敏感度、特异度等，尚有待证实。目前肿瘤标志物检测常用自动化学发光免疫分析仪及其配套试剂。

3. 液体活检　液体活检是指在被检者的血液或体液中提取循环游离 DNA（cfDNA）、循环肿瘤 DNA（ctDNA）或外泌体（exosome）等代表机体特异性遗传信息物质的技术，通过异常现象或肿瘤突变达到获取肿瘤信息的目的。液体活检在胃癌早期诊断、分子鉴定、临床治疗评价等方面具有一定的应用前景。

研究发现 cfDNA 对胃癌诊断的敏感性为 96.67%，特异性为 94.11%。另外，对特定基因进行检测也有一定的效果，如 HER2 过表达乳腺癌细胞会产生 HER2$^+$ 外泌体，不过这一现象是否会在胃癌中存在还不清楚。液体活检是比传统检测更快捷、方便且易于推广的检测方法，是未来癌症早期检测的方向，在合理用药（特别是靶向药物）方面具有非常广阔的市场空间。

目前针对胃癌的分子标志物种类不足，相关度极高的只有 HER2 与 HER2 阳性的胃癌，这就为胃癌的诊断带来极大的困难，特别是有相当部分的胃癌患者是 HER2 阴性的。因此目前最主要的目标是发现更多生物标志物并应用于胃癌检测，来提高检测的有效性和准确性。

循环肿瘤细胞（CTC）计数与疾病的肿瘤负荷相关，因而比许多其他常用的可溶性生物标志物能更有效地实时监测癌症。目前，有诸多 CTC 检测方法可供选用，但美国 FDA 唯一批准用于 CTC 计数的技术是基于抗 EpCAM（上皮细胞黏附分子）抗体的 CellSearch 系统（Janssen Diagnostics, Raritan, NJ, USA）。

血液中 ctDNA 的数量可能受肿瘤负荷的影响。

提取后可分析 ctDNA 的先前表征或高度复发的突变（例如，*KRAS*），或新的遗传改变（超/低甲基化、染色体、拷贝数变化或点突变），以此判断胃癌治疗的疗效。

肿瘤来源的外泌体具有独特 miRNA 相关机制，它们具有能够独立地合成 miRNA 的能力，而且不需要依赖其起源细胞。外泌体作为胃癌的液体活检标志已在探索阶段；已有研究表明，诸如 LncRNA H19 等长链非编码 RNA 以及 T 细胞表面的 PD-L1 等同样可以判断胃癌的肿瘤负荷并提示预后。

液体活检在胃癌治疗中的作用已经越来越受到业内专家的重视。然而，液体活检在胃癌诊断与治疗中的作用同样受到来自各个方面的挑战。首先，液体活检的方法众多，各个方法之间的重复性和敏感性差异较大，各个液体活检标志物的临界（cut-off）值的判别有时难于确定，液体活检标志物与临床实际表型的吻合度尚不能令人满意，目前的液体活检结果大部分都缺少多中心临床试验的结果予以证实。尽管如此，液体活检在胃癌的早期筛查和诊断、治疗疗效的判断、预后的分析中越来越受到学界的关注，随着标准化方法学等的建立，加上多中心大型临床试验的开展，液体活检在胃癌精准诊治中的应用会越来越广泛。

（四）影像学检查

1.X 线气钡双重对比造影　定位诊断优于常规 CT 或 MRI，对临床医师手术方式及胃切除范围的选择有指导意义。胃癌的 X 线表现与大体形态相关，但也不能截然划分。

（1）隆起型：病变隆起高出黏膜面，肿块表面凹凸不平，在钡池中表现为不规则的充盈缺损。

（2）浸润型：浸润型胃癌可分为弥漫型与局限型两种。弥漫浸润的胃癌可累及胃的大部或全胃，X 线钡剂造影表现为胃黏膜皱襞平坦、消失，胃腔明显缩小，胃壁僵硬，蠕动消失；局限浸润的胃癌可发生在胃的任何部位，X 线钡剂造影主要表现为局限性胃壁僵硬和胃腔局限性、固定性狭窄，严重时可呈管状狭窄，常见于胃窦部浸润型癌。

（3）溃疡型：双重对比造影表现为较大的环状不规则影，周围有不规则环堤，形成"双环征"，外环为肿瘤的边缘，内环则为肿瘤表面溃疡的边缘。

在充盈相加压照片，溃疡型胃癌可表现为典型"半月综合征"，包括龛影位于腔内，龛影大而浅，常呈半月形，龛影周围绕以宽窄不等的透亮带，即环堤，将其与邻近胃腔分开；龛影口部可见"指压迹征"和"裂隙征"，龛影周围黏膜皱襞中断破坏，少数溃疡型胃癌可表现为"镜面"溃疡。

2. 超声检查（ultrasonography，US）　因简便易行、灵活直观、无创无辐射等特点，可作为胃癌患者的常规影像学检查。充盈胃腔之后常规超声可显示病变部位胃壁层次结构，判断浸润深度，对胃癌 T 分期进行有益补充；彩色多普勒血流成像可以观察病灶内血供；超声双重造影可在观察病灶形态特征的基础上观察病灶及周围组织的微循环灌注特点；此外超声检查可发现腹盆腔重要器官及淋巴结有无转移，颈部、锁骨上淋巴结有无转移；超声引导下肝脏、淋巴结穿刺活检有助于肿瘤的诊断及分期。

3.CT 检查　即计算机断层扫描（computed tomography）检查，应为首选临床分期手段，我国多层螺旋 CT 广泛普及，特别推荐胸腹盆腔联合大范围扫描。在无 CT 增强造影剂禁忌情况下均采用增强扫描，常规采用 1mm 左右层厚连续扫描，建议采用多期增强扫描，并推荐使用多平面重建图像，有助于判断肿瘤部位、肿瘤与周围脏器组织（如肝脏、胰腺、膈肌、结肠等）或血管的关系及区分肿瘤与局部淋巴结，提高分期准确率。为更好地显示病变，推荐口服阴性造影剂（一般扫描前口服 500～800ml 水）使胃腔充分充盈、胃壁扩张，常规采用仰卧位扫描，对于位于胃体下部和胃窦部的肿瘤，可以依检查目的和患者配合情况采用特殊体位（如俯卧位、侧卧位等），建议采用多期增强扫描。CT 对进展期胃癌的敏感度为 65%～90%，早期胃癌约为 50%：T 分期准确率为 70%～90%，N 分期为 40%～70%。不推荐使用 CT 作为胃癌初诊的首选诊断方法，但在胃癌分期诊断中推荐其作为首选影像学检查方法。

进展期胃癌平扫表现为局限性或弥漫性胃壁增厚，在充盈良好的状态下厚度超过 5mm 时，内表面常不光整。胃壁环状增厚常造成管腔变形、狭窄，病变位于胃窦部可伴有梗阻现象。癌块坏死可合并溃疡形成。动脉期病变强化不均匀，肿瘤以胃腔内表面强化为著。门脉期表现为动脉期明显强化的肿瘤内表面的强化程度下降，而肿瘤的其余部分开始明显强化。

4.MRI检查　对CT造影剂过敏者或其他影像学检查怀疑转移者推荐使用磁共振成像（magnetic resonance imaging，MRI），有助于判断腹膜转移状态，可酌情使用。增强MRI是胃癌肝转移的首选或重要补充检查，特别是注射肝特异性造影剂更有助于诊断和确定转移病灶数目、部位。腹部MRI检查对了解胃癌的远处转移情况与增强CT的准确度基本一致，对胃癌N分期的准确度及诊断淋巴结侵犯的敏感度较CT在不断提高，MRI多b值DWI对胃癌N/T分期判断有价值。MRI具有良好的软组织对比度，随着MR扫描技术的进步，对于进展期食管胃交界部癌，如CT平扫不能明确诊断，或肿瘤导致超声胃镜无法完成时，推荐依据所在中心实力酌情尝试MRI检查。

胃癌的MRI表现和CT相似，早期癌由于胃壁不增厚或增厚不明显，MRI显示的有限。如果肿瘤＜2cm，MRI的检出率明显下降。进展期胃癌表现为胃壁的不规则增厚、肿块和胃腔的变形和狭窄。快速动态增强扫描，胃癌病灶多数早期不规则强化，且在延迟期持续强化。

5.PET/CT检查　即正电子发射计算机体层显像，可辅助胃癌分期，但不常规推荐。如CT怀疑有远处转移可应用PET/CT评估患者全身情况。另外，研究显示PET/CT对于放化疗或靶向治疗的疗效评价也有一定价值，但亦不常规推荐。在部分胃癌组织学类型中，肿瘤和正常组织代谢之间为负相关，如黏液腺癌、印戒细胞癌、低分化腺癌通常是^{18}F-FDG低摄取的，故此类患者应慎重应用。

6.发射单光子计算机断层扫描仪（ECT）检查　在探测胃癌骨转移病变方面应用最广、经验丰富、性价比高，且具有较高的灵敏度，但对于在脊柱及局限于骨髓内的病灶有一定的假阴性率，可与MRI结合提高探测能力。对高度怀疑骨转移的患者可行骨扫描检查。

（五）内镜检查

1.胃镜检查

（1）筛查

1）筛查对象：胃癌在一般人群中发病率较低（33/10万），内镜检查用于胃癌普查需要消耗大量的人力、物力资源，且患者接受度低。因此，只有针对胃癌高危人群进行筛查，才是可能行之有效的方法。我国建议40岁以上或有胃癌家族史者进行胃癌筛查。同时对于胃癌高危人群，建议进行筛查。

2）筛查方法：基本流程见图6-1-1。常用方法包括以下几种。①血清胃蛋白酶原（pepsinogen，PG）检测：我国胃癌筛查采用PG Ⅰ浓度≤70μg/L且PC Ⅰ/PG Ⅱ≤7.0作为胃癌高危人群标准。根据血清PG检测和幽门螺杆菌抗体检测结果对胃癌患病风险进行分层，并决定进一步检查策略。

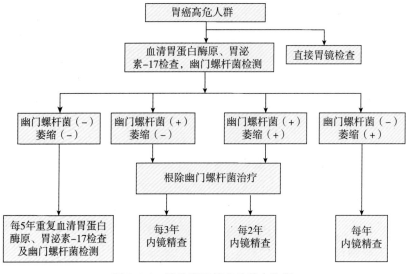

图6-1-1　目前胃癌筛查的基本路径

②胃泌素 -17（gastrin-17，G-17）检测：血清 G-17浓度检测可以诊断胃窦（G-17 水平降低）或仅局限于胃体（G-17 水平升高）的萎缩性胃炎。③上消化道钡剂检查：X 线钡剂检查可能发现胃部病变，但敏感度及特异度不高，已被内镜检查取代，不推荐使用 X 线消化道钡剂进行胃癌筛查。④内镜筛查：内镜及内镜下活检是目前诊断胃癌的金标准，近年来无痛胃镜发展迅速，并已用于胃癌高危人群的筛查，极大程度上提高了胃镜检查患者的接受度。

（2）内镜检查技术

1）普通白光内镜技术（white light endoscopy）：内镜检查技术的基础，对于病变或疑似病变区域首先进行白光内镜观察，记录病变区域自然状态情况，而后再进行其他内镜技术检查。

2）色素内镜检查术（chromoendoscopy）：在常规内镜检查的基础上，将色素染料喷洒至需观察的黏膜表面，使病灶与正常黏膜对比更加明显。物理染色（靛胭脂、亚甲蓝）是指染料与病变间为物理覆盖关系，由于病变表面微结构与周围正常黏膜不同，染料覆盖后产生对光线的不同反射，从而突出病变区域与周围正常组织间的界线。化学染色（乙酸、肾上腺素）是指染料与病变区域间发生化学反应，从而改变病变区域颜色，突出病变边界。

3）电子染色内镜检查术（digital chromoendoscopy）：可通过特殊光清晰观察黏膜浅表微血管形态，常见电子染色内镜技术包括窄带成像技术、智能电子分光技术及智能电子染色内镜技术。

4）放大内镜检查术（magnifying endoscopy）：可将胃黏膜放大并观察胃黏膜腺体表面小凹结构和黏膜微血管网形态特征的细微变化，可用于鉴别胃黏膜病变的良恶性，判断恶性病变的边界和范围。

5）超声内镜检查术（endoscopic ultrasonography）：将超声技术与内镜技术相结合的一项内镜诊疗技术。用于评估胃癌侵犯范围及淋巴结情况。

6）其他内镜检查技术：激光共聚焦显微内镜术（confocal laser endomicroscopy，CLE）可显示最高放大 1000 倍的显微结构，达到光学活检的目的。荧光内镜（fluorescence endoscopy）是以荧光为基础的内镜成像系统，能发现和鉴别普通内镜难以发现的癌前病变及一些隐匿的恶性病变。但上述方法对设备要求高，目前在临床常规推广应用仍较少。

（3）胃镜检查操作规范：胃镜检查是确诊胃癌的必需检查手段，可确定肿瘤位置，获得组织标本以行病理检查。内镜检查前必须充分准备，建议应用去泡剂和去黏液剂等。经口插镜后，内镜直视下从食管上端开始循腔进镜，依次观察食管、贲门、胃体、胃窦、幽门、十二指肠球部及十二指肠降部。退镜时依次从十二指肠、胃窦、胃角、胃体、胃底贲门、食管退出。依次全面观察，应用旋转镜身、屈曲镜端及倒转镜身等方法观察上消化道，尤其是胃壁的大弯、小弯、前壁及后壁，观察黏膜色泽、光滑度、黏液、蠕动及内腔的形状等。如发现病变则需确定病变的具体部位及范围，并详细在记录表上记录。检查过程中，如有黏液和气泡应用清水或去泡剂和去黏液剂及时冲洗，再继续观察。保证内镜留图数量和质量：为保证完全观察整个胃腔，如果发现病灶，另需额外留图。同时，需保证每张图片的清晰度。国内专家较为推荐的是至少留取 40 张图片。必要时可酌情选用色素内镜 / 电子染色内镜或放大内镜等图像增强技术。

（4）早期胃癌的内镜下分型（图 6-1-2）

1）早期胃癌的内镜下分型依照 2002 年巴黎分型标准及 2005 年巴黎分型标准更新。浅表性胃癌（type 0）分为隆起型病变（0-I）、平坦型病变（0-Ⅱ）和凹陷型病变（0-Ⅲ）。0-I 型又分为有蒂型（0-Ip）和无蒂型（0-Is）。0-Ⅱ 型根据病灶轻微隆起、平坦、轻微凹陷分为 0-Ⅱa、0-Ⅱb 和 0-Ⅱc 三个亚型。

2）0-Ⅰ型与 0-Ⅱa 型的界限为隆起高度达到 2.5 mm（活检钳闭合厚度），0-Ⅲ型与 0-Ⅱc 型的界限为凹陷深度达到 1.2 mm（活检钳张开单个钳厚度）。同时具有轻微隆起及轻微凹陷的病灶根据隆起/凹陷比例分为 0-Ⅱc+Ⅱa 及 0-Ⅱa+Ⅱc 型。凹陷及轻微凹陷结合的病灶则根据凹陷/轻微凹陷比例分为 0-Ⅲ+Ⅱc 和 0-Ⅱc+Ⅲ型。

3）早期胃癌精查及随访流程如图 6-1-3 所示。

（5）活检病理检查

1）如内镜观察和染色等特殊内镜技术观察后

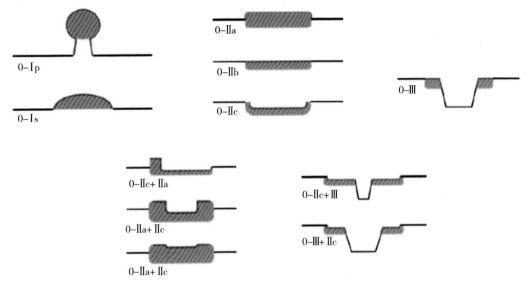

图 6-1-2　胃癌的镜下分型示意

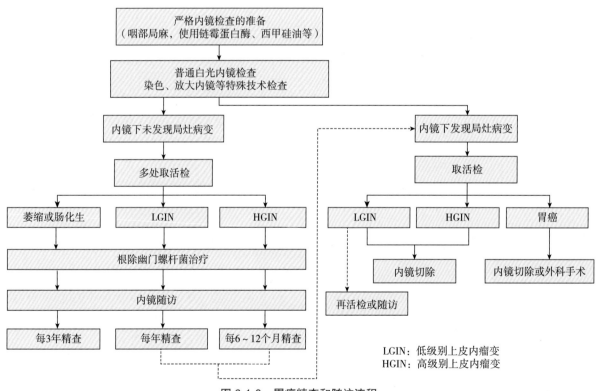

LGIN：低级别上皮内瘤变
HGIN：高级别上皮内瘤变

图 6-1-3　胃癌精查和随访流程

未发现可疑病灶，可不取活检。

2）活检部位：为提高活检阳性率，不同类型病变取活检时应注意选取活检部位（图 6-1-4）。①带蒂病变：应于病变头部活检，不应活检病变蒂部；②隆起型病变：应于病变顶部活检，不应活检病变基底部；③溃疡型病变：应于溃疡堤内侧活检，不应活检溃疡底或溃疡堤外侧。

3）怀疑早期肿瘤性病变：直径 2cm 以下病变取 1～2 块活检，直径每增加 1cm 可增加 1 块；倾向进展期癌的胃黏膜，避开坏死的区域，取材 6～8 块。

4）胃镜活检标本处理规范：①标本前期处置。活检标本离体后，立即将标本展平，使黏膜的基底层面贴附在滤纸上。②标本固定。置于充足（大

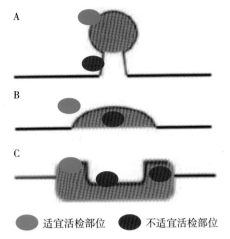

● 适宜活检部位　● 不适宜活检部位

图 6-1-4　不同类型病变取活检的部位示意

A. 带蒂病变；B. 隆起型病变；C. 溃疡型病变

于 10 倍标本体积）的 10% 中性缓冲甲醛液中。包埋前固定时间须 > 6h，< 48h。③石蜡包埋。去除滤纸，将组织垂直定向包埋。包埋时，烧烫的镊子不能直接接触标本，先在蜡面减热后再夹取组织，防止灼伤组织。④ HE 制片标准：修整蜡块，要求连续切 6 ~ 8 个组织面，捞取在同一张载玻片上。常规 HE 染色，封片。

2. 超声内镜（endoscopic ultrasound，EUS）检查　被认为是胃肠道肿瘤局部分期的最精确方法，判断胃癌 T 分期（特别是早期癌）和 N 分期的精确度不亚于或超过 CT，常用以区分黏膜层和黏膜下层病灶，动态观察肿瘤与邻近脏器的关系。在 EUS 引导下穿刺活检淋巴结，可明显提高局部 T、N 分期准确率，但 EUS 为操作者依赖性检查，因此，推荐有条件的中心开展 EUS 检查。对拟施行内镜下黏膜切除术（endoscopic mucosal resection，EMR）、内镜下黏膜下剥离术（endoscopic submucosal dissection，ESD）等内镜治疗者必须进行此项检查。EUS 能发现直径 5mm 以上的淋巴结。淋巴结回声类型、边界及大小作为主要的判断标准，转移性淋巴结多为圆形、类圆形低回声结构，其回声常与肿瘤组织相似或更低，边界清晰，内部回声均匀，直径 > 1cm；非特异性炎性肿大淋巴结常呈椭圆形或三角形高回声改变，边界模糊，内部回声均匀。

AJCC/UICC 第 8 版分期中 EUS 为 cT 分期的推荐手段。第 8 版 AJCC/UICC 胃癌、食管癌和食管胃交界部癌分期提出了临床分期，并推荐 EUS 为首选分期工具。EUS 检查不仅可直接观察病变本身，其超声探头下胃壁可分为与解剖学层次一一对应的层次，肿瘤主要表现为不均匀低回声区伴随相应胃壁结构层次的破坏，EUS 是首选的 T 分期工具。同时，EUS 可探及胃周肿大淋巴结甚至部分肝及腹腔的转移，有助于胃癌的诊断、临床分期及评估新辅助治疗效果。系统分析显示，EUS 区分 T1/2 与 T3/4 的总敏感性和特异性分别为 86% 和 90%，区分 T1 与 T2 的总敏感性和特异性分别为 85% 和 90%，而区分 T1a 和 T1b 的总敏感性和特异性分别为 87% 和 75%。

超声胃镜检查操作规范：规范的操作过程及全面、无遗漏的扫查是准确分期的基础，以胃肿瘤分期为目标的 EUS 检查应该至少包括自幽门回撤至食管胃交界部的全面扫查过程。为准确评估第一站淋巴结，推荐自十二指肠球部回撤。在回撤过程中进行分期评估，并且留存肿瘤典型图像及重要解剖标志（landmarks）处图像，如能做到动态的多媒体资料留存，可提高分期的准确率并提供回溯可能。扫查过程中应当注意胃腔的充盈、合适的探头频率选择和适当的探头放置，在合适的焦距下图像更加清晰，并应避免压迫病变导致分期错误。

（六）鉴别诊断

1. 胃良性溃疡　与胃癌相比较，胃良性溃疡一般病程较长，曾有典型溃疡疼痛反复发作史者，抗酸剂治疗有效，多不伴有食欲缺乏。除非合并出血、幽门梗阻等严重的并发症，多无明显体征，不会出现近期明显消瘦、贫血、腹部肿块甚至左锁骨上窝淋巴结肿大等。更为重要的是 X 线钡剂和胃镜检查，良性溃疡直径常小于 2.5cm，呈圆形或椭圆形龛影，边缘整齐，蠕动波可通过病灶；胃镜下可见黏膜基底平坦，有白色或黄白苔覆盖，周围黏膜水肿、充血，黏膜皱襞向溃疡集中。而癌性溃疡与此有很大的不同，详细特征参见胃癌诊断部分。

2. 胃淋巴瘤　占胃恶性肿瘤的 2% ~ 7%。95% 以上的胃原发恶性淋巴瘤为非霍奇金淋巴瘤，常广泛浸润胃壁，形成一大片浅溃疡。腹部不适、胃肠道出血及腹部肿块为主要临床表现。

3. 胃肠道间质瘤　间叶源性肿瘤，约占胃肿瘤的 3%，肿瘤膨胀性生长，可向黏膜下或浆膜下浸润形成球形或分叶状的肿块。瘤体小症状不明显，可有上腹不适或类似溃疡病的消化道症状，瘤体较大时可扪及腹部肿块，常有上消化道出血的表现。

4. 胃神经内分泌肿瘤（gastric neuroendocrine neoplasm，GNEN）　一组起源于肽能神经元和神经内分泌细胞的具有异质性的肿瘤，所有神经内分泌肿瘤（neuroendocrine neop-lasm，NEN）均具有恶性潜能。这类肿瘤的特点是能储存和分泌不同的肽和神经胺。虽然胃肠胰 NEN 是一种少见的疾病，占胃肠恶性肿瘤不足 2% 的比例，但目前在美国 NEN 是发病率仅次于结直肠癌的胃肠道恶性肿瘤。其诊断仍以组织学病理活检为金标准，然而常规的 HE 染色已不足以充分诊断 NEN，目前免疫组化染色方法中突触素蛋白（synaptophysin，Syn）和嗜铬粒蛋白 A（chromogranin A，CgA）染色为诊断 NEN 的必检项目，并需根据核分裂象和 Ki-67（%）对 NEN 进行分级。

5. 胃良性肿瘤　占全部胃肿瘤的 2% 左右，按组织来源可分为上皮细胞瘤和间叶组织瘤，前者常见为胃腺瘤，后者以平滑肌瘤常见。一般体积较小，发展较慢。胃窦和胃体为多发部位。多无明显临床表现，X 线钡剂显示为圆形或椭圆形的充盈缺损，而非龛影；胃镜下则表现为黏膜下肿块。

（七）病理学检查

1. 标本类型及其固定

（1）标本类型：日常工作中常见的标本类型包括内镜活检标本、内镜下黏膜切除术 / 内镜下黏膜下剥离术（EMR/ESD）标本和根治切除术标本（近端胃大部切除标本、远端胃切除标本和全胃切除标本）。

（2）标本固定

1）应及时、充分固定：采用 10% 中性缓冲甲醛固定液立即固定（手术切除标本也尽可能在半小时内），固定液应超过标本体积的 10 倍以上，固定时间 6 ～ 72h，固定温度为正常室温。

2）内镜活检标本：标本离体后，应由内镜医师或助手用小拨针将活检钳上的组织立即取下，

并应在手指上用小拨针将其展平，取小块滤纸，将展平的黏膜平贴在滤纸上，立即放入固定液中固定。

3）内镜下黏膜切除术 / 内镜下黏膜下剥离术标本：应由内镜医师展平标本，黏膜面向上，使用不生锈的细钢针固定于软木板（或泡沫板）上，避免过度牵拉导致标本变形，亦不应使标本产生皱褶，标记口侧及肛侧方向，立即完全浸入固定液中。

4）根治切除术标本：通常是沿胃大弯侧打开胃壁，如肿瘤位于胃大弯，则避开肿瘤沿大弯侧打开胃壁，黏膜面向上，使用大头针固定于软木板（或泡沫板）上，板上应垫纱布，钉好后黏膜面向下，尽快（离体 30min 内）完全浸入固定液中。

2. 取材及大体描述规范　取材时，应核对基本信息，如姓名、送检科室、床位号、住院号、标本类型等。

（1）活检标本

1）描述及记录：描述送检组织的大小及数目。

2）取材：送检黏膜全部取材，应将黏膜包于滤纸中以免丢失，取材时应滴加伊红，利于包埋和切片时技术员辨认。大小悬殊的要分开放入不同脱水盒，防止小块活检组织漏切或过切。包埋时需注意一定要将展平的黏膜立埋（即黏膜垂直于包埋盒底面包埋）。一个蜡块中组织片数不宜超过 3 片、平行方向立埋。蜡块边缘不含组织的白边尽量用小刀去除，建议每张玻片含 6 ～ 8 个连续组织片，便于连续观察。

（2）内镜下黏膜切除术 / 内镜下黏膜下剥离术标本

1）大体检查及记录：测量并记录标本大小（最大径 × 最小径 × 厚度），食管胃交界部标本要分别测量食管和胃的长度和宽度。记录黏膜表面的颜色，是否有肉眼可见的明显病变，病变的轮廓是否规则，有无明显隆起或凹陷，有无糜烂或溃疡等，记录病变的大小（最大径 × 最小径 × 厚度）、大体分型（见本节附录一胃癌的大体分型）以及病变距各切缘的距离（至少记录病变与黏膜侧切缘最近距离）。复杂标本建议与临床病理医师沟通或由手术医师提供标本延展及重建的示意图。

2）取材：内镜下黏膜切除术 / 内镜下黏膜下

剥离术标本应全部取材。垂直于最近侧切缘取材。黏膜侧切缘与基底切缘可用墨汁或碳素墨水标记（有条件的可于口侧和肛侧涂不同颜色以便于辨别），以便在镜下观察时能够对切缘进行定位，并评价肿瘤切缘情况。食管胃交界部标本宜沿口侧 - 肛侧的方向取材，以更好地显示肿瘤与食管胃交界的关系。每间隔 2～3mm 平行切开，全部取材。如果标本太大，可以进行改刀，将 1 条分为多条，分别标记 a、b 等。按同一方向立埋（包埋第一块和最后一块的刀切面，如果第一块和最后一块镜下有病变，再翻转 180° 包埋，以确保最终切片可观察黏膜四周切缘情况），并记录组织块对应的包埋顺序 / 部位。记录组织块对应的部位（建议附照片或示意图并做好标记）。建议将多块切除的标本分别编号和取材，不需要考虑侧切缘的情况，其他同单块切除标本。

（3）根治切除术标本

1）大体检查及记录：应根据幽门及贲门的特征来正确定位。测量胃大弯、小弯长度，胃网膜的体积；检查黏膜面，应描述肿瘤的部位、大小（新辅助治疗后标本，测量瘤床的大小）。应观察除肿瘤以外的胃壁黏膜是否有充血、出血、溃疡、穿孔等其他改变；观察浆膜面有无充血、出血、渗出、穿孔、肿瘤浸润等；肿瘤周围胃壁有无增厚及弹性情况；如有脾脏、十二指肠浸润等，依次描述。近端胃癌建议报告与食管胃交界部的关系：累及 / 未累及食管胃交界部（肿瘤与食管胃交界部的关系：肿瘤完全位于食管，未累及食管胃交界部；肿瘤中心位于远端食管，累及食管胃交界部；肿瘤中心位于食管胃交界部；肿瘤中心位于近端胃，累及食管胃交界部）。累及食管胃交界部者，记录肿瘤中心距食管胃交界部的距离（单位：cm）（见本节附录三 Siewert 分型）。远端胃癌建议报告与十二指肠的关系。

2）取材：可自肿瘤中心从口侧切缘至肛侧切缘取一条组织分块包埋（包括肿瘤、肿瘤旁黏膜及两端切缘），并记录组织块对应的方位（宜附照片或示意图并做好标记）。推荐纵向取两端切缘，对肿瘤距两端切缘较远者，也可横向取两端切缘。单独送检的闭合器切缘应剔除闭合器后全部取材观察。对肿瘤侵犯最深处及可疑环周切缘受累处

应重点取材。对早期癌或新辅助治疗后病变不明显的根治术标本，建议将可疑病变区和瘤床全部取材。对周围黏膜糜烂、粗糙、充血、出血、溃疡、穿孔等改变的区域或周围食管 / 胃壁内结节及食管胃交界部组织应分别取材。其他邻近器官应观察取材。应按外科医师已分组的淋巴结取材。如外科医师未送检分组淋巴结，应按淋巴结引流区域对胃周淋巴结进行分组。应描述淋巴结的数目及大小，有无融合，有无与周围组织粘连，如有粘连，注意需附带淋巴结周围的结缔组织。所有检出淋巴结均应取材。未经新辅助治疗的根治术标本应至少检出 16 枚淋巴结，最好 30 枚淋巴结以上。推荐取材组织大小＜ 2.0cm×1.5cm×0.3cm。

3. 病理报告内容及规范　胃癌的病理报告应包括与患者治疗和预后相关的所有内容，如标本类型、肿瘤部位、大体分型、大小及数目、组织学类型、亚型及分级、浸润深度、脉管和神经侵犯、周围黏膜情况、淋巴结情况、环周及两端切缘情况等。报告最后应注明 pTNM 分期。

（1）大体描写：包括标本类型、肿瘤部位、大体分型、大小（肿瘤大小应量出三维的尺寸）及数目。

（2）主体肿瘤：组织学类型及分级、Laurén 分型（肠型、弥漫型、混合型或不确定型）、浸润深度（黏膜固有层、黏膜肌层、黏膜下层、浅肌层、深肌层、浆膜下层、浆膜层及周围组织或器官）。对于黏膜下层浸润癌，如为内镜下切除标本，应测量黏膜下层浸润深度，建议区分 SM1（黏膜下层侵犯深度＜ 500μm）和 SM2（黏膜下层侵犯深度＞ 500μm）；如为根治切除术标本，建议区分 SM1（侵犯黏膜下层上 1/3）、SM2（侵犯黏膜下层中 1/3）和 SM3（侵犯黏膜下层下 1/3）。还应描述切缘（内镜下切除标本包括侧切缘和基底切缘，根治切除术标本包括口侧、肛侧切缘及环周切缘。切缘的情况要说明，包括浸润癌或上皮内瘤变 / 异型增生，建议注明距切缘的距离）、淋巴管 / 血管浸润（尤其是对于内镜下切除标本，如果怀疑有淋巴管 / 血管浸润，建议做免疫组化 CD31、D2-40 检测确定是否有淋巴管 / 血管浸润；EVG 染色判断有无静脉侵犯）、神经侵犯。胃的溃疡病灶或溃疡瘢痕可影响 EMR/ESD 及对预后

的判断，是病理报告中的一项重要内容。

（3）癌旁：上皮内瘤变／异型增生及程度，有无胃炎及类型。

（4）淋巴结转移情况：转移淋巴结数／淋巴结总数。应报告转移癌侵及淋巴结被膜外的数目。

（5）治疗反应（新辅助治疗的病例）。

（6）应报告合并的其他病变。

（7）胃腺癌和食管胃交界部腺癌应做 HER2 免疫组化检测及错配修复蛋白（MLH1、PMS2、MSH2、MSH6）免疫组化检测和（或）微卫星不稳定性（MSI）检测。在有条件的单位开展 PD-L1 检测。

（8）备注报告内容包括重要的相关病史（如相关肿瘤史和新辅助治疗史）。

（9）pTNM 分期。

（八）内镜下切除病理报告中的几个问题

（1）肿瘤侵犯深度：其判断以垂直切缘阴性为前提，黏膜下层的浸润深度还是判断病变是否切除干净的重要指标之一，侵犯黏膜下层越深则淋巴结转移的可能性越高。胃以 500μm 为界，不超过为 SM1，超过为 SM2。黏膜下层浸润深度的测量方法，根据肿瘤组织内黏膜肌层的破坏程度不同而不同。若肿瘤组织内尚可见残存的黏膜肌层，则以残存的黏膜肌层下缘为基准，测量至肿瘤浸润前锋的距离。若肿瘤组织内没有任何黏膜肌层，则以肿瘤最表面为基准，测量至肿瘤浸润前锋的距离。

（2）切缘情况：组织标本的电灼性改变是 ESD 标本切缘的标志。切缘干净是在切除组织的各个水平或垂直电灼缘均未见到肿瘤细胞。切缘阴性，但癌灶距切缘较近，应记录癌灶与切缘最近的距离；水平切缘阳性，应记录阳性切缘的块数；垂直切缘阳性，应记录肿瘤细胞所在的部位（固有层或黏膜下层）。电灼缘的变化对组织结构、细胞及其核的形态观察会有影响，必要时可做免疫组化染色帮助判断切缘是否有癌灶残留。

（3）脉管侵犯情况：ESD 标本有无淋巴管、血管（静脉）的侵犯是评判是否需要外科治疗的重要因素之一。肿瘤侵犯越深，越应注意有无侵

犯脉管的状况。黏膜下浸润的肿瘤组织如做特殊染色或免疫组化染色（如 CD34、D2-40 检测），常能显示在 HE 染色中易被忽略的脉管侵犯。

（4）有无溃疡和黏膜其他病变：胃的溃疡或溃疡瘢痕可影响 ESD，以及对预后的判断，是病理报告中的一项重要内容。而周围黏膜的非肿瘤性病变，包括炎症、萎缩、化生等改变及其严重程度也应有所记录。

（5）pT1 低分化癌、脉管侵犯、切缘阳性，应当再行外科手术，扩大切除范围。其他情况，内镜下切除充分即可，但术后需定期随访。

（6）预后不良的组织学特征：低分化，血管、淋巴管浸润，切缘阳性。

（7）阳性切缘定义：肿瘤距切缘小于 1mm 或电刀切缘可见癌细胞。

要点小结

◆ 胃癌治疗前基本诊断手段主要包括内镜和影像学检查，用于胃癌的定性诊断、定位诊断和分期诊断。

◆ 内镜活检组织病理学诊断是胃癌确诊和治疗的依据；而术后系统组织病理学诊断，为明确胃癌的组织学类型、全面评估胃癌病期进展和判断患者预后、制订有针对性的个体化整合治疗方案提供必要的组织病理学依据。

◆ 胸腹盆腔CT检查是治疗前分期的基本手段，MRI、腹腔镜探查及 PET/CT 分别作为 CT 疑诊肝转移、腹膜转移及全身转移时的备选手段。影像学报告应提供涉及 cTNM 分期的征象描述，并给出分期意见。

◆ 以 HER2 表达状态为依据的胃癌分子分型，是进行分子靶向治疗的依据，所有经病理诊断证实为胃腺癌的病例均有必要进行 HER2 检测。

【整合评估】

（一）评估主体

胃癌的治疗应采取整合治疗的原则，即根据

肿瘤病理类型及临床分期，结合患者一般状况和器官功能状态，采取多学科诊治（MDT）模式。胃癌 MDT 的学科组成包括胃肠外科、肿瘤内科、消化内科、放射治疗科、诊断科室（如病理科、影像科、超声科、核医学科等）、内镜中心、护理部等，有计划、合理地应用手术、化疗、放疗和生物靶向治疗手段等，达到根治或最大幅度地控制肿瘤，延长患者生存期，改善生活质量的目的。首先，MDT 讨论可以提高胃癌分期的准确率。由于胃癌分期不同，治疗效果有较大的差异，而准确的诊断对于选择患者的治疗方案有着至关重要的作用，例如，对于不适宜单纯手术切除的胃癌患者，如果诊断不准确而贸然采取手术的确是很不正确的做法。在 MDT 中，内镜专家可以发现早期可疑病灶，对于临床上高度怀疑胃癌的病例，病理学专家对组织取材和显微镜下结构进行仔细观察和分析，必要时组织病理学专家会诊和进行免疫组化或基因检测，从而早期做出正确的诊断。胃癌术前分期，不仅有赖于影像学专家，而且需要内镜超声的专家共同分析，从而做出合理的术前分期，为制订临床方案奠定坚实的基础。最后各学科在 MDT 会议时整合以上各学科资料做出最终的胃癌临床分期判断。其次，MDT 讨论对肿瘤患者根据诊断和分期结合患者个体情况制订最适宜的个体化治疗方案，有望获得最佳的治疗效果。外科专家提出手术时机和手术方式等方面的建议，肿瘤内科专家提出新辅助或转化化疗等治疗方案，放疗专家和病理学专家、消化科专家从各自专业的角度提出合理的建议等，最终共同制订出最佳的整合治疗方案。据文献报道，经 MDT 讨论后，早期胃癌诊断率由 7.0% 提升至 14.8%，进展期胃癌 5 年生存率由 32.8% 提升至 48.0%，R0 切除率由 47.5% 提升至 59.5%。

1. 评估人员组成及资质

（1）医学领域成员（核心成员）：胃肠外科医师 2 名、肿瘤内科医师 1 名、消化内科医师 1 名、放射诊断医师 1 名、组织病理学医师 1 名、其他专业医师若干名（根据 MDT 需要加入），所有参与 MDT 讨论的医师应具有副高级以上职称，有独立诊断和治疗能力，并有一定学识和学术水平。

（2）相关领域成员（扩张成员）：临床护师 1～2 名和协调员 1～2 名。所有 MDT 参与人员应进行相应职能分配，包括牵头人、讨论专家和协调员等。

2. 治疗原则

（1）早期胃癌且无淋巴结转移证据，可根据肿瘤侵犯深度，考虑内镜下治疗或手术治疗，术后无须辅助放疗或化疗。

（2）局部进展期胃癌或伴有淋巴结转移的早期胃癌，应当采取以手术为主的整合治疗方案。根据肿瘤侵犯深度及是否伴有淋巴结转移，可考虑直接行根治性手术或术前先行新辅助化疗，再考虑根治性手术。成功实施根治性手术的局部进展期胃癌，需根据术后病理分期决定辅助治疗方案（辅助化疗，必要时考虑辅助化放疗）。

（3）复发/转移性胃癌应当采取以药物治疗为主的整合治疗手段，在恰当的时机给予姑息性手术、放疗、介入治疗、射频治疗等局部治疗，同时也应当积极给予镇痛、支架置入、营养支持等最佳支持治疗。

（二）分期评估

胃癌分期推荐美国癌症联合委员会（AJCC）和国际抗癌联盟（UICC）联合制定的分期（表 6-1-1），还可以根据需要采用临床分期（表 6-1-2）、病理分期（表 6-1-3）和新辅助治疗后分期（表 6-1-4）。

表 6-1-1 AJCC/UICC 胃癌 TNM 分期（第 8 版）

原发肿瘤（T）	
Tx	原发肿瘤无法评估
T0	无原发肿瘤的证据
Tis	原位癌：上皮内肿瘤，未侵及固有层，高度不典型增生
T1	肿瘤侵犯固有层、黏膜肌层或黏膜下层
T1a	肿瘤侵犯固有层或黏膜肌层
T1b	肿瘤侵犯黏膜下层
T2	肿瘤侵犯固有肌层*
T3	肿瘤穿透浆膜下结缔组织，而尚未侵犯脏腹膜或邻近结构**、***
T4	肿瘤侵犯浆膜（脏腹膜）或邻近结构**、***

续表

T4a	肿瘤侵犯浆膜（脏腹膜）		
T4b	肿瘤侵犯邻近结构		
区域淋巴结（N）			
Nx	区域淋巴结无法评估		
N0	区域淋巴结无转移		
N1	1～2个区域淋巴结有转移		
N2	3～6个区域淋巴结有转移		
N3	7个或7个以上区域淋巴结有转移		
N3a	7～15个区域淋巴结有转移		
N3b	16个或16个以上区域淋巴结有转移		
远处转移（M）			
M0	无远处转移		
M1	有远处转移		
组织学分级（G）			
Gx	分级无法评估		
G1	高分化		
G2	中分化		
G3	低分化，未分化		

　*肿瘤可以穿透固有肌层达胃结肠韧带或肝胃韧带或大小网膜，但没有穿透覆盖这些结构的脏腹膜。在这种情况下，原发肿瘤的分期为T3。如果穿透覆盖胃韧带或网膜的脏腹膜，则应当被分为T4期。

　**胃的邻近结构包括脾、横结肠、肝脏、膈肌、胰腺、腹壁、肾上腺、肾脏、小肠以及后腹膜。

　***经胃壁内扩展至十二指肠或食管的肿瘤不考虑为侵犯邻近结构，而是应用任何这些部位的最大浸润深度进行分期。

表 6-1-2　胃癌的临床分期（cTNM）

期别	T	N	M
0 期	Tis	N0	M0
Ⅰ 期	T1	N0	M0
	T2	N0	M0
Ⅱ A 期	T1	N1～3	M0
	T2	N1～3	M0
Ⅱ B 期	T3	N0	M0
	T4a	N0	M0
Ⅲ 期	T3	N1～3	M0
	T4a	N1～3	M0
Ⅳ A 期	T4b	任何 N	M0
Ⅳ B 期	任何 T	任何 N	M1

表 6-1-3　胃癌的病理分期（pTNM）

期别	T	N	M
0 期	Tis	N0	M0
Ⅰ A 期	T1	N0	M0
Ⅰ B 期	T1	N1	M0
	T2	N0	M0
Ⅱ A 期	T1	N2	M0
	T2	N1	M0
	T3	N0	M0
Ⅱ B 期	T1	N3a	M0
	T2	N2	M0
	T3	N1	M0
	T4a	N0	M0
Ⅲ A 期	T2	N3a	M0
	T3	N2	M0
	T4a	N1	M0
	T4a	N2	M0
	T4b	N0	M0
Ⅲ B 期	T1	N3b	M0
	T2	N3b	M0
	T3	N3a	M0
	T4a	N3a	M0
	T4b	N1	M0
	T4b	N2	M0
Ⅲ C 期	T3	N3b	M0
	T4a	N3b	M0
	T4b	N3a	M0
	T4b	N3b	M0
Ⅳ 期	任何 T	任何 N	M1

表 6-1-4　胃癌的新辅助治疗后分期（ypTNM）

期别	T	N	M
Ⅰ 期	T1	N0	M0
	T2	N0	M0
	T1	N1	M0
Ⅱ 期	T3	N0	M0
	T2	N1	M0
	T1	N2	M0
	T4a	N0	M0
	T3	N1	M0
	T2	N2	M0
	T1	N3	M0

续表

期别	T	N	M
Ⅲ期	T4a	N1	M0
	T3	N2	M0
	T2	N3	M0
	T4b	N0	M0
	T4b	N1	M0
	T4a	N2	M0
	T3	N3	M0
	T4b	N2	M0
	T4b	N3	M0
	T4a	N3	M0
Ⅳ期	任何T	任何N	M1

①要达到准确分期，检查区域淋巴结的数目应该≥16个，最好≥30个。②若肿瘤累及食管胃交界部，肿瘤中心在食管胃交界部食管侧者或在胃侧2cm之内者（Siewert 分型Ⅰ型和Ⅱ型），按食管癌分期；肿瘤中心在近端胃2cm之外（Siewert 分型Ⅲ型）按胃癌分期。肿瘤中心虽在近端胃2cm之内但未累及食管胃交界部者，按胃癌分期。③胃的神经内分泌瘤（NET）分期参照胃神经内分泌瘤的TNM分期。④本分期不适用于非上皮性肿瘤，如淋巴瘤、肉瘤、胃肠道间质瘤等。

（三）营养代谢状态评估

推荐使用患者参与的主观全面评定（PG-SGA）联合营养风险筛查量表（NRS-2002）进行营养风险筛查与评估。评估结果与对策的具体处理如下：

（1）NRS-2002≥3分或PG-SGA评分在2～8分的患者，应术前给予营养支持；NRS-2002≥3分，PG-SGA评分≥9分的择期手术患者给予10～14天的营养支持后手术仍可获益。开腹大手术患者，无论其营养状况如何，均推荐手术前使用免疫营养5～7天，并持续到手术后7天或患者经口摄食＞60%需要量时为止。免疫增强型肠内营养应同时包含ω-3PUFA、精氨酸和核苷酸三

类底物。单独添加上述3类营养物中的任1～2种，其作用需要进一步研究。首选口服肠内营养支持。

（2）中度营养不良计划实施大手术患者或重度营养不良患者，建议在术前接受营养治疗1～2周，即使手术延迟也是值得的。预期术后7天以上仍然无法通过正常饮食满足营养需求的患者，以及经口进食不能满足60%需要量1周以上的患者，应给予术后营养治疗。

（3）术后患者推荐首选肠内营养；鼓励患者尽早恢复经口进食，对于能经口进食的患者推荐口服营养支持；对不能早期进行口服营养支持的患者，应用管饲喂养，胃癌患者推荐使用鼻空肠管行肠内营养。

（4）补充性肠外营养（SPN）给予时机：NRS-2002≤3分或NUTRIC Score≤5分的低营养风险患者，如果肠内营养未能达到60%目标能量及蛋白质需要量超过7天时，才启动SPN支持治疗；NRS-2002≥5分或NUTRIC Score≥6分的高营养风险患者，如果肠内营养在48～72h无法达到60%目标能量及蛋白质需要量时，推荐早期实施SPN。当肠内营养的供给量达到目标需要量60%时，停止SPN。

（四）疼痛评估

患者的主诉是疼痛评估的金标准，镇痛治疗前必须评估患者的疼痛强度。临床常用的疼痛评估方法有以下几种。

1. 数字分级评分法（numerical rating scale, NRS）　用0～10代表不同程度的疼痛：0为无痛，1～3为轻度疼痛（疼痛尚不影响睡眠），4～6为中度疼痛，7～9为重度疼痛（不能入睡或睡眠中痛醒），10为剧痛（图6-1-5）。应该询问患者

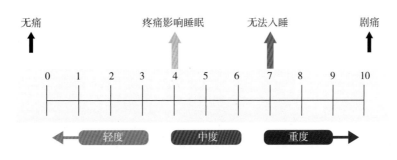

图 6-1-5　疼痛的数字分级评分

疼痛的严重程度，做出标记，或者让患者自己圈出一个最能代表自身疼痛程度的数字。

2. 语言分级评分法（verbal rating scale, VRS）　可分为四级。

0 级：无疼痛。

Ⅰ级（轻度）：有疼痛但可忍受，生活正常，睡眠无干扰。

Ⅱ级（中度）：疼痛明显，不能忍受，要求服用镇静药物，睡眠受干扰。

Ⅲ级（重度）：疼痛剧烈，不能忍受，需用镇痛药物，睡眠受严重干扰，可伴自主神经紊乱或被动体位。

3. 视觉模拟评分法（visual analogue scale, VAS）　在纸上画一条长线或使用测量尺（长为 10 cm），一端代表无痛，另一端代表剧痛。让患者在纸上或尺上最能反映自己疼痛程度的位置画"×"。评估者根据患者画"×"的位置估计患者的疼痛程度。

疼痛的评估不但应在患者静息时进行，对使用镇痛药物的患者还应在运动时进行，只有运动时疼痛明显减轻，才更有利于患者的功能锻炼和防止并发症。VAS 虽在临床广泛使用，但仍存在如下缺点：①不能用于精神错乱或服用镇静药的患者；②适用于视觉和运动功能基本正常的患者；③需要由患者估计，医师或护士测定；④如果照相复制长度出现变化，则比较原件和复制品测量距离时有困难。

4. Wong-Baker 面部表情疼痛量表　该评价量表采用 6 种面部表情从微笑至哭泣表达疼痛程度，最适用于 3 岁及以上人群，没有特定的文化背景和性别要求，易于掌握，见图 6-1-6。尤其适用于急性疼痛者、老年人、小儿、表达能力丧失者、存在语言文化差异者。

5. McGill 调查问卷（MPQ）　主要目的在于评价疼痛的性质，它包括一个身体图像指示疼痛的位置，有 78 个用来描述各种疼痛的形容词汇，以强度递增的方式排列，分别为感觉类、情感类、评价类和非特异类。此为一种多因素疼痛调查评分方法，它的设计较为精密，重点观察疼痛性质、特点、强度、伴随状态和疼痛治疗后患者所经历的各种复合因素及其相互关系，主要用于临床研究。

上述方法中临床对疼痛的评估首选数字评价量表法，评估内容还包括疼痛的病因、特点、性质、加重或缓解因素、疼痛对患者日常生活的影响、镇痛治疗的疗效和不良作用等，评估时还要明确患者是否存在肿瘤急症所致的疼痛，以便立即进行相应治疗。

（五）病理评估

1. 术语和定义

（1）胃癌（gastric carcinoma）：来源于胃黏膜上皮细胞的恶性肿瘤。

（2）上皮内瘤变 / 异型增生（intraepithelial neoplasia / dysplasia）：胃癌的癌前病变，上皮内瘤变和异型增生 2 个名词可通用。涉及胃上皮内瘤变 / 异型增生的诊断有 3 种。

1）无上皮内瘤变（异型增生）：胃黏膜炎症、化生及反应性增生等良性病变。

2）不确定上皮内瘤变（异型增生）：不是最终诊断名词，而是在难以确定胃黏膜组织和细胞形态改变的性质时使用的一种实用主义的描

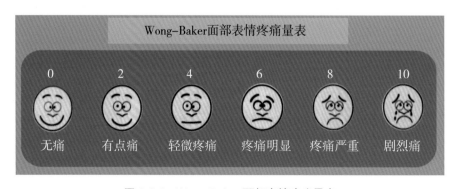

图 6-1-6　Wong-Baker 面部表情疼痛量表

述。往往用于小活检标本，特别是炎症背景明显的小活检标本，难以区分位于黏膜颈部区增生带的胃小凹上皮增生及肠上皮化生区域化生上皮增生等病变的性质（如反应性或增生性病变）时。对此类病例，可以通过深切、重新取材等方法来明确诊断。

3）上皮内瘤变（异型增生）：以出现不同程度的细胞和结构异型性为特征的胃黏膜上皮增生，性质上是肿瘤性增生，但无明确的浸润性生长的证据。病变累及小凹全长，包括表面上皮，这是诊断的重要依据。根据组织结构和细胞学特征，胃上皮内瘤变（异型增生）可以分为腺瘤型（肠型）和小凹或幽门型（胃型）两种类型。大体检查，胃黏膜上皮内瘤变（异型增生）可以呈息肉样、扁平型或轻度凹陷状生长。根据病变程度，将胃黏膜上皮内瘤变（异型增生）分为低级别和高级别 2 级。具体如下。①低级别上皮内瘤变：黏膜结构改变轻微；腺上皮细胞出现轻中度异型，细胞核变长，但仍有极性，位于腺上皮基底部；可见核分裂。对息肉样病变，也可使用低级别腺瘤。②高级别上皮内瘤变：黏膜腺体结构异型性明显；细胞由柱状变为立方形，细胞核大、核浆比增高、核仁明显；核分裂象增多，可见病理性核分裂。特别重要的是细胞核延伸至腺体腔侧面、细胞极性丧失。对息肉样病变，也可使用高级别腺瘤。

（3）早期胃癌（early gastric carcinoma）：局限于黏膜或黏膜下层的浸润性癌，无论是否有淋巴结转移。

（4）进展期胃癌（advanced gastric carcinoma）：癌组织侵达肌层或更深者，无论是否有淋巴结转移。

（5）食管胃交界部腺癌（adenocarcinoma of the esophagogastric junction）：食管胃交界部腺癌是横跨食管胃交界部的腺癌。解剖学上食管胃交界部是指管状食管变为囊状胃的部位，即食管末端和胃的起始，相当于腹膜反折水平或希氏角或食管括约肌下缘，与组织学上的鳞柱交界不一定一致。

2. 病理诊断分型、分级和分期方案

（1）组织学分型：推荐同时使用 WHO（消化系统肿瘤）和 Laurén 分型（表 6-1-5）。多数胃癌是腺癌，但结构、生长、细胞分化、组织发生、分子发病机制具有异质性，这解释了组织病理学分类的多样性。最常采用的是 Laurén 和 WHO 分型。Laurén 分型分作弥漫型、肠型、混合型和不确定型。弥漫型分化差，肿瘤细胞黏附性差，无腺体形成。肠型多为中高度分化，形成腺体结构，与结直肠腺癌相像。

表 6-1-5　胃癌 WHO 组织学类型（参照 2010 版消化系统肿瘤 WHO 分类）

组织学类型	ICD-O 编码
癌	
腺癌	8140/3
乳头状腺癌	8260/3
管状腺癌	8211/3
黏液腺癌	8480/3
低黏附性癌（包括印戒细胞癌及其他变异型）	8490/3
混合型腺癌	8255/3
腺鳞癌	8560/3
伴有淋巴样间质的癌（髓样癌）	8512/3
肝样腺癌	8576/3
鳞状细胞癌	8070/3
未分化癌	8020/3
神经内分泌肿瘤	
神经内分泌瘤（NET）	
神经内分泌肿瘤 G1	8240/3
神经内分泌肿瘤 G2	8249/3
神经内分泌癌（NEC）	8246/3
小细胞神经内分泌癌	8041/3
大细胞神经内分泌癌	8013/3
混合性腺神经内分泌癌	8244/3
EC 细胞分泌 5- 羟色胺的 NET	8241/3
分泌胃泌素的 NET（胃泌素瘤）	8153/3

WHO 分型包括 5 种组织病理类型：管状、乳头状、黏液性、黏附性差和少见组织型，某种病理类型中多会伴有其他组织成分。WHO 分型中管状和乳头状相当于 Laurén 分型中的肠型，黏附性差型（部分或全部为印戒细胞）相当于 Laurén 分型中的弥漫型。

（2）组织学分级：依据腺体的分化程度分为高分化、中分化和低分化（高级别、低级别）。

（3）胃癌分期：推荐美国癌症联合委员会（AJCC）和国际抗癌联盟（UICC）联合制定的分期。

（4）新辅助治疗后根治术标本的病理学评估

（见本节附录五肿瘤术前新辅助治疗疗效评估）：新辅助治疗后病理学改变的基本特征包括肿瘤细胞退变、消退，大片坏死，纤维组织增生，间质炎症细胞浸润，钙盐沉积等。可能出现大的无细胞黏液湖，不能将其认为是肿瘤残余。胃癌的疗效分级系统宜采用美国病理学家学会（College of American Pathologists）/美国国家综合癌症网络（The National Comprehensive Cancer Network，NCCN）指南的标准。

（5）分子分型：根据肿瘤大体和组织学的形态，胃腺癌已有多种分型方法，如 Borrmann 分型、Laurén 分型和 WHO 分型等。虽然关于这些分型对胃癌生物学行为与预后的影响已有颇多研究，但这些分型仍未有效地帮助临床决策，急需更好的分型方法来判断胃癌的预后并指导治疗。通过综合的分子分析技术可以为肿瘤分类提供更多的信息，从而使肿瘤分类从传统的形态学分型转向以分子特征为基础的分子分型。做好胃癌的分子分型研究，是实现胃癌个体化治疗的基础。近期提出的胃癌分子分型包括 Tan 分型、Lei 分型、克隆性分型、癌症基因组图集（The Cancer Genome Atlas，TCGA）分型和亚洲癌症研究组织（Asian Cancer Research Group，ACRG）分型等。

1）Laurén 分型的分子特点：Laurén 分型根据组织学形态将胃癌分成了肠型、弥漫型、混合型和不确定型，肠型的预后较弥漫型好已经得到了充分的证实，并在病理工作中广泛应用。有关肠型和弥漫型的分子特征与相应治疗已进行了很多研究，如弥漫型中 > 50% 的 *BRCA1* 基因异常甲基化失活，因此对伊立替康更加敏感；肠型的 *Bax* 表达率高于弥漫型，对奥沙利铂更敏感。Qiu 等综合 Laurén 分型及 HER2 的表达情况建立了 L-H 分组模型，通过对 838 例中国患者的分组研究发现，该模型能很好地指示胃癌患者预后：HER2 阴性肠型胃癌患者预后最佳，而 HER2 阳性弥漫型胃癌患者预后最差。Laurén 分型指导铂类药物选择的对象为胃癌是高度异质性的肿瘤，Laurén 分型代表不同的发病部位、生物学行为、转移复发模式等，弥漫型胃癌往往伴有二氢吡啶脱氢酶高表达，小样本 II 期研究提示，奥沙利铂较顺铂疗效及耐受性均有改善。在 SOX-DCGA 随机开放 III 期研究

中，纳入 558 例弥漫型或混合型胃 / 食管胃交界部腺癌一线治疗患者，对比 SOX 与 SP 两组患者的中位总生存期（overall survival，OS），结果显示 SOX 较 SP 获得 OS 改善（13.0 个月∶11.8 个月），无进展生存期（PFS）及肿瘤治疗失败时间也略有改善，分别为 5.7 个月∶4.9 个月及 5.2 个月∶4.7 个月，除神经毒性外，其他不良反应发生率更低。尽管该研究显示非肠型胃癌中奥沙利铂较顺铂更具优势，但 Laurén 分型仍相对粗略，混合型的诊断可能随治疗变化，胃癌的精准药物管理仍需要更明确的分子标志物进行指导。

2）Tan 分型与分子综合聚类分型：2011 年，Tan 等通过对 521 例患者的胃癌标本进行 171 个基因位点的检测，并运用多种统计方法，将胃癌分成了两种类型：肠型基因型（genomic intestinal，G-INT）和弥漫型基因型（genomic diffuse，G-DIF）。与 G-DIF 型相比，G-INT 型对氟尿嘧啶（5-FU）和奥沙利铂敏感，但是对顺铂的反应却较差，其预后相对较好（G-INT 型和 G-DIF 型 5 年生存率分别为 50% 和 30%）。该研究认为，这种分型可以作为预后的独立影响因子。这种分型与 Laurén 分型的依据不同，但两者却又有部分重合，134 例 Laurén 肠型中 91 例为 G-INT，106 例 Laurén 弥漫型中 64 例为 G-DIF，提示两者之间可能有一定的内在联系。另外，该研究还发现两种标志物可溶性半乳糖苷结合凝集素 -4（LGALS4）和钙黏蛋白 -17（CDH17）可以用于筛选 G-INT 型，从而避免了烦琐的基因检测。CDH17 作为独立预后因子也得到了其他研究的支持。另一项来自新加坡的研究，通过对 18 个亚洲胃癌细胞株的分子综合聚类分析（integrative cluster，IC），将其分成了两大类细胞株：IC1 类细胞株的胃癌细胞富于线粒体活性和氧化磷酸化的基因，而 IC2 类细胞株富于信号转导和转录调节的基因，与炎症和上皮间质转化（EMT）等相关。这两种细胞株对磷脂酰肌醇 3- 激酶和蛋白酶体抑制剂显示出不同的治疗反应。这种分型的 IC1 类和 IC2 类分别与 Tan 分型的 G-INT 和 G-DIF 有着高度对应性，唯一不同的是 IC1 类细胞株的 Fu-97 细胞株和 SNU-1 细胞株被归于 G-DIF 型。与 G-INT 相似，IC1 类细胞株对 5-FU 更敏感。研究还发现，IC1 类细

胞株对蛋白酶体抑制剂硼替佐米和 MG132 更耐药，而对热休克蛋白 -90 抑制剂 17-AAG 和 NVP-AUY922 更敏感，IC2 类细胞株与之相反。综合 Tan 分型和分子综合聚类分型，有可能 IC1/G-INT 型与 IC2/G-DIF 型有着完全不同的致癌机制。

3）克隆性分型：天津肿瘤医院的 Chen 等将 294 例胃癌患者作为研究对象，并对其中 78 例患者进行了全外显子测序，分为高克隆型（high-clonality，HiC）和低克隆型（low-clonality，LoC）两种。HiC 与年龄偏大、抑癌基因 TP53 突变较多、C ＞ G 转换增多以及较短生存期有关。而 LoC 与年龄偏小、抑癌基因 ARID1A（AT rich interactive domain 1A）突变及较长的生存期有关。该研究组还发现，BRCA2 突变提示预后较好。该研究所分成的两种亚型预后差异有统计学意义，并且可以通过 TP53 和 ARID1A 的突变检测而判别，具有较好的临床应用价值。但该研究也有一些不足，如在 78 例患者外显子测序中所分成的高克隆型只有 9 例，而低克隆型占了 69 例，两组样本量差异较大，使数据可信性降低。

4）Lei 分型：新加坡的 Lei 等根据基因表达状况，以新加坡的 248 例胃癌患者为样本，分析了 mRNA 水平的表达及拷贝数变异，并用澳大利亚的 70 例胃癌患者进行了验证，将胃腺癌分成了 3 种类型，即增殖型、代谢型和间质型。增殖型具有高水平的基因组不稳定性、TP53 突变以及 DNA 低甲基化。代谢型对 5-FU 的敏感性更高。间质型包含具有肿瘤干细胞特性的细胞类型，此亚型的细胞株对磷脂酰肌醇 3- 激酶 - 蛋白激酶 B-哺乳动物雷帕霉素靶蛋白（PI3K-AKT-mTOR）通路的抑制剂敏感。这种分类方法最突出的特点就是对指导临床用药有较高的价值。但是由于大规模的基因测序在临床中尚难以推广，所以该分型目前实际临床应用困难。

5）TCGA 分型：胃癌的 TCGA 分型是 TCGA 计划的一部分，该工作组用 6 种分子平台（体细胞拷贝数芯片分析、全基因组测序、DNA 甲基化芯片分析、mRNA 测序、miRNA 测序和反式蛋白芯片）研究了 295 例来自全球的胃癌病例，将胃腺癌分成了 4 种亚型，即①EBV 感染（Epstein-Barr virus positive）型；②微卫星不稳定（microsatellite instability，MSI）型；③基因组稳定（genomically stablity，GS）型；④染色体不稳定（chromosomal instability，CIN）型。

MSI 型有着较高的突变率，常有 MLH1（MutL Homolog 1）沉默，也可以发生在线粒体 DNA 中，占比 21.7%，初诊年龄偏高（中位年龄 72 岁），多见于女性，好发于胃窦或幽门；高突变率（50 SNVs per Mb），含 PIK3CA、ERBB3、ERBB2 和 EGFR，以及在其他肿瘤常见的热点基因；但没有出现 MSI 的结直肠癌中已有靶向药的 BRAF V600E 突变；DNA 超甲基化，包含 MLH1 基因启动子超甲基化，导致 MLH1 错配修复蛋白沉默表达，被认为是造成 MSI 型病例微卫星不稳定的主要原因；而 EBV 感染型 DNA 超甲基化为 CDKN2A 基因，缺少 MLH1 甲基化；基于 MSI 型的甲基化水平，可将 MSI 型分为 MSI-H 型和 MSI-L 型两种，MSI-H 型主要是肠型胃癌，比 MSI-L 型及微卫星稳定（MSS）型肿瘤预后好；MSI 型缺乏基因扩增。

EBV 感染型占 8.8%，男性多见，主要见于胃底和胃体；80% 病例有 PIK3CA 高频率突变，且突变非常弥散。而其他三种类型中 PIK3CA 突变范围为 3% ～ 42%，主要集中在激酶区（外显子 20）；ARID1A（55%）和 BCOR（23%）突变常见，而 TP53 突变罕见；EBV 感染胃癌病例中 DNA 超甲基化水平非常高，是目前 TCGA 网络发表的所有肿瘤研究中最高的。更突出的是在所有 EBV 感染的病例中都发现了 CDKN2A 启动子高甲基化（p16 失活），而 CDKN2A 被认为是胃癌中最重要的抑癌基因之一；JAK2、CD274（即 PD-L1）、PDCD1LG2（即 PD-L2）和 ERBB2（即 HER 2）扩增，同时 PTEN、SMAD4、CDKN2A 和 ARID1A 缺失。

GS 型约占 20%，初诊年龄偏低（中位年龄 59 岁），多属 Laurén 分型中的弥漫型；常有 CDH1/RHOA（Cadherin 1/Ras homolog family member A）位点突变、CLDN18-ARHGAP（claudin 18-Rho GTPase activating protein）基因融合，并有细胞黏附性增高。这种分型强调了 EBV 感染和 MSI 的作用，并将其独立分类。

CIN 型约占 50%，常见于食管胃交界处和贲门，多属 Laurén 分型中的肠型，特点是广泛体细胞拷贝数畸变，常伴有 *TP53* 突变和受体酪氨酸激酶（RTK）-Ras 通路活化，以肠型腺癌居多。除了 EBV 感染和 MSI 的检测较为容易外，其他两种类型的检测存在着难以临床推广应用的问题。而且更为重要的是，生存分析显示这 4 种分型的预后没有差异，这样的缺点大大地降低了 TCGA 分型的价值。

6）日本 G 计划分型：日本的 Sawada 等对 882 篇文献进行整理，筛选出 p53、血管内皮生长因子（VEGF）-A、VEGF-C、基质金属蛋白酶 -7（MMP-7）等 8 种标志物对 210 个 Ⅱ、Ⅲ 期胃癌病例进行检测，又从中筛选出最具标志性的 MMP-7 和 p53，根据其表达情况分成 3 组：两者均为阴性的纳入 G0 组，两者有一个为阳性的为 G1 组，两者均为阳性的为 G2 组。与 G0 组相比，G2 组显示更高的复发率（59%：38%），两组的生存曲线差异有统计学意义。但预后差异仅限于 Ⅱ 期胃癌，Ⅲ 期胃癌的生存曲线 3 组差异没有统计学意义。

7）ACRG 分型：2015 年 5 月由 ACRG 发表的分子分型研究，对 300 例韩国的胃癌病例进行全基因组测序、基因表达和拷贝数分析等综合性分子分析，提出了 4 个亚型，即① MSI 型；②微卫星稳定 / 上皮间质转化（MSS/EMT）型；③微卫星稳定 /p53 活性（MSS/p53$^+$）型；④微卫星稳定 /p53 无活性（MSS/p53$^-$）型。

根据这种分型，4 种亚型的转移、复发与预后均有很大差异。而且该分型也有着充分的分子生物学依据：随着对 MSI 认识的逐渐深入，对其单独分型已经逐渐得到了认可。MSI 型与是否存在高突变有关，如 *KRAS*（23.3%）、*ALK*（42%）、*ARID1A*（44.2%）以及存在 PI3K-PTEN-mTOR 通路（42%）等。通过 *MDM2* 和 *p21* 反映 *TP53* 活性已得到广泛共识：认识到 *MDM2* 可以抑制 *TP53* 表达，*TP53* 通过其下游的 *p21* 将细胞阻滞在 G1 期。据文献报道，*TP53* 突变在 EBV 感染型及 MSI 型中都少见（分别为 6.7% 和 17.4%），增强了根据 *TP53* 的活性情况将 MSS 独立分成两型的说服力。另外，EMT 的重要性也日益得到认可。据报告称，EMT 由

Snail、Slug、Twist 和 Zeb1/2 四种多效性转录因子路径调控，其中，c-MET 和转化生长因子 -β（TGF-β）的表达可能尤为重要。c-MET 的激活能诱导支持胚胎干细胞重编程转录因子的表达，还能诱导多能干细胞的形成。TGF-β 信号转导以 miRNA 为靶向驱动 EMT 的自我更新。在结直肠癌中，EMT 提示较差的预后，并越来越被当作一种独立的亚型。而且其发生可能也与 MSI 不共存，研究提示两者可能存在不同的信号通路，然而还需要更多的证据以证实两者的不共存性。4 种亚型可通过一些免疫组织化学指标进行区分，如 *MLH1*、*VIM*、*ZEB1*、*CDH1*、*MDM2* 和 *CDKN1A*（*p21*），具有较好的临床应用价值。

8）其他分子分型：一项来自韩国的研究通过使用表达谱芯片微阵列技术进行基因分析，将 65 例患者分成了 3 型：C1、C2 和 C3 型，其中 C3 型与胃肠道间质瘤可能相关。该分型与预后关系密切，C1 型预后最差，尤其在 Ⅲ 期胃癌中更加明显，Ⅲ 期胃癌 C1 和 C2 型 3 年生存率差异也有统计学意义，分别为 100% 和 50%。该基因组研究进一步通过 RT-PCR 检测技术筛选出 6 个基因（*CTNNB1*、*EXOSC3*、*TOP2A*、*LBA1*、*LZTR1* 和 *CCL5*）并建立了评分系统，作为分型的简便方法评价复发风险。虽然目前已将检测技术简化，但 RT-PCR 技术仍存在难以大范围推广的缺点。另外该研究的纳入数量略少，也缺乏一定的说服力。

Deng 等运用高通量单核苷酸多态（SNP）芯片方法分析了 233 个样本，发现 RTK/Ras 变异在胃癌中常见，且这些变异互相排斥，他们发现有 5 种亚型：①成纤维细胞生长因子受体 2（FGFR2）型，占样本总量的 2%；② KRAS 型（9%）；③表皮生长因子受体（EGFR）型，8%；④ ErbB 型（7%）；⑤ MET 型（4%）。总计 30% 的胃癌患者存在 RTK/Ras 通路相关异常，可以通过 RTK/Ras 靶向药物治疗。

miRNA 等的检测可能也会成为未来分子分型的依据。Ueda 等利用 miRNA 芯片技术，对 353 例胃组织样本进行分析，多因素 Cox 比例风险回归分析结果表明，低表达 let-7g 和 miR-433 及高表达 miR-214 是胃癌不良预后因素。研究者发现 miRNA 与胃癌的多药耐药密切相关。他们还发现

miR-520d-5p 被鉴定为一个直接的 STAT3 靶点，IL-6 介导的 miR-520d-5p 抑制依赖于 STAT3 活性，由此形成了一个正反馈环，它可以驱动幽门螺杆菌感染引起的促炎性 IL-6 刺激引起的胃癌发生。

（6）免疫标志物分析：低分化神经内分泌癌常见的免疫指标有 CKpan、Syn、CgA、CD56 等；肝样腺癌或产生 α-AFP 的腺癌常用的标志物有 Hep Par-1、AFP、CK19 和 CDX-2；具有绒毛膜癌形态学特征的胃癌可标记 β-HCG 和 hPL 等进行确诊。此外，PD-L1 和 PD-1 在胃癌组织中的表达与胃癌临床病理特征及免疫治疗相关。

（六）其他评估

血栓栓塞评估：每一例患者入院时都应进行静脉血栓栓塞症（VTE）风险评估，特别是 VTE 高风险科室的住院患者。对手术患者建议采用 Caprini 评分量表（表 6-1-6），对非手术患者建议采用 Padua 评分量表（表 6-1-7）。相应的评估方案可以根据各中心的特点及不同的临床情况进行调整。

表 6-1-6　静脉血栓栓塞症风险评估及预防建议（Caprini 评分量表）

VTE 高危评分（基于 Caprini 模型）			
高危评分	病史	实验室检查	手术
1 分 / 项	年龄 41 ～ 60 岁		计划小手术
	肥胖（BMI ≥ 25kg/m²）		
	异常妊娠		
	妊娠期或产后（1 个月）		
	口服避孕药或激素替代治疗		
	卧床的内科患者		
	炎症性肠病史		
	下肢水肿		
	静脉曲张		
	严重的肺部疾病，含肺炎（1 个月内）		
	肺功能异常，慢性阻塞性肺疾病（COPD）		
	急性心肌梗死		
	充血性心力衰竭（1 个月内）		
	败血症（1 个月内）		
	大手术（1 个月内）		
	其他高危因素		
2 分 / 项	年龄 61 ～ 74 岁		中心静脉置管
	石膏固定（1 个月）		腹腔镜手术（> 45min）
	患者需要卧床大于 72h		大手术（> 45min）
	恶性肿瘤（既往或现患）		关节镜手术
3 分 / 项	年龄 ≥ 75 岁	抗心磷脂抗体阳性	
	深静脉血栓 / 肺栓塞病史	凝血酶原 G20210A 阳性	
	血栓家族史	Leiden V 因子阳性	
	肝素引起的血小板减少（HIT）	狼疮抗凝物阳性	
	未列出的先天或后天血栓形成	血清同型半胱氨酸酶升高	
5 分 / 项	脑卒中（1 个月内）		选择性下肢关节置换术
	急性脊髓损伤（瘫痪 1 个月内）		髋关节、骨盆或下肢骨折
			多发性创伤（1 个月内）
总分			
合计评分			

　　权衡抗凝与出血风险后采取个体化预防。对中危伴出血患者，首选物理预防，待出血风险降低后加用药物预防。对有争议、疑难、特殊病例或未尽事宜请 VTE 管理委员会召开会议。

表 6-1-7　内科住院患者静脉血栓栓塞症风险评估表
（Padua 评分量表）

危险因素	评分
活动性恶性肿瘤，患者先前有局部或远端转移和（或）6个月内接受过化疗和放疗	3
既往静脉血栓栓塞症	3
制动，患者身体原因或遵医嘱需卧床休息至少3天	3
已有血栓形成倾向，抗凝血酶缺陷症，蛋白C或S缺乏，Leiden V因子阳性、凝血酶原G20210A突变、抗磷脂抗体综合征	3
近期（≤1个月）创伤或外科手术	2
年龄≥70岁	1
心脏和（或）呼吸衰竭	1
急性心肌梗死和（或）缺血性脑卒中	1
急性感染和（或）风湿性疾病	1
肥胖（BMI≥30kg/m²）	1
正在进行激素治疗	1

低危 =0 ～ 3 分；高危≥4 分。

（七）精确诊断

1. 定性诊断　采用胃镜检查进行病变部位活检及病理检查等明确病变是否为癌、肿瘤的分化程度以及特殊分子表达情况等与胃癌自身性质和生物行为学特点密切相关的属性与特征（图6-1-7）。除常规组织学类型，还应该明确Laurén分型及HER2表达状态。术后病理报告见图6-1-8。

2. 分期诊断　胃癌的分期诊断主要目的是在制订治疗方案之前充分了解疾病的严重程度及特点，以便为选择合理的治疗模式提供充分的依据。胃癌的严重程度可集中体现在局部浸润深度、淋巴结转移程度以及远处转移存在与否3个方面，在临床工作中应选择合适的辅助检查方法以获得更为准确的分期诊断信息。

3. 分子诊断　胃癌经组织病理学确诊后，需进行相关分子检测，根据分子分型指导治疗，所

电子胃镜诊断报告单

住院号：　　　　　　　　　　　　　　　检查号：

姓　　名：　　　　　　性　别：　　　　　　年　龄：
申请科室：乳七病区　　　病床号：　　　　　申请医师：
临床诊断：左乳癌

IPRsAg：　阴性　　　　　抗HCV：　阴性　　　　　抗HIV：　阴性

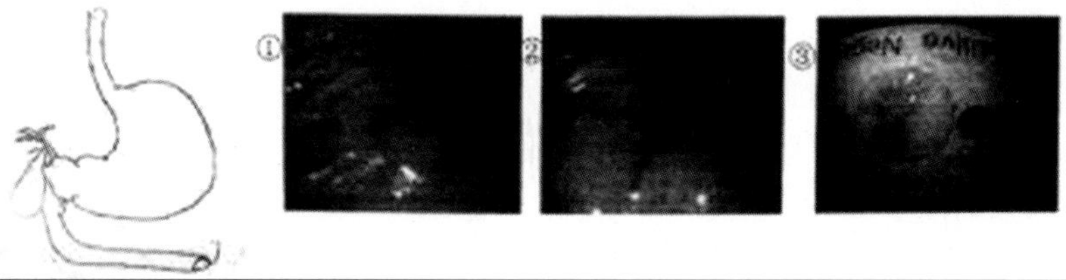

在静脉麻醉下
食　　管：黏膜光滑，舒缩好。
贲　　门：开闭可，齿状线清。
胃　　底：胃液清，量中，黏膜光滑。
胃　　体：胃体下部大弯可见约2.5cm×2cm局灶黏膜增厚，中央凹陷，糜烂，活检，内喷凝血酶500U止血治疗。
胃　　角：弧形，黏膜片状糜烂。
胃　　窦：蠕动好，黏膜花斑样充血，另取组织查Hp。
幽　　门：圆，开闭好。
球　　部：球腔形态正常，黏膜未见明显异常。
降　　部：十二指肠乳头及降部黏膜未见明显异常。
Hp（阳性）

病理诊断：（胃体）黏膜内恶性肿瘤细胞浸润，考虑低分化腺癌。
　　　　　　建议标记免疫组化后再诊，B1613712。
内镜诊断：胃体癌。

图 6-1-7　规范的胃镜活检报告

病理检查报告单

姓名：　　　　　性别：　　　　　年龄：51岁　　　　病理号：

送检单位：　　　　科别：　　　　　住院号：　　　　床号：

送检材料：　　　　　　　　　　　临床诊断：贲门癌

大体所见：全胃小弯15.5cm，大弯24cm，上带部分食管2cm×5cm，　距下11.5cm，食管胃连接处见溃疡肿物6cm×5.5cm，占食管1cm，占胃管5cm。上带大网膜21cm×24cm×2cm，未触及明显异常。袋内另见脾脏17cm×14cm×1cm，系列切开，未见明显异常。未见明确腹膜后肿物。

光镜所见：

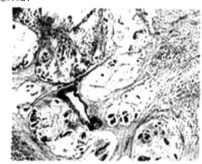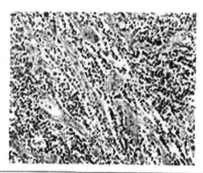

病理诊断：

　　（全胃）低分化腺癌，部分为印戒细胞癌，黏液腺癌，侵出外膜。
　　（各切缘）干净。
　　（3）大网膜）未见特殊。
　　（贲门旁淋巴结）4/4并周围软组织内癌浸润/转移。
　　（小弯侧淋巴结）3/6并周围软组织内癌浸润/转移。
　　（幽门上淋巴结）0/1。（幽门下淋巴结）0/2。
　　（脾门处淋巴结）未见淋巴结。
　　（脾脏）未见癌累及。
　　（另送腹膜后肿物）未见癌累及。
　　（另送1组淋巴结）1/7。（另送2组淋巴结）1/4。
　　另送3组淋巴结）3/6并淋巴结周围软组织内癌浸润/转移。
　　（另送4组淋巴结）0/5。（另送5组淋巴结）0/2。
　　（另送6组淋巴结）0/4。（另送7组淋巴结）0/4。
　　（另送8组淋巴结）送检软组织内癌浸润/转移。
　　（另送9组淋巴结）0/7。（另送10组淋巴结）0/2。
　　（另送11组淋巴结）0/1。（另送12组淋巴结）0/5。
　　（另送13组淋巴结）0/3。
　　（另送肝门淋巴结）未见淋巴结。
　　　　免疫组化I/J/K/Q/R/S/T/Y：CK7
　　　　　　A/L/M/U/V/W/X/Z/AI/BI/CI/DI：CK

图 6-1-8　术后病理报告示范

有经病理诊断证实为胃腺癌的病例均有必要进行 HER2 检测。对于新辅助治疗后的原发病灶及复发或转移病灶，如能获得足够标本，建议重新进行 HER2 检测。HER2 免疫组化（IHC）和原位杂交（ISH）检测全程应严格按照胃癌 HER2 检测指南（2011、2016 版）建议的操作规范执行。

4. 伴随诊断　不能作为诊断胃癌的依据，但是在制订诊治策略时，应充分考虑患者是否存在并发症及伴随疾病，伴随诊断会对胃癌的整合治疗措施产生影响。

要点小结

◆ 评估要通过多学科整合诊疗团队合作完成，这样才可以建立合理的胃癌整合诊疗流程，有助于实现最佳的、个体化的整合治疗。

◆ 评估包括分期、营养状态、疼痛、病理及血栓栓塞等多方面，在此基础上可得到精确的诊断。

◆ 无论哪一种评估都要求全面、动态，在整合评估基础上更加关注患者的个体特殊性，以选择最佳治疗策略。

【整合决策】

（一）内镜下治疗

早期胃癌的治疗方案包括内镜下切除和外科手术。与传统外科手术相比，内镜下切除具有创伤小、并发症少、恢复快、费用低等优点，且两者疗效相当，5 年生存率均可超过 90%。因此，国际多项指南和国内共识均推荐内镜下切除为早期胃癌的首选治疗方式。早期胃癌内镜下切除术主要包括内镜下黏膜切除术（endoscopic mucosal resection，EMR）和内镜下黏膜下剥离术（endoscopic submucosal dissection，ESD）。

1. 内镜治疗有关定义及术语

（1）整块切除（en bloc resection）：病灶在内镜下被整块切除并获得单块标本。

（2）水平/垂直切缘阳性：内镜下切除的标本固定后每隔 2 mm 垂直切片，若标本侧切缘有肿瘤细胞浸润为水平切缘阳性，若基底切缘有肿瘤细胞浸润则称为垂直切缘阳性。

（3）完全切除（complete resection/R0 resection）：整块切除标本水平和垂直切缘均为阴性称为完全切除。

（4）治愈性切除（curative resection）：达到完全切除且无淋巴结转移风险。

（5）非治愈性切除（non curative resection）：存在下列情况之一者。①非完全切除，包括非整块切除和（或）切缘阳性；②存在引起淋巴结转

移风险的相关危险因素，如黏膜下侵及深度超过 500μm、脉管浸润、肿瘤分化程度较差等。

（6）局部复发（local recurrence）：指术后 6 个月以上原切除部位及周围 1cm 内发现肿瘤病灶。

（7）残留（residual）：指术后 6 个月内原切除部位及周围 1 cm 内病理发现肿瘤病灶。

（8）同时性复发（synchronous recurrence）：指胃癌内镜治疗后 12 个月内发现新的病灶，即内镜治疗时已存在但被遗漏的、术后 12 个月内经内镜发现的继发性病灶。

（9）异时性复发（metachronous recurrence）：指治疗后超过 12 个月发现新的病灶。大部分病灶出现在胃内原发病灶的邻近部位，且病理组织类型相同。

2. 内镜治疗术前评估　需根据以下内容判定是否行 ESD 或 EMR。

（1）组织学类型：组织病理学类型通常由活检标本的组织病理学检查来确定，虽已有报道指出，组织病理学类型可一定程度通过内镜预测，但尚缺乏充足证据。

（2）病变大小：采用常规内镜检测方法测量病变大小容易出错，难以准确判断术前病灶大小，因此，一般以切除后组织的测量结果及病理学检查结果作为最终检查结果。

（3）是否存在溃疡：注意观察病变是否存在溃疡，如存在，需检查是属于活动性溃疡还是溃疡瘢痕。溃疡组织病理定义为至少 UL-Ⅱ深度的黏膜缺损（比黏膜肌层更深）。术前胃镜中，活动性溃疡一般表现为病变表面覆盖白色渗出物，不包括浅表糜烂。此外，溃疡处在愈合或瘢痕阶段时，黏膜皱襞或褶皱会向一个中心聚合。

（4）浸润深度：目前常规使用内镜检查来判断早期胃癌的侵犯深度，并推荐使用放大内镜辅助判断。当前述方法难以判断浸润深度时，超声内镜可以作为辅助诊断措施，效果明显。

3. 内镜治疗技术

（1）内镜下黏膜切除术（EMR）：指内镜下将黏膜病灶整块或分块切除，用于胃肠道表浅肿瘤诊断和治疗的方法。目前尚缺乏足够的 EMR 治疗早期胃癌的前瞻性研究。

（2）内镜下黏膜下剥离术（ESD）：目前推荐ESD作为早期胃癌内镜下治疗的标准手术方式。相关说明如下。

1）定义：ESD是在EMR基础上发展起来的新技术，根据不同部位、大小、浸润深度的病变，选择使用的特殊电切刀，如IT刀、Dua刀、Hook刀等，内镜下逐渐分离黏膜层与固有肌层之间的组织，最后将病变黏膜及黏膜下层完整剥离。

2）操作步骤：操作大致分为5步。①病灶周围标记；②黏膜下注射，使病灶明显抬起；③环形切开黏膜；④黏膜下剥离，使黏膜与固有肌层完全分离开，一次完整切除病灶；⑤创面处理包括创面血管处理与边缘检查。

（3）其他治疗技术：内镜下其他治疗方法包括激光疗法、氩气刀和微波治疗等，它们只能去除肿瘤，不能获得完整病理标本，也不能肯定肿瘤是否完整切除。因此，它们多用于胃癌前病变的治疗，治疗后需要密切随访，不建议作为早期胃癌的首选治疗方式。

4. 早期胃癌内镜治疗适应证（表6-1-8） 早期胃癌内镜治疗的绝对适应证如下：①肉眼可见黏膜内（cT1a）分化癌，必须无溃疡（瘢痕）发生，即UL（-）；②肉眼可见黏膜内（cT1a）分化癌，直径≤3cm，有溃疡（瘢痕）发生，即UL（+）。当血管浸润超出上述标准，淋巴结转移风险极低时，也可以考虑进行内镜治疗。对于EMR/ESD治疗后局部黏膜病灶复发患者，可行扩大适应证进行处理。

表6-1-8 早期胃癌内镜治疗绝对和相对适应证

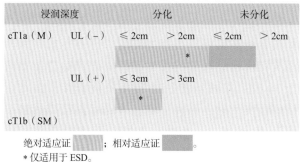

浸润深度		分化		未分化	
cT1a（M）	UL（-）	≤2cm	>2cm	≤2cm	>2cm
				*	
	UL（+）	≤3cm	>3cm		
			*		
cT1b（SM）					

绝对适应证 ▨；相对适应证 ▨。
* 仅适用于ESD。

5. 早期胃癌内镜治疗禁忌证 国内目前较为公认的内镜切除禁忌证：①明确淋巴结转移的早期胃癌；②癌症侵犯固有肌层；③患者存在凝血功能障碍。另外，ESD的相对手术禁忌证还包括抬举征阴性，即指在病灶基底部的黏膜下层注射盐水后局部不能形成隆起，提示病灶基底部的黏膜下层与肌层之间已有粘连；此时行ESD治疗，发生穿孔的危险性较高，但是随着医师ESD操作技术的熟练，即使抬举征阴性也可以安全地进行ESD。

6. 围术期处理

（1）术前准备：术前评估患者全身状况，排除麻醉及内镜治疗禁忌证。取得患者及家属知情同意后，签署术前知情同意书。

（2）术后处理：术后第1天禁食；密切观察生命体征，无异常术后第2天进流质或软食。术后1周是否复查内镜尚存争议。

（3）术后用药：①溃疡治疗：内镜下切除早期胃癌后溃疡，可使用质子泵抑制剂（PPI）或H_2受体拮抗剂（H_2RA）进行治疗；②抗菌药物使用：对于术前评估切除范围大、操作时间长和可能引起消化道穿孔者，可以考虑预防性使用抗菌药物。

7. 术后并发症及处理 ESD术后常见并发症主要包括出血、穿孔、狭窄、腹痛、感染等。

（1）出血：术中出血推荐直接电凝止血，迟发性出血可用止血夹或电止血钳止血。

（2）穿孔：术中穿孔多数病例可通过金属夹夹闭裂口进行修补。当穿孔较大时，常难以进行内镜治疗而需要紧急手术。

（3）狭窄：胃腔狭窄或变形发生率较低，主要见于贲门、幽门或胃窦部面积较大的ESD术后。内镜柱状气囊扩张是一种有效的治疗方式。

8. 预后评估及随访 在内镜切除后的治愈性（curability）评价方面，现行内镜的治愈性切除和R0切除容易混淆。R0切除意味着阴性切缘（negative resection margin），但内镜下的阴性切缘并不意味着治愈性切除。为统一预后评估标准，目前规范推荐采用eCura评价系统（表6-1-9）。随访方法见表6-1-10。

表 6-1-9　eCura 评价系统

分期	溃疡 / 深度	分化型		未分化型	
pT1a（M）	UL（-）	≤ 2cm	> 2cm	≤ 2cm	> 2cm
	UL（+）	≤ 3cm	> 3cm		
pT1b（SM）	SM1	≤ 3cm	> 3cm		
	SM2				

■ eCura A*;　■ eCura B*;　■ eCura C2; * 需满足整块切除，水平切缘阴性（HM0），垂直切缘阴性（VM0），无淋巴管浸润［ly（-）］，无脉管浸润［v（-）］。

表 6-1-10　不同 eCura 评价结果的随访方法

评估结果	随访方法
eCura A	每 6 ～ 12 个月进行内镜随访
eCura B	每 6 ～ 12 个月进行内镜随访 + 腹部超声或 CT 随访
eCura C1	建议行补充治疗（手术或非手术治疗）或密切随访
eCura C2	建议手术治疗或充分知情后随访

eCura C1：指在分化型癌中，满足 eCuraA 或 B 的其他条件，但未实现整块切除或 HM0 的局部未能完整切除的病例，即属 eCura C1。可以采用局部治疗，如再次行 ESD、内镜下消融等，同样也可以考虑 ESD 的热效应，采取积极随访的办法。

eCura C2：病理提示淋巴结转移风险高。虽然存在较高的淋巴结转移风险，但是根据病例具体情况，在充分告知淋巴结转移风险后，可以选择 ESD 给予治疗。

值得关注的是 eCura C 患者在选择是否追加手术及手术时机的掌控方面尚存在争论，主要集中在以下 3 个方面。

（1）80% 以上的 eCura C 患者并未出现局部复发或淋巴结转移。

（2）对于脉管浸润、神经侵犯、淋巴结侵犯及水平 / 垂直切缘阳性等用于评价的危险因素在病变复发中起到的作用及影响尚需进一步细化。

（3）ESD 术后立即追加手术的 eCura C 患者与 ESD 术后发生局部复发再行手术的患者，在预后方面并无显著差异。

综上所述，eCura C 患者是否需要立即追加手术尚需更详细的临床研究数据支持。

（二）外科治疗

1. 手术治疗原则　手术切除是胃癌的主要治疗手段，也是目前治愈胃癌的唯一方法。胃癌手术分为根治性手术与非根治性手术。根治性手术应当完整切除原发病灶，并且彻底清扫区域淋巴结，主要包括标准手术、改良手术和扩大手术；非根治性手术主要包括姑息手术和减瘤手术。

（1）根治性手术：①标准手术以根治为目的，要求必须切除 2/3 以上的胃，并且进行 D2 淋巴结清扫。②改良手术主要针对分期较早的肿瘤，要求切除部分胃或全胃，同时进行 D1 或 D1+ 淋巴结清扫。③扩大手术包括联合脏器切除和（或）D2 以上淋巴结清扫手术。AJCC/UICC 胃癌 TNM 分期中仍仅是推荐术后标本中送检淋巴结数目不低于 16 枚，而这样更多的是考虑了 pN3b 分期的需要，并非完全从全面准确评估胃癌患者的预后出发。既往对于胃癌淋巴结转移的数目和送检淋巴结总数之间的相关性研究已经发现两者是一定程度的正相关关系，即随着送检淋巴结总数的增加可使得胃癌手术标本中被病理检测证实为转移的淋巴结数目增多。天津医科大学肿瘤医院单中心研究曾经发现对于送检淋巴结数目低于 16 枚的胃癌患者而言，其中位生存时间明显短于送检淋巴结数目 ≥ 16 枚的患者。甚至对于术后病理证实 pN0 胃癌的患者而言，送检淋巴结数目仍可视为影响患者术后复发的潜在独立影响因素，与术后局部复发和腹膜播散的发生相关。Sano 等在第 8 版 AJCC/UICC 胃癌 TNM 分期制定前收集来自日本、韩国等全球多个国家资料（纳入患者总数达 25 411 例）的准备分析中报道，现阶段对于胃癌而言最佳的术后送检淋巴结数目应不低于 30 枚，这样才能达到准确评估患者预后的要求。最近来自天津、沈阳和广州的中国多中心大样本胃癌数据（纳入患者总数达 7620 例）分析结果得出类似的结论，即对于术后病理证实有淋巴结转移的患者送检淋巴结数目应不低于 30 枚，以减低淋巴结转移分期迁移，而对于病理证实无淋巴结转移的患者送检淋巴结数目不低于 16 枚即可。因此，在实施标准的胃癌淋巴结清扫的前提之上获取足够的送检淋巴结是保证术后病理淋巴结转移准确分期的必要基础。

（2）非根治性手术：①姑息手术主要针对出现肿瘤并发症的患者（出血、梗阻等），主要的手术方式包括胃姑息性切除、胃空肠吻合短路手术和空肠营养管置入术等；②减瘤手术主要是针对存在不可切除的肝转移或者腹膜转移等非治愈因素，而没有出现肿瘤并发症所进行的胃切除，目前不推荐开展。

2. 治疗流程　根据 cTNM 分期执行以外科为主的治疗流程（图 6-1-9）及根据术后 pTNM 分期执行术后治疗流程（图 6-1-10）：

3. 安全切缘的要求

（1）对于 T1 肿瘤，应争取 2cm 的切缘，当肿瘤边界不清时，应进行内镜定位。

（2）对于 T2 以上的肿瘤，Borrmann Ⅰ 型和

Ⅱ 型建议至少争取 3cm 的近端切缘，Borrmann Ⅲ 型和Ⅳ型建议至少争取 5cm 的近端切缘。

（3）以上原则不能实现时，建议冷冻切片检查近端边缘。

（4）对于食管侵犯的肿瘤，建议切缘为 3 ～ 5cm 或冷冻切片检查争取 R0 切除。

4. 胃切除范围的选择　对于不同部位的胃癌，胃切除范围是不同的。位于胃下部癌进行远侧胃切除术或者全胃切除术，位于胃体部癌进行全胃切除术，位于食管胃交界部癌进行近侧胃切除术或者全胃切除术。

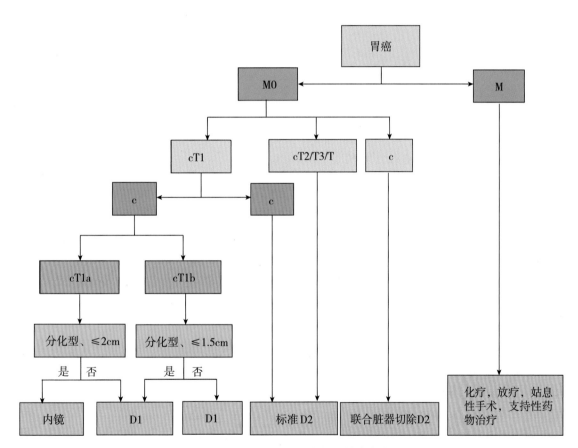

图 6-1-9　根据 cTNM 分期执行的治疗流程

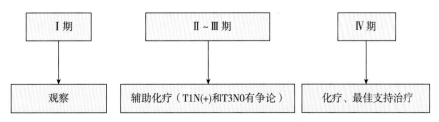

图 6-1-10　根据术后 pTNM 分期执行的术后治疗流程

根据临床分期处理方法如下：① cT2 ～ 4 或 cN（＋）的胃癌，通常选择标准胃部分切除或者全胃切除术。② cT1N0M0 胃癌，根据肿瘤位置，除了可以选择上述手术方式以外，还可以选择近端胃切除术、保留幽门的胃切除术、胃局部切除术等。③ 关于联合脏器切除，如果肿瘤直接侵犯周围器官，可行根治性联合脏器切除术。对于肿瘤位于胃大弯侧，存在 No.4sb 淋巴结转移时，考虑行联合脾切除的全胃切除手术。其他情况下，除了肿瘤直接侵犯，不推荐行预防性脾切除术。

5. 淋巴结清扫　根据目前的循证医学证据和国内外指南，淋巴结清扫范围要依据胃切除范围来确定（表 6-1-11）。

表 6-1-11　胃癌手术淋巴结清扫范围

	D0	D1	D1+	D2
全胃切除术	＜ D1	No.1 ～ 7	D1 + No.8a、9、11p *No.110	D1 + No.8a、9、11p、11d、12a *No.19、20、110、111
远端胃切除术	＜ D1	No.1、3、4sb、4d、5、6、7	D1 + No.8a、9	D1 + No.8a、9、11p、12a
近端胃切除术	＜ D1	No.1、2、3a、4sa、4sb、7	D1 + No.8a、9、11p *No.110	
保留幽门胃切除术		No.1、3、4sb、4d、6、7	D1+：D1 + No.8a、9	

*肿瘤侵及食管。

D1 切除包括切除胃大、小网膜及其包含在贲门左右、胃大小弯以及胃右动脉旁的幽门上、幽门下淋巴结以及胃左动脉旁淋巴结。对于 cT1aN0 和 cT1bN0、分化型、直径 ＜ 1.5cm 的胃癌行 D1 清扫；对于上述以外的 cT1N0 胃癌行 D1+ 清扫。

D2 切除是指在 D1 的基础上，再清扫腹腔干、肝总动脉、脾动脉和肝十二指肠韧带的淋巴结（见本节附录二胃癌淋巴结分组标准）。至少清扫 16 枚以上的淋巴结才能保证准确分期和预后判断。对于 cT2 ～ 4 或者 cN（＋）的肿瘤应进行 D2 清扫。

当淋巴结清扫的程度不完全符合相应标准时，可以如实记录为 D1（＋No.8a）、D2（-No. 10）等。

扩大的淋巴结清扫：对于以下情况，应该考虑 D2 以上范围的扩大淋巴结清扫。① 浸润胃大弯的进展期胃上部癌推荐行 D2+No.10 清扫；② 胃下部癌同时存在 No.6 组淋巴结转移时推荐行 D2+No.14v 清扫；③ 胃下部癌发生十二指肠浸润推荐行 D2+No.13 淋巴结清扫。

脾门淋巴结清扫的必要性以及如何清扫存在较大争议。不同文献报道脾门淋巴结转移率差异较大。T1、T2 期胃癌患者不需要行脾门淋巴结清扫。因此建议以下情形行脾门淋巴结清扫：原发肿瘤 ＞ 6cm，位于大弯侧，且术前分期为 T3 或 T4 的中上部胃癌。

6. 食管胃交界部癌的切除范围　目前对于食管胃交界部癌，胃切除术范围与淋巴结清扫范围尚未形成共识。根据目前的循证医学证据，有以下推荐意见：

（1）肿瘤中心位于食管胃交界部上下 2cm 以内、长径 ＜ 4cm 的食管胃交界部癌可以选择近端胃切除（＋下部食管切除）或者全胃切除术（＋下部食管切除）。cT1 肿瘤推荐清扫淋巴结范围为 No.1、2、3、7、9、19、20。cT2 ～ 4 肿瘤推荐清扫淋巴结范围为 No.1、2、3、7、8a、9、11p、11d、19、20。肿瘤中心位于食管胃交界部以上的追加清扫下纵隔淋巴结。

（2）肿瘤侵犯食管 ＜ 3cm 时，推荐经腹经膈肌手术；侵犯食管长度 ＞ 3cm 且可能治愈时，应考虑开胸手术。

7. 腹腔镜手术　腹腔镜手术治疗胃癌的优势已经得到证实。根据目前的循证医学证据，有以下推荐意见：

（1）cStage Ⅰ 期胃癌，行根治性远端胃癌根治术，腹腔镜手术可以作为常规治疗方式。

（2）cStage Ⅱ 期及以上的胃癌，行根治性远端胃切除术，腹腔镜手术可以用作临床研究，在大型的肿瘤中心开展。

（3）腹腔镜下全胃切除术的效果目前正在研究中，仅推荐在临床研究中开展。

CLASS 01 是一项随机多中心非劣性临床研究，纳入 1056 例临床分期 T2 ～ 4aN0 ～ 3M0 胃癌患者，随机 1 ∶ 1 分为腹腔镜组或开放手术组，主要终点是 3 年无病生存期（disease-free survival，

DFS），次要终点是 3 年总生存期（OS）和复发模式。结果腹腔镜组与开放手术组 3 年无病生存率分别为 76.5% 和 77.8%，无统计学意义，两组患者的 3 年总生存率（83.1%：85.2%）和 3 年累积复发率（18.8%：16.5%），也均无差异，显示在局部进展期胃癌患者中腹腔镜远端胃癌切除效果不劣于开放手术切除，但是肿瘤分期越晚，腹腔镜组与开放手术组生存曲线有分离的趋势。该研究未纳入新辅助化疗或放疗患者。目前针对新辅助化疗后的 CLASS 03 研究正在开展。基于 CLASS 01 研究，2019 版中国临床肿瘤学会（Chinese Society of Clinical Oncology，CSCO）胃癌指南在进展期胃癌部分推荐腹腔镜远端胃切除（1a 类，Ⅱ级推荐），但该术式需在有经验的中心开展。

8. 达·芬奇机器人手术　这是一项基于腹腔镜技术而发展起来的新技术，机械操作能保证手术操作的稳定性、精确性和安全性。但由于手术设备昂贵，该技术的开展受到局限。

9. 消化道重建　不同的胃切除方式，有不同的消化道重建方式。重建时推荐使用不同的吻合术式，以增加吻合的安全性和减少并发症。根据目前的循证医学证据，针对不同的胃切除方式，做如下推荐。

（1）全胃切除术后重建方式：Roux-en-Y 吻合、空肠间置法。

（2）远端胃切除术后重建方式：Billroth Ⅰ式、Billroth Ⅱ式联合 Braun 吻合、Roux-en-Y 吻合、空肠间置法。

（3）保留幽门胃切除术后重建方式：胃胃吻合法。

（4）近端胃切除术后重建方式：食管残胃吻合、空肠间置法。

10. 其他

（1）脾切除：原发 T2 ～ 4 肿瘤直接侵入脾脏或位于胃上部大弯。不推荐以淋巴结清扫为目的的脾切除。

（2）对于 T1 / T2 肿瘤，可以保留距胃网膜血管弓超过 3cm 的大网膜。

（3）原发或转移病灶直接侵入邻近器官的肿瘤，可以进行所涉及器官的联合切除，以期获得 R0 切除。

要点小结

◆ 手术切除是胃癌的主要治疗手段。

◆ 对于可切除胃癌的治疗应该综合各种情况依据临床分期进行治疗选择。

◆ 对于早期胃癌，首选内镜治疗，即 EMR 和 ESD。

◆ 对于非食管胃交界部进展期胃癌，目前治疗标准是 D2 手术切除联合术后辅助化疗，对于分期较晚者可选择围术期化疗模式，对于食管胃交界部进展期癌可选择新辅助化 / 放疗。

（三）围术期管理

1. 抗菌药物管理

（1）预防性使用：胃癌手术的切口属Ⅱ类切口，可能污染的细菌为革兰氏阴性杆菌、链球菌属细菌、口咽部厌氧菌（如消化链球菌），推荐选择的抗菌药物种类为第一、二代头孢菌素，或头霉素类；对 β- 内酰胺类抗菌药物过敏者，可用克林素霉 + 氨基糖苷类，或氨基糖苷类 + 甲硝唑。给药途径为静脉滴注；应在皮肤、黏膜切开前 0.5 ～ 1h 或麻醉开始时给药，在输注完毕后开始手术，保证手术部位显露时局部组织中抗菌药物已达到足以杀灭手术过程中沾染细菌的药物浓度。抗菌药物的有效覆盖时间应包括整个手术过程。如手术时间超过 3h 或超过所用药物半衰期的 2 倍以上，或成人出血量超过 1500ml，术中应追加 1 次。Ⅱ类切口手术的预防用药为 24h，必要时可延长至 48h。过度延长用药时间并不能进一步提高预防效果，且预防用药时间超过 48h，耐药菌感染概率增加。

（2）治疗使用：根据病原菌、感染部位、感染严重程度和患者的生理、病理情况及抗菌药物药效学和药动学证据制订抗菌治疗方案，包括抗菌药物的选用品种、剂量、给药频次、给药途径、疗程及联合用药等。一般疗程宜用至体温正常、症状消退后 72 ～ 96h。

2. 疼痛的处理　不推荐在术前给予患者阿片类药物或非选择性非甾体抗炎药，因为不能获益。

手术后疼痛是机体受到手术刺激（组织损伤）

后的一种反应。有效的术后镇痛治疗，可减轻患者痛苦，也有利于康复。推荐采用多模式镇痛方案，非甾体抗炎药（NSAIDs）被美国和欧洲多个国家的指南推荐为术后镇痛基础用药。多模式镇痛包括口服对乙酰氨基酚、切口局部浸润注射罗哌卡因或联合中胸段硬膜外镇痛等。由于阿片类药物不良反应较大，包括影响胃肠功能恢复、呼吸抑制、头晕、恶心、呕吐等，应尽量避免或减少阿片类镇痛药物的应用。

3. 术后恶心呕吐的处理　全部住院患者术后恶心呕吐（PONV）的发生率为 20%～30%，主要发生在术后 24～48h，少数可持续达 3～5 天。相关危险因素：女性、术后使用阿片类镇痛药、非吸烟、有 PONV 史或晕动病病史（表 6-1-12）。

表 6-1-12　常用预防 PONV 药物的使用剂量和时间

药物	给药时间	成人剂量	小儿剂量
昂丹司琼	手术结束前	4mg IV	0.05～0.1mg/kg IV（最大剂量 4mg）
		8mg ODT	
多拉司琼	手术结束前	12.5mg IV	0.35mg/kg IV（最大剂量 12.5mg）
格拉司琼	手术结束前	0.35～3mg IV	0.04mg/kg IV（最大剂量 6mg）
托烷司琼	手术结束前	2mg IV	0.1mg/kg IV（最大剂量 2mg）
帕洛诺司琼	诱导前	0.075mg IV	
阿瑞匹坦	诱导前	40mg PO	
地塞米松	手术结束后	4～5mg IV	0.15mg/kg IV（最大剂量 5mg）
氟哌利多	手术结束前	0.625～1.25mg IV	0.01～0.015mg/kg IV（最大剂量 1.25mg）
氟哌啶醇	手术结束前或诱导后	0.5～2mg IM or IV	
苯海拉明	诱导时	1mg/kg IV	0.5mg/kg IV（最大剂量 25mg）
东莨菪碱	手术前晚或手术前 2～4h	贴剂	

IV. 静脉注射；PO. 口服；IM. 肌内注射；ODT. 口腔崩解片。

PONV 的预防：确定患者发生 PONV 的风险，无 PONV 危险因素的患者，不需要预防用药。对低、中危患者可选表中 1 种或 2 种药物预防。对于高危患者可用 2～3 种药物预防。

不同作用机制的药物联合防治优于单一药物。5-HT$_3$ 受体抑制剂、地塞米松和氟哌利多或氟哌啶醇是预防 PONV 最有效且不良反应小的药物。临床防治 PONV 的效果判定金标准是达到 24h 有效和完全无恶心、呕吐。

PONV 的治疗：对于患者离开麻醉恢复室发生持续的恶心、呕吐时，应首先床旁检查排除药物刺激或机械性因素后，进行止吐治疗。

若患者无预防性用药，第一次出现 PONV，应开始使用小剂量 5-HT$_3$ 受体抑制剂治疗，通常为预防剂量的 1/4。也可给予地塞米松 2～4mg，氟哌利多 0.625mg 或异丙嗪 6.25～12.5mg。若患者在麻醉恢复室内发生 PONV 时，可考虑静脉注射丙泊酚 20mg。

如已预防性用药，则治疗时应换用其他类型药物。如果在三联疗法预防后患者仍发生 PONV，则 6h 内不能重复使用，应换为其他药物；若 6h 后发生，可考虑重复给予 5-HT$_3$ 受体抑制剂和氟哌利多或氟哌啶醇，剂量同前。不推荐重复应用地塞米松。

4. 围术期液体管理　围术期液体平衡能够改善胃切除手术患者预后，既应避免由低血容量导致的组织灌注不足和器官功能损害，也应注意容量负荷过多所致的组织水肿和心脏负荷增加。术中以目标导向为基础的治疗策略，可以维持患者合适的循环血容量和组织氧供。

5. 应激性溃疡的预防　应激性溃疡（SU）是指机体在各类严重创伤、危重症或严重心理疾病等应激状态下，发生的急性胃肠道黏膜糜烂、溃疡病变，严重者可并发消化道出血，甚至穿孔，可使原有疾病程度加重及恶化，增加病死率。对于重症患者 PPI 优于 H$_2$RA，推荐标准剂量 PPI 静脉滴注，每 12h 1 次，至少连续 3 天，当患者病情稳定可耐受肠内营养或已进食、临床症状开始好转或转入普通病房后可改为口服用药或逐渐停药；对于非重症患者，PPI 与 H$_2$RA 疗效相当，临床出现严重出血的发生率较低，研究表明该类患者使用药物预防出血效果不明显，因此对于非重症患者术后应激性溃疡的预防，无法进行一致推荐。

6.围术期气道管理　可以有效减少并发症、缩短住院时间、降低再入院率及死亡风险、改善患者预后，减少医疗费用。围术期气道管理常用治疗药物包括抗菌药物、糖皮质激素、支气管舒张剂（β_2 受体激动剂和抗胆碱能药物）和黏液溶解剂。对术后呼吸道感染的患者可使用抗菌药物治疗，具体可依据《抗菌药物临床应用指导原则（2015 年版）》；糖皮质激素、支气管舒张剂多联合使用，经雾化吸入，每天 2～3 次，疗程 7～14 天；围术期常用的黏液溶解剂为盐酸氨溴索，可减少手术时机械损伤造成的肺表面活性物质下降、减少肺不张等肺部并发症的发生。对于呼吸功能较差或合并 COPD 等慢性肺部基础疾病的患者，建议术前预防性应用直至术后。需要注意的是，盐酸氨溴索为静脉制剂，不建议雾化吸入使用。

（四）内科治疗

1.化学治疗　其分为姑息化疗、辅助化疗、新辅助化疗和转化治疗，应当严格掌握临床适应证，排除禁忌证，并在肿瘤内科医师的指导下施行。

化疗前，应当充分考虑患者的疾病分期、年龄、体力状况、治疗风险、生活质量及意愿等，避免治疗过度或治疗不足。化疗后，要及时评估化疗疗效，密切监测及防治不良反应，并酌情调整药物和（或）剂量。评价疗效按照 RECIST 疗效评价标准（见本节附录四胃癌放射及化疗治疗疗效判定基本标准）。不良反应评价标准参照美国国家癌症研究所通用毒性标准（NCI-CTC 标准）。

（1）姑息化疗：目的为缓解肿瘤导致的临床症状，改善生活质量及延长生存期。适用于全身状况良好、主要脏器功能基本正常的无法切除、术后复发转移或姑息性切除术后的患者。禁忌用于严重器官功能障碍、不可控制的合并疾病及预计生存期不足 3 个月者。常用的系统化疗药物包括氟尿嘧啶（5-FU）、卡培他滨、替吉奥、顺铂、奥沙利铂、紫杉醇、多西他赛、白蛋白紫杉醇、伊立替康、表柔比星等。靶向治疗药物包括曲妥

珠单抗、阿帕替尼。

化疗方案包括两药或三药联合方案，两药方案包括 5-FU/ 亚叶酸钙（LV）+ 顺铂（FP）、卡培他滨 + 顺铂（XP）、替吉奥 + 顺铂（SP）、5-FU+ 奥沙利铂（FOLFOX）、卡培他滨 + 奥沙利铂（XELOX）、替吉奥 + 奥沙利铂（SOX）、卡培他滨 + 紫杉醇、卡培他滨 + 多西他赛、5-FU+ 伊立替康（FOLFIRI）等。对 HER2 表达呈阳性（免疫组化染色呈 +++，或免疫组化染色呈 ++ 且荧光原位杂交检测呈阳性）的晚期胃癌患者，可考虑在化疗的基础上，联合使用分子靶向治疗药物曲妥珠单抗。既往 2 个化疗方案失败的晚期胃癌患者，在身体状况良好的情况下，可考虑行单药阿帕替尼治疗。

姑息化疗注意事项如下：①胃癌是异质性较强的恶性肿瘤，治疗困难，应积极鼓励患者参加临床研究。②对于复发转移性胃癌患者，三药方案适用于肿瘤负荷较大且体力状况较好者。而单药化疗适用于高龄、体力状况差或脏器功能轻度不全者。③对于经系统化疗后疾病得到控制的患者，仍需定期复查，根据回顾性及观察性研究，标准化疗后序贯单药维持治疗较标准化疗更可改善生活质量，减轻不良反应，一般可在标准化疗进行 4～6 个周期后进行。④腹膜转移是晚期胃癌患者的特殊转移模式，常因伴随癌性腹水、癌性肠梗阻影响患者进食及生活质量。研究发现贫血的晚期胃癌患者预后较差。治疗需根据腹胀等状况进行腹水引流及腹腔灌注化疗，改善一般状况，择期进行联合全身化疗。⑤老年体弱患者的剂量调整有据可依。临床实践中对于老年或体弱患者如何化疗往往由医师根据经验与患者家属商议，由于缺乏证据支持，临床策略的制订受主观影响较大。Ⅲ期研究 GO2 在英国 61 个中心中开展，基于老年综合评估（comprehensive geriatric assessment，CGA）量表纳入 514 例未经治疗且不能耐受三种不同药物联合化疗的老年及体弱晚期胃或食管胃交界部腺癌患者，随机分入足剂量、80% 剂量以及 60% 剂量三组进行化疗，结果显示三组患者的中位 OS 分别为 7.5 个月、6.7 个月及 7.6 个月，减低剂量的两组患者 PFS 非劣于足剂量组，且 60% 剂量组患者的生活质量、至症状恶化时间

更长。GO2 研究为老年体弱患者进行主动性的剂量调整提供了范围和依据，相信这可以在药物治疗指南更新中得以体现。但除 CGA 量表 9 维度评估之外，抗肿瘤治疗还需要考虑肿瘤生物学行为、肿瘤负荷、病理分型、MSI 或 HER2 等生物标志物表达等因素。

（2）辅助化疗：适用于 D2 根治术后病理分期为 Ⅱ 期及 Ⅲ 期者。Ⅰ a 期不推荐辅助化疗，对于 Ⅰ b 期胃癌是否需要进行术后辅助化疗，目前并无充分的循证医学证据，但淋巴结阳性患者（pTIN1M0）可考虑辅助化疗，对于 pT2N0M0、年轻（＜ 40 岁）、组织学为低分化、有神经束或血管、淋巴管浸润者进行辅助化疗，多采用单药，有可能减少复发。联合化疗在 6 个月内完成，单药化疗不宜超过 1 年。辅助化疗方案推荐氟尿嘧啶类药物联合铂类的两药联合方案。对体力状况差、高龄、不耐受两药联合方案者，考虑采用口服氟尿嘧啶类药物的单药化疗。D2 术后 TNM 分期是选择个体化治疗的主要依据。经过 8 个版本的更迭，AJCC/UICC 胃癌 TNM 分期不断优化，对指导临床和评估预后有非常重要的价值。总体上看，第 7 版（2010 年）与第 8 版（2016 年）分期的 T、N 分期标准一致，但与第 6 版（2002 年）差别较大（表 6-1-13）。

表 6-1-13　AJCC/UICC 不同版本 T 分期和 N 分期的比较

T 分期

6 版	7 版	8 版
T1（M，SM）	T1（M，SM）	T1（M，SM）
T2（MP，SS）	T2（MP）	T2（MP）
	T3（SS）	T3（SS）
T3（SE）	T4a（SE）	T4a（SE）
T4（SI）	T4b（SI）	T4b（SI）

黏膜肌层（M），黏膜下层（SM），固有肌层（MP），浆膜下层（SS），浆膜（SE），邻近组织（SI）。

N 分期

	6 版	7 版	8 版
0	N0	N0	N0
1～2	N1	N1	N1
3～6	N1	N2	N2
7～15	N2	N3a	N3a
＞15	N3	N3b	N3b

T 分期：与第 6 版相比，第 7 版 T 分期主要变更在 T2，过去侵犯固有肌层及浆膜下层皆定义为 T2。研究者对肌层受侵分级的分层尝试新的细化分期标准，即 sMP（侵犯浅肌层）、dMP/SS（侵犯深肌层及浆膜下层），发现若按 sMP、dMP/SS 分层，不论是否存在淋巴结转移及检取数量多少，两组病例预后均具有显著差异（P ＜ 0.05）。并且 1998 例患者样本的评价研究结果显示，将第 6 版 pT2（MP，SS）变更为第 7 版 pT2（MP）和 pT3（SS）对评估预后更合理。

N 分期：针对第 6 版 pN1（1～6 个）范围过大的问题，提出 T1 期胃癌（即早期胃癌）的 N 分期新标准，即 pN1（1～3 个），pN2（4～6 个），pN3（＞6 个）；≥4 个显著影响预后。这一新标准被第 7 版 TNM 分期所借鉴。评价研究显示，将第 6 版 pN1（1～6 个）变更为第 7 版 pN1（1～2 个）和 pN2（3～6 个），对评估预后更为合理。当淋巴结检取数目不足（Ⅱ 期＜ 15 枚、Ⅲ a 期＜ 20 枚、Ⅲ b/Ⅲ c 期＜ 30 枚）时，易出现 pN 分期偏倚。rN 分期可以修正淋巴结检取总数不足造成的分期偏倚情况。第 8 版分期建议淋巴结最少应检取 16 枚，最好 30 枚以上。尽管在淋巴结检取数目不足时，rN 分期较第 7 版 pN 分期有更高的预后估计准确性；但对于无淋巴结转移胃癌（N0）或淋巴结检取数目足够多时，rN 分期并不优于第 7 版的 pN 分期（表 6-1-14）。因此，研究团队整合 pN 与 rN 推出了新的分期方法——淋巴结转移 LODDS 分期，一种基于数学模型的新的 pN 分期方案。

表 6-1-14　第 7 版和第 8 版 N 分期比较

AJCC/UICC 7 版分期

	N0	N1	N2	N3a，N3b
T1		Ⅰ A	Ⅰ B	Ⅱ A	Ⅱ B
T2		Ⅰ B	Ⅱ A	Ⅱ B	Ⅲ A
T3		Ⅱ A	Ⅱ B	Ⅲ A	Ⅲ B
T4a		Ⅱ B	Ⅲ A	Ⅲ B	Ⅲ C
T4b		Ⅲ B	Ⅲ B	Ⅲ C	Ⅲ C
M1（任何 T，任何 N）		Ⅳ			

AJCC/UICC 8 版分期

	N0	N1	N2	N3a	N3b
T1	ⅠA	ⅠB	ⅡA	ⅡB	ⅢB
T2	ⅠB	ⅡA	ⅡB	ⅢA	ⅢB
T3	ⅡA	ⅡB	ⅢA	ⅢB	ⅢC
T4a	ⅡB	ⅢA	ⅢA	ⅢB	ⅢC
T4b	ⅢA	ⅢB	ⅢB	ⅢC	ⅢC
M1（任何 T，任何 N）	Ⅳ				

相比之下，这些不同的 N 分期方案各具特点。①分站式 N 分期：有助于术前分期，是指导规范淋巴结清扫的基础。② pN 分期：客观、可重复、易于推广，但淋巴结数目必须＞15 个。③ rN 分期：可在一定程度上避免由淋巴结检取数量不足导致的分期偏倚。④ LODDS 分期：最大限度避免分期偏倚，并对 pN0 具有预后分层作用。研究发现 N3a 和 N3b 预后差异显著，在第 7 版 TNM 分期组合中不应予以合并处理。这一设想得到了 AJCC/UICC 胃癌 TNM 分期委员会轮值主席 Takeshi Sano 教授的高度评价，其后，基于 25 411 例大样本病例验证，第 8 版分期中将 N3a、N3b 分别纳入不同的 TNM 分期系统。

癌结节（TD）与 TNM 分期比较如下：① TD（tumor deposit）定义为胃周软组织内的卫星癌结节，来源于完全破坏的转移淋巴结或静脉浸润后的血管外播散。其发生率为 17.8%，是影响 pN0 预后的独立因素，可视为胃癌的特殊转移类型。② 既往有研究以转移淋巴结数量 +TD 数量为基础提出新的 pN 方案，即 pN1（1～3 个），pN2（4～10 个），pN3a（11～17 个），pN3b（＞18 个），可以较好地区分患者预后。第 8 版 AJCC/UICC TNM 分期中将 TD 看作区域淋巴结转移，徐惠绵教授团队则认为 TD 属于 N 分期或 M 分期仍有待进一步研究。③基于徐惠绵教授团队数据的分析，pT4a+TD（－）与 pT1～4a+TD（＋）患者在不同 N 分期下预后无差异，且均与 pT4b+TD（－）患者有明显差异。他们以有无 TD 为基础，与 T 分期联合提出的新 pT 方案，pT1～3+TD（＋）与 pT4a 预后一致。

胃癌辅助化疗的一级推荐是以铂类为基础，联合氟尿嘧啶类药物。两者的整合方案不断进化，

从开始的氟尿嘧啶联合顺铂，到卡培他滨联合顺铂，再到卡培他滨联合奥沙利铂（或替吉奥联合奥沙利铂/顺铂），这方面的重要临床研究奠定了铂类联合氟尿嘧啶类药物是胃癌一线辅助治疗方案的基本选择。对Ⅲ期患者，有研究表明多西他赛联合并序贯替吉奥的治疗方案，较单用替吉奥方案获益更明显。

辅助化疗注意事项如下：①辅助化疗始于患者术后体力状况基本恢复正常时，一般在术后 4 周开始。特别注意患者术后进食需恢复，围术期并发症需缓解。②其他氟尿嘧啶类药物联合铂类的两药联合方案也可考虑在辅助化疗时应用。最新研究提示在Ⅲ期胃癌术后使用多西他赛联合替吉奥胶囊较单药替吉奥胶囊可使患者预后改善，多西他赛联合替吉奥有可能成为辅助化疗的另一个选择。③观察性研究提示Ⅱ期患者接受单药与联合化疗生存受益相仿，但Ⅲ期患者从联合治疗中获益更明显。同时需结合患者身体状况、年龄、基础疾病、病理类型综合考虑，选择单药口服或联合化疗。④辅助化疗期间需规范合理地进行剂量调整，密切观察患者营养及体力状况，务必保持体重，维持机体免疫功能。联合化疗不能耐受时可减量或调整为单药，在维持整体状况时尽量保证治疗周期。

现有研究中微卫星不稳定（MSI）高状态是可切除胃癌新辅助/辅助化疗的良好预后和潜在的疗效阴性预测因子，但尚缺乏足够证据。2019 年 11 月，一项多中心荟萃分析纳入一项新辅助化疗 MAGIC 研究及 CLASSIC、ARTIST、ITACA-S 三项辅助化疗研究，探索 MSI 状态与化疗/手术预后的关系。在可获得 MSI 状态的 1556 例患者中有 121 例（7.8%）为微卫星高度不稳定（microsatellite instability-high，MSI-H），MSI-H 和微卫星低度不稳定（microsatellite instability-low，MSI-L）/微卫星稳定（microsatellite stability，MSS）患者的 5 年无病生存率分别是 71.8% 和 52.3%，5 年总生存率分别是 77.5% 和 59.3%，MSI-H 有更长的 DFS（HR 1.88）和 OS（HR 1.78）。MSI-L/MSS 人群可从化疗+手术中获益，对比单纯手术，5 年无病生存率分别是 57% 和 41%（HR 0.65），5 年总生存率分别是

62% 和 53%（HR 0.75）。MSI-H 人群没有从术前化疗中获益，对比单纯手术，5 年无病生存率分别是 70% 和 77%（HR 1.27），5 年总生存率分别是 75% 和 83%（HR 1.50）。即使没有辅助化疗，单纯手术治疗的 MSI-H 患者也具有良好的预后，术前化疗反倒可能有害。基于本研究及 2 年前公布的 MAGIC 研究和 CLASSIC 研究的 MSI 或基因错配修复状态分析结果，MSI 状态为决定可切除胃癌是否进行新辅助 / 辅助化疗的必需因素，2019 版 CSCO 指南要求所有考虑接受免疫检查点抑制剂治疗的晚期胃癌要检测 MSI 或基因错配修复状态，针对局部进展期胃癌，其检测应更为积极，对于 MSI-H 或错配修复缺陷 dMMR 患者应进行单纯手术或考虑进行围术期免疫治疗临床研究。

（3）新辅助化疗：对无远处转移的局部进展期胃癌［T3/4、N（＋）］，推荐新辅助化疗，应当采用铂类与氟尿嘧啶类联合的两药方案，或在两药方案基础上联合紫杉类组成三药整合的化疗方案，不宜应用单药。新辅助化疗的时限一般不超过 3 个月，应当及时评估疗效，并注意判断不良反应，避免增加手术并发症。术后辅助治疗应当根据术前分期及新辅助化疗疗效确定，有效者延续原方案或根据患者耐受性酌情调整治疗方案，无效者则更换方案或加用靶向药物如阿帕替尼等。

新辅助化疗注意事项如下：①三药方案是否适应于全部新辅助化疗人群，特别是东方人群，尚存争议。小样本前瞻性随机对照研究未显示三药方案较两药方案疗效更优、生存获益更加明显。我国进行了多项两药方案的前瞻性临床研究，初步显示了良好的疗效和围术期安全性。建议根据临床实践情况，在多学科合作的基础上，与患者及家属充分沟通。②对于达到病理学完全缓解（pCR）的患者，考虑为治疗有效，结合术前分期，原则上建议继续术前化疗方案。③新辅助化疗疗效欠佳患者，应由 MDT 整合评估手术的价值与风险、放疗的时机和意义、术后药物治疗的选择等，与患者及家属详细沟通。

最新研究证实：D2 根治术前新辅助化疗完胜术后辅助化疗。2019 年 ESMO 最新摘要（late breaking abstract，LBA）会议同时公布韩国的 PRODIGY 研究和中国的 RESOLVE 研究结果，两

个国家的围术期治疗模式、手术技术及治疗理念非常相似，两项研究均于 2012 ～ 2017 年完成，以 D2 根治术为核心对比术前与术后化疗，两者纳入人群相似，主要终点均为 3 年 PFS/3 年 DFS，但两者亦存在下述不同：①入组患者分群均根据临床分期，分别为 cT3 ～ 4N（＋）或 cT4aN（＋）/cT4bNx，RESOLVE 研究分期更晚，更可能从新辅助化疗中通过降期获得生存受益。②新辅助化疗方案不同，分别为三药 DOS 方案或两药 SOX 方案；而术后辅助化疗方案分别为 S-1 单药或 XELOX 双药，PRODIGY 研究中 75% 以上患者为临床Ⅲ期，故 RESOLVE 研究的双药对照组设计更为合理。③ RESOLVE 研究增加了一组 SOX 对比 XELOX 的非劣性研究设计。结果显示，尽管存在一定的术前过度分期，两项研究均显示新辅助化疗可提高 3 年 DFS（受益约 6%），并同时达成降期及使 R0 切除率提高。因此在分期相对较晚的局部进展期胃癌中，先行化疗实现肿瘤退缩，再进行 D2 根治术的围术期治疗模式将正式写入指南并进行优先推荐，目前两药 SOX 对比三药 DOS 的 RESOLVE2 研究正在开展。同时，在 RESOLVE 研究中术后 SOX 对比术后 XELOX 的 3 年无病生存率分别为 60% 和 55%，满足非劣性终点，为胃癌根治术后辅助化疗增添了可写入指南改变实践的新方案。

（4）转化治疗：对于初始不可切除但不伴有远处转移的局部进展期胃癌患者，可考虑化疗，或同步放化疗，争取肿瘤缩小后转化为可切除。单纯化疗参考新辅助化疗方案；同步放化疗参见放疗部分。

转化治疗注意事项如下：①不可切除的肿瘤患者是本节探讨人群，包括原发肿瘤外侵严重，或区域淋巴结转移固定、融合成团，与周围正常组织无法分离或已包绕大血管者；因身体状况、基础疾病等不能切除者，转化治疗不适用，可参考进行姑息化疗及放疗。②肿瘤的可切除性评估，需以肿瘤外科为主，借助影像学、内镜等多种手段，必要时检查全身 PET/CT 和（或）进行腹腔镜探查，进行精准临床分期，制订整合治疗策略。③不同于新辅助化疗，转化治疗的循证医学证据更多来源于晚期胃癌的治疗经验，只有肿瘤退缩

后才可能实现 R0 切除，故更强调高效缩瘤，在患者能耐受的情况下，可相对积极考虑三药化疗方案。④初步研究提示同步放化疗较单纯放疗或单纯化疗可能实现更好的肿瘤退缩，但目前其适应人群、引入时机等均需进一步探索，建议在临床研究中开展；在临床实践中，建议由多学科团队进行评估，确定最佳整合治疗模式。⑤初始诊断时不伴有其他非治愈因素而仅有单一远处转移，且技术上可切除的胃癌，是一种特殊类型，如仅伴有肝转移、卵巢转移、16 组淋巴结转移、腹膜脱落细胞学阳性或局限性腹膜转移。在队列研究中显示通过转化治疗使肿瘤缩小后，部分患者可实现 R0 切除，但目前仅推荐在临床研究中积极考虑。在临床实践中，必须由多学科团队全面评估，综合考虑患者的年龄、基础疾病、身体状况、依从性、社会支持度、转移部位、病理类型、转化治疗的疗效和不良反应以及手术之外的其他选择等，谨慎判断手术的获益和风险。⑥胃癌根治术后局部复发，应首先评估再切除的可能性；如为根治术后发生的单一远处转移，除上述⑤所考虑的之外，尚需考虑首次手术分期、辅助治疗方案、DFS 时间、复发风险因素等，进行综合判定。⑦经过转化治疗后，推荐由多学科团队再次评估根治手术的可行性及可能性，需与患者及家属充分沟通治疗风险及获益。围术期的疗效评估、安全性管理等同新辅助化疗。

虽然转化治疗在晚期胃癌治疗中取得了较明显的疗效，部分晚期胃癌患者的生存率有明显的提高，特别是对接受 R0 切除的患者，为其根治带来希望。但整合一系列回顾性分析发现，转化治疗后进行手术切除的患者占全部转化患者的 26% ～ 78%，而 R0 切除患者仅为 16% ～ 65%，存在较大的差距。这提示并不是所有患者均可从转化治疗中获益。因此，筛选合适的晚期患者进行转化治疗显得尤为关键。

日本学者 Yoshida 等提出的基于胃癌生物学行为的晚期胃癌分型法，是现阶段较为系统和合理的分型方法。该分型方法依据有无肉眼可见的腹膜转移和手术切除的难易程度将晚期胃癌患者分为 4 种类型：Ⅰ型为可切除型，此类患者虽为晚期胃癌，但其病灶可被完整切除；Ⅱ型为潜在可

切除型，手术并非是此类患者的最佳选择，应当先接受化疗；Ⅲ型患者存在肉眼可见的腹膜转移病灶，但无其他器官转移；Ⅳ型患者为腹膜转移和其他器官转移共存。随后一项回顾性研究结果显示，Ⅰ～Ⅳ型患者的 R0 手术切除率逐渐降低，且Ⅰ、Ⅱ型患者 R0 切除后的生存获益也优于Ⅲ型和Ⅳ型。因此，Yoshida 等认为，转化治疗的主体人群应是Ⅱ型、部分Ⅲ型以及少数Ⅳ型患者。Ⅰ型患者由于初始即可切除，严格意义上应进行新辅助治疗，但考虑到新辅助治疗期间疾病可能出现进展，因此，对此类患者亦可直接手术。

由 Yoshida 的分型可以发现，肿瘤的生物学行为是影响晚期胃癌患者分型和预后的重要因素，而组织学分型、Laurén 分型、Borrmann 分型等均可体现肿瘤的生物学行为。对既往诊治的晚期胃癌患者进行回顾性分析，结果显示，胃癌的浆膜分型是预后的重要影响因素之一，其中反应型与结节型晚期胃癌患者接受 R0 切除术的比例更高，而绝大多数腱状型和多彩弥漫型患者不能接受 R0 切除术，以姑息手术或姑息性化疗为主。尽管这些患者未接受转化治疗，但其自然病程亦能反映出不同浆膜类型的胃癌生物学行为对预后的影响。浆膜分型的判断简单易行，可依据腹腔镜探查等手段实现。因此，从肿瘤生物学行为角度出发，浆膜分型可为未来转化治疗人群的选择提供一定的参考依据，但需要前瞻性的临床研究进一步验证。因此，现阶段对转化治疗适宜人群的筛选，应考虑肿瘤的转移部位和肿瘤负荷，在此基础上还应结合肿瘤的生物学行为和对药物治疗的反应等因素，进行综合评价。

在转化治疗中，药物和治疗方式的选择同样关键。既往晚期胃癌的药物治疗大多采用氟尿嘧啶类、铂类和紫杉醇类药物，在此基础上进行不同药物的组合，但多项研究结果显示，晚期胃癌的治疗效果并没有明显的改善，患者的中位生存时间始终徘徊在 10 ～ 14 个月。即使加入贝伐珠单抗、曲妥珠单抗等靶向治疗药物后，其预后也未有明显提高。近年来，免疫检查点抑制剂相关药物如纳武利尤单抗（nivolumab）、伊匹单抗（ipilimumab）均在晚期胃癌治疗中有所尝试，未来需继续探索其在晚期胃癌转化治疗中的

应用价值。除传统化疗方式外，腹腔灌注化疗、热灌注化疗、动脉灌注化疗等多途径整合给药方式在转化治疗中亦应受到重视，特别是针对腹膜转移的转化治疗，Phoenix-GC试验提供了良好的依据。

近年来，随着二代测序等技术在肿瘤治疗中的应用及以癌症基因组图谱为代表的多种分子分型相继问世，在分子水平对胃癌有了更进一步的认识。而对于晚期胃癌患者，由于其疾病本身的复杂性，更需将精准医疗的理念融入转化治疗中，总结现阶段已获得成功转化的经验与案例，由临床经验上升至基因组学层面，从基因水平对此类患者的生物学行为进行分析，发现精准筛选转化治疗获益人群的相关候选基因及分子标志物，以指导临床实践。但这些研究工作刚刚起步，未来需要继续深入研究。

要点小结

- ◆ 对于无手术机会或转移性胃癌患者，目前公认应采取以全身药物治疗为主的整合治疗。
- ◆ 化疗是药物治疗最常用的手段，无论是姑息化疗、辅助化疗、新辅助化疗还是转化治疗，均应当严格掌握临床适应证，排除禁忌证，并在肿瘤内科医师的指导下施行。
- ◆ 化疗前，应充分考虑患者的疾病分期、年龄、体力状况、治疗风险、生活质量及意愿等，避免治疗过度或治疗不足。化疗后，要及时评估化疗疗效，密切监测及防治不良反应，并酌情调整药物和（或）剂量。评价疗效按照RECIST疗效评价标准。不良反应评价标准参照NCI-CTC标准。

2. 靶向治疗　胃癌靶向治疗大多遭遇失败，目前研究成功并在国内上市的靶向药物主要有如下两种：曲妥珠单抗和阿帕替尼。

（1）曲妥珠单抗

1）适应证：对人表皮生长因子受体2（HER2）过表达（免疫组化染色呈+++，或免疫组化染色呈++且荧光原位杂交检测呈阳性）的晚期胃或食管胃交界部腺癌患者，推荐在化疗的基础上，联合使用分子靶向治疗药物曲妥珠单抗。适应人群为既往

未接受过针对转移性疾病的一线治疗的患者，或既往未接受过抗HER2治疗的二线及以上治疗的患者。

2）禁忌证：既往有充血性心力衰竭病史、高危未控制心律失常、需要药物治疗的心绞痛、有临床意义瓣膜疾病、心电图显示透壁心肌梗死和控制不佳的高血压。

3）治疗前评估及治疗中监测：曲妥珠单抗不良反应主要包括心肌毒性、输液反应、血液学毒性和肺毒性等。因此在应用前需全面评估病史、体力状况、基线肿瘤状态、HER2状态以及心功能等。在首次输注时需严密监测输液反应，并在治疗期间密切监测左室射血分数（LVEF）。LVEF相对治疗前绝对降低 $\geq$ 16% 或者 LVEF 低于当地医疗机构的该参数正常值范围且相对治疗前绝对降低 $\geq$ 10% 时，应停止曲妥珠单抗治疗。

4）注意事项：①根据 ToGA 研究结果，对于 HER2 阳性胃癌，推荐在 5-FU/ 卡培他滨联合顺铂基础上再联合曲妥珠单抗。除此之外，多项 Ⅱ 期临床研究评估了曲妥珠单抗联合其他化疗方案，也有较好的疗效和安全性，如紫杉醇与卡培他滨联合奥沙利铂、替吉奥联合奥沙利铂、替吉奥联合顺铂等。但不建议与蒽环类药物联合应用。②一线化疗进展后的 HER2 阳性晚期胃癌患者，如一线已应用过曲妥珠单抗，跨线应用的高级别循证依据尚缺乏，有条件的情况下建议再次活检，尽管国内多中心前瞻性观察性研究初步结果显示二线继续应用曲妥珠单抗联合化疗可延长中位 PFS，但暂不建议在临床实践中考虑。③其他以 HER2 为靶点的药物有抗 HER2 单克隆抗体帕妥珠单抗、小分子酪氨酸激酶抑制剂拉帕替尼、药物偶联抗 HER2 单克隆抗体 TDM-1 等，目前这些药物的临床研究均未获得阳性结果，均不推荐在临床中应用。

中国抗癌协会胃癌专业委员会和中国抗癌协会肿瘤病理专业委员会共同牵头公布了《HER2 阳性晚期胃癌分子靶向治疗的中国专家共识》，更好地规范了 HER2 阳性胃癌的诊断和治疗。然而我国患者 HER2 阳性的比例仅为 10% 左右，因此探索新的胃癌治疗靶点势在必行。

2019 年美国临床肿瘤学会（ASCO）GI 会议公布了 HER2 阳性人群免疫联合靶向及化疗的

Ⅱ期研究（NCT0295453）。研究纳入 37 例既往未经治疗的 HER2 阳性胃癌患者，不论 PD-L1 状态，均接受帕博利珠单抗（P）/曲妥珠单抗（T）/XELOX 治疗，22 例患者化疗前接受了 1 个周期的 P+T 诱导化疗。在 32 例可评估患者中，100% 的患者出现了肿瘤消退（-100% ～ -20%），客观缓解率（objective response rate，ORR）为 87%，52% 的患者在 P/T 诱导后靶病灶缩小。在此基础上，全球多中心随机Ⅲ期 KEYNOTE811 研究正在进行中，结果值得期待。由于抗 HER2 与免疫检查点抑制剂存在协同机制，靶向免疫化疗的强强联合是 HER2 阳性胃癌的重要治疗策略之一，但如何管理化疗强度及周期、可能的扩大受益人群，将是未来的研究重点。

margetuximab 是一款 Fc 段优化的免疫增强型抗 HER2 单克隆抗体，通过抗体依赖性细胞介导的细胞毒性作用提高对肿瘤细胞的杀伤力。2019 年 ESMO 会议更新了 margetuximab 联合帕博利珠单抗的Ⅱ期研究结果，该研究纳入 92 例 HER2 阳性且曲妥珠单抗治疗失败的患者，结果显示，HER2［IHC（3+）］和 PD-L1 均阳性的转移性患者中位 OS 达 20.5 个月，ORR 达 48%，较 TOGA 研究的一线治疗数据更优，此联合方案有望成为 HER2 及 PD-L1 双阳性人群的无化疗方案。目前正在开展的Ⅱ/Ⅲ期研究将探索 HER2 阳性胃癌的一线治疗中，margetuximab 联合化疗，或再联合 PD-1 单抗，或再联合 PD-1-Lag3 双抗的疗效与安全性，选择最佳者与曲妥珠单抗联合化疗进行对照，可能之后一线治疗的药物布局和临床结局将有重大改观。

（2）阿帕替尼

1）适应证：甲磺酸阿帕替尼是我国自主研发的新药，是高度选择血管内皮细胞生长因子受体 -2（VEGFR2）抑制剂，其用于晚期胃或食管胃交界部腺癌患者的三线及三线以上治疗，且患者接受阿帕替尼治疗时一般状况良好。

2）禁忌证：同姑息化疗，但需特别注意患者出血倾向、心脑血管系统基础病和肾脏功能。

3）治疗前评估及治疗中监测：阿帕替尼的不良反应包括血压升高、蛋白尿、手足综合征、出血、心脏毒性和肝脏毒性等。治疗过程中需严密监测出血风险、心电图和心脏功能、肝脏功能等。

4）注意事项：①目前不推荐在临床研究以外应用阿帕替尼联合或单药应用于一线及二线治疗。②前瞻性研究发现，早期出现的高血压、蛋白尿或手足综合征者疾病控制率、无复发生存期及总生存期有延长，因此积极关注不良反应十分重要，全程管理，合理调整剂量，谨慎小心尝试再次应用。③重视患者教育，对于体力状态评分［美国东部肿瘤协作组（ECOG）］≥ 2、四线化疗以后、胃部原发灶未切除、骨髓功能储备差、年老体弱或瘦小的女性患者，为了确保患者的安全性和提高依从性，可先从低剂量如每天 500mg 开始口服。阿帕替尼治疗晚期胃癌有一定疗效且安全性可控，患者 ECOG 体力状态评分、药物剂量、手足皮肤黏膜毒性及高血压是阿帕替尼治疗晚期胃癌 PFS 的独立预后因素。

阿帕替尼也着力开展国际多中心研究，Ⅲ期 ANGEL 研究正在北美、欧洲和亚太地区进行，阿帕替尼二线治疗晚期胃癌的研究也层出不穷，正在探究进一步扩大适用人群，让更多患者从中获益。

（3）其他潜在治疗靶点探索：尽管在多组学手段的推动下，胃癌实现了从 DNA 到 RNA 到蛋白的分子分型，但是众多探索治疗靶点的研究仅停留在实验室阶段，针对胃癌的精准靶向治疗发展仍然比较缓慢。胃癌高度的时空异质性，复杂的生物学行为特征，治疗靶点的高度分散，更是为靶向治疗临床研究的开展增加了难度。只有借助新型临床研究方法才能有力探索胃癌其他潜在治疗靶点。2019 年 7 月，韩国研究者发表了大型伞式研究 VICTORY 的初步结果。该研究纳入 772 例晚期胃癌患者，他们接受高通量测序，其中 14.7% 的患者接受了标志物指导的治疗，包括 A1：*RAS* 突变 / 扩增，A2：*MEK* 标志高 / 低，B：*TP53* 突变，C：*PIK3CA* 突变 / 扩增，D：*MET* 扩增，E：IHC（3 +），F：全阴性，G：TSC2 null/RICTOR 扩增。研究结果显示，*MET* 扩增的发生率为 3.5%，沃利替尼单药治疗 *MET* 扩增患者的 ORR 为 50%，*MET* 拷贝数高者（组织高通量测序检测的 *MET* 基因拷贝数＞ 10）疗效更佳。除此之外，该研究也证实 PIK3CA 突变患者接受 capivasertib/ 紫杉醇后，57.1% 有效患者伴有 E542k 突变，且 PIK3CA E542K 突变患者的 ORR 为 50%，高于非 E542K 组（18.8%）。总之，针对特定靶点的精准治疗比传统二线治疗更能改善胃癌患者的 OS（9.8 个月：6.9 个月，HR 0.58）和 PFS（5.7 个月：3.8 个月），通过伞式研究促进特定人群的精准治疗，是胃癌靶向治疗领域未来的研究方向。

（4）免疫治疗：免疫检查点抑制剂在晚期胃癌的三线治疗中已有前瞻性研究结果支持，目前在美国或日本获批的两个 PD1 单抗分别是纳武利尤单抗和帕博利珠单抗（pembrolizumab），主要证据来源包括 ONO-4538-12 研究和 KEYNOTE-059 研究。2017 年 9 月日本批准纳武利尤单抗用于治疗复发或转移性胃或食管胃交界部腺癌的三线治疗，与安慰剂相比，纳武利尤单抗使患者死亡风险显著降低了 37%，两组患者 1 年总生存率分别为 26.2% 和 10.9%；2017 年 9 月 FDA 批准帕博利珠单抗用于 PD-L1 表达 ≥ 1% 的复发或转移性胃或食管胃交界部腺癌三线治疗，259 例既往治疗失败的晚期胃癌患者接受帕博利珠单抗单药治疗，中位 PFS 为 2 个月，OS 为 6 个月，ORR 为 12%，其中 PD-L1 阳性表达者 ORR 达 16%；另外，2017 年 5 月 FDA 批准帕博利珠单抗用于 MSI-H 或错配修复缺陷（dMMR）的实体瘤患者的三线治疗，MSI-H 或 dMMR 患者 ORR 可达 46%。但最新公布的 KEYNOTE-061 研究显示帕博利珠单抗作为二线治疗方案，与标准化疗相比不能改善 PD-L1 阳性胃癌患者的总生存期和无进展生存期。因此免疫检查点抑制剂的胃癌治疗获益人群尚存争议，相关临床研究正在开展。

1）有关胃癌一线治疗：KN062 研究在 2019 年 ASCO 会议上一经公布就引起轰动和争议，该研究对于胃癌免疫治疗具有里程碑式的意义。研究纳入 763 例 HER2 阴性且 PD-L1 阳性的患者，随机分配至 Pembro（P）组、Pembro + Chemo（P + C）组或 Chemo（C）组；同时进行优效和非劣效研究。结果显示联合治疗的优效目标不仅未能达成，OS 甚至劣于 P 组。事实上化疗对于机体免疫的影响非常复杂，不同的联合方案、给药剂量、

给药时机均有可能影响最终疗效。目前免疫治疗联合 XELOX 的 Checkmate649 研究仍在进行中，改变化疗方案能否改变联合治疗的结局值得期待。

另一方面，P 单药虽然总体实现了非劣性目标，并且生存曲线在 12 个月后因拖尾效应胜出，但在此前存在明显的生存曲线交叉，意味着 46.9% 患者初期生存受损，即使在阳性联合分数（combined positive score，CPS）≥ 10 分人群中 P 组较化疗组患者 OS 受益更明显，但仍存在生存曲线交叉现象，相交于随机后 8 个月时，即 P 组超过 1/3 患者初期生存受损。可能的解释原因包括超进展或免疫治疗起效相对慢。总之，CPS ≥ 1 分不足以筛选免疫治疗的受益人群，CSP ≥ 10 分可能更优，但仍无法完全避免超进展，亟待发现更精准的疗效预测标志物。

2019 年 ESMO 会议上公布的 KN062 MSI-H 亚组分析很好地回答了上述问题。在 50 例 MSI-H 人群中有 32 例患者 CPS ≥ 10 分。在 MSI-H 晚期胃癌一线治疗的人群中，无论 CPS 大于 1 分还是 10 分，P 组较 C 组患者均具有更加明显的 OS 受益，尽管样本量较少（14 例：19 例），OS 的 HR 分别是 0.29 和 0.21，在此人群中，几乎没有生存曲线的交叉现象，充分证明了 MSI-H 人群是胃癌免疫治疗的优势人群。而在单纯化疗组，MSI 人群的 OS 为 8.5 个月，明显短于总人群的 11.1 个月。因此在免疫治疗占优势的 MSI-H 人群中，单纯化疗带来的生存受益有待商榷。总之，在预测免疫治疗疗效时，MSI 状态较 PD-L1 CPS 权重更高；MSI-H 人群中应用 P 单药的生存优势、肿瘤退缩均优于单纯化疗；在 MSI-H 人群中，单纯化疗受益非常有限；无论总人群或 MSI-H 人群，P+C 均能实现最大的肿瘤退缩，因此在新辅助化疗及转化治疗中，联合治疗的策略仍为不可或缺的重要手段。

2）PD-L1 抑制剂阿维鲁单抗（avelumab）维持治疗败北：JAVELIN 100 是一系列 PD-L1 抑制剂 avelumab 维持治疗的 Ⅲ 期研究，其中 JAVELIN Gastric100（NCT02625610）是一项多中心随机对照开放标签研究，纳入 805 例既往未接受化疗、任何 PD-L1 表达状态、HER2 阴性的进展期（无法手术切除，局部晚期或转移性）

胃或食管胃交界部腺癌患者，在接受 FOLFOX 或 XELOX 共 12 周的诱导化疗后，499 例未发生疾病进展的患者随机分配至接受 avelumab 维持治疗组，或继续原方案至疾病进展，主要研究终点为意向治疗（intent to treat，ITT）人群及 PD-L1 阳性（≥ 1%）人群的总生存期。结果显示，尽管在 ITT 人群中可看到 avelumab 在维持治疗中临床获益（HR 0.91），但没有达到统计学差异，甚至在 54 例 PD-L1 阳性人群中接受 avelumab 维持治疗效果反而不如继续接受化疗者（HR 1.13）。近期有荟萃分析显示 PD-1 单抗疗效总体优于 PD-L1 单抗，但上述研究的失败更多是因为胃癌的异质性、未筛选人群、PD-L1 表达可能在治疗后发生变化、化疗对免疫治疗的影响等各方面因素，免疫治疗筛选人群不仅需要从肿瘤的基因改变及肿瘤微环境入手，还需要关注机体自身免疫功能。

3）神奇的 REGONIVO 能否延续：2019 年 ASCO 会议上另一项轰动性研究为多靶点酪氨酸激酶抑制剂（TKI）瑞格非尼联合纳武利尤单抗的 REGONIVO 研究。该 Ib 期研究中，纳入末线治疗的转移性胃癌和肠癌患者各 25 例，其中仅 1 例肠癌为 MSI-H 型，其余均为 MSS 型肿瘤。在剂量爬坡阶段固定纳武利尤单抗每 2 周 3mg/kg，最终确定瑞格非尼剂量为 80mg/d；最终胃癌患者的 ORR 为 44%（11/25），肠癌患者的 ORR 为 36%（9/25），MSS 肠癌患者的 ORR 为 33%（8/24），甚至既往 PD-1 单抗治疗失败的 7 例胃癌患者有 3 例获得部分缓解。胃癌患者的中位 PFS 为 5.8 个月，肠癌患者的中位 PFS 是 6.3 个月。REGONIVO 研究在末线的 MSS 胃肠癌患者中取得如此优异的成绩，可能与瑞格非尼作用靶点（包括 CSF1R）能够调控肿瘤相关巨噬细胞功能有关，亦可能与小样本研究高度筛选患者有关，疗效与 PD-L1 表达无关，但有效患者可观察到肿瘤浸润性淋巴细胞中调节性 T 细胞下降。目前Ⅲ期研究正在开展，期待进一步验证如此神奇的疗效；同时抗 PD-1/PD-L1 联合呋喹替尼、阿帕替尼以及安罗替尼等的临床研究均有开展，目前尚无明显倾向孰能胜出。

要点小结

◆ 免疫治疗药物如 PD-1 单抗，已被 FDA 和日本批准用于晚期胃癌的二、三线治疗。

◆ 针对中国胃癌人群患者，PD-1 单抗单药治疗化疗失败的晚期胃癌或者联合化疗等一线治疗转移性胃癌的临床研究正在开展，应鼓励患者积极参与临床研究。

（五）放射治疗

放疗是恶性肿瘤的重要治疗手段之一。临床随访研究数据和尸检数据提示，胃癌术后局部区域复发和远处转移风险很高，因此只有多个学科的共同参与，才能有效地将手术、化疗、放疗、分子靶向治疗等整合为一体，制订出合理的整合治疗方案，使患者获益。对于局部晚期胃癌，NCCN 指南或 ESMO 指南均推荐围术期放化疗的整合治疗模式，使局部晚期胃癌的疗效取得了明显提高。随着 D2 手术的开展和广泛推广，放疗的适应证以及放疗的范围都成为学者探讨的热点。现有的研究显示，局部晚期胃癌接受术前/术后同步放化疗联合围术期化疗的治疗模式，有望进一步改善局部复发、局部区域复发和无病生存率。

1. 放疗指征

（1）一般情况好，KPS 评分 ≥ 70 分或 ECOG 体力状态评分 0 ～ 2 分。

（2）局部晚期胃癌的术前放疗：①对于可手术切除或者潜在可切除的局部晚期胃癌，采用术前放疗同步化疗或联合诱导化疗可提高 R0 手术切除率以及 pCR 率，改善长期预后；②无远处转移；③临床诊断 T3、T4 和（或）局部区域淋巴结转移。

（3）手术不可切除的胃癌：①无远处转移；②外科评估临床诊断为 T4b。

（4）拒绝接受手术治疗或因内科疾病原因不能耐受手术治疗的胃癌患者。

（5）术后辅助放疗：①无远处转移。②非根治性切除，有肿瘤残存，切缘阳性。③未达到 D2 手术：术后病理提示 T3、T4 和（或）淋巴结转移。④D2 手术：术后病理提示淋巴结转移。但有关胃癌患者行 D2 根治术后是否需要辅助放疗，ARTIST2 研究带来一个否定的答案。继 ARTIST 研究阴性结果公布之后，韩国研究者发起了第二项胃癌 D2 根治术后辅助放化疗的 ARTIST2 临床研究，以中位 DFS 为主要研究终点，预计纳入 900 例病理 II～III 期伴淋巴结阳性的患者，随机分为替吉奥（S-1）辅助化疗 12 个月、SOX 辅助化疗 6 个月或 SOXRT 辅助放化疗三组。在纳入 547 例患者后进行中期分析，结果于 2019 年 ASCO 会议上公布，显示三组患者 3 年无病生存率分别为 64%、78% 及 73%；SOX/SOXRT 较 S-1 单药 DFS 更优（HR 0.648），但 SOXRT 辅助放化疗较 SOX/S-1 组并未改善 DFS（HR 0.859）。ARTIST2 研究回答了临床实践中长期存在的难题：胃癌 D2 根治术后是否需要辅助放疗？结合 ARTIST 研究结果，答案为"否"，无论有无淋巴结转移，联合放疗均不能进一步改善生存期。但本研究未纳入食管胃交界部癌患者及 T4b 患者，此类人群能否获益于辅助放疗暂不可知，但针对此类人群，目前临床研究以新辅助化疗或放化疗为主。

（6）局部区域复发的胃癌：如果无法再次手术且未曾接受过放疗，身体状况允许，可考虑同步化放疗，化放疗后 6～8 周评价疗效，期望争取再次手术。

（7）晚期胃癌的减症放疗：远处转移的胃癌患者，推荐可通过照射原发灶或转移灶，实施以缓解梗阻、压迫、出血或疼痛为目的的减症治疗，以提高患者生存质量。仅照射原发灶及引起症状的转移病灶，照射剂量根据病变大小、位置及患者耐受程度给予常规剂量或高剂量。

2. 放疗技术　调强放疗（IMRT）技术包括容积旋转调强放疗（VMAT）技术及螺旋断层调强放疗（TOMO）等，比三维适形放疗（3D-CRT）拥有更好的剂量分布适形性和均匀性，结合靶中靶或靶区内同步加量（SIB）放疗剂量模式，可在不增加正常组织受照剂量的前提下，提高胃肿瘤照射剂量。

（1）放疗靶区：对于未手术切除的病变，常规分割剂量放疗范围包括原发肿瘤和转移淋巴结，以及需对高危区域淋巴结进行预防照射（表 6-1-15）。

表 6-1-15　高危选择性照射淋巴引流区

原发灶部位	需照射淋巴引流区
近端 1/3	7、8、9、11p、16a2、16b1*
中段 1/3	7、8、9、11p、12a、13、14#、16a2、16b1*
远端 1/3	7、8、9、11p、12a、13、14#、16a2、16b1*

\# 如 6 区淋巴结转移，则须包括 14 区。

* 如 7～12 区淋巴结转移或者 N2/3 病变，则须包括至 16b1。

术后辅助治疗的病变放疗范围包括原发肿瘤和转移淋巴结，以及对高危区域淋巴结进行预防照射，如切缘 ≤ 3cm 应包括相应吻合口，如 T4b 病变应包括瘤床侵犯区域（表 6-1-16）。

表 6-1-16　术后靶区选择性照射范围

分期	吻合口	瘤床及器官受累区域	淋巴引流区
T4bNany	切缘 ≤ 3cm	是	是
T1～4aN（+）	则须包括	否	是
T4aN0	吻合口	否	是
T3N0	部位	否	是

姑息治疗的病例可仅照射原发灶及引起症状的转移病灶。

（2）放疗剂量：三维适形照射和调强放疗应用体积剂量定义方式，常规照射应用等中心点剂量定义模式。同步放化疗中常规放疗总量为 45～50Gy，单次剂量为 1.8～2.0Gy；根治性放疗剂量推荐同步或序贯加量 56～60Gy。

1）术后放疗剂量：推荐临床靶体积（CTV）照射剂量（DT）45～50.4Gy，每次 1.8 Gy，共 25～28 次；有肿瘤和（或）残留者，大野照射后局部缩野加量照射的 DT 为 5～10Gy。

2）术前放疗剂量：推荐 DT 41.4～45 Gy，每次 1.8 Gy，共 23～25 次。

3）根治性放疗剂量：推荐 DT 54～60 Gy，每次 2 Gy，共 27～30 次。

4）转移、脑转移放疗剂量：30Gy/10f 或 40Gy/20f 或者给予立体定向放疗（SRS）。

（3）照射技术：根据医院具有的放疗设备选择不同的放射治疗技术，如常规放疗、三维适形放疗、调强放疗、图像引导放疗等。建议使用三维适形放疗或调强放疗等先进技术，更好地保护周围正常组织如肝、脊髓、肾和肠道的照射剂量，降低对正常组织毒副作用，提高放疗耐受性。应用原则如下。①模拟定位：推荐 CT 模拟定位。如无 CT 模拟定位，必须行常规模拟定位。体位固定，仰卧位。定位前 3h 避免多食，口服造影剂或静脉应用造影剂有助于 CT 定位和靶区勾画。②建议 3 野及以上的多野照射。③如果是调强放疗，必须进行计划验证。④局部加量可采用术中放疗或外照射技术。⑤放射性粒子植入治疗不推荐常规应用。

（4）同步化疗：同步化疗方案单药首选替吉奥或者卡培他滨。有条件的医院可开展联合静脉化疗的临床研究。常用的静脉化疗药（替吉奥）剂量见表 6-1-17，卡培他滨剂量为 $800mg/m^2$ 放疗日口服，每日 2 次。正常组织静脉化疗限量见表 6-1-18。

表 6-1-17　常用的静脉化疗药物剂量一览表

体表面积	替吉奥剂量（以替加氟计）
$< 1.25m^2$	40mg/ 次
$1.25 \sim < 1.5m^2$	50mg/ 次
$\geq 1.5m^2$	60mg/ 次

表 6-1-18　正常组织静脉化疗限量一览表

器官	限量
肺	V20 ＜ 25%
心脏	V30 ＜ 30%
脊髓	Dmax ≤ 45Gy
肾脏	V20 ＜ 25%
小肠	V45 ＜ 195cc
肝脏	V30 ＜ 30%
	Dmean ＜ 25Gy

V 为容积剂量；D 为平均剂量。

（六）其他治疗

1. 介入治疗　胃癌介入治疗主要包括针对胃癌、胃癌肝转移、胃癌相关出血以及胃出口梗阻的微创介入治疗。

（1）胃癌的介入治疗：经导管动脉栓塞术（transcatheter arterial embolization，TAE）、经导管动脉栓塞化疗（transcatheter arterial chemoembolization，TACE）或经导管动脉灌注化疗（transcatheter arterial infusion，TAI）可应用于进展期胃癌和不可根治胃癌的姑息治疗或辅助治疗，其疗效尚不确切，需大样本、前瞻性研究进一步证实。

（2）胃癌肝转移的介入治疗：介入治疗可作为胃癌肝转移瘤除外科手术切除之外的局部微创治疗方案。主要包括消融治疗、TAE、TACE 及 TAI 等。

（3）胃癌相关出血的介入治疗：介入治疗（如 TAE）对于胃癌相关出血（包括胃癌破裂出血、胃癌转移灶出血及胃癌术后出血等）具有独特的优势，通过选择性或超选择性动脉造影明确出血位置，并选用合适的栓塞材料进行封堵，可迅速、高效地完成止血，同时缓解出血相关症状。

（4）胃出口梗阻的介入治疗：晚期胃癌患者可出现胃出口恶性梗阻相关症状，通过 X 线引导下支架置入等方式，达到缓解梗阻相关症状、改善患者生活质量的目的。

2. 中医药治疗　中医药治疗有助于改善手术后并发症，减轻放、化疗的不良反应，提高患者的生活质量，可以作为胃癌治疗重要的辅助手段。对于高龄、体质差、病情严重而无法耐受西医治疗的患者，中医药治疗可以作为辅助的治疗手段。

除了采用传统的辨证论治的诊疗方法服用中草药之外，亦可以采用益气扶正、清热解毒、活血化瘀、软坚散结类中成药进行治疗。

对于早期发现的癌前病变（如慢性萎缩性胃炎、胃腺瘤型息肉、残胃炎、胃溃疡等）可选择中医药治疗，且需要加以饮食结构、生活方式的调整，可能延缓肿瘤的发生。关于癌前病变，其被广泛认为与胃上皮细胞的肠化生有密切关系。肠化生是指多种因素（主要是慢性炎症）刺激下，胃上皮细胞被肠细胞所代替的现象。据临床调查显示，伴有肠化生的患者发生胃癌的风险比其他萎缩性胃炎患者高 5 倍以上。胆汁酸反流在慢性胃炎患者中并不少见。胆汁酸能够诱导胃细胞发生肠化生，胆汁酸诱导的 FXR-miR-92-FOXD1 轴是激活炎症信号、促进胃癌癌前病变发生的关键通路。

3. 姑息治疗　目的在于缓解症状、减轻痛苦、改善生活质量、处理治疗相关不良反应、提高抗肿瘤治疗的依从性。所有胃癌患者都应全程接受姑息治疗的症状筛查、评估和治疗。既包括出血、梗阻、疼痛、恶心/呕吐等常见躯体症状，也应包括睡眠障碍、焦虑抑郁等心理问题。同时，应对癌症生存者加强相关的康复指导与随访。

（1）姑息治疗的基本原则：医疗机构应将胃癌姑息治疗整合到肿瘤治疗的全过程中，所有胃癌患者都应在治疗早期加入姑息治疗、在适当时间或根据临床指征筛查姑息治疗的需求。姑息治疗的专家和跨学科的多学科整合诊疗团队，包括肿瘤科医师、姑息治疗医师、护士、营养师、社会工作者、药剂师、精神卫生专业人员等，给予患者及家属实时的相关治疗。

（2）姑息治疗的管理

1）出血：胃癌患者出血包括急性、慢性出血。急性出血是胃癌患者常见的症状，可能是肿瘤直接出血或治疗引起的出血。主要注意点：①急性出血应对生命体征及循环状况监测，及早进行液体复苏（血容量补充、血管活性药物等），给予抑酸等止血措施。出现急性严重出血（呕血或黑粪）应立刻进行内镜检查评估。②虽然内镜治疗最初可能有效，但再次出血的概率非常高。③普遍可用的治疗方法包括注射疗法、机械疗法（如内镜夹）、消融疗法（如氩等离子凝固）或这些方法的组合。④血管造影栓塞技术可能适用于内镜治疗无效的情况。⑤外照射放疗可以有效地控制多个小血管的急性和慢性消化道出血。⑥胃癌引起的慢性失血可应用质子泵抑制剂、止血药物、外放疗等。对于存在贫血的患者可根据病情，酌情给予促红细胞生成类药物（ESAs）、铁剂、叶酸、维生素 B_{12} 等药物。

2）梗阻：对于合并恶性胃梗阻的患者，姑息治疗的主要目的是减少恶心/呕吐，并且在可能的情况下允许恢复口服进食。处理如下。①内镜：放置肠内支架缓解出口梗阻或放置食管支架缓解食管胃交界部/胃贲门梗阻。②手术：可选择胃空肠吻合术，对于一些选择性的患者可行胃切除术。③某些患者可选择体外放疗及化疗。④当梗阻不可逆时，可通过行胃造口术以减轻梗阻的症状（不适合进行内镜腔内扩张或扩张无效者）。如果肿瘤位置许可，经皮、内镜、手术或介入放射学手段放置胃造瘘管行胃肠减压。对于伴中部或远端胃梗阻、不能进食的患者，如果肿

瘤位置许可，可放置空肠营养管。⑤如果存在腹水，应先引流腹水再放置胃造瘘管以减少感染相关并发症的风险。

3）疼痛：①患者的主诉是疼痛评估的金标准，镇痛治疗前必须评估患者的疼痛强度。疼痛评估首选数字疼痛分级法，评估内容包括疼痛的病因、特点、性质、加重或缓解因素、疼痛对患者日常生活的影响、镇痛治疗的疗效和不良反应等，评估时还要明确患者是否存在肿瘤急症所致的疼痛，以便立即进行相应治疗。② WHO 三阶梯镇痛原则仍是临床镇痛治疗应遵循的最基本原则，阿片类药物是癌痛治疗的基石，必要时加用糖皮质激素、抗惊厥药等辅助药物，并关注镇痛药物的不良反应。③ 80% 以上的癌痛可通过药物治疗得以缓解，少数患者需非药物镇痛手段，包括外科手术、放疗、微创介入治疗等，应动态评估镇痛效果，积极开展学科间的协作。

4）恶心/呕吐：①化疗所致的恶心/呕吐的药物选择应基于治疗方案的催吐风险、既往的止吐经验及患者自身因素，进行充分的动态评估以合理管理。②恶心/呕吐可能与消化道梗阻有关，因此应进行内镜或透视检查以确定是否存在梗阻。③综合考虑其他潜在致吐因素：如前庭功能障碍、脑转移、电解质失衡、辅助药物治疗（包括阿片类）、胃轻瘫。恶心/呕吐由肿瘤本身、化疗或其他原因引起（如糖尿病、恶性腹水、焦虑、预期性恶心/呕吐）。④生活方式管理可能有助于减轻恶心/呕吐，如少食多餐，选择健康食品，控制食量，忌冷忌热。营养科会诊也可能有用。

5）厌食/恶病质：①评估体重下降的原因及严重程度，建议及早治疗可逆的厌食原因（口腔感染、心理原因、疼痛、便秘、恶心/呕吐等），评估影响进食的药物等；②考虑制订适当的运动计划，积极给予营养支持（肠内或肠外营养）。

（七）人工智能在胃癌中的应用

人工智能（artificial intelligence，AI）是计算机科学的一个分支，指人类制造的机器所表现出的智能，最终目标是让机器具有像人脑一般的智能水平。

人工智能对于治疗癌症有以下几个用途：一是

收集并分析所有上传到数据库的癌症病例的各项特征值（包括医师手写的患者报告），如癌症的表征、药物反应、患者受到的各种影响等，并输入到算法模型中进行"深度学习"发现各类癌症的特点，也就是通过大量的过往经验"找规律"。在一个典型的癌症研究中，对单个肿瘤的活体组织检查就有超过 800 万次的数据量，这是以前癌症很难治疗的原因，因为不完全了解癌症，人脑也无法分析，而且普通的计算机根本无法计算如此大的数据量，需要借助超级计算机，以及未来的量子计算机。一旦理解了癌症的相关规律和规则，找到整合治疗的办法也就有了极大的希望。二是通过大量的数据分析，将过往的"治疗经验""治愈经验""患者特征"等，与现有的患者进行相似度匹配并制订个体化的整合治疗策略。因为癌症是极其复杂的疾病，迄今为止，还没弄清楚为什么一种特定的癌症会影响某一个人而不会影响另外一个人；为什么一种药对某患者有效却对另一个患者无效。将大量的患者病例输入到算法模型中进行数据挖掘，分析细胞、组织、患者、环境和人群之间的信息流网络，最终建立智能的学习型医疗系统，实现预测性整合医疗。综上所述，人工智能对于癌症治疗，能做的是通过超级计算机的强大运算能力找到癌症的规律与规则。大数据时代，人类对强大计算能力的需求越来越大，越强大的计算能力越能帮助构建更强大精确的算法模型。

胃癌，人们习惯称它为"穷人的癌症"，事实上胃癌与生活方式紧密相关。绝大多数胃癌在其早期，常伪装成胃炎、胃溃疡发作，造成胃癌早期诊断率极低；当不经意地选择"胃痛忍一忍"，忍到胃癌转移到其他部位时，才惊觉"这一忍便忍出了大毛病"。胃癌发生远处转移是导致死亡的主要原因之一，其中 53% ～ 66% 为胃癌邻近的腹膜转移。腹膜转移的患者手术已经无法延长其生命。如果术前遗漏对腹膜转移的判断，患者在承受病痛折磨的同时，还要面对沉重的经济负担。医师通过肉眼解读医学影像图，依赖直观长久的临床经验对肿瘤进行诊断，仅如管中窥豹，大量潜在的医学影像信息并未物尽其用。因此，虽然目前医学技术日新月异，但漏诊、过度治疗等问题同样突出。同时，直接伸向肿瘤巢穴的有创穿刺活检也面临着激活癌细胞，产生一系列并发症的风险，得不偿失，因而精准、无创的肿瘤整合诊断方法亟待挖掘。

利用人工智能技术和医学影像大数据的强强联合，致力于实现临床肿瘤的早期检测、精准诊断和辅助决策，有望给日新月异的医学技术带来福音。对于晚期胃癌，利用影像组学无创检测 CT 影像漏诊的不适合再接受手术的患者，获得了非常高的检出率。同时，实验结果揭示影像组学挖掘出了早期腹膜转移的细微且不易发现的特征改变，这对胃癌的早期诊断具有重要临床价值。

（八）顶层设计及整合管理

胃癌治疗已从外科手术为主的时代过渡到外科手术协同化疗、放疗、靶向治疗、免疫治疗的整合治疗时代，其治疗方式也由过去的"粗犷式"向"精准化"发展。对胃癌生物学行为的深入认识，新的治疗靶点的发现及药物的研发，整合治疗模式的发展，为胃癌治疗水平的提高带来新的希望。

要点小结

◆ 在抗肿瘤治疗过程中，关注患者营养状况的筛查、评估和支持是非常重要的环节，针对性给予具体的营养指导，是整合治疗的重要体现。

◆ 对抗肿瘤治疗后的并发症应积极预防、及时发现并处理，尽量维持患者的生活质量，最大限度减轻患者痛苦。

【康复随访及复发预防】

（一）总体目标

随访 / 监测的主要目的是发现尚可接受潜在根治治疗的转移复发，更早发现肿瘤复发或第二原发胃癌，并及时干预处理，以提高患者的总生存期，改善生活质量。目前尚无高级别循证医学证据来支持何种随访 / 监测策略是最佳的。应按照患者特征和肿瘤分期的原则，为患者制订个体化、人性化的随访 / 监测方案。

（二）整合管理

1.营养治疗 首先需要正确评定每个肿瘤患者的营养状况，筛选出具备营养治疗适应证的患者，及时给予治疗；为了客观评价营养治疗的疗效，需要在治疗过程中不断进行再评价，以便及时调整治疗方案。处理方案如下：

（1）恶性肿瘤患者一经明确诊断，即应进行营养风险评估。

（2）现阶段应用最广泛的恶性肿瘤营养风险筛查工具为营养风险筛查量表（NRS-2002）及PG-SGA。

（3）NRS 评分＜ 3 分者虽然没有营养风险，但应在其住院期间每周筛查 1 次。NRS 评分≥ 3 分者具有营养风险，需要根据患者的临床情况，制订个体化的营养计划，给予营养干预。

（4）PG-SGA 评分 0 ～ 1 分时不需要干预措施，治疗期间保持常规随诊及评价。PG-SGA 评分 2 ～ 3 分，由营养师、护师或医师进行患者或患者家庭教育，并可根据患者存在的症状和实验室检查的结果进行药物干预。PG-SGA 评分 4 ～ 8 分，由营养师进行干预，并可根据症状的严重程度，与医师和护师联合进行营养干预。PG-SGA 评分 9 分，则急需进行症状改善和（或）同时进行营养干预。

（5）询问病史、体格检查及部分实验室检查有助于了解恶性肿瘤患者营养不良发生的原因及严重程度，以对患者进行综合营养评定。

（6）营养风险筛查及综合营养评定应与抗肿瘤治疗的影像学疗效评价同时进行，以全面评估抗肿瘤治疗的受益。

2.心理治疗

（1）心理痛苦是心理（即认知、行为、情感）、社会、精神和（或）躯体上的多重因素决定的不愉快的体验，可能会影响患者应对肿瘤、躯体症状以及治疗的能力。心理痛苦包括了如抑郁、焦虑、恐慌、社会隔绝以及存在性危机。

（2）心理痛苦应在疾病的各个阶段及所有环境下及时识别、监测记录和处理。

（3）应根据临床实践指南进行心理痛苦的评估和管理。组建 MDT 对患者及家属的心理痛苦进行管理和治疗。

3.胃癌生存者健康行为的辅导

（1）终身保持一个健康的体重。特别是在胃癌术后，应定期监测体重，鼓励少食多餐，必要时转诊至营养科或营养部门接受个体化辅导，关注并积极评估处理引起体重减轻的医疗和（或）心理社会的因素。

（2）重视植物来源的健康饮食，根据治疗后遗症（如倾倒综合征、肠功能障碍）按需调整。

（3）采取健康的生活方式，适当参与体力活动。目标：尽量每日进行至少 30min 的中等强度的活动。

（4）限制饮酒。

（5）建议戒烟。

（三）严密随访

胃癌术后的胃镜随访主要在胃镜下发现新生肿瘤或原发肿瘤复发，很少发现胃的吻合口局部复发，胃镜下可观察吻合口情况并取胃的局部组织活检以判断肿瘤复发情况。胃镜检查的策略包括推荐术后 1 年内进行胃镜检查，每次胃镜检查行病理活检若发现有高级别病变或胃癌复发证据，则需在 1 年内复查。建议患者每年进行 1 次胃镜检查。对全胃切除术后发生大细胞性贫血者，应当补充维生素 B_{12} 和叶酸。

PET/CT、MRI 检查仅推荐用于临床怀疑复发，合并常规影像学检查为阴性时，如持续性 CEA 升高，腹部 CT 检查或超声为阴性。目前不推荐将 PET/CT 检查列为常规随访 / 监测手段。随访的具体方法及频率详见表 6-1-19。

表 6-1-19　胃癌治疗后随访要求及规范

目的	基本策略
早期胃癌根治后随访	随访频率： 开始 3 年每 6 个月 1 次，然后每年 1 次，至术后 5 年 随访内容（无特指即为每次）： （1）临床病史 （2）体格检查 （3）血液学检查（CEA 和 CA19-9） （4）功能状态评分（PS） （5）体重监测 （6）每年 1 次超声或胸、腹 CT 检查（当 CEA 提示异常时）

续表

目的	基本策略
进展期胃癌根治后及不可切除姑息治疗后随访	随访 / 监测频率： 开始 2 年每 3 个月 1 次，然后每 6 个月 1 次至 5 年 随访 / 监测内容（无特指即为每次）： （1）临床病史 （2）体格检查 （3）血液学检查（CEA 和 CA19-9） （4）功能状态评分（PS） （5）体重监测 （6）每 6 个月 1 次超声或胸、腹 CT 检查（当 CEA 提示异常时）
症状恶化及新发症状	随时随访

（四）常见问题处理

1. 定期随访复查　能够及时发现复发转移病灶，从而进行针对性早期干预和处理，以提高治疗疗效。对于复发转移，需要及时按晚期肿瘤治疗原则积极处理。

2. 药物治疗的毒性反应　这在患者中是不可避免的，每个人反应不同，主要由患者个体差异、化疗方案的不同造成。通过一些手段积极处理，大部分化疗反应可以控制和减轻，绝大多数肿瘤内科医师均具有预防和处理化疗不良反应的经验。如化疗期间出现恶心、呕吐、食欲下降等胃肠道反应，要少食多餐，饮食宜清淡、易消化，避免辛辣刺激、油腻食物，同时营养要充足，合理搭配膳食，要确保蛋白质、维生素、能量的摄入。又如化疗期间出现白细胞降低、血小板降低、贫血等血液学毒性反应时，临床上已经有成熟的升白细胞、升血小板、补血等的治疗措施，要定期复查血常规，及时处理。

3. 其他症状处理

（1）便秘：出现便秘时，需评估便秘原因及严重程度，排除梗阻、粪便堵塞等其他原因引起的便秘。排除这些原因后，可给予缓泻剂、胃肠动力药物、灌肠等治疗。积极给予预防治疗，如多喝水、适当运动，预防性用药等。

（2）睡眠 / 觉醒障碍：评估睡眠 / 觉醒障碍的类型及严重程度，患者对死亡 / 疾病的恐惧和焦虑，以及治疗相关影响因素。提供睡眠卫生教育；提供认知行为疗法治疗。对于难治性的睡眠 /

觉醒障碍应在专业人员的指导下给予药物治疗。

（五）积极预防

三级预防指的是采取积极措施改善患者生活质量，促进患者康复。肿瘤康复的最终目标，严格来讲是肿瘤的完全缓解，心理、生理和体能完全恢复，并能胜任各项工作。然而由于肿瘤的特殊性，完全达到此目标具有一定难度。在目前条件下，针对肿瘤所导致的原发性或继发性功能损伤，应通过综合措施和技术，尽可能地使其逐步恢复，从而提高癌症患者及生存者的生活和生存质量，帮助他们回归社会。

要点小结

- ◆ 随访 / 监测的主要目的，是发现尚可接受潜在根治治疗的转移复发胃癌，或更早发现肿瘤复发并及时干预处理，以提高患者总生存期、改善生活质量。
- ◆ 应按照患者特征和肿瘤分期的原则进行随访。

附录一　胃癌的大体分型

早期胃癌推荐应用巴黎分型。

隆起型（0-Ⅰ）：又可分为有蒂隆起型（0-Ⅰp）和无蒂隆起型（0-Ⅰs）。

表浅型（0-Ⅱ）：又可分为表浅隆起型（0-Ⅱa）、表浅平坦型（0-Ⅱb）和表浅凹陷型（0-Ⅱc）。同时具有表浅隆起和表浅凹陷的病灶根据表浅隆起 / 表浅凹陷的比例分为表浅凹陷＋表浅隆起型（0-Ⅱc＋Ⅱa 型）和表浅隆起＋表浅凹陷型（0-Ⅱa＋Ⅱc 型）。

凹陷（溃疡）型（0-Ⅲ）：凹陷和表浅凹陷结合的病灶根据凹陷 / 表浅凹陷的比例分为表浅凹陷＋凹陷型（0-Ⅱc＋Ⅲ型）和凹陷＋表浅凹陷型（0-Ⅲ＋Ⅱc 型）。

进展期胃癌常用 Borrmann 分型：Ⅰ型（结节隆起型）、Ⅱ型（局限溃疡型）、Ⅲ型（浸润溃疡型）、Ⅳ型（弥漫浸润型）。

附录二　胃癌淋巴结分组标准

第 1 组	（No. 1 ）	贲门右淋巴结
第 2 组	（No. 2 ）	贲门左淋巴结
第 3 组	（No. 3 ）	小弯淋巴结
第 4sa 组	（No. 4sa ）	大弯淋巴结左组（沿胃短动脉）
第 4sb 组	（No. 4sb ）	大弯淋巴结左组（沿胃网膜左动脉）
第 4d 组	（No. 4d ）	大弯淋巴结右组（沿胃网膜右动脉）
第 5 组	（No. 5 ）	幽门上淋巴结
第 6 组	（No. 6 ）	幽门下淋巴结
第 7 组	（No. 7 ）	胃左动脉淋巴结
第 8a 组	（No. 8a ）	肝总动脉前上部淋巴结
第 8b 组	（No.8b ）	肝总动脉后部淋巴结
第 9 组	（No. 9 ）	腹腔动脉周围淋巴结
第 10 组	（No. 10 ）	脾门淋巴结
第 11p 组	（No. 11p ）	脾动脉近端淋巴结
第 11d 组	（No. 11d ）	脾动脉远端淋巴结
第 12a 组	（No. 12a ）	肝十二指肠韧带淋巴结（沿肝动脉）
第 12b 组	（No. 12b ）	肝十二指肠韧带淋巴结（沿胆管）
第 12p 组	（No. 12p ）	肝十二指肠韧带淋巴结（沿门静脉）
第 13 组	（No. 13 ）	胰头后淋巴结
第 14v 组	（No. 14v ）	沿肠系膜上静脉淋巴结
第 14a 组	（No. 14a ）	沿肠系膜上动脉淋巴结
第 15 组	（No. 15 ）	结肠中动脉周围淋巴结
第 16a1 组	（No. 16a1 ）	腹主动脉周围淋巴结 a1
第 16a2 组	（No. 16a2 ）	腹主动脉周围淋巴结 a2
第 16b1 组	（No. 16b1 ）	腹主动脉周围淋巴结 b1
第 16b2 组	（No. 16b2 ）	腹主动脉周围淋巴结 b2
第 17 组	（No. 17 ）	胰头前淋巴结
第 18 组	（No. 18 ）	胰下淋巴结
第 19 组	（No. 19 ）	膈下淋巴结
第 20 组	（No. 20 ）	食管裂孔淋巴结
第 110 组	（No. 110 ）	胸部下食管旁淋巴结
第 111 组	（No. 111 ）	膈上淋巴结
第 112 组	（No. 112 ）	后纵隔淋巴结

附录三　Siewert 分型

Siewert 分型是 Siewert 等学者基于食管胃交界部的解剖学特点提出的分型，也称 Munich 分型。他们认为，远端食管腺癌和贲门腺癌应属同一种疾病，即食管胃交界部腺癌。食管胃交界部腺癌是指肿瘤中心位于解剖学上食管胃交界部（解剖学上的食管胃交界部是指管状食管变为囊状胃的部位，即食管末端和胃的起始，相当于希氏角或腹膜反折水平或食管括约肌下缘，与组织学上的鳞柱交界不一定一致）上、下各 5cm 这段范围内的腺癌。可分为三型。

Ⅰ型：相当于远端食管腺癌，肿瘤中心位于食管胃交界部上 1 ～ 5cm 处。

Ⅱ型：相当于贲门腺癌，肿瘤中心位于食管胃交界部上 1 ～下 2cm 处。

Ⅲ型：相当于贲门下腺癌，肿瘤中心位于食管胃交界部下 2 ～ 5cm 处。

附录四　胃癌放射及化学治疗疗效判定基本标准

实体瘤疗效评价标准

完全缓解（CR），肿瘤完全消失超过 1 个月。

部分缓解（PR），肿瘤最大直径及最大垂直直径的乘积缩小达 50%，其他病变无增大，持续超过 1 个月。

病变稳定（SD），病变两径乘积缩小不超过 50%，增大不超过 25%，持续超过 1 个月。

病变进展（PD），病变两径乘积增大超过 25%。

RECIST1.1 疗效评价标准

（一）靶病灶的评价

1. 完全缓解（CR）　所有靶病灶消失，全部病理淋巴结（包括靶结节和非靶结节）短直径必须减少至 < 10 mm。

2. 部分缓解（PR）　靶病灶直径之和比基线水平减少至少 30%。

3. 病变进展（PD）　以所有测量的靶病灶直径之和的最小值为参照，直径和相对增加至少 20%（如果基线测量值最小就以基线值为参照）；除此之外，必须满足直径和的绝对值增加至少 5 mm（出现一个或多个新病灶也视为疾病进展）。

4. 病变稳定（SD）　靶病灶减小的程度没达到 PR，增加的程度也没达到 PD 水平，介于两者之间，可以直径之和的最小值作为参考。

（二）非靶病灶的评价

1. 完全缓解（CR）　所有非靶病灶消失和肿瘤标志物恢复正常。

2. 未完全缓解 / 稳定（IR/SD）　存在一个或多个非靶病灶和（或）肿瘤标志物持续高于正常值。

3. 病变进展（PD）　出现一个或多个新病灶和（或）已有的非靶病灶明确进展。

（三）最佳总疗效的评价

最佳总疗效的评价是指从治疗开始到疾病进展或复发之间所测量到的最小值。患者最佳疗效的分类通常由病灶测量和确认组成。

附录五　肿瘤术前新辅助治疗疗效评估（肿瘤退缩分级 TRG）

肿瘤退缩分级（TRG）	光镜下所见
0（完全退缩）	无肿瘤细胞残留（包括淋巴结）
1（中等退缩）	仅见单个或小灶癌细胞残留
2（轻微退缩）	肿瘤残留但少于纤维化间质
3（无退缩）	广泛肿瘤残留，无或少量肿瘤细胞坏死

① TGR 评分仅限于原发肿瘤病灶；②肿瘤细胞指存活的瘤细胞，不包括退变、坏死细胞；③放 / 化疗后可能出现的无细胞黏液湖，不能将其认为是肿瘤残余。

（陈小兵　徐惠绵　季加孚

王建正　聂彩云）

【典型案例】

贲门胃体癌整合性诊疗 1 例

（一）案例病情介绍

1. 基本情况　男性，56 岁，汉族，农民，ECOG 体力状态评分：0 分。主诉"发现胃癌 3 年 6 个月余"入院。患者曾因间断性上腹疼痛，伴呕血、黑粪就诊于医院，行胃镜检查显示：（贲门、胃体）上部小弯侧及后壁见大片组织隆起、糜烂，活检病理诊断为贲门胃体腺癌（图 6-1-11）。

2. 入院查体　无特殊阳性体征。

3. 辅助检查　CT：①胃体癌并肝胃间、腹膜后多发淋巴结转移，强化均匀，最大横径 17mm；②双侧膈肌脚后纵隔内多发淋巴结，最大横径 14mm；③肝右叶稍低密度影，性质待定；④双肺多发小结节，考虑转移；⑤双肺散在炎症；⑥心包及双侧胸腔少量积液（图 6-1-12）。

4. 入院诊断　贲门胃体癌伴腹膜后多发淋巴结转移，双肺多发转移。

电子胃镜诊断报告单

住院号： 　　　　　　　　　　　　　　　　　　检查号：

姓　名： 　　　　　　性　别：男　　　　　　年　龄： 56岁
申请科室： 　　　　　　病床号： 　　　　　　申请医生：
临床诊断：胃占位并出血
HBsAg：阴性　　　　　　抗HCV：　阴性　　　　　　抗HIV：　阴性

食管　　　　　　　贲门胃体

在静脉麻醉下行无痛胃镜检查
食　　　管：黏膜光滑，舒缩好。
贲门、胃体：贲门胃体上部小弯侧及后壁见大片浸润、隆起、糜烂如图②，活检，内
喷凝血酶500U止血治疗。
胃　　　底：胃液清，量中，黏膜光滑。
胃　　　角：弧形，黏膜光滑。
胃　　　窦：蠕动好，黏膜光滑。
幽　　　门：圆，开闭好。
球　　　部：球腔形态正常，黏膜未见明显异常。
降　　　部：十二指肠乳头及降部黏膜未见明显异常。

病理诊断：（贲门胃体）腺癌。
内镜诊断：贲门胃体癌

病 理 活 检 报 告

病理号：

姓　名： 　　　　　　性别：男　　　年龄： 56岁　　　住院号：
送检院别： 　　　　　　科别： 　　　　床号： 　　　　送检医师：

光镜所见：

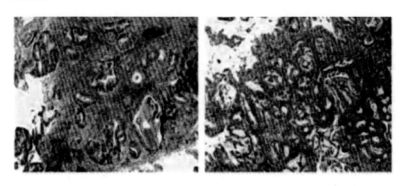

病理诊断：
　　（贲门胃体）腺癌。

图 6-1-11　活检病理诊断为贲门胃体腺癌

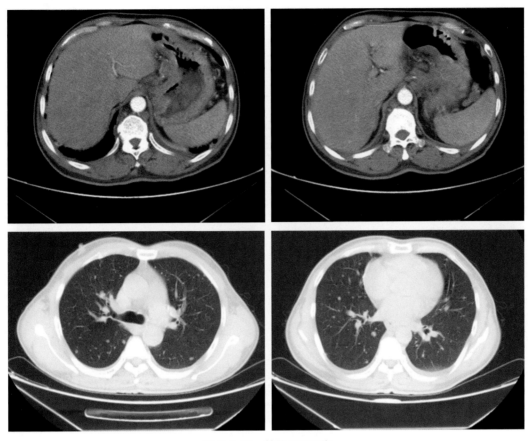

图 6-1-12　基线 CT 图像

（二）整合性诊治过程

患者入院后因病情复杂先后共组织 5 次 MDT 讨论，每次讨论均有针对性，所邀请各学科专家发表了各自意见，进行了充分讨论，最后达成共识，提出推荐意见。

1. MDT 团队组成　根据需要先后参与讨论的有病理科、影像科、胃肠外科、肿瘤内科、放疗科医师以及护理人员。

2. 诊疗目的　明确诊断，判断病情变化，依据患者治疗、随访情况以及相关规范制订首次及后续整合性诊疗方案，力求整体治疗的个体化和精准合理，达到延长患者生存期，提高生存质量的目的。

3. MDT 诊疗经过

（1）首次 MDT 意见：确定诊断为贲门胃体腺癌多发淋巴结转移，双肺多发转移，考虑分期（cT4aN2M1 IV 期），已属晚期，失去根治性手术机会，建议给予新辅助化疗后再评估讨论，动员做 *HER2* 检测。

后续处理：SOX 方案姑息一线化疗 2 个周期。每周期具体用药：疗程第 1 天，奥沙利铂 130mg/m^2，替吉奥 60mg 口服，每天 2 次，每 21 天 1 个疗程。2 个周期后评价疗效（CT 结果与治疗前对比见图 6-1-13）：①胃体小弯侧不均匀增厚，较前减轻，强化欠均。②肝胃间、腹膜后、双侧膈肌脚后见多发淋巴结，最大横径 12mm，较前缩小。③双肺多发软组织小结节，较前缩小。患者因经济困难拒绝行 *HER2* 检测。

（2）第二次 MDT 意见：确定姑息治疗有效，建议继续采用原 SOX 方案化疗。

后续处理：给予 SOX 方案继续化疗。后因患者强烈要求行手术治疗。在反复讨论并与患者及家属共同签署手术知情同意书后，于 2016 年 10 月 28 日全身麻醉下行"全胃切除术"。术后病理和肿瘤标志物变化如图 6-1-14 和图 6-1-15 所示，据情况建议术后给予 *HER2* 检测及靶向治疗，但患者因经济困难再次拒绝。继续原方案 SOX 方案化疗 4 个周期，定期复查随访，其间曾发现肿瘤

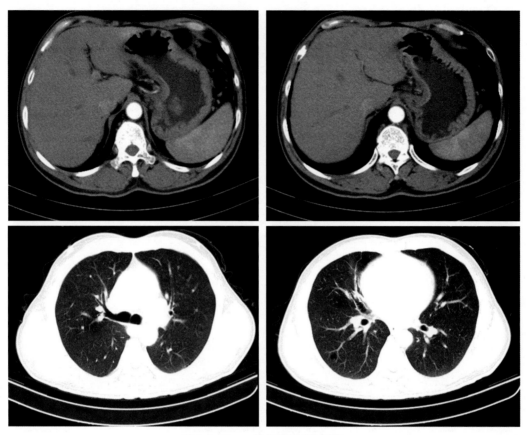

图 6-1-13　一线化疗后 CT 图像

病理检查报告单

姓名：	姓别：男	年龄：56岁	病理号：
送检单位：	科别：普七病区	住院号：	床号：

送检材料：　　　　　　　　　临床诊断：胃癌

大体所见：全胃小弯20cm，大弯36cm，距上1cm，距下13.5cm，贲门小弯侧见黏膜凹陷灰红区5.5cm×5.5cm，上带大网膜12cm×18cm×2cm，未触及明显异常。

光镜所见：

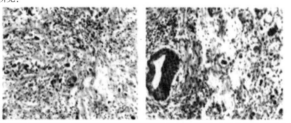

病理诊断：
胃癌化疗后：
（全胃）中分化腺癌，合并部分黏膜腺癌，侵及外膜，细胞退变，符合化疗后反应。
（两切缘）干净。
（大网膜）未受累。
（贲门旁淋巴结）2/5。
（小弯侧淋巴结）1/5。
（幽门下淋巴结）0/1。
（8组淋巴结）0/2。
（13组淋巴结）1/2。
（大弯侧淋巴结）0/1。
建议用D做HER2检测。

图 6-1-14　患者术后病理检查报告单

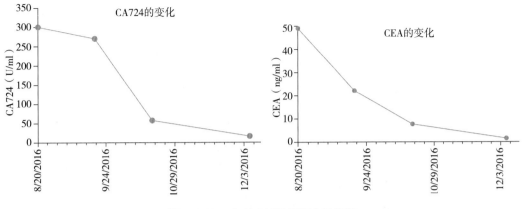

图 6-1-15　患者术后肿瘤标志物变化

标志物 CA724 持续升高，给予"替吉奥"单药维持化疗。CT 评估病情一度稳定，但后发现腹膜后多发增大淋巴结影，强化不均，隆突下较大的短径为 16mm，疗效评价为 PD。

（3）第三次 MDT 意见：患者完成了姑息性切除及病理分型，鉴于原姑息一线治疗方案有效但出现病情进展，建议根据胃癌指南选择单药紫杉醇 / 多西他赛、伊立替康等方案进行二线治疗，继续建议行 HER2 检测。

后续处理：患者因经济困难仍拒绝 HER2 检测。给予单药"伊立替康"化疗 5 个周期。2 个周期后疗效评估为 SD，5 个周期后 CT 随访发现双侧锁骨上、膈肌脚后及纵隔内出现多发增大淋巴结，较大的短径为 22mm，双侧锁骨上、膈肌脚后多发淋巴结，最大横径 16mm，心包积液少量（图 6-1-16）；治疗期间一度出现肠梗阻，处理后缓解，疗效评估为 PD。

（4）第 4 次 MDT 意见：因病情进展根据胃癌指南可选阿帕替尼作为三线治疗选择，同时可对锁骨上、纵隔及腹腔淋巴结行局部放疗。

后续处理：根据患者意见决定先行放疗，再考虑行阿帕替尼治疗。给予右锁骨上、纵隔及腹膜后转移淋巴结放疗 DT:50.4Gy/28f，放疗结束后给予阿帕替尼治疗，定期复查。发现患者肿瘤标志物较前明显升高，同时影像学证实病情进展（图 6-1-17 和图 6-1-18）。

（5）第五次 MDT 意见：患者三线治疗后病情进展，目前无标准治疗方案，可以考虑临床研究。结合抗血管生成药物的临床应用经验，持续抗血管生成治疗，同时紫杉类药物未曾使用，患者体质尚可，遂建议加用多西他赛，行"多西他赛 + 阿帕替尼"方案治疗 1 个周期。

后续处理：此时国家已经将抗 HER2 治疗纳入医保，与患者家属沟通后同意检测 HER2、MSS、PD-L1。结果显示：HER2（+++），MSS，PD-L1 < 1。在原方案基础上联合抗 HER2 药曲妥珠单抗治疗，"阿帕替尼 + 曲妥珠单抗 + 多西他赛"治疗 1 个周期，因用阿帕替尼出现手足综合征并伴有严重胃肠道反应，遂将阿帕替尼更换为安罗替尼，继续保留曲妥珠单抗和多西他赛，行"安罗替尼 + 曲妥珠单抗 + 多西他赛"治疗 6 个周期，耐受性良好。3 个周期后疗效评估为 SD（缩小），6 个周期后疗效评估为 PD。考虑多西他赛耐药，换用"曲妥珠单抗 + 安罗替尼 + 依托泊苷"治疗 5 个周期，2 个周期后评估疗效为 SD（缩小）（图 6-1-19）。5 个周期后患者突然出现胸闷气短，CT 提示自发性气胸，考虑由右肺转移灶破溃后形成，胸腔闭式引流管处理后，右肺复张良好，胸闷症状缓解后复查 CT 示病情进展。考虑依托泊苷耐药，与患者沟通后将依托泊苷调整为卡培他滨，采用"曲妥珠单抗 + 安罗替尼 + 卡培他滨"治疗，过程顺利，10 个周期后 CT 和肿瘤标志物变化见图 6-1-20 和图 6-1-21，疗效评估为 SD，现继续目前方案治疗中。

目前患者一般状况良好，ECOG 体力状态评分 0 分，饮食睡眠良好，可从事日常简单工作，生存期仍在继续延长。

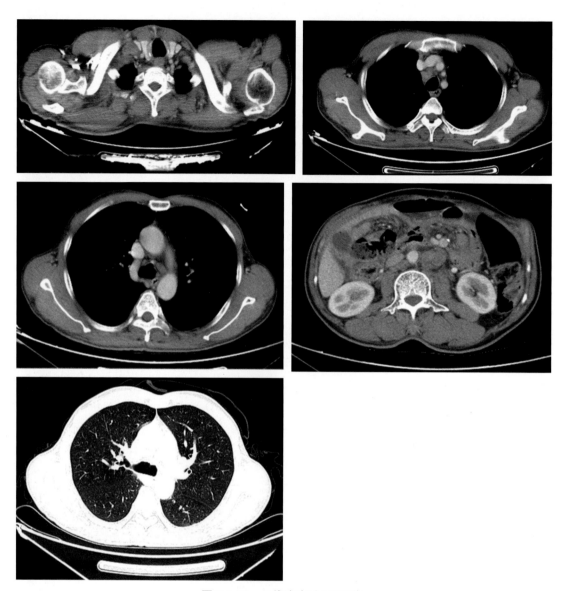

图 6-1-16　二线治疗后 CT 图像

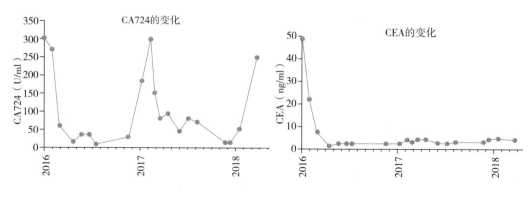

图 6-1-17　三线治疗后肿瘤标志物变化

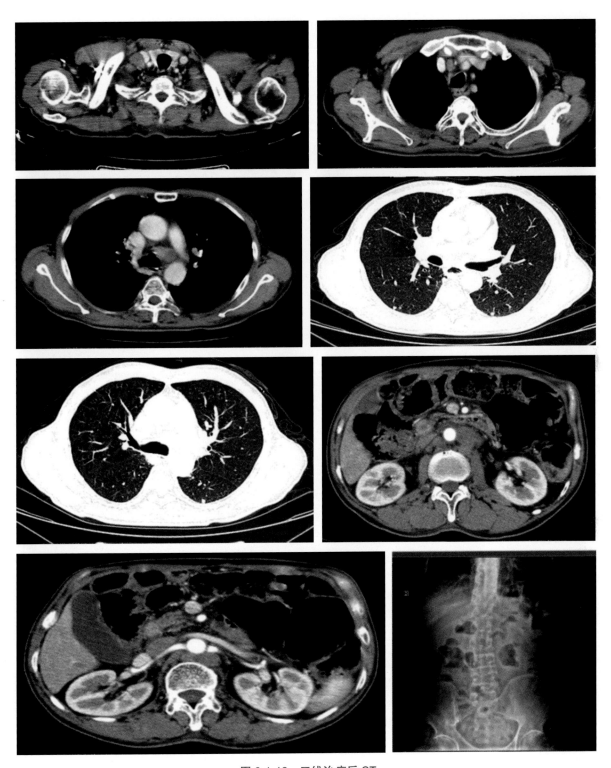

图 6-1-18　三线治疗后 CT

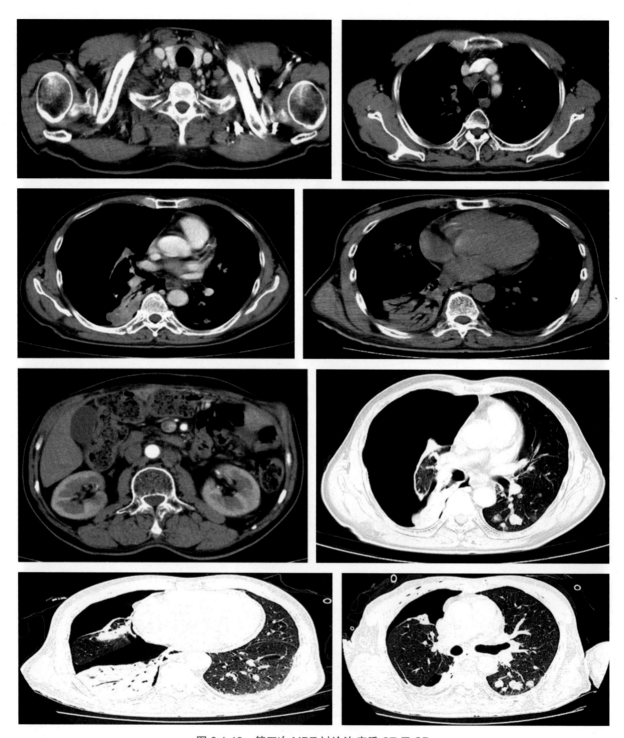

图 6-1-19　第五次 MDT 讨论治疗后 CT 示 SD

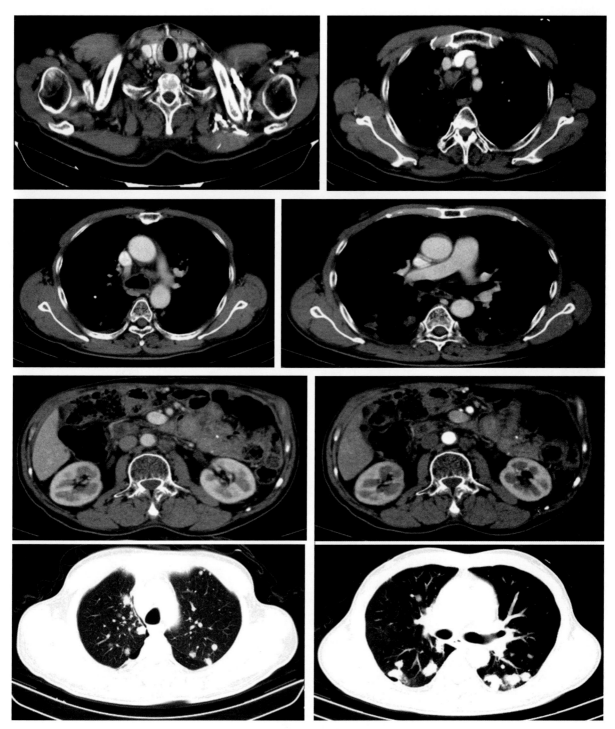

图 6-1-20 依托泊苷耐药调整治疗方案治疗后 CT

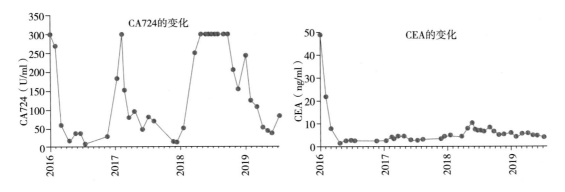

图 6-1-21　调整治疗方案治疗后肿瘤标志物变化

（三）案例处理体会

晚期胃癌生存期短，预后极差，但该患者能够获得长期的生存（至今已生存4年），这得益于以下几点。

1. MDT指导是治疗有效的保证　在患者整个治疗过程中，胃肠外科、放疗科、影像科、病理科、肿瘤内科等多学科专家多次讨论，群策群力，在每一治疗决策阶段均制订出正确的整合性诊疗方案，对整个治疗起到了良好的推动作用。这是患者取得超长生存期的主要原因。

2. 遵循指南（规范）结合自身经验灵活抉择　对患者的一线治疗、二线治疗，既严格遵循胃癌诊疗指南，又充分参考了以往治疗经验，合理选择药物，为成功治疗奠定了良好基础。在三线及后续的治疗中，选择了阿帕替尼进行抗血管生成治疗，由于临床上大多数患者对标准剂量的阿帕替尼（850mg/d）耐受性差，该患者也产生了难以耐受的手足综合征等。然而由于MDT专家坚信整合治疗方向的科学性，始终没有放弃，持续抗血管生成治疗，用多靶点药安罗替尼（10mg/d，连服2周，停药1周）替代，实践证实疗效较好。

3. 尊重个体意愿灵活抉择　治疗开始后，曾反复建议患者做 HER2 检测以指导靶向治疗用药，但患者因经济原因不愿检测，在充分尊重患者意愿、取得患者配合的同时，始终没有放弃抗 HER2 治疗的可能，结果医保政策调整后完成检测，发现患者 HER2 阳性，于是联合曲妥珠单抗进行靶向治疗，患者病情得到了良好控制。

（陈小兵　王建正　聂彩云）

参考文献

毕锋，樊代明，2004. 胃癌的化学治疗现状. 中国处方药，（8）：8-10.

陈章乾，金杨晟，吴庆，等，2014. 胃癌多药耐药相关 microRNA 的筛选和鉴定. 现代生物医学进展，14（17）：3201-3205.

邓薇，沈琳，2013. 胃癌靶向药物治疗进展. 中国医学前沿杂志（电子版），5（1）：29-41.

樊代明，2010. 攻胃癌 一路阳光一路雨：胃癌研究33年回顾. 医学争鸣，1（3）：3-8.

樊代明，2018. 医学不是科学，整合医学才是未来. 重庆中草药研究，（1）：1-18.

关露露，赵青芹，杨占智，等，2018. 分析5种肿瘤标志物联合检测在胃癌患者个体化诊疗中的应用价值. 中国医学前沿杂志（电子版），10（9）：65-70.

季加孚，李子禹，沈琳，等，2014. 重视多学科团队在胃癌规范化治疗中的作用. 中国实用外科杂志，34（7）：592-594.

季加孚，沈琳，徐惠绵，等，2017. 胃癌腹膜转移防治中国专家共识. 中华普通外科学文献（电子版），11（5）：289-297.

李震，苗志峰，徐樱溪，等，2012. 腹膜间皮细胞表达 βig-h3 与胃癌病理及腹膜转移相关因素的关系. 世界华人消化杂志，20（16）：1402-1406.

刘畅，鲁智豪，沈琳，2018. 消化道肿瘤靶向治疗的心脏毒性研究进展. 肿瘤综合治疗电子杂志，4（2）：58-67.

刘妮，方玉，李子禹，等，2016. 营养风险筛查和主观整体评估在胃肠肿瘤患者围术期中的应用及临床意义. 肠外与肠内营养，23（6）：346-350.

苗智峰，徐惠绵，2015. 胃癌腹膜复发、转移诊治策略. 中国实用外科杂志，35（10）：1068-1071.

彭智，沈琳，2017. 晚期胃癌综合治疗理念更新. 中国实用外科杂志，37（10）：1078-1082.

辛晓伟，方玉，龚丽青，等，2019. 全程营养管理在晚期胃癌化疗患者中的应用. 肠外与肠内营养，26（4）：193-197.

徐惠绵，2011. 胃癌腹膜亚临床转移的诊治研究. 外科理论与实践，16（3）：231-234.

徐岩，孙哲，王振宁，等，2012. 胃癌不同部位淋巴结转移率及其临床意义的研究. 中国普外基础与临床杂志，19（1）：16-19.

张俊，周尘飞，朱正纲，2017. 胃癌转化治疗效果的预测与评估. 外科理论与实践, 22（1）: 21-27.

张述, 陆明, 李燕, 等, 2015. 贫血对晚期胃癌患者预后的影响. 中华肿瘤防治杂志, 22（9）: 699-703.

张小田, 2012. 从临床视角看待胃癌的个体化治疗. 中国医学前沿杂志（电子版）, 4（5）: 21-24.

张小田, 2015. 营养支持在胃肠肿瘤综合治疗中的定位与发展. 内科理论与实践, 10（5）: 330-333.

赵青芳, 关露露, 吕慧芳, 等, 2018. 阿帕替尼治疗晚期胃癌的疗效预测和预后分析. 中国癌症杂志, 28（3）: 203-209.

Bang YJ, Kang YK, Catenaui DV, et al, 2019. Pembrolizumab alone or in combination with chemotherapy as first-line therapy for patients with advanced gastric or gastroesophageal junction adenocarcinoma: results from the phase II nonrandomized KEYNOTE-059 study. Gastric Cancer, 22（4）: 828-837.

Bray F, Ferlary J, Soerjomataram I, et al, 2018. Global cancer statistics 2018: GLOBOCAN estimates of incidence and mortality worldwide for 36 cancers in 185 countries. CA: a Cancer Journal for Clinicians, 68（6）: 394-424.

Cristescu R, Lee J, Nebozhynim, et al, 2015. Molecular analysis of gastric cancer identifies subtypes associated with distinct clinical outcomes. Nature Medicine, 21（5）: 449-456.

Deng JY, Liang H, Sun D, et al, 2008. Prognosis of gastric cancer patients with node-negative metastasis following curative resection: outcomes of the survival and recurrence. Can J Gastroenterol, 22（10）: 835-839.

Deng JY, Liang H, Sun D, et al, 2019. Outcome in relation to numbers of nodes harvested in lymph node-positive gastric cancer. Eur J Surg Oncol, 35（8）: 814-819.

Deng JY, Liu JY, Wang W, et al, 2018. Validation of clinical significance of examined lymph node count for accurate prognostic evaluation of gastric cancer for the eighth edition of the American Joint Committee on Cancer（AJCC）TNM staging system. Chin J Cancer Res, 30（5）: 477-491.

Deng JY, Zhang RP, Pan Y, et al, 2014. Comparison of the staging of regional lymph nodes using the sixth and seventh editions of the tumor-node-metastasis（TNM）classification system for the evaluation of overall survival in gastric cancer patients: Findings of a case-control analysis involving a single institution in China. Surgery, 156（1）: 64-74.

Fuchs CS, Doi J, Jang RW, et al, 2018. Safety and efficacy of pembrolizumab monotherapy in patients with previously treated advanced gastric and gastroesophageal junction cancer: phase 2 clinical KEYNOTE-059 trial. JAMA Oncol, 4（5）: e180013.

Fukuoka S, Hara H, Takahashi N, et al, 2019. Regorafenib plus nivolumab in patients with advanced gastric（GC）or colorectal cancer（CRC）: An open-label, dose-finding, and dose-expansion phase 1b trial（REGONIVO, EPOC1603）. J Clin Oncol, 37（15_suppl）: 2522.

Huang BJ, Zheng XY, Wang ZN, et al, 2009. Prognostic significance of the number of metastatic lymph nodes: is UICC/TNM node classification perfectly suitable for early gastric cancer?. Ann Surg Oncol, 16（1）: 61-67.

Ibbs M, et al, 2014. Comprehensive molecular characterization of gastric adenocarcinoma. Nature, advance online publication.

Janjigian YY, Maron SB, Chou JF, et al, 2019. First-line pembrolizumab（P）, trastuzumab（T）, capecitabine（C）and oxaliplatin（O）in HER2-positive metastatic esophagogastric adenocarcinoma. J Clin Oncol, 37（15-suppl）: 4011.

Lee HS, Lee HE, Yang HK, et al, 2013. Perigastric tumor deposits in primary gastric cancer: implications for patient prognosis and staging. Ann Surg Oncol, 20（5）: 1604-1613.

Lee J, Van Hummenlenp, GOC, et al, 2012. High-throughput mutation profiling identifies frequent somatic mutations in advanced gastric adenocarcinoma. PLOS One, 7（6）: e38892.

Li T, Guo HQ, Li H, et al, 2019. MicroRNA-92a-1-5p increases CDX2 by targeting FOXD1 in bile acids-induced gastric intestinal metaplasia. Gut, 68（10）: 1751-1763.

Li T, Guo HQ, Zhao XD, et al, 2017. Gastric cancer cell proliferation and survival is enabled by a cyclophilin B/STAT3/miR-520d-5p signaling feedback loop. Cancer Research, 77（5）: 1227-1240.

Park SH, Zang DY, Han B, et al, 2019. ARTIST 2: Interim results of a phase III trial involving adjuvant chemotherapy and/or chemoradiotherapy after D2-gastrectomy in stage II/III gastric cancer（GC）. J Clin Oncol, 37（15_suppl）: 4001.

Pietrantonio F, Miceli R, Raimondi A, et al, 2019. Individual patient data meta-analysis of the value of microsatellite instability as a biomarker in gastric cancer. J Clin Oncol, 37（35）: 3392-3400.

Sano T, Coit DG, Kim HH, et al, 2017. Proposal of a new stage grouping of gastric cancer for TNM classification: International Gastric Cancer Association staging project. Gastric Cancer, 20（2）: 217-225.

Sukawa Y, 2012. Alterations in the human epidermal growth factor receptor 2-phosphatidylinositol 3-kinase-v-Akt pathway in gastric cancer. World Journal of Gastroenterology, 18（45）: 6577.

Sun Z, Wang ZN, Xu YY, et al, 2012. Prognostic significance of tumor deposits in gastric cancer patients who underwent radical surgery. Surgery, 151（6）: 871-881.

Sun Z, Wang ZN, Zhu Z, et al, 2012. Evaluation of the seventh edition of American Joint Committee on Cancer TNM staging system for gastric cancer: results from a Chinese monoinstitutional study. Ann Surg Oncol, 19（6）: 1918-1927.

Tabernero J, Van Cutsem E, Bang YJ, et al, 2019, Pembrolizumab with or without chemotherapy versus chemotherapy for advanced gastric or gastroesophageal junction（G/GEJ）adenocarcinoma: The phase III KEYNOTE-062 study. J Clin Oncol, 37（18_suppl）: LBA4007.

Zhao XD, Lu YY, Guo H, et al, 2015. MicroRNA-7/NF-kB signaling regulatory feedback circuit regulates gastric carcinogenesis. Journal of Cell Biology, 210（4）: 613-627.

第二节　结直肠癌

● 发病情况及诊治研究现状概述

结直肠癌（colorectal cancer，CRC）是指结直肠上皮来源的恶性肿瘤，是一种世界范围内常见的恶性肿瘤。GLOBOCAN（全球恶性肿瘤状况分析报告）显示，2018 年全世界约有 180 万新发病例，死亡例数高达 86 万，其发病率及死亡率分居癌症的第 3 位和第 2 位。结直肠癌在男性中为第 3 位常见癌症（1 006 019 例，占所有癌症的 10.9%）、在女性中为第 2 位（794 958 例，占 9.5%）。在男性癌症死亡顺位中排第 4 位（474 606 例，占 9.0%），女性中排第 3 位（387 057 例，占 9.5%）。男性 75 岁之前结直肠癌发病累积风险及死亡累积风险分别为 2.71% 及 1.12%，女性则分别为 1.77% 及 0.70%。全球范围内结直肠癌有年轻化趋势，50 岁以下的年轻人结直肠癌的发病率及死亡率在迅速上升。结直肠癌发病率最高的是欧洲部分地区（如匈牙利、斯洛文尼亚、斯洛伐克、荷兰和挪威）、澳大利亚 / 新西兰、北美和东亚（日本、韩国、新加坡）。在非洲大部分地区和南亚，结直肠癌的发病率往往较低。

涵盖了全球 3/4 癌症患者生存监测数据的 CONCORD-3 研究指出，在 2000 ～ 2014 年确诊的结肠癌患者中，以色列、约旦、韩国和澳大利亚 4 个国家患者的 5 年生存率超过 70%，加拿大、美国、日本等 26 个国家及地区的患者介于 60% ～ 69%，中国的患者居于 50% ～ 60%；相

比 1995 ～ 1999 年，结肠癌患者的生存率平稳上升，中国、以色列和韩国以及 8 个欧洲国家患者的生存率均增加了 10% 以上。直肠癌患者中，约旦、韩国和澳大利亚 3 个国家患者的 5 年生存率高于 70%，加拿大、美国、日本等 24 个国家及地区为 60% ～ 69%，中国居于 50% ～ 59%；亚洲、欧洲和大洋洲直肠癌患者的 5 年生存率普遍上升，加拿大、中国、以色列、澳大利亚及 13 个欧洲国家患者的生存率上升了 10% 以上，而韩国和斯洛文尼亚患者的生存率的增幅高达 20%。

根据国家癌症中心全国肿瘤登记中心 2015 年恶性肿瘤登记数据估算，我国每年新发结直肠癌病例约 38.8 万人，发病率居恶性肿瘤发病率的第 3 位，死亡 18.7 万人，死亡率居第 5 位。东部地区的发病率和死亡率分别为 33.88 /10 万和 15.65/10 万，中部地区为 24.79/10 万和 12.54/10 万，西部地区则为 24.78/10 万和 12.21/10 万。我国结直肠癌的发病率和死亡率男性均高于女性，城市高于农村。结直肠癌发病率在 35 岁之后快速增长，到 80 ～ 84 岁达到高峰，而死亡率在 40 岁之后快速增长，到 85 岁达到高峰，男性和女性，城市和农村的变化趋势基本相同。随着社会与经济的发展，城乡人群结直肠癌发病率均呈持续上升趋势，城市男性、城市女性和农村女性发病率分别以每年 3.7%、2.5% 和 2.3% 的速度增长，农村男性的标化发病率在 2004 年出现拐点，以每年 8.4% 的

速度加速上升。

GLOBOCAN 内容中很重要的一项就是按人类发展指数（human development index，HDI）的水平进行癌症发病率及死亡率的分层分析。HDI 是联合国开发计划署（UNDP）用于衡量各国人类发展的一项综合指标，并依此将各国划分为极高、高、中、低 4 个水平。在一定的发展阶段，高 HDI 区域相比低 HDI 的区域，普遍有着更高的癌症发病率和死亡率。但当 HDI 达到一定程度时，会出现癌症发病率和（或）死亡率下降的趋势，或出现发病率高但死亡率低的情况。结直肠癌的发病率往往随着 HDI 的增加而上升，极高和高 HDI 的区域中发病率是中低 HDI 区域的 3.5 倍左右，死亡率则是其 2.2 倍左右，因此在某种程度上，结直肠癌可以被认为是社会经济发展的标志之一。根据结直肠癌发病率和死亡率的变化趋势，目前全球可分为 3 种与发展水平相关的模式：①最近十年发病率和死亡率均上升（包括波罗的海各国、俄罗斯、中国和巴西）；②发病率上升但死亡率下降（加拿大、英国、丹麦和新加坡）；③发病率和死亡率均下降（美国、日本和法国）。以美国的数据为例。1991 年美国达到 215.1/10 万人的癌症死亡率峰值后，以每年 1.5% 的速度稳步下降，到 2017 年整体下降了 29%，这意味着过去 26 年中，美国癌症死亡人数比预期减少了 290 万人。受益于筛查，65 岁以上人群中，结直肠癌的发病率以每年 3.3% 的速度下降（2011 ～ 2016 年），死亡率以 3.0% 的速度下降（2008 ～ 2017 年），但筛查未能覆盖的 50 岁以下人群，结直肠癌的发病率及死亡率有所增加。

在中国这种高速发展的经济体中，恶性肿瘤发病率的提高与生存率的提高并存，致癌原因也由原先的贫穷和医疗条件不足，演变成糟糕的生活习惯。这种趋势与社会发展密切相关，甚至说是必经阶段，需要国家、社会、医务工作者及广大群众共同努力缩短这个阶段，促使结直肠癌的发病率与死亡率稳步下降。

随着内镜诊疗、影像分期、微创手术、精准放疗、靶向治疗及免疫治疗等新技术新药物的发展，传统单一学科诊疗模式显然已不能满足临床的需要，目前结直肠癌的治疗主要采取以外科手术为基础的 MDT 整合诊疗模式。MDT 充分体现了整合医学的思想，由结直肠外科、影像科、肝胆外科、肿瘤内科、放疗科、病理科等多个学科通力合作，共同制订结直肠癌的整合治疗方案。通过 MDT 可以提高术前分期的准确度、促进患者接受规范化的综合治疗、提高手术切除率等，最终使患者受益。整合诊疗可涵盖 Ⅰ ～ Ⅳ 期所有结直肠癌的患者。对于 Ⅰ 期结直肠癌的病例，重点在于内镜治疗及局部切除是否可行；对于 Ⅱ ～ Ⅲ 期结直肠癌患者，重点是初诊时并发症的处理、术前是否行新辅助放化疗、手术方式及时机选择、术后辅助治疗的选择；对于 Ⅳ 期合并其他脏器转移的患者，重点在于转化治疗或辅助治疗方案的选择、手术方式及时机的选择等。

结直肠癌的转归及预后与病变的分期密切相关，早期患者的预后要远远好于进展期。美国结直肠癌患者中 Ⅰ ～ Ⅱ 期占 39%，其 5 年生存率可高达 90%，而 Ⅲ 期和 Ⅳ 期各占 32% 及 24%，5 年生存率则分别为 71% 和 14%。总体来说，我国结直肠早期癌的诊治率不足 20%，与欧美等发达国家差距较大，严重影响了患者的治疗效果和生存率。世界卫生组织（WHO）发布的癌症早期诊断指南指出，癌症控制是一项复杂的任务，需要具有核心领域领导能力的卫生系统主管部门主导，依靠于国家肿瘤整合防治策略，其中包括预防、早期诊断和筛查、治疗、姑息治疗和关怀治疗。应该由国家癌症控制计划（NCCP）来详细分析，通过严格的监测机制来评估。从根本上降低结直肠癌的发病率及死亡率，国家层面需要改善社会大环境，建立健康系统，实施国家癌症防控计划。医务工作者在研发诊疗新技术的同时，更应该引导公众提高防癌意识，重点认识并推广结直肠癌的筛查及早诊早治。公众应该提高认知，提高筛查的依从性，改善生活环境和生活习惯，共同建立并完善中国结直肠癌的整合防控体系。

• 相关诊疗规范、指南和共识

- 中国结直肠癌诊疗规范（2017年版），中华人民共和国卫生和计划生育委员会医政医管局，中华医学会肿瘤学分会
- 结直肠癌诊疗指南（2019年版），中国临床肿瘤学会
- 中国结直肠癌肝转移诊断和综合治疗指南（2018版），中华医学会外科学分会胃肠外科学组，中华医学会外科学分会结直肠外科学组，中国抗癌协会结直肠癌专业委员会
- 结直肠癌肺转移多学科综合治疗专家共识（2018版），中国医师协会外科医师分会MDT专业委员会，中国抗癌协会结直肠癌专业委员会
- 中国人遗传性结直肠癌临床诊治和家系管理的专家共识（2018版），中国抗癌协会结直肠癌专业委员会遗传性结直肠癌学组
- 结直肠癌腹膜转移预防和治疗腹腔用药中国专家共识（2019版），中国医师协会结直肠肿瘤专业委员会腹膜肿瘤专业委员会
- 结直肠癌及其他相关实体瘤微卫星不稳定性检测中国专家共识（2019版），中国临床肿瘤学会结直肠癌专家委员会
- 结肠癌多学科综合治疗协作组诊疗模式专家共识（2017版），中国研究型医院学会消化道肿瘤专业委员会，中国医师协会外科医师分会多学科综合治疗专业委员会
- 直肠癌多学科综合治疗协作组诊疗模式专家共识（2017版），中国研究型医院学会消化道肿瘤专业委员会，中国医师协会外科医师分会多学科综合治疗专业委员会
- NCCN 结肠癌临床实践指南（2020.V2），NCCN
- NCCN 直肠癌临床实践指南（2020.V2），NCCN
- 2017 ESMO 直肠癌的诊断、治疗与随访临床诊疗指南，ESMO
- 2013 ESMO 结肠癌的诊断、治疗与随访临床诊疗指南，ESMO
- 2016 ESMO 共识指南：转移性结直肠癌的患者的管理，ESMO
- 日本结直肠癌研究会结直肠癌治疗指南（2019），日本结直肠癌研究会
- 2020 NICE 指南：结直肠癌，英国国家卫生与临床优化研究所（NICE）

【全面检查】

（一）病史特点

1. 结直肠癌发病相关高危因素

（1）遗传因素：尽管遗传易感性引发结直肠癌的风险最大，但多数结直肠癌呈散发性，仅有10%～15%患者有明显的遗传背景。根据目前的研究结果，罹患结直肠癌风险极高的遗传性疾病，多呈常染色体显性遗传，其中主要有家族性腺瘤性息肉病（familial adenomatous polyposis，FAP）、遗传性非息肉病性结直肠癌（hereditary nonpolyposis colorectal cancer，HNPCC）、波伊茨-耶格综合征（黑斑息肉综合征）和少年息肉病等。50岁之前的结直肠癌患者有遗传因素的比例高达16%，5%～6%结直肠癌的发生与基因种系突变有关。

1）腺瘤性息肉综合征：FAP 及其变异型[Gardner综合征、Turcot综合征和衰减型FAP（attenuated FAP，AFAP）]在结直肠癌中占比不到1%。典型FAP患者在儿童期就会出现许多结肠腺瘤，症状出现的平均年龄约为16岁，90%未经治疗的患者会在45岁前发生结肠癌，AFAP患者的结肠癌风险很高（具体风险大小尚未明确），但其腺瘤数量较少、诊断癌症的平均年龄也更大（54岁）。FAP由5号染色体上 *APC* 基因发生种系突变导致。该基因也参与 AFAP 的发病过程，但两者 *APC* 基因突变的位点不同。

2）Lynch 综合征：Lynch 综合征或 HNPCC是一种常染色体显性遗传综合征，比 FAP 常见，约占所有结直肠癌的3%。如果有结直肠癌、子宫内膜癌和其他癌症的明显家族史，应怀疑 Lynch 综合征。Lynch 综合征患者结直肠肿瘤的特征为发

病年龄早，并以右侧病变为主。初始诊断癌症的平均年龄约为 48 岁，有些患者早在 20 多岁即发病。近 70% 的首发病变起自脾曲近端，约 10% 的患者有同时性癌（同时出现 ≥ 2 个不同的肿瘤）或异时性癌（初始诊断后至少 6 个月才发生非吻合口新生肿瘤）。曾接受节段性肠切除术的患者发生异时性结直肠癌的风险很高；一项研究显示，初始切除术后 10 年发生异时性结直肠癌的累积风险为 16%，30 年时上升到 62%。在 Lynch 综合征患者中，结肠外癌症非常常见，尤其是子宫内膜癌。在一些家族中，多达 60% 的女性基因突变携带者可能会发生子宫内膜癌。其他一些部位的肿瘤形成风险也增加，如卵巢、胃、小肠、肝胆系统、脑、肾盂或输尿管，可能还包括乳腺和前列腺。

3）波伊茨 - 耶格综合征（黑斑息肉综合征，PJS）：当临床遇到小儿不明原因肠套叠或便血，同时发现患儿口腔黏膜、嘴唇、鼻子、面颊、眼周、生殖器、手足、肛周等处皮肤有明显黑斑时，应询问家族史，警惕黑斑息肉综合征的可能；当发现成人口腔黏膜、嘴唇、鼻子、面颊、眼周、生殖器、手足、肛周等处皮肤有明显黑斑时，应询问家族史，建议胃肠造影或内镜检查，如发现肠息肉或有肿瘤家族史，建议行 STK11 基因突变检测。

4）散发性结直肠癌或腺瘤性息肉的个人史或家族史：有结肠腺瘤性息肉个人史的患者未来有发生结肠癌的风险。切除单个结直肠癌后 5 年内有 1.5% ~ 3% 的患者会发生异时性原发癌。患者个人史中存在较大的（＞ 1cm）腺瘤性息肉以及组织学类型为绒毛或管状绒毛或高度异型增生的息肉时，尤其是有多发性病变时，结直肠癌的风险也增加。这些患者的结直肠癌相对危险度为 3.5 ~ 6.5。但总的来说，存在 1 ~ 2 个小的（＜ 1cm）管状腺瘤并不会明显增加异时性结直肠癌的风险。即使没有明确的遗传易感性综合征，家族史也仍然是一项重要的危险因素。如果某个体有 1 名一级亲属（父母、兄弟姐妹或子女）罹患结直肠癌，其本人发病风险约为一般人群的 2 倍。如果有 2 名一级亲属患结肠癌，或有 1 名一级亲属加上父母任何一方的家族中 ≥ 1 名一级或二级亲属患结肠癌，或者指示病例的诊断年龄小于 50 岁，风险会进一步增加。家庭成员有腺瘤性结肠息肉的个体罹患腺瘤或癌症的风险也会增加。

（2）行为与环境因素：结直肠癌的发病率也随时间和生活方式的变化而变化，移民研究和最近的流行病学证据证实了这一点。全球范围内结直肠癌发病率的异质性提示其病因涉及环境暴露，特别是生活方式和饮食。目前认为结直肠癌的发生与高脂肪、腌制食品、肥胖和其他饮食因素（红肉、加工肉类、乙醇）成正相关，而高纤维素等植物性食品与结直肠癌发生呈负相关。

1）肥胖：结直肠癌的一项危险因素。一篇针对 13 项研究的系统评价发现，成年早期至中年间体重增加可轻微增加结直肠癌的发病风险，有统计学意义（HR 1.23，95%CI 1.14 ~ 1.34）。中年至老年体重增加引起的结直肠癌风险增加较低，但仍有统计学意义（HR1.15，95%CI 1.08 ~ 1.24）。体重增幅最大的人群风险最高。肥胖还会增加结直肠癌的死亡风险。

2）糖尿病和胰岛素抵抗：糖尿病与结直肠癌风险增加相关。一篇 Meta 分析纳入了 14 项研究（6 项病例对照和 8 项队列研究），发现糖尿病患者的结直肠癌风险约比非糖尿病患者高 38%（RR1.38，95%CI 1.26 ~ 1.51），直肠癌风险则高出 20%（RR 1.20，95%CI 1.09 ~ 1.31）。只分析校正了吸烟、肥胖和体力活动时，上述关联依然存在。糖尿病与结直肠癌存在关联的原因可能是高胰岛素血症，因为胰岛素是结肠黏膜细胞重要的生长因子，可刺激结肠肿瘤细胞。一个随访 14 916 例男性患者的前瞻性研究发现，胰岛素样生长因子（insulin-like growth factor，IGF）- I 和 IGF 结合蛋白 -3（IGF binding protein-3，IGFBP-3）的血浆浓度可影响结直肠癌罹患风险，IGF- I 浓度处于最高 1/5 的受试者比处于最低 1/5 者更可能发生结直肠癌（RR 2.51）。糖尿病除了增加结直肠癌风险之外，还可能影响结直肠癌患者的预后。例如，一项队列研究纳入了来自癌症预防 II 期研究营养队列的非转移性结直肠癌患者，与非糖尿病患者相比，2 型糖尿病患者的癌症死亡风险更高。

3）红肉和加工肉类：尽管相关数据并不完全一致，但长期摄入红肉或加工肉类与结直肠癌风险增加相关，特别是左侧肿瘤。研究显示高温烹饪（如烧烤、煎炸）可能是导致风险增加的因素，这可能是由于蛋白质炭化过程中产生了多环芳烃及其他致癌物质。瘦的红肉引起的风险略微低一些。2015年，WHO的国际癌症研究机构综合分析表明，摄入红肉和加工肉类与结直肠癌相关。一篇纳入10项队列研究的Meta分析表明，摄入红肉或加工肉类与结直肠癌风险之间存在有统计学意义的剂量-反应关系，每日每摄入100g红肉，结直肠癌风险增加17%（95%CI 1.05～1.31），每日每摄入50g加工肉类，风险增加18%（95%CI 1.10～1.28）。基于大量数据，以及在不同人群中进行的多项研究均显示结直肠癌与加工肉类存在关联，从而排除了偶然、偏倚和混杂因素的干扰，因此可以认为人类有足够的证据支持将加工肉类（如香肠、培根、火腿、牛肉干、腌牛肉，以及其他烟熏、盐渍、发酵或腌制的肉类）归为1类致癌物，这些食物的致癌风险级别与石棉、香烟和乙醇相同，虽然其风险增加的程度远不及后三种物质。对于红肉，认为摄入红肉（即牛肉、猪肉、小牛肉、羊肉、马肉）致癌的证据有限，并将这些食物归为2A类致癌物（可能与癌症相关）。上述结论完全是根据观察性研究得出的。此外，至少有部分数据表明，摄入加工肉类与患结直肠癌风险之间的关联可能会受遗传易感性的影响。因此，尽管摄入加工肉类可能会增加患结直肠癌风险，但绝对危险度很小，只有每日摄入的人群才有风险，且不清楚是否所有个体都有同样的风险。我们认为，适量摄入红肉或加工肉类（每周最多1～2次）可以作为健康均衡饮食的一部分。

4）吸烟：与结直肠癌的发病率和死亡率增加相关。一篇纳入106项观察性研究的Meta分析表明，与不吸烟者相比，吸烟者发生结直肠癌的风险增加（RR 1.18，95%CI 1.11～1.25）。吸烟者死于结直肠癌的风险也增加（RR 1.25，95%CI 1.14～1.37）。不论是发病率还是死亡率，吸烟与直肠癌的关联都要强于结肠癌。吸烟也是几乎所有类型结肠息肉的危险因素。就腺瘤性息肉而言，吸烟者发生更晚期腺瘤（体积较大且有重度异型增生特征）的风险特别高。吸烟也是结肠锯齿状息肉的一项主要危险因素，包括增生性息肉

和有异型增生的息肉。吸烟还可能增加Lynch综合征（HNPCC）患者发生结直肠癌的风险。

（3）心理因素：疾病的发生也与不良的心境相关。长期存在焦虑、抑郁、悲伤等不良情绪的人群及长期处于精神受刺激的人群，其结直肠癌的发病风险显著高于其他人群。愤怒与紧张等不良情绪可以激活下丘脑-垂体-肾上腺轴（HPA轴），引起糖皮质激素的合成和释放增加，而糖皮质激素作为一种免疫抑制剂抑制了自然杀伤细胞的活性，降低人体对突变肿瘤细胞的杀伤能力和免疫监视能力。因此加强心理干预对结直肠肿瘤的防治具有重要意义。

（4）慢性炎症：炎症是结直肠癌的危险因素。抗炎药物，特别是非甾体抗炎药物可以预防或延缓遗传性结直肠癌的发生。

1）溃疡性结肠炎：与结肠肿瘤存在明确的关联，疾病的范围、持续时间和活动度是主要的决定因素。全结肠炎患者的结肠肿瘤发病风险是一般人群的5～15倍，而左半结肠结肠炎患者的风险是一般人群的3倍；相比之下，单纯直肠炎或直肠乙状结肠炎并不会明显增加该风险。有证据表明，某些针对炎症性肠病的治疗可降低结直肠癌风险，且静止性疾病的结直肠癌风险小于慢性活动性疾病。对于结肠炎病程持续10～20年的患者，结肠癌年发病率合理估计约为0.5%，此后每年为1%。大部分报道显示，溃疡性结肠炎合并原发性硬化性胆管炎的患者发生结肠癌的风险更高。其他报道发现假息肉是结肠癌的一项独立危险因素，尤其当假息肉体积较大且较为复杂时。如有狭窄应警惕恶性肿瘤。初始诊断全结肠炎后8～10年，以及确诊左半结肠炎后15～20年，结肠癌风险开始增加。病程长的患者以及活动性炎症患者结肠癌发病率更高；到全结肠炎的第4个10年，患癌概率高达30%。

2）克罗恩病：引起全结肠炎时发生结肠癌的相对危险度与广泛性溃疡性结肠炎相近，但相关数据十分匮乏，且不太一致。

（5）肠道菌群：肠道菌群处于一个动态平衡状态，可保持肠道的健康，防御各种有害物质的侵害，避免机体损伤，一旦这种平衡被打破，就可能导致肠道功能紊乱、炎症性肠病、结直肠腺瘤、

结直肠癌等疾病的发生。目前肠道菌群引起结直肠癌的具体机制尚不完全清楚。有学者认为结直肠癌的发生可能与失衡的肠道菌群影响胆汁酸代谢、N-亚硝基化合物等的生成相关，也有学者认为肠道菌群通过其释放的毒素改变黏膜的通透性，导致炎症的发生，进一步导致癌症的发生。

（6）代谢相关疾病：主要是指伴有胰岛素抵抗的一类疾病的总称，主要包括糖尿病、肥胖、脂肪肝等。脂类代谢的改变被认为是许多恶性肿瘤的一个标志性特征。目前已经证实糖尿病、肥胖、脂肪肝等代谢系统疾病与结直肠癌的发生相关。有研究认为，脂质代谢紊乱可以促进炎症反应，进而引起结直肠癌的发生和发展，还可以促进肿瘤的侵袭和转移。

2. 结直肠癌相关临床表现　早期结直肠癌患者常无明显症状，随着病情的进展，依其生长部位不同而有不同的临床表现，主要有①腹痛，多为隐痛，以左右半结肠癌多见，当发生梗阻时可表现为腹部绞痛；②腹部肿块，以结肠癌多见，有时亦为右半结肠癌的常见症状，但同时伴梗阻的病例不常见；③贫血，主要由癌灶的坏死、脱落、慢性失血引起，50%～60% 右半结肠癌的患者血红蛋白< 100g/L，如伴有乏力，体重明显下降时，其常已有转移发生；④便血，黏液血便，以直肠癌常见；⑤直肠刺激症状，便意频繁，排便习惯改变，便前有肛门下坠感，伴里急后重，排便不尽感，晚期有下腹痛；⑥肠管狭窄症状，初时大便变形、变细，严重时出现肠梗阻表现；⑦其他如转移灶的症状等。癌肿侵犯前列腺、膀胱时，可出现尿频、尿痛、血尿等表现，侵犯骶前神经可出现骶尾部持续性剧烈疼痛。晚期患者可出现严重消瘦、贫血、水肿、发热和恶病质。

（二）体检发现

一般早期结直肠癌常无明显的体征，进展期乃至晚期结直肠癌可出现下列体征：①腹部压痛，以轻压痛为主，常是体检可获得的唯一体征。②腹部肿块，以左右侧常见，有时也是患者就诊的主要原因。③肠梗阻的表现，当肿块长至相当体积或浸润肠壁引起肠腔狭窄时或种植灶浸润压迫肠管可导致部分或完全性肠梗阻。④腹水征，有腹膜转移时可出现血性腹水。⑤锁骨上淋巴结肿大。⑥下肢水肿，阴囊或阴唇水肿。⑦直肠指检可触及明显肿物，早期的直肠癌可表现为高出黏膜面的小息肉样病灶，指检时必须仔细触摸，避免漏诊。大的病灶均易触及，表现为大小不一的外生型肿块，也可表现为浸润状狭窄。直肠指检时触摸必须轻柔，切忌挤压以免促使癌细胞进入血液而播散。

上述体征中锁骨上淋巴结肿大、腹水征、下肢水肿、肠梗阻表现均提示结直肠癌晚期的重要体征。而直肠指检是诊断直肠癌最重要的方法。我国直肠癌中约 70% 为低位直肠癌，大多能在直肠指检中触及。因此，凡遇见患者有便血、大便习惯改变、大便变形等症状均应行直肠指检。这些体征，不但具有重要的诊断价值，而且也为诊治策略的制订提供了充分的临床依据。

（三）实验室检查

1. 常规检测　血常规、尿常规、大便常规、隐血试验、肝肾功能、离子全套、血糖、甲肝、乙肝、丙肝、艾滋病、梅毒、凝血 +D-二聚体检测等，这些是了解患者的一般状况并制订相应治疗方案所必需的检测内容（需手术治疗时应进一步完善血型检测等项目）。

2. 血液肿瘤标志物检测　肿瘤标志物又称肿瘤标记物，是指特征性存在于恶性肿瘤细胞，或由恶性肿瘤细胞异常产生的物质，或是由宿主对肿瘤的刺激反应所产生，并能反映肿瘤发生、发展，监测肿瘤对治疗反应的一类物质。肿瘤标志物存在于肿瘤患者的组织、体液和排泄物中，能够用免疫学、生物学及化学的方法检测到，其中通过血液检测肿瘤标志物是最方便、经济的手段。

目前已知有多项血液肿瘤标志物在结直肠癌的临床诊疗中得到广泛应用，但因为肿瘤的特殊生物学特性，单一血液肿瘤标志物还存在特异性不强、敏感性较低的不足，所以目前推荐多项相关血液肿瘤标志物的联合检测，以提高肿瘤检测的敏感性和特异性。目前结直肠癌中常见并且对诊断比较有价值的血液肿瘤标志物包括以下几种。

（1）CEA：癌胚抗原（carcinoembryonic antigen，CEA）是 1965 年 由 Gold 和 Freedman 首先从结肠癌和胚胎组织中提取出的一种肿瘤相关抗原，是一种具有人类胚胎抗原特性的酸性糖蛋白，存在于内胚层细胞分化而来的癌症细胞表面，是细胞膜的结构蛋白。在细胞质中形成，通过细胞膜分泌到细胞外，然后进入周围体液。因此，可从血清、脑脊液、乳汁、胃液、胸腔积液、腹水及尿液、粪便等多种体液和排泄物中检出。CEA 为结直肠癌的非特异性肿瘤标志物，当血清中的 CEA 水平比正常持续增高 5～10 倍时，对临床诊断结直肠癌有很大的参考价值。大多数学者的研究表明，CEA 在结直肠癌中的阳性率为 40%～50%，且 CEA 的早期阳性率不高，其不适合作为结直肠癌的早期诊断筛查指标，但随着肿瘤的恶性程度增加，CEA 表达量增加，阳性率也升高。因此尽管 CEA 的特异性不高，但仍然是诊断结直肠癌最有价值的指标之一。美国临床肿瘤学会指出：在整个结直肠癌治疗期间，CEA 可作为一个有效的指标来监测肿瘤的复发或转移，如果术后监测发现 CEA 再次升高，数值超过正常 5～6 倍者，则多提示肿瘤复发或转移，预后不良。因此 CEA 是结直肠癌的重要肿瘤标志物，对于判断结直肠癌术后复发和转移具有很强的参考价值。

（2）CA19-9：一种与胰腺癌、胆囊癌、结肠癌和胃癌等相关的肿瘤标志物，又称胃肠道相关抗原，其对胰腺癌有较高的灵敏度和较好的特异性，其阳性率在 85%～95%，在结直肠癌中也有一定的应用价值，CA19-9 的升高表明结直肠癌患者转移的概率明显提高，生存率明显降低，是结直肠癌患者的不良预后因素。有研究显示在判断淋巴结转移方面，CA19-9 优于 CEA，其含量及阳性率随肿瘤分期的升高、淋巴结的转移和肿瘤侵袭程度的加深而显著增高。对于结直肠癌患者的筛查，CA19-9 敏感度不是很高，但因其特异性较高，如出现阳性结果应予以高度重视。

（3）CA242：一种唾液酸化的鞘糖脂类抗原，几乎总和 CA50 同时表达，但两者受不同的单克隆抗体识别。在临床上均被用于消化道恶性肿瘤尤其是胰腺癌、结直肠癌的诊断，与 CA19-9、CA50 相比，新一代的 CA242 在胰腺癌、胆囊癌和消化道癌中的灵敏度、特异性更高（CA50、CA19-9 易受肝功能以及胆汁淤积的影响，在诊断良性梗阻性黄疸以及肝实质性损害性疾病时常

出现假阳性），CA242 的特异性和敏感性明显优于 CEA 和 CA19-9 等肿瘤标志物，在诊断早期结直肠癌时，CA242 更有价值，在一定程度上可以弥补 CEA 的不足，因此 CA242 的检测能够作为结直肠癌患者的临床诊断依据之一，另外其在评估结直肠癌术后复发和转移以及判断预后等方面也有很好的参考价值。

（4）CA50：一种唾液酸酯和唾液酸糖蛋白，正常组织中一般不存在，当细胞恶变时，糖基化酶被激活，造成细胞表面糖基结构改变而成为 CA50 标志物。CA50 是一种非特异性的广谱肿瘤标志物，与 CA19-9 有一定的交叉抗原性，主要用于胰腺癌、结直肠癌、胃癌的辅助诊断，有研究显示在 70% 以上的结直肠癌患者的血清中可检测到 CA50 的高表达，并且其表达的高低与肿瘤分期呈现正相关性。

（5）CA724：胃癌抗原，是检测胃癌和各种消化道癌症的标志之一，也是一个非特异性肿瘤标志物，指标升高不代表就是患了肿瘤，主要见于胃肠道，对胃癌、卵巢黏液性囊腺癌和非小细胞肺癌敏感度较高，对胆道系统肿瘤、结直肠癌、胰腺癌等亦有一定的敏感性。有研究报道 CA724 在结直肠癌中的敏感性为 9%～31%，特异性为 89%～95%，CA724 提供的复发性结直肠癌诊断信息具有边缘性意义，对于术前水平高者，肿瘤彻底切除后其水平明显下降，可用于手术治疗效果的评估，尤其对于术后疗效判断与预后监测具有重要的参考价值，在恶性肿瘤的鉴别诊断中也有重要意义。

（6）TIMP1：基质金属蛋白酶组织抑制因子 1，是一种 25kD 的糖蛋白，可以抑制基质金属蛋白酶活性、促进细胞增殖和抑制细胞凋亡。使用酶联免疫吸附试验（ELISA）可以检测出总的 TIMP1（TIMP1 的非复合物形式和 TIMP1 与金属蛋白酶的结合形式）。有研究显示，结直肠癌患者血浆 TIMP1 浓度显著高于健康对照组、炎性肠病及腺瘤或乳腺癌患者。对于 Dukes 分期为 A 和 B 的结肠癌患者，TIMP1 用于癌症诊断的敏感性要高于 CEA（如特异性为 95% 时，TIMP1 和 CEA 的敏感性分别为 58% 与 40%；特异性为 98% 时，敏感性分别为 56% 与 30%），对于早期直肠癌患者，TIMP1 与 CEA 敏感性相似。其他研究表明，术前

TIMP1 浓度是结直肠癌患者的一个独立预后因子（即不依赖于 Dukes 分期和肿瘤定位）。虽然有关 TIMP1 的前期研究发现其应用前景好，但目前还不推荐 TIMP1 用于结直肠癌早期诊断或者对患者进行预后评价。

此外，还有研究显示 CA125 数值的显著增高往往提示结直肠癌合并腹膜转移、腹水，在女性患者中尤其明显；甲胎蛋白（AFP）数值增高与结直肠癌合并肝转移有一定相关性，常提示不良的预后。

肿瘤标志物的应用对结直肠癌的诊断、治疗和手术后疗效以及术后复发及转移有一定的临床价值，但仅靠一项标志物的检测，其敏感性及准确性均有限，目前推荐对 CEA、CA19-9、CA242、CA50、CA724 等常见结直肠癌相关血液肿瘤标志物进行联合检测，这样可提高诊断的阳性率，更重要的是术后常规监测其水平变化还可以提前预测结直肠癌的复发、转移，评估治疗效果，并为进一步检查和调整治疗方案提供依据，并且是判断结直肠癌预后的敏感、简便、有效的重要指标。随着分子生物学的不断发展，越来越多的肿瘤标志物将被应用于结直肠癌的早期诊断、疗效观察、监测肿瘤的复发及预后等方面。

3. 液体活检　体外诊断方法的一个分支，以游离循环肿瘤细胞（CTC）检测、循环肿瘤 DNA（ctDNA）检测、外泌体及循环 RNA 检测为代表，用来检测异常现象或肿瘤突变以达到检测肿瘤、完成辅助治疗的突破性技术。与传统的组织活检相比，液体活检具备实时动态检测、克服肿瘤异质性、提供全面检测信息等独特优势。外显子非编码 RNA，如 miRNA、lncRNA 和 circRNA，已经证明有早期诊断结直肠癌的潜力，其敏感性和特异性高于 CEA 和 CA19-9。液体活检相比于组织活检具有快速、微创的优势，肿瘤异质性检测时，肿瘤组织活检与液体活检的一致性可达到 90%。

（1）CTC 检测：此项技术发展快，热度高。CTC 技术主要通过检测血液中的循环肿瘤细胞的数量来进行诊断。通过对血液中 CTC 数量以及蛋白表达、基因序列的检测等可以获取肿瘤的病变信息。目前，CTC 主流技术主要分为以下几种：OncoQuick（基于细胞密度对 CTC 进行分离）、

ISET（依据细胞大小使用孔径约 8μm 的滤膜分离 CTC）、MACS（通过免疫磁珠标记进行上皮性 CTC 的分离）、Cell Search（使用 EpCAM 抗体包被的铁磁珠进行免疫分离）、IFISH-CTC（免疫荧光染色结合荧光原位杂交技术进行非血缘性细胞染色体异常检测）、RT-PCR（基于肿瘤特异性基因的表达分析）、AdnaTest（通过特定抗原表达和肿瘤相关标志物分离，提取 RNA 进行 RT-PCR 分析）、CTC-chip（使用含包被 EpCAM 抗体微柱阵列的芯片）等。

但目前该技术水平尚不完善，只能用于对 CTC 数量的检测，无法进行进一步的深入检测，加上灵敏度较低，应用局限于转移性结直肠癌。

（2）ctDNA 检测：技术有局限性。ctDNA 技术通过对血液中 ctDNA 是否携带肿瘤特异性的突变，或其他基因组改变信息进行检测。研究结果表明，该技术能够真实反映实体瘤组织中的基因突变图谱频率，其是治疗效果评价与治疗后临床随访的重要监测指标。ctDNA 检测技术目前主要包括数字 PCR、BEAMing 技术、标记扩增深度测序（TAM-Seq）、癌症个体化深度测序（CAPP-Seq）。

ctDNA 的检测平台目前有第二代测序技术和数字化 PCR，可分别对 ctDNA 的序列信息和序列数量做检测，针对结直肠癌，检测的目标基因目前多以 *KRAS*、*PTEN*、*EGFR*、*BRAF* 等热门基因为主。ctDNA 的片段捕获需要提前知道和准备待检测突变，突变文库的制备过程烦琐且成本高。与 CTC 相比，两者均属于液体活检范畴，高灵敏度，适用于大多数肿瘤检测，并且可同时从血液中提取，获得互补信息。

（3）外泌体检测：一项液体活检新技术。外泌体是肿瘤诊断、肿瘤发展和肿瘤治疗的重要参与者。外泌体的主要功能是递送各种生物分子，包括蛋白质、多肽配体、DNA 和 RNA。肿瘤细胞分泌的外泌体在肿瘤发展和治疗中扮演的角色，主要表现在以下几方面：①促进肿瘤细胞发展、侵袭和转移；②促进肿瘤的血管新生；③肿瘤免疫调节；④肿瘤化疗的增敏作用。目前有的外泌体分析数据库如 ExoCarta，已包含 9769 种蛋白质条目，4946 种 mRNA 条目，3408 种 mRNA 条目，2838

种 miRNA 条目，1116 种脂质条目。该新技术在肿瘤鉴定和预后判断方面均具有很强的潜力，然而外泌体的分离技术目前还不够完善，难以得到纯度较高的外泌体，因此对后续的检测和分析造成了一定的困难，且外泌体的检测系统也尚未成熟，难以满足临床大样本量的检测。

总之，液体活检是一项具有挑战性的新技术，随着研究的不断深入，越来越多的研究成果将有望提高结直肠癌的早期诊断率及改善晚期患者的预后，液体活检将成为肿瘤诊断的重要技术手段广泛应用于临床。

（四）影像学检查

1.X 线气钡双重对比造影　推荐 X 线气钡双重对比造影作为筛查及诊断结直肠癌的检查方法，但其不能应用于结直肠癌的分期诊断。如疑有结肠或直肠梗阻的患者应当谨慎选择。X 线造影表现依类型不同而各异：增生型表现为腔内不规则的充盈缺损，多发生于肠壁的一侧，轮廓不整，表面黏膜破坏中断或消失，局部肠壁僵硬平直，结肠袋消失，肿瘤较大时可使钡剂通过困难，病变区可触及肿块；浸润型表现为病变区肠管局限性狭窄，狭窄可偏于一侧或向心性，轮廓整齐或不规则，肠壁僵硬，黏膜破坏消失，病变区界线清晰，本型常可引起梗阻；溃疡型表现为肠腔内较大的龛影，形状多不规则，边界多不整齐，龛影周围有不同程度的充盈缺损，黏膜破坏中断，肠壁僵硬，结肠袋消失。

2.CT 检查　现为常规临床分期手段，特别推荐胸腹盆腔联合大范围扫描。在无造影剂禁忌情况下，常规采用 1mm 左右层厚多期增强扫描并进行多平面重建，这有助于判断肿瘤部位、与周围脏器或血管的关系及区分局部淋巴结，提高分期信心和准确率。利用水灌肠法进行增强 CT 扫描，可更好地显示病变。但 CT 诊断早期结直肠癌效果欠佳，不推荐使用 CT 作为结直肠癌初诊的首选诊断方法。并且 CT 评价直肠系膜筋膜（MRF）的价值有限，尤其对于低位直肠癌更是如此。早期结直肠癌可无异常 CT 表现或表现为局限性肠壁增厚。中晚期癌则表现多样化，如肠腔内偏心性分叶状肿块；环形或半环形肠壁增厚；肠腔狭窄

和不规则；广泛浸润者可使肠壁广泛僵硬，肠腔狭窄如革袋状；黏液腺癌病灶密度低，可见水样密度区，偶见钙化；肿瘤穿透肠壁达浆膜层和向外扩展时，周围脂肪间隙模糊；肿瘤还可以直接侵犯邻近脏器或造成癌性穿孔。

3.MRI 检查　直肠癌术前分期的主要评价方法之一，推荐三平面小视野薄层高分辨率 T_2WI 序列，采用矢状位 T_2WI 定位，斜横轴位 T_2WI 垂直于矢状位病变段肠壁扫描，斜冠状位 T_2WI 平行于矢状位病变段肠壁扫描。高分辨 MRI 对直肠癌的定位、肠壁受侵程度、腹膜反折、环周切缘（CRM）、肿块侵犯直肠系膜的深度、肠壁外血管（EMVI）是否受侵、有无淋巴结方面观察更全面、更清晰，可很好地评估直肠癌肠壁外侵的程度、环周切缘的受侵、腹膜受累和邻近器官的侵犯，大大提高直肠癌术前分期的准确性，为个体化新辅助化疗提供准确的依据。

平扫表现为肠壁不规则增厚，局部呈软组织肿块，肠腔狭窄，肿块 T_1WI 呈等或稍低信号，T_2WI 呈稍高信号，弥散加权成像（DWI）呈高信号，相应实性成分 ADC 值呈低信号，而对于黏液腺癌或肿瘤坏死成分，则弥散不受限；动态增强扫描动脉期呈轻度不均匀强化，延迟期持续强化。

MRI 更擅长探及厘米级以下的肝转移灶，DWI 结合肝脏特异性造影剂对小的肝脏转移灶有很高的敏感性。典型表现为 T_1WI 呈不均匀低信号，T_2WI 呈不均匀高信号，增强扫描动脉期边缘不规则强化，门脉期不均匀强化或环形强化，典型呈"牛眼"征，使用肝脏特异性造影剂时，延迟胆管期病灶 T_1WI 相对于正常肝细胞呈低信号。

随着高场强磁共振的临床应用，各种线圈技术以及功能成像技术发展了起来，尤其是病变局部 DWI 及全身弥散加权成像（WB-DWI）得到初步应用，ADC 值可作为预测直肠癌放化疗的指标。WB-DWI 可早期检出转移性病灶，结合 MRI 其他序列，有望在直肠癌 TNM 分期及监测治疗疗效中形成良好的应用前景。

4.PET/CT 检查　可以反映病灶局部的代谢状况，对于淋巴结转移，其诊断准确率高于传统影像学手段。PET/CT 具有精确定位的特点，可显著提高低位直肠癌的诊断准确率，但不推荐在术

前进行 TNM 分期时常规使用 PET/CT。PET/CT 在放射敏感性及预后判断、放疗计划及放疗后疗效评估等方面有重要的临床价值，相对于 CT、MRI，PET/CT 对鉴别是术后瘢痕还是早期复发具有较高的特异性和准确性，但 PET/CT 不作为常规推荐用于结直肠癌术后随访监测，对于术后持续 CEA 升高而常规检查阴性者，可切除的二次手术前，可考虑行 PET/CT 检查。

（五）内镜检查

1. 肠镜检查　结肠镜检查在结直肠癌检查中占有独特而不可替代的地位，结肠镜下活检或切除标本的病理检查是结直肠癌确诊的金标准，镜下切除癌前病变可降低结直肠癌的发病率和死亡率。

（1）检查前准备

1）肠镜诊断的准确性和治疗的安全性很大程度上取决于肠道准备的质量。推荐服用 2～3L 聚乙二醇电解质等渗溶液（PEG），采用分次给药的方式进行肠道准备。肠镜诊疗最好于口服清洁剂结束后 4h 内进行（麻醉结肠镜检查建议在 6h 后进行），对于不能获得充分肠道清洁的患者，可以清洁灌肠、内镜下泵灌洗或者第 2 天再次进行加强的肠道准备。

2）建议患者在肠镜检查前 1 天开始低纤维饮食，但对于饮食限制的时间不建议超过肠镜检查前 24h。

3）在肠镜检查前给予解痉药，并给予祛泡剂口服。

4）可在麻醉医师配合下使用静脉麻醉，也可在有资质医师的监督下给予镇静、镇痛药，以提高受检者内镜检查的接受度。

（2）肠镜检查过程中的要点

1）检查前应向患者做好解释工作，消除患者的恐惧感，进镜前先进行直肠指检以了解肛门及下段直肠的情况。进镜时患者取左侧卧位，头部略向前倾，双腿屈曲。检查过程中根据情况可适当变动体位。

2）内镜直视下从直肠开始循腔进镜直到回盲部，必要时可进入回肠末段进行观察。退镜时依次从回盲部、升结肠、横结肠、降结肠、乙状结肠、直肠退出。退镜时依次全面观察，尤其是

皱襞后及转折处，注意观察结肠黏膜的色泽、光滑度、血供情况等，必要时可反转镜身观察升结肠、直肠末段及肛门部，退镜时间应不少于 6min，如发现可疑病变则需确定病变的具体部位和范围，并在内镜报告中详细记录。检查过程中，如有黏液和气泡影响内镜视野可应用清水或祛泡剂及时冲洗。

3）保证内镜图片数量和质量：为确保完整观察结肠和直肠，建议留图为回盲瓣 1 张，阑尾隐窝 1 张，盲肠、升结肠、肝曲、横结肠、脾曲、降结肠、乙状结肠、直肠应至少留 1～2 张。如发现异常，需额外留图。注意同时需保证每张图片的清晰度。

（3）肠镜检查技术种类

1）普通白光内镜：隆起型早期结肠癌或癌前病变在普通白光内镜下较易识别，但扁平型病变不易被发现，检查时应仔细观察黏膜的细微变化（如局部色泽改变、局部呈结节状粗糙不平、轻微隆起或凹陷、毛细血管网中断或消失、黏膜质脆、易自发出血，肠壁僵硬、蠕动差或消失等）。

2）放大内镜：放大结肠镜可将病灶放大 100～150 倍，能观察结直肠黏膜腺管开口，即隐窝的形态，可在不做黏膜活检的条件下判断病灶的组织学类型，对鉴别肿瘤性和非肿瘤性病变具有重要意义，并可对肿瘤的黏膜下侵犯程度进行较为准确的判断，为病变能否进行内镜下治疗提供依据。

3）色素内镜：通过在局部喷洒染色剂将病变范围及黏膜表面形态显示出来，然后再用放大内镜对结肠腺管开口的形态进行观察，可提高结直肠癌早期诊断的准确性。常用染料包括靛胭脂、亚甲蓝、甲酚紫。

4）电子染色内镜：窄带成像技术（narrow band imaging，NBI）、智能分光染色技术（Fuji intelligent chromo endoscopy，FICE）以及 I-Scan 等电子染色系统可通过对不同波长光的切换突出显示黏膜表面结构或微血管形态，清晰观察病变的边界和范围，获得与色素内镜类似的视觉效果。电子染色系统鉴别结直肠息肉瘤性病变与非瘤性病变的敏感性约为 90%，特异性约为 85%。其中以 NBI 应用最为广泛。

5）激光共聚焦显微内镜（CLE）：可将细微

黏膜结构放大1000倍，达到"光学活检"的目的，一般用于可疑病灶的精细观察。

6）自发荧光内镜（auto fluorescenee endoscopy，AFE）：可通过将活体组织的自发荧光转化为图像加以分析和诊断，主要根据不同色调区分肿瘤病变和正常黏膜。

7）蓝激光内镜（blue laser imaging，BLI）：采用激光光源，可以弥补白色光源难以发现黏膜表面细微结构的不足，提高病变部位的可辨识度。BLI对结肠肿瘤浸润深度诊断的准确性与NBI相似。

早期结肠癌或者癌前病变的内镜下检查应以普通白光结肠镜检查为基础，在退镜的过程中，全面细致地观察结肠的各个部分，发现黏膜颜色、血管、形态等的可疑改变时，根据设备状况和个人经验，综合使用色素内镜、放大内镜、CLE、荧光内镜等特殊技术以进一步了解结肠病变的大小、范围、浸润深度等详细信息。

（4）结直肠癌的内镜下分型

1）早期结直肠癌的内镜下分型依照巴黎分型标准。

2）进展期结直肠癌的内镜下分型：可分为①肿块型，肿瘤向腔内生长，宽基底息肉样，瘤体较大，易发生出血、糜烂；②浸润型，肿瘤质地硬，沿肠壁浸润生长，容易引起肠腔狭窄和梗阻；③溃疡型，肿瘤边缘隆起，底部凹陷，易发生出血、感染和穿透。

（5）结肠镜检查质量控制：随着结肠镜技术的发展和对结肠镜检查认识的深入，结肠镜检查质量控制逐渐受到关注，高质量的结肠镜检查是筛查项目成功的关键。目前较为公认高质量结肠镜检查的标准如下：①良好的肠道准备比例应＞85%；②盲肠插镜率＞95%；③鉴于我国的情况，推荐退镜时间应至少为6min；④腺瘤检出率（adenoma detection rate，ADR），在50岁以上首次就诊的无症状平均风险人群中腺瘤检出率应＞20%，其中男性＞25%，女性＞15%；⑤穿孔率＜1%，息肉切除术后出血率＜1%。

2.超声内镜（EUS）检查　目前进行肠道肿瘤局部分期的最精确方法。EUS检查融合了内镜检查的直观和超声声像可以检视肠壁、肠腔外、周围器官病变的优点，能确定癌灶起源、浸润深度，还可动态观察肿瘤与毗邻器官的关系以及判断有无淋巴结转移，并可通过EUS引导穿刺活检淋巴结，是目前进行术前TN分期最精确的方法。其超声探头下肠壁可分为与解剖学层次一一对应的层次，肿瘤主要表现为不均匀低回声区伴随相应肠壁结构层次的破坏，EUS是首选的T分期检查方法。

（1）EUS声像图特征：结直肠癌大体上是密集的癌组织形成的肿瘤，EUS声像图表现为不规则的低回声或中位回声（低于管壁第3层，高于第2、4层回声值）肿块突入肠腔内外或位于肠壁内形成环形、半环形；正常的肠壁层次结构破坏，表现为肠壁的一层或多层层次结构不清、断裂消失或增厚。腔外组织受侵表现为管壁第5层回声带分辨不清，或低回声肿块突破第5层高回声带侵入外周组织。癌周淋巴结转移多表现为圆形、边界清楚的低回声结节，而良性肿大的淋巴结多为椭圆形、边界模糊的稍高回声结节。

Borrmann Ⅳ型结肠癌声像图独具特点，EUS显示管壁全层弥漫性增厚，呈环形浸润，累及肠管全周时肠腔呈管状狭窄，层次结构可消失，代之以低回声光带。

（2）判断结直肠癌的浸润深度：EUS可显示黏膜面及黏膜以下各层组织的变化，据此可判断癌的浸润深度，这是其他各种检查方法难以做到的。

1）黏膜内癌：病变局限在第1、2层内，第3层以下看不到异常改变，表现为第1层不平或隆起突出，第2层低回声带中可见点状回声或中位回声肿块。

2）黏膜下层癌：癌破坏管壁第1、2层，使其断裂并向下浸润达黏膜下层，可以看到第3层强回声带出现不整、薄层化及断裂破坏声像。有时病变下层的固有肌层可伴肥厚，于第4层显示出增厚。

3）固有肌层癌：第3层中断，第4层不齐、断裂，而第5层看不到变化。第5层显示光滑，为与浸润深部病变的鉴别点。

4）浆膜层癌：癌浸润达浆膜，但还没有浸润到其他脏器。此时管壁全层被破坏，表现为第3、4层中断，第5层不整及中断，但与邻近脏器的边界呈对比鲜明的图像。当癌浸润到其他脏器，邻近脏器的边界不清。

（3）判断结直肠癌淋巴结转移：正常淋巴结 < 3mm，其回声类型同肠旁邻近的脂肪或纤维组织相似，一般在超声图像上不会被发现。EUS 能发现直径 3 ～ 5mm 或以上肿大的淋巴结，但对转移性淋巴结与炎症反应肿大的淋巴结的鉴别比较困难，根据体内外 EUS 检查与术后组织学对比研究，多数学者认为转移性淋巴结多为圆形、类圆形、短轴半径≥ 10mm，呈低回声改变、黑洞样或回声值与肿瘤组织相似；边界清晰，内部回声均质或不均质。而非特异性炎症肿大的淋巴结，常呈稍高回声改变，边界回声模糊，内部回声均匀。

（4）结直肠癌的超声内镜分期诊断：研究表明，EUS 对结直肠癌 T1 ～ T4 分期的准确率达 83%、83%、93% 和 71%，对 N 分期准确率为 77%，敏感性为 77%，特异性为 76%。微型探头为直肠超声提供了方便，文献报道，微型探头超声内镜（m-EUS）对结肠癌 T 分期总的准确性为 85% ～ 94%，对 N 分期的准确性为 77% ～ 90%。已证实 m-EUS 能够正确区分结肠 T1、T2 及 T3 病变，但由于高频探头的穿透力有限，m-EUS 正确区分 T3 与 T4 病变能力较低。对肝脏、腹膜等远处部位的转移，由于 EUS 的穿透深度有限，难以进行正确判断，必须与 CT、MRI 配合应用。

（5）超声内镜对结直肠癌放化疗后的分期诊断：为了判断疗效，对于接受了放化疗的结直肠癌患者需进行重新分期，超声肠镜的检查结果是重要的判断依据之一，在治疗后应进行超声肠镜定期复查，重新评估 T 分期及 N 分期。

（6）超声内镜对结直肠癌术后复发的诊断：结直肠癌的复发病例中约有 1/3 发生在手术部位、吻合区域，可表现为吻合口肠腔内肿块，也可表现为吻合口肠腔内浸润或肠壁外的复发肿块。普通内镜只能发现腔内复发，CT、MRI 只能显示肠壁外复发，且术后组织解剖结构变化、胃肠造成的伪差使应用 CT 等其他影像学检查很难进行准确判断。EUS 对发现异常三类复发均可奏效，且其检查灵敏度高达 95%，特异性仍有 80%。

术后患者吻合口上下的肠壁有五层组织可见，吻合口处只有三层，内外两层均为高回声，中间为相对较厚的低回声。吻合口光滑。术后复发时，吻合口处可见显示结构结节性低回声或形成不规则增厚。EUS 假阳性与术后纤维瘢痕有关。EUS 引导下细针穿刺可提高诊断率。EUS 对复发疾病的诊断可提供重要的预后信息，利于对患者治疗的抉择。

EUS 对于结直肠癌诊断及治疗的意义在于：①进行术前分期，对治疗方案的抉择和预后的判断提供有价值的信息；②超声引导下对原发肿瘤或肿大淋巴结活检；③鉴别肠道其他良性疾病；④预测病情发展程度；⑤评价治疗效果；⑥监测术后复发。但 EUS 为操作者依赖性检查，因此，推荐有条件的中心开展超声内镜检查。

（六）病理学检查

病理学检查包括获取方法，如腔镜、介入、手术，标本采集送检注意点，所应采取的病理学检查种类及选择。

1. 标本类型及其固定　内镜活检 / 穿刺活检标本：标明活检组织的数目，防止组织风干，及时放置于充满 10% 中性甲醛固定液的容器内，确保标本全部没入甲醛中，标本的固定时间为 8 ～ 48h。

（1）内镜下黏膜切除术（EMR）、内镜下黏膜下剥离术（ESD）标本：切除后基底部涂染料后，铺平并用大头钉固定于泡沫板（图 6-2-1），倒置于充满 10% 中性甲醛固定液的容器内，确保标本全部没入甲醛中，标本的固定时间为 24 ～ 48h。

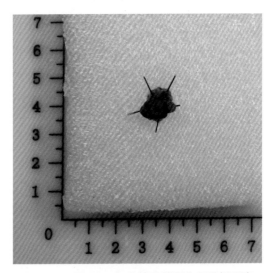

图 6-2-1　肠 ESD 标本铺平并固定于平板观察

（2）手术切除标本：观察并记录标本的基本情况，包括是否有穿孔、组织缺损和直肠系膜完整性。完整的全直肠系膜切除（total mesorectal excision，TME）术可有效降低局部复发率和显著增加 5 年生存率。新鲜标本的肉眼直视检查是评价直肠系膜完整性最直观的方法（图 6-2-2），推荐收到标本后及时评价并记录。直肠系膜完整性评价的标准见表 6-2-1。用墨汁标记直肠系膜切缘。通常沿肿瘤对侧剪开肠管，将肠管铺平固定于木板／石蜡板上（图 6-2-3），标本完全浸没于 10% 中性甲醛溶液中，以确保标本的充分固定。建议标本在离体后 30～60min 进行标记、切开、固定等初步处理；固定液采用 10% 中性甲醛溶液；建议固定液的量应为组织体积的 10 倍；标本的固定时间为 8～48h。

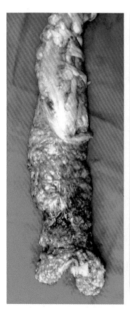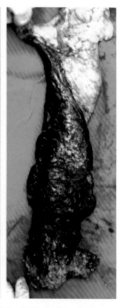

图 6-2-2　直肠 Mile 切除标本的系膜完整性评价

直肠系膜完整，墨汁标记直肠系膜切缘（右图）

表 6-2-1　直肠系膜完整性的判定标准

完整性评价	直肠系膜	缺失	锥形	环周切缘
完整	完整系膜组织，光滑	深度≤ 5mm	无	光滑、规则
较完整	中等块系膜组织，不规则	深度＞ 5 mm，但未到达固有肌层	不明显	不规则
不完整	小块系膜组织	深达固有肌层	是	不规则

2. 取材及大体描述规范

（1）活检标本：描述送检组织的大小（直径）

及数目。

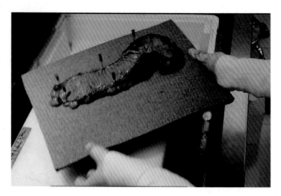

图 6-2-3　肠标本平整铺于木板上，并用针固定

送检黏膜全部取材，应将黏膜放置于纱布或透水纸中包裹以免标本丢失，宜滴加适量伊红染液标记标本。

（2）EMR 和 ESD 标本

1）记录：大体检查及记录要标明切除黏膜的部位，测量切除黏膜的三维尺寸。观察黏膜表面有无肿块、溃疡等；描述明确有无蒂部以及蒂部的直径、病变大小（三维尺寸）、颜色、外观、浸润深度、侵犯范围（是否累及周围组织）、病变与切缘的距离。

2）取材：垂直于肠壁切取肿瘤组织，不同肿瘤方法不同，每间隔 2～3mm 平行切开，全部取材并按同一方向包埋（图 6-2-4～图 6-2-6）。

（3）手术切除标本

1）肠段切除术标本：这类标本包括部分小肠切除术标本、左半结肠切除术标本、横结肠切除术标本、结肠切除术标本、直肠前切术标本、直肠 Mile 切除术标本等无其他组织的单纯的肠段切除术标本，其中直肠 Mile 切除术标本与其他肠段切除术标本相比，仅有一个上切缘，下端为肛门，取材时仅需取一个上切缘，其他取材原则均相同（图 6-2-7）。

大体检查及记录：①测量肠管的长度、周径。②观察浆膜面：充血、渗出、出血、穿孔、肿瘤浸润等。③寻找肿瘤：包括大体类型（蕈伞型、溃疡型、浸润型）、部位、大小、数目、浸润深度、浸润范围、肿瘤与两侧切缘以及环周切缘的距离。环周切缘用于完全无腹膜覆盖肠段的切缘描述。其他病变的检查与记录：①息肉，数目、

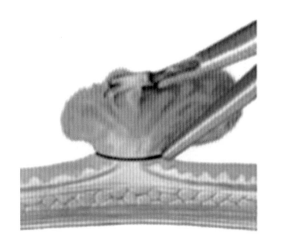
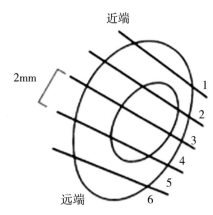

图 6-2-4　平坦型息肉固定和取材方式

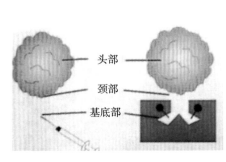
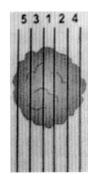
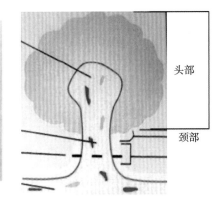

图 6-2-5　隆起型息肉固定和取材方式

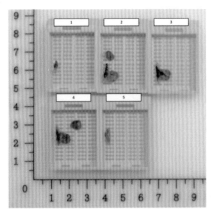
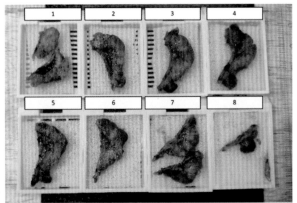

图 6-2-6　ESD/EMR 取材和包埋

大小、形状、部位等。②憩室，数目、大小、位置、内容物等。③溃疡，数目、大小、部位。④其他，有无出血等。

取材：①肿块。沿肠壁长轴、垂直于肠壁切取肿瘤组织，视肿瘤大小、浸润深度、不同质地、颜色等不同分别取材 4～6 块，取材应包括肿瘤浸润最深处（注意浆膜面或环状切缘）、肿瘤与肿瘤周围交界处的组织。具体取材数目可视情况而定。注意上下切缘及环周切缘（图 6-2-8，表 6-2-2），但直肠 Mile 切除术标本仅取一个上切缘（环

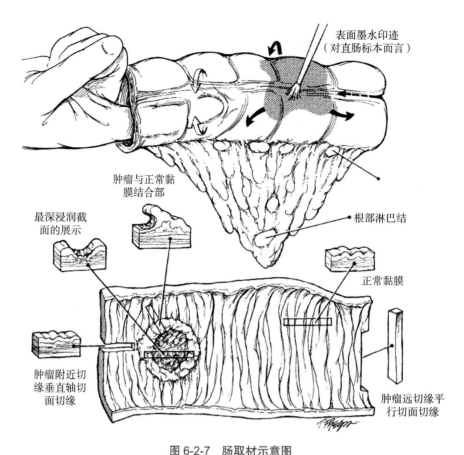

图 6-2-7　肠取材示意图

引自 William H，et al. Surgical Pathology Dissection：An Illustrated Guide. 2nd Edition

周切缘用于完全无腹膜覆盖肠段的切缘描述）。②周围肠黏膜一块。③息肉。息肉较大者，每个息肉均取材；息肉较小且多时，酌情取材。④憩室。包括憩室底、壁和与其相邻的肠壁。⑤溃疡。取溃疡全层及周边黏膜。⑥淋巴结。淋巴结全部取材，取材的淋巴结数要求达到 12 枚，如未达到 12 枚，要求再次补充取材，如仍然未达到 12 枚，请示报告医师获得允许后，报告医师将此情况备注于诊断报告中，予以说明。可供参考的淋巴结分组方式：肿瘤近端淋巴结、肿瘤周围淋巴结、肿瘤远端淋巴结、肠系膜淋巴结和最高群淋巴结 5 组淋巴结（图 6-2-9）。外科额外送检的淋巴结需全部取材。

　　2）右半结肠切除术标本：这类标本较为特殊，一般包括了部分回肠、回盲部、阑尾及部分结肠，大体检查（巨检）要求也有相应的变化但其原则与其他部位的肠段切除术标本是相同的。

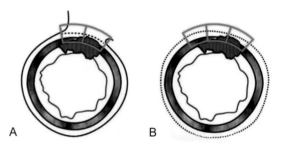

图 6-2-8　结直肠癌放射状切缘（A）和环周切缘（B）取材示意图

表 6-2-2　肠段与腹膜及环周切缘（CRM）关系

腹膜	肠段	CRM
有腹膜覆盖	横结肠、乙状结肠和盲肠	无 CRM
部分有腹膜覆盖	升结肠、降结肠、上段直肠（建议手术者标明）	部分为 CRM
无腹膜覆盖	中、下段直肠	外表面均为 CRM

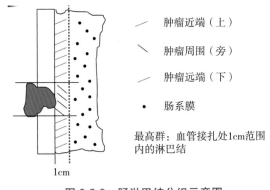

最高群：血管接扎处1cm范围
内的淋巴结

图 6-2-9　肠淋巴结分组示意图

大体检查及记录：①测量回肠的长度、周径，结肠的长度、周径，阑尾的长度及直径，肠壁厚度、弹性等。②观察浆膜面：充血、渗出、出血、穿孔、肿瘤浸润等。③寻找肿瘤：包括大体类型（蕈伞型、溃疡型、浸润型）、部位、大小、数目、浸润深度、浸润范围、肿瘤与肠管切缘的距离（与回肠切缘的距离、与回盲瓣的距离）。其他病变的检查与记录：①息肉，数目、大小、形状、部位等。②憩室，数目、大小、位置、内容物等。③溃疡，数目、大小、部位。④其他，有无出血等。

取材：①肿块。沿肠壁长轴、垂直于肠壁切取肿瘤组织，视肿瘤大小、浸润深度、不同质地、颜色等不同分别取材4～6块，取材应包括肿瘤浸润最深处（注意浆膜面或环周切缘）、肿瘤与肿瘤周围交界处的组织。具体取材数目可视情况而定。②上下切缘。③周围正常肠黏膜一块。④阑尾。⑤息肉。息肉较大者，每个息肉均取材；息肉较小时，酌情取材。⑥憩室。包括憩室底、壁和与其相邻的肠壁，酌情取材。⑦溃疡。溃疡全层酌情取材；无病变黏膜酌情取材。⑧淋巴结。淋巴结全部取材，具体参见肠段切除术标本淋巴结取材。

3）新辅助治疗后（结）直肠切除术标本：这类标本包括新辅助治疗后的结肠切除术标本、直肠前切术标本、直肠 Mile 切除术标本等，其中直肠 Mile 切除术标本与其他肠段切除术标本相比，仅有一个上切缘，下端为肛门，取材时仅需取一个上切缘，其他取材原则均相同。

大体检查及记录：①测量肠管的长度、周径。②观察浆膜面：充血、渗出、出血、穿孔、肿瘤浸润等。③寻找肿瘤：包括大体类型（蕈伞型、溃疡型、浸润型）、部位、大小（新辅助治疗后标本若无肉眼明确肿块，描述溃疡 / 瘤床的大小）、数目、浸润深度、浸润范围、肿瘤与两侧切缘以及环周切缘的距离。环周切缘用于完全无腹膜覆盖肠段的切缘描述。若肉眼肿瘤不明确，描述瘤床范围和浸润深度；若肉眼肿瘤未见，应记录清楚。其他病变的检查与记录：①息肉，数目、大小、形状、部位等。②憩室，数目、大小、位置、内容物等。③溃疡，数目、大小、部位。④其他，有无出血等。

取材：①肿块。全部取材，无论肿瘤大小，沿肠壁长轴、垂直于肠壁切取肿瘤组织，取材应包括肿瘤浸润最深处（注意浆膜面或环状切缘）、肿瘤与肿瘤周围交界处的组织；若病变不明显，根据肠镜和影像描述的原肿瘤区域或可疑区域（瘢痕或纤维化区）需全部取材。②上下切缘及环周切缘（直肠 Mile 切除术标本仅取一个上切缘）。③周围肠黏膜一块。④息肉。息肉较大者，每个息肉均取材；息肉较小且多时，酌情取材。⑤憩室。包括憩室底、壁和与其相邻的肠壁，酌情取材。⑥溃疡。取溃疡全层及周边黏膜，酌情取材。⑦淋巴结。淋巴结全部取材，可供选择的淋巴结分组方式为肿瘤近端淋巴结、肿瘤周围淋巴结、肿瘤远端淋巴结、肠系膜淋巴结和最高群淋巴结5组淋巴结，分别取材。另将外科额外送检的分组淋巴结全部取材。

要点小结

◆ 结直肠癌有很多明确的发病高危因素，发病可防可控。做好筛查工作，提高早诊早治率，可从根本上降低患者发病率及死亡率，提高生存率。

◆ 肠镜下活检组织病理检查是结直肠癌确诊的金标准，直肠指检是极为简便但又不可替代的重要检查。凡怀疑结直肠癌者，均应仔细进行直肠指检。

◆ 胸腹盆腔 CT 检查是常规的临床分期手段，超声内镜检查目前是结直肠癌局部分期最精确的方法，增强 MRI 可提高直肠癌术前分期的准确性，并且是疑诊肝转移的首选检查。常规检查无法明确分期或术后肿瘤标志物持续升高而常规检查阴性者，可考虑行 PET/CT 检查。

【整合评估】

（一）评估主体

结直肠癌 MDT 的学科组成包括胃肠外科、肝胆外科、肿瘤内科、放射治疗科、诊断科室（病理科、影像科、超声科、核医学科等）、胸外科、介入科、消化内科、内镜中心、护理部、心理科、营养科等。

人员组成及资质要求如下：

1. 医学领域成员（核心成员）　胃肠外科医师 2 名、肝胆外科医师 1 名、肿瘤内科医师 1 名、放射诊断医师 1 名、组织病理学医师 1 名、放射治疗医师 1 名、消化内科医师 1 名、其他专业医师若干名（根据 MDT 需要加入），所有参与 MDT 讨论的医师应具有副高级以上职称，具有一定的专业水平，通常是具有独立诊治能力的副高级职称以上的医师；志同道合，有参加 MDT 的愿望；具备团队精神，尊重同行的发言，善于合作；有充足时间保证，参会出席率至少达到 90%；善于学习，能跟踪本领域的最新诊治进展和临床实践指南；具有一定的创新能力，对不适合指南的病例能给予适当的诊疗建议。

2. 相关领域成员（扩张成员）　临床护师（造口治疗师）1 ～ 2 名和协调员 1 ～ 2 名。所有 MDT 参与人员应进行相应职能分配，包括牵头人、讨论专家和协调员等。

（二）分期评估

1. 结直肠癌分期推荐美国癌症联合委员会（AJCC）和国际抗癌联盟（UICC）联合制定的分期　见表 6-2-3，还可以根据需要采用临床分期（表 6-2-4）、病理分期和新辅助治疗后分期。

表 6-2-3　AJCC/UICC 结直肠癌 TNM 分期系统
（2017 年第 8 版）

原发肿瘤（T）	
Tx	原发肿瘤无法评价
T0	无原发肿瘤证据
Tis	原位癌：黏膜内癌（侵犯固有层，未侵透黏膜肌层）
T1	肿瘤侵犯黏膜下（侵透黏膜肌层但未侵入固有肌层）

续表

T2	肿瘤侵犯固有肌层
T3	肿瘤穿透固有肌层未穿透腹膜脏层到达结直肠旁组织
T4	肿瘤侵犯腹膜脏层或侵犯或粘连于附近器官或结构
T4a	肿瘤穿透腹膜脏层（包括大体肠管通过肿瘤穿孔和肿瘤通过炎性区域连续浸润腹膜脏层表面）
T4b	肿瘤直接侵犯或粘连于其他器官或结构
区域淋巴结（N）	
Nx	区域淋巴结无法评价
N0	无区域淋巴结转移
N1	有 1 ～ 3 枚区域淋巴结转移（淋巴结内肿瘤 ≥ 0.2mm），或存在任何数量的肿瘤结节并且所有可辨识的淋巴结无转移
N1a	有 1 枚区域淋巴结转移
N1b	有 2 ～ 3 枚区域淋巴结转移
N1c	无区域淋巴结转移，但有肿瘤结节存在：浆膜下、肠系膜或无腹膜覆盖的结肠旁，或直肠旁 / 直肠系膜组织
N2	有 4 枚或以上区域淋巴结转移
N2a	4 ～ 6 枚区域淋巴结转移
N2b	7 枚或以上区域淋巴结转移
远处转移（M）	
Mx	远处转移无法评价
M0	影像学检查无远处转移，即远隔部位和器官无转移肿瘤的证据（该分类不应由病理科医师来判定）
M1	转移至一个或更多远处部位或器官，或腹膜转移被证实
M1a	转移至一个部位或器官，无腹膜转移
M1b	转移至两个或更多部位或器官，无腹膜转移
M1c	仅转移至腹膜表面或伴其他部位或器官的转移

表 6-2-4　结直肠癌临床分期

期别	T	N	M
0 期	Tis	N0	M0
I 期	T1	N0	M0
	T2	N0	M0
II A 期	T3	N0	M0
II B 期	T4a	N0	M0
II C 期	T4b	N0	M0
III A 期	T1 ～ 2	N1/N1c	M0
	T1	N2a	M0
III B 期	T3 ～ 4a	N1/N1c	M0
	T2 ～ 3	N2a	M0
	T1 ～ 2	N2b	M0
III C 期	T4a	N2a	M0

续表

期别	T	N	M
	T3 ~ 4a	N2b	M0
	T4b	N1 ~ 2	M0
ⅣA 期	任何 T	任何 N	M1a
ⅣB 期	任何 T	任何 N	M1b
ⅣC 期	任何 T	任何 N	M1c

相关表示方法的说明：

（1）cTNM 是临床分期，pTNM 是病理分期；前缀 y 用于接受新辅助（术前）治疗后的肿瘤分期（如 ypTNM），病理学完全缓解的患者分期为 ypT0N0cM0，可能类似于 0 期或 1 期。前缀 r 用于经治疗获得一段无瘤间期后复发的患者（rTNM）。

（2）Tis 包括肿瘤细胞局限于腺体基底膜（上皮内）或黏膜固有层（黏膜内），未穿过黏膜肌层到达黏膜下层。

（3）T4 的直接侵犯包括穿透浆膜侵犯其他肠段，并得到镜下诊断的证实（如盲肠癌侵犯乙状结肠），或者位于腹膜后或腹膜下肠管的肿瘤，穿破肠壁固有肌层后直接侵犯其他的脏器或结构，如降结肠后壁的肿瘤侵犯左肾或侧腹壁，或者中下段直肠癌侵犯前列腺、精囊腺、宫颈或阴道。

（4）肿瘤肉眼上与其他器官或结构粘连则分期为 cT4b。但是，若显微镜下该粘连处未见肿瘤存在则分期为 pT3。V 和 L 亚分期用于表明是否存在血管和淋巴管浸润，而 pN 则用以表示神经浸润（可以是部位特异性的）。

（5）肿瘤种植（卫星播撒）结节是宏观或微观不连续散落在远离原发肿瘤部位、结直肠周围淋巴引流区域脂肪组织内的癌症结节，且组织学证据不支持残余淋巴结或可辨认的血管或神经结构。如果苏木精 - 伊红、弹力或其他染色可辨认出血管壁，应归类为静脉侵犯（V1/2）或淋巴管侵犯（L1）。同样，如果可辨认出神经结构，病变应列为神经周围侵犯（pN1）。肿瘤种植的存在不会改变原发肿瘤 T 分期，但改变了淋巴结（N）的分期，如果有肿瘤种植，所有区域淋巴结病理检查是阴性的则认为是 N1c。

2. 日本结直肠癌分期推荐日本结直肠癌研究会（JSCCR）制定的分期　见表 6-2-5，还可以根据需要采用相应临床分期（表 6-2-6）、病理分期和新辅助治疗后分期。

表 6-2-5　JSCCR 制定的结直肠癌分期

原发肿瘤（T）	
Tx	原发肿瘤无法评价
T0	无原发肿瘤证据
Tis	原位癌：黏膜内癌（侵犯固有层，未侵透黏膜肌层）
T1	肿瘤侵犯黏膜下（侵透黏膜肌层但未侵入固有肌层）
T1a	癌细胞在黏膜下层，浸润距离 < 1000μm
T1b	癌细胞浸润在黏膜下层，浸润距离 > 1000μm，未到固有肌层
T2	肿瘤侵犯固有肌层（MP）
T3	癌细胞穿过肌层，有浆膜的部位癌细胞局限在浆膜下层（SS），没有浆膜的部位癌细胞局限在外膜（A）
T4	癌细胞邻近浆膜表面或者露出（SE），或直接浸润其他脏器（SI/AI）
T4a	癌细胞邻近浆膜表面或者突破浆膜露出到腹腔
T4b	癌细胞直接浸润其他脏器（SI/AI）
区域淋巴结（N）	
Nx	淋巴结转移无法评价
N0	无淋巴结转移
N1	肠旁淋巴结和中间淋巴结的转移总数 3 枚以内
N1a	有 1 个肠旁淋巴结和中间淋巴结转移
N1b	有 2 ~ 3 枚肠旁淋巴结和中间淋巴结转移
N2	肠旁淋巴结和中间淋巴结的转移总数 4 枚以上
N2a	4 ~ 6 枚淋巴结转移
N2b	7 枚或以上淋巴结转移
N3	可见主淋巴结转移，低位直肠癌可见主淋巴结和（或）侧方淋巴结转移
远处转移（M）	
Mx	远处转移无法评价
M0	影响学检查无远处转移，即远隔部位和器官无转移肿瘤的证据（该分类不应由病理科医师来判定）
M1	转移至一个或更多远处部位或器官，或腹膜转移被证实
M1a	转移至一个部位或器官，无腹膜转移
M1b	转移至两个或更多部位或器官，无腹膜转移
M1c	仅转移至腹膜表面或伴其他部位或器官的转移

表 6-2-6　结直肠癌临床分期一览表

期别	T	N	M
Stage 0	Tis	N0, Nx	M0
Stage Ⅰ	T1, T2	N0	M0
Stage Ⅱ	T3, T4	N0	M0
Stage Ⅱ A	T3	N0	M0
Stage Ⅱ B	T4a	N0	M0
Stage Ⅱ C	T4b	N0	M0
Stage Ⅲ	任何 T	N1, N2, N3	M0
Stage Ⅲ A	T1, T2	N1	M0
	T1	N2a	M0
Stage Ⅲ B	T1, T2	N2b, N3	M0
	T2, T3	N2a	M0
	T3, T4a	N1	M0
Stage Ⅲ C	T3, T4a	N2b, N3	M0
	T4a	N2a	M0
	T4a	N2a	M0
	T4b	N1, N2, N3	M0
Stage Ⅳ	任何 T	任何 N	M1
Stage Ⅳ A	任何 T	任何 N	M1a
Stage Ⅳ B	任何 T	任何 N	M1b
Stage Ⅳ C	任何 T	任何 N	M1c

相关表示方法的说明：

（1）原发肿瘤浸润程度按 T 分期记录。用字母 MP、SS、A、SI/AI 表示肠壁各层及邻近器官的侵犯。SI 表示通过浆膜进入有浆膜的部位的邻近器官，AI 表示进入没有浆膜的部位的邻近器官。

（2）没有浆膜的部位相当于有浆膜部位浆膜下层的肠旁组织称为外膜（A：adventitia）。

（3）前缀 "c"（临床表现）和 "p"（病理表现）仅用于 T 分期，不用于 M-SI/AI（病理诊断的黏膜癌记为 pTis，而非 pM）。

（4）在结直肠癌中，Tis 指的是未超出固有层（即黏膜层）的肿瘤（如黏膜内癌）。

（5）组织病理深度的程度是用肿瘤侵犯的最深处来评估的。如果最深的区域是血管/神经侵犯，应该注意。

（6）区域淋巴结以外的淋巴结转移为远隔转移（M1）。

（7）不伴有淋巴结结构，与原发病灶不连续（EX），不是脉管（神经）侵袭的肿瘤结节（tumor

nodule，ND）可以作为转移淋巴结处理。

（8）每个区域记载淋巴结转移度（转移淋巴结枚数/清扫淋巴结枚数），ND 的个数记在淋巴结转移度上。

（9）卵巢转移现归类为远处转移（M1）。

（10）远处转移（M1）时，括号内为转移部位。肝（H）；腹膜（P）；肺（PUL）；骨（OSS）；脑（BRA）；骨髓（MAR）；肾上腺（ADR）；皮肤（SKI）；胸膜（PLE）；区外淋巴结（LYM）；卵巢（OVA）；其他（OTH）。

（三）营养代谢状态评估

研究表明约 40% 的结直肠癌患者存在营养不良。合理的营养风险筛查和营养评定可为营养支持提供依据，从而改善肿瘤患者治疗效果和临床结局并节省医疗费用。对于营养代谢状态，常用的营养支持及评估方法如下：

1.2017 年肿瘤患者营养支持指南

（1）肿瘤患者一经确诊，即应进行营养风险筛查及营养评定，包括饮食调查、体重丢失量、体检、人体测量及实验室检查。营养风险筛查及营养评定在肿瘤患者治疗过程中应多次进行。

（2）营养风险筛查量表（NRS-2002）可作为住院肿瘤患者营养风险筛查工具。营养不良筛查工具（malnutrition screening tool，MST）和营养不良通用筛查工具（malnutrition universal screening tool，MUST）是常用的肿瘤患者营养风险筛查工具。

2. 营养风险筛查　目前没有获得公认的营养风险筛查标准工具。理想的营养风险筛查工具应能准确判定机体营养状况，预测营养相关性并发症的发生，从而提示预后。灵敏、特异、简便易用通常是临床上选择营养风险筛查工具的依据。

（1）NRS-2002：欧洲肠外肠内营养学会（ESPEN）推荐的营养风险筛查工具，因其简单、易行，能够较好地预测住院患者营养风险，为合理的营养支持提供依据而获得广泛认可（表 6-2-7）。研究结果显示，NRS-2002 适用于住院肿瘤患者的营养风险筛查，可恰当且有效地筛查出存在营养风险的肿瘤患者，并判断肿瘤患者手术后并发症情况。

表 6-2-7　营养风险筛查量表（NRS-2002）

1. 疾病严重程度评分				
评 1 分	□一般恶性肿瘤	□髋部骨折	□长期血液透析　□糖尿病	□慢性疾病（如肝硬化、COPD）
评 2 分	□血液恶性肿瘤	□重度肺炎	□腹部大手术　□脑卒中	
评 3 分	□颅脑损伤	□骨髓移植	□重症监护患者（急性生理与慢性健康评分，即 APACHE 评分＞10）	
2. 营养受损状况评分				
评 1 分	□近 3 个月体重下降＞5%，或近 1 周内进食量减少 1/4～1/2			
评 2 分	□近 2 个月体重下降＞5%，或近 1 周内进食量减少 1/2～3/4，或 BMI＜20.5kg/m² 及一般情况差			
评 3 分	□近 1 个月体重下降＞5%，或近 1 周内进食量减少 3/4 以上，或 BMI＜18.5kg/m² 及一般情况差			
3. 年龄评分				
评 1 分	□年龄＞70 岁			
营养风险筛查评分＝疾病严重程度评分＋营养受损状况评分＋年龄评分				

（2）MST：包含食欲缺乏、近期体重下降情况等问题的测试，特别适用于门诊肿瘤患者，尤其是接受放疗的肿瘤患者（表 6-2-8）。

表 6-2-8　营养不良筛查工具（MST）

步骤 1：MST 筛查	步骤 2：风险评估
1. 最近有无意外的体重丢失？	MST=0/1
无　　　　　　0	无风险
不确定　　　　2	进食正常伴无 / 少量体重丢失
如果有，体重丢失量为？	筛查每周重复
2～13 磅　　　1	MST ≥ 2
14～23 磅　　2	有风险
24～33 磅　　3	进食减少和（或）体重丢失
超过 34 磅　　4	迅速实施营养干预
不确定　　　　2	24～72h 进行营养咨询
体重丢失评分：	步骤 3：对对有营养不良风险的患
2. 有无因食欲下降导致的进食减	者进行营养干预
少？	记录
无　　　　　　0	
有　　　　　　1	
食欲评分：	
体重丢失评分和食欲评分之和：	
MST 评分：	

（3）MUST：由英国肠外肠内营养协会开发，该工具主要用于蛋白质 - 热量及其营养不良风险的筛查，适用于不同医疗机构不同专业人员使用，在不同使用者之间使用也可以达到较高的一致性

（表 6-2-9，表 6-2-10）。该工具使用起来更容易、更快速，并适用于所有的住院患者，与主观全面评定（subjective global assessment，SGA）和 NRS 存在较高的一致性。

表 6-2-9　营养不良通用筛查工具（MUST）

项目	0 分	1 分	2 分
BMI（kg/m²）分数	＞20	18.5～20	＜18.5
体重丧失（%）分数	＜5	5～10	＞10
（3～6 个月）			
急性疾病影响分数		急性疾病状态 / ＞5	
		天无营养摄入	
营养不良整体性风险（三项分数之和）：0 分 / 低度风险、1 分 / 中度风险、≥2 分 / 高度风险			

表 6-2-10　营养不良的推荐处理

	低度风险	中度风险	高度风险
风险	常规性临床照护	观察	治疗
处理	重复筛查：	记录住院或家庭护理	转营养专业处理
	住院病患每周 1	者饮食档案 3 天	改善或增加总摄入量
	次	改善或适当进食则继	监测及更改治疗
	家庭护理者每月 1	续观察，无改善则	方案：
	次	根据政策临床观察	住院病患每周 1 次
	社区人群每年 1	重复筛查：	家庭护理者每月 1 次
	次	住院病患每周 1 次	社区人群每月 1 次
		家庭护理者每月 1 次	
		社区人群每 2～3 个	
		月 1 次	
注意			
事项			

续表

低度风险	中度风险	高度风险
所有风险：		
治疗潜在情况，提供	记录肥胖现状，治疗	个体转变处理场所
必要的饮食指导	肥胖前应先处理	时，需重新评估
记录营养不良风险种类	营养不良问题	营养风险
根据政策记录特殊饮食		

及体格检查，在当今的临床推广使用有一定的难度（表 6-2-12）。

　　营养风险筛查的效果最终取决于是否对筛查出存在营养风险的患者进行干预，以及采用的营养支持是否有效。由于肿瘤具有异质性，目前尚无足够的证据表明普遍的营养风险筛查能改善异质性肿瘤患者的临床结局。

　　3. 肿瘤患者常用的营养评定方法　可评定体重变化、体重指数，采用主观全面评定（SGA）、患者参与的主观全面评定（patient generated subjective global assessment，PG-SGA）、微型营养评定（minimal nutritional assessment，MNA）等。

　　对于存在营养风险的肿瘤患者应进行营养评定，判定机体营养状况，确定营养与代谢紊乱的原因和程度，为制订合理的营养支持计划提供根据并监测营养支持的效果。临床上常用的营养评定方法较多，均存在一定局限性。SGA、PG-SGA 及 MNA 等均成为临床上常用的营养状况评定方法。

　　（1）SGA：由 Detsky 于 1987 年建立并用于营养不良筛查。其主要特点是省略人体测量和生化检查而以详细的临床病史与临床检查为基础。SGA 由于操作简易，不需要任何生化分析，重复性强，可用以评估营养状况及预测并发症发生率、病死率及住院时间。但 SGA 作为营养不良筛查工具存在一定局限性，SGA 较多反映的是疾病状况，而营养状况的反映得不到体现，反映已发生的或是正在发生的营养不良，对区分轻度营养不良并不敏感，不能前瞻性地发现患者营养状况的变化。SGA 是一个主观评估工具，非量化表格，存在一定局限性，使用者要接受规范化培训，临床应用的可靠性亟待验证（表 6-2-11）。

　　（2）PG-SAG：美国肠外肠内营养学会（ASPEN）于 1994 年在 SAG 的基础上修改而成，将其推荐为肿瘤患者营养筛查首选工具，其评价需要大量临床医护人员花大量时间来询问评估以

表 6-2-11　营养不良主观全面评定（SGA）

指标	A 级	B 级	C 级
1. 近期（2 周）体重改变	无 / 升高	减少＜ 5%	减少＞ 5%
2. 饮食改变	无	减少	不进食 / 低能量流质
3. 胃肠道症状	无 / 食欲不减	轻微恶心、呕吐	严重恶心、呕吐
4. 活动能力改变	无 / 减退	能下床活动	卧床
5. 应激反应	无 / 低度	中度	高度
6. 肌肉消耗	无	轻度	重度
7. 三头肌皮褶厚度	正常	轻度减少	重度减少
8. 踝部水肿	无	轻度	重度

　　上述 8 项中，至少 5 项属于 C 或 B 级者，可分别定为重度或中度营养不良。

表 6-2-12　患者参与的主观全面评定（PG-SGA）

姓名：_____　　年龄：_____岁
性别：□男　□女　ID：_____　住院号：_____
□住院　□日间门诊　□居家照顾　□安宁照顾
1 ～ 4 项由患者填写
1. 体重变化
　（1）已往及目前体重情形：
　　　我目前的体重约 _____kg
　　　我的身高约 _____cm
　　　1 个月前我的体重大约 _____kg
　　　6 个月前我的体重大约 _____kg
　（2）在过去 2 周内，我的体重是呈现：
　　　□减少（1）　□没有改变（0）　□增加（0）
2. 饮食情况
　（1）过去几个月以来，我吃食物的量与以往相比：
　　　□没有改变（0）　□比以前多（0）　□比以前少（1）
　（2）我现在只吃：
　　　□比正常量少的一般食物（1）
　　　□一点固体食物（2）
　　　□只有流质饮食（3）
　　　□只有营养补充品（3）
　　　□非常少的任何食物（4）
　　　□管灌喂食或由静脉注射营养（0）
3. 症状　过去 2 周，我有下列的问题困扰，使我无法吃足够（请详细检查下列所有项目）：
　□没有饮食方面的问题（0）　　□没有食欲，就是不想吃（3）
　□恶心（1）　□呕吐（3）　□便秘（1）　□腹泻（3）

续表

| □口痛（2） | □口干（1） | □吞咽困难（2） | □容易饱胀（1） |

□有怪味困扰着我（2）　　　　□吃起来感觉没有味道，或味道变
　　　　　　　　　　　　　　　得奇怪（1）

□疼痛；何处？（3）＿＿＿＿＿＿＿

□其他（1）＿＿＿＿

如：忧郁、牙齿、金钱方面等

4. 身体状况　自我评估过去几个月来，身体状况处于：

□正常，没有任何限制（0）

□与平常的我不同，但日常生活起居还能自我料理（1）

□感觉不舒服，但躺在床上的时间不会长于半天（2）

□只能做少数活动，大多数时间躺在床上或坐在椅子上（3）

□绝大多数的时间躺在床上（3）

患者签名：

A 项评分：

5～7 项由医师填写

5. 疾病及其与营养需求的关系

主要相关诊断：＿＿＿＿＿＿＿＿＿＿　　年龄：＿＿＿＿＿

主要疾病分期（在您知道或适当等级上画圈）Ⅰ Ⅱ Ⅲ Ⅳ 其他

建议以下病情情况每项计 1 分：癌症、艾滋病、肺源性或心源性恶
病质、出现压疮、开放伤口或瘘、存在创伤、65 岁以上。

B 项评分：

6. 代谢状态

□无应激（0）　□轻度应激（1）　□中度应激（2）　□高度
应激（3）

C 项评分：

7. 体格检查　体格检查是对身体组成的三个方面进行主观评价：脂
　　肪、肌肉和水分状态。没有异常（0）、轻度异常（1）、中度异常（2）、
　　严重异常（3）。

脂肪储存：

颊部脂肪垫	0	1	2	3
三头肌皮褶厚度	0	1	2	3
下肋脂肪厚度	0	1	2	3
总体脂肪缺乏程度	0	1	2	3

肌肉情况：

颞部（颞肌）	0	1	2	3
锁骨部位（胸部三角肌）	0	1	2	3
肩部（三角肌）	0	1	2	3
骨间肌肉	0	1	2	3
肩胛部（背阔肌、斜方肌、三角肌）	0	1	2	3
大腿（四头肌）	0	1	2	3
总体肌肉评分	0	1	2	3

水分情况：

踝水肿	0	1	2	3
胫骨水肿	0	1	2	3
腹水	0	1	2	3
总体水评分	0	1	2	3

D 项评分：

总评分（A+B+C+D）：

整体评估

□营养状态良好（SGA-A）（0～3分）

□中度或可疑营养不良（SGA-B）（4～8分）

□严重营养不良（SGA-C）（＞8分）

医师签名：＿＿＿＿＿＿＿＿　　　　日期：＿＿年＿＿月＿＿日

（3）MNA：1996 年 Guigoz 等主要针对老年患者设计的一种简单、方便的人体营养状况评定方法。其有很高的预测性、敏感性和特异性，可在 10min 内完成，无任何创伤性检查，所用费用及时间相对较少，价值最高项目为自身营养状况的主观评价，它既是营养筛选工具，又是评估工具（表 6-2-13）。但也有研究认为 MNA 量表设计的饮食方式不适合亚洲人，界定值能否完全适用于亚洲人有待验证。

Sealy 等系统评价了前述营养评定方法在肿瘤患者中的应用价值，其中 SGA、PG-SGA 与 MNA 获得了最高的有效性评分，并最大限度地涵盖了 ESPEN 与 ASPEN 对营养不良的定义。

（4）骨骼肌含量：评价肿瘤患者营养不良及癌性恶病质的有效指标，与肿瘤患者生存时间和预后相关。

目前临床上常用的机体组成测定方法有生物电阻分析法、双能 X 线吸收法、CT、MRI 及全身钾含量法，其中双能 X 线吸收法和 CT 被视作评估肿瘤患者机体组成的"金标准"，是测定机体体重或骨骼肌含量及进行营养评定的有效方法。骨骼肌是人体重要器官，骨骼肌蛋白质占人体总蛋白质的 50%～75%，在机体蛋白质代谢和氮平衡维持中起着十分重要的作用。骨骼肌消耗是肿瘤患者及癌性恶病质的重要特征，导致蛋白质合成减少和分解增加，损伤组织和器官功能，导致患者生活质量严重下降，增加并发症发生率和病死率。ESPEN 推荐的不同方法测定的骨骼肌含量界值为①上臂肌肉面积：男性 $32cm^2$，女性 $18cm^2$；②双能 X 线测定骨骼肌指数：男性 $7.26kg/m^2$，女性 $5.45kg/m^2$；③CT 躯干骨骼肌指数：男性 $55cm^2/m^2$，女性 $39cm^2/m^2$；④生物电阻分析法测定非脂质群指数：男性 $14.6kg/m^2$，女性 $11.4kg/m^2$。骨骼肌含量低于上述界值的肿瘤患者，

表 6-2-13　微型营养评定（MNA）

	项目	0	0.5	1		2	3
筛选 总分（14） （既往3个月 内）	由于食欲下降、消化问题、咀嚼或 吞咽困难而摄食减少	食欲完全丧失		食欲中等度下降		食欲正常	
	体重下降	≥3kg		不知道		1～3kg	无
	活动能力	需卧床或长期坐着		能不依赖床或椅子，但不能外出		能独立外出	
	重大心理变化或急性疾病	有		无			
	神经心理问题	严重智力减退或抑郁		轻度智力减退		无问题	
	BMI（kg/m²）	＜19		19～21		21～23	≥23

筛选总分：≥12 正常，无须以下评价。≤11 可能营养不良，继续以下评价

	项目	0	0.5	1	2	3
评价 总分（16）	独立生活（无护理或不住院）	否		是		
	每日应用处方药超过三种	是		否		
	压疮或皮肤溃疡	是		否		
	每日几次完成全部饭菜	1餐		2餐	3餐	
	蛋白质摄入情况： 每周二份以上荚果或蛋（是/否） 每日肉、鱼或家禽？（是/否）	0或1个"是"	2个"是"	3个"是"		
	每日二份以上水果或蔬菜	否		是		
	每日饮水量（水、果汁、咖啡、茶、 奶等）	＜3杯	3～5杯	＞5杯		
	喂养方式	无法独立进食		独立进食稍有困难	完全独立进食	
	自我评定营养状况	营养不良		不能确定	营养良好	
	与同龄人相比，你如何评价自己的 健康状况	不太好	不知道	好	较好	
	中臂围（cm）	＜21	21～22	≥22		
	腓肠肌围（cm）	＜31		≥31		

MNA 分级标准：总分≥24 表示营养状况良好；17～24 为存在营养不良的危险，＜17 明确为营养不良

病死率、手术并发症发生率及各种抗肿瘤治疗的不良反应发生率将明显增高。

值得注意的是，迄今国内外并无营养评定的统一标准。任何单一方法都不能完全反映肿瘤患者的整体营养状况，需要整合多方面的评估结果。此外，营养评定应贯穿肿瘤治疗的整个过程，以判断营养支持的实际效果。

（四）疼痛评估

疼痛是一种复杂的、主观的感受，是临床最常见的症状之一。国际疼痛研究协会将疼痛定义为"一种不愉快的感觉和情感体验，与实际或潜在的组织损害有关，或被描述为与那类损害相关。"该定义承认疼痛本质上给生理和情感均带来不适

的体验。临床上疼痛已成为继体温、脉搏、呼吸、血压四大生命体征之后的第五个生命体征。准确的疼痛评估是疼痛管理的关键，并且贯穿于疼痛治疗的全程。疼痛强度可以用多种方法测量。常用的评价方式有数字分级评分法、语言分级评分法、视觉模拟评分法和面部表情疼痛量表法等。疼痛感觉和情绪总体评估工具有 McGill 调查问卷和简明疼痛评估量表等。

（1）数字分级评分法（NRS）：NRS 是一种可靠的疼痛随时间变化的测量方法，是评估治疗效果和疼痛随时间变化的一个关键手段。

（2）语言分级评分法（VRS）：通过让参与者选择一个最能描述他们现在疼痛的词来测量疼痛强度（如从没有疼痛到可以想象到的最严重的

疼痛）。这是一种可靠和有效的测量方法，最容易完成，也最适合老年人。

（3）视觉模拟评分法（VAS）。

（4）面部表情疼痛量表（faces pain scale，FPS）。

（5）McGill 调查问卷（MPQ）：MPQ 在临床使用中可测定有关疼痛的多种信息和因素，适用于临床科研工作或较为详细的疼痛调查工作，但对患者的要求较高，表中的词类比较抽象，相对复杂，所以有时患者难以理解，并且花费时间较多，在临床应用中具有一定的局限性。

（6）简明疼痛评估量表（brief pain inventory，BPI）：被推荐用于快速评估疼痛对活动的干扰。该工具测量患者在过去一周的平均疼痛体验、疼痛对快乐的干扰以及疼痛对一般活动的干扰。评分可以用来指导疼痛管理计划。

疼痛的整合评估应包括以下内容：简明的病史、慢性疾病的鉴别、体检、生物心理社会评估、药物（包括非处方药物）、过敏情况。评估应包括对疼痛特征（如频率、强度、加重和缓解因素）、功能影响和可能影响疼痛治疗的社会因素的评估。应使用基于证据的评估工具来记录疼痛并监测患者对疼痛治疗的反应。

（五）病理评估

1. 术语和定义

（1）上皮内瘤变：癌前病变是恶性肿瘤发生前的一个特殊阶段。在消化系统中，正常上皮在致癌因素刺激下，通过一系列形态和分子上的异常变化，包括增生（proliferation）、非典型增生（atypical proliferation，atypia）/ 异型增生（dysplasia）、原位癌（carcinoma in situ），最终发展为浸润性癌（invasive carcinoma）。2000 年第 3 版消化系统肿瘤 WHO 分类试图解决围绕非典型增生、异型增生和原位癌这些术语上的混淆，分类工作小组采用了"上皮内瘤变"（intraepithelial neoplasia，IN）这一术语来表示上皮浸润前肿瘤的改变，将上皮内瘤变定义为："一种以包括改变了的结构和在细胞学和分化上异常的形态学变化为特征的病变，它是基因克隆性改变的结果，具有进展为浸润和转移的倾向。"

因为结直肠黏膜内无淋巴管，因此组织学具有腺癌特征的病变如限于黏膜层，即使存在黏膜内浸润，完全切除后也没有转移的危险。因此，为避免根治性手术所造成的过度治疗，依据 WHO 定义，肿瘤细胞只有通过黏膜肌层侵犯到黏膜下层才诊断为结直肠癌；而具有腺癌形态特征的病变，如限于上皮或仅侵犯固有膜而没有通过黏膜肌层侵犯黏膜下层，使用"高级别异型增生"或"高级别上皮内瘤变"。

上皮内瘤变分为低级别（low-grade）和高级别（high-grade）两级，高级别上皮内瘤变（HGIN）的黏膜改变具有恶性肿瘤的细胞学和结构特点而无间质浸润证据，该术语包括了重度异型增生和原位癌。上皮内瘤变与异型增生的含义非常近似，前者涵盖的范围比异型增生更广，还包括原位癌。此外，上皮内瘤变更强调肿瘤形成的过程，而异型增生则更强调形态学的改变。

在肠道腺瘤和慢性炎症相关肠病（如溃疡性结肠炎和克罗恩病）中，黏膜上皮和腺体均可发生上皮内瘤变 / 异型增生，常可同时或异时存在腺癌。在结直肠，腺瘤＞ 2cm，多发性腺瘤＞ 5 个，以绒毛状结构为主的腺瘤和男性患者更易同时或异时发生腺癌；有异型增生的溃疡性结肠炎或克罗恩病患者也常同时存在腺癌。因此，活检时病例报告存在上皮内瘤变 / 异型增生，尤其高级别病变时，临床医师不能因为未报告癌而不加处理，应仔细通过指检、内镜、影像学和腔内超声等检查明确病变性质和范围，制订有效的治疗方案。

（2）腺瘤：WHO 分类中将腺瘤（adenoma）定义为"一种显示上皮内瘤变，由管状和（或）绒毛状结构组成的境界清楚的良性病变。"组织学特点为细胞核大深染、不同程度的核梭形、复层并缺乏极向。依据腺体结构的复杂程度、细胞核分层程度及核异型程度，可将异型增生分为低级别与高级别。低级别一般表现为低级别核、核规则、核排列有极性（其长轴垂直于基底膜）。典型的腺瘤表现为拉长的"铅笔样"核，整个核呈一致的深染，相反表层黏膜的核不深染。散发性腺瘤中常有明显的凋亡小体。腺瘤可以有局灶的透明细胞癌变，可见类似于子宫内膜中见到的鳞状上皮样桑葚体和帕内特细胞（潘氏细胞）

分化，上述改变在腺瘤中均不特异，但可能在浸润性癌时提示癌的类型。高级别异型增生中可有局灶浸润，应诊断为高级别异型增生/高级别上皮内瘤变。一般认为结直肠腺瘤的高级别异型增生的诊断需要有筛状结构和（或）核极性消失，而不是仅仅有细胞学异型性或细胞核至表面的复层化。结肠腺瘤发生癌变时，一般认为固有层浸润，其生物学行为上与高级别异型增生相同。管状绒毛状腺瘤定义为管状与绒毛状结构混合，不同研究采纳的比例不同，一般绒毛状结构为25%～75%。伴"绒毛状特征"的腺瘤应该比无该特征的腺瘤需要更为密切的监测，但并没有真正的针对腺瘤伴"绒毛状特征"的诊断标准。

结直肠腺瘤大体上多为息肉状凸向肠腔，有蒂或无蒂广基状。少部分平坦或凹陷，可依靠黏膜颜色变红、黏膜纹理的细微改变或特殊的内镜技术而识别。腺瘤的起始生长点靠近黏膜表面处，这样微小腺瘤只累及黏膜的上半部分，并呈"自上而下"的生长方式。遗传学上发生改变的细胞在黏膜浅部横向蔓延，向下延伸形成新的隐窝，首先与原有的正常隐窝相连接，并最终取代正常隐窝。肿瘤性腺体可以突入黏膜下层，与此类似，带状黏膜肌层也可延伸到固有层而类似于黏膜下层。肿瘤性腺体突入黏膜下层，偶尔可以类似于浸润性癌的形态，尤其是如果腺体阻塞，凝固的黏液渗入周围的结缔组织，称为"假浸润"，诊断特别需要与浸润性癌鉴别。

（3）锯齿状病变：为一组异质性病变，特征为上皮成分显示锯齿状结构，包括①增生性息肉（hyperplastic polyps，HP）；②无蒂锯齿状病变（sessile serrated lesion，SSL）；③经典型锯齿状腺瘤（traditional serrated adenomas，TSA）；④锯齿状病变，无法分类。锯齿状病变之间及其与腺瘤诊断与鉴别见表6-2-14。

1）增生性息肉（HP）：典型的HP占所有锯齿状息肉的75%。它们常在进行常规结肠镜筛查时偶然发现。可以单发或多发，常发生于直肠、乙状结肠，通常＜5mm。可分为三种类型，即微泡型、富于杯状细胞型及黏液减少型。这些亚型没有临床意义，因此在常规诊断中不要求细分。典型的HP有局限于上部隐窝腺体的锯齿状结构，

锯齿状结构向底部渐渐减少，并且有明显的神经内分泌细胞。有些病例出现厚的（但为规则的）胶原带。此外，另一些典型的增生性息肉可以包含不典型细胞和大细胞，这些改变为意外发现且无特殊意义。微泡型的HP常有BRAF基因突变，而KRAS突变更常见于富于杯状细胞型。

表 6-2-14　锯齿状病变之间及其与腺瘤的诊断与鉴别

类型	形态学和分布特征	免疫组化特征	分子特征
增生性息肉	锯齿状结构，基底隐窝细长，锯齿状结构在表浅部分，见许多内分泌细胞；分布于左半结肠，体积小，可能有厚的胶原带，可有微泡，富于杯状细胞或胞质黏液很少	弥散表达 CDX-2 没有 β-连环蛋白（β-catenin）的异常核表达；Ki-67 表达指数增高，分布对称且规则	BRAF 基因突变通常发生于微泡型；KRAS 基因突变通常发生于富于杯状细胞型
无蒂锯齿状病变	主要在右半结肠，可见延伸到息肉基底的锯齿状结构，增殖指数升高，缺乏内分泌细胞；通常位于右半结肠，体积更大，胶原带薄，内镜检查容易漏诊	与HP相比CDX-2表达减低，主要表达于隐窝底部；高达67%的病例有β-catenin异常核表达；Ki-67 表达不对称不规律且变化很大	BRAF 基因突变；MMR 蛋白缺陷；DNA 甲基化变化很大
无蒂锯齿状病变伴异型增生	有无蒂锯齿状腺瘤（SSA）区域，有局灶腺瘤改变，即表面核深染，并以铅笔样方式对齐	100% 的病例有 β-catenin 异常核表达	BRAF 基因突变；MMR 蛋白表达缺陷；DNA 甲基化
腺瘤 管状腺瘤（TAs）/绒毛状腺瘤（VAs）	管状或管状绒毛状结构，伴上皮细胞异型增生，可见铅笔样核和由上至下的肿瘤性生长模式，可见于结肠任何部位	Ki-67 表达不规律，可能升高或减低	APC 基因突变；KRAS 基因突变

2）无蒂锯齿状病变（SSL）：约占结肠息肉的9%，占锯齿状息肉的15%～25%。SSL更常见于右半结肠，呈宽基，大小可达数厘米。内镜下颜色类似于周围黏膜，给人以黏膜皱襞增厚的印象。组织学上，这些息肉特征性的锯齿状隐窝结构延伸到隐窝深部，乳头状内陷、隐窝底部扩张并和黏膜肌层平行。偶尔SSL可见特殊的嗜酸性改变。黏液可能增多或减少，某些区域可出现

类似于胃小凹上皮样的黏液分泌。和 HP 相反，神经内分泌细胞很少，彼此相隔甚远，胶原带通常很薄。部分息肉可能发展成普通的低级别异型增生（以前称为 MHAPs），以免疫组化染色缺乏 MMR 蛋白（MLH1、PMS2）表达为特征。如前述，SSL 常有 BRAF 基因突变的激活，影响细胞凋亡，因此上皮细胞于基底膜处累积，形成息肉特征性的锯齿状区域。目前认为这些改变是下列两种病变的前驱病变：①伴 MSI 的结直肠癌；② MSS 结直肠癌，伴 CpG 岛甲基化。有学者认为这些病例相当于 HNPCC 的散发病例。MLH1 的表达缺失（通过启动子甲基化而不是 MMR 基因胚系突变）见于有细胞学异型增生的区域，而无异型性的 SSL 则未见上述改变，因此散发性和综合征性病例其分子学改变不如传统的腺瘤和家族性腺瘤性息肉病（FAP）一致。研究锯齿状息肉的 WNT 通路的分子学发现，大部分的 SSL 与 HP 相比较，显示 β- 连环蛋白（β-catenin）的异常核表达和 CDX-2 表达的减少。异常核 β-catenin 标记总是见于有 BRAF 激活突变的病变，且与肿瘤的进展有关，可见于 100% 伴异型增生的 SSL 中。综合以上发现，Yachida 等推测 WNT 途径的激活是 SSL 伴肿瘤性进展（异型增生）的一个特征。

3）经典型锯齿状腺瘤：TSA（文献中也称为锯齿状腺瘤）主要发生于远端结肠。其特征是复杂的绒毛状结构，隐窝失去与黏膜肌层的极向，称为"异位隐窝形成"（ECF），这是 TSA 定义中的特征，这一特征有助于鉴别 SSA、HP 和 TSA。除了异位的隐窝，TSA 还有特征性的上皮细胞，即胞质丰富致密、嗜酸性，细胞核呈雪茄形，缺乏管状腺瘤中的核异型性，缺乏核大、核仁明显和凋亡改变。通常认为 TSA 也是结直肠癌的一种癌前病变。KRAS 突变和 CpG 岛甲基化也是 TSA 的特征。不同于 SSA，TSA 缺乏 MSI。

（4）进展性腺瘤：或称高危腺瘤，具备以下 3 项条件之一者即可诊断。①息肉或病变直径 ≥ 10mm；②绒毛状腺瘤，或混合性腺瘤中绒毛样结构 > 25%；③伴高级别上皮内瘤变或黏膜内癌者。结肠腺瘤发展成浸润性癌的年转化率约为 0.25%，但进展性腺瘤发展为浸润性癌的年转化率高达 2.6% ～ 5.7%，因而需要高度重视。

（5）恶性息肉：指含有浸润性癌的腺瘤，无论浸润性癌的数量多少。浸润性癌则定义为突破黏膜肌层进入黏膜下层的肿瘤。根据定义，恶性息肉不包括上皮内癌和黏膜内癌的腺瘤，因为这些息肉生物学上不具有发生转移的潜能。包含侵袭性癌成分的息肉占所有腺瘤的 5% 左右。腺瘤包含浸润性癌的发生率随息肉的大小而递增，> 2cm 的息肉 35% ～ 53% 发生浸润性癌。因此，任何直径 > 2cm 的息肉都应怀疑其可能包含浸润性癌成分。如果技术上可行，这类息肉建议完整切除而不要碎片状切除。切缘的检查对于明确肿瘤切除是否充分及离肿瘤最近切缘的情况非常必要，肿瘤最近切缘的评估也是预测肿瘤复发的最好参数。恶性息肉常含有仅仅通过内镜息肉切除就可治愈的早期癌（病理分期为 pT1）。但根据文献报道，仅进行内镜下息肉切除术治疗的恶性息肉预后不良者（如淋巴结转移或残存癌的局部复发）占 0 ～ 20%。

病理学评估对确定息肉的癌残留或复发的高风险性至关重要，某种程度上后续的临床处理基于上述结果。已知的与肿瘤进展高危因素相关的组织病理学参数如下：①肿瘤分级若为高级别，包括低分化腺癌、印戒细胞癌、小细胞癌，或未分化癌。②肿瘤距边缘 ≤ 1mm（部分作者建议 ≤ 2mm）（注：灼烧的组织收缩牵拉正常组织可以导致切缘呈假阳性）。③肿瘤累及小（薄壁）脉管，可疑为淋巴管受侵。

如果出现一项或更多项上述特征，内镜息肉切除术后出现不良后果的风险估计为 10% ～ 25%。因此，如果在病理检查中发现这些高风险因子的一项或多项，可能提示需进一步治疗。最佳治疗方案的制订要根据个体的差异，受累肠段的切除、局部切除（如低位直肠病变的经肛门切除）或放疗均可以考虑。在缺乏高危特征的情况下，很少有预后不良，单纯内镜息肉切除术即可治愈。

（6）肿瘤出芽：指在肿瘤的浸润前沿散在分布于间质中单个或者小于 5 个的小簇肿瘤细胞。研究发现肿瘤出芽是肠癌细胞发生上皮间质转化的特征性标志，是一个独立的不良预后因素，与肿瘤的复发和转移密切相关。国际共识提出三级法计数浸润前沿热点区的出芽，高级别出芽组的肠腺癌预后更差；去分化簇是指≥5个肿瘤细胞而无腺管形成的小簇肿瘤组织，提示预后不良。

2. 病理诊断分类、分级和分期方案

（1）组织学分类：2019年出版的《消化系统肿瘤WHO分类》对结直肠肿瘤进行了如下的分类，见表6-2-15。

表6-2-15　结直肠肿瘤的WHO组织学分类

上皮性肿瘤

良性上皮性肿瘤和癌前病变

锯齿状病变，低级别/高级别

增生性息肉，微泡型/杯状细胞型

腺瘤性息肉，低级别/高级别

管状腺瘤，低级别/高级别

绒毛状腺瘤，低级别/高级别

管状绒毛状腺瘤，低级别/高级别

进展性腺瘤

　低级别上皮内瘤变

　高级别上皮内瘤变

　恶性上皮性肿瘤

腺癌，NOS（非特殊类型）

　锯齿状腺癌

　腺瘤样腺癌

　微乳头状腺癌

　黏液腺癌

　低黏附癌

　印戒细胞癌

　髓样癌

　腺鳞癌

　未分化癌，NOS（非特殊类型）

　癌肉瘤

神经内分泌肿瘤

　神经内分泌瘤（NET），NOS（非特殊类型）

　NET G1/ G2/ G3

　L细胞肿瘤

　胰高血糖素样肽生成性肿瘤

PP/PYY生成性肿瘤

肠嗜铬细胞类癌

　5-羟色胺生成性肿瘤

神经内分泌癌（NEC），NOS（非特殊类型）

　大细胞NEC/小细胞NEC

混合性神经内分泌-非神经内分泌肿瘤（MiNEN）

1）腺癌（adenocarcinoma）：2019年出版的

《消化系统肿瘤WHO分类》对结直肠癌明确定义为"结直肠癌为一种源于结直肠的恶性上皮性肿瘤，只有肿瘤穿过黏膜肌层到黏膜下层或发生转移才视为'癌'。"结直肠腺癌的明确特征就是穿过黏膜肌层侵袭黏膜下层。过去经常可见到重度异型增生、原位腺癌、黏膜内癌和腺瘤癌变的病理诊断，病理学上界定这些概念是明确的。重度异型增生指增生的腺管可见筛状结构，杯状细胞罕见，上皮细胞黏液消失，细胞核增大，染色深，可见核仁，部分极性明显紊乱，核分裂增多，出现于上皮的浅表部分，核复层（3～4层）可占据整个上皮层，基底膜仍是完整的。原位腺癌是指在重度异型增生的基础上，上皮细胞明显异形，核极性消失，核仁增大，核分裂多见，并易见病理学核分裂，累及腺上皮全层。黏膜内癌指癌细胞突破基底膜到黏膜的固有层和（或）黏膜肌层。腺瘤癌变指在腺瘤背景基础上见到癌灶。临床上不同的医师对此理解不同，可能采取不同的治疗方案，一般而言，医患双方都愿意采取比较积极的治疗方式。具有以下腺癌形态学特征的病变几乎没有发生转移的风险——腺癌局限在上皮或者仅累及固有层，未穿破黏膜肌层侵袭黏膜下层。实际工作中，根据WHO分类，使用异型增生（dysplasia）或黏膜内癌（intramucosal carcinoma）将有助于避免治疗过度。将轻度和中度异型增生归入低级别异型增生，重度异型增生、原位腺癌、黏膜内癌以及形态学上难以判断是否存在浸润或穿透黏膜肌层进入黏膜下层依据的癌全部归入高级别异型增生。特别强调的是癌的诊断必须有组织学依据，镜下可表现为恶性，但只要不突破黏膜肌层，病理诊断不宜使用"癌"一词。

90%以上的结直肠癌都是腺癌。镜下可见腺样结构，肿瘤细胞由柱状细胞和杯状细胞组成，也可见少量神经内分泌细胞和帕内特细胞。通常腺癌能看到多少不等的黏液，如果含黏液的区域不超过镜下所观察到的肿瘤区域的50%，仍应归入腺癌这一类型。

2）黏液腺癌（mucinous adenocarcinoma）：肿瘤中含有大量黏液（多于肿瘤的50%）的腺癌。一般在大体观察时可辨认。这种类型以细胞外黏液湖为特征，细胞外黏液湖含有以巢状排列或链状排列的细胞或印戒细胞的单个细胞形式存在的恶性上皮。许多黏液腺癌是高频率微卫星不稳定性（high-frequency MSI，MSI-H）癌，为低级别病变。微卫星稳定性（MSS）或低频率微卫星不稳定性（low-frequency MSI，MSI-L）的黏液腺癌为高级别病变。当黏液占肿瘤成分 50% 以下时应被诊断为伴有黏液成分。

3）印戒细胞癌（signet-ring cell carcinoma）：常见于年轻患者。印戒细胞数目占肿瘤 50% 以上时诊断为印戒细胞癌。印戒细胞镜下形态是单个肿瘤细胞的胞质充满黏液，核偏于胞质一侧。典型的印戒细胞内有一个大的充满细胞质的黏液腺泡取代了细胞核。印戒细胞出现在黏液腺癌的黏液湖或者在弥漫浸润过程中伴随少量细胞外黏液共同出现。大的印戒细胞可被称为"球状细胞"。一些印戒细胞癌是 MSI-H 癌且为低级别，而非 MSI-H 的印戒细胞癌往往具有较高的侵袭性。印戒细胞数目占肿瘤 50% 以下成分时应诊断为腺癌伴印戒细胞成分（印戒细胞癌）。可见转移到淋巴结、腹膜表面和卵巢。一般而言，结直肠原发性印戒细胞癌并不多见，在诊断时须除外由邻近器官（如胃）直接播散或转移的可能。

4）髓样癌（medullary carcinoma）：一种罕见类型，恶性肿瘤细胞呈片状排列，以具有泡状核、明显核仁和大量粉红色胞质为特征，并可见明显的上皮内淋巴细胞浸润。常为 MSI-H，与低分化腺癌及未分化癌相比，预后较好。

5）锯齿状腺癌（serrated adenocarcinoma）：由锯齿样腺体组成，类似广基锯齿样息肉结构，常伴有黏液、筛状、带状以及小梁状区域，肿瘤细胞核质比低；这型肿瘤可为 MSI-H 或 MSI-L，BRAF 突变和 CpG 岛高甲基化。

6）微乳头状腺癌（micropapillary adenocarcinoma）：一种少见变型，特征为小片肿瘤细胞与间质分离，形成空隙样结构，类似血管样腔隙，微乳头成分占肿瘤 5% 以上时诊断为微乳头状腺癌。以前报道的微乳头状腺癌多见于乳腺和膀胱。结直肠癌的微乳头变型的免疫组化显示为 MUC1 阳性表达。微乳头状腺癌时常伴有淋巴结转移和一些高危因素，如淋巴管侵犯、壁外血管侵犯（EMIV）和神经侵犯等。

7）腺瘤样腺癌（adenoma-like adenocarcinoma）：这一类别过去被称为"绒毛状腺癌"或"浸润性乳头状腺癌"，是指腺癌的浸润成分中含有大量的类似于绒毛状腺瘤的低级别结构（多于肿瘤的 50%），肿瘤呈推及式生长，较少出现促结缔组织增生，在活检标本中较难诊断。这一类别的腺癌常有较高的 KRAS 突变率，通常预后较好。

8）腺鳞癌（adenosquamous carcinoma）：一种同时出现腺癌和鳞癌成分的肿瘤，两者可以独立存在也可以混合存在。在分化好的鳞癌成分中可见到典型的细胞间桥和角化现象。如果仅为小灶性鳞性化生区，则不能诊断为腺鳞癌。

9）癌肉瘤（carcinomas with sarcomatoid components）：指双相分化的既包括癌又包括异常间质成分的肿瘤，如有梭形细胞成分或横纹肌样特征，肿瘤至少局灶性表达角蛋白。

10）未分化癌（undifferentiated carcinoma）：这种类型少见，一类无腺上皮的形态学改变或其他明确分化特征的恶性上皮性肿瘤。形态上是未分化的，这类肿瘤遗传学特征独特并且与 MSI-H 关系密切。癌细胞弥漫成片或呈团块状，不形成腺管状或其他组织结构，癌细胞大小形态可较一致。有时细胞较小，与恶性淋巴甚难鉴别。通过黏液染色和免疫组化方法可以将其与低分化腺癌、小细胞癌、淋巴瘤等其他类型恶性肿瘤进行鉴别。

11）其他类型：结直肠癌其他少见的组织学类型包括透明细胞癌、绒毛膜样癌和富于帕内特细胞的乳头状腺癌等。鉴别诊断包括转移性癌或其他罕见原发性肿瘤，如原发性恶性黑色素瘤或非上皮性肿瘤（胃肠道间质瘤等）。

在具体诊断工作中所见的并不完全是单一特征的肿瘤，因此国内分类对此做了进一步说明，当同一种肿瘤出现两种以上组织学类型时，建议按下述原则进行诊断。两种组织学类型数量相似，则在诊断及分类时将两种类型均写明，但应将预后较差的类型置于首位。如黏液腺癌及高分化腺癌。两种组织学类型，其中一类占 2/3 以上，另一类仅占 1/3 以下，则有两种情况：若小部分的肿瘤组织分化较差，则应将主要的组织学类型列在诊断的首位，分化较差的列在后面，如高分化腺癌，部分为黏液腺癌。若小部分的组织分化较高，则可不列入诊断。

关于结直肠腺癌的组织学预后因素。主要注意如下几点。

1）腺癌亚型：与经典的腺癌相比，髓样癌预后较好，黏液腺癌和印戒细胞癌预后差。

2）相关组织学特征：①神经周侵犯：肿瘤组织围绕神经超过 1/3 周径以上，文献报道其发生率在 20%，与局部复发、远处转移和生存时间短相关。②血管侵犯：肠壁内血管侵犯的发生率在 4% ～ 40%（平均 12.5%），提示预后不良，肠壁外血管侵犯发生比例高于肠壁内血管侵犯，预后更差，有助于肠壁外血管侵犯诊断的形态学特征是孤立动脉（肿瘤结节紧邻动脉，类似位于静脉内）和突出舌样生长（肿瘤呈舌状突出肿瘤边界侵犯周围脂肪中的静脉），弹性纤维染色和免疫组化也有助于诊断。③淋巴管侵犯：淋巴管内可见单个或小簇肿瘤细胞，提示 pT1 结直肠癌出现淋巴结转移风险提高，可通过免疫组化染色明确。④肿瘤出芽、低分化簇（poorly differentiated clusters）和生长方式：肿瘤出芽是指肿瘤浸润前沿出现单个或 ≤ 4 个肿瘤细胞的小簇肿瘤组织，是上皮 - 间质转化的形态学表现，国际共识提出三级法计数浸润前沿热点区的出芽，高级别出芽组的肠腺癌预后更差；去分化簇是指 ≥ 5 个肿瘤细胞而无腺管形成的小簇肿瘤组织，提示预后不良；生长方式包括浸润式和推挤式生长，后者提示预后更好并且分期更早。⑤免疫反应：肿瘤内淋巴细胞和克罗恩样反应提示预后较好，这两个形态特征与 MSI 相关，但是依然是一个独立的预后因素。近来评价浸润前沿 CD3 和 CD8 阳性淋巴细胞的检测方法也显示其具有预后预测价值。

3）治疗相关因素：①手术切缘和完整性切除的评估：环切缘阳性（肿瘤距底切缘 ≤ 1mm）是局部复发和预后不良的重要影响因素，特别是直肠癌无术前放疗的病例；大体评价切除标本和手术平面的完整性也是重要的预后因素，直肠癌和结肠癌最佳的手术切除平面是直肠筋膜和结肠系膜平面。②治疗反应：组织学评价新辅助治疗后结直肠癌的治疗反应，采用肿瘤退缩分级从病理完全缓解到无治疗反应对不同反应进行分级，目前存在多种不同的分级系统，它们之间有共同的特点，但是都缺乏可重复性。

有关肠道的神经内分泌肿瘤请参考其他相关章节，本章不再赘述。

（2）组织学分级分期：分化好的癌细胞多呈高柱状，形态上接近正常的结直肠上皮细胞。分化差的癌细胞为低柱状，立方或多边形，胞质较少，核大，异型明显，核分裂象易见。介于两者之间的为中度分化癌细胞。WHO 分类中，主要依据腺样结构形成的程度分为高分化、中分化、低分化和未分化几类。①高分化腺癌：癌组织由大小不一的腺管构成，癌细胞分化好，柱状，排列为单层，核多位于基底部，胞质内常有较多黏液，可出现散在的杯状细胞。②中分化腺癌：癌细胞分化较差，大小不甚一致，呈假复层，细胞核大，排列不整齐，常直达胞质顶端，可找到核分裂。胞质少，胞质内缺乏或仅有少量黏液，可见形态不规则的腺管，有时部分肿瘤细胞（约 1/3）呈实性条索状或团块状结构。③低分化腺癌：癌组织中腺管状结构不明显，仅小部分（< 1/3）可呈腺管状结构，癌细胞大多形成大小不一、形态不规则的实性团块，癌细胞分化更差，异型性更明显，易见核分裂。④未分化腺癌：癌组织中未明确的腺管状结构，癌细胞呈片巢状分布。根据临床预后的不同也可将高分化、中分化腺癌视为低级别，低分化腺癌和未分化癌归入高级别。当癌存在异质性时，分级应该依据最低分化成分来定，即同时存在低级别和高级别的区域，应视为高级别。不推荐通过肿瘤对周围侵犯的前沿癌组织的形态对肿瘤进行分级，但若观察到了肿瘤的出芽，则提示预后较差。结直肠肿瘤的组织学类级与组织学类型的关系见表 6-2-16。

表 6-2-16　结直肠肿瘤分级与组织学类型的关系

分级	组织学类型	诊断标准
1 级	高分化腺癌	> 95% 腺体形成
2 级	中分化腺癌	50% ～ 95% 腺体形成
3 级	低分化腺癌，黏液腺癌，印戒细胞癌	> 0 ～ 49% 腺体形成
4 级	未分化癌	无腺体形成

1）结直肠癌的病理学分期：自 Lockhart-Mummery 于 1926 年首次正式发表关于直肠癌分

期的文章以来，至今已有 90 余年历史。1932 年 Dukes 提出了著名的直肠癌分期，A 期肿瘤局限在肠壁内，B 期肿瘤完全穿透肠壁，C 期肿瘤有淋巴结转移。该分期由于与预后相关，被广泛使用并成为许多分期的基础。1954 年，Astler 和 Coller 提出了一种不同的分期方法：A 期肿瘤局限于黏膜，B1 期累及固有肌层，B2 期穿透固有肌层，C1 期肿瘤局限于肠壁但有淋巴结转移，C2 期肿瘤穿透肠壁并有淋巴结转移。而如今广泛使用的是由 AJCC 和 UICC 提出的 TNM 分期。2017 年版（第 8 版）在前一版本的基础上，针对"解剖学"中的区域淋巴结（N）和远处转移（M）中的部分细节进行了修订，更为详细地反映临床和病理情况，并强调肿瘤局部浸润深度、淋巴结转移数目和部位对预后的影响。具体描述见表 6-2-3 和表 6-2-4。

2）新辅助治疗后根治术标本的病理学评估：随着术前新辅助治疗在结直肠癌治疗中的推广，新辅助治疗后根治术标本的病理规范化评估也引起了越来越多的关注。准确的病理学评估既能评判新辅助放化疗及手术切除的效果，又能指导术后辅助治疗和评估患者预后。病理学评估的内容包括组织学类型、分化程度、肿瘤浸润深度、神经及脉管情况、切缘情况（包括近端切缘、远端切缘及环周切缘）、淋巴结转移、肿瘤退缩分级（TRG）及 ypTNM 分期。其中 TRG 评分及 ypTNM 分期与患者的术后治疗及预后评估关系尤为密切。

肠癌患者接受新辅助治疗后，肿瘤细胞可出现多种组织学改变，如细胞坏死凋亡、纤维组织增生、炎细胞浸润、泡沫细胞聚集、无细胞黏液产生及钙化灶形成等。但并不是所有肿瘤治疗后都会产生以上各种退缩反应，纤维组织增生和炎细胞浸润是最常见的组织学退缩改变。TRG 评分是对新辅助治疗后切除的肿瘤进行病理学评估，以明确新辅助治疗的效果。目前新辅助治疗后标本的 TRG 评分主要依据残留肿瘤成分及纤维化程度进行分级，主要有 NCCN、AJCC、Mandard、Dowrak/Rödel、MSKCC 等标准。详见表 6-2-17。

（3）免疫组化及分子分型

1）免疫组化：微卫星稳定型结直肠腺癌 CK20 弥漫强阳性，CK7 在 5%～10% 的肿瘤中局灶阳性；转录因子 CDX-2、SATB-2 阳性，而 TTF-1、PAX-8 及 WT-1 阴性；多数病例中 p53 阳性，β-catenin 核着色；SAMD4（DPC4）表达缺失可见于约 20% 的病例中，并且通常伴有较高的肿瘤分期。在微卫星高度不稳定的结直肠癌中，CK20 和 CDX-2 的阳性程度可降低，约有 20% 的病例 CK20 呈阴性。

2）分子标志物：结直肠癌的分子标志物主要包括① RAS 基因（包括 KRAS 和 NRAS），约 50% 结直肠癌中出现 RAS 基因的突变，发生 RAS 基因突变的结直肠癌患者不能从抗表皮生长因子受体（EGFR）单克隆抗体治疗中获益。RAS 基因突变检测应包括 KRAS 和 NRAS 中第 2 号外显子的第 12、13 位密码子，第 3 号外显子的第 59、61 位密码子，以及第 4 号外显子的第 117 和 146

表 6-2-17　常用结直肠癌肿瘤退缩分级（TRG）标准

分级	NCCN	Mandard	AJCC 2017	Dowrak/Rödel	MSKCC
TRG 0	无肿瘤细胞残留	—	无肿瘤细胞残留	无退缩	—
TRG 1	仅见单个肿瘤细胞或肿瘤细胞簇	未见残留肿瘤细胞	单个肿瘤细胞或小簇肿瘤细胞残留	＜25% 肿瘤区域纤维化	肿瘤全部缓解
TRG 2	纤维化反应超过残余肿瘤细胞	少量肿瘤细胞残留	残留肿瘤伴有显著肿瘤退缩	25%～50% 肿瘤区域纤维化	86%～90% 肿瘤区域缓解
TRG 3	几乎无纤维化，可见大片肿瘤细胞残留	纤维化反应超过残留肿瘤细胞	大量肿瘤无显著肿瘤退缩	＞5% 肿瘤区域纤维化	＜86% 肿瘤区域缓解
TRG 4	—	残留肿瘤细胞多于纤维化	—	完全退缩	—
TRG 5	—	未见退缩改变	—	—	—

NCCN. 美国国家综合癌症网；AJCC. 美国癌症联合委员会；MSKCC. 纪念斯隆 - 凯特琳癌症中心。

位密码子。② *BRAF* 基因，其突变通常发生在野生型 *KRAS* 结直肠癌中，其突变率约为 10%。突变位点为第 15 号外显子的 1799 位核苷酸，发生胸腺嘧啶 - 腺嘌呤转换，导致氨基酸残基第 600 位的缬氨酸被谷氨酸替代（V600E），进而激活 MAPK 信号通路。因此，*BRAF* V600E 突变患者不能采用抗 EGFR 靶向治疗。*BRAF* V600E 突变通常发生在女性患者、右半结肠、MSI-H 结肠癌。研究显示 *BRAF* V600E 突变与不良预后有关，并可帮助临床排除 Lynch 综合征。形态学上 *BRAF* V600E 突变结直肠癌可显示富于黏液或差分化。③微卫星不稳定（MSI），存在于约 15% 的散发性结直肠癌以及几乎所有的遗传性非息肉病性结直肠癌（Lynch 综合征），其发生机制与错配修复（mismatch repair，MMR）系统有关，散发性结直肠癌的 MSI 发生与错配修复基因 *MLH1* 启动子甲基化有关；而在 Lynch 综合征中，则是由错配修复基因（*MSH2*、*MLH1*、*MSH6* 或 *PMS2*）或 *TACSTD1* 调节基因发生种系突变而导致。MSI 状态的检测方法包括免疫组化（IHC）方法（检测 MSH2、MLH1、MSH6 或 PMS2 蛋白的表达）和 PCR 方法（对 BAT25、BAT26、D2S123、D5S346、D17S2505 位点进行检测，5 个位点中有 2 个或 2 个以上有不稳定性，就定义为 MSI-H，1 个位点不稳定定义为 MSI-L）。可考虑对所有结直肠癌患者进行 MMR 或 MSI 检测，用于 Lynch 综合征筛查、预后分层及指导免疫治疗。*MLH1* 缺失的 MMR 缺陷型肿瘤应进行 *BRAF* V600E 突变分析，以评估发生 Lynch 综合征的风险（存在 *BRAF* V600E 突变强烈提示散发性肿瘤，不存在 *BRAF* V600E 突变时无法排除发生 Lynch 综合征的风险）。MSI-H 肿瘤在治疗方案决策中的临床价值主要体现在两个方面：其一 *BRAF* 野生型 MSI-H 的肠癌患者预后较好，不论 *BRAF* 是否突变，MSI-H 肠癌患者对以氟尿嘧啶为基础的化疗方案反应较差，而对伊立替康反应较好；其二 MSI-H 肠癌患者可能对肿瘤免疫治疗有较好的反应，新近的研究表明，传统治疗无效的 MSI-H 肿瘤患者可从 PD-L1 抑制剂治疗中获益。④其他基因，如 *PIK3CA* 第 9 号和第 20 号外显子的突变，*c-Met* 基因扩增或第 14 号外显子突变等，其临床意义仍有待进一步的证实（表 6-2-18）。

表 6-2-18　结直肠癌常用的分子标志物及其临床意义

分子标志物	异常类型	发生率	临床意义
RAS	*KRAS* 和 *NRAS* 中第 2 号外显子的第 12、13 位密码子，第 3 号外显子的第 59、61 位密码子，以及第 4 号外显子的第 117 和 146 位密码子突变	见于 45% ～ 50% 的结直肠癌患者	突变型患者抗 EGFR 治疗效果不佳
BRAF	第 600 个氨基酸残基由缬氨酸变成谷氨酸	见于约 10% 的肠癌患者	1. 突变型患者抗 EGFR 治疗效果不佳 2. 与 MSI 状态协同预测化疗反应
MSI	微卫星不稳定	见于约 15% 的肠癌患者	1. 与 *BRAF* 基因状态协同预测化疗反应 2. 预测抗 PD-L1 治疗反应

3）分子分型：结直肠癌的分子分型有两种不同的方式，TCGA 基础上的基因学（DNA）分类和 RNA 测序基础上的转录组学（RNA）分类，见图 6-2-10。①基因学分类：结直肠癌按照突变率分为高突变组和非高突变组两大类，对应了 MSI 和染色体不稳定（chromosomal instability，CIN）通路。高突变组占结直肠癌的 15%，存在高频突变，大多表现为 MSI 和错配修复缺陷，这组包括 *MLH1* 启动子甲基化引起的散发性高突变 MSI 结直肠癌，此外有 2% ～ 3% 超突变结直肠癌存在特别高的突变频率，并特征性表现出核苷酸碱基对的改变（大量 C → A 改变），这是由于 DNA 复制酶 POLE 或 POLD1（罕见）具有校正功能的核酸外切酶区发生了基因突变。非高突变组占结直肠癌的 85%，表现为低频突变和微卫星稳定（MSS），但有高频的 DNA 染色体拷贝数改变，常见染色体片段增加或丢失，相关基因突变包括 *APC*（80%）、*TP53*（60%）和 *KRAS*（45%）等。常见的信号通路改变包括 WNT、MAPK 和 PI3K 信号通路的激活和转化生长因子 β 和 *p53* 抑癌基因失活，这些可成为潜在的治疗靶点。②转录组学分类：结直肠癌亚型联盟收集多项研究的 RNA 表达数据提出了分子亚型共识（CMS）分类，分别是 CMS1（MSI- 免疫型，占 14%）、CMS2（经典型，占 37%）、CMS3（代

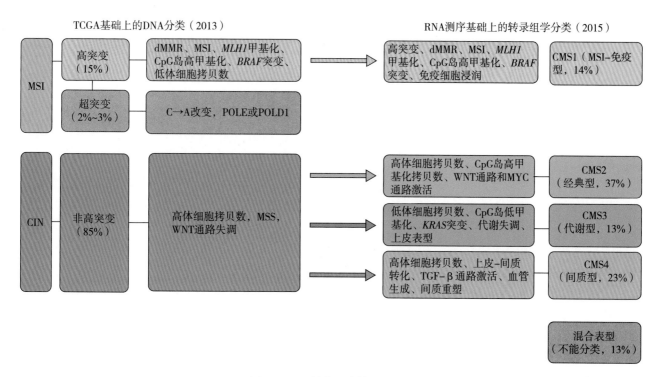

图 6-2-10　结直肠癌的分子分型

谢型，占 13%）和 CMS4（间质型，占 23%），4 个亚型以外混合表型不能分类（占 13%）。高突变 MSI 结直肠癌都属于 CMS1，表现出显著的免疫活性，肿瘤内大量 CD8$^+$ 细胞毒性 T 淋巴细胞浸润，提示 CMS1 结直肠癌是免疫检查点抑制剂治疗潜在有效亚组。CMS 分类以基因表达调控的生物学进程为基础，未来可用于临床试验的分层研究，也是将来亚组靶向治疗的基础。

4）免疫分析：免疫检查点疗法通过调节宿主对癌症的免疫反应达到治疗目的，目前已成为新的临床治疗手段。现在许多公认的免疫检查点中三个免疫检查点（PD-1，其配体 PD-L1 和 CTLA-4）已开发出单克隆药物，并批准用于多种癌症治疗。免疫检查点抑制剂在临床治疗中给部分肿瘤患者带来了生存获益，然而免疫检查点抑制剂在临床中的应用尚存在很多问题待进一步解决。

在消化系统肿瘤中，首先获批临床用药的免疫检查点抑制剂是帕博利珠单抗（pembrolizumab）和纳武利尤单抗（nivolumab），用于治疗难治性错配修复缺陷（dMMR）转移性结直肠癌。此亚类在转移性结直肠癌中约占 4%，具有高水平的基因突变率，由于这些突变常见于 DNA 重复或微卫星区域，因此 dMMR 结直肠癌通常表现为微卫星

不稳定性高（MSI-H）。目前已完成的临床试验结果显示，免疫检查点抑制剂（帕博利珠单抗或纳武利尤单抗）对 dMMR/MSI-H 结直肠癌患者有效（反应率 40%），而错配修复完整（pMMR）结直肠癌患者反应率低。从分子或免疫微环境角度对结直肠癌患者分类，寻找单药检查点抑制剂治疗的合适肠癌亚型是目前研究的热点。

2018 年 Lancet 上发表的"结肠癌免疫评分共识的国际验证研究（International validation of the consensus Immunoscore for the classification of colon cancer）"，评估了Ⅰ～Ⅲ期结肠癌患者免疫评分，即使用数字病理计数对肿瘤内和浸润前沿的 CD3$^+$ T 细胞和细胞毒性 CD8$^+$ T 细胞的密度进行计量。该研究提出免疫评分（immunoscore）可预测结肠癌的复发风险，建议这个分类方法可以与 TNM 癌症分类一起应用，建立以免疫为基础的癌症新分类。但是，这个免疫评分研究是基于回顾性病例，临床治疗选择不统一，因此这种免疫评分对于治疗疗效的评估，特别是免疫治疗疗效的预测还需要更多后续研究。

近来，一项基于 TCGA 数据超过 1 万病例含 33 类非血液肿瘤的转录组研究，提出了一个新的实体肿瘤免疫分类（immune subtype，IS），提

出六种免疫亚型：伤口愈合型（C1）、IFN-γ 为主型（C2）、炎症型（C3）、淋巴细胞耗竭型（C4）、免疫安静型（C5）和 TGF-β 为主型（C6）。该免疫分类体系观察巨噬细胞或淋巴细胞信号的差异、Th1 与 Th2 细胞比、肿瘤内异质性程度、非整倍性、新抗原负荷程度、总体细胞增殖、免疫调节基因的表达和预后。最重要的是，这种免疫分类方式跨越基于解剖部位的传统癌症分类方法，表明治疗方法的选择不再考虑肿瘤位置或组织学。研究发现，结直肠癌存在 5 种 IS（C1～C4 和 C6），其中 C1 最多见占 77%，其次为 C2 占 17%，提出 IS 与 CMS 分类相关，并具有较好的预后价值。IS 分类表现出的生物学差异可反映出细胞毒性药物的疗效差异，并指导免疫治疗的应用，其相关的治疗策略最终可提升 CRC 患者的预后。

（六）其他评估

1. 血栓栓塞评估 恶性肿瘤会导致高凝状态，静脉血栓栓塞症（VTE）发生率为 4%～20%。结直肠癌导致凝血系统激活增加，而某些凝血蛋白，如组织因子，上调肿瘤基因的表达，导致肿瘤生物学行为更具侵袭性。结直肠癌术后 90 天内静脉血栓发生率约 2%。抗凝是 VTE 治疗的主要手段，可增加出血的风险。评估 VTE 发生风险，权衡抗凝治疗的出血风险和获益，显得尤为重要。建议每一例患者入院时应进行静脉血栓栓塞症风险评估，特别是 VTE 高风险科室的住院患者。对手术患者建议采用 Caprini 评分量表，对非手术患者建议采用 Padua 评分量表。相应的评估方案可以根据各中心的特点及不同的临床情况进行调整。

2. 肝脏功能评估 目前，手术 R0 切除肝转移病灶是结直肠癌肝转移最有效的治疗手段，术前对肝功能的充分评估则是确保肝转移手术安全有效的前提。同时，由于肝脏担负多种重要的生理功能，即便对于无转移的患者，肝功能的评估仍十分必要。除了基础指标外，针对肝功能的评估又可分为肝功能的静态检测以及肝储备功能的评估（动态评估）两方面。

（1）血清肝脏酶学检测：评价肝细胞损害的基础检查。

1）氨基转移酶：包括丙氨酸氨基转移酶（alanine aminotransferase，ALT）和天冬氨酸氨基转移酶（aspartate aminotransferase，AST）；ALT 主要分布于肝脏，其次是骨骼肌、肾脏、心肌等组织中，AST 主要分布于心肌，其次是肝脏、骨骼肌、肾脏组织中，且 ALT 主要分布于细胞质内，AST 主要分布于线粒体内。ALT 及 AST 均为非特异性细胞内功能酶，正常时血清的含量低，当肝细胞受损时，肝细胞膜通透性增加，ALT 及 AST 释放入血浆，致使 ALT 与 AST 活性升高，在中等程度肝细胞损伤时，ALT 漏出率远大于 AST；此外 ALT 与 AST 半衰期分别为 47h 和 17h，因此 ALT 反映肝细胞损伤的灵敏度较 AST 更高。当肝细胞损伤严重时，线粒体膜亦损伤，导致线粒体内的 AST 大量释放，血清中 AST/ALT 值升高。此外，当肝细胞大量坏死时，肝脏对胆红素的处理能力下降，胆红素上升，同时氨基转移酶由于已经维持相当长时间的高水平，出现进行性耗竭，ALT 下降，这种现象，称为"胆酶分离"。值得注意的是，AST 在心脏中也有大量分布，AST 在心肌梗死 6～8h 后升高，在 18～24h 达高峰，且升高程度与心肌坏死范围和程度有关。因此单纯 AST 升高时应警惕心脏疾病。

2）碱性磷酸酶（alkaline phosphatase，ALP）：并非单一的酶，而是一组同工酶，来源于不同组织器官。正常情况下，来源于肝脏和骨的 ALP 各占 50%，也有 25% 的健康人血清中有来源于小肠的 ALP。在肝细胞内 ALP 主要与肝细胞膜紧密结合而不易释放，肝病时，通常 ALP 升高不明显；ALP 主要反映胆汁淤滞。胆汁淤滞时，ALP 逆流入血增多而使血 ALP 升高明显，或者胆汁排泄不畅时毛细胆管内压升高，也可诱发 ALP 产生增多。当 ALP 升高原因不明时，通过检测同工酶分析其来源有一定的意义。

3）γ-谷氨酰转肽酶（γ-glutamyl transpeptidase，γ-GT/GGT）：GGT 主要存在于细胞膜和微粒体上，参与谷胱甘肽的代谢。肾脏、肝脏和胰腺含量丰富，但是血清中 GGT 主要来自肝胆系统。GGT 在肝脏中广泛分布于肝细胞的毛细胆管一侧和整个胆管系统，因此当肝内合成亢进或胆汁排出受阻时，血清中 GGT 会增高。同时，嗜酒，长期应用口服避孕药、苯巴比妥、苯妥英钠、安替比林等药物同样会使血清 GGT 升高。

（2）肝功能的静态检测：肝功能的静态检测可根据其生理功能分为几个方面。

1）分泌胆汁及参与胆红素、胆汁酸代谢的功能：胆汁是由肝细胞制造并分泌的，成年人每日分泌胆汁 800～1000ml。同时肝脏在胆汁酸及胆红素的代谢中也起到重要的调控作用，其检测指标主要包括总胆红素、直接与间接胆红素、尿胆红素、尿胆原等。肝细胞变性坏死、胆红素代谢障碍或者出现肝内胆汁淤积时，上述指标会相应表达异常。①总胆红素、直接与间接胆红素的测定也有几方面的含义：肝细胞的损害会导致直接与间接胆红素的升高，但值得注意的是，胆道相关疾病如胆囊炎、胆管炎或者肝内外胆道阻塞等也可以导致直接胆红素的升高。当溶血性疾病所产生的胆红素超过肝脏处理能力时，可以导致间接胆红素的升高。②胆汁酸在肝脏中由胆固醇合成，随胆汁分泌进入肠道，经肠道细菌分解后由小肠重吸收，经门静脉入肝，被肝细胞摄取，少量进入血液循环，因此胆汁酸的测定能反映肝细胞合成、摄取及分泌的功能，并且与胆道排泄功能有关。

2）合成、代谢蛋白质的功能：肝脏可以参与蛋白质的分泌与合成，是血浆蛋白的主要合成场所。血清总蛋白和血清白蛋白是由肝脏合成的，因此其含量是反映肝脏功能的重要指标。血清总蛋白的降低一般与血清白蛋白降低相平行。但是由于肝脏有较强的代偿能力并且白蛋白半衰期较长，因此只有当肝脏病变达到一定程度及一定病程后才出现血清总蛋白的改变，急性期通常正常，所以其常用于检测慢性肝损伤，并可以反映肝实质细胞储备功能。血清前白蛋白半衰期较其他血浆蛋白短（约2天），因此它比白蛋白更能早期反映肝细胞损害，但是它的血清浓度明显受营养状况的影响。

3）吞噬和免疫的功能：肝脏是重要的免疫器官，肝脏本身无制造 γ 球蛋白的能力，但在肝脏损伤时 Kupffer 细胞无法有效地发挥吞噬滤过的作用，使门静脉血中的抗原不能被清除，大量的抗原刺激脾脏、淋巴结等免疫组织，引起特异性免疫反应，导致 B 细胞和浆细胞产生大量 γ 球蛋白，所以 γ 球蛋白的增高不直接反映肝脏损害，但是却可以反映 Kupffer 细胞的受累。

4）凝血的功能：肝脏是多种凝血因子的主要生成场所，除组织因子及内皮细胞合成的 vW 因子外，其他凝血因子几乎都在肝脏中合成；部分凝血抑制因子也在肝脏中合成。此外，纤维蛋白降解产物也在肝脏中代谢。凝血因子半衰期比白蛋白短得多，尤其是维生素 K 依赖因子，在肝功能受损的早期，白蛋白的检测完全正常，而维生素 K 依赖的凝血因子却显著降低，所以在肝脏疾病早期可以用凝血因子检测作为过筛试验。肝病时，凝血因子产生匮乏，可以导致凝血时间的延长。肝促凝血酶原试验（HPT）也可反映血浆因子 Ⅱ、Ⅶ、Ⅹ 的活性变化。

5）调节血液循环量的功能：在机体缺血时，可以代偿性通过肝脏静脉窦排出血液以补充周围循环血量。肝脏的血容量相当于人体总血容量的 14%，成人每分钟血流量为 1500～2000ml。肝硬化失代偿期时会产生大量腹水，进一步导致机体的有效循环血量降低。

（3）肝功能的静态评分系统：上述若干实验室检测指标共同组成了一些临床评分系统，能够更为全面地进行肝功能的静态评估，主要有 Child-Pugh 分级及终末期肝病模型（model for end stage liver disease，MELD）。

1）Child-Pugh 分级：目前临床上最常用的肝功能评估系统。该分级包括总胆红素、白蛋白（ALB）及凝血酶原时间（PT）3 个生化指标和腹水、肝性脑病 2 个临床指标，具体评分方式如表 6-2-19 所示。其整合评价分为 A、B、C 共 3 个等级，其中 A 级术后预后最好，手术耐受性最佳，1～2 年存活率 85%～100%；B 级的手术危险度中等，1～2 年存活率 60%～80%，该类患者经过护肝治疗后评分接近于 A 级且切除范围较小时可以考虑接受手术；C 级的手术危险度较大，是肝脏切除的禁忌证，其预后最差，1～2 年存活率 35%～45%。该分级广泛运用于评估肝脏能否耐受手术切除，但也有以下局限性：①肝性脑病及腹水的判断容易受主观因素的影响；②ALB、胆红素和 PT 容易受到其他病理生理因素的影响；③没有精确确定的 ALB、胆红素和 PT 的界值，分组的准确性受影响；④相同评级的患者之间预后差异较大。故近期有学者对该评分系统进行了改良，仍采用原来的 5 个指标，但是对胆红素、ALB、PT 的界值提出了新的定义，且增加了 D 分级，这样对手术结局的预测效果更好。

表 6-2-19　Child-Pugh 评分

临床生化指标	分级		
	1 分	2 分	3 分
肝性脑病 / 级	无	1～2	3～4
腹水	无	轻度	中、重度
总胆红素（μmol/L）	＜ 34	34～51	＞ 51
白蛋白（g/L）	＞ 35	28～35	＜ 28
凝血酶原时间延长（s）	＜ 4	4～6	＞ 6

积分 5～6 分为 A 级；7～9 分为 B 级；10～15 分为 C 级。

2）MELD：一种客观衡量肝硬化患者病情严重程度和短期预后的系统。评分最初用于判断终末期肝病患者肝移植的先后顺序，但是该评分系统在预测非移植患者的手术风险时也获得了很好的效果，最终可能取代 Child-Pugh 分级作为评估手术风险的方法。其公式：MELD=3.78×ln[T-BiL（mg/dl）]+11.2×ln[INR]+9.57×ln[Cr（mg/dl）]+6.43（T-BiL：总胆红素；INR：国际标准化比值；Cr：血清肌酐）。MELD 评分越高，肝病越严重，患者死亡风险越大。Teh 的研究表明，MELD ≤ 8 提示术后并发症发生率极低，而MELD ＞ 9 者死亡率高达 29%。另有研究表明部分肝切除术后恢复较好的患者一般 MELD 评分＜ 10，如果 MELD 评分＞ 10，则术后并发症发生率明显升高（可达 50%）。由于 MELD 评分本身不是为了评价肝切除预后而设计的，MELD 评分相同的患者预后可能差别较大，其在预测术后肝衰竭等方面的价值还有待探讨。2006 年 Biggins发现了血清 Na⁺ 浓度可以区分相同 MELD 评分患者的预后，于是在 MELD 的基础上，提出了MELD-Na 评分。

（4）肝储备功能的评估：肝脏的储备功能评估（动态评估）主要用于评估肝脏切除后的功能，

其主要包括吲哚菁绿（ICG）试验、利多卡因代谢试验、剩余肝体积（FLR）测定等。目前临床上最常使用的是 ICG 试验。

1）ICG 试验：ICG 属于一种有机染料，从静脉注入人体后立即与血浆蛋白非共价键结合，随着血液循环进入肝脏，肝细胞高效选择性地摄取ICG 后，以原型的形式经胆汁排泄，其分布和代谢情况反映了肝脏细胞摄取、代谢和分泌的功能。ICG 在血液中浓度下降速度在注射 15min 后逐渐平缓，所以临床上通常以 ICGR15 作为反映肝脏排泄功能和储备功能的指标。ICG 的血浆清除率除了与肝脏本身的代谢功能有关外，还受到肝血流量、血清胆红素水平、胆道梗阻情况、低蛋白血症、动静脉瘘的影响，这些情况下则无法真实地反映肝脏的储备功能，ICGR15 的正常值通常为＜ 0.10。在肝病患者中，ICGR15 与肝切除术后的肝衰竭及死亡的概率密切相关，但是其界值的设定尚无定论，有研究显示 ICGR ＜ 0.14 是肝硬化背景下行大部分肝切除的安全临界值，而局部切除的安全界值是 0.23。

2）利多卡因代谢试验：另一种肝功能检测的方法。肝细胞可以利用利多卡因代谢产生单乙基甘氨酰二甲苯胺（MEGX），给药一段时间后血中的 MEGX 浓度可以代表肝细胞对利多卡因的代谢能力，从而反映肝脏的功能。研究表明 MEGX＜ 25ng/ml 的患者对肝切除的耐受差，当 MEGX＜ 10ng/ml 时，患者的预期寿命不到 1 年。然而其数值也受到很多其他因素，如性别、年龄、避孕药及血清三酰甘油等的影响。

3）FLR 测定：可以决定术后肝脏能否正常行使其功能，并且很大程度上影响了术后肝衰竭的发生率。其测量主要依靠影像学检查，标准化肝脏体积（SLV）是基于体重和体表面积计算出来的，FLR/SLV 是临床常用的一个检测指标。目前对于能够保证安全的 FLR 和 FLR/SLV 尚无定论，需结合 Child-Pugh 评分、ICGR15 进行评估。通常认为，ICGR15 ＜ 0.10、肝功能 Child-Pugh 分级 A 级的患者，FLR/SLV 需＞ 20%～30%；肝硬化、重度脂肪肝或化疗性肝损伤的患者，若 ICGR15＜ 0.10，FLR/SLV 需＞ 40%，若 ICGR15 在 0.10～0.20 时，FLR/SLV 需＞ 60%；肝硬化、重度脂肪肝或化疗性肝损伤的患者，若 ICGR15 < 0.10，FLR/SLV 需 > 40%，若 ICGR15 在 0.10 ~ 0.20 时，FLR/SLV 需 > 60%；若 ICGR15 > 0.20，FLR/SLV 需 > 80% 或仅行肿瘤剜除手术。

（七）精确诊断

1. 定性诊断　结直肠癌的定性诊断依赖于影像学、内镜及病理学检查，必要时也可通过外科手术探查等手段确诊。此外，患者的病史、临床表现、体格检查、实验室检查结果对诊断具有一定参考价值。对于结直肠癌患者，还应当评估是否存在梗阻、穿孔、消化道出血等并发症。

2. 分期诊断　结直肠癌的临床分期依赖于 MRI、CT 等手段，应明确肿瘤的位置、大小、分化程度、浸润深度、淋巴结转移、远处转移等情况。对于病理学诊断，还应包括组织学类型及分级、切缘情况、脉管及神经侵犯、肿瘤退缩分级以及免疫组织化学和分子病理检测等结果，以评估肿瘤的临床特征及恶性程度，从而为后续治疗决策的制订提供依据。

3. 分子诊断　结直肠癌经病理确诊后，建议行相应的分子诊断，以进一步指导治疗。

（1）对所有结直肠癌：均推荐使用免疫组化法（IHC）进行错配修复蛋白（MMR）的表达检测，或使用聚合酶链式反应（PCR）进行微卫星不稳定（MSI）检测，用于 Lynch 综合征筛查、预后分层及晚期指导免疫检查点抑制剂治疗等。对于 MLH1 缺失的 MMR 缺陷型（deficiency of MMR，dMMR）肿瘤应行 BRAF V600E 突变分子和（或）MLH1 甲基化检测，以评估发生 Lynch 综合征的风险。需要强调的是，IHC 检测为初筛，并不能完全代替 PCR 检测。

（2）对复发或转移性结直肠癌：推荐行 KRAS、NRAS、BRAF 检测，以对预后进行分层，指导临床治疗。在 HER2 扩增的结直肠癌中，抗 HER2 治疗取得了可喜的临床研究结果，有条件的单位可适当开展相关工作。此外，对于罕见基因改变（如 NTRK 融合）的检测，在有条件的单位也可以开展。

4. 伴随诊断　在结直肠癌治疗中，需要注意有无可能影响临床用药的临床情况及伴随疾病，

如肿瘤梗阻、出血、心血管疾病（高血压、心功能不全、心律失常等）、血栓性疾病、肾功能异常（如肾病综合征、蛋白尿等）可能影响贝伐珠单抗的使用，心血管疾病可能影响曲妥珠单抗的使用。因此，在制订诊疗策略时，应充分评估伴随情况，以免对整体治疗措施产生不利影响。

要点小结

◆ 通过多学科协作进行评估，建立合理的整合诊疗流程，实现结直肠癌规范化的整合治疗。

◆ 评估包括肿瘤分期、营养状态、疼痛、病理、基因突变类型、肝脏功能、血栓栓塞等方面，全面了解患者的整体情况。

◆ 全面、动态、整合评估，同时关注患者的特殊性，有利于肿瘤个体化治疗。

◆ 肝脏功能的评估分为静态评估及动态评估两方面，静态评估主要包括实验室检测及评分系统，用于评价肝脏当前的功能或状态；动态评估主要评价肝脏的储备功能，用于了解肝脏对手术的耐受性。结合动静态两个方面进行整合考量，方可对肝脏的功能状态有准确的判断。

【整合决策】

（一）外科手术治疗

1. 手术治疗原则　手术切除是局限性结直肠癌的唯一根治方法。手术切除原发癌的目标是彻底切除肿瘤、主要的血管蒂和受影响肠段的淋巴引流区域。如果有肿瘤附着或浸润到潜在可切除的器官或结构中，则给予整体切除。有复杂症状（如阻塞、穿孔）的患者可能需要分阶段实施手术。鉴于结直肠肠道的分布区域较长，根治性手术包括早期肿瘤的局部切除术、根治性右半结肠切除术、根治性横结肠切除术、根治性左半结肠切除术、根治性乙状结肠切除术、根治性直肠癌前切除术、腹会阴联合切除术、全结肠切除术、联合脏器切除术等术式；非根治性手术则可能涉及肠切除 / 旁

路手术、回肠造口术、结肠造口术、粘连松解术、联合脏器切除术等。

近年来，结直肠外科有了长足的发展：吻合技术的进步使手术操作大为便利；微创技术的发展使手术创伤明显减轻，术后患者的生活质量显著提高；快速康复外科（fast track surgery）的发展使患者术后恢复更加顺利，并在结直肠外科领域取得了巨大的成功；然而所有这些进步都是建立在传统结直肠外科的基石之上的。

（1）根治性手术：对于可以 R0 切除的肿瘤，需行完整切除，否则肿瘤很快会复发，所以减瘤手术通常意义有限。因此，外科手术通常需要遵守以下原则：①标准手术是以根治为目的，要求必须切除肿瘤两端足够长度的肠管，并行全系膜淋巴结清扫。②扩大手术包括联合脏器切除和（或）区域淋巴结清扫以外的淋巴结扩大清扫手术。

（2）非根治性手术：①对于肿瘤不可根治切除的病例，当出现肿瘤相关的并发症，如穿孔、出血、梗阻等的时候，可能需要就症状给予相关的外科手术干预。此时治疗的目的是解决症状，因此可能会涉及旁路手术、结肠造口、小肠造口、肠粘连松解等手术。②肿瘤减灭术目前尚无明确的证据证明其有效性，对于有条件的单位，可以酌情开展临床试验。③转移病灶的姑息性局部治疗，可以考虑射频、介入、手术等多种方式结合的整合治疗。

根据 cTNM 分期，执行以外科为主的治疗流程，以直肠癌为例将整合诊疗流程列图见图 6-2-11。

2. 安全切缘的要求

（1）Tis 及 T1 期肿瘤：这部分肿瘤可能分为初始 Tis 及 T1 期以及新辅助治疗后 Tis 及 T1 期两种情况。

1）原发性早期中低位直肠癌，如果符合以下情况可考虑行经肛门局部切除术：①肿瘤位于距离肛门 8cm 以内；②肿瘤分化良好（中高分化）；③肿瘤直径＜3cm；④肿瘤占据肠腔＜1/3；⑤无明确的淋巴结转移证据；⑥无明确神经、脉管癌栓证据；⑦肿瘤临床分期为 Tis、T1 期；⑧切缘＞3mm；⑨能够达到全层切除。对于适合的病例可以选择局部切除，如果切除后发现切缘或基底

阳性、肿瘤分化不良，或肿瘤浸润深度超过黏膜下层符合 T2 期表现，建议加行根治性切除术。

2）中低位直肠癌经过新辅助治疗后，肿瘤反应比较明显，符合以下标准则可以考虑局部切除：如果新辅助治疗前肿瘤最大直径＜4cm，临床分期为 T2 或 T3，且无明确的淋巴结转移证据，无明确的肛提肌侵犯。放疗后如果肿瘤退缩到 T0 与 T1，可以考虑局部切除。但是，目前推荐的手术方式仍然是根治性切除。

对于局部切除而言，推荐进行肠壁全层切除，切缘距离肿瘤至少＞3mm。至于内镜下切除术，将会在后面内镜下治疗部分中给予全面介绍。

（2）局部进展期肿瘤（T2 期以上的肿瘤）：总体原则是对于 T2 以上的肿瘤，如果是结肠肿瘤，建议至少保证 5cm 以上的切缘；对于中低位直肠癌远切缘而言，肠壁的切缘至少保证距离肿瘤 2cm；对于极低位保肛手术而言，建议至少保证 1cm 的远切缘。以上原则不能实现时，建议行冷冻切片检查。

3. 各种根治切除手术的具体要求

（1）结肠癌根治手术

1）切除足够的肠管，整块切除结肠系膜，常规清扫两站以上的淋巴结（完整结肠系膜切除技术）。

2）肿瘤侵犯周围组织器官行联合脏器整块切除。

3）标识供养血管根部的淋巴结并送病理学检查。

4）根治术野外的临床怀疑淋巴结，可能的情况下应该行活检术或者切除术。

5）至少应该送检 12 个淋巴结才能准确进行 N 分期。

6）具有遗传性非息肉性结直肠疾病家族史，或者明显的结肠癌家族史，或同时存在多处原发结肠癌的患者建议行更广泛的结肠切除术。

7）结肠新生物临床高度怀疑恶性肿瘤，不能内镜切除，可以手术或微创手术探查。

8）腹腔镜辅助的结肠切除术满足如下条件：由有腹腔镜经验的外科医师实施；无严重影响手术的腹腔粘连；无急性肠梗阻和穿孔的表现。

9）肿瘤局部晚期不能切除或者临床上不耐受手术，给予姑息治疗。

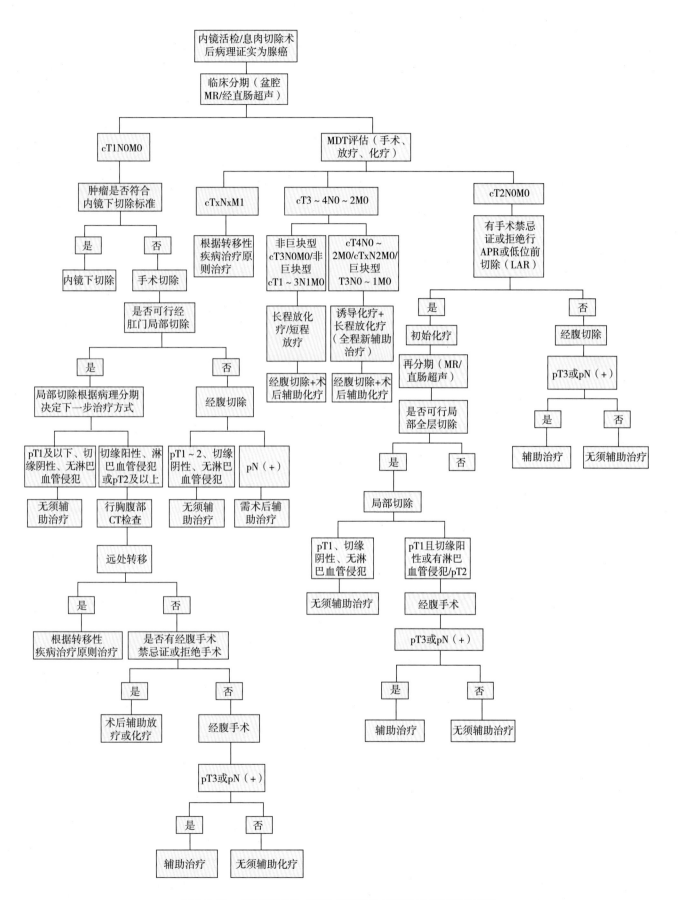

图 6-2-11　直肠癌依据 cTNM 分期的外科整合治疗流程示意图

（2）直肠癌根治性低位前切除手术

1）按照直肠全系膜切除的原则，直视下在直肠固有筋膜外进行锐性分离（羊直肠系膜切除规范）。

2）肿瘤远端直肠系膜切除不得＜5cm，肠管切除至少距离肿瘤2cm。

3）尽可能把清扫范围外的可疑转移淋巴结切除或活检。

4）新辅助（术前）放化疗后，推荐间隔6～12周后进行手术。

5）肿瘤侵犯周围组织或器官者，争取联合脏器切除。

6）合并肠梗阻的直肠新生物，临床高度怀疑为恶性，应剖腹探查。

7）腹会阴联合直肠癌根治切除术：仍遵循全直肠系膜切除的原则。

8）肿瘤远端距离肛缘＜5cm，不适合直肠癌低位前切除和局部切除。

9）可疑的转移淋巴结尽量予以活检或切除。

10）若合并直肠外组织或器官侵犯，争取脏器联合切除。

4. 淋巴结清扫　结直肠淋巴结分为4组：

（1）结肠上淋巴结，位于肠壁脂肪垂内。

（2）结肠旁淋巴结，位于边缘动脉弓附近及动脉与肠壁之间。

（3）中间淋巴结，位于结肠动脉周围。

（4）主要淋巴结，位于结肠动脉根部及肠系膜上、下动脉的周围。

原则上结肠肿瘤切除手术，以上的淋巴结都在清除的范围内，这是全系膜切除淋巴结清扫的要求。

5. 内镜手术　根据《中国结直肠癌诊疗规范（2017年版）》，对于结直肠高级别上皮内瘤变及部分T1N0M0期结直肠癌，内镜下黏膜剥离术（ESD）和内镜下黏膜下切除术（EMR）可作为首选的治疗方案，由于ESD可以整块切除包含黏膜下层在内的肿瘤组织，对于怀疑侵犯黏膜下层的病变更为合适。

（1）结直肠病变内镜下切除的选择如下。

1）适应证：①病变位于黏膜层或黏膜下浅层内，未侵犯固有肌层（T0或T1期）；②病变活检为腺瘤、高级别上皮内瘤变或高-中分化腺癌；

③肿瘤活动，不固定；④治疗前影像学检查无区域淋巴结或远隔转移征象。

2）绝对禁忌证：①病变发生黏膜下深层浸润、固有肌层侵犯、淋巴结转移或远隔转移；②无法耐受内镜手术；③无法进行肠道准备；④其他肠镜检查禁忌证。

3）相对禁忌证：①肠腔环周、累及多个皱襞、肿瘤位置特殊、穿孔风险高的病变；②遗传性家族性息肉病、遗传性非息肉性结直肠癌；③伴有进展期结直肠癌，预计外科手术可一次性切除；④伴有其他疾病，预期寿命短；⑤伴有血液病、凝血功能障碍或服用抗凝药物等，凝血功能未纠正；⑥肠道急性炎症期；⑦肠道准备不良、患者不配合。

（2）内镜下切除术后标本的评估：术后应对整块切除的标本进行冲洗和展平，将黏膜面向上固定于平板上，观察、测量并记录标本的大小、形状及肉眼所见的性状（包括颜色、硬度等），并区分口侧和肛侧断端，拍照记录后，将标本黏膜面向下全部浸没于固定液中送病理检查。

如术后病理报告存在如下危险因素，则应考虑追加外科手术：①如垂直切缘阳性，则需追加外科手术。②如存在以下征象，则建议行肠段切除＋淋巴结清扫术：黏膜下浸润深度≥1000μm、脉管瘤栓、神经侵犯、低分化腺癌、印戒细胞癌、黏液腺癌、浸润深部存在高级别肿瘤出芽、息肉蒂部癌浸润。

6. 整合微创手术　1985年，"微创手术"这一概念首次由英国泌尿外科医师提出，两年后世界上第一次开展了电视腹腔镜胆囊切除手术，这标志着微创手术的开始。

（1）微创手术的定义：微创手术广义上讲是指在保证临床疗效的前提下，尽可能最大限度地降低机体内环境由手术所导致的干扰，并减少在此基础上形成的创伤和痛苦，从而使患者不仅在生理上，还同时在心理上获得最大限度的快速康复。不仅内镜手术、腹腔镜手术、胸腔镜手术、关节镜手术及各种介入治疗手术可归于微创外科的范畴，各种切口明显缩小的传统外科手术也同样可纳入微创外科的领域。

狭义上讲，微创就是指手术入路的改变。与

传统的开放手术相比，腹腔镜手术在腹腔内的手术操作与开放手术是一样的，但发生改变的就是手术入路，即切口的大小。对于外科手术来说，切口是反映手术微创效果最直接、最有效的指标。手术切口的大小、部位与术后的疼痛、恢复密切相关。切口是引起患者术后疼痛的最主要因素，切口大小与手术创伤成正相关，切口越大，手术对体表神经的损伤越大，进而会使患者术后疼痛越发严重。腹壁切口也会增加术后相关并发症的发生风险，包括切口感染、切口疝甚至是切口肿瘤种植等。此外，手术切口也会引起患者的焦虑、恐慌、烦躁等不良情绪，甚至会导致全身状态改变，会很大程度影响患者的术后恢复；术后手术瘢痕的刺激和牵拉，也会给患者带来强烈消极的心理暗示。最后，手术切口还会直接影响患者的美观，尤其是对于爱美的年轻女性。由此可见，手术切口绝不是一个可以被忽略的小问题，它不仅是一种微创理念的直观体现，也体现了不同时代人们对微创的追求。其分类见表 6-2-20。

表 6-2-20　手术切口分类

切口分类	切口长度	适用手术举例
微小切口	≤2cm	腹腔镜手术（戳卡孔、腹腔穿刺孔）等
小切口	2～5cm	阑尾切除手术、胆囊切除手术等
中切口	5～10cm	腹腔镜辅助下乙状结肠癌根治术等
大切口	10～20cm	右半结肠癌根治术等
超大切口	>20cm	右半结肠联合胰十二指肠切除术等

（2）微创外科发展的原因：虽然外科学成为一门独立的学科已经有一个多世纪，但微创外科蓬勃发展却仅仅出现在近二十多年。究其原因，科技的发展及治疗理念的改变是微创外科快速进步的主要原因。高科技产品及技术发展是微创外科发展的主要因素。从最初的简陋模型发展至今，现代腹腔镜技术可谓形式多样，应用广泛。客观来讲，科技的进步，特别是光学、电学、工程力学、材料学等方面的发展，使得光源系统、气腹发生装置和成像系统这三个主要装置不断创新是腹腔镜技术发展的动力。

除了科技的不断发展创新外，治疗理念的改变是微创外科发展的另一个重要因素。对于结直肠癌的外科治疗来说，肿瘤及淋巴引流区域的整块切除原则以及无瘤、无菌原则并没有改变，但手术的一些理念逐渐发生了改变。传统的外科观点认为"外科手术的基础是暴露，切口越大，暴露越充分，肿瘤切除越彻底"，还有人认为腹腔镜手术不适用于恶性肿瘤的治疗。随着结直肠癌腹腔镜手术临床研究的开展，已有越来越多的前瞻性及回顾性研究结论证实了腹腔镜手术的近期和远期疗效，从而改变了人们对于微创手术的认识，促进了腹腔镜手术在临床中的广泛应用。与此同时，功能外科理念和损伤效益比原则也逐渐为大家所接受。如何在根治性切除肿瘤的同时，尽可能减少对机体的损伤，保留器官的功能，获得最好疗效？如何在治愈患者身体疾病的同时，尽可能减少手术对患者心理的影响，让患者治愈后更快回归社会？肿瘤外科医师的理念需要从"根治性"向"功能性"转变，不再只是简单地将病变组织切除，而需要尝试运用新技术、开创新术式，尽可能保留机体的自主功能，减少医源性损伤，提高疗效。此时，切口对患者的影响就显得尤为重要。在功能外科时代，手术入路从"常规切口"逐渐向"小切口"甚至"无切口"演变，根治和生活质量并重成为医患的共同目标。外科手术不只要去除疾病对患者的困扰，其最终目的是要恢复人体的生理功能。

因此，随着科技的进步，腔镜设备的不断更新，能量平台等新型器械的进一步发展，微创外科理念的不断演变，功能外科概念及损伤效益比原则的诞生，特别是多个学科的发展得到有机整合，从而形成了"整合微创手术"的概念，即在"小切口"甚至"无切口"的概念下，整合应用包括光学、电学、力学、材料学、医学等多种自然科学的研究成果，在微创外科和功能外科理念指导下，遵循最优损伤效益比原则，运用先进的腹腔镜设备、能量平台产品及腹腔内吻合器械，进行切除病变的手术操作。

结直肠外科已经全面进入整合微创手术时代。不同类型的技术平台、手术路径及创新的术式已经并正在被应用于结直肠癌的整合外科治疗。

（3）整合微创手术平台的种类

1）经肛门内镜微创手术（TEM）：TEM 是

transanal endoscopic microsurgery 的缩写，指术者可在扩张的肠道内，通过双目镜所带来的放大、清晰、三维立体视觉效果或内镜成像系统显示器画面，运用精细的器械，实现腔镜手术中的各种操作。

2）腹腔镜手术：腹腔镜目前有不同类型，有传统的标清 2D 腹腔镜、高清 2D 腹腔镜、4K 腹腔镜，以及更具立体感的 3D 腹腔镜。但总体来说，均包含三个主要装置：光源系统、气腹发生装置和成像系统。代表着目前科技最高水平的机器人手术其实也是腹腔镜手术的一种。

1901 年德国 Kelling 医师首次将膀胱镜插入到注入空气的犬的腹腔中，并将这一操作技术命名为"腹腔镜检查"，这标志着现代腹腔镜技术的开始。此后，随着"冷光源"玻璃纤维照明装置的应用、提高光传输能力柱状石英的运用、可维持恒定压力自动气腹机的应用，才使得腹腔内手术操作成为可能。成像系统的技术革新，特别是 20 世纪 80 年代电荷耦合器件（CCD）的应用，使腹腔镜经历了从光学到数码的跨代变革，诞生了真正意义的现代腹腔镜。而与电视的结合，使得所有医师都能在显示器上清晰观察腹腔内状况，并能通过录像设备将视频保存，便于交流、学习，这一革新为腹腔镜手术带来一场革命，推动着微创外科加速前进。1987 年法国 Mouret 完成第一例电视腹腔镜胆囊切除术，标志着微创时代的到来。1991 年，腹腔镜手术被首次引入到结直肠癌的治疗。既往的腹腔镜由于成像系统及显示设备老旧，清晰度和分辨率均较低，无法细致还原手术视野细节及色彩，不利于手术操作。在此基础上，随着成像系统的发展及大尺寸显示设备的应用，分辨率达到 720p 的高清腹腔镜，甚至分辨率达到数字影院清晰度 DCI 4K 级（4096 像素 ×2160 像素，每秒 24 帧）的 4K 腹腔镜也应用于临床，弥补了既往常规标清腹腔镜在影像描述方面的不足，提供了更为细腻的细节分辨度，将更加清晰真实的手术视野呈现于大荧幕中，改善了手术医师对屏幕视野的操作感，在膜性解剖层面的把握、细微血管或神经的辨识、淋巴结清扫范围边界的识别等方面，优势更为突出。

虽然后来传统的 2D 腹腔镜已经在临床得到广泛应用，但在 2D 腹腔镜下，二维屏幕上画面缺乏立体感和空间感，难以如开腹手术般立体观察腹腔内的解剖层次，而原有立体关系的器官、组织、血管呈现在同一平面上，通过长柄手术器械进行操作的医师可能立体感减弱，甚至视觉出现错位，影响手术的精确度，可能导致错误的操作，致使手术过程出血量增加、手术时间延长，甚至增加副损伤，影响疗效。为了适应二维图像下的手术操作，外科医师必须经过严格的腹腔镜下操作练习及规范化培训。

拥有双路平行摄像系统三维腹腔镜的出现，改善了 2D 腹腔镜的不足。3D 成像腹腔镜系统采用无源偏振眼镜，外科医师双眼分别接收左右镜片系统内的横偏和纵偏画面，获得手术野的空间纵深感，产生 3D 视觉效果，同时，手术视野的清晰度和明亮度大幅提高。

当然，在目前的临床应用中，3D 腹腔镜还存在一些不足之处，比如 3D 视觉系统可使得某些场景下的视野变得深远，从而略显失真；部分品牌的 3D 腹腔镜系统镜身不可旋转，仅能翻转 180°，而不能像普通 2D 腹腔镜那样自如地调整手术视野的方向和角度；3D 腹腔镜的立体感是由大脑将左、右眼看到的不同画面匹配在一起，形成 3D 图像，因此有部分外科医师可能在使用 3D 腹腔镜时，会出现类似观看 3D 电影时的眼部不适、疲劳感，尤其是对于长时间的手术。相信随着技术的进步，这些不足之处将进一步得到改善，而 3D 腹腔镜会进一步发挥更大优势。

3）机器人系统：虽然 2D、3D 腹腔镜手术较传统的开放手术明显提高了近期疗效，但对于一些特殊部位的手术，常规腹腔镜手术仍存在一定难度，比如男性狭小骨盆的盆腔内手术操作。代表着目前腔镜系统最先进技术的机器人手术则较传统腹腔镜手术有明显优势。

手术机器人系统由视频系统、机械臂系统和医师控制台 3 部分组成。视频系统可为手术医师提供放大 10 ～ 15 倍的高清三维图像，获得立体的解剖图像；机械臂系统位于床旁，安装有镜头臂和器械臂，机器人专用器械具有独特的可旋转腕结构，可以 540° 旋转，突破了双手及常规腹腔镜器械的动作限制，使操作更灵活，尤为适合狭小空间内的手术；手术医师坐于控制台前，实时同步控制床旁机械臂的全部动作，无须长时间站立，显著降低了生理疲劳，同时，机器人计算机系统自动滤除术者动作中的不自主颤动，使操作更稳定。

机器人手术系统克服了传统腹腔镜技术的诸多缺陷，代表了微创外科在结直肠癌领域的发展趋势，但其高昂的建设成本和使用维护成本是制约其广泛开展的重要原因。相信新一代机器人系统的出现，能够在成本上解除其运用的制约，希望在此基础上开展更多的国际多中心随机对照临床试验，为这一技术在结直肠癌手术治疗的应用提供更有力的循证医学证据。

（4）整合微创手术方式的选择：虽然结直肠肿瘤外科进入了整合微创手术时代，但基本的肿瘤外科治疗原则还是不变的。即应当遵循肿瘤及淋巴引流区域的整块切除原则；需要执行严格的无瘤操作，不能为了减小创伤而增加肿瘤细胞播散的风险；任何的外科操作都应当严格遵守无菌原则，减少手术部位感染机会。

对于结直肠癌来说，目前主要采用下面几种手术方式：局部切除术、根治性切除术、扩大根治术、联合脏器切除术及多脏器切除术。

1）结直肠癌的局部切除术：结直肠癌的局部切除手术可以通过经肛门直视下局部切除和通过TEM 设备来进行。由于直视下经肛门局部切除的器械所限，只能切除距肛缘 8cm 范围内的肿瘤，而 TEM 由于可以使用特殊器械，因而可以观察并处理距肛缘 20cm 范围内的病变。除此之外，两种手术的适应证没有区别。

根据 TEM 专家共识，目前认为结直肠病变行 TEM 手术的适应证为①高级别上皮内瘤变、T1 期结直肠癌或良性腺瘤，尤其是广基和无蒂腺瘤；②病变占据肠腔≤ 30%；③病变基地直径≤ 3cm；④高 - 中分化；⑤无脉管或神经侵犯；⑥无淋巴结转移或远隔转移。

TEM 相对适应证：①不良组织学类型（肿瘤> 3cm、细胞分化程度差、神经或脉管侵犯）的T1 期直肠癌姑息性切除；②高龄、伴随疾病严重、手术风险高的 T2 及以上分期结直肠癌患者的姑息性切除；③在充分告知风险及可选择治疗方案的

前提下，T2 及以上分期直肠癌行根治手术无法保留肛门而坚决要求保肛患者的姑息治疗。

TEM 禁忌证：①患严重基础疾病等，无法耐受手术者；②肿瘤距肛缘 20cm 以上；③肛门或直肠狭窄，无法置入 TEM 装置。

TEM 显著提高了直肠局部切除手术的质量，具有手术风险低、创伤小、住院时间短、医疗费用低等优势。

2）结直肠癌的根治性切除术：对于不适合行局部切除的结直肠癌来说，则需要进行包括病变在内的肠管、可能发生淋巴结转移的淋巴引流区域的根治性切除。对于直肠癌来说，需要清扫肿瘤远端 5cm 范围内的系膜淋巴脂肪组织，至少切除肿瘤远端 2cm 长度的肠管，近端则需要切除10cm 以上的肠管及相应的系膜组织，清扫淋巴引流区域则需要达到主要滋养血管的根部；对于结肠癌，需要切除肿瘤两端各 10cm 以上的肠管及系膜，并清扫所有淋巴引流区域的组织直至主要滋养血管的根部。

根据肿瘤的部位，具体术式包括右半结肠根治性切除术、横结肠根治性切除术、左半结肠根治性切除术、乙状结肠根治性切除术、直肠根治性前切除术和腹会阴联合直肠根治性切除术。

在行结直肠癌腹腔镜辅助手术时，无论是2D、3D 腹腔镜手术，还是机器人手术，最终都需要行辅助切口取出标本。此时，切口的位置选择显得非常重要，不仅要便于手术标本取出，还要方便完成消化道的重建。对于腹腔镜辅助右半结肠切除术，辅助切口则应选择中上腹部正中或偏右侧纵切口；腹腔镜辅助横结肠切除则可选择上腹部正中辅助切口；右半结肠切除则可选择中上腹正中或偏左侧纵切口；乙状结肠或直肠手术的辅助切口可选择下腹部纵切口或耻骨上横切口。

从微创手术的效果来看，20 世纪末期国际上开展的多项前瞻性多中心随机对照临床研究已经证实，腹腔镜手术治疗结直肠癌有着不逊于传统开放手术的近远期疗效。根据目前的循证医学证据，进行以下推荐。

结肠癌：①手术医师需对腹腔镜辅助结肠切除有丰富经验。②适用于临床分期Ⅰ、Ⅱ、Ⅲ期结肠

癌患者，腹腔镜可作为常规治疗方式。③侵犯邻近脏器的结肠癌患者，不常规推荐腹腔镜手术。④不常规推荐用于急性肠梗阻或肠穿孔的患者。

直肠癌：①手术医师需对遵循 TME 原则的腹腔镜直肠切除术有丰富经验。②适用于临床分期Ⅰ、Ⅱ、Ⅲ期直肠癌患者，腹腔镜可考虑作为外科治疗方式。③肿瘤邻近环周切缘的直肠癌患者，不适合行腹腔镜手术。④不常规推荐用于急性肠梗阻或肠穿孔的患者。

在结直肠外科领域，机器人手术适应证与2D、3D 腹腔镜手术类似。

与 2D 腹腔镜相比，在 3D 腹腔镜的高清、立体视野下，外科医师能更快地提高手术操作能力和手术技巧，明显缩短学习曲线，并减少了术中的副损伤，降低了操作的疲劳感，提高了易操作性，从而可以缩短手术时间，提高手术的安全性。这已经在多项临床研究中得到证实。目前的研究结果还证实，机器人手术可在常规 2D、3D 腹腔镜手术基础上，进一步提高手术的近期疗效，如减少手术出血量、更好地保护盆腔自主神经、降低中转开腹率、缩短肠道功能恢复时间、缩短住院时间；在肿瘤根治方面，机器人手术的淋巴结检出率、远端切缘阳性率、局部复发率和长期生存率与腹腔镜和开放手术相似，在降低环周切缘阳性率方面具有潜在的优势。

3）结直肠癌的扩大根治术、联合脏器切除术及多脏器切除术：虽然直肠癌 TME 手术是外科治疗的金标准，但对于中低位直肠癌来说，还存在侧方淋巴结转移等淋巴回流途径，因此，对于进展期直肠癌，当临床考虑存在侧方淋巴结等其他部位的淋巴结转移时，需要考虑行包括侧方淋巴结清扫或腹主动脉旁淋巴结清扫的直肠癌扩大根治术，其疗效已得到国内外研究证实，可提高一部分直肠癌患者的术后生存率。但需注意，扩大根治术对患者损伤较大，并发症风险增高，即使保留了盆腹腔自主神经，患者术后仍然可能出现排尿功能及性功能障碍，同时行扩大根治术的直肠癌患者往往临床分期较晚，故应当在 MDT 的指导下，开展包括手术、新辅助治疗及辅助治疗在内的整合治疗。

对于肿瘤已经侵犯了邻近脏器的局部晚期结直肠癌以及发生寡转移的转移性结直肠癌来说，手术治疗是改善患者长期生存的重要方法，也是获得治愈可能的唯一手段，如没有发生远处转移、肿瘤侵犯了十二指肠下的右半结肠癌，肿瘤局限于盆腔内、无远处脏器或淋巴结转移、未侵犯 S2 以上骶骨的直肠癌，以及肝脏（肺）转移灶和肠道原发病灶均可根治性切除的结直肠癌。联合脏器切除术及多脏器切除术由于手术时间长、出血量大、并发症多，术前应当由 MDT 对病情进行整合评估，严格把握手术适应证，并由临床经验丰富及手术技术娴熟的医疗团队进行治疗。一般认为满足以下条件可考虑进行联合脏器切除术或多脏器切除术，否则应谨慎开展：①患者年龄＜ 70 岁；无远隔脏器转移或转移灶均可切除；②无重要器官功能障碍；肿瘤均可达到 R0 整块切除；③患者及家属理解手术风险并有强烈治疗愿望。术前对患者应当进行充分的准备，包括纠正贫血、改善营养状态、纠正电解质紊乱、充分的肠道准备、齐全的手术器械准备等；术中应进行全面的探查以决定切除范围及具体术式，在保证根治性切除及手术安全性的基础上，尽可能保留患者器官功能，如在获得充分安全的切缘后、术中冷冻病理检查提示切缘阴性的前提下，方可保留患者肛门。

（5）整合微创手术的术式创新

1）NOSES：经自然腔道取标本手术（natural orifice specimen extraction surgery，NOSES）。随着微创手术的发展以及肿瘤功能外科理念的出现，避免了腹部切口，最大限度保护了患者正常生理功能，选择具有最小手术损伤的 NOSES 自然是大势所趋。NOSES 指使用腹腔镜器械、TEM 设备、机器人设备或软质内镜等完成腹腔内肿瘤切除及消化道重建，经自然腔道（直肠、阴道或口腔）取标本等腹壁无辅助切口的手术。术后患者腹壁仅存有几处微小的戳卡瘢痕。根据取标本途径不同，结直肠肿瘤 NOSES 分为经肛门取标本手术、经阴道取标本手术；根据取标本和消化道重建方式不同，结直肠肿瘤 NOSES 又分为外翻切除式、拉出切除式和切除拖出式。

结直肠肿瘤 NOSES 的开展，首要前提是满足常规腹腔镜手术适应证。NOSES 操作存在一定特殊性，尤其是经自然腔道取标本这一操作环节，因此其对适应证有进一步的其他要求，主要表现在 3 个方面，即标本大小、肿瘤浸润深度和体重指数（BMI）。根据《结直肠肿瘤经自然腔道取标本手术专家共识（2019 版）》，结直肠肿瘤 NOSES 特有适应证包括①肿瘤浸润深度以 T2、T3 为宜；②直肠 NOSES 的标本环周直径 ≤ 5cm 为宜；③经阴道手术的标本环周直径 ≤ 7cm 为宜。相对禁忌证包括①肿瘤局部病期较晚；②病灶较大；③肥胖（BMI ≥ $30kg/m^2$）。

结直肠肿瘤 NOSES 目前在国内外得到广泛的应用。根据中国 NOSES 大数据中心统计的治疗数据，目前已有超过 300 家医疗中心开展此类手术。患者不仅可获得与常规腹腔镜手术同样的远期疗效，还可获得术后疼痛更轻、胃肠道功能恢复更快、术后下床活动更早、术后住院时间更短、腹壁更加美观、患者心理压力更低等显著的近期疗效。

2）Tv-NOTES：经人体自然腔道内镜手术（natural orifice transluminal endoscopic surgery，NOTES）。从定义上讲 NOTES 虽然属于 NOSES 的范畴，但由于体表无任何可见的手术瘢痕，被认为代表了腹部微创手术的最高水平。但该术式因受到伦理观念及操作器械、设备等因素的制约，尚无法在临床广泛开展。目前，临床开展了一些经女性阴道进行操作、以硬质的腹腔镜代替软质内镜的 Tv-NOTES 手术。如国内中国医学科学院肿瘤医院王锡山教授于 2010 年，经脐窗置入腹腔镜镜头，经阴道后穹窿置入穿刺套管施行直肠切除术，术后腹壁无肉眼可见瘢痕；协和医院肖毅教授也开展了经阴道入路的腹腔镜右半结肠切除术。由于该类术式改变了常规腹腔镜手术的操作习惯及观察视角，因此需由研究型医院经验丰富的外科医师，选择合适的病例进行手术，以减少可能带来的不必要损伤；非研究型医院不建议开展。

3）TaTME：经肛全直肠系膜切除术（transanal total mesorectal excision，TaTME）。伴随微创外科新兴发展的还有 TaTME，其概念是利用 TEM 或经肛门微创手术（TAMIS）平台，采用"由下而上"的操作路径，并遵循 TME 原则而实施经肛腔镜直肠切除手术。TaTME 强调的是经肛门入路手术，并采用"逆向"操作来完成全直肠系膜的游离，这种方向完全相反的操作方式，也要求外科医师必须具有立体的解剖思维模式。由于 TaTME 是采用经肛门入路完成手术操作，并经肛门完成标本的取出，TaTME 也属于 Ta-NOTES 及 NOSES 范畴的一部分。

对于中低位直肠癌的 TaTME，鉴于目前文献报道中的不良近期疗效及部分国家已经叫停了此类手术，故在我国临床开展应当慎重，需在研究型医院由经验丰富的医疗团队于临床研究中开展。

4）LESS/SILS：单孔腹腔镜手术（laparoendoscopic single-site surgery，LESS/single-incision laparoscopic surgery，SILS）。随着腹腔镜技术的发展、腹腔镜器械的进步和外科医师操作技能水平的提高，为进一步减少创伤、提高美容效果，开展了减少腹部穿刺孔道的 LESS/SILS。目前特指在传统腹腔镜手术基础上发展而来，通过腹部单一小切口置入多枚腹腔镜器械实施结直肠手术的一种手术方式。与常规的腹腔镜手术相比，由于单孔腹腔镜的镜头、操作器械均于一个穿刺套管进入腹腔，其较常规腹腔镜操作技术难度大，如丢失"操作三角"、镜头与操作器械平行共轴导致缺乏深度感、缺少助手辅助导致术野显露困难等。但在经过充分训练后，在技术条件成熟的情况下，对符合适应证者开展单孔腹腔镜结直肠手术可有以下优点：①隐匿型切口能够满足部分患者的美容要求；②疼痛满意度更好，有助于患者术后的早期康复，符合快速康复的理念；③多项荟萃分析表明，单孔腹腔镜结直肠恶性肿瘤的根治手术在技术成熟及符合适应证的情况下开展不影响根治效果。

综上所述，随着微创治疗理念的演变、肿瘤功能外科概念的普及以及手术器械设备的更新，结直肠外科手术正朝着切口更小、损伤更少、疗效更好的方向发展，外科手术必定会从有创到微创、从微创向无创方向发展。我们相信，以循证医学结论作为指导，坚持外科治疗的基本原则，随着医疗科技的进步和治疗理念的革新，整合微创手术必定会给越来越多的患者带来创伤更小、疗效更好的益处。

要点小结

◆ 手术切除是结直肠癌的主要治疗手段。
◆ 结直肠癌的治疗应该根据临床分期选择整合治疗手段。
◆ 对于早期结直肠癌,可考虑内镜下治疗。
◆ 以腹腔镜手术为代表的整合微创治疗是目前结直肠癌外科治疗的主要手段。
◆ 经自然腔道取标本手术(NOSES)是结直肠癌整合微创治疗的新选择及未来趋势。

7. 结直肠癌肝转移的手术治疗 结直肠癌发生转移最多的脏器是肝,其手术治疗是一直重点讨论的外科话题。

(1)目前结直肠癌肝转移的手术统计:根据国家癌症中心最新数据统计显示,2015年全国结直肠癌新发病数约38.8万,总体发病率为28.2/10万人年,在恶性肿瘤中仅次于肺癌和胃癌居第3位;死亡率为13.61/10万人年,居第5位。结直肠癌患者出现远处转移很常见,在整个疾病进程中超过50%的患者会出现肝转移,10%~15%出现肺转移,还有5.5%~6.5%出现骨转移,而脑、肾上腺等其他部位转移少见。其中结直肠癌肝转移是影响结直肠癌患者生存的关键因素,因此也是结直肠癌治疗的重点和难点之一。目前手术完整切除肝转移灶仍是治愈结直肠癌肝转移的最佳方法,但仅有10%~20%的结直肠癌肝转移患者的转移病灶初始可被切除。因此,国内外指南均推荐采取MDT模式,根据患者的体力状况和肿瘤生物学特点等进行全面评估,个性化地制订治疗目标,开展相应的整合治疗,从而增加肝转移灶转化手术切除率,提高长期生存率,改善生活质量。如果初始不可切除的结直肠癌肝转移患者可耐受强烈治疗,建议在多学科团队讨论下给予强烈的个体化转化治疗,包括二步肝切除术、消融治疗、肝动脉灌注等局部治疗和系统化疗、分子靶向治疗等全身整合治疗,若患者转化治疗成功后可接受手术切除,术后长期生存期与初始可手术切除患者相当。目前,结直肠癌肝转移患者行手术切除肝转移灶后5年总体生存率达到50%左右。即使肝转移灶未经切除,采用多药整合治疗的患者,中位生存期也可以达2.5年。

(2)肝转移手术的意义与价值:手术完全切除肝转移灶仍是目前能治愈结直肠癌肝转移的最佳方法。无法切除肝转移患者的5年生存率低于5%,而肝转移灶完全切除或达到无疾病证据(no evidence of disease,NED)状态的患者中位生存期为35个月,5年生存率可达30%~57%。因此,凡是符合条件的患者均应在适当的时机接受手术治疗。

(3)肝转移灶手术适应证和禁忌证

1)适应证:肝转移灶的手术适应证一直在演变。随着手术技术的进步和对疾病认识的深入,适应证的范围在逐渐扩大,既往所重视的肝转移灶大小、数目、部位、分布等已不再是影响手术决策的主要因素。目前,适应证主要应从以下3方面进行判断:①结直肠癌原发灶能够或已经行根治性切除;②根据肝脏解剖学基础和病灶范围,肝转移灶可完全(R0)切除,且要求保留足够的功能性肝组织(肝脏残留容积≥30%);③患者全身状况允许,无不可切除或毁损的肝外转移病变,或仅为肺部结节性病灶,不影响肝转移灶切除决策的患者。

2)禁忌证:①结直肠癌原发灶不能取得根治性切除;②出现不能切除的肝外转移;③预计术后残余肝脏容积不足;④患者全身状况不能耐受手术。

(4)手术策略

1)MDT模式的重要性:MDT模式以患者为中心,能够进行更精确的疾病分期,有效减少个体医师做出的不完善决策,制订更个性化的评估体系和治疗方案,以取得最佳的临床和生存获益。因此,建议所有结直肠癌肝转移的患者进入MDT模式,并根据转移灶手术难易程度、肿瘤负荷及肿瘤生物学行为、患者体力情况和器官功能等因素制订最适合的治疗策略。

2)降低复发风险:对于肝转移灶初始即可以R0切除,且进行手术相对容易的患者,应当积极进行手术。同时,针对其中生物学行为不佳者应该积极开展相应的新辅助化疗(推荐应用FOLFOX方案),以降低手术后复发的风险,提高手术效果；对于肝转移灶可以 R0 切除，但手术难度较大者，应积极联合其他肿瘤局部毁损手段，以达到 NED 状态；对于肝转移初始无法切除，但经过一定的治疗有望转为 NED 状态的患者，无论其生物学行为如何，只要全身情况能够接受高强度治疗，都建议采用最积极的整合治疗手段，力求缩小肿瘤，实现肝转移灶转化切除。

目前，最为常用的判断结直肠癌肝转移生物学行为的方法为临床风险评分（clinical risk score，CRS），其包含 5 个参数，即①原发肿瘤淋巴结转移阳性；②肝转移或原发灶切除后无病生存时间＜ 12 个月；③肝转移肿瘤数目＞ 1 个；④术前 CEA 水平＞ 200ng/ml；⑤转移肿瘤最大直径＞ 5cm。如果每个项目为 1 分，0 ～ 2 分为低评分，3 ～ 5 分为高评分。其评分越高，术后复发风险越大，围术期化疗的获益也更为显著。

3）转移灶与原发灶的切除顺序：可行一期同步切除或二期分阶段切除，后者又包括传统先肠后肝模式和肝脏优先（liver first）模式。

既往研究显示，一期同步切除和二期分阶段切除在围术期并发症、死亡率、无复发生存时间和总生存时间方面均相仿，但两类策略各有其适用范围和优势，决策时需整合考虑患者肿瘤负荷、一般情况、术前治疗反应等因素。对于肝转移灶小且多位于周边或局限于半肝，肝切除量低于 50%，肝门部淋巴结、腹腔或其他远处转移均可手术切除的患者可考虑一期同步切除。一期同步切除的优势在于避免二次手术创伤，缩短住院时间，节省费用，但其对患者肿瘤负荷、一般情况等方面的要求相对较高。对于不能满足一期同步切除条件的患者，可以先手术切除结直肠癌原发病灶，二期分阶段切除肝转移灶，时机选择在结直肠癌根治术后 4 ～ 6 周；若在肝转移灶手术前进行系统性治疗，肝转移灶的切除可延至原发灶切除后 3 个月内进行。二期分阶段切除的优势在于能够处理更为复杂的转移瘤，同时两次手术之间的观察期内，进一步了解转移灶的生物学行为及对系统治疗的敏感性，为后续治疗提供更多选择空间。

此外，二期分阶段切除中先切除肝转移灶、再切除结直肠原发灶的肝优先模式近年来也有开展应用，其围术期并发症、死亡率和远期生存均与传统模式的二期分阶段切除相仿。但考虑到目前该模式开展病例数较少，其临床效果仍需进一步明确。

（5）手术方式

1）肝转移灶切除后至少保留 3 根肝静脉中的 1 根，且残肝容积≥ 40%（同时性肝切除）或≥ 30%（异时性肝切除）。转移灶的手术切除应符合 R0 原则，切缘至少＞ 1mm。

2）相比于规则切除（解剖性切除），楔形切除（保留肝实质的切除）在手术的并发症、肝内复发、无疾病生存时间和总生存时间上均与之相仿，且能够保留更多的残肝容积，为后续治疗或再次手术留有余地；对于 RAS 突变型的患者，更容易出现切缘阳性或局部复发，建议选择规则切除；对于局限于左半或右半肝的较大肝转移灶且无肝硬化者，可行规则的半肝切除。

3）建议肝转移手术时采用术中超声检查，有助于发现术前影像学检查未能诊断的肝转移病灶。术中吲哚菁绿显影则有助于判断肿瘤位置和肝段分界，也有一定的应用。

4）对于可切除的肝转移灶术后的复发病灶，在全身状况和肝脏条件允许的情况下，可进行二次、三次甚至多次的肝转移灶切除，既往研究显示其手术并发症和死亡率并不高于第一次肝转移灶的切除，而且可获得相同的术后生存率。

5）除了手术切除肝转移灶外，部分局部治疗手段（如射频消融、立体定向放疗等）也能使病灶发生彻底毁损，达到较好的局部控制效果。既往研究显示，在不可切除的结直肠癌肝转移中应用这类手段，患者的 5 年生存率在 14% ～ 55%。因此，对于手术切除难度较大的个别肝转移灶应积极联合此类手段，以使更多的患者有机会达到 NED 状态。

6）应用门静脉选择性栓塞（portal vein embolization，PVE）或结扎（portal vein ligation，PVL），可以使肝转移灶切除术后预期剩余肝脏（FLR）在 4 ～ 6 周代偿性增大 10% ～ 35%，从而增加手术切除的可能性，但同时术后有 30% ～ 40% 的患者会出现严重并发症，10% ～ 15% 的患者出现肝衰竭以及 3% ～ 5% 的患者出现围术期死亡。此方法被用于预计手术切除后剩余肝脏体积不足30%的肝转移患者。对于那些剩余肝脏体积在30%～40%，并且接受了强烈化疗而有肝实质损伤的患者，同样也可从中得益。

7）联合肝脏分隔和门静脉结扎的二步肝切除术（associating liver partition and portal vein ligation for staged hepatectomy，ALPPS）。这种方法可使FLR增大达到60%～80%，从而获得更多二期肝切除的机会，但此手术比PVE和PVL更为复杂，围术期并发症发生率高达70%，死亡率约10%，因此只建议经验丰富的单位在严格选择的患者中实施。

8）肝移植在治疗不可切除的结直肠癌肝转移患者中也有一些应用，取得了令人鼓舞的结果。研究显示肝移植在移植时间距离原发肿瘤诊断＞2年、CEA＜80μg/L、肝转移灶对系统治疗有反应（稳定或退缩）的患者中有较好的效果。肝移植同样有手术复杂、并发症多及死亡率较高的问题，建议有资质的单位在严格选择的患者中实施。

要点小结

◆ 手术切除是能够治愈结直肠癌肝转移的首选方法。手术适应证的扩大和手术方法的革新，使得更多的患者获得手术机会。

（二）介入治疗

结直肠癌介入治疗包括针对结直肠癌、结直肠癌并发症、结直肠癌肝转移的介入治疗。

1. 结直肠癌的介入治疗　针对结直肠癌的介入治疗主要包括动脉灌注化疗和栓塞。其适应证：①外科手术前动脉灌注化疗，可以杀伤肿瘤细胞、预防术中转移，改善预后。②无法手术的晚期结直肠癌患者，可行动脉灌注化疗控制肿瘤生长，减轻症状。③术后局部复发，伴邻近淋巴结转移者。④预计手术困难，可行化疗栓塞减少术中出血，提高切除率。术前动脉介入化疗加栓塞，可有效杀灭肿瘤细胞，抑制肿瘤生长。

2. 结直肠癌并发症的介入治疗　适用于①急性肠梗阻：结直肠癌引起急性肠梗阻，可通过支架植入术缓解梗阻症状，减轻患者全身症状，改善生活质量。②术后吻合口狭窄：外科术后吻合口狭窄可引起慢性肠梗阻，导致患者生活质量下降。可采用经肛门球囊扩张成形术或支架植入术解除狭窄，消除梗阻症状。③下消化道出血：结直肠癌并发急性下消化道出血时，患者通常病情较重，常伴休克症状，难以耐受结肠镜检查及手术。通过选择性动脉造影对下消化道出血进行定性及定位，及时发现出血部位并进行动脉栓塞治疗，可有效控制出血。栓塞剂可采用弹簧圈、明胶海绵颗粒、PVA颗粒等。其可能导致肠缺血坏死，但发生率较低。

3. 结直肠癌肝转移的介入治疗　作为结直肠癌多学科整合治疗中局部治疗的主要方法，经动脉插管介入治疗在结直肠癌肝转移的预防、术前新辅助治疗、转化治疗以及挽救性治疗中占有重要地位。常用的经动脉插管介入治疗技术包括经导管动脉灌注化疗（transcatheter arterial infusion，TAI）、传统经导管动脉栓塞化疗（conventional transcatheter arterial chemoembolization，c-TACE）、载药微球经导管动脉栓塞化疗（drug-eluting beads transcatheter arterial chemoembolization，DEB-TACE）及放射性微球动脉栓塞术（trans-arterial radioembolization，TARE）。

（1）介入治疗的选择

1）适应证：①局部进展期结直肠癌术前预防肝转移；②结直肠癌肝转移外科术前的新辅助化疗；③结直肠癌肝转移外科术后预防复发；④结直肠癌肝转移灶破裂出血；⑤无法手术切除的结直肠癌肝转移。

2）禁忌证：①有血管造影禁忌证或造影剂过敏；②ECOG体力状态评分＞2，或严重恶病质、严重低蛋白血症患者；③严重肝、肾功能不全；④严重的骨髓抑制；⑤无法纠正的凝血功能障碍；⑥未能控制的严重感染。

（2）介入治疗的药物

1）化疗药物：TAI常用药物有去氧氟尿苷（FUDR）/氟尿嘧啶（5-FU）、奥沙利铂、伊利替康、丝裂霉素（MMC）等。通常2～3种药物联合灌注。对于富血供病灶，将其中部分药物和超液化碘油或微球混合成乳剂，进行经导管栓塞化疗（TACE）。

2）栓塞剂：①超液化碘油，是一种末梢栓塞剂，与肿瘤有特殊的亲和性，不易被肿瘤组织清除，是富血供肿瘤常用的栓塞剂。②药物洗脱微球，主要成分是聚乙烯醇或是乙酸乙烯酯和丙烯酸甲酯混合物，通过离子键和氢键与抗肿瘤药物结合。在肿瘤供养血管内通过血浆剥离作用平稳释放化疗药物，使得肿瘤局部维持较高血药浓度，而全身血药浓度较低从而降低不良作用。通常一瓶微球可以装载 100mg 伊立替康，局部药物释放有效浓度可维持 7 天。③放射性核素微球，国外上市的主要是钇 90 核素微球，载体是树脂微球或玻璃微球，平均直径 20 ~ 60μm，微球滞留在肿瘤血管床发出射线，使局部放射剂量高达 100 ~ 150Gy，对肿瘤组织产生强大的杀伤作用。其特点是发射纯 β 射线，能量高，射程短（2.5mm 左右），半衰期 6h 至 7 天。目前国内还没有产品上市。④其他栓塞剂如普通微球较少使用。

（3）介入治疗技术

1）经导管动脉灌注化疗（transcatheter arterial infusion，TAI）：从 20 世纪 80 年代开始，经历了 30 余年的发展，动脉灌注化疗术成为临床常用于结直肠癌肝转移的局部治疗手段。相比于系统性用药，经肝动脉化疗灌注可以提高局部化疗药物浓度，有效杀伤肿瘤细胞。常用药物包括 FUDR、5-FU、丝裂霉素、顺铂、奥沙利铂等。术前 TAI 能有效减少局部晚期肠癌术后肝转移的发生，对于不可切除的肝转移能够提高肿瘤反应率。近年来，肝动脉化疗灌注与系统化疗的联合应用取得了较多进展。TAI 与系统化疗联合与单用系统化疗相比可显著延长患者生存期。但这些结果尚有待前瞻性随机对照研究证实。

2）经导管动脉栓塞化疗（transcatheter arterial chemoembolization，TACE）：一种经肝动脉导管的定向输送化疗药物并阻塞肿瘤血供的微创手术。这种治疗方法能够增加肝转移灶局部药物浓度并造成肿瘤缺血坏死。多年来，随着 TACE 技术的进步出现了载药微球经导管动脉栓塞化疗（DEB-TACE）。这增加了 TACE 的耐受性并且能够提供更可控的药物输送。目前常用于临床的载药微球是伊利替康载药微球（DEBIRI），小样本临床试验证明了 DEBIRI 用于化疗耐药患者姑息治疗的安全性和有效性，一些临床试验甚至得出了 DEBIRI 用于不可切除的结直肠癌肝转移优于系统化疗的结果。然而，上述结果都是在单中心或 Ⅱ 期临床试验中得出的，DEB-TACE 在肝转移新辅助、辅助和姑息治疗中的作用尚有待大样本前瞻性研究证明。

3）选择性介入放疗（selective internal radiation therapy，SIRT）：又称放射性微球动脉栓塞术（TARE），是一种直接将放射性微球注射到供应肝转移瘤血管内的选择性介入放疗技术。相比传统放疗，介入放疗可以在肝转移灶局部达到 150Gy 的剂量，同时减少放疗相关肝损伤（radiation induced liver injury）。SIRT 单独或联合系统化疗用于化疗耐药的结直肠癌肝转移的一线、二线和挽救治疗的效果已有许多研究报道。虽然这些研究报道了 SIRT 能够延长患者无进展生存期，但遗憾的是它们均未达到首要终点总体生存期。比较一线 SIRT 联合系统化疗与单用系统化疗的结直肠癌肝转移的多中心临床研究，其也未达到首要终点总体生存期。基于目前证据，无论单独使用或联合系统化疗，SIRT 可能只能使部分经过筛选的患者获益。

（4）介入治疗并发症

1）穿刺插管相关并发症：①穿刺部位血肿、假性动脉瘤形成：患者凝血功能差、压迫止血手法不当均可造成穿刺点出血，引起血肿甚至形成假性动脉瘤。血肿形成早期可用带粗针头的注射器穿刺入血肿进行抽吸，尽量抽出淤血。如发现假性动脉瘤，通过彩超标记出瘘口位置，并加压包扎。如上述措施无效，根据情况在超声引导下注射凝血酶原复合物或外科手术干预。②动脉夹层：由导丝、导管进入动脉内膜下，掀起内膜所致，常见于有动脉硬化基础或血管走行迂曲的病例。表现为血流无法到达动脉远端，局部造影剂呈条状淤滞。可尝试用导丝软头探过夹层，但大多数情况需要终止介入手术。③动脉痉挛：与导管、导丝、化疗药物对动脉壁的刺激有关，多发生于动脉纤细、走行迂曲的病例。轻微痉挛一般不影响进一步操作，较严重痉挛使动脉管腔变小，进入痉挛段远端的血流明显减少,影响后续治疗。术中轻柔操作导丝、导管,缓慢灌注化疗药物,可以避免这一并发症的发生。如出现痉挛,用2%利多卡因缓慢推注。如较严重痉挛对上述治疗措施均无效时,应考虑终止手术。④动脉损伤或穿孔:导丝操作过程中损伤动脉壁,应用造影剂速率过大,均会导致动脉壁损伤、穿孔,表现为造影剂外渗。如损伤轻微,可局部和全身使用止血药物;严重损伤和穿孔,需用明胶海绵、不锈钢圈栓塞,甚至手术修补。⑤迷走反射:可能与导丝、导管刺激动脉壁上感受器有关,表现为心率和血压同时下降,严重者出现意识丧失。必须立即静脉推注阿托品,必要时可重复推注。同时给予其他相应处理。⑥导丝、导管打折或断裂:与血管扭曲、术者操作不熟练、未在透视监视下操作等因素有关。导丝打折可在透视监视下通过导管小心取出。导丝、导管断裂首先用抓捕器尝试取出,如不能成功则需外科手术取出。

2)药物相关并发症:经动脉化疗灌注、化疗栓塞时,肝脏和胃肠道血药浓度显著高于外周血药浓度,因此肝脏和上消化道的局部不良反应较明显,骨髓抑制、脱发、腹泻等全身不良反应发生率较静脉化疗低。除化疗药物不良反应外,常见的并发症有肝衰竭、肾衰竭、异位栓塞、胆管硬化和胆汁瘤、肝脓肿等。

要点小结

◆ 经动脉插管介入治疗适用于结直肠癌肝转移的预防、术前新辅助治疗、转化治疗以及挽救性治疗。

◆ 载药微球经导管动脉栓塞化疗(drug-eluting beads transcatheter arterial chemoembolization,DEB-TACE)以及放射性微球动脉栓塞术(trans-arterial radioembolization,TARE)为代表的新的介入技术正在成为结直肠癌肝转移介入治疗的主流。

◆ 介入治疗与全身系统性治疗整合用于肝转移为主的结直肠癌患者是介入治疗发展的又一个方向。

4.结直肠癌肝转移消融治疗　在全身治疗的基础上考虑局部损毁性治疗(local ablative treatment,LAT),使可耐受强烈治疗的结直肠癌肝转移(colorectal liver metastases,CRLM)患者尤其是寡转移性疾病(oligometastatic disease,OMD)患者达到无疾病证据(NED)状态,是结直肠癌肝转移治疗的重要目标。消融治疗(ablation treatment)是非手术LAT中较为成熟、安全、高效的治疗肝转移的手段之一,主要包括射频消融(radiofrequency ablation,RFA)、微波消融(microwave ablation,MWA)、冷冻消融(cryoablation,CA)等。

(1)射频消融(radiofrequency ablation,RFA)

1)RFA选择的条件:RFA技术要考虑①肿瘤大小和数量。包括<3cm的肝转移灶,部分位置较好的5cm以内的病灶,肿瘤数目1～3枚最佳,5枚以内效果较好,最多不超过9枚。②肿瘤是否邻近胆管。若邻近主要胆管应尽量避免,可考虑其他非热消融技术。③肿瘤是否邻近血管。血管小可正常消融和重复治疗,但需密切随访,直径>3mm的血管可采取强烈的RFA,也可考虑不可逆电穿孔(irreversible electroporation,IRE)或MWA。④肿瘤是否位于脆弱组织结构(如结肠)1cm内。如是要采取辅助措施经皮或手术将相关结构分离。⑤是否有肝外转移。所有肝外病灶可行根治性治疗,但不建议存在广泛肝外转移时行姑息性肝RFA。

尽可能降低局部复发的条件如下:①环周消融缘>1cm;②由有经验的操作人员进行操作;③需要时全身麻醉;④影像学准确定位肿瘤;⑤术前准确评估,术后严密随访。

2)RFA临床适应证:无法手术切除的结直肠癌肝转移、无法耐受或不愿接受手术的可切除结直肠癌肝转移、处于观察等待期间的可切除结直肠癌肝转移或肝转移切除术后切缘阳性以及术后6个月内复发的肝转移,可联合化疗用于新辅助或转化治疗,推荐经皮RFA,除非术中联合RFA治疗,目前尚不推荐用于<3cm的孤立性转移灶,但将来可能成为适应证,不推荐其作为结直肠癌肝转移减瘤手段。

3)RFA相关研究进展及可切除肝转移RFA治疗:早期多数研究认为手术切除局部复发和生存

情况均优于 RFA，但研究多存在选择偏倚及早期 RFA 技术局限。当前 RFA 可以达到直径 5cm 的消融范围，对于直径 < 3cm，数目 ≤ 3 个的肝转移灶，消融可以达到根治的疗效。随后多项研究证实虽然 RFA 治疗的复发率情况劣于手术，但总生存期相近。对于特定选择性的患者，如单发小转移灶或直径 ≤ 2cm，RFA 局部复发及生存情况甚至能达到与手术无统计学差异。相关研究大多属于回顾性研究或单中心小样本研究，目前尚无随机对照研究结果发表，RFA 能否代替手术尚存在争议。RFA 在可切除肠癌肝转移中的应用应严格把控指征，手术还是目前肝转移根治手段的金标准。

4）临界可切除 / 不可切除肝转移 RFA 治疗：通过积极治疗临界可切除 / 不可切除肝转移也有可能达到 NED 状态，获得较好的预后。EORTC-40004 研究对比了化疗和化疗联合 RFA 的效果，结果显示 RFA 联合全身化疗能显著延长 PFS，长期随访结果显示尽管前 4 年组间生存曲线差别不大，但 10 年以后手术或消融组患者生存期明显延长。转移灶数目是影响生存的重要因素，< 10 个病灶的患者生存率较高。但即使是 10 个病灶以上的患者，积极治疗后 5 年生存率也在 20% 以上。存在肝外转移的患者接受肝转移灶以及肝外转移灶切除后也有 25% 的 5 年 OS，*BRAF* 突变患者手术后 10 年生存率仍有 25%。Peter Naredi 等学者认为只要肝外转移（肺、腹膜等）能够控制稳定，就可以进行肝转移 R0 切除和原发灶 R0 切除，无论肝脏需要多大的切除范围（ALPPS 和肝移植除外）。这部分患者虽然达不到 50% 的 5 年 OS，但结果仍然优于单纯化疗。

RFA 还是手术的重要补充手段，与手术联合可以提高切除率，为更多患者争取达到 NED 状态的机会。手术联合术中 RFA 安全有效，且不会显著增加手术并发症，尽管手术联合 RFA 患者的长期生存情况差于根治手术患者，但仍有约 20% 的患者能够无进展存活到 5 年，其效果已远远优于姑息化疗，给既往认为无法切除，可能就会被归为姑息组，从而丧失根治机会的患者提供了另外一个达到 NED 状态的机会。对于部分患者手术联合 RFA 甚至能达到与可切除 CRLM 患者的生存率相近。日本一项回顾性研究纳入病例 82 例，根据残肝体积评估是否大于 30% 分为交界可切除组（$n=29$）和不可切除组（$n=53$）。不可切除组患者采用 RFA 或者手术联合 RFA 治疗后，生存率与可切除组相当。因此对于一些交界性可切除的 CRLM，手术联合 RFA 的方法在提高手术安全性及切除率的同时，也大大提高了不可切除 CRLM 患者的生存率。

5）肝转移个体化 RFA 治疗：通过保留肝实质手术（parenchymal-sparing hepatectomy，PSH）方式能增加患者二次手术机会，进而改善结直肠癌肝转移患者的总生存率。对于肝转移灶的手术切缘要求降低到 1mm，规则性切除和切缘似乎变得不再重要，但是如果不考虑肿瘤生物学行为的差别去探讨最佳无瘤切缘及肝实质保留是不合适的。有一项采用倾向性匹配法对 102 例异时性 CRLM 患者进行回顾性的研究发现，接受 RFA 治疗的左半结肠肝转移患者的复发率和 OS 明显高于右半结肠，两者之间局部复发和肝外复发没有显著差异，右半结肠具有显著的非局部复发率，这可能是因为起源于右半结肠的肿瘤分化程度低，侵袭性强且进展快，更有可能是因为在 RFA 后发生新的转移。此外，共识分子（CMS）分型可以预测转移性结直肠癌预后，基因状态或者 CMS 分型可能对 RFA 疗效也有一定的影响。John Hopkins 团队 2017 年在 *Ann Surg* 发表的一篇回顾性研究探讨了 CRLM 患者的基因状态、不同手术方案［解剖性切除（AR）对比非解剖性切除（NAR）］对于预后（主要是肝内复发）的影响，发现 KRAS-WT（*KRAS* 野生型）患者 AR 与 NAR 在 DFS 上没有明显差异（24.7 个月与 20.4 个月；$P=0.142$），同期术中 RFA 是影响 KRAS-WT 患者 DFS 的唯一独立危险因素。*RAS* 突变与 CRLM 术后切缘更高阳性率相关，RFA 相比手术切除可能更难达到相对安全的切缘。

（2）其他消融治疗

1）微波消融（microwave ablation，MWA）：另一种热消融治疗，与 RFA 相比在肝转移灶消融成功率、局部复发、生存及并发症方面无显著差异。MWA 效率高、所需消融时间短、能降低 RFA 引起的"热沉效应"，对于血供丰富或邻近血管肿瘤消融存在优势。但存在消融范围较为不规则、"拖尾"现象、功率高易引起周围脏器损伤、循证医学证据相对较少等不足。

2）冷冻消融（cryoablation，CA）：通过超声等引导将冷冻探针置于肿瘤中心，持续输入液氮或氩气，在针尖 1 ～ 3cm 区域形成 -170℃以下的低温区使肿瘤坏死。CA 主要适用于 4cm 以下 CRLM 病灶的消融，局部进展率低，可改善长期生存，并发症发生率较低，尤其是对靠近大血管或胆管的病灶。CA 联合手术切除对于部分不可切除的 CRLM 患者可达到 NED 状态，但是对于可切除的 CRLM，其局部复发率要高于单纯手术。从有限的数据看，CA 与 RFA 在 CRLM 治疗中似乎局部控制率及远期生存率相当。

3）肝动脉灌注化疗：转移性肝癌血供主要来自肝动脉，经肝动脉灌注化疗药物可明显提高肿瘤组织内的药物浓度，提高疗效。并且由于进入全身循环的化疗药物明显减少，全身毒副反应明显降低。

4）热消融治疗：目前肝转移瘤治疗中应用最广泛的热消融技术为射频消融及微波消融，前者通过在电极与体表电极板之间形成高频电流回路，导致肿瘤组织内离子震荡并产生热能，以达到灭活肿瘤细胞的目的，后者则利用高频电磁能源使肿瘤组织中极性水分子高速旋转产生热能，最终使局部肿瘤高温凝固性坏死，达到治疗目的。热消融治疗对小于 3cm 的转移瘤具有优势，肿瘤越小，术后局部肿瘤进展率越低。热消融治疗对孤立肿瘤效果最佳，肿瘤数目≤ 5 个时可常规考虑消融治疗。热消融治疗后肿瘤局部复发率高于手术切除，但热消融治疗可重复进行，能在一定程度上弥补复发率高的缺点。理想的经皮消融治疗既能很好地控制局部肿瘤进展，又可再次用于治疗新发转移灶。消融时保留足够的消融安全边缘，有利于最大限度上控制肿瘤局部进展。

要点小结

◆ RFA 是治疗 CRLM 安全有效、可重复使用的方法，对于特定选择的 CRLM 患者其疗效能接近手术。

◆ RFA 联合手术可使部分临界可切除 / 不可切除 CRLM 达到 NED 状态，提高手术切除率。
◆ RFA 临床随机对照实验（RCT）缺乏，需要更多更高证据级别的研究结果支持。
◆ MWA 和 CA 可达到与 RFA 治疗相近的效果。
◆ 联合 MWA 或 CA 可以提高部分无法切除的 CRLM 患者的生存率。

（三）围术期管理

1. 抗菌药物管理

（1）预防性药物使用：结肠的内容物是细菌最富集的场所，结直肠癌的手术切口属于Ⅱ类切口，其可能的细菌来源便是肠内容物。人类结直肠内容物的菌群相对稳定，需氧菌和厌氧菌比例为 1/10 000 ～ 1/1000。厌氧菌以脆弱杆菌、双歧杆菌、乳酸杆菌及粪链球菌为主；需氧菌以结直肠杆菌和需氧乳酸杆菌为主。葡萄球菌、变形杆菌、假单胞杆菌及梭形芽孢杆菌则较少见。由于结直肠中以革兰氏阴性杆菌和厌氧菌为主，故常推荐选择的抗菌药物为广谱青霉素、第二代或第三代头孢菌素联合抗厌氧菌药物如甲硝唑，对 β- 内酰胺类抗菌药物过敏者，可换用喹诺酮类或氨基糖苷类药物。给药途径为静脉滴注，目前不推荐口服抗生素进行肠道准备以预防感染。给药时间为手术切皮前 0.5 ～ 2h，同时应考虑药物的半衰期，保证手术部位显露时局部组织中抗菌药物浓度已达到杀灭沾染细菌的药物浓度。抗菌药物的有效覆盖时间应包括整个手术过程，如手术时间 > 3h 或超过所用药物半衰期的 2 倍，或术中出血量超过 1500ml，则应术中追加使用抗生素。有证据表明术前单次剂量给药（含手术时间长导致术中增加给药）的效果不劣于术后继续给药，如术后继续预防性使用抗生素最长可延至术后 24h。过度延长预防性给药时间并不能进一步提高预防效果，反而可增加耐药菌感染的机会。

（2）治疗性药物使用：需根据感染部位、严重程度和患者的生理情况、病理情况、可能的致病菌制订相应抗菌药物治疗方案，包括抗菌药物品种选择、剂量、给药途径、给药频次、疗程及联合用药等。一旦获得细菌培养和药物敏感试验结果，便应重新审视原有用药方案。但始终应坚持临床为主的原则，如果原有治疗方案确实有效，即使与检验结果不符，也不要轻易更改。如果病情严重，可在原方案基础之上加用药物敏感报告敏感的抗菌药。如果原治疗方案疗效不佳，则须调整方案。治疗性使用抗菌药的疗程应为患者感染症状得到有效控制、体温正常、白细胞计数正常 3 天以上。

2. 疼痛的处理　推荐使用多模式镇痛策略。多模式镇痛策略包括区域阻滞技术和镇痛药物联合使用以控制术后疼痛，使患者早期活动、早期恢复肠道营养以及减轻围术期应激反应。

（1）对于开腹手术的结直肠肿瘤患者：建议术前实施硬膜外置管连续镇痛，硬膜外镇痛药物建议采用 0.2% 罗哌卡因 3ml/h 持续泵注。硬膜外导管通常于术后第 2 天拔除。

（2）对于实施腹腔镜手术的结直肠肿瘤患者，建议术前实施双侧超声引导腹横肌平面阻滞（transverse abdominis plane block，TAPB），药物使用 0.5% 罗哌卡因共 20 ～ 30 ml。

（3）对于实施硬膜外镇痛的患者，可以在拔除硬膜外导管后口服非甾体抗炎药（布洛芬等）、加巴喷丁、泰勒宁等。对于实施 TAPB 的患者，在可以进食后即口服镇痛药物。

（4）术后阿片类镇痛药物建议仅用于出现爆发痛的患者。

3. 术后恶心呕吐的处理　术后恶心呕吐可造成患者脱水、口服营养摄取延迟、增加术后输液量、住院时间长和医疗费用高，可能需要放置胃管，这些都是造成患者对治疗不满意的原因。发生术后恶心呕吐的危险因素包括女性、不吸烟者、恶心呕吐病史或晕动症以及非节制性阿片类药物的使用等。另外，使用吸入性麻醉药物、N_2O、手术类型和时间，以及碳水化合物的摄取均与其有关。

（1）治疗药物：①一线治疗药物：多巴胺受体拮抗剂（氟哌利多）、5-HT_3 受体拮抗剂、糖皮质激素；②二线治疗药物：抗组胺药物（异丙嗪）和抗胆碱药物（东莨菪碱）等。

（2）使用方法：对于存在 1 ～ 2 种危险因素的患者应采用 2 种一线药物联合预防治疗；对于存在 2 种以上危险因素的患者应采用 2 ～ 3 种药物联合预防治疗；如果患者给予预防治疗后仍出现恶心呕吐，则应采用多模式疗法，使用的药物也应有别于预防用药的种类。

4. 围术期液体管理

（1）术前液体和电解质治疗：患者麻醉前液体容量应尽可能达到正常水平，任何液体和电解质过量或不足都必须得到纠正，但评估患者术前液体容量状态时应该考虑到患者已存在的内科疾病。术前机械性肠道准备（灌肠）可使患者体液损失高达 2L，所以麻醉诱导前 2h 给予清淡饮品（包括碳水化合物）可以有效减少术前液体损失和术中补液需求，固体食物禁食可延至术前 6h。术前当晚给予口服碳水化合物 800ml 以及手术当日麻醉前 2 ～ 3h 饮用碳水化合物 400ml 可缓解由术前禁食和手术所引起的消耗，改善患者术前状态，减少术后胰岛素抵抗。但对于胃排空延迟或胃肠道蠕动失调的患者术前还是应该禁食禁饮 6h。对于贫血患者，应维持血红蛋白浓度在 60 ～ 100g/L，依患者存在的疾病和手术方式而定，对于心、肺、肾功能不好的患者血红蛋白浓度应维持在 80g/L 以上来减少术后并发症。应尽可能限制输血，因输血可降低患者长期生存率。术前可给予口服或静脉补充铁剂促进造血来恢复血红蛋白浓度。口服铁剂虽然简单方便但可能效果不佳，静脉补充铁剂不论对缺铁性贫血还是慢性疾病引起的贫血均更为有效，而且不良反应发生率低。

（2）术中液体和电解质平衡：治疗的目的是维持血容量、心排血量和组织灌注，同时避免液体超负荷。一般而言，输注 1 ～ 4ml/（kg·h）的晶体液可维持大多数患者的内环境稳态。但对于高风险或血管内液体大量丢失（失血或者液体 / 蛋白转移）的患者而言，需要采用目标导向液体治疗（GDFT）通过测定每搏量的变化来保证中心静脉血容量正常。如果输液不能有效提高每搏量（提升 > 10%）则需要给予升压药，如遇心肌收缩力减弱（心指数 < 2.5L/min）则给予正性肌力药物。应避免围术期液体超负荷使体重增加超过 2.5kg，最好维持液体"零"平衡。

（3）术后液体和电解质平衡：如果术中没有

明显的出血和体液丢失，则术后液体维持量一般在 $25 \sim 30ml/$（kg·d）即可。应该鼓励患者尽早恢复饮食。如果患者术后清醒，并且无恶心呕吐，则术后 4h 即可开始逐渐恢复饮食，这样静脉补液可及早停止。如果患者呕吐严重或造瘘口体液丢失量较多，则需要进一步追加补充液体，原则是"缺什么，补什么"，尽可能达到液体"零"平衡。维持补液的种类应以低渗性晶体液为佳，等渗性晶体液或生理盐水含有较高浓度的钠离子或氯离子，可能会引起液体超负荷或高氯血症，增加术后并发症和延长住院时间。

5. 应激性溃疡的预防 机体在外界非特异性的突发强烈刺激下，会本能地做出功能上和结构上的剧烈应激反应，从而导致胃、十二指肠黏膜的病变，称为应激相关性黏膜病变，又称为应激性溃疡（stress ulcer，SU）。应激性溃疡严重者可伴有出血，甚至穿孔，对患者生命健康存在直接或间接的威胁，积极有效的预防，对挽救患者生命，提高生存质量起着十分重要的作用。临床常用预防应激性溃疡的药物包括抑酸药、抗酸药及黏膜保护剂。根据我国应激性溃疡防治专家建议（2018版），可于手术开始前使用 PPI 或 H_2RA 以提高胃内 pH。由于 PPI 较 H_2RA 更能持续稳定地升高胃内 pH，降低 SU 相关出血风险的效果明显优于 H_2RA，因此 PPI 是预防应激性溃疡的首选。推荐以标准剂量 PPI 静脉滴注，1 次 /12 小时，至少连续 3 天。待患者病情稳定，可耐受肠内营养或已进食，可将静脉用药改为口服用药并逐渐停药，以尽量减少药物不良反应。如发生呕血、黑粪等出血症状或体征，提示应激性溃疡已发生，此时则需要从预防应激性溃疡转为治疗应激性溃疡。在临床上，除治疗原发病外，还必须立即采用各种止血措施治疗应激性溃疡。如患者出现急性大出血的表现，则首选胃镜下止血，如无胃镜检查条件或胃镜检查失败，可考虑介入止血或外科手术治疗；如患者无急性大出血表现，生命体征稳定，也可考虑使用包含止血药、抑酸药、抗酸药及黏膜保护剂等在内的药物保守治疗，但治疗过程中需要监测血红蛋白及生命体征的变化，如有急性出血表现，则需积极行胃镜检查及治疗。

6. 围术期气道管理 围术期气道管理涉及术前气管插管、术中机械通气策略和术后肺部并发症防治等多个方面。

（1）术前充分做好气道评估，气管插管时推荐使用可视喉镜显露声门，以减少插管次数和提高成功率。

（2）术中机械通气建议采取保护性肺通气策略以减少术后肺部并发症的发生。具体措施包括但不限于：小潮气量 $4 \sim 6ml/kg$，呼气末正压（PEEP）$5 \sim 10cmH_2O$ 和尽可能低的吸氧浓度，并间断性肺泡复张。同时可联合深肌松、低气腹压的方式来减少肺损伤，气道峰压最好维持在 $30cmH_2O$ 以下。

（3）无论是微创腹腔镜还是开腹结直肠癌手术均会造成肺功能在术后 1 周内有所下降，特别是开腹手术疼痛程度强、膈肌功能紊乱，更容易出现肺部并发症。腹部手术的肺部并发症发生率在 20% 左右，从肺不张、肺炎到呼吸衰竭程度不等。对于高风险肺部并发症患者，如慢性阻塞性肺疾病、大量失血、心功能差等，可在术后预防性给予无创持续气道正压通气来保持呼吸道通畅。也可吸入 β 受体激动剂、激素和黏液溶解剂来扩张支气管、促进排痰，减少肺部感染。

（四）内科治疗

1. 化学治疗

（1）姑息化疗：转移性结直肠癌患者（metastatic colorectal cancer，mCRC）大多不能治愈，但对于转移仅限于肝和（或）肺、局部复发或局限性腹腔内病变的 mCRC 患者存在手术治愈的可能。失去转化治疗机会的患者进入姑息化疗阶段，其目的为尽可能缓解肿瘤导致的临床症状，改善生活质量及延长生存期。对于无症状患者，尽量延缓肿瘤进展比诱导肿瘤缓解更为重要，达到病情稳定即为最佳疗效，不需要追求客观缓解率。

1）常用化疗药物：治疗晚期或转移性结直肠癌使用的化疗药物包括氟尿嘧啶、伊立替康、奥沙利铂、卡培他滨、曲氟尿苷替匹嘧啶和雷替曲塞。靶向药物包括西妥昔单抗（用于 *KRAS*、*NRAS*、*BRAF* 基因野生型患者）、贝伐珠单抗、瑞格非尼和呋喹替尼。

2）联合化疗使用方案：联合化疗应当作为能耐受化疗的转移性结直肠癌患者的一、二线治疗。推荐以下化疗方案：FOLFOX/FOLFIRI ± 西妥昔单抗（*KRAS*、*NRAS*、*BRAF* 基因野生型患者），CapeOx/FOLFOX/FOLFIRI/ ± 贝伐珠单抗。对于肿瘤呈侵袭性、预后差的患者，如原发灶位于右半结肠（回盲部到脾曲）、存在 *BRAF* V600E 突变、肿瘤负荷大、预后差或需要转化治疗的患者，如一般情况允许，可考虑 FOLFOXIRI ± 贝伐珠单抗的一线治疗。

对于 *KRAS*、*NRAS*、*BRAF* 基因野生型患者，一线治疗右半结肠癌中抗 VEGF 单抗（贝伐珠单抗）联合化疗的疗效优于抗 EGFR 单抗（西妥昔单抗）联合化疗，而在左半结肠癌和直肠癌（自脾曲至直肠）中抗 EGFR 单抗联合化疗疗效优于抗 VEGF 单抗联合化疗。

一线接受奥沙利铂治疗的患者，如二线治疗方案为化疗 ± 贝伐珠单抗时，化疗方案推荐 FOLFIRI 或改良的伊立替康＋卡培他滨。对于不能耐受联合化疗的患者，推荐方案 5-FU/LV 或卡培他滨单药 ± 靶向药物。如不耐受 5-FU/LV 的晚期结直肠癌患者可考虑雷替曲塞治疗。一线为含伊立替康方案，二线推荐为奥沙利铂基础方案。

如一线化疗联合西妥昔单抗，不推荐二线继续西妥昔单抗治疗。一线联合贝伐珠单抗治疗，二线可考虑更换化疗方案后继续联合贝伐珠单抗治疗。

三线及三线以上治疗患者推荐瑞格非尼或呋喹替尼或参加临床试验，也可考虑应用曲氟尿苷替匹嘧啶。瑞格非尼可根据患者病情及身体情况，调整第一周期治疗初始剂量。对在一、二线治疗中没有选用靶向药物的患者也可考虑西妥昔单抗 ± 伊立替康治疗（推荐用于 *KRAS*、*NRS*、*BRAF* 基因野生型）。

对于 dMMR 或 MSI-H 的患者根据患者病情及意愿，在多学科讨论下可考虑行免疫检查点抑制剂治疗。

一线接受奥沙利铂治疗获得缓解的患者，无明显神经系统表现的患者可考虑继续使用奥沙利铂，有神经系统表现者可在出现重度神经毒性后（一般化疗 3 ～ 4 个月后）停用奥沙利铂。进一步方案选择：①初始含贝伐珠单抗方案，建议氟尿嘧啶类药物 ± 贝伐珠单抗维持治疗，疾病进展后再重新给予奥沙利铂或在有持续神经毒性情况下给予伊利替康基础方案。②初始为含西妥昔单抗方案，则采用氟尿嘧啶 ± 西妥昔单抗维持治疗。③若临床达到完全缓解，或转移灶较小且经初始化疗获得部分缓解、病情稳定的患者，和患者充分沟通，可考虑暂停治疗，每 2 个月进行评估，在疾病进展时再行全身治疗。

3）姑息化疗的注意事项：①化疗期间每 6 ～ 8 周行影像学评估，每月复查 CEA。CEA 的持续升高尤其是快速上升，与疾病进展可能相关，但采用新方案之前的最初 4 ～ 6 周可能出现血 CEA 水平一过性升高，因此改变治疗策略前需行影像学评估。②姑息治疗 4 ～ 6 个月后疾病稳定但仍然没有 R0 手术机会的患者，可考虑进入维持治疗，如采用毒性较低的 5-FU/LV 或卡培他滨单药或联合靶向治疗或暂停全身系统治疗，以降低联合化疗的毒性。③贝伐珠单抗会增加动脉血栓栓塞风险，过去 6 个月发生过动脉血栓栓塞症的患者是应用贝伐珠单抗的相对禁忌证，尤其是老年患者。④对于 *RAS* 野生型、*BRAF* V600E 突变型结直肠癌患者，尽管中国尚无相关证据，二线可考虑伊利替康 ＋ 西妥昔单抗 ＋ 维莫非尼治疗。⑤晚期患者若一般状况或器官功能状况很差，推荐最佳支持治疗。

（2）辅助化疗：适用于根治术后病理分期为 Ⅱ 期及 Ⅲ 期的结直肠癌患者。Ⅰ 期患者不推荐辅助治疗。建议根据患者一般情况（术后恢复情况、年龄、合并基础疾病）及肿瘤情况（原发部位、病理分期、分子指标）制订方案。推荐患者术后一般情况恢复后尽早开始辅助化疗（一般术后 4 周左右，体质差者适当延长，不宜超过 8 周），化疗时限 3 ～ 6 个月。

1）确认有无高危因素：Ⅱ 期患者应当确认有无以下高危因素。①组织学分化差（Ⅲ 或 Ⅳ 级）且为 pMMR（错配修复正常）或 MSS（微卫星稳定）；②pT4、血管淋巴管浸润；③术前肠梗阻 / 肠穿孔；④标本检出淋巴结不足（少于 12 枚）；⑤神经侵犯；⑥切缘阳性或无法判定。无高危因素者，建议随访观察（无论微卫星状态），或者单药氟尿嘧啶类药物化疗（仅 pMMR 或 MSS 患者）。有高危因素的Ⅱ期患者才建议辅助化疗。

2）辅助化疗方案：推荐选用奥沙利铂为基础的 CapeOX 或 FOLFOX 方案或者单药 5-FU/LV、卡培他滨。其中低危Ⅲ期患者（T1～3，N1）可考虑行 3 个月 CapeOX 或 3～6 个月的 FOLFOX 方案；高危Ⅲ期患者（T4，N1～2 或任何 T，N1）建议行 3～6 个月 CapeOX 或 6 个月 FOLFOX 方案。单药 5-FU/LV、卡培他滨建议治疗 6 个月，且该方案不适用Ⅱ期 dMMR 或 MSI-H 患者。

3）辅助化疗注意事项：①有化疗禁忌的患者不推荐辅助化疗；②Ⅱ期患者辅助化疗仍存在争议，建议根据肿瘤情况和患者意愿选择个体化治疗决策；③暂无证据显示 70 岁以上患者可从联合化疗方案中获益；④在治疗期间应根据患者体力情况、药物毒性、术后 TN 分期和患者意愿，酌情调整药物剂量和（或）缩短化疗周期，经过减量仍不能耐受联合化疗方案者，可调整为单药，在维持整体一般情况前提下尽量保证治疗周期，期间注意保持体重，维持机体免疫功能；⑤目前不推荐在辅助化疗中使用伊立替康、替吉奥、雷替曲塞及靶向药物。

（3）新辅助化疗：适用于需要提高手术切除率的结直肠癌患者及需要提高保肛率的直肠癌患者。推荐Ⅱ期及Ⅲ期直肠癌患者行新辅助化疗，并建议其中低位直肠癌患者行新辅助放疗，Ⅰ期患者不推荐新辅助治疗。对于 T3 和（或）N（+）的可切除直肠癌也可考虑在多学科讨论后行单纯新辅助化疗，后根据疗效评估是否联合局部放疗；T4 或局部晚期不可切除的直肠癌患者，强烈建议行术前放化疗，治疗后重新评价，并开展多学科讨论是否可行手术；Ⅱ期及Ⅲ期结肠癌不常规推荐新辅助化疗，对于初始不可切除的 T4b 结肠癌可考虑行新辅助化疗，并在多学科讨论下决定这部分患者是否需增加放疗；初始可切除的 T4b 结肠癌患者建议多学科讨论是否需行术前化疗。

1）新辅助放化疗药物：推荐首选卡培他滨单药或持续灌注 5-FU 或者 5-FU/LV。单纯新辅助化疗方案建议 CapeOX 或 FOLFOX 方案或单药 5-FU/LV、卡培他滨。新辅助治疗疗程目前尚存在争议，

建议治疗期间及时评估，并在多学科指导下确定手术时机。术后继续辅助治疗，达到 6 个月的围术期治疗时间。

2）新辅助化疗注意事项：①有放化疗禁忌证的患者，建议直接手术，不推荐新辅助治疗；②不适合放疗的患者，推荐在多学科讨论下决定是否行单纯的新辅助化疗；③长疗程放疗期间，建议同步放化疗；④不建议贝伐珠单抗、西妥昔单抗及帕尼单抗加入直肠癌术前同步放化疗中；⑤新辅助治疗期间注意观察患者一般情况，监测药物不良反应，避免增加发生手术并发症及延长术后恢复时间的风险。

（4）转化治疗：对于部分Ⅳ期结直肠癌患者，尤其是转移灶仅限于肝脏的患者，起初无法切除，通过化疗后充分缓解也有可能手术切除（潜在可切除病灶），这种治疗称为转化治疗，用于和"新辅助化疗"概念相区分，后者是指术前化疗，用于开始治疗前病变即明显可切除的患者。转化治疗的目的不是延长生存期或改善生存治疗，而是追求缓解率。

1）治疗选择：对低危（健康状况良好、病灶不多于 4 个、异时性转移灶、仅肝脏有转移灶）、肝转移灶可能可切除的患者，首选手术治疗，随后用术后辅助化疗。其技术要求为有足够的肝脏残余体积，切缘达到 R0 切除。对于所有拟接受全身系统治疗的初始不可切除转移性结直肠患者，根据是否有潜在切除可能分为姑息治疗组和转化治疗组，需在 MDT 指导下进行全程管理和治疗。对高危、肝转移灶临界可切除或不能切除的患者，推荐转化治疗。

2）治疗方案：转化治疗推荐以下化疗方案：CapeOx/FOLFOX/FOLFIRI/± 贝伐珠单抗，FOLFIRI ± 西妥昔单抗（*KRAS*、*NRAS*、*BRAF* 基因野生型左半结直肠癌），FOLFOXIRI ± 贝伐珠单抗（用于年轻、健康状况好且能耐受的患者）。若患者为异时性转移，且在之前的 12 个月内已接受 FOLFOX 辅助化疗，可选择 FOLFIRI/ 伊立替康 ± 贝伐珠单抗 / 西妥昔单抗（*KRAS*、*NRAS*、*BRAF* 基因野生型左半结直肠癌）。伊立替康 + 氟嘧啶类或奥沙利铂 + 氟嘧啶类的疗效基本等同，主要根据毒性反应选择。

肝切除术与末次化疗间隔至少 4 周，因贝伐珠单抗的半衰期为 20 日，肝切除术与最后一剂贝伐珠单抗间隔至少 28 日，建议间隔 6 ~ 8 周。

通过初始肝动脉内化疗（HIA）联合全身性化疗可能有利于缩小肝转移灶，但尚缺乏高级别循证医学证据。

3）转化成功获得原发灶和转移灶 R0 切除的患者，一般建议术后完成围术期总共半年的治疗。大部分单纯肝转移性结直肠癌（mCRC）患者切除术后会在肝脏和肺部出现复发，可通过进一步手术切除治疗。对于治疗达到无病生存的患者，治疗后须随访监测，目的是找到可能的再次根治性切除术患者、筛查第二原发癌症和肠道息肉，具体方法如下：①前 2 年每 3 ~ 6 个月进行 1 次 CEA 检查，随后 3 年每 6 个月检查 1 次。②前 2 年每 3 ~ 6 个月进行 1 次胸 / 腹和盆部的增强 CT 检查，随后每 6 ~ 12 个月检查 1 次，总计 5 年。③ 1 年时行结肠镜检查；如果未发现进展性腺瘤，则在 3 年后复查，而后每 5 年复查 1 次；如果发现进展性腺瘤，则 1 年后复查。

（5）靶向治疗：在转移性结直肠癌中，目前应用最为广泛的靶向治疗药物包括抗 EGFR 单抗（西妥昔单抗、帕尼单抗）以及以血管内皮生长因子（VEGF）为靶点的贝伐珠单抗。晚期肠癌的三线治疗中也已有多靶点激酶抑制剂瑞格非尼以及抗 VEGFR 小分子靶向药物呋喹替尼作为可选治疗方案。另外近 5 年来，BRAF 突变、HER2 扩增等特殊基因变异类型也成为新的治疗靶点，为患者带来更多的生存获益。

1）抗 EGFR 单抗靶向治疗：抗 EGFR 单抗是直接靶向表皮生长因子受体并抑制下游信号的单克隆抗体，包括西妥昔单抗和帕尼单抗。目前已经有多项大型随机对照研究结果证明，抗 EGFR 单抗联合 FOLFIRI 或 FOLFOX 作为 RAS 转移性结直肠癌的一线治疗能够明显延长患者的生存期。

除 RAS/RAF 基因状态以外，原发肿瘤部位也是抗 EGFR 单抗重要的疗效预测因素。一项研究对 CRYSTAL 和 FIRE-3 两项临床试验的结果进行回顾性分析发现，对于 RAS 野生型左半结肠癌，在 FOLFIRI 化疗的基础上联合西妥昔单抗能够显著提高 ORR、PFS（12.0 个月 vs. 8.9 个月，HR

0.50，95%CI 0.34 ~ 0.72，$P < 0.001$）和 OS（28.7 个月 vs. 21.7 个月，HR 0.65，95%CI 0.50 ~ 0.86，$P=0.002$），而在右半结直肠癌中联合西妥昔单抗并不能明显增加治疗获益。另外，一线选择 FOLFIRI 联合西妥昔单抗治疗的 RAS 野生型的左半结直肠癌患者总生存期明显优于 FOLFIRI 联合贝伐珠单抗（38.3 个月 vs. 28.0 个月，HR 0.63，95%CI 0.48 ~ 0.85，$P=0.002$）。CALGB80405 研究是原发肿瘤部位影响抗 EGFR 单抗疗效的另一重要证据。该研究发现对于 RAS 野生型的晚期结直肠癌，接受西妥昔单抗治疗的左半结直肠癌患者 OS 显著优于接受贝伐珠单抗的患者（39.3 个月 vs. 33.6 个月），而在右半结直肠癌中结果相反。西妥昔单抗联合化疗在多项临床研究中显示出较好的疗效及安全性，因此在 NCCN 与中国临床肿瘤学会（CSCO）指南中，西妥昔单抗联合 FOLFOX/FOLFIRI 均被作为 I 类推荐用于 RAS 和 BRAF 野生型晚期左半结直肠癌患者的标准一线治疗。对于初始治疗未暴露抗 EGFR 单抗的 RAS 野生型患者二线可以应用抗 EGFR 单抗 ± 化疗，但一线抗 EGFR 单抗治疗后进展的患者并不推荐跨线继续使用。

2）贝伐珠单抗靶向治疗：贝伐珠单抗是人源化抗 VEGF 单克隆抗体，通过抑制肿瘤新生血管生成而发挥抗肿瘤效应。2004 年发表的 AVF2107 III 期随机对照临床试验证明 IFL（伊立替康 + 氟尿嘧啶 + 亚叶酸钙）化疗联合贝伐珠单抗较 IFL 联合安慰剂显著延长了晚期结直肠癌患者的一线治疗 OFS（10.6 个月 vs. 6.2 个月，$P < 0.000\ 01$）及 OS（20.3 个月 vs. 15.6 个月，$P=0.000\ 04$），且其疗效并不受到 KRAS 基因状态的影响。基于此项研究结果，美国 FDA 批准贝伐珠单抗联合 IFL 用于转移性结直肠癌的一线治疗。之后的 ARIST 研究进一步证实了贝伐珠单抗在中国晚期肠癌患者人群中的疗效，相比于改良 IFL 化疗，联合贝伐珠单抗后一线治疗的 PFS 由 4.2 个月延长至 8.3 个月，总生存期由 13.4 个月延长至 18.7 个月。

后续多项临床研究进一步证实了贝伐珠单抗与多种化疗方案联合拥有较好疗效及安全性，并且其疗效并不受到 RAS/RAF 基因状态及原发肿瘤部位的影响。比较化疗联合贝伐珠单抗或西妥昔单抗的头对头随机对照研究的回顾性亚组分析数据显示：在右侧结肠癌，西妥昔单抗虽然在客观有效率上可能存在一定优势，但在总生存上不如贝伐珠单抗。总体来说，对于 *RAS/RAF* 野生型晚期右半结直肠癌以及 *RAS/RAF* 突变型晚期肠癌均推荐姑息化疗联合应用贝伐珠单抗。另外，CAIRO3 和 AIO KRK 0207 等多项Ⅲ期临床研究的结果显示，用以贝伐珠单抗为基础的治疗方案进行维持治疗是一种有效的、耐受性良好的治疗策略。

3）瑞格非尼靶向治疗：瑞格非尼是一种新型口服多激酶抑制剂，其靶点包括 VEGFR1 ～ 3、血小板源生长因子受体 -β（PDGFR-β）、成纤维细胞生长因子受体（FGFR）以及 KIT、RET、BRAF 三种源癌激酶。CORRECT 研究纳入了全球 760 例氟尿嘧啶、奥沙利铂、伊立替康、贝伐珠单抗、抗 EGFR 单抗标准治疗失败的晚期结直肠癌患者，研究结果显示瑞格非尼组中位 OS 较安慰剂组延长 1.4 个月，差异显著（*P*=0.005）并且安全性良好。另外以中国患者为主的亚洲临床研究（CONCUR）证明了瑞格非尼对亚洲患者的生存期延长较西方人群更有优势，中位总生存期达到了 8.8 个月。基于以上研究结果，瑞格非尼于 2017 年 3 月被国家食品药品监督管理总局批准作为氟尿嘧啶、奥沙利铂、伊立替康，或抗 VEGF、抗 EGFR 靶向药物等现有标准药物治疗失败后的三线用药。

此外，瑞格非尼的临床应用也不断得到探索，瑞格非尼联合免疫检查点抑制剂用于微卫星稳定型晚期结直肠癌是目前的研究热点之一。2019 年 ASCO 会议上来自日本的一项Ⅰb 期临床研究 REGONIVO 纳入 24 例标准治疗失败的微卫星稳定型晚期肠癌患者，接受瑞格非尼联合纳武利尤单抗治疗，客观有效率高达 33%，中位 PFS 达到了 6.3 个月，这为微卫星稳定型肠癌免疫治疗的应用带来了希望，目前也有多项瑞格非尼联合免疫检查点抑制剂的临床研究正在开展，以期进一步扩大免疫治疗在肠癌患者中的使用范围。

4）呋喹替尼靶向治疗：呋喹替尼是我国自主研发的新型小分子抗血管靶向药物，对于 VEGFR1 ～ 3 具有高度选择性抑制作用。2018 年发表的 FRESCO 研究评估了呋喹替尼三线治疗转移性结直肠癌的疗效及安全性，与安慰剂组相比，呋喹替尼组的中位总生存期延长了 2.7 个月。基于该研究，呋喹替尼在 2018 年 9 月获得国家药品监督管理局批准用于转移性结直肠癌患者的三线治疗。

5）*BRAF* 突变型结直肠癌靶向治疗：在晚期结直肠癌中 5% ～ 7% 患者存在 *BRAF* V600E 突变，这是结直肠癌的一个特殊亚型，这类患者对于传统化疗敏感性差并对抗 EGFR 单抗耐药，因此总体预后不佳。*BRAF* 基因是一个重要的肿瘤驱动基因，也是靶向治疗的潜在靶点，目前已经上市或在临床研究应用的高选择性 *BRAF* 抑制剂包括维莫非尼和达拉非尼。

不同于 *BRAF* 突变型黑色素瘤，*BRAF* 突变型结直肠癌对于 *BRAF* 抑制剂单药治疗效果不佳，主要与结直肠癌高度活化 EGFR 信号相关。近 5 年来，*BRAF* 抑制剂联合抗 EGFR 单抗 ±MEK 抑制剂，多靶点阻断 MAPK 信号通路的治疗方式为 *BRAF* 突变型晚期结直肠癌的治疗提供了新的靶向治疗策略。在 2017 年发表的Ⅱ期随机对照临床研究 SWOG 1406 中，54 例接受西妥昔单抗联合维莫非尼及伊立替康治疗的患者无论是 PFS（4.4 个月 vs. 2.0 个月）还是疾病控制率（DCR）（67% vs. 22%）都明显优于对照组西妥昔单抗联合伊立替康治疗的患者。在 *BRAF* 抑制剂联合抗 EGFR 的基础上，后续又有研究尝试通过联合阻断 MAPK 信号通路下游靶点 MEK 或旁路 PI3K 通路提高疗效。从 2018 年的 MEK116833 研究（NCT01750918）到 2019 年 ESMO 会议上报道的 BEACON 研究等多项结果中可以看出，虽然应用的药物不同，但抗 EGFR 单抗联合 *BRAF* 抑制剂两药靶向治疗在 *BRAF* 突变型晚期结直肠癌中能够达到 20% 左右的疾病控制率，中位 PFS 为 3 ～ 4 个月。在两药基础上加用 MEK 抑制剂或 PI3K 抑制剂客观有效率在 20% ～ 25%，中位 PFS 为 4 ～ 4.5 个月。

以抗 EGFR/*BRAF* 为基础的多靶点联合靶向治疗为 *BRAF* 突变型晚期肠癌患者带来显著的生存获益，2020 年 NCCN 指南已经推荐西妥昔单抗联合维莫非尼及伊立替康用于 *BRAF* V600E 突变型晚期结直肠癌的二线治疗。但值得注意的是，目前在抗 EGFR 单抗联合 *BRAF* 抑制剂基础上联合 MEK

抑制剂或 PI3K 通路抑制剂能够进一步增加多少临床获益相关数据尚不足，后续结果值得期待。

6）其他特殊类型结直肠癌的靶向治疗：人表皮生长因子受体 2（HER2）扩增也是目前晚期结直肠癌中备受关注的治疗靶点。在结直肠癌中 HER2 扩增患者占总患者的 2%～5%，并且与抗 EGFR 单抗治疗耐药相关。HERACLES-A 研究和 MyPathway 研究针对 HER2 扩增型晚期结直肠癌分别采用曲妥珠单抗加拉帕替尼和曲妥珠单抗联合帕托珠单抗的双靶向治疗，两项研究的结果比较一致，客观有效率分别为 30.3% 和 32%，中位无进展生存时间为 3～5 个月。在 2020 年 ASCO GI 会议上发表的 MOUNTAINEER 研究选择 HER2 高选择性抑制剂图卡替尼（tucatinib）联合曲妥珠单抗也取得了较好的治疗效果，ORR 52.2%，中位 PFS 8.1 个月。从目前结果来看，HER2 扩增型晚期肠癌的双靶点抗 HER2 治疗具有良好的治疗前景。目前抗 HER2 治疗联合化疗、免疫治疗等临床研究不断增加，相信未来会让更多的患者从中获益。

对于其他有特殊基因变异的晚期结直肠癌（如 KRAS G12C 突变、BRCA 基因致病突变、NTRK 基因融合等），在国外有早期小样本研究显示其对应的靶向治疗具有一定疗效。此类患者可以考虑参加与其对应的临床研究，也可考虑在有经验的肿瘤内科医师指导下尝试特殊靶点的治疗。对于标准治疗失败的患者，可考虑在有资质的基因检测机构行二代测序（next generation sequencing，NGS）来寻找适合参与的临床研究或药物治疗。

2. 免疫治疗　近年来，晚期结直肠肿瘤的标准治疗方案不断被完善，但流行病学调查显示，其 5 年生存率仍较低，约为 14%。这就要求学界要不断致力于寻找新的治疗方法，以期改善晚期结直肠肿瘤患者的预后。随着人们对免疫系统和肿瘤之间复杂关系研究的不断深入，肿瘤免疫治疗领域取得了飞速发展。免疫治疗作为一种新兴疗法，优化了结直肠癌患者的治疗方案，增加了部分患者获益。结直肠癌免疫治疗主要分为以下几类：

（1）单克隆抗体治疗：细胞毒性 T 淋巴细胞（cytotoxic T lymphocyte，CTL）可以通过 T 细胞受体（T cell receptor，TCR）识别抗原呈递细胞（antigen-presenting cell，APC）表面上 MHC-1 分子呈递的抗原，从而激活机体免疫反应，导致细胞因子产生、靶细胞裂解和效应细胞反应。同时，T 细胞表面存在许多共抑制分子，当这些共抑制分子与各自的配体结合后，能够抑制 T 细胞活化，从而抑制 CTL 杀伤靶细胞，这些抑制分子即为免疫检查点。免疫检查点可以调节免疫反应的强度和广度，正常情况下免疫检查点的目的是抑制机体对自身抗原的免疫反应，预防自身免疫性疾病的发生。然而，在肿瘤患者中，这些免疫检查点分子被上调，使得 CTL 不能有效杀伤肿瘤细胞，成为肿瘤细胞免疫耐受的主要原因之一。

2011 年，美国 FDA 首次批准免疫检查点抑制剂（immune checkpoint inhibitors，ICIs）用于临床。免疫检查点抑制剂一般为免疫检查点的抑制性单克隆抗体，针对细胞毒性 T 细胞相关抗原 4（cytotoxic T-lymphocyte-associated protein 4，CTLA-4）的伊匹木单抗（ipilimumab）、程序性细胞死亡受体 1（programmed cell death-1，PD-1）的纳武利尤单抗和帕博利珠单抗在治疗几种类型的肿瘤中的成功，促使更多学者投身于这一领域。

免疫检查点抑制剂似乎在微卫星不稳定（MSI）的结直肠肿瘤（CRC）治疗中起着关键作用。微卫星（microsatellite，MS）是指细胞基因组中以少数几个核苷酸为单位串联重复的 DNA 序列。MSI 定义为微卫星序列长度或碱基发生改变。MSI 由 DNA 错配修复（MMR）系统缺陷所致。MSI 结直肠肿瘤患者约占全部结直肠肿瘤患者的 15%，并且其发生率与分期有关；约 15% 的 Ⅱ 期、Ⅲ 期 CRC 存在 MMR 缺陷（dMMR），而只有 4% 的 Ⅳ 期结直肠肿瘤存在 dMMR。MSI 根据程度可以分成 3 类：①微卫星高度不稳定（MSI-high，MSI-H）；②微卫星低度不稳定（MSI-low，MSI-L）；③微卫星稳定（MSS）。近年来已经证实，与 MSS 患者相比，MSI-H 患者有更好的预后。生存期可延长至 3～5 年。

一般而言，dMMR 相当于 MSI-H 表型，错配修复功能完整（proficient mismatch repair，pMMR）相当于 MSI-L/MSS 表型。研究发现，与 pMMR 患者相比，dMMR 患者可以产生更明显的免疫应答。但是，并无证据表明免疫系统能够自发消除 dMMR CRC，这表明肿瘤具有免疫逃逸机制。在最近的研究中，Llosa 等证明在 MSI-H 患者中，免疫检查点抑制分子（如 PD-1、PD-L1、CTLA4 和 IDO）上调。这一发现支持在 dMMR 患者中使用 ICIs 治疗，从而利用机体免疫系统来杀灭肿瘤细胞。

早期临床试验评估了抗 CTLA-4 单克隆抗体替西木单抗（tremelimumab）治疗难治性 CRC 的效果，这项研究并未检测患者 MMR 情况，结果显示治疗效果非常有限，45 例患者中，仅有 1 例患者有部分反应。

直到 2015 年，Le 等评估了帕博利珠单抗在 41 例转移性 CRC 的疗效，这些患者的 MMR 状态分为 dMMR 和 pMMR 两类，随访 20 周后，该研究达到了其主要研究终点，结果显示，dMMR CRC 患者的免疫应答率为 40%，而 pMMR CRC 患者的免疫应答率为 0。这项研究首次证实了与 pMMR CRC 患者相比，dMMR CRC 患者对免疫检查点抑制剂具有较高反应性。

CheckMate-142 II 期临床研究纳入了 74 例 dMMR/MSI-H 的转移性 CRC 患者，给予抗 PD-1 抗体纳武利尤单抗单药治疗。结果表明，客观缓解率（objective response rate，ORR）为 34%，12 个月总生存率为 72%。

帕博利珠单抗在治疗 dMMR 晚期 / 转移性 CRC 患者中取得了相似的疗效。在 NCT 01876511 II 期试验中，使用帕博利珠单抗分别治疗患有 dMMR/MSI-H CRC、pMMR/MSI-L CRC 和 dMMR/MSI-H nonCRC 的患者。随访 20 周后，发现 dMMR/MSI-H CRC 的 10 例患者中有 4 例评效部分缓解（partial response，PR），5 例评效疾病稳定（stable disease，SD）。更新结果显示，在 dMMR/MSI-H 组中，24 个月的无进展生存率为 61%，总生存率为 66%。Keynote 016 I 期临床试验分别对 10、9 和 18 例 dMMR/MSI-H 转移性 CRC、dMMR/MSI-H nonCRC 和 pMMR/MSI-L 转移性 CRC 患者评估了帕博利珠单抗单药治疗的有效性。初步报告表明，dMMR/MSI-H 转移性 CRC 患者的反应率（response rate，RR）为 40%，而 pMMR/MSI-L 转移性 CRC 患者的 RR 为 0。

对于两种免疫检查点抑制剂联合治疗来说，在先前提到的 CheckMate142 临床研究中，119 名标准治疗失败的 dMMR/MSI-H CRC 患者接受纳武利尤单抗联合伊匹木单抗治疗。结果表明，与纳武利尤单抗单药治疗相比，该治疗方案具有更好的预后。患者平均随访时间为 13.4 个月，ORR 和肿瘤负荷较基线降低的比例分别为 55% 和 77%。同时，患者的生存率也得到改善，9 个月和 12 个月的无进展生存率分别为 76% 和 71%。

基于上述结果，美国 FDA 于 2017 年批准了帕博利珠单抗作为先前治疗后进展、无满意替代治疗方案的 dMMR/MSI-H 晚期 / 转移性结直肠肿瘤患者的治疗选择。纳武利尤单抗也分别于 2017 年获批单药及联合低剂量伊匹木单抗治疗其他后线治疗无效的伴有 dMMR/MSI-H 晚期 / 转移性结直肠肿瘤的患者。

CCTG CO.26 II 期随机临床试验纳入了 180 例晚期难治性 CRC 患者，且没有限制这些患者的微卫星状态，以 2：1 的比例将其随机分组，对照组仅接受最佳支持治疗（best supportive care，BSC），试验组接受 BSC 联合 PD-L1 抑制剂（durvalumab）和 CTLA-4 抑制剂（tremelimumab）的免疫治疗。结果显示，与仅接受 BSC 的患者相比，联合治疗组的患者 OS 明显延长。患者平均随访时间为 15.2 个月，接受免疫疗法联合治疗的患者的中位 OS 为 6.6 个月，而仅接受 BSC 的患者的中位 OS 为 4.1 个月（$P=0.07$，HR 0.72，90%CI 0.54～0.97）。这也是第一个在 MSS 型转移性结直肠癌中取得阳性结果的大型 II 期临床研究。

（2）过继细胞治疗（adoptive cell transfer，ACT）：一种新兴的 CRC 治疗方式，通过从患者的肿瘤、淋巴结或外周血中收集免疫细胞，在体外培养、扩增或激活后，再将其注入患者的血液中，借助它们直接杀死或者激活机体免疫系统消灭肿瘤细胞，以此达到治疗肿瘤的目的。

一项研究表明，由 IL-2 或 IL-15 刺激产生的自然杀伤细胞（natural killer cell，NK）移植对难治性转移性 CRC 和携带表皮生长因子受体（EGFR）突变的患者有一定益处。但是这种方法的安全性仍有待于进一步评估。

嵌合抗原受体 T 细胞（chimeric antigen receptor

T cell，CAR-T）是一种经过基因工程改造的 T 细胞，其表面有能够特异性识别肿瘤抗原的抗体和免疫刺激性配体，从而可选择性地攻击肿瘤细胞。在转移性 CRC 的小鼠模型中已证明了该疗法的有效性。在一项 I 期临床试验中，10 例转移性 CRC 患者接受 CAR-T 治疗，有 7 例患者接受输注治疗 4 周内保持 SD，2 例患者出现了肿瘤体积缩小。在第 30 周时，仍有 2 名患者保持 SD。

但是，由于操作较为复杂，不良反应尚不明确等问题，CAR-T 治疗并没有在结直肠癌治疗方面得到广泛应用。

（3）肿瘤疫苗：已被用于多种肿瘤类型，它通过激活宿主对肿瘤的免疫反应，以此来消除肿瘤，并提供持续的免疫监测，防止肿瘤重新生长。结直肠癌使用的疫苗类型包括自体疫苗、肽疫苗、病毒载体疫苗和树突状细胞（dendritic cell，DC）疫苗。

自体疫苗包含来自肿瘤患者的肿瘤相关抗原（tumor-associated antigen，TAA），可以激活肿瘤患者 T 细胞，从而对其自身的肿瘤产生特异性免疫反应。TAA 可分为 3 大类：①肿瘤胚胎抗原；②肿瘤基因产物；③组织谱系抗原。肿瘤胚胎抗原通常在胎儿发育过程中出现，出生后水平会明显降低。与正常组织相比，这类抗原通常在肿瘤中过表达，其中包括前列腺特异性膜抗原（prostate specific membrane antigen，PSMA）、癌胚抗原等。肿瘤基因产物与肿瘤胚胎抗原相似，它们在肿瘤中过表达，但是也可能在某些胚胎和正常组织中表达。组织谱系抗原，如前列腺特异性抗原（prostate specific antigen，PSA），通常在特定类型的肿瘤和在肿瘤来源的正常组织中表达。由此可以看出，TAA 也存在于正常细胞和组织中，因此产生的免疫反应并不只是针对肿瘤细胞的，这导致了自体疫苗的临床疗效十分有限。

在一项多中心随机 III 期临床试验中，结肠癌患者被分为两组，试验组接受手术切除联合肿瘤疫苗（自体肿瘤细胞与卡介苗联合的特异性疫苗）治疗，对照组单纯接受手术切除，中位随访 7 年以上，结果显示两组患者的无疾病生存期和 OS 无统计学差异。还有一些临床试验的结果也表明自体疫苗的疗效有限，所以其目前并没有被应用在临床实践中。

第二种为肽疫苗。肽疫苗含有来自 TAA 或肿瘤特异性抗原（tumor specific antigen，TSA）的抗原表位，能够激活 TAA/TSA 特异性 T 细胞，并且可以与佐剂联用增强肿瘤特异性免疫应答。在 CRC 中，常用的靶向 TAA 包括 CEA、EGFR 等，肽疫苗的主要优点在于其安全性高、生产和储存成本低廉以及具有特异性诱导抗肿瘤免疫反应的能力。但是，由于免疫原性弱、肿瘤细胞免疫逃逸等的限制，大多数临床试验未能显示出应用肽疫苗治疗能够使结直肠癌患者获益。目前，学界正在研发针对多个表位的含有更长氨基酸序列的多肽疫苗，试图来解决上述限制。

第三种为病毒载体疫苗。基本原理是利用病毒的致病性，让表达 TAA 的病毒感染 APC，从而产生强大的肿瘤特异性免疫反应。重组病毒载体可提供增强 TAA 特异性免疫应答的促炎信号，使该方法产生比肽疫苗更强的针对肿瘤抗原的特异性免疫应答。常见的载体病毒有痘病毒、腺病毒和反转录病毒等。

一项随机 II 期临床试验结果表明，以表达 CEA 和 T 细胞共刺激分子 B7.1 的非复制性金丝雀痘病毒疫苗（ALVAC CEA/B7.1）联合伊立替康为主的化学疗法（FOLFIRI）治疗 118 例转移性 CRC，50% 的患者产生抗 CEA 特异性 T 细胞免疫反应。但病毒载体疫苗对晚期 CRC 预后的影响仍有待于进一步评估。目前，病毒载体疫苗仍处于实验阶段，尚未成为临床实践的一部分。

最后一种为树突状细胞疫苗，又称为树突状细胞移植。树突状细胞作为 APC，是机体抗肿瘤免疫应答的重要组成部分。它通过 I 类和 II 类 MHC 分子呈递 TAA，以此来激活肿瘤特异性免疫应答。用于肿瘤治疗的树突状细胞疫苗的开发已经进行了数十年。目前制作方法包括从患者体内收集树突状细胞，再在体外将 TAA、肿瘤细胞裂解产物、肿瘤 RNA 等植入到树突状细胞中、将活化的树突状细胞重新注入患者体内，激活肿瘤特异性免疫反应。

多个试验证明 CEA 树突状细胞疫苗可安全有效地促使产生 CEA 特异性抗肿瘤免疫反应。但是，目前尚无任何 III 期临床试验支持这些疫苗对 CRC

患者有良好疗效或可使其生存有益。在一项随机Ⅱ期临床试验中，将自体肿瘤裂解物树突状细胞疫苗治疗与 BSC 进行了比较。尽管结果表明接种树突状细胞疫苗组产生了肿瘤特异性的免疫反应，但与 BSC 组相比，在 PFS 方面无统计学差异（2.7个月 vs. 2.3 个月，$P=0.628$）。基于上述结果，树突状细胞疫苗是否适用于临床仍有待进一步探索。

肿瘤的免疫治疗相比于传统化学治疗、放射治疗等方法，具有毒副作用小、治疗后不易复发等优点，但是现有免疫治疗方法仅可使少部分 dMMR 人群获益，对于绝大多数结直肠癌患者，仍需大量的临床试验找出最适合的治疗方案。

（五）放射治疗

1. 放疗技术

（1）新辅助放化疗的靶区定义：必须进行原发肿瘤高危复发区域、区域淋巴引流区照射以及盆腔复发病灶的放疗。

1）原发肿瘤高危复发区域：肿瘤 / 瘤床、直肠系膜区和骶前区，中低位直肠癌靶区应包括坐骨直肠窝。

2）区域淋巴引流区：真骨盆内髂总血管淋巴引流区、直肠系膜区、髂内血管淋巴引流区和闭孔淋巴结区。

3）盆腔复发病灶的放疗：适用于①既往无放疗病史，建议行原发肿瘤高危复发区域、区域淋巴结引流区（真骨盆区）照射和肿瘤局部加量放疗。②既往有放疗史，根据情况决定是否放疗。

（2）照射技术：根据医院具有的放疗设备选择不同的放疗技术，如常规放疗、三维适形放疗、调强放疗、图像引导放疗等。

1）推荐 CT 模拟定位。如无 CT 模拟定位，必须行常规模拟定位。建议俯卧位或仰卧位，充盈膀胱。

2）必须行三野及以上的多野照射。

3）如果行调强放疗，必须进行计划验证。

4）局部加量可采用术中放疗或外照射技术。

5）放射性粒子植入治疗不推荐常规应用。

（3）照射剂量：无论使用常规照射技术还是三维适形放疗或调强放疗等新技术，都必须有明确的照射剂量定义方式。三维适形放疗和调强

放疗必须应用体积剂量定义方式，常规放疗应用等中心点的剂量定义模式。原发肿瘤高危复发区域和区域淋巴引流区推荐 DT 45 ～ 50.4Gy，每次 1.8 ～ 2.0Gy，共 25 或 28 次。术前放疗如采用 5×5Gy/5 次 /1 周或其他剂量分割方式，有效生物剂量必须 ≥ 30Gy。

2. 辅助放化疗

（1）辅助放化疗的靶区定义

1）射野范围临床靶体积（CTV）：瘤床、骶前区、骶 3 上缘以上的髂外血管和部分髂总血管、骶 3 上缘以下的髂内血管周围淋巴引流区和会阴手术瘢痕（Mile 手术）。具体范围：上界腰 5 椎体下缘，下界为闭孔下缘（Dixon 手术）或会阴瘢痕（Mile 手术）。侧界为真骨盆内缘，前界包括充盈膀胱后壁 1/4 ～ 1/3，后界包括骶骨皮质一半（骶 3 上缘以上）和骶骨皮质后缘（骶 3 上缘以下）。

2）计划靶区（PTV）：在 CTV 的范围上扩大 1.0cm。

3）正常组织和器官：双侧股骨头、膀胱、照射范围内的小肠（需勾画到 PTV 最上层的上两层）和睾丸。

（2）照射技术：根据医院具有的放疗设备选择不同的放疗技术，如常规放疗、三维适形放疗、调强放疗、图像引导放疗等。

1）推荐 CT 模拟定位，如无 CT 模拟定位，必须行常规模拟定位。建议俯卧位或仰卧位，充盈膀胱。

2）必须行三野及以上的多野照射。

3）如果行调强放疗，必须进行计划验证。

（3）照射剂量：瘤床、高危复发区域和区域淋巴引流区推荐 DT 45 ～ 50.4Gy，每次 1.8 ～ 2.0Gy，共 25 次或 28 次。

3. 术前新辅助放化疗

（1）术前放疗的实施方式：主要方式包括长程放疗与短程放疗。目前在根治性手术的基础上，放化疗已成为局部晚期直肠癌（T3N1 ～ 2M0 或者 T4N0 ～ 2M0）不可或缺的治疗手段。随着多项大型临床Ⅲ期直肠癌术前放疗研究结果的报道，局部进展期直肠癌的规范化治疗指南已用术前新辅助放化疗取代术后辅助放化疗。指南建议临床

应对每例局部进展期直肠癌评估新辅助放化疗的可行性。相对于术后放疗，术前放疗有其临床和生物学上的优点。主要包括①放疗后肿瘤降期退缩，可提高切除率；②对低位直肠肿瘤，肿瘤的退缩可能增加保留肛门括约肌的机会；③降低术中播散的概率；④肿瘤乏氧细胞少，对放疗较敏感；⑤手术前小肠未坠入盆腔，治疗的毒性反应较低。

奠定术前新辅助放化疗里程碑式的研究是德国CAO/ARO/AIO-94研究。该研究中823例T3/4或N（+）的直肠癌患者随机进入术前或术后放化疗组。两组的放化疗都是采用50.4Gy放疗和同期5-FU化疗，术后组还有5.4Gy的局部加量。研究结果显示，术前放化疗提高了保肛率（39%vs.19%）、5年局部复发率（6%vs.13%）；降低了3～4级急性期和慢性期毒性反应。手术病理显示，术前放化疗组的病理淋巴结阳性率为25%，而术后组为40%，另外，术前组还获得了8%的病理完全缓解（pathologic complete response，pCR）率。11年的长期随访结果显示，术前放化疗组有局控率的获益，术前新辅助放化疗组和术后辅助放化疗组10年局部复发率分别为7.1%和10.1%。在长期生存方面，两组未显示出差异。

据此，美国国家综合癌症网络（NCCN）指南推荐局部进展期直肠癌的标准治疗为：新辅助放化疗后行全直肠系膜切除（TME）术。术前放疗选用长程放化疗，方案为单次照射剂量在1.8～2.0Gy，总剂量45.0～50.4Gy，在5.5周内完成，放疗的同期选择5-FU或卡培他滨单药，放化疗结束后6～10周接受根治性的手术。另外一种术前放疗为短程放疗，方案为单次采用5Gy照射，连续5天，放疗完成后要求患者在1周内立即接受手术。

术前短程大分割放疗在北欧国家开展较多。在TME术成为直肠癌手术的标准治疗原则后，MRC CR07研究纳入1350例可切除直肠癌患者，随机分入术前短程放疗（25Gy/5f）（5f意为5个分割）+手术或手术+选择性术后化放疗（对于环周切缘阳性患者使用45Gy/25f）组。研究发现，术前短程放疗组具有更低的局部复发率（4.4% vs. 10.6%），但OS没有显示出差异。为了比较手术质量对局控的影响，按照环周切缘情况将手术质量分为①好（直肠系膜）；②中（内直肠系膜）；③差（固有肌层）3级。结果发现3年局部复发率分别为4%、7%和13%。在不同的手术质量分组中，术前短程放疗组都显示出更低的局部复发率，而在手术质量较好又接受了术前放疗的亚组中，3年局部复发率低至1%。

两项Ⅲ期研究比较了术前短程放疗和长程放化疗：波兰研究和澳大利亚Trans-Tasman Radiation Oncology Group Trial 01.04（TROG）研究。波兰研究共入组312例T3～4可切除直肠癌患者，随机分为短程放疗组（25Gy/5f，中位8天后手术）和长程术前放化疗组（50.4Gy/28f，5-FU/LV给药1～5周，第1、5周，中位78天后手术）。研究结果显示，长程放化疗组较短程放疗组，手术阳性环周切缘率明显减少（4%vs.13%，$P=0.017$），肿瘤最大径明显减小（2.6cm vs.4.5cm，$P<0.001$）。但2组具有相似的保肛率（58% vs. 61%）。另外两组在局控、生存和远期毒性反应方面无显著差异。TROG研究中纳入326例T3N0～2M0的直肠腺癌患者，随机分为短程组（25Gy/5f，1周内手术，术后6个疗程化疗）和长程组（50.4Gy/28f，同期5-FU civ给药，放疗后4～6周手术，术后行4个疗程化疗）。3年局部复发率在两组内分别为7.5%和4.4%（$P=0.24$）。5年远处转移率、OS以及毒性反应两组均未显示出差异。

总之，对局部进展期直肠癌，术前短程放疗及长程放化疗均是可选择的标准治疗策略，现有研究比较发现两者在局部控制率及长期生存方面无显著差异。在选择放疗方式时，更多地需要依据治疗目标进行选择，对初始肿瘤负荷较大、肿瘤外侵较明显者，长程放化疗降期效果更好，能够提供更好的肿瘤退缩及更高的环周切缘阴性率；对于放化疗耐受性较差的患者或肿瘤局部外侵较不明显时，短程放疗费用低、时间短、耐受性更好，能够提高治疗的依从性。另外，考虑到长程放化疗肿瘤退缩更好，可获得更高的病理完全缓解率，因此如果以获得pCR为治疗目标则可更多地考虑长程放化疗。

（2）术前放疗期间化疗药物的选择：随着术前放化疗成为直肠癌的标准治疗策略，对于不同的化疗药物在放疗同期的应用开展了一系列的临床研究，包括氟尿嘧啶类单药、联合奥沙利铂或伊立替康的化疗方案。

1）氟尿嘧啶单药：术前长程放疗结合同期化疗的早期临床Ⅲ期随机对照研究主要有EORTC22921和FFCD9203研究2项，对比术前放疗加或不加氟尿嘧啶是否能提高疗效。EORTC22921研究是一项2×2设计的临床Ⅲ期研究，共入组1011例临床分期为T3～4/N（＋）M0的患者，根据术前接受单纯放疗还是联合放化疗、术后是否接受辅助化疗分为4组：①术前放疗+手术；②术前放化疗+手术；③术前放疗+手术+术后化疗；④术前放化疗+手术+术后化疗。结果显示单纯放疗未加用任何化疗组复发率为17.1%，而只要加用了化疗，无论术前化疗还是术后化疗，复发率都下降至8%左右，具有显著性差异。对于DFS和OS，4组之间均未显示出差异。进一步的亚组分析显示，术前化放疗中肿瘤退缩理想的病例能够从术后化疗中得到更好的生存获益。FFCD9203研究共入组762例T3～4患者，随机分为术前单纯放疗组和术前联合放化疗组。

放化疗剂量选择与EORTC22921相同。两组pCR率分别为3.6%和11.4%（$P < 0.05$），3度以上毒性反应分别为2.7%和14.6%（$P < 0.05$），5年局部复发率为16.5%和8.1%（$P=0.004$），而在DFS和OS方面，同样未能观察到两组的差异。

这两个临床研究证实了与单纯术前放疗相比，联合氟尿嘧啶的术前放化疗能够进一步降低局部复发率。但是，放疗结合同期氟尿嘧啶单药的化疗未能降低患者的远处转移并提高生存率，所以应进一步研究能否通过增加同期化疗强度，在氟尿嘧啶单药的基础上联合奥沙利铂或伊立替康，起到改善患者长期生存的目的。

2）奥沙利铂联合用药：奥沙利铂是曾被寄予厚望的药物。在早期的临床Ⅱ期研究中，奥沙利铂+5-FU用于新辅助放化疗取得了理想的pCR率。为了进一步证实奥沙利铂的新辅助治疗价值，国内外共开展了6项随机对照临床Ⅲ期研究：STAR-01研究、ACCORD12/0405研究、CAO/ARO/AIO-04研究、NSABPR-04研究、PETACC-6研究和FOWARC研究（表6-2-21）。

表 6-2-21　化疗药物的选择相关各项研究比较一览表

研究和分组	年份	例数	病理完全缓解率（%）	毒性反应	3年局部复发率（%）	3年无病生存率（%）	3年总生存率（%）
STAR-01	2011	747		联合奥沙利铂组的			
氟尿嘧啶组		379	16	毒性更大	—	70.6	77.6
联合奥沙利铂组		368	16		—	74.2	80.4
ACCORD 12/0405	2012	598		联合奥沙利铂组的			
卡培他滨组		299	14	毒性更大	6.1	67.9	87.6
联合奥沙利铂组		299	19		4.4	72.7	88.3
CAO/ARO/AIO-04	2012	1255		联合奥沙利铂组的			
氟尿嘧啶组		628	12.8	毒性未增加	7.6	71.2	88.0
联合奥沙利铂组		627	16.5		4.6	75.9	88.7
NSABPR-04	2014	1608		联合奥沙利铂组的			
氟尿嘧啶/卡培他滨组		949	19	毒性更大	12.1	64.2*	79.0*
联合奥沙利铂组		659	21		11.2	69.2*	81.3*
PETACC-6	2018	1094		联合奥沙利铂组的			
卡培他滨组		547	11	毒性更大	7.6	74.5	89.5
联合奥沙利铂组		547	13		4.6	73.9	87.4
FOWARC	2018	272		联合奥沙利铂组的			
氟尿嘧啶组		130	14.3	毒性更大	10.3	76.4	93.7
联合奥沙利铂组		142	28		8.0	77.8	92.0

"—"表示无数据。

*5年生存率。

但遗憾的是，除了德国 CAO/ARO/AIO-04 研究和中国的 FOWARC 研究外，其余 4 项研究均认为，联合奥沙利铂后近期疗效 pCR 没有显著提高；而从毒性反应来看，只有 CAO/ARO/AIO-04 研究认为加上奥沙利铂的毒性反应增加不明显，其余 5 个研究均认为，加上奥沙利铂导致毒性反应明显增加；远期疗效方面的研究都显示，联合奥沙利铂后 3 年的 DFS 和 3 年的 OS 并没有显著提高。因此，目前主流观点认为，奥沙利铂在新辅助治疗中增毒不增效。

3) 伊立替康联合用药：另一个有潜力的药物则是伊立替康。在 RTOG0247 研究中，头对头地比较了奥沙利铂和伊立替康联合新辅助放化疗的疗效，发现两组在降期率、急性毒性反应方面表现相当，但伊立替康组的 pCR 率为 10%，明显低于奥沙利铂组的 21%。令人诧异的是，经过随访，伊立替康组 4 年无病生存率和总生存率为 66% 和 85%，反而比奥沙利铂组（56% 和 75%）高 10%。其中的机制尚未完全明确，伊立替康在新辅助放化疗中的应用值得进一步研究。关于伊立替康在直肠癌新辅助治疗中价值的探索，目前主要有两项Ⅲ期临床研究：中国的 CinClare 研究和英国的 Aristotle 研究。其中 CinClare 研究是考虑到伊立替康治疗中，UGT1A1*28 位点等位基因的存在导致活性代谢产物 SN-38 显著增加，导致发生腹泻 / 中性粒细胞减少的概率显著增加，所以是基于 UGT1A1 基因分型，调整伊立替康给药剂量的前瞻性临床试验。其一期研究结果显示，对于 *28 位点，若是 6/6 表型，伊立替康的周剂量能从国际推荐的 50mg/m² 增加到 80mg/m²；若是 6/7 表型，可增加到 65mg/m² 剂量。在此基础上，Ⅲ期随机对照临床研究 CinClare 探索了 UGT1A1 基因引导下卡培他滨加减伊立替康用于直肠癌新辅助放化疗的疗效，纳入距肛缘 < 12cm、T3 ~ 4 期和（或）淋巴结阳性的 360 例直肠腺癌病例，随机分为单药组（放疗 + 卡培他滨）及双药组（放疗 + 卡培他滨 + 伊立替康），主要研究终点为 pCR。研究结果显示，在卡培他滨组和联合伊立替康组中，pCR 率分别为 17.4% 和 33.1%，加用伊立替康后显示出更好的肿瘤退缩。伊立替康有可能成为下一个热点。Aristotle 研究尚未发表研究结果。

综上所述，对局部进展期的直肠癌，以氟尿嘧啶为主的化疗药物与放疗的联合能够进一步改善局控率；相比术后放化疗而言，不良反应更小，耐受性更好。然而，目前的证据主要支持氟尿嘧啶单药与放疗的联合以改善局控率及提高肿瘤退缩率；对于奥沙利铂 + 氟尿嘧啶与放疗的联合多数研究均未得出肯定的临床获益结果，同时合并了显著增高的不良反应，因此目前不推荐临床应用。Ⅲ期临床研究 CinClare 在 ASCO 会议上报道的结果提示伊立替康可能是新辅助放化疗一个具有潜力的药物，但结果并未正式发表。而靶向治疗的相关研究尚未进入临床Ⅲ期研究。因此，目前各大指南只推荐卡培他滨或 5-FU 单药作为术前长程放疗的最佳同期化疗用药。

（3）延长放疗 - 手术间隔期的摸索：对于接受新辅助放化疗或放疗的局部进展期直肠癌患者而言，新辅助治疗结束后与实施手术的时间间隔一直是一个有争议的问题。国际上推荐对于常规分割新辅助放化疗的患者间隔时间为 6 ~ 8 周（ESMO 推荐）或 5 ~ 12 周（NCCN 指南推荐），对于短程放疗的患者间隔时间为放疗结束后 7 ~ 10 天。推荐该时间间隔的主要依据在于几个证明新辅助放化疗价值的前瞻性随机对照临床试验。术前放化疗除局部控制外，另一个主要的目标为肿瘤的退缩和降期，从而增加手术保肛的机会。多个回顾性研究发现新辅助治疗结束后 10 ~ 12 周进行手术的患者有更高的机会在术后病理达到病理学完全缓解，同时也发现 10 ~ 12 周之后再延长等待时间 pCR 率不再提高，甚至对切除满意度及总生存有负面影响。但是这些结果仍然需要在前瞻性临床研究中进一步证实。还有 Stockholm Ⅲ研究发现短程放疗后延长手术时间间隔亦可进一步改善肿瘤退缩、提高 pCR 率，但仍然缺乏更多的数据。

目前，对常规分割的新辅助放化疗患者，新辅助治疗与手术的间隔仍然以 6 ~ 8 周为主，在部分有获得 pCR 希望或期望进一步退缩以提高保肛机会的患者中可以最多延长至 12 ~ 14 周；对采用短程放疗的患者，大部分仍然采用放疗结束后 7 ~ 10 天进行手术切除的时间间隔。适当延长间隔期可以增加肿瘤的退缩，但如何继续优化，从而带来远期生存获益，值得进一步探索。

4.新辅助治疗　局部进展期直肠癌目前推荐接受标准的术前新辅助放化疗，然而对于接受了R0切除手术后的患者是否仍要进一步接受辅助治疗存在争议。有4项随机研究探讨了术前新辅助放化疗后直肠癌患者接受术后辅助化疗的价值（表6-2-22）。基于这4项研究的Meta分析认为，5-FU为主的术后化疗不能改善新辅助放化疗患者的总生存、DFS和远期复发。然而部分研究的亚组分析发现对新辅助放疗有效后显著降期的患者（cT3～4降期为ypT0～2）以及肿瘤位置较高（距肛10～15cm）的直肠癌患者能够从5-FU的辅助化疗中获得3%～4%的生存获益，QUASAR的研究也证实了该结果。

多数临床研究发现术后5-FU为主的辅助化疗并未获得显著的生存获益和远期复发的改善，但是在亚组分析中发现肿瘤降期明显、高位直肠癌的患者能够获得3%～4%的生存获益。对此NCCN指南与ESMO指南均存在不统一的意见。因此目前难以对新辅助放化疗后的直肠癌术后辅助化疗提供统一的共识，需要结合患者治疗后的身体耐受性、术前分期的严重程度、对放化疗的敏感性、术后病理分期以及其他分子特征对患者的药物敏感性以及预后预测综合判断，选择是否

需要接受术后辅助化疗。关于化疗方案，5-FU/LV、卡培他滨单药、FOLFOX或XELOX方案都可用于新辅助放化疗后辅助化疗方案并进行个体化选择。

（1）化疗在新辅助治疗中的应用：将化疗从辅助化疗阶段向前挪到新辅助化疗阶段是个值得思考的治疗模式。目前主要包括两种策略，一个是间隔期化疗，即把化疗放在新辅助放化疗之后、手术之前；另一个为诱导化疗，即把化疗放到新辅助放化疗之前。在这种研究背景下，学者提出了全程新辅助治疗（total neoadjuvant therapy，TNT）方案：将放疗和化疗全部移到手术前来做，争取最大化的肿瘤退缩、争取更多的完全缓解患者，提高疗效，保全更多的器官功能，手术后一般不再追加化疗，甚至不再需要手术。TNT模式不仅包括诱导化疗或间隔期化疗的进一步探讨，还有研究采用"三明治"型新辅助治疗模式，即依次进行诱导化疗、同步放疗和间隔期化疗，再进行手术。

2015年Garcia-Aguilar等发表的TIMING研究对间隔期化疗进行了探讨，该研究中患者被分为4组，第1组患者在放化疗后等待6周直接接受手术，后面3组分别在间隔期给予2个、4个或6个疗程的FOLFOX6方案（奥沙利铂＋亚叶酸

表 6-2-22　新辅助放化疗后的局部进展期直肠癌术后辅助化疗临床研究

研究和分组	年份	例数	辅助化疗	足量化疗（%）	3/5/10年无病生存率（%）	3/5/10年总生存率（%）	是否达到检验效能
I-CNR-RT	2014	634					
放化疗＋手术＋化疗		324	5-FU	58.4	63.6	66.9	N
放化疗＋手术		310			60.8	67.9	
PROCTOR-SCRIPT	2015	437					
放化疗/放疗＋手术＋化疗		216	5-FU	73.6	62.7	79.2	N
放化疗/放疗＋手术		221	/CAP		55.4	80.4	
EORTC 22921	2014	1012					
放化疗/放疗＋手术＋化疗		506	5-FU	＜43	47.0*	51.8*	N
放化疗/放疗＋手术		506			43.7*	48.4*	
CHRONICLE	2014	113					
放化疗＋手术＋化疗		59	XELOX	48.1	77.5**	87.8**	N
放化疗＋手术		54			71.3**	88.8**	

N表示未能达到检验效能。

* 为10年生存率。

** 为3年生存率。

钙 +5-FU）化疗。结果显示 4 组的 pCR 率分别为 18%、25%、30% 和 38%，差异具有统计学意义。研究还显示，增加间隔期化疗虽然延长了手术时间，但手术相关的并发症并没有显著增高。

西班牙的 GCR3 研究是一项关于诱导化疗的 Ⅱ 期临床试验，该研究中 108 例患者被随机分配至辅助化疗组与诱导化疗组。前者方案为术前放化疗 + 手术 +CapOX 方案（卡培他滨 + 奥沙利铂）；后者方案则是 CapOX 方案（卡培他滨 + 奥沙利铂）+ 放化疗 + 手术。两组患者 pCR 率无显著差异（13.5%vs. 14.3%），肿瘤降期、退缩、R0 切除、复发率及 OS 等差异也无统计学意义，但诱导化疗组有更佳的依从性和更少的不良反应。

纪念斯隆 - 凯特琳癌症中心（Memorial Sloan Kettering Cancer Center，MSKCC）于 2018 年发表了一项关于 TNT 的回顾性研究，将 2009～2015 年的 811 例患者分成了 4 组，对比 TNT 模式与传统新辅助放化疗后手术模式的疗效。结果显示，新辅助放疗组的 CR 率，包括 pCR 和维持 > 12 个月的临床完全缓解（clinical complete response，cCR）率为 21%，而 TNT 组的 CR 率为 36%。MSKCC 还开展了一项临床 Ⅱ 期随机对照研究——OPRA 研究，以比较间隔期化疗和诱导化疗究竟孰优孰劣为目的。另外，中国有一项探讨 TNT 模式的 TNTCRT 研究也正在进行。总的来说，目前关于 TNT 研究的数据有限，其整体策略值得进一步探索。

目前，局部进展期直肠癌新辅助放化疗的治疗模式仍然存在一些局限性。首先是同步放化疗后完全缓解率低；其次是治疗后远处转移率仍然较高，这成为治疗失败的主要原因；最后，由于毒性及患者依从性的原因，约 50% 的患者不能够按计划完成 6 个月围手术期辅助治疗。因此，局部进展期直肠癌新辅助放化疗治疗模式的改进是临床关注的重点，也是近年来研究的重点议题。

（2）术后辅助放化疗的使用：术后辅助放化疗的最大优势在于其对病例的选择基于术后病理分期，能够更准确地选择合适的病例。作为局部进展期直肠癌的主流策略之一该方法应用了近 20 余年，但 2004 年以后在西方发达国家逐步被术前新辅助治疗所代替。辅助放化疗的主要缺点是放

疗对小肠和盆腔组织的毒性大、放射敏感性相对较差以及会阴伤口产生严重瘢痕等。然而，目前在我国由于医疗技术水平和医患认识水平的差异，未能进行新辅助放化疗而直接手术的局部进展期直肠癌患者仍然占多数，这些患者推荐进行术后的辅助放化疗。同时，由于目前术前分期的准确性仍有待进一步改善，部分术前分期过低的直肠癌患者可能直接接受了 TME 手术，而术后病例证实其为局部进展期直肠癌，这部分患者亦可能适合进行辅助放化疗。

（3）非手术治疗：近些年来，"观察等待（watch and wait）"策略逐渐受到重视。该策略最早是由巴西的 Habr-Gama 教授提出，他认为应根据患者新辅助治疗后分期而非初始分期，决定是否行等待观察；不再强调局部切除。其研究显示，对直肠癌放化疗后获得 cCR 的患者采用"等待观察"策略，有较好的长期随访结果。但此结果受到了较广泛的质疑，因为还有研究显示，如果临床评价为 cCR，直接手术后真正 pCR 的患者只有 36%。随后其他国家也出现了相关临床研究的报道。由于评估的影像学策略、确定 cCR 的时机和及时发现肿瘤再生长的随访策略尚未达成国际共识，新辅助治疗时间和放化疗剂量的选择在各研究中都有很大差异，导致 cCR 率相差很大（10%～78%）。为了解决这种差异性，来自多个国家的临床专家共同发起建立了国际观察等待数据库（international watch & wait database，IWWD）。2018 年 IWWD 首次公布了数据库中患者的长期生存数据：共纳入来自 15 个国家、47 个中心的 880 例 cCR 患者，中位随访时间 3.3 年，2 年复发率 25.2%，其中 88% 的复发在 2 年以内；97% 的复发局限在肠壁内，最终 8% 的患者出现了远处转移，5 年总生存率为 85%，5 年的肿瘤特异生存率为 94%。该长期生存结果与达到 pCR 的患者的结局相似，令人鼓舞。

不过并非所有的患者都适合非手术治疗，准确选择患者非常必要。根据复旦大学附属肿瘤医院结直肠癌多学科诊疗团队的临床实践经验，适合观察等待的患者需要符合下述 5 种标准：①肿瘤位置较低，难行保肛手术，需要永久的人工肛门，患者生活质量受到明显影响。目前推荐肿瘤

下缘距肛门 7cm 以内。②患者保肛意愿强烈。③肿瘤负荷不宜过大（≤ 7cm）。尽管肿瘤负荷并不直接决定对放化疗的敏感性，越大的肿瘤越需要术前放化疗的介入。但巨块型肿瘤放化疗后残余肿瘤细胞降至 0 的概率低于中等大小肿瘤。④肿瘤对治疗反应明显。接受 CRT 后肿瘤退缩明显者，提示肿瘤本身的生物学特性较好，不易发生局部复发或远处转移，对这类患者实施非手术治疗，成功的把握更大。⑤患者依从性好。接受观察等待的患者多数在治疗完成后的 12 个月内出现局部复发，1 年后复发率明显下降。据此，患者需要配合医师完成密切的随访计划，才能及时发现肿瘤的复发，及早采取挽救措施，尽可能使生存不受影响。

局部进展期直肠癌新辅助放化疗后达到持续临床完全缓解（12 个月以上）的患者，采用观察等待的非手术治疗策略是可选择的一个方案，肿瘤学效果与传统治疗策略相当，同时患者具有更好的生活质量。但是①必须严格判断达到持续临床完全缓解的病例；②进行持续而密切的随访；③必要时及时进行挽救性治疗。对不能同时满足以上 3 点的医院或患者不推荐采用非手术治疗策略。

（4）新辅助放化疗 + 局部切除：有研究者认为，即使对于直肠癌放化疗后 cCR 的患者，在观察等待的过程中仍有 1/4 的患者会出现局部复发，而复发主要出现在肠壁。那么，放化疗后接受局部切除而非 TME 手术，是否可以兼顾肿瘤控制和功能保留呢？2013 年 Pucciarelli 等报道了一项局部切除术后、根据病理结果选择治疗方案的 II 期临床研究，共 63 例 T2 或 T3 期直肠癌患者同步放化疗后接受局部切除术，43 例术后病理提示 ypT0 ～ 1 者接受密切观察，其余 20 例接受 TME 手术。结果显示，所有研究人群 3 年总生存率和无病生存率分别为 91.5% 和 91.0%。2017 年 *Lancet* 杂志上刊登了一项 III 期多中心随机对照试验临床研究——GRECCAR2 研究。该研究探讨了新辅助放化疗后临床评价降期为 ypT1 且肿瘤最大径＜ 2cm 的患者，能否用局部切除替代 TME 手术。虽然该研究结果未能证明局部切除优于 TME，但阴性结果似乎更多应归因于研究设计的缺陷：该

研究的 ypT 分期仅仅依靠磁共振而未结合腔内超声，导致先行局部切除的患者，最终有 1/3 因病理结果不满意而补充 TME 手术，导致患者的功能预后更差。

（5）复发性直肠癌放疗：复发性直肠癌患者常有骨盆疼痛、出血和肠梗阻等症状，严重影响生活质量，且复发患者的预后不佳。目前，对于复发性直肠癌的治疗尚无共识。尽管根治性手术是可行的治疗方式，但仅 20% ～ 30% 的复发性直肠癌患者可以接受 R0 切除术。此外，约有 50% 的局部复发患者伴有转移性疾病。由于局部肿瘤无法切除或合并其他部位转移灶，大多数患者无法进行根治性手术。与未进行手术相比，进行 R2 切除的手术患者无法获得生存优势。

多项研究表明，放疗是治疗复发性直肠癌的有效方法，而且复发性直肠癌患者接受的照射剂量与预后相关。因此，推荐采用调强放疗（IMRT）、立体定向放疗或质子重离子放疗，以安全地提供更高剂量的辐射来改善局部控制。复旦大学附属肿瘤医院结直肠癌 MDT 研究显示，22 例既往放疗的复发患者给予 39Gy/30f，1.3Gy 每天 2 次照射，经过 30 个月中位随访，9 例患者获得局部缓解，12 例患者稳定，1 例进展。最近，韩国一项回顾性分析纳入 41 例患者，行再程放疗后的中位随访期为 53.7 个月（3.5 ～ 130.3 个月）。结果发现，2 年放疗野内无进展者占比为 49.4%，2 年总生存率和无进展生存率分别为 55.3% 和 28.5%。其中，复发病灶＜ 3.3cm，再程放疗剂量＞ 50Gy 的患者预后更好。

放化疗相整合也可更好地控制肿瘤进展，但目前尚无明确推荐的整合放化疗方案。MDT 治疗可能为复发性直肠癌患者的治疗提供更好的选择。复旦大学附属肿瘤医院结直肠癌 MDT 报道了一项前瞻性临床 II 期研究，共 71 例既往未接受盆腔放疗的局部复发患者，接受盆腔放疗 45Gy 后加量 10 ～ 16Gy，同期整合伊立替康及卡培他滨。结果发现，放化疗后接受根治性切除术的 14 例患者中有 7 例达到 pCR，另外 4 例患者（5.6%）达临床完全缓解（cCR），22 例患者（31.0%）有部分反应，仅 5 例患者（7.0%）出现疾病进展。最常见的不良反应是腹泻，3 级腹泻发生率 22.5%（16/71），

无 4 级腹泻发生。由此可见，IMRT 联合伊立替康和卡培他滨双药在复发性直肠癌中表现出良好的疗效和可控的毒性。

目前，复发性直肠癌放疗相关的研究大多为单中心、回顾性或小样本临床研究，未来还需更多的大样本多中心前瞻性临床研究来指导复发性直肠癌的整合治疗，并从中发现更多可以预测肿瘤反应的分子标志物及基因特征等。

（6）转移性直肠癌放疗：放疗作为一种局部治疗方式，在转移性直肠癌中的应用有极大的异质性。Hellman 于 1995 年提出恶性肿瘤寡转移的概念，认为部分转移瘤数目少和累及器官有限、病灶尚未出现广泛播散的患者，可通过以根治为目标的治疗达到治愈或者肿瘤长期控制。结直肠癌是最常出现寡转移的疾病类型之一，转移灶完全切除后 5 年生存率可达 25% ～ 40%。近年来随着整合性治疗的进步，一方面延长了转移性结直肠癌患者的生存时间，另一方面在部分患者中使全身病灶得到有效控制甚至转化为可通过局部治疗达到完全清除的状态。这一结果提高了局部治疗在晚期肠癌患者治疗中的价值和地位，同时也扩展了以根治为目标的治疗适应证，即对于转移性结直肠癌患者而言，在全身治疗达到疾病控制的前提下，应用局部治疗控制或消灭转移病灶，使患者获得无瘤状态以至于长期生存。2020年 ASCO GI 会议中汇总分析了两项 Ⅲ 期随机研究（TRIBE 和 TRIBE2 研究）中不同肿瘤负荷（寡转移与非寡转移）对局部治疗的影响，结果显示，在以根治为目的的一线接受局部治疗的 202 例患者中，与基线非寡转移患者相比，35 例寡转移患者的 OS 更优，寡转移组和非寡转移组中位 OS 分别为 59.6 个月和 50.6 个月（$P=0.04$），提示寡转移患者更能从局部治疗中长期获益。但目前缺乏探讨局部治疗在转移性直肠癌中作用的前瞻性随机对照临床研究。所以局部治疗与全身治疗整合应用于转移性直肠癌的原发灶或转移灶仍有很大的争议。

对于原发灶的治疗，可以分为可治愈与不可治愈两种情况，如可治愈或有治愈可能性，则原发灶处理可以参照局部进展期直肠癌的放疗模式，并注意与全身治疗整合达到转化治疗的目的；如

不可治愈，则原发灶处理可为减轻局部症状的姑息治疗。近年来，研究发现放疗整合免疫治疗可有"远隔效应"，可为转移性肠癌的治疗提供新的思路。

对于转移灶，随着"寡转移"概念的出现，发现放疗尤其是体部立体定向放射治疗（stereotactic body radio therapy，SBRT）是直肠癌寡转移的有效治疗手段。一项 Ⅰ / Ⅱ 期临床研究发现 SBRT 可用于结直肠癌肝转移 / 肺转移。其中，肝转移研究入组不能耐受手术 / 剩余肝脏储备不足 / 无肝外其他转移病灶或其可控，肝转移灶数目 1 ～ 3 个，中位直径 2.3 ～ 3.3cm，最大直径 6 ～ 6.8cm 的结直肠癌肝转移患者，予以有效生物剂量（BED）为 34 ～ 263Gy 的 SBRT，研究发现 1 年局控率为 71% ～ 100%，2 年局控率为 57% ～ 100%，当 BED > 100Gy 时，2 年局控率（81% ～ 100%）可与手术相似。3 级及以上毒性反应包括肝酶升高、十二指肠出血、小肠梗阻、肝衰竭（原发）、门静脉高压（原发）的发生率在 10% 以下。肺转移研究入组不能耐受 / 拒绝手术，无肺外其他转移灶或可控，肺转移灶数目 1 ～ 5 个，直径 1 ～ 5cm 的结直肠癌肺转移患者，予以有效生物剂量为 76 ～ 180Gy 的 SBRT，研究发现 2 年局控率达 67% ～ 94%；当 BED ≥ 94Gy 时，2 年局控率几乎稳定在 90% 以上，与手术效果类似，而且治疗的耐受性好，毒性反应主要为放射性食管炎和放射性肺损伤，3 级以上毒性反应发生率 < 5%。对于腹腔淋巴结转移，SBRT 也可作为一种选择。一项回顾性小样本研究，纳入 19 例腹膜后淋巴结转移（5 例来自结直肠癌转移）患者，其中 8 例合并其他部位转移灶，放疗剂量 45Gy/6 次，BED 约 80Gy，6 例患者剂量降低至 80% ～ 90%。随访至 SBRT 后两年，有 2 例出现局部进展（合并其他部位肿瘤进展），治疗的毒性反应轻微，无胃肠道出血、溃疡、穿孔、狭窄发生。

总之，高精度 SBRT 实现了肝、肺、腹腔淋巴结等部位寡转移的有效治疗，且治疗毒性反应小，治疗时间短，控制率高，可结合全身治疗进一步优化转移性直肠癌的整合治疗模式。但目前证据主要来自回顾性和 Ⅰ / Ⅱ 期小样本前瞻性研

究，仍缺乏大样本随机研究。临床前期和临床研究显示 SBRT 除了局部杀灭肿瘤，还可产生协同机体抗肿瘤免疫的系统性效应，未来放疗与免疫治疗整合应用于转移性直肠癌值得期待。

（六）其他治疗

1. 中医药治疗　中医文献中无结直肠癌病名，从其发病机制及临床特征进行辨证分析，可将其归属于古医籍中"肠风""脏毒""癥瘕""肠覃""下痢""锁肛痔"的范畴，中医药在减少结直肠癌术后并发症、恢复元气、提高机体免疫、加快机体恢复、减轻放化疗药物的毒副作用以及降低复发转移等方面具有独特的优势，可作为结直肠癌治疗的辅助手段。但中医对结直肠癌的疗效评价及辨证施治观点有很大的差异，如何准确辨证施治，选取更合理、更科学的治疗方法，需进一步研究证实。因此中医药治疗结直肠癌仍处于探索阶段。

2. 姑息治疗　是一门跨学科的医学专业，其重点是预防和减轻痛苦，并帮助患有严重疾病的患者及其家属获得最佳生活质量。姑息治疗旨在减轻患者在疾病各个阶段的痛苦，而不仅限于临终关怀。所有结直肠癌患者都应接受姑息治疗的症状筛查、评估和治疗。需要关注的症状既包括出血、梗阻、疼痛、恶心/呕吐等常见躯体症状，也应包括睡眠障碍、焦虑抑郁、谵妄等精神问题。

结直肠癌患者姑息治疗的管理主要内容如下：

（1）肠梗阻：任何原因导致的肠内容物通过障碍统称肠梗阻。结直肠癌发生肠梗阻的概率为 4.4% ~ 24%。肠梗阻可由良性或恶性原因引起。然而，在日常实践中，通常难以区分恶性与良性肠梗阻，但其会对治疗决策和预后产生深远影响。在癌症患者中，结直肠梗阻的频率比小肠梗阻的频率高 4 ~ 5 倍。多数小肠梗阻是由良性原因引起的，而恶性肿瘤则是结直肠梗阻的主要原因。

肠梗阻的良性原因包括术后粘连、放射性肠炎或其他传染性或炎性疾病（如脓肿、蜂窝织炎）。肠梗阻的恶性病因包括肠道原发肿瘤或肿瘤复发引起的腔内梗阻，以及肠道外肠系膜的腹膜转移引起的外部压迫。与小肠梗阻相反，恶性病因在结直肠梗阻中占主导地位。

对于出现肠梗阻的结直肠癌患者应进行个体化治疗，需考虑到每个患者的临床状况、肿瘤分期和预期寿命、先前癌症治疗的反应、体力状态、并发症以及自身意愿和治疗目标。在进行任何外科手术之前，应先进行多学科评估和讨论，讨论者需包括外科医师、肿瘤科医师以及患者 / 家庭成员。

治疗方式包括手术治疗或保守治疗。绝大部分患者无法行手术治疗，其生存期很有限。

1）初始治疗：肠梗阻患者如果出现弥漫性腹膜炎、临床症状恶化（发热、白细胞升高、心动过速、代谢性酸中毒、持续性腹痛）、肠穿孔、肠坏死需行急诊手术探查。其他患者首选保守治疗，包括胃肠减压、静脉补液等。部分患者经保守治疗后症状缓解，而保守治疗 48 ~ 72h 症状未缓解的患者需考虑行手术治疗。

2）整合治疗：①保守治疗。对于不适合行手术治疗的患者，可行支架植入术、胃肠减压、静脉补液、止吐、生长抑素治疗等。②自膨式结肠支架植入术。对于无法手术或不愿姑息性切除的结直肠癌患者，可放置自膨式支架，其短期内成功率超过 90%。而远期成功率不太理想，约 1/3 患者需行进一步治疗。③胃肠减压。通过鼻胃管减压可排空大量胃肠内容物，并减少腹胀、恶心、呕吐和疼痛。但鼻胃管经常阻塞并且需要冲洗和（或）更换，因此其不是长期解决方案。如需进行长期引流，该管会干扰咳嗽，并可能侵蚀鼻软骨，引起中耳炎、吸入性肺炎、食管炎和出血。这种治疗也会引起极大的不适。因此，鼻胃管仅用作临时措施，应尽快拆除。胃肠减压也可通过放置经皮胃造口管来实现，这被称为"经皮内镜胃造口术（PEG）"。④药物治疗。所有无法行手术治疗且不适合置入支架或肠管减压的患者均应接受药物治疗。对于大多数患者，建议使用生长抑素。尽管缺乏针对恶性肠梗阻姑息治疗患者恶心和呕吐治疗的随机对照试验，但在这种情况下静脉注射氟哌啶醇被认为是首选方案。如果患者为完全性机械性肠梗阻，应避免使用促胃肠动力药。对于生长抑素和止吐药无反应的患者，可使用糖皮质激素。对于不能手术患者的药理治疗重点在于适当控制疼痛（阿片类药物），减少胃肠道分泌和蠕动（抗胆碱能药和生长抑素）和（或）减轻肿瘤周围水肿（糖皮质激素）。药物疗法包括应用止吐药、抗胃肠道分泌药、糖皮质激素和镇痛药，可减轻 60% ～ 80% 的恶性肠梗阻患者的症状。

（2）出血：结直肠癌患者出血主要为下消化道出血。可能是肿瘤直接出血或治疗引起的出血。急性出血应监测生命体征及循环状况，及早进行液体复苏（血容量补充、血管活性药物等），给予抑酸等止血措施。出现急性严重出血（呕血或黑粪）的患者应立刻进行内镜检查评估。介入血管造影栓塞技术可用于内镜治疗无效的患者。对于存在贫血的患者根据病情，可给予促红细胞生成类药物（ESAs）、铁剂、叶酸、维生素 B$_{12}$ 等药物。

（3）疼痛：结直肠癌患者中非常普遍的症状。遵循公认的癌症疼痛治疗指南，可以使 70% ～ 90% 的患者获得足够的疼痛缓解。但 40% 的癌痛患者治疗不足。有效的癌症疼痛管理策略基于以下几条原则。应对疼痛进行详细评估；每当发生变化时，都应重新进行仔细评估。对结直肠癌患者的初始评估始终包括病史和影像学评估及实验室检查。临床医师始终应考虑是否有可能改变疾病的抗肿瘤治疗或其他针对疼痛病因的治疗措施。阶梯化、合理使用镇痛药物，从而达到镇痛最佳效果。阿片类药物是中度至重度癌症疼痛的最有效的镇痛药，但它们有滥用风险。镇痛的阶梯治疗适用于所有结直肠癌患者。癌痛通常较轻的患者应首先使用对乙酰氨基酚或非甾体抗炎药（NSAIDs）进行治疗。可与辅助镇痛药联合使用，以减少不良反应。中度至重度疼痛的患者，以及对 NSAIDs 反应不佳的轻度疼痛患者，应接受阿片类药物治疗。

（4）恶心 / 呕吐：临终患者的常见症状，会给患者及其家人造成严重的身心困扰，并严重影响生活质量。姑息治疗人群，尤其是在癌症患者中有许多潜在的恶心 / 呕吐病因，且病因通常是多元性的。

1）病因：在结直肠癌患者中，恶心 / 呕吐的病因包括抗肿瘤治疗（放疗或化疗）、肿瘤的急性并发症（高钙血症、恶性肠梗阻）、胃轻瘫（自

主神经功能紊乱），或药物引起的便秘（阿片类药物、3 型血清素受体拮抗剂 5-HT$_3$）。

2）药物治疗：多巴胺、组胺、5- 羟色胺和毒蕈碱（乙酰胆碱）受体拮抗剂都是姑息治疗中常用的止吐药和抗恶心药。对于怀疑为肠梗阻的患者，首选地塞米松和氟哌啶醇。减少胃肠道分泌物和肠蠕动的药物（如生长抑素与抗胆碱能药格隆溴铵联合使用）也可能有助于控制恶心和呕吐。如果无法明确原因，并且排除了肠梗阻，可使用促胃肠动力药（如盐酸甲氧氯普胺）对症治疗。服用甲氧氯普胺超过 3 个月会增加迟发性运动障碍（TD）的风险；3 个月后继续使用应仔细评估风险和益处。对于具有甲氧氯普胺禁忌证的患者，可以使用多种其他中枢性止吐药（如氟哌啶醇、氯丙嗪、奥氮平等）。

（5）厌食 / 恶病质：厌食症是姑息治疗其的常见症状，尤其是在老年人中。厌食症通常会导致热量摄入减少、营养不良和体重减轻。在晚期癌症中，多达 40% 的患者营养摄入不足以支持基础代谢需求。恶性肿瘤患者恶病质的发生率高达 85%。主要应对措施如下。

1）一般治疗：厌食症 / 恶病质对患者及其家属均会造成严重困扰，应鼓励患者与家属同桌进餐，应注重进食的乐趣而非关注摄入食物的热量。建议患者少食多餐，进食热量较高的食物（如鸡蛋、肠内营养剂等）。其他提高能量摄入量的策略包括食用易处理的食物（如可微波加热）和饭前休息。虽然某些患者可能会从营养补充中受益，但应告知患者和家属，增加热量摄入并不能逆转疾病进程，厌食 / 恶病质不同于饥饿，是生命终了的自然过程。改善导致厌食症的主要因素，如慢性恶心、便秘、口味改变、呼吸困难和抑郁，可以显著改善病情。对于持续性厌食症的患者，可以使用药物疗法来刺激食欲。但是，这些治疗不会逆转恶病质。

2）药物治疗：某些药物具有刺激食欲的能力，包括醋酸孕甾酮、糖皮质激素、大麻素等。

（6）失眠：一种睡眠受损的状态，尽管有适当的睡眠机会，但难以开始或维持睡眠，和（或）难以恢复精力。据估计，失眠影响超过 70% 的姑息治疗患者。失眠常与其他症状（如疼痛、抑郁

和焦虑）并存，这些症状相互影响，从而导致生活质量下降。在治疗前仔细评估可能导致失眠的因素至关重要。应对措施如下。

1）一般治疗：改善睡眠环境，包括使病房保持凉爽，通风良好，并在夜间保持昏暗，使用无噪声机，避免夜间使用计算机、智能手机和平板电脑等。改变生活方式，包括避免白天小睡、睡前进食、服用咖啡因等兴奋剂。

2）药物治疗：包括非典型抗抑郁药（米氮平）、非苯二氮䓬类抗抑郁药（唑吡坦）、选择性褪黑素受体激动剂（雷美替胺）、苯二氮䓬类药物。

（七）顶层设计及整合管理

虽然青年结直肠癌发病率近年出现上升趋势，但我国仍以老年结直肠癌发病为主体、结直肠癌老龄化趋势没有改变。如何提高 60 岁以上老年结直肠癌患者的诊治效果和生存质量应该是结直肠外科的重点内容。

由于老年人各脏器功能均存在不同程度的下降，老年人的生理功能较年轻患者发生显著变化，如胃肠道消化酶分泌减少、肾脏血流量减少、骨髓造血储备功能减弱，且往往合并心脑血管、呼吸系统或代谢系统疾病，而这些慢性器质性疾病症状繁杂降低了老年患者的治疗耐受性。对于疑难复杂以及多并发症结直肠癌患者，除了肿瘤外科、影像科、病理科专家参与外，心内科、呼吸科、肾内科、内分泌科医师也应随时参与到患者的治疗中来，对并发症制订科学有效的防控措施，将每一位患者作为一个整体进行个性化整合治疗，这样一方面能够更加精准地进行外科决策、降低患者的围术期风险；另一方面，可以降低术后辅助化疗导致的非肿瘤相关性并发症风险，进一步提高老年多并发症进展期结直肠癌患者的治疗效果。

外科手术协同化疗、放疗，以及近年逐渐发展起来的靶向治疗、免疫治疗等都是有效的治疗方法，这些方法的实施应该采用有计划、有步骤的整合医学策略。术后何时放化疗，何时复查，如何更换化疗方案，如何选择靶向治疗和免疫治疗，如何对术后患者的并发症进行个体化指导，都是

需要整合考虑的重要问题。这就需要建立起有效的随访、病例讨论机制，引入"全程管理"理念，实现对患者的全程跟踪、全程管理的整合型医疗服务。

要点小结

◆ 结直肠癌是有可能得到临床治愈的肿瘤，为了进一步提高我国结直肠癌诊疗效果，结直肠外科医师有责任、有义务推动结直肠癌的早筛、早治工作。

◆ 对结直肠癌患者的个体化整合治疗、全程跟踪和全程管理可以提高结直肠癌患者的整合治疗效果。

◆ 及时发现复发并采取积极的根治性治疗策略，可以延长复发性结直肠癌患者的生存期。

【康复随访及复发预防】

发病率和预防：既往的经验表明，结直肠癌的发病与寿命延长、高热量饮食、体力活动减少和烟酒消费相关，通过筛查发现并干预癌前病变是降低结直肠癌发病率的有效措施。在经济快速增长的地区结直肠癌发病率将可能持续上升。遏制发病率的快速上升是未来结直肠癌防治领域的首要课题。除了遗传性结直肠癌外，大部分散发性结直肠癌的病因并不明确。随着对肠道菌群功能的认识，通过菌群分析早期诊断结直肠癌，甚至通过菌群干预预防结直肠癌将成为值得探索的方向。持之以恒地开展科普教育，使大众广泛了解结直肠癌是可预防和可早期发现治疗的疾病，倡导健康生活方式和积极参与筛查将是降低结直肠癌发病率的有效手段。

诊断、预后和疗效预测：未来应进一步提高结直肠癌和癌前病变筛查和诊断的准确率，精准富集高危人群，提高肠镜检查的依从性。通过粪便、血液和尿液核酸和蛋白分析等无创技术实现早期诊断是重要的探索方向。在传统的 TNM 解剖分期基础上，通过人工智能技术整合预后相关的分子信息将进一步提高预后预测的准确性，推动个体

化的辅助治疗。液体活检和分子影像技术将显著提高晚期患者疗效预测的准确性。

内镜、外科和整合治疗：放大内镜、新型染色技术和内镜下切除器械的进步将进一步提高肠镜对早癌诊断的准确率和治疗的安全性。手术机器人、分子影像示踪、虚拟融合和新型放疗等技术的应用将推动外科手术和放疗更趋高效和微创。随着对结直肠癌分子分型和致病关键信号通路认识的不断深入，靶向治疗和免疫治疗所占比例将不断提高，药物治疗将更加精准个体化，晚期患者生存期将显著延长。新技术、新药物和新模式不断涌现使结直肠癌的诊治更加复杂，整合治疗将成为保障最佳疗效、最好功能和最优经济的标准治疗模式。

要点小结

◆ 结直肠癌的防治虽然任重道远，但通过总结推广已有的成功经验、整合传统医学和现代科学技术，预期在未来数十年内将实现发病率显著下降、治愈率和患者生活质量显著提高的目标。

（顾 晋 王延召 高庆坤 雷福明
丁长民 王铭河 蔡三军 高兆亚
曾庆敏 周海涛 郑 晖 王锡山
张 敬 章 真）

【典型案例】

直肠癌伴肝转移整合性诊疗 1 例

（一）案例病情介绍

1. 基本情况　男性，51 岁。主诉"直肠癌同时性肝转移 3 年余，分期术后 2 年余"入院。患者 3 年前的体检发现肝脏多发占位，转移可能大。无特殊并发症与家族史。

2. 入院查体　体检未发现阳性体征与重要阴性体征。

3. 辅助检查

（1）2013 年 10 月 24 日肠镜：距肛缘 5 ～ 10cm 直肠中上段溃疡隆起型肿物，侵及近全周。病理：中分化腺癌。

（2）2013 年 10 月 29 日盆腔 MRI：直肠中下段溃疡型病变，长约 5.5cm，厚处 1.8cm，穿透肌层，直肠系膜脂肪内见条索影。病变下缘距肛提肌与直肠交界水平 1.5cm。直肠肠周散在淋巴结，较大者 0.6cm×0.5cm。cT3Nx。

（3）2013 年 10 月 26 日腹部 MRI：肝右叶多发转移瘤，＞ 9 枚，最大者 3cm×2.2cm、1.9cm×1.9cm，肝左叶未见异常。

（4）PET/CT：直肠中下段肠壁代谢（+），肠周淋巴结代谢（-）；肝右叶转移灶代谢（+）；右肺胸膜下小结节代谢（-）。

（5）*RAS/BRAF* 基因检测为野生型，CEA 221.4ng/ml ↑。

4. 入院诊断　直肠癌 cT3Nx 同时性肝转移。

（二）整合性诊治过程

1. 首次 MDT 讨论　探讨直肠癌伴同时性肝转移可否 R0 切除。

（1）MDT 团队组成：消化肿瘤内科、放疗科、胃肠外科、肝胆外科。

（2）讨论意见

1）消化肿瘤内科意见：患者肝转移病灶较多，均在右肝，且并无其他脏器转移，评估为潜在可切除的人群。可先行新辅助放化疗后再评估。因患者 *RAS/BRAF* 基因检测为野生型，可加用 EGFR 单抗提高有效率及转化切除率。

2）放疗科意见：原发灶病变在直肠中下段，若追求根治，首选新辅助放化疗后再评估。

3）胃肠外科意见：直肠中下段病变合并同时性肝转移，且患者并无梗阻、出血症状，可先行新辅助放化疗。

4）肝胆外科意见：肿瘤负荷较大，CEA 升高明显，目前切除复发概率较高，先行新辅助放化疗减低肿瘤负荷，提高 R0 切除率。

（3）结论：新辅助放化疗后行手术治疗。

执行情况及治疗结局：2013 年 10 月 31 日

始行 FOLFOX+ 西妥昔单抗化疗 4 周期，末次 2013 年 12 月 16 日。2013 年 11 月 5 日至 2013 年 12 月 5 日行直肠癌术前放疗 GTV 50.6Gy/CTV 41.8Gy/22f。治疗不良反应：腹泻 2 级，皮疹 1 级，骨髓抑制 0 级，周围神经毒性 0 级。新辅助放化疗后评效：PR，CEA 降至正常。

2. 第二次 MDT 讨论　讨论同期还是分期切除。

（1）MDT 团队组成：胃肠外科，肝胆外科。

（2）讨论意见

1）胃肠外科意见：患者新辅助放化疗明显获益。直肠原发灶切除难度并不大，但是肝转移灶能否切除决定了 R0 根治的关键。

2）肝胆外科意见：肝转移病灶较多，但均在右肝，新辅助治疗后明显获益，若同期切除，手术创伤较大，可先行肝转移灶切除，看能否达到肝转移灶的 R0 切除。

（3）结论：分期手术治疗。

执行情况及治疗结局：2014 年 1 月 17 日行全身麻醉下右半肝切除术 + 胆囊切除术。术后病理：肝脏组织中见中分化腺癌浸润（多灶），直径 0.3～0.5cm，符合直肠癌肝转移，化疗后残留肿瘤约 15%，淋巴结 0/4，切缘（－）。术后于院外择期拔除膈下引流管，拔管后出现高热 38.5℃。超声示：右侧胸腔积液，行胸腔穿刺引流出脓性液 1100ml。全身麻醉下行胸腔镜探查、胸腔闭式引流术。术中见：右肺大部分壁胸膜纤维性粘连，可见脓性液 1000ml，部分呈包裹性；予大量温盐水冲洗并留置闭式引流管。多次引流液细菌培养：发现金黄色葡萄球菌，抗感染治疗后好转。复查盆腔 MRI 示：直肠病变较前好转。故行直肠低位前切术 + 回肠保护性造口术，术中见：病灶位于腹膜反折线以下直肠前壁，距肛缘 5cm。术后病理：浸润性中分化腺癌；80% 癌细胞变性坏死及间质纤维化。侵至肌层，癌栓（－），切缘（－）；肠周仅见淋巴结 3 枚，0/3；分期为 ypT2N0。术后 1 周出现吻合口瘘，引流液培养出铜绿假单胞菌、屎肠球菌，予抗感染治疗及盆腔冲洗后好转。原发灶切除术后 1 个月余复查 MRI：术区边缘及 S4 小强化灶，考虑转移。CEA 正常。

3. 第三次 MDT 讨论　怎样处理新发肝转移灶。

（1）MDT 团队组成：消化肿瘤内科、介入科、肝胆外科。

（2）讨论意见

1）消化肿瘤内科意见：患者出现新发病灶，即说明肝内有可能存在肉眼不可见的转移病灶，建议全身化疗，且既往方案显著有效，可沿用。

2）肝胆外科、介入科意见：同意内科意见，局部治疗可能无法控制其他微转移灶，目前以内科治疗为主。

（3）结论：原方案化疗后再评估。

执行情况及治疗结局：术后开始 FOLFOX+ 西妥昔单抗化疗 4 周期，皮疹 2 级。3 个周期后评效：肝脏病灶 CR。2014 年 7 月 23 日至 2014 年 8 月 25 日予 5-FU+ 西妥昔单抗维持治疗 3 周期。后续已停治疗，定期复查，肿瘤标志物检查正常。治疗期间发现双下肢血栓，予华法林抗凝治疗。

（三）案例处理体会

本例治疗实践证实，该患者经整合式多学科反复讨论，采取个体化的整合治疗方案是有效的，分析得当，治疗有效。

1. 影像科　本例为局部进展期直肠癌并同时性肝转移患者，转移灶多达 9 处以上，影像学检查显示局限于右肝，属潜在可切除病例。对此类人群的转化性治疗方案一般首选 FOLFIRI/FOLFOX+ 西妥昔单抗（RAS 野生型），或 FOLFOXIRI ± 贝伐珠单抗；其次可选择 FOLFOX/CapeOx/FOLFIRI ± 贝伐珠单抗。本例为 RAS 野生型，经第一次 MDT 讨论后选择新辅助放化疗后手术治疗，化疗方案为 FOLFOX+ 西妥昔单抗。从治疗后评效来看，显然患者受益较大，显示出该方案制订合理、有效。转化治疗开始后一般应在 2 个月内重新评估可切除性，一旦可以手术应立即手术切除，术后继续使用有效的转化化疗方案。第二次 MDT 决定分期切除转移灶及原发灶，减少了同期手术的创伤，手术时机选择恰当。右肝切除术后 4 个月发现肝内出现新的转移灶，经第三次 MDT 讨论后继续应用原转化治疗方案获得影像学 CR，病情稳定。该患者经多次 MDT 讨论得到了规范、专业、个体化的整合治疗，患者的配合也使其从中获益。

2. 内科 肝脏是结直肠癌主要的转移部位，20%～40% 的患者存在肝转移。MDT 对于结直肠癌单个脏器转移的患者非常重要。经过讨论，对患者进行进一步分类。对于潜在可切除患者，经过积极的转化治疗，20% 左右的患者可以进行同期或者分期手术。能否做同时性切除，主要取决于患者的体质和手术范围。术后患者的中位生存时间为 35 个月，5 年生存率能达 30%。因此，不同于其他消化道恶性肿瘤，结直肠癌单个脏器的转移，只要能够转化为可切除病灶，手术切除均能延长患者的生存时间。对术后再次出现转移或复发的患者，经过积极的内科治疗能够继续控制肿瘤生长。不论是转化治疗还是复发后的内科治疗，靶向药物（西妥昔单抗、贝伐珠单抗）联合细胞毒化疗均证实在传统化疗的基础上可进一步延长患者的生存时间。

3. 放疗科 患者为直肠癌 cT3Nx 同时性肝转移，肝转移为潜在可切除。治疗目标为争取根治。对这类患者，治疗选择包括化疗和放疗后评估手术。涉及内科相关的问题主要有化疗和放疗的顺序；化疗方案的选择；放疗方案的选择。

（1）化疗和放疗顺序：影响患者根治的主要因素为肝转移灶，其转移灶技术上可切，但数目较多，提示可能较差的生物学特性，因此以化疗为先较宜。

（2）化疗方案的选择：根据临床研究和其基因检测结果，FOLFOX/FOLFIRI+ 西妥昔单抗都可选择。

（3）放疗方案：盆腔为 T3Nx，短程放疗和长程放疗都可以作为治疗的选择。波兰的 Ⅲ 期研究局部晚期直肠癌，短程放疗 + 化疗与长程放疗的疗效相似。如果采用短程放疗，因时间仅 1 周，可以在放疗后行系统化疗。

在肝切除后出现新的肝转移灶，化疗后 CR，如再出现，可以考虑立体定向放疗（SBRT）、射频消融等局部治疗。

（沈　琳　李　健　王晰程　袁家佳
葛　赛　许　婷　张　琪　李文斐）

横结肠癌合并腹腔种植转移整合性诊疗 1 例

（一）案例病情介绍

1. 基本情况 女性，71 岁。主诉"心悸、乏力 4 个月，血便 10 天"入院。患者 4 个月前无明显诱因出现心悸、乏力、食欲缺乏，余无特殊不适，10 天前出现大便带血，伴腹胀腹痛。自发病来，体重下降 11kg。

既往有高血压、高脂血症病史 24 年，血压最高 160/110mmHg，口服药物治疗，血压控制可，2013 年因腰椎间盘突出行手术治疗，弟弟因"白血病"去世，妹妹患"乳腺癌"。

2. 入院查体 浅表淋巴结未触及肿大，腹部查体无特殊。

3. 辅助检查

（1）腹部 CT 示：降结肠肠壁不均增厚，病变长度约 5.4cm，肠腔狭窄，侵达浆膜面（图 6-2-12），左侧网膜可见多发结节及类结节，大者约 0.8cm（图 6-2-13）。

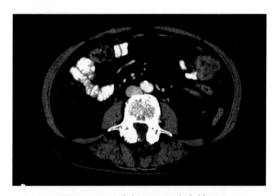

图 6-2-12　腹部 CT 示瘤变情况

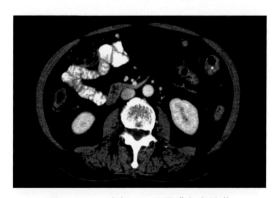

图 6-2-13　腹部 CT 示网膜多发结节

（2）电子结肠镜检查，进镜70cm约至横结肠，发现溃疡型肿物生长，管腔狭窄，内镜不能通过，病理活检示结肠中分化腺癌。

（3）实验室检查：CEA 23.94ng/ml，CA19-9 104.3U/ml。

4. 入院诊断　①横结肠癌，大网膜转移，不全肠梗阻；②高血压病（3级，很高危）；③高脂血症；④腰椎间盘突出术后。

（二）整合性诊治过程

1. 首次 MDT 讨论　指导下一步治疗。

（1）MDT 团队组成：影像科、肿瘤内科、结直肠外科。

（2）讨论意见

1）影像科意见：腹部 CT 示结肠肠壁不均匀增厚，肠腔狭窄，侵达浆膜面，考虑恶性可能，左侧网膜可见多发结节及类结节，考虑转移灶可能性大。

2）肿瘤内科意见：老年女性，肿瘤分期较晚，一般情况可，无化疗绝对禁忌，可先行新辅助化疗。

3）结直肠外科意见：CT 及肠镜示横结肠癌，网膜转移性大，定位定性诊断明确，临床分期Ⅳ期，无完全肠梗阻表现，可先行新辅助化疗，再考虑手术治疗。

（3）结论：行新辅助化疗，方案为"FOLFOX-4（奥沙利铂＋氟尿嘧啶＋亚叶酸钙）"。

患者行 4 周期"FOLFOX-4（奥沙利铂＋氟尿嘧啶＋亚叶酸钙）"化疗，复查 CEA 38.59 ng/ml，CA19-9 160.8U/ml，腹盆 CT 示降结肠病变周围腹膜结节、类结节，似较前略饱满，腹膜后结节，大小约0.9cm（图6-2-14）。行 KRAS 基因、BARF 基因检测，未见基因突变。

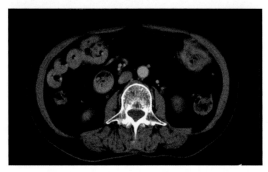

图 6-2-14　患者 4 周期化疗后腹部 CT 结果

2. 第二次 MDT 讨论　评估治疗效果并讨论治疗方案。

（1）MDT 团队组成：影像科、肿瘤内科、结直肠外科。

（2）讨论意见

1）影像科意见：患者化疗 4 周期后复查 CT，腹膜结节影较前略饱满，新发现 0.9cm 腹膜后结节。

2）肿瘤内科意见：肿瘤稍进展，KRAS 基因野生型，可加用靶向药物，控制肿瘤进展。

3）结直肠外科意见：肿瘤稍进展，暂不考虑手术，靶向药物控制肿瘤进展。

（3）结论：加用靶向药物治疗。

患者行 5～8 周期"FOLFOX-4（奥沙利铂＋氟尿嘧啶＋亚叶酸钙）"化疗，并加用尼妥珠单抗靶向治疗，复查 CEA 80.23ng/ml，CA19-9 141.5U/ml，CT 示降结肠肠壁环周不均增厚，不均匀强化，侵达浆膜面，最大截面约 5.2cm× 4.1cm，病变周围网膜多发结节，部分与结肠肿物融合成团，分界较清，与前片比较病变稍增大、饱满，腹膜后淋巴结较前略缩小，大小约 0.6cm（图6-2-15）。患者近期不全肠梗阻症状较前加重，每次需予开塞露灌肠才能排便。

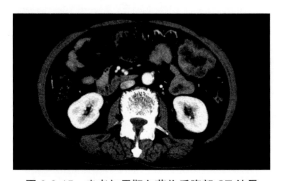

图 6-2-15　患者加用靶向药物后腹部 CT 结果

3. 第三次 MDT 讨论　继续评估治疗效果并讨论治疗方案。

（1）MDT 团队组成：影像科、肿瘤内科、结直肠外科。

（2）讨论意见

1）影像科意见：患者行新辅助化疗加靶向治疗后病变周围网膜多发结节与前片比较病变稍增大、饱满，腹膜后淋巴结较前略缩小，影像学方面肿瘤未见明显进展。

2）肿瘤内科意见：患者目前病情稳定，未见肿瘤进展。

3）结直肠外科意见：化疗后 1 个月，化疗评价疗效 SD，网膜转移有稍增大趋势，且目前存在肠梗阻症状，建议手术治疗。

（3）结论：行手术治疗。

患者行"剖腹探查，横结肠癌切除术"，术后病理示"结肠溃疡型中分化腺癌，部分为黏液腺癌，癌细胞轻度退变，符合轻度治疗后改变，肿瘤浸润肠壁全层，未见明确脉管瘤栓及神经浸润，淋巴结未见转移（0/11），网膜组织未触及明确结节及质硬区"。免疫组化：MLH1（-），PMS2（-），MSH2（++），MSH6（+++），TNM 分期为 T4aN0。患者术后恢复可，CEA、CA19-9 降至正常，肠梗阻症状解除，大便习惯逐渐恢复。

4. 第四次 MDT 讨论　手术后治疗方案。

（1）MDT 团队组成：病理科、肿瘤内科、结直肠外科。

（2）讨论意见

1）病理科意见：术后病理示结肠溃疡型中分化腺癌，部分为黏液腺癌，肿瘤浸润肠壁全层，TNM 分期为 ypT4aN0，网膜组织未触及明确结节。

2）肿瘤内科意见：溃疡型中分化腺癌，部分为黏液腺癌，肿瘤浸润肠壁全层，建议术后辅助化疗。

3）结直肠外科意见：肿瘤浸润肠壁全层，建议术后辅助化疗，降低肿瘤复发转移率。

（3）结论：行术后辅助化疗。

再行 3 周期 Xelox 方案化疗，因骨髓抑制未能完成第 4 周期化疗。后患者定期复查 CT 未见明显肿瘤复发转移征象，CEA、CA19-9 未见升高。查直肠 MR 发现子宫直肠间隙团块肿物，直肠右侧壁增厚，增强后轻度强化（图 6-2-16）。

5. 第五次 MDT 讨论　如何处理病情发展变化。

（1）MDT 团队组成：病理科、影像科、肿瘤内科、结直肠外科。

（2）讨论意见

1）病理科意见：病理类型为"部分黏液腺癌"，易出现盆腔种植转移。

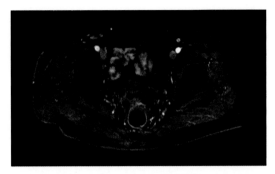

图 6-2-16　患者术后化疗复查腹部 CT 结果

2）影像科意见：术后首次 MRI 示子宫直肠间隙团块肿物，考虑盆腔转移瘤可能性大，且病灶与子宫后壁关系密切。

3）肿瘤内科意见：考虑盆腔转移，术前化疗不敏感，考虑单纯化疗效果不佳。

4）结直肠外科意见：盆腔肿瘤与直肠关系密切，化疗效果差，随病情进展可导致肠梗阻，先行肿瘤切除可避免肠梗阻。

（3）结论：行手术治疗。

患者在全身麻醉下行"剖腹探查＋盆腔种植肿瘤切除术"（图 6-2-17，图 6-2-18），术后病理示纤维结缔组织内见腺癌浸润，伴黏液分泌，符合结直肠癌转移征象，肿瘤细胞轻度退变，符合轻度治疗后改变，免疫组化结果 CDX2（++）、CK20（+++）、CA125（-）、vimentin（-）。后复查 CEA、CA19-9 未见升高，CT 未见明确肿瘤复发转移征象，腹盆腔 CT 示脾脏下极软组织结节，约 2.3cm×2.9cm，包绕部分脾脏（图 6-2-19）。

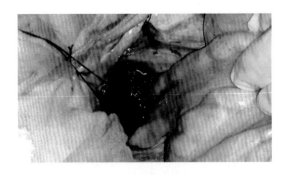

图 6-2-17　患者手术治疗中

6. 第六次 MDT 讨论　继续讨论治疗意见。

（1）MDT 团队组成：影像科、肿瘤内科、结直肠外科。

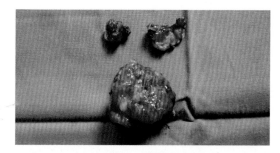

图 6-2-18　被切除的肿瘤

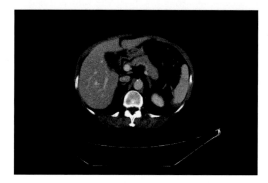

图 6-2-19　术后腹盆腔 CT 结果

（2）讨论意见

1）影像科意见：CT 示脾脏下极软组织结节，考虑转移可能性大。

2）肿瘤内科意见：结肠癌脾脏转移，化疗效果不佳。

3）结直肠外科意见：患者结肠癌脾脏转移可能性大，余无明显转移复发征象，建议手术治疗。

（3）结论：行手术治疗。

患者行"剖腹探查，脾切除术"（图 6-2-20，图 6-2-21），术后病理示脾及周围脂肪组织内见黏液腺癌浸润，考虑结肠癌转移，脾周淋巴结未见转移癌（0/1）。

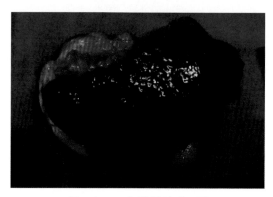

图 6-2-20　切除的脾脏正面

图 6-2-21　切除的脾脏背侧

患者术后规律复查，2016 年 1 月出现发热、腹泻，予抗感染，调节肠道菌群治疗，腹泻症状缓解。2016 年 9 月 6 日，胸腹盆腔增强 CT 未见明确复发转移征象，CEA、CA19-9 未见升高。2017 年 9 月，复查胸腹盆腔增强 CT 在盲肠后方发现约 1cm×3cm 结节，不除外肿瘤转移（图 6-2-22）。

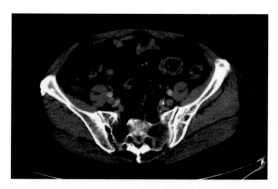

图 6-2-22　复查胸腹盆腔增强 CT 结果

7. 第七次 MDT 讨论　进一步确定治疗方案。

（1）MDT 团队组成：影像科、肿瘤内科、结直肠外科。

（2）讨论意见

1）影像科意见：CT 示盲肠后方新出现软组织结节，考虑转移可能性大。

2）肿瘤内科意见：患者高龄，且肿瘤伴有黏液成分，化疗效果不佳。

3）结直肠外科意见：结肠癌腹腔转移可能性大，余无其他部位明显转移复发征象，建议手术治疗。

（3）结论：再次行手术治疗。

患者行"剖腹探查，盲肠及阑尾切除术"（图6-2-23），术后病理示肠壁外脂肪组织内可见低分化腺癌浸润，部分为黏液腺癌，考虑结肠癌转移；阑尾呈慢性炎症；淋巴结未见转移癌（0/2）。

患者术后规律复查。CT示：小肠系膜可见多发结节，大者1.6cm，右侧腹膜新见小结节，直径约0.7cm，警惕转移（图6-2-24）。

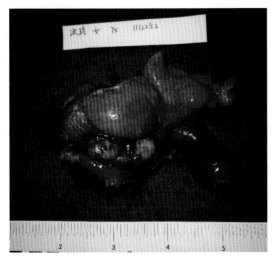

图 6-2-23 手术切除组织

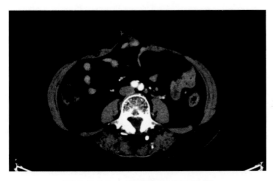

图 6-2-24 术后腹部 CT 结果

8. 第八次 MDT 讨论 本次肿瘤转移灶如何处理。

（1）MDT 团队组成：影像科、肿瘤内科、结直肠外科。

（2）讨论意见

1）影像科意见：患者高龄，结肠癌腹腔种植转移多次减瘤术后，复查发现腹腔多发结节，不除外转移。

2）肿瘤内科意见：患者高龄，且既往肿瘤伴有黏液成分，化疗效果不佳，暂不考虑化疗，腹

腔多发小结节建议密切随诊。

3）结直肠外科意见：患者高龄，结肠癌腹腔种植转移多次术后，目前再次出现多发结节，不除外转移；如确实为肿瘤复发，则病变广泛，手术可能无法达到满意减瘤效果，建议密切观察。

（3）结论：密切观察。

患者继续密切随诊。复查胸腹盆腔增强CT示：腹膜及大网膜增厚，右侧膈下、大网膜、肠系膜、前腹壁处及盆腔可见多发结节及肿物影，较前增多、增大，现大者约6.3cm×4.0cm，增强扫描呈轻中度强化，考虑转移瘤（图6-2-25，图6-2-26）；左侧膈下、盆腔呈术后改变。

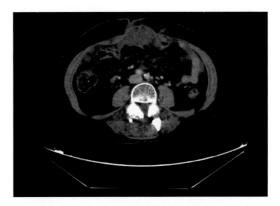

图 6-2-25 胸腹盆腔增强 CT 结果（1）

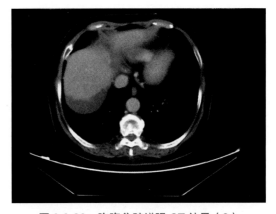

图 6-2-26 胸腹盆腔增强 CT 结果（2）

9. 第九次 MDT 讨论 处理随访中问题。

（1）MDT 团队组成：影像科、肿瘤内科、结直肠外科。

（2）讨论意见

1）影像科意见：结肠癌腹腔种植转移多次减瘤术后，复查发现腹腔多发结节，较前增大增多，呈黏液腺癌表现，考虑为结肠癌术后腹腔多发种

植转移。

2）肿瘤内科意见：患者高龄，目前出现结肠癌腹腔多发种植转移，且肿瘤伴有黏液成分，化疗效果不佳，暂不考虑化疗；既往手术病理免疫组化提示患者有错配修复蛋白缺失，可考虑行免疫治疗。

3）结直肠外科意见：患者高龄，结肠癌腹腔种植转移多次术后，目前再次出现多发种植转移，病变广泛，手术无法达到满意减瘤效果，且手术风险较高，暂不考虑外科治疗。

（3）结论：建议免疫治疗。

患者由于经济原因及抗 PD-1 等免疫治疗药物国内尚未上市，故决定继续定期复查。

2018年10月复查胸腹盆腔增强CT示：肝被膜、腹膜及大网膜增厚，吻合口周围、腹膜、大网膜、肠系膜、前腹壁处及盆腔可见多发结节及肿物影，较前增多、增大，现大者约8.6cm×4.7cm，考虑转移瘤（图6-2-27，图6-2-28）；左侧膈下、右侧髂窝、盆腔呈术后改变。

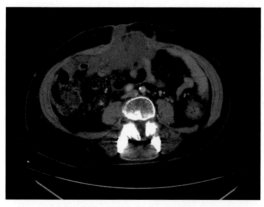

图6-2-27　CT结果示多处转移灶

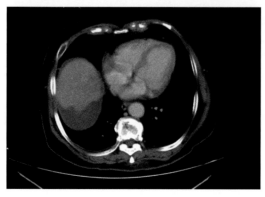

图6-2-28　不同层面CT结果示转移灶

治疗随访（包括末次随访实践、OS、PFS、无复发生存期、生活质量改善等）显示：患者2018年11月，参加某医院国产 PD-L1 研究组，进行规律免疫治疗。每3个月复查胸腹盆腔增强CT，疗效评估SD。

末次电话随访时间为2020年3月，患者一般状况好，可自由活动，精神饮食正常，腹腔肿瘤大小持续稳定，目前仍在继续免疫治疗中。

（三）案例处理体会

本例患者为结肠癌老年患者，陆续出现多处转移灶，经过9次MDT讨论，制订出先行新辅助化疗，后加靶向治疗，继而对肿瘤引起的肠梗阻及盆腔、回盲部、脾等转移灶做了切除处理，术后严密观察并配合免疫治疗，尽管肿瘤广泛转移，但经有针对性治疗、随访，患者现已带瘤生存近7年。

1.案例的治疗基本是成功的，其中多次MDT讨论起了重要作用，所采用的整合治疗方案都是多学科专家根据患者病情充分讨论后陆续决定和采用的，也被证明是适合患者的。

2.9次MDT讨论主体尚有缺陷，如护理人员、心理科与中医科人员必要时也应参与讨论，他们的付出没有在病历资料中体现出来。

（周海涛　王锡山）

参考文献

Akgun E, Caliskan C, Bozbiyik O, et al, 2018. Randomized clinical trial of short or long interval between neoadjuvant chemoradiotherapy and surgery for rectal cancer. British Journal of Surgery, 105(11): 1417-1425.

Andre T, Lonardi S, Wong M, et al, 2018. Nivolumab + ipilimumab combination in patients with DNA mismatch repair-deficient/ microsatellite instability-high (dMMR/MSI-H) metastatic colorectal cancer (mCRC): First report of the full cohort from CheckMate-142[J]. Journal of Clinical Oncology, 36(4_suppl): 553.

Aranda E, García-Alfonso P, Benavides M, et al, 2018. First-line mFOLFOX plus cetuximab followed by mFOLFOX plus cetuximab or single-agent cetuximab as maintenance therapy in patients with metastatic colorectal cancer: Phase II randomised MACRO2 TTD study. European Journal of Cancer, 101: 263-272.

Baassiri A, Nassar F, Mukherji D, et al, 2020. Exosomal non coding RNA in LIQUID biopsies as a promising biomarker for colorectal cancer. International Journal of Molecular Sciences, 21(4): 1398.

Benson AB, Venook AP, Al-Hawary MM, et al, 2018.Rectal Cancer, Version 2.2018, NCCN Clinical Practice Guidelines in Oncology. J Natl Compr Canc Netw,16(7):874-901.

Bray F, Ferlay J, Soerjomataram I, et al, 2018. Global cancer statistics 2018: GLOBOCAN estimates of incidence and mortality worldwide for 36 cancers in 185 countries. CA: A Cancer Journal for Clinicians, 68(6): 394-424.

Caputo, Santini, Bardasi, et al, 2019. BRAF-mutated colorectal cancer: clinical and molecular insights. International Journal of Molecular Sciences, 20(21): 5369.

Cenin DR, Naber SK, Lansdorp-Vogelaar I, et al, 2017. Costs and outcomes of lynch syndrome screening in the Australian colorectal cancer population. Gastroenterology, 152(5): S550.

Cercek A, Roxburgh CSD, Strombom P, et al, 2018. Adoption of total neoadjuvant therapy for locally advanced rectal cancer. JAMA Oncology, 4(6): e180071. DOI:10.1001/jamaoncol.2018.0071.

Chen EX, Jonker DJ, Kennecke HF, et al, 2019. CCTG CO.26 trial: a phase II randomized study of durvalumab (D) plus tremelimumab (T) and best supportive care (BSC) versus BSC alone in patients (pts) with advanced refractory colorectal carcinoma (rCRC). Journal of Clinical Oncology, 37(4_suppl): 481.

Chung SY, Koom WS, Keum KC, et al, 2019. Treatment outcomes of Re-irradiation in locoregionally recurrent rectal cancer and clinical significance of proper patient selection. Frontiers in Oncology, 9: 529. DOI:10.3389/fonc.2019.00529.

Deng YH, Chi P, Lan P, et al, 2019. Neoadjuvant modified FOLFOX6 with or without radiation versus fluorouracil plus radiation for locally advanced rectal cancer: final results of the Chinese FOWARC trial. Journal of Clinical Oncology, 37(34): 3223-3233.

Frizziero M, Chakrabarty B, Nagy B, et al, 2020. Mixed neuroendocrine non-neuroendocrine neoplasms: a systematic review of a controversial and underestimated diagnosis. Journal of Clinical Medicine, 9(1): 273.

Fukuoka S, Hara H, Takahashi N, et al, 2020. Regorafenib plus nivolumab in patients with advanced gastric or colorectal cancer: an open-label, dose-escalation, and dose-expansion phase ib trial (REGONIVO, EPOC1603). Journal of Clinical Oncology, 38(18): 2053-2061.

Ganesh K, Stadler ZK, Cercek A, et al, 2019. Immunotherapy in colorectal cancer: rationale, challenges and potential. Nature Reviews Gastroenterology & Hepatology, 16(6): 361-375.

Glynne-Jones R, Wyrwicz L, Tiret E, et al, 2018. Corrections to "Rectal cancer: ESMO Clinical Practice Guidelines for diagnosis, treatment and follow-up". Annals of Oncology, 29: iv263.

Goldenberg BA, Holliday EB, Helewa RM, et al, 2018. Rectal cancer in 2018: a primer for the gastroenterologist. American Journal of Gastroenterology, 113(12): 1763-1771.

Grothey A, Sobrero AF, Shields AF, et al, 2018. Duration of adjuvant chemotherapy for stage III colon cancer. The New England Journal of Medicine, 378(13): 1177-1188.

Hainsworth JD, Meric-Bernstam F, Swanton C, et al, 2018. Targeted therapy for advanced solid tumors on the basis of molecular profiles: results from MyPathway, an open-label, phase IIa multiple basket study. Journal of Clinical Oncology, 36(6): 536-542.

Knaul FM, et al, 2018. Alleviating the access abyss in palliative care and pain relief-an imperative of universal health coverage: the Lancet Commission report. lancet,391(10128): 391-1454.

Kong JC, Guerra GR, Warrier SK, et al, 2018. Prognostic value of tumour regression grade in locally advanced rectal cancer: a systematic review and meta-analysis. Colorectal Disease, 20(7): 574-585.

Kuellmer A, Mueller J, Caca K, et al, 2019. Endoscopic full-thickness resection for early colorectal cancer. Gastrointestinal Endoscopy, 89(6): 1180-1189.e1.

Li J, Qin SK, Xu RH, et al, 2018. Effect of fruquintinib vs placebo on overall survival in patients with previously treated metastatic colorectal cancer. JAMA, 319(24): 2486.

Magee MS, Abraham TS, Baybutt TR, et al, 2018. Human GUCY2C-targeted chimeric antigen receptor (CAR)-expressing T cells eliminate colorectal cancer metastases. Cancer Immunology Research, 6(5): 509-516.

Marques-Vidal P, Khalatbari-Soltani S, Sahli S, et al, 2018. Undernutrition is associated with increased financial losses in hospitals. Clinical Nutrition, 37(2): 681-686.

NCCN clinical practice guidelines in oncology-rectal cancer (version 1.2020). http://www.nccn.org.

Overman MJ, Lonardi S, Wong KYM, et al, 2018.Durable Clinical Benefit With Nivolumab Plus Ipilimumab in DNA Mismatch Repair-Deficient/Microsatellite Instability-High Metastatic Colorectal Cancer. J Clin Oncol,36(8):773-779.

Pagès F, Mlecnik B, Marliot F, et al, 2018. International validation of the consensus Immunoscore for the classification of colon cancer: a prognostic and accuracy study. The Lancet, 391(10135): 2128-2139.

Schmoll HJ, Haustermans K, Price TJ, et al, 2014. Preoperative chemoradiotherapy and postoperative chemotherapy with capecitabine +/- oxaliplatin in locally advanced rectal cancer: interim analysis for disease-free survival of petacc 6. Annals of Oncology, 25: iv170.

Schneider MA, Eden J, Pache B, et al, 2018. Mutations of RAS/RAF proto-oncogenes impair survival after cytoreductive surgery and HIPEC for peritoneal metastasis of colorectal origin. Annals of Surgery, 268(5): 845-853.

Siegel RL, Miller KD, Goding Sauer A, et al, 2020. Colorectal cancer statistics, 2020. CA: A Cancer Journal for Clinicians, 70(3): 145-164.

Siegel RL, Miller KD, Jemal A, 2020. Cancer statistics, 2020. CA: A Cancer Journal for Clinicians, 70(1): 7-30.

Spiegel DY, Boyer MJ, Hong JC, et al, 2019. Long-term clinical outcomes of nonoperative management with chemoradiotherapy for locally advanced rectal cancer in the veterans health administration. International Journal of Radiation Oncology*Biology*Physics, 103(3): 565-573.

Strode M, Shah R, Boland PM, et al, 2019. Nonoperative management after neoadjuvant therapy for rectal cancer: a single institution experience over 5?years. Surgical Oncology, 28: 116-120.

Sveen A, Bruun J, Eide PW, et al, 2018. Colorectal cancer consensus molecular subtypes translated to preclinical models uncover potentially targetable cancer cell dependencies. Clinical Cancer Research, 24(4): 794-806.

Thorsson V, Gibbs DL, Brown SD, et al, 2018. The Immune Landscape of Cancer [published correction appears in Immunity. 2019 Aug 20;51(2):411-412]. Immunity, 48(4):812-830.e14.

Tsitskari M, Filippiadis D, kostantos C, et al, 2019.The role of interventional oncology in the treatment of colorectal cancer liver metastases. Annals of Gastroenterology,32: 147-155.

Turin I, Delfanti S, Ferulli F, et al, 2018. In vitro killing of colorectal carcinoma cells by autologous activated NK cells is boosted by anti-epidermal growth factor receptor-induced ADCC regardless of RAS mutation status. Journal of Immunotherapy, 41(4): 190-200.

Uyar GO, Sanlier N, 2019. Association of adipokines and insulin, which have a role in obesity, with colorectal cancer. The Eurasian Journal of Medicine, 51(2): 191-195.

van der Valk MJM, Hilling DE, Bastiaannet E, et al, 2018. Long-term outcomes of clinical complete responders after neoadjuvant treatment for rectal cancer in the International Watch & Wait Database (IWWD): an international multicentre registry study. Lancet,391(10139):2537-2545.

Weiser MR, 2018. AJCC 8th edition: colorectal cancer. Annals of Surgical Oncology, 25(6): 1454-1455.

Xu JM, Fan J, Qin XY, et al, 2019. Chinese guidelines for the diagnosis and comprehensive treatment of colorectal liver metastases (version 2018). Journal of Cancer Research and Clinical Oncology, 145(3): 725-736.

Zhu J, Li XX, Shen YZ, et al, 2018. Genotype-driven phase I study of weekly irinotecan in combination with capecitabine-based neoadjuvant chemoradiation for locally advanced rectal cancer. Radiotherapy and Oncology, 129(1): 143-148.

第三节　胃肠道间质瘤

● 发病情况及诊治研究现状概述

　　胃肠道间质瘤（gastrointestinal stromal tumor, GIST）来源于胃肠道黏膜肌层或固有肌层，外表呈圆形、椭圆形，可伴有局部组织出血坏死，由梭形细胞和（或）上皮样细胞组成。GIST 起源于 Cajal 间质细胞或肠壁神经丛的梭形细胞，这些细胞约 70% 倾向表达 c-kit 蛋白（CD117）。虽然其他的实体肿瘤，如黑色素瘤、小细胞肺癌、恶性血管内皮细胞瘤、肥大细胞瘤和精原细胞瘤及其他类型的恶性肿瘤，也明确表达 c-kit 蛋白，但是它们不能归为 GIST。此外，平滑肌瘤、施万细胞瘤和神经纤维瘤也不属于 GIST。但是，临床上有一些肿瘤，符合 GIST 的形态学标准，不表达 c-kit 蛋白，缺乏代表性的分子标志物，对于这些肿瘤的分类，目前仍然没有明确的结果。

　　GIST 可以发生在胃肠道的任何部位，典型的 GIST 位于胃、小肠、大肠的黏膜肌层或固有肌层。近年来在食管发现间质瘤的病例数也逐渐增多，大网膜和肠系膜脂肪组织中也有发现。在较早的文献报道中，GIST 经常被定义为平滑肌瘤、平滑肌肉瘤等，但在 20 世纪 60 年代，随着电子显微镜的应用，发现在一些胃肠道平滑肌瘤中，缺少典型平滑肌细胞的特点。随后，那些没有平滑肌细胞超微结构和缺少免疫组化特征的施万细胞，被定义为"GIST"。1983 年，Mazur 和 Clark 证实 GIST 来源于 Cajal 间质细胞，位于胃肠道管壁黏膜下的神经丛，标志着一个新时代的开始。GIST 的发病机制是 *kit* 或 *PDGFRA* 基因的突变导致酪氨酸激酶受体的激活，特别是 2000 年发现的分子靶向药物甲磺酸伊马替尼能抑制 GIST 细胞突变的 c-kit 蛋白的酪氨酸激酶的活性，导致 GIST 细胞生长受限和凋亡，临床应用后 GIST 的治疗获得了突破性的进展，成为目前实体瘤诊治的一个成功样板。总之，GIST 的分子生物学研究已经到了一个成熟的阶段，但是其流行病学研究与分子流行病学研究还不够完善，有待进一步研究。

（一）流行病学概况

　　1. 中国流行病学概况　GIST 的流行病学研究一直较少。一方面，对 GIST 认识的历史短，诊断标准从无到有，直到近 10 年来才不断得到更新和改进，意味着从前诊断为平滑肌肿瘤或神经鞘瘤的患者较大可能是 GIST 患者，这给 GIST 流行病学调查带来了很大的困难；另一方面，GIST 的发病率和患病率都非常低，在人群中开展横断面调查需要非常大的样本量。

　　由于诊断技术不断进步，不同时期各个研究的入选标准不一致，导致绝大多数流行病学调查提供的 GIST 临床流行病学资料不完全一致。对发病率、生存率及其影响预后因素等研究结果的争议也很大。GIST 可发生于消化道任何部位，占全消化道肿瘤的 1%～3%，发病率为（11～14.5）/100 万，其中胃为最好发部位，占 60%～70%；

其次小肠占 20%～30%，结直肠约占 5%，食管少于 5%。GIST 可发生于任何年龄，中位发病年龄为 40～60 岁，40 岁以前发病较少，但发病年龄越小，恶性程度越高；男女发病差异不明显。国内发病情况尚无确切报道。在《钱礼腹部外科学》中对国内 23 篇文献中 879 例 GIST 患者进行分析发现，GIST 的中位患病年龄为 53.9 岁（16～84 岁），男女比约为 1.2∶1，发生于胃的约占 64.5%，十二指肠的约占 5.1%，小肠的约占 20%，结肠的约占 4.5%，直肠的约占 4.8%，食管的约占 1.3%，发病情况与国外报道基本相似。随着临床病理诊断技术进步、免疫组化技术的普及和对 GIST 认知能力的提高，临床上新发现的 GIST 病例数越来越多，说明早年的 GIST 发病率可能被低估。

目前我国关于 GIST 流行病学的研究较少。赵加玲等依据上海市疾病预防控制中心肿瘤数据库信息中心收集上海市 2003 年 12 月至 2008 年 12 月期间经手术切除后病理及免疫组化证实的 713 例 GIST 患者作为研究对象，对其临床流行病学特征及相关预后因素进行回顾性分析。发现：GIST 可发生于消化道从食管到直肠的任何部位，但其分布并不均匀，胃最常见，小肠次之，较少发生于胃肠道外，男女均可发病，无明显的性别差异。性别、年龄、手术方式、肿瘤病理分期及肿瘤的危险度是影响生存预后的独立危险因素，重点提示老龄患者、晚期患者及未接受完全切除手术治疗的患者预后较差。

梁小波等对山西省主要医疗机构 2000 年 1 月至 2005 年 12 月发现的 181 例 GIST 进行调查，显示每年临床上新发病例数都在增加，患者均为汉族，性别间差异无统计学意义。发病年龄 16～80 岁，中位年龄 57 岁，发病随年龄增长而增高。太原、长治和晋中三地发病例数较多。城镇患者多见。GIST 可发生在消化道任何部位，好发部位依次为胃、小肠、结直肠和食管，发生在胃肠道的占 76.83%，胃肠道外的占 23.17%。从年度分布情况来看每年临床上新发病例数在增加，这与过去对 GIST 认识不足、长期以来的命名混淆和分类错误影响了对 GIST 的正确诊断有关。梁小波等随后又全面收集山西省 2008 年 1 月 1 日到 2011 年 12 月 31 日山西省 GIST 病例及可疑 GIST 病例，统

计分析得到结果：共发现 GIST 病例 518 例，其中 2008 年发现 72 例，发病率为 2/100 万。2009 年发现 146 例，发病率为 4.1/100 万。2010 年发现 147 例，发病率为 4.1/100 万。2011 年发现 153 例，发病率为 4.3/100 万。根据人口普查数据计算 2008 年中国年龄标化发病率为 2/100 万，世界年龄标化发病率为 1.45/100 万。2009 年中国年龄标化发病率为 3.6/100 万，世界年龄标化发病率为 2.7/100 万。2010 年中国年龄标化发病率为 3.5/100 万，世界年龄标化发病率为 2.7/100 万。2011 年中国年龄标化发病率为 3.6/100 万，世界年龄标化发病率为 2.8/100 万。患者均为汉族，男女性别之比为 1.03∶1。发病年龄 24～85 岁，中位年龄 58 岁。发病例数太原 96 例（19.8%）、长治 78 例（16.1%）、晋中 63 例（13%），发病例数较多。GIST 在消化道发病占 89.8%，好发部位依次为胃、小肠、结直肠、食管，胃肠道外发病占 10.2%，包括肠系膜、大网膜、腹膜后等，从而得出结论：GIST 是一种散在分布并且发病率很低的疾病，发病率呈逐年增加的趋势。山西省发病率低于欧美国家报道的发病率，所统计的发病率可能被低估了。

张丽娟等回顾性分析云南省肿瘤医院 2010 年 1 月至 2016 年 12 月期间首次病理确诊为 GIST 的病例临床及病理特点，共有病例 250 例，患者数总体呈增长趋势。年龄为 26～84 岁，平均 55.5 岁，中位年龄为 55 岁，发病比例最高年龄段为 50～60 岁，男女患病率稍有差异，男女比约为 1.33∶1，发病民族以汉族为主，少数民族患者数为 29 例，其中彝族与白族患者数最多。患者主要来源以昆明市、曲靖市为主。患病部位主要为胃和小肠。得出结论：云南省肿瘤医院 6 年间收治的 GIST 在患病时间和地区分布上没有集中趋势，发病部位主要为胃和小肠，好发年龄段为 50～60 岁。发病部位与年龄相关，年龄越大越好发于胃，年龄越小越好发于小肠。

张鹏等回顾分析 2005 年 1 月至 2017 年 12 月华中科技大学同济医学院附属协和医院诊治的 1027 例原发 GIST 患者临床病理及随访资料。结果显示：共纳入 1027 例 GIST 患者，男性 563 例（54.8%），女性 464 例（45.2%），中位年龄为

57（19～90）岁。13 年间新诊治的病例数逐年增长。肿瘤原发部位位于食管的 9 例（0.9%），胃 548 例（53.4%），十二指肠 102 例（9.9%），空回肠 216 例（21.0%），结直肠 51 例（5.0%），胃肠道外（肠系膜、腹膜后、腹盆腔等）101 例（9.8%）。13 年间 GIST 诊治例数逐年增长，但其基因突变检测率、术后辅助治疗率及总体疗效仍有待进一步提高。

李勇等收集河北医科大学第四医院自 2003 年 9 月至 2016 年 7 月诊断为 GIST 病例 1260 例，并对 364/412 原发中高危病例进行随访，对 GIST 的诊断、治疗及预后做回顾性分析。结果显示：1260 例 GIST 患者中男性 643 例，女性 617 例。男女比例为 1.04：1。患者年龄 13～83 岁，中位年龄 60 岁。原发部位在胃部的 748 例，占 59.4%；空回肠 106 例，占 8.4%；十二指肠 43 例，占 3.4%；结直肠 26 例，占 2.1%；食管 14 例，占 1.1%；胃肠道外 323 例（腹腔 70 例，附件及子宫 64 例，胃周淋巴结 39 例，肠系膜 5 例，胰腺 4 例，其他 141 例），占 25.6%。GIST 作为原发疾病，其临床表现都无特异性。以 GIST 作为原发疾病切除的病例为 871 例，GIST 作为伴发病的病例为 389 例（合并胃癌 167 例，合并食管癌 149 例，合并其他恶性肿瘤 73 例）。GIST 作为伴发疾病发生于胃部的 278 例，胃周淋巴结 39 例，空回肠 18 例，食管 9 例，结直肠 2 例，其他部位 43 例。

2. 国外流行病学现状　国外研究中，大多数患者平均年龄在 59 岁以上，只有 Kim 等研究表明韩国 GIST 患者平均年龄在 56.3 岁；各文献累计不同部位 GIST 构成比分别为胃 55.83%，肠 41.27%，食管 1.75%，其他 1.16%。相关文献对 GIST 风险分级进行了评估，累加极低风险占 15%，低风险占 30%，中风险占 22%，高风险占 33%，发生复发和转移的高风险所占比例较高，应引起足够的重视。美国进行了 GIST 预后影响因素的研究，危险因素包括老龄、黑色人种、较高的分期及选择的治疗方法等。

Bengt Nilsson 等在瑞典西部的一个省进行 GIST 的流行病学调查，首先制定疑似 GIST 患者的入选标准，然后调取该省 4 个医院 1983～2000

年的住院患者资料进行筛选，得到 1460 例疑似 GIST 患者，通过核对病史和各类信息，筛选剩下 398 例患者，然后调取这些患者的组织切片，确诊 GIST 288 例。这 4 个省的人口为 130 万～160 万，最后得到每年的平均发病率为 1.45/10 万，患病率为 12.9/10 万。在确诊的 288 例患者中，199 例具有临床症状而就诊，60 例被偶然发现，另外 29 例是尸检发现的。由此可见 GIST 一般是不能被及时诊断的，患者往往没有症状。该研究筛选疑似 GIST 患者的方法很可能使许多 GIST 患者未被筛选出来，研究者也认为发病率和患病率被低估了。从这个研究可以发现，GIST 流行病学调查一般不能采用社区随机抽样方式进行，因为被调查者在做影像学检查前往往不能确定是否患 GIST。由于 GIST 的发病率很低，对在社区中随机抽样到的每个被调查者进行影像学检查几乎是不可能的，也是不符合医学伦理的。

发病率差异体现了不同研究之间的差异，来自挪威北部、中国（香港和上海）和韩国的研究中发病率高达（19～22）/100 万，可能代表世界报道的上限。另外，来自中国山西省、捷克及北美（加拿大和美国）的发病率非常低，在（4.3～6.8）/100 万。但是，大多数研究报告中 GIST 的发病率在（10～15）/100 万，且显示发病率有逐年增加趋势的报告大多数为 2000 年之前的研究，原因可能是过去对 GIST 的诊断存在识别偏差而不是发病率的真正增加。绝大多数研究的患者平均年龄在 62 岁以上，只有 Kim（韩国）研究的 GIST 患者平均年龄在 56.3 岁。绝大多数研究男女比例接近 1：1，中国香港、山西和冰岛报道 GIST 患者中男性发病率要高于女性，而在英国、加拿大、克罗地亚和法国的报道中则情况相反。各个研究累加（不包括 Goettsch 的荷兰研究）的男性人数为 1580 人，女性人数为 1450 人，总的男女性之比为 52%：48%。

在某些疾病的流行病学调查研究中，研究者非常关注这些疾病的发病年龄，但对肿瘤而言，一般很难确定何时发病，绝大多数肿瘤流行病学调查，只能获得患者的肿瘤诊断年龄；同样对于 GIST 而言，有些研究中的病例是通过尸检获得的，难以获得实际的发病年龄，一般都用 GIST

诊断时的年龄作为发病年龄。除了发病年龄外，还需了解 GIST 发病的高峰年龄，以助于 GIST 筛查和诊断。由于研究中所述的 GIST 患者是在 1974～2013 年进行诊断的，虽然有些研究进行了回顾性病理诊断，但因为采用了不同的筛选策略，有些研究仅仅在恶性肿瘤人群中进行筛选，所以一般认为上述发病率是被低估的结果。

（二）诊疗现状

对于原发可切除的 GIST 而言，手术仍然是唯一可能的根治手段，部分低复发风险的 GIST 患者在接受肿瘤完整切除术后可获得彻底的根治，但对于中度特别是高度复发风险的 GIST 患者，即使接受 R0 手术，术后依旧存在较高的复发风险。伊马替尼（imatinib，IM）是全球首个被批准用于实体瘤术后辅助治疗的酪氨酸激酶抑制剂，在中高危 GIST 患者术后，伊马替尼辅助治疗可显著提高术后无复发生存率。

对于复发转移性 GIST，随着伊马替尼的问世，以分子靶向药物为主的 GIST 治疗已完全取代了传统的细胞毒性药物治疗，显著延长了患者的总生存期。分子靶向药物涵盖了晚期 GIST 的姑息治疗、可切除 GIST 的辅助治疗、潜在可切除 GIST 的术前治疗等各个领域，同时以 kit/PDGFRA 基因分型为指导的 GIST 个体化药物治疗已成为常态与发展趋势。

对于转移性 / 不可切除的 GIST，以伊马替尼、舒尼替尼、瑞格非尼为代表的分子靶向药物是主要的治疗手段，GIST 患者总生存期已达 57 个月，10 年生存率约 20%。在高度复发风险 GIST 患者接受原发灶完整切除术后，伊马替尼辅助治疗显著降低了复发风险，3 年无复发生存率提高了 56%。伊马替尼术前治疗显著提高了 R0 切除率，但能否改善总生存尚无数据支持。

药物治疗领域同时面临巨大的挑战，GIST 原发耐药与继发耐药是目前内科治疗面临的最大难题，多个不同作用机制的药物在 GIST 耐药后的临床研究中并未取得预期的效果，这与未依据作用机制精确选择适合人群有直接关系，如何成功破解野生型 GIST 发病机制与 GIST 耐药机制，成为进一步改善 GIST 总生存的关键。

• 相关诊疗规范、指南和共识

- 国际 GIST 诊疗指南主要是美国国家综合癌症网络（NCCN）指南与欧洲肿瘤内科学会（ESMO）指南
- 中国于 2008 年以中国临床肿瘤学会（CSCO）GIST 专家委员会的名义出版了第一版中国胃肠道间质瘤诊断治疗专家共识，并随后更新了四版，最新一版共识为 2017 版，并以英文方式发表在 *Chinese Journal of Cancer Research*
- 近期首部 CSCO 胃肠道间质瘤诊疗指南（2020 版）正式公布，国家卫生健康委员会胃肠道间质瘤诊疗规范正在筹备中

【全面检查】

（一）病史特点

大多数 GIST 患者起病初期无特异性症状和体征。常见症状为腹部不适、腹痛，其次为肿瘤出血及相关性贫血，同时还可以表现为消化不良、进食困难、腹胀、大便习惯改变等。河北医科大学第四医院李勇总结发现，GIST 患者首发症状表现：体检发现 244 例（28.0%），腹部不适 94 例（10.8%），腹痛 51 例（5.8%），腹胀 33 例（3.8%），腹部肿块 71 例（8.2%），呕血 66 例（7.6%），黑粪 219 例（25.1%），贫血 35 例（4.0%），其他 58 例（6.7%）。

（二）体检发现

GIST 并无特异性的阳性体征，体检时常见的阳性体征包括贫血导致的贫血貌，腹部肿物导致的腹部包块、腹部压痛，肝转移导致的肝区下界下移，以及其他可因转移部位不同而出现的相关阳性检查体征。

（三）化验检查

由于 GIST 起源于间叶组织，与其他来自上皮的实体瘤不同，GIST 患者很少合并血清的肿瘤标

志物水平升高，并缺乏特异性生化指标。化验异常更多来源于 GIST 进展过程中本身所带来的影响，如贫血、氨基转移酶或胆红素水平升高等。

（四）影像学检查

GIST 在影像学上多表现为表面光滑、与周边消化道壁分界截然的结节或肿块形态。形态学上根据病灶与胃肠道壁的相对位置关系分为壁间型（Ⅰ型）、内生型（Ⅱ型）、外生型（Ⅲ型）及哑铃型（Ⅳ型）。因 GIST 起源于肌层，影像学上常可见光滑连续的黏膜皱襞跨过肿瘤表面，形成"桥样皱襞"典型征象（气钡双对比造影或增强 CT/MRI 动脉晚期）。肿块较大者内部可伴囊变、黏液变、出血、坏死等多种变性成分，导致密度/信号混杂、强化不均，在 MRI 不同序列上表现出丰富的信号特征；坏死囊变明显者可导致肿块内部张力增高，突破黏膜面破口排出后形成溃疡，故形态常为窄口宽基，呈潜掘样、烧瓶样或裂隙样形态。GIST 多为富血供肿瘤，增强扫描呈中高度强化，延迟扫描强化幅度多持续升高。可伴肝转移及腹腔种植转移，淋巴结转移罕见。

同时，根据桥样皱襞、肿瘤形态（长短径）、内部强化特征、是否合并淋巴结肿大等特征，将 GIST 与胃癌、神经鞘瘤、平滑肌瘤进行鉴别诊断。

（五）病理学检查

1. 活检适应证

（1）需要联合多脏器切除者，或术后可能明显影响相关脏器功能者，术前可考虑行活检以明确病理诊断，有助于决定是直接手术，还是术前药物治疗。

（2）对于无法切除或估计难以获得 R0 切除的病变，拟采用术前药物治疗者，应先进行活检。

（3）初发且疑似 GIST 者，术前需明确性质（如排除淋巴瘤）。

（4）疑似复发转移 GIST 者，药物治疗前需明确性质者。

2. 活检方式

（1）超声内镜下细针抽吸活检（endoscopic ultrasonography - fine needle aspiration，EUS-FNA）：由于其造成腔内种植的概率甚小，应作为首选活检方式；但仅限于 EUS 可以达到的消化道管腔范围内，且由于其获得组织较少，诊断难度常较大。

（2）针穿活检（core needle biopsy，CNB）：可在超声或 CT 引导下经皮穿刺进行，与手术标本的免疫组化染色表达一致性可达 90% 以上，诊断准确率也达到 90% 以上。但由于存在肿瘤破裂腹腔种植风险，常应用于转移病灶。

（3）内镜活检：常难以明确病理诊断，仅适用于黏膜受累及的病例，且偶可导致肿瘤严重出血。

（4）经直肠或阴道引导穿刺活检：对于直肠、直肠阴道隔或盆腔肿物，可考虑应用此方式。

（5）术中冷冻活检：不常规推荐，除非手术中怀疑 GIST 周围有淋巴结转移或不能排除其他恶性肿瘤。

3. 对标本的要求　手术后的标本需要及时固定，标本离体后应在 30min 内送至病理科，采用足够的 10% 中性福尔马林液（至少 3 倍于标本体积）完全浸泡固定。对于直径≥ 2cm 的肿瘤组织，必须每隔 1cm 予以切开，达到充分固定。固定时间应为 12 ～ 48h，以保证后续免疫组化和分子生物学检测的可行性和准确性。有条件的单位应留取新鲜组织妥善冻存，以备日后基因检测之用。

4. 分子检测　推荐存在下列情况时应进行分子检测。

（1）对疑难病例应进行 *c-kit* 或 *PDGFRA* 突变分析，以明确 GIST 的诊断。

（2）术前拟行分子靶向药物治疗者。

（3）所有初次诊断的复发和转移性 GIST，拟行分子靶向药物治疗。

（4）原发可切除 GIST 手术后，中高度复发风险，拟行分子靶向药物治疗。

（5）鉴别野生型 GIST。

（6）鉴别同时性和异时性多原发 GIST。

（7）继发性耐药需要重新检测。

检测基因突变的位点，至少应包括 *c-kit* 基因的第 9 号、11 号、13 号和 17 号外显子及 *PDGFRA* 基因的第 12 号和 18 号外显子。对于继发耐药患者，应增加检测 *c-kit* 基因的第 14 号和 18 号外显子。

【整合评估】

（一）评估主体

多学科协作在 GIST 诊疗过程中发挥着重要作用，对于不同疾病阶段的 GIST，MDT 参与中心与治疗模式存在一定差异。

1.GIST 术前治疗

（1）参与学科：病理科、影像科、肿瘤内科、胃肠外科。

（2）评估重点：主要为肿瘤分期、术前药物的使用及预期疗效、肿瘤退缩后的手术时机评估。

2.GIST 术后治疗

（1）参与学科：病理科、肿瘤内科、胃肠外科。

（2）评估重点：主要包括术后危险度分级、术后辅助治疗开始时间与最终时限。

3. 转移性 GIST 整合治疗

（1）参与学科：影像诊断科、病理科、肿瘤内科、胃肠外科、肝胆外科、超声科、介入治疗科等。

（2）评估重点：转移性 GIST 在接受药物治疗期间，局部治疗手段的整合应用与时机。

（二）分期评估

GIST 早期采用软组织肿瘤的分期，后期发现并不适合临床诊治需要，目前临床上更多将 GIST 概括地分为局限期与广泛期。迄今为止，尚无统一的分期标准被临床广泛应用。国际抗癌联盟（UICC）推出的 TNM 分期中，根据肿瘤大小与病理核分裂象提出了来源于胃与小肠的 TNM 分期（表 6-3-1）。

表 6-3-1　AJCC GIST 的 TNM 分期

分期	标准
原发肿瘤（T）	
T1	≤ 2cm
T2	> 2 ~ 5cm
T3	> 5 ~ 10cm
T4	> 10cm
区域淋巴结（N）	
N0	无区域淋巴结转移

续表

分期	标准
N1	有区域淋巴结转移
远处转移（M）	
M0	无远处转移
M1	有远处转移

（三）病理评估

1. 组织学　依据瘤细胞的形态可将 GIST 分为三大类：梭形细胞型（70%）、上皮样细胞型（20%）及梭形细胞 - 上皮样细胞混合型（10%）。即使为同一亚型，GIST 的形态在个例之间也可有很大的差异。除经典形态外，GIST 还可有一些特殊形态，包括少数病例内还可见多形性细胞，尤多见于上皮样 GIST。间质可呈硬化性，可伴有钙化，特别是小 GIST，偶可呈黏液样等。此外，发生于小肠的 GIST 内常可见到嗜伊红色的丝团样纤维小结（skeinoid fiber），对诊断也具有一定的提示性意义。

2. 靶向药物治疗后的 GIST 特点　经靶向治疗以后，GIST 可发生坏死和（或）囊性变，部分病例中细胞密度明显降低，瘤细胞成分稀疏，间质伴有广泛胶原化，可伴有多少不等的炎性细胞浸润和组织细胞反应。近年来，经靶向治疗后再经手术切除的 GIST 标本也逐渐增多，对这类标本推荐的组织学疗效评判标准如下：①轻微效应，0 ~ 10%；②低度效应，> 10% 且 ≤ 50%；③中度效应，> 50% 且 ≤ 90%；④高度效应，> 90%。

但是组织学评估疗效与 GIST 预后的相关性尚有待于更多病例的积累和研究。

3. 免疫组化　GIST 的免疫组化检测推荐采用 CD117、DOG1、CD34、琥珀酸脱氢酶 B（SDHB）及 Ki-67 标记，可酌情增加 SDHA 标记。CD117 和 DOG1 建议加用阳性对照。

4. 分子检测　GIST 的分子检测应在符合资质的实验室进行，推荐采用 PCR 扩增 - 直接测序的方法，以确保检测结果的准确性和一致性。GIST 的分子检测十分重要，有助于疑难病例的诊断、预测分子靶向药物治疗的疗效及指导临床治疗。

（四）精确诊断

GIST 的精确诊断主要根据免疫组化检测，强调联合使用 CD117 和 DOG1 标记。

（1）对于组织学形态上符合 GIST 且 CD117 和 DOG1 弥漫（+）的病例，可以做出 GIST 的诊断。

（2）形态上呈上皮样但 CD117（-）、DOG1（+）或 CD117 弱（+）、DOG1（+）的病例，需要加行分子检测，以确定是否存在 *PDGFRA* 基因突变（特别是 D842V 突变）。

（3）CD117（+）、DOG1（-）的病例首先需要排除其他 CD117（+）的肿瘤，必要时加行分子检测帮助鉴别诊断。

（4）组织学形态和免疫组化标记均符合 GIST，但分子检测显示无 *c-kit* 或 *PDFRA* 基因突变的病例，需考虑是否有野生型 GIST 的可能性，应加行 SDHB 标记，表达缺失者应考虑 SDHB 缺陷型 GIST，表达无缺失者应考虑其他野生型 GIST 的可能性，有条件者加行相应分子检测。

（5）CD117（-）、DOG1（-）的病例大多为非 GIST，在排除其他类型肿瘤后仍然要考虑是 GIST 时，需加行分子检测。

GIST 的诊断思路参见图 6-3-1。

要点小结

◆ GIST 临床特征与常见消化道来源恶性肿瘤相似。

◆ GIST 影像学特征与上皮来源的消化道癌存在差异，增强 CT 依旧是最常用的检查方法。

◆ 病理学诊断依旧是 GIST 诊断的金标准，包括组织形态学、免疫组化、分子检测。

◆ 梭形细胞型是 GIST 最常见的形态类型，CD117 与 DOG1 在 GIST 免疫组化中阳性表达率均＞90%。

◆ ＞80% 的 GIST 会检测到 *kit* 或 *PDGFRA* 基因突变。

【整合决策】

（一）外科治疗

1. 不同部位肿瘤及其处理原则

（1）原发性 GIST

1）手术原则：GIST 手术治疗基本原则包括在保证切缘组织学阴性的前提下，通过外科手术完整切除肿瘤，术中避免肿瘤破裂，注意保护肿瘤假性包膜完整，淋巴结清扫不作为常规推荐。

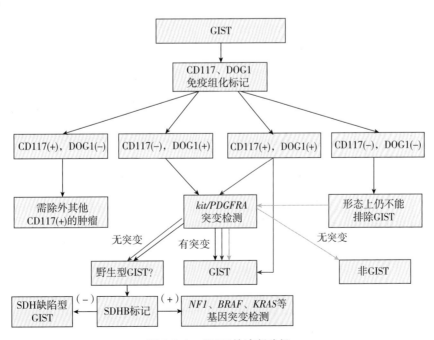

图 6-3-1　GIST 的诊断路径

2）手术目标：尽量争取 R0 切除，如果初次手术为 R1 切除，术后切缘阳性，通常不主张再次补充手术。

3）淋巴结清扫术：由于 GIST 淋巴结转移的发生率低，通常不需进行淋巴结清扫术。但是，术中高度怀疑琥珀酸脱氢酶（SDH）缺陷型 GIST 的患者应考虑切除病理性肿大的淋巴结。

4）术中操作：由于 GIST 往往较脆弱，术中应注意细心轻柔操作，注意保护肿瘤假性包膜的完整，避免肿瘤破裂。肿瘤破溃包括术前发生的自发性肿瘤破溃及术中操作不当造成的医源性破溃，胃肠道内破裂可造成出血，胃肠道外破裂则腹腔内种植转移不可避免，一旦发生破裂，手术以处理解决外科急症（出血、梗阻等）和获取病理学诊断为主要目的，根据术中手术风险程度考虑尽量清除肉眼可见肿瘤组织。

5）注意事项：完整切除肿瘤、保留切缘阴性的同时，尽量避免扩大解剖切除并充分考虑保留胃肠道功能，如切除贲门、幽门附近的肿瘤时应尽量保留贲门和幽门功能；通常也应避免复杂的多脏器切除，如果需要进行多脏器联合切除术，则要对患者病情进行多学科整合诊断治疗。

6）急诊手术：GIST 引起完全性肠梗阻、消化道穿孔、保守治疗无效的消化道大出血及肿瘤自发破裂引起腹腔大出血时，须行急诊手术。

7）腔镜手术：随着腹腔镜技术的日益成熟，对于良好解剖部位、合适大小的 GIST，在有治疗经验的 GIST 诊疗中心可行腹腔镜手术，在达到完整切除肿瘤的同时尽量减少患者创伤，加快患者术后恢复。

（2）食管的间质瘤：食管 GIST 多发生于食管远端，一般应根据肿瘤直径、位置和性质，在有经验的单位开展内镜下挖除术、经黏膜下隧道内镜切除及经左开胸肿瘤切除等不同术式。在技术条件允许、保证切缘阴性的情况下，可行肿瘤完整切除，避免食管节段性切除。

（3）胃部的间质瘤：60% 的 GIST 发生于胃部，以胃中上部最多见，直径 < 2cm 的胃 GIST 伴临床症状者，可考虑行手术切除；无症状的拟诊 GIST，应根据其内镜和 EUS 表现确定是否具有进展风险。EUS 下的不良因素为边界不规整、溃疡、内部强回声和异质性，如合并不良因素，应考虑切除；如无不良因素，可定期进行内镜或影像学随访。直径大于 2cm 的胃 GIST，如评估无手术禁忌证，预期能实现 R0 切除且不需要联合器官切除或严重影响器官功能者，手术切除是首选的治疗方法。应该根据肿瘤的具体解剖部位、肿瘤大小、肿瘤与胃壁解剖类型（腔内型、腔外型、壁间型）及手术后可能对胃功能造成的影响，综合分析后决定具体术式。

1）食管胃交界部的 GIST（EGJ-GIST）：应该充分考虑肿瘤的大小、位置和肿瘤的生长方式等，尽量行楔形切除或切开胃壁经胃腔切除以保留贲门功能，避免行近端胃切除；对于肿瘤较大、无法行肿瘤局部或胃楔形切除且预计残胃容量 ≥ 50% 的患者，可以考虑行近端胃切除。

2）幽门附近 GIST：要权衡考虑保留幽门功能和手术相关并发症的发生，如肿瘤位于幽门环，为避免发生术后幽门狭窄或术后胃瘫，必要时应放弃楔形切除，行远端胃大部切除术。

3）胃体后壁的 GIST：因操作空间有限，尤其是肿瘤靠近胃小弯时，常规行胃楔形切除较难完成，若肿瘤是腔内型，可先切开肿瘤边缘的胃壁，将肿瘤从胃壁切口处翻出后切除，此方式简单易操作，可最大限度地保留胃；但可能引起腹腔污染，应常规置胃管吸尽胃内容物。若肿瘤是腔外型，推荐行楔形切除术。

4）胃体小弯 GIST：根据肿瘤大小及与胃壁解剖类型，处理方式较为多变。对于胃小弯侧及近胃窦或贲门侧的小 GIST，可使用电刀或超声刀剖开胃壁，直视下操作，既可保证切缘完整，同时又可避免切除过多胃壁。只要不损伤幽门环及贲门括约肌，就不会影响两者的功能。在胃小弯操作时，应避免损伤迷走神经，减少术后发生胃瘫的可能；否则，建议行幽门成形术。该部位相对较大的 GIST 可能需要行胃部分切除甚至全胃切除术。

值得注意的是，全胃切除术是治疗胃 GIST 的手术方式之一，目前已较少应用。因胃 GIST 多为外生型，即使为巨大肿瘤，其基底部也并不大，多数情况下可以采取胃楔形或部分切除。实际操作中应充分评估肿瘤起始部位，尽可能避免行全胃切除术，以免影响患者术后的生活质量及药物治疗。肿瘤巨大可能须行全胃或联合器官切除时，应考虑行术前伊马替尼治疗。

（4）十二指肠的间质瘤：十二指肠是腹部器官毗邻解剖关系最为复杂的空腔器官，应尽量保护肝胰壶腹（又称 Vater 壶腹）和胰腺功能，并行符合生理的消化道重建。从保护器官功能的角度，争取行局部手术切除肿瘤，在保证肿瘤完整切除的基础上，尽量减少实施胰十二指肠切除术等扩大手术。十二指肠 GIST 位置特殊且具有较高恶性潜能。因此，一经发现应及时治疗。较小的内生型肿瘤可考虑采用内镜技术，较小的外生型肿瘤可以尝试腹腔镜手术切除，但应慎重采用腹腔镜技术。根据原发十二指肠 GIST 的大小、部位、肿瘤与周围器官的粘连程度等情况，综合决定手术方式。常用术式包括十二指肠楔形切除术、十二指肠节段切除术、远端胃部分切除术、保留胰腺的十二指肠切除术和胰十二指肠切除术。如因肿瘤大小可能行胰十二指肠切除术，应考虑行术前伊马替尼治疗，待肿瘤缩小后再次评估。

（5）空回肠的间质瘤：空回肠 GIST 生长比较隐匿，无症状的小 GIST 很少根据临床表现被发现。空回肠 GIST 有较高的恶性潜能，因此，均应积极行手术切除。对于直径 ≤ 5cm 的较小 GIST，且瘤体比较游离，可行腹腔镜探查后手术切除。另外，腹腔镜技术对术中小肠 GIST 位置的判断具有重要价值。孤立且游离的 GIST 可采用节段小肠切除术完成肿瘤的完整切除。近端空肠 GIST 应离断十二指肠悬韧带（又称 Treitz 韧带），末端回肠 GIST 应将回盲部同时切除，大网膜包裹肿瘤时应同时切除。累及其他小肠肠段时应切除整块病变，如残留肠管过短可保留受累肠管之间的正常肠管，但切除后消化道重建的吻合口不宜过多。累及其他器官者需要行联合器官切除时应开展多学科讨论以做出判断和治疗。涉及肠系膜根部的较大 GIST，可能累及主干血管，因该肿瘤为膨胀性生长，较少侵犯至血管外膜，仔细分离大多可以游离；但体积巨大或经过术前治疗的 GIST，可能与主干血管关系密切，处理须谨慎。

（6）结直肠的间质瘤：结直肠来源的 GIST 由于恶性程度较高，一旦诊断明确，均建议尽早实施 R0 手术切除。中低位直肠位于周围器官、神经、血管毗邻关系复杂的盆腔，该部位的 GIST 一旦增大，可能面临需要切除直肠甚至肛门，以及联合盆腔器官切除的风险；此外，盆腔内的复杂手术还意味着盆腔神经保护的难度增加，可能影响术后排便功能、排尿功能及性功能。因此，对于中低位直肠 GIST 更应采取积极的手术治疗。

1）结肠 GIST：应行结肠部分切除术，如同时存在病理性淋巴结肿大，高度怀疑淋巴结转移者应行根治性结肠切除术，遵循完整结肠系膜切除（complete mesocolic excision，CME）的原则施行手术。

2）直肠 GIST：手术时应掌握如下原则。①完整切除肿瘤，保证手术切缘组织学阴性，包括标本的环周切缘（circumferential resection margin，CRM）。②不推荐常规行淋巴结清扫。③直肠 GIST 很少大范围浸润直肠，在完整切除前提下，推荐行保留直肠的局部切除手术，否则，建议先行伊马替尼治疗。④若切除肿瘤标本的镜下切缘有肿瘤残留，没有证据表明再次手术可能有生存获益，一般不主张再次补充手术，建议术后行分子靶向药物治疗。

直肠 GIST 的手术方式根据肿瘤大小及位置综合评估，尽量选择保留肛门功能的直肠局部切除术、直肠前切除术等，在经过伊马替尼治疗后肿瘤仍然侵及"肛门括约肌复合体（包括肛提肌、耻骨直肠肌、外括约肌、内括约肌）"者才考虑行经腹会阴联合切除术（abdomino-perineal resection，APR）。

（7）后腹膜的间质瘤：后腹膜 GIST 往往不累及胃肠道，较少引起消化道出血、梗阻等症状，发现时往往处于晚期，术前尤其需要完善必要的检查以评估可切除性和提高手术安全性，如行增强 CT 血管重建评估肿瘤与腹腔内重要血管毗邻关系，行静脉肾盂造影、肾图以了解肾脏功能，行术前输尿管插管预防输尿管损伤等。估计无法根治性切除或切除存在较大风险的后腹膜 GIST，如条件允许可行超声或 CT 引导下的穿刺活体组织病理学检查，取得病理学证据后使用伊马替尼治疗，待肿瘤缩小后再评估可切除性。

2. GIST 的微创手术方式

（1）消化内镜下 GIST 的切除

1）适应证：消化内镜下肿瘤治疗适于没有淋巴结转移或淋巴结转移风险极低、使用内镜技术可以完整切除、残留和复发风险低的病变。

2）处理原则：内镜切除过程中应遵循无瘤治疗原则，需完整切除肿瘤，且切除时应保证瘤体包膜完整。对于食管、胃、十二指肠及结直肠的黏膜下肿瘤（submucosal tumor，SMT）应常规行内镜、EUS 及 CT、MRI 等影像学检查，以明确病变的层次、特征、边缘、质地均一性、有无完整包膜、囊性变或出血坏死及有无淋巴结转移及远处转移情况等后，再对极低风险及低风险的小GIST 考虑行内镜下切除。

3）切除方式：内镜下切除方式包括内镜圈套切除术、内镜黏膜下挖除术、经黏膜下隧道内镜肿瘤切除术、内镜全层切除术等。对内镜下切除的 GIST 患者，应根据病理学检查结果进行肿瘤大小、核分裂象、切除完整性和复发危险度评估，进而决定是否需要补充治疗，如追加外科手术或药物治疗等。

4）并发症：内镜治疗的主要并发症为出血、穿孔和气体相关并发症等，一般并不严重，多可经保守治疗或内镜治疗后痊愈。少数患者经保守或内镜治疗无效，应立即完善术前准备，尽快行腹腔镜或开放手术探查。

（2）腹腔镜手术切除 GIST：腹腔镜手术具有出血更少、术后疼痛减轻、胃肠功能恢复更快、切口更美观及住院时间更短等优势，对于良好解剖部位的 GIST（胃大弯及胃前壁 GIST、小肠 GIST 等），可考虑使用腹腔镜手术切除。手术必须始终遵守GIST 切除术的所有肿瘤学原则，包括保留假包膜并避免肿瘤破溃播散而导致腹腔种植或血行转移，标本应装于塑料袋中，应避免为追求微创和切口小而分块切取肿瘤，影响术后的病理学评估。

胃 GIST 的腹腔镜手术治疗适应证一般推荐：①肿瘤直径 ≤ 5cm。②肿瘤位于腹腔镜下易操作的部位（如胃大弯、胃前壁）。③辅助检查提示肿瘤边界清晰，质地均匀，呈外生性生长，无胃外侵犯和腹腔转移征象的原发局限性胃 GIST 可行腹腔镜手术治疗。④其他部位或肿瘤直径 >

5cm 的容易操作部位的胃 GIST，在具有丰富腹腔镜手术经验的中心可尝试行腹腔镜手术治疗，如肿瘤需要较大腹部切口才能完整取出，则不建议应用腹腔镜手术。⑤一般较小的十二指肠GIST，特别是向腔外生长的肿瘤，可谨慎应用腹腔镜手术治疗。⑥空回肠 GIST 行腹腔镜手术的意义主要在于探查、定位，对于瘤体比较游离的直径 ≤ 5cm 小肠 GIST，可考虑行腹腔镜手术切除，但手术探查必须轻柔、有序，一定要避免瘤体破裂。⑦部分后腹膜 GIST，如肾上腺区较小的 GIST 可考虑行腹腔镜手术。

（3）双镜联合手术切除 GIST：当 GIST 肿瘤较大时，单靠内镜难以切除，并且发生穿孔或出血的可能性较高；而腹腔镜手术时，往往胃小GIST 肿瘤较小，难以寻找，或者病变部位难以准确定位时，可进行内镜和腹腔镜的双镜联合切除。双镜联合手术切除 GIST 包括腹腔镜辅助内镜下切除术和内镜辅助腹腔镜下切除术。前者可以在腹腔镜的辅助下，对一些受内镜视角限制不能切除的隐蔽部位的胃小 GIST，通过牵拉、抓持、推挡等动作使肿瘤得以更好地显露而便于内镜下切除，一旦出现或可能出现穿透性的损伤或并发出血、穿孔时，能及时予以缝扎修补治疗，大大降低了内镜下操作难度，减少了并发症风险，提高了内镜下切除的安全性。而后者在内镜的帮助下，可以准确定位小 GIST，选择恰当的手术范围，减少治疗创伤，达到减少不必要创伤及避免过度治疗的目的。但这一技术的开展主要受限于双镜设备要求及内外科医师协调合作的技术难点。

（4）机器人手术切除 GIST：对于有条件实施微创外科治疗的 GIST，机器人手术相较于腹腔镜手术可能具有更好的优势。腹腔镜手术有包括器械移动、手震颤的放大和二维视力的限制，如造成切缘不足或肿瘤破裂，可能对患者的复发和生存造成灾难性后果。机器人手术为外科医师提供了三维放大的视角，增加了控制手术范围的能力，提高了器械的移动性和精度。机器人入路可使手术切除时肿瘤发生破裂的可能性降低，并使一些主要的手术操作更容易。

3. 手术前后的其他相关治疗

（1）酪氨酸激酶抑制剂术前治疗：酪氨酸激

酶抑制剂（TKI）的术前治疗主要聚焦于伊马替尼治疗进展期 GIST，其主要目的在于：①有效减小肿瘤体积，降低临床分期，缩小手术范围，最大限度地避免不必要的联合器官切除、保留重要器官的结构和功能，降低手术风险，提高患者术后生存质量。②对于瘤体巨大、术中破裂出血风险较大的患者，可以减少医源性播散的可能性。③作为体内药物敏感性的依据，指导术后治疗，减少或推迟术后复发转移的可能。

伊马替尼术前的推荐剂量为 400 mg/d。*kit* 第 9 号外显子突变的患者，推荐剂量为 600～800mg/d，一般通过多学科讨论来判断手术时机，达到最大治疗反应后（通常 6～12 个月）可进行手术。对局限性疾病进展（PD）的肿瘤，如可行 R0 切除则尽快手术，否则应考虑二线治疗；如伊马替尼术前治疗中疾病进展、换用二线治疗后疾病部分缓解（PR）可行 R0 切除的肿瘤，仍可考虑手术切除。对于广泛进展的肿瘤，则不建议手术，应按晚期肿瘤处理。

伊马替尼可在手术前即刻停止，并在患者能够耐受口服药物后立即重新开始。如果使用其他 TKI，如舒尼替尼或瑞戈非尼，则应在手术前至少 1 周停止治疗，并且可以根据临床判断或手术恢复后重新开始。

（2）复发转移性 GIST 的手术：靶向药物治疗是复发转移性 GIST 的标准治疗，伊马替尼、舒尼替尼和瑞格非尼分别是一、二、三线药物，靶向药物显著延长了复发转移性 GIST 患者的生存时间，同时随着靶向药物治疗时间的延长，耐药后出现疾病进展的问题几乎不可避免。手术治疗可能适用于 TKI 难治的局限性疾病进展及出现了难以内科治疗的消化道出血、穿孔或梗阻症状的患者。应经过 MDT 讨论和充分的医患沟通后谨慎选择手术。复发转移性 GIST 手术的总体原则为控制风险，尽可能完成较满意的减瘤手术，尤其是完整切除 TKI 抵抗病灶，并在不增加风险的前提下尽可能多地切除对 TKI 治疗有反应的病灶；尽量保留器官功能，尽可能保证患者术后生活质量，术前充分备血，输尿管逆行置管可减少输尿管损伤机会；术后尽早恢复分子靶向治疗。对于广泛进展的肿瘤，则不建议手术治疗。

（3）GIST 肝转移的手术治疗：GIST 肝转移的手术适应证目前尚无统一的标准。能行手术完整切除的 GIST 肝转移患者往往具备以下几个特点：①全身情况好，能耐受手术；②肝外无广泛转移；③原发病灶和肝脏转移灶能行完整切除。

对于这类可切除的肝转移患者应积极进行手术治疗，术后进行 TKI 辅助治疗，往往能获得较好的疗效。GIST 肝转移患者接受 TKI 治疗后手术时机应参照复发转移性 GIST，在病情缓解或稳定时接受手术，尽可能延长患者生存时间。无法进行手术的 GIST 肝转移应遵循晚期肿瘤处理原则，通过 MDT 整合诊疗模式制订整合治疗方案，以 TKI 治疗为主，可尝试射频、介入治疗等其他治疗手段。

4. 多学科治疗在 GIST 中的应用　MDT 通常是指由两个或两个以上相关学科的专家形成相对固定的诊治小组，针对某一器官或系统疾病，通过定期、定时、定址的会议，提出整合诊疗意见的临床治疗模式。通过施行 MDT 整合诊治，能够提升 GIST 诊断准确性，改善治疗效果，提供更好的治疗和患者体验，并且在实施的过程中医务人员也将获得彼此学科间专业领域进展知识，从 MDT 中获益。GIST 多学科诊治团队应至少包括胃肠外科、肿瘤内科、病理科和放射影像科。在此基础上可再根据所诊治患者的具体情况做出调整，邀请相关的肝胆外科、超声科、内镜科、放射介入科、营养科等适时参与 MDT 讨论，对 GIST 的活检、诊断、原发局限性 GIST 临床处置、复发和（或）转移性 GIST 的临床处置等 GIST 的临床问题制订整合的诊治策略。

（二）内科治疗

1. 细胞毒性药物治疗　GIST 对细胞毒性药物即传统化疗不敏感。

针对 GIST 传统化疗的研究多数报道于 2000 年以前，当时病例可能包括其他肿瘤类型。以蒽环类如多柔比星为主的化疗研究中，获益率一般＜10%。异环磷酰胺和依托泊苷（VP16）的联合化疗也告失败。2000 年以后，也报道过一组 17 例 GIST 接受替莫唑胺治疗的观察研究，其中无一例有效。GIST 对细胞毒性药物的耐药发生可能与某些蛋白的表达有关，如 P 糖蛋白、MDR1 和 PKCθ等。在其他瘤种的研究中，已经证实类似蛋白与多重耐药蛋白的表达相关，提示 GIST 对多种传统化疗药物存在抵抗。在伊马替尼面世前，不能手术或转移性 GIST 患者中位生存期只有 10 ～ 20 个月。

2. 分子靶向药物治疗

（1）TKI 常用药物的药动学与作用机制

1）伊马替尼（imatinib，IM）：是转移性 GIST 的一线标准治疗药物。其通用名为甲磺酸伊马替尼，分子式为 $C_{29}H_{31}N_7O \cdot CH_4SO_3$，分子量为 589.7，化学名为 4-[（4- 甲基 -4- 哌嗪）甲基]-N-[4- 甲基 -3-{[4-（吡啶）-2- 嘧啶] 氨基 } 苯基]-苯胺甲磺酸盐；属于 2- 苯氨基嘧啶的衍生物。伊马替尼是一个小分子选择性 TKI，其作用的酪氨酸激酶包括干细胞因子受体（KIT）、血小板源性生长因子受体（PDGFR-α 和 PDGFR-β）、Abelson 激酶（Abl）、Bcr-Abl、Abl 相关基因（ARG），以及巨噬细胞集落刺激因子（M-CSF）受体 c-fms。其通过与 ATP 竞争性结合酪氨酸激酶催化部位的核苷酸结合位点，使得激酶不能发挥催化活性，底物的酪氨酸残基不能被磷酸化而不能与下游的分子进一步作用，从而导致细胞增殖受抑，诱导细胞凋亡。

伊马替尼口服 400mg 或 600mg 的情况下，能被迅速吸收，2 ～ 4h 后血浆浓度达峰值，绝对生物利用度平均为 98%。在体外，伊马替尼约有 95% 与血浆蛋白结合，尤其是白蛋白和 α1 酸性糖蛋白。伊马替尼主要经肝脏细胞色素 P450 酶系统中 CYP3A4 或 CYP3A5 代谢，代谢物之一（CGP74588）显示出与原型药相近的药物活性。伊马替尼无法通过完整的血脑屏障。其代谢物主要通过胆汁清除，该药的清除半衰期为 18h，活性产物半衰期为 40h；1 周内可以排泄 81%，其中粪便排出 68%，尿排出 13%。约 25% 为原药排出，其余为代谢产物。

2）舒尼替尼（sunitinib）：于 2006 年获美国 FDA 批准用于治疗伊马替尼治疗失败或不耐受的晚期 GIST，并于 2008 年在我国批准上市。通用名为苹果酸舒尼替尼，也是一种口服的小分子 TKI，抑制与肿瘤增殖、血管生成和转移有关的多种受体酪氨酸激酶（RTK）。其中包括血管内皮细胞生长因子受体（VEGFR1、VEGFR2、VEGFR3）、KIT、PDGFR-α、PDGFR-β、集落刺激因子 1 受体（CSF-1R）、Fms 样酪氨酸激酶 -3 受体（FLT-3），以及 ret 原癌基因编码的受体（RET）。由于其多靶点的特征，舒尼替尼的药理学活性可能由抑制多种 RTK 靶点和通路所介导。

舒尼替尼一般口服给药后 6 ～ 12h 达最大血浆浓度。进食对其生物利用度无影响。舒尼替尼及其主要代谢物的血浆蛋白结合率 > 90%，其原型和主要活性代谢物的半衰期分别为 40 ～ 60h 和 80 ～ 110h，一般在服药 10 ～ 14 天达到稳态血浆浓度。舒尼替尼主要经肝脏细胞色素酶 CYP3A4 代谢、胆汁清除。粪便排出约占 61%，尿排出 16% 左右。

3）瑞格非尼：于 2013 年获得美国 FDA 批准，用于治疗既往接受过伊马替尼及舒尼替尼治疗的局部晚期、无法手术切除或转移性的 GIST。其于 2017 年在国内获批上市，作为 GIST 的标准三线治疗。瑞格非尼也是一种小分子 TKI，对于参与正常细胞功能和病理学过程（如肿瘤形成、肿瘤血管生成、肿瘤微环境的维持）的多种与细胞膜结合的激酶及细胞内激酶有抑制作用。瑞格非尼及其主要活性代谢产物可抑制网织红细胞（RET）、VEGFR1、VEGFR2、VEGFR3、KIT、PDGFR-α、PDGFR-β、FGFR1、FGFR2、TIE2、DDR2、Trk2A、Eph2A、RAF-1、BRAF、BRAFV600E、应激活化蛋白激酶（SAPK）2、蛋白酪氨酸激酶（PTK）5、Abl 的活性。

单次给药 160mg 后，平均血浆水平峰浓度（C_{max}）为 2.5μg/ml，平均达峰时间为 4h，平均 AUC 为 70.4（μg·h）/ml。稳态情况下，本药的平均 C_{max} 为 3.9μg/ml，平均 AUC 为 58.3（μg·h）/ml。平均相对生物利用度为 69% ～ 83%，与人血浆蛋白结合率达 99.5%。瑞格非尼由 CYP3A4 和 GUT1A9 代谢。达到稳态时血浆中的主要代谢物为 M-2（N- 氧化物）和 M-5（N- 氧化物和 N- 去甲基产物），这两种代谢物在体外的药理活性和稳态浓度与瑞格非尼原型相似。瑞格非尼和 M-2 代谢物的平均血浆清除半衰期分别为 28（14 ～ 58）h 和 25（14 ～ 32）h。M-5 的平均半衰期为 51（32 ～ 70）h。粪便排泄剂量占 71%（47% 为原型，

24% 为代谢产物），尿液排泄剂量占 19%。

（2）在研的新药简介：伊马替尼、舒尼替尼、瑞格非尼是获得国家食品药品监督管理总局批准上市治疗 GIST 的靶向药物。除此之外，尚有一些 TKI 显示对 GIST 存在不同程度的抗瘤活性，包括 avapritinib、ripretinib、达沙替尼、培唑帕尼等，大部分正在进行相关临床研究。其中 avapritinib 已经在美国批准上市治疗 *PDGFRA* 第 18 号外显子突变的 GIST，ripretinib 作为四线治疗 GIST 的上市申请也已经递交。在此，简要对这两个将来治疗 GIST 最有希望的新型靶向药进行介绍。

1）avapritinib（BLU-285）：是一个选择性小分子 TKI，与前面所述的 3 种已经上市的靶向药（酪氨酸激酶 II 型抑制剂）相比，其属于抑制激酶活化构象的 I 型抑制剂，选择性抑制 KIT 和 PDGFRA 突变激酶，尤其对 GIST 活化环突变的活性抑制最强。与现有的其他 TKI 相比，avapritinib 对 KIT 和 PDGFRA 的选择性明显高于其他激酶抑制剂。一项开放标签的剂量递增 / 剂量扩增研究 NAVIGATOR（NCT02508532）中，204 例安全分析及结果显示，受试者普遍耐受良好。其中 PDGFRA Exon18 的（中心影像评估）客观缓解率（ORR）达 86%，临床获益率 95%，中位 PFS 未达到，12 个月的无进展生存率为 74%。在四线或以上的受试者，非 PDGFRA D842V 突变人群 ORR 17%，中位 PFS 为 3.7 个月。avapritinib 与瑞格非尼在三线或四线 GIST 的对照 III 期研究 VOYAGER 已经入组结束，预计不久会公布结果。由于 avapritinib 在 II 期研究中对既往普遍耐药的 PDGFRA D842V 患者显示出优异的治疗效果，美国 FDA 已于 2020 年 1 月 9 日批准其上市用于治疗 *PDGFRA* 第 18 号外显子突变的不可手术切除或转移性 GIST 成年患者。

2）ripretinib（DCC-2618）：是一种口服多种 TKI，其作用位点包括 KIT、PDGFRA、巨噬细胞集落刺激因子受体（CSF1R 或 FMS）、VEGFR2 和内皮细胞酪氨酸激酶受体 TIE2，是一类广谱的 KIT 和 PDGFRA 激酶开关控制元件抑制剂。体外实验显示，其对 KIT/PDGFRA 突变体存在广泛抑制作用。2019 年欧洲肿瘤年会公布的 ripretinib 对比安慰剂四线治疗 GIST 的 III 期临床

研究 INVICTUS 显示，ripretinib 组 PFS 6.3 个月显著优于安慰剂组的 1.0 个月，疾病进展风险降低 85%（HR=0.15）。中位总生存期（OS）治疗组为 15.1 个月，安慰剂组 6.6 个月（HR=0.36），死亡风险降低 64%。但值得注意的是，作为多靶点药物，ripretinib 的 3/4 级不良反应达到 49.4%。ripretinib 与舒尼替尼对照的二线治疗 GIST 研究仍在进行中。ripretinib 有望于 2020 年底被美国 FDA 批准用于四线治疗晚期 GIST。

（3）分子靶向药物使用实践

1）伊马替尼治疗复发转移性 GIST：伊马替尼目前是治疗复发转移性 GIST 的一线药物。1998 年，日本学者发现了 GIST 肿瘤细胞存在特异性 *kit* 基因突变并表达 KIT 蛋白。2000 年前后，有研究显示伊马替尼可通过抑制 Bcr-Abl 治疗慢性髓细胞性白血病，启发了研究人员通过抑制 KIT 受体治疗 GIST。首例晚期的 GIST 患者在多线化疗仍进展的状态下，于 2000 年 3 月接受伊马替尼（当时的化合物代号 STI571）治疗。其显著疗效超出了研究者的预期，治疗过程以病例报告的形式发表于《新英格兰医学杂志》。随后，一项开放多中心 II 期临床研究（B2222）显示，在伊马替尼 400mg/d 或 600mg/d 剂量下，疾病控制率达 83.7%。2001 年美国、欧盟依据此项 II 期研究结果快速批准了其用于一线治疗转移性 GIST。随后中国于 2002 年批准伊马替尼上市。2008 年公布 B2222 试验的长期随访结果，显示中位 OS 达到 57 个月，中位治疗有效持续时间为 27 个月。

由于兼具显著的治疗反应和良好安全性，迄今为止，伊马替尼依然是不能手术和转移性 GIST 的标准一线治疗。早期多项有关伊马替尼治疗的临床研究证实，约 85% 的患者可以从治疗中获益，其中部分缓解的占 50%～70%，疾病稳定的占 15%～30%，两者的 PFS 和 OS 相仿。然而，只有极少病例能获得影像或组织学完全缓解（5% 或以下）。若以肿瘤退缩作为有效标准，则出现伊马替尼有效反应的中位时间为 3～4 个月。实际上，患者可能接受伊马替尼治疗数天后即获主观症状缓解；PET 扫描也可在服药后数小时或数天内观察到 FDG 摄取率下降。

伊马替尼起始剂量为 400mg/d。由于伊马替尼

对胃肠道有一定刺激，建议餐中服药。欧洲和北美几乎同时进行的两项大宗Ⅲ期临床试验(EORTC 62005 和 S0033）比较伊马替尼 400mg/d 对照 800mg/d 的临床疗效与安全性。两项试验设计相同，允许疾病进展时低剂量组（400mg/d）交叉进入高剂量组（800mg/d）。早期的结果显示，伊马替尼获益率在不同剂量组间没有差异，但两项试验都发现 800mg 组毒性反应更大。基于以上研究，伊马替尼 400mg/d 成为标准一线治疗推荐剂量。一项病例数不多的回顾性研究显示，kit 第 9 号外显子突变的 GIST 患者以 800mg/d 作为起始剂量，其 PFS 要优于 400mg/d 的对照组病例。2010 年发表了对 EORTC 62005 和 S0033 两项研究的荟萃分析，结果显示只有 kit 第 9 号外显子突变的患者能够在高剂量伊马替尼治疗中获益更多。因此，2010 年后，建议 kit 第 9 号外显子突变的 GIST 患者伊马替尼起始剂量提高到 800mg/d。

我国的研究者发现，国人对伊马替尼 800mg/d 剂量耐受不佳，而 600mg/d 与 800mg/d 治疗反应相当，因此，我国一直建议高剂量治疗从 600mg/d 开始。对于耐受良好而治疗反应未达预期者，可以考虑增加到 800mg/d。2017 年先后公布了 S0033 和 EORTC62005 这两项试验的 10 年随访结果，其中北美的 S0033 研究入组 695 例患者，中位 OS 为 52 个月，中位 PFS 19 个月，10 年总生存率与 10 年无进展生存率分别为 23% 与 7%。第 11 号外显子突变患者较野生型预后更好。欧洲 EORTC62005 研究纳入 946 例患者，中位随访 10.9 年，中位 PFS 20.4 ~ 24 个月，中位 OS 46.7 个月，两组 10 年无进展生存率为 9.2% ~ 9.5%，10 年总生存率为 19.4% 与 21.5%；多因素分析中，年龄 < 60 岁、体力状况评分 0 分、更小的肿瘤长径、kit 第 11 号外显子突变为 10 年生存可能的正性预测因素。可见两项研究结果长短期结果都很接近，伊马替尼治疗晚期 GIST 的 10 年总生存率在 20% ~ 23%。

2005 年在法国进行的一项前瞻性多中心临床试验（BFR14），拟对治疗 1 年且仍获益的进展期 GIST 患者随机分组，使其分别进入持续伊马替尼治疗组及中断治疗组，直至疾病进展。结果显示，中断治疗组发生疾病进展的患者比例达 66%，而持续治疗组仅 15%。前者进展的中位时间为中断伊马替尼治疗后 6 个月。试验结果提示，晚期 GIST 患者伊马替尼不应停药，而应该每日持续服用，直到肿瘤进展或出现不能耐受的不良反应。

2）伊马替尼一线标准剂量失败后的治疗选择：如前所述，伊马替尼一线治疗进展期 GIST 的疾病控制率约为 85%。10% ~ 15% 的患者对伊马替尼一开始即表现耐药，也称为原发耐药。这部分原发性耐药的患者多数为 kit/PDGFRA 野生型。此外，PDGFRA 第 18 号外显子的 D842V 突变也表现为伊马替尼原发耐药；实际上，D842V 突变对舒尼替尼和瑞格非尼也都表现耐药。而多数患者则表现为持续一段时间的伊马替尼治疗获益，但逐步出现耐药进展，一般称为继发耐药。研究显示，约 50% 的转移性 GIST 患者在治疗 2 年内出现继发耐药，而到 4 年则可能高达 90% 的患者都会发生耐药进展。当伊马替尼治疗期间出现进展时，应该评估患者的服药依从性。中断治疗几乎肯定会导致肿瘤进展。伊马替尼药物浓度不足也会导致肿瘤进展。应该排除患者正在合并服用一些具有肝酶诱导作用的其他药物，如部分抗癫痫药（苯妥英钠等）。前述的 EORTC62005 和 S0033 临床试验显示，标准剂量进展的患者交叉到高剂量组后，约 5% 重获部分缓解，而另外 30% 获得疾病稳定，获益中位时间约 3.2 个月。这显示提高伊马替尼的血药浓度可能有助于克服一部分患者的继发耐药。但遗憾的是，两项Ⅲ期研究均未进行相关的血药浓度研究，因此升高剂量而获益的患者很可能是由于药物浓度的提高。

3）TKI 治疗失败后伊马替尼的再次使用：2013 年一项评价伊马替尼继发耐药进展且舒尼替尼治疗进展的 GIST 患者，重新接受伊马替尼 400mg/d 治疗与安慰剂对照的随机Ⅲ期临床试验显示，41 例重新接受伊马替尼治疗的患者较对照组 40 例患者，PFS 延长达到显著统计学意义（1.8 个月 vs. 0.9 个月，$P=0.005$）。结果表明，尽管疾病已经进展，但继续 TKI 治疗而非停药，有助于延缓疾病进展速度。

4）可切除的 GIST 中伊马替尼的辅助治疗作用：最早的辅助治疗试验始于美国（ACOSOG Z9000）。这项多中心不设对照的Ⅱ期临床试验在 2003 年 9 月即完成入组，纳入标准是"高危"（肿瘤 > 10cm，肿瘤破溃或少于 5 个腹腔转移病灶）、R0 或 R1 切除的 GIST 患者，术后伊马替尼治疗 12 个月。2008 年的试验结果显示，伊马替尼安全性良好，入组的 107 例患者中，83% 能完成 1 年的辅助治疗。术后 1 年、3 年、5 年无复发生存率分别为 94%、73% 和 61%。然而，本试验入组标准过于宽松，当时入组的"高危"患者实际上包含了合并腹腔转移的晚期患者和 R1 切除的患者，不能严格称为辅助治疗。同时，由于试验未设对照，只能从历史对照中显示治疗优势，且样本量少，证据水平较低。因此试验结果并没有被关注和广泛引用。

国内 2005 年即完成入组的 II 期多中心临床试验成为国际上最早公布的伊马替尼辅助治疗 1 年的临床试验。这项试验联合国内 16 家大型教学医院，有效评价 57 例原发高危的 GIST 患者（肿瘤 > 10cm，或核分裂象 > 10/50HPF，或同时满足肿瘤 > 5cm 及核分裂象 > 5/50HPF）完全切除术后接受伊马替尼辅助治疗 12 个月的临床结局。中期报告时，2 例发生肿瘤复发或转移，1 年无复发生存率为 96.1%。试验首次证实了中国人群中，高危复发的 GIST 患者术后口服伊马替尼 400mg/d 可降低肿瘤的转移率和复发率，且药物耐受性良好。

2007 年公布的一项北美随机双盲 III 期对照试验（Z9001），共入组 713 例肿瘤 > 3cm 接受完全切除手术的 GIST 患者，使其随机进入治疗组（359 例）和对照组（354 例），分别服用 1 年的伊马替尼 400 mg/d 或安慰剂。结果显示，试验中位随访 19.7 个月，伊马替尼治疗组 1 年无复发生存率显著优于安慰剂组（98% vs. 83%，HR 0.35，$P < 0.01$）。但两组总生存率没有显著性差异。试验的亚组分析显示，肿瘤越大的患者人群，治疗组和对照组的无复发生存率差异越显著（肿瘤 6 ~ 10cm，98% vs. 76%，P=0.05；肿瘤 ≥ 10cm，77% vs. 41%，$P < 0.0001$）。在以后的随访结果和亚组分析中，安慰剂组高核分裂计数（HR 17.1，$P < 0.01$）、小肠部位 GIST（HR 2.1，$P < 0.05$）、肿瘤大小（HR 1.7，$P < 0.01$）和 kit 第 11 号外显子突变（HR 3.0，$P < 0.05$）是术后

复发的危险因素，且第 11 号外显子突变患者中，缺失突变者较点突变、插入突变者预后更差。同时，kit 第 11 号外显子突变患者从辅助治疗中获益较其他突变类型更显著。治疗组（173 例）和安慰剂组（173 例）2 年无复发生存率分别为 91% 和 65%（$P < 0.001$）。PDGFRA（非 D842 V）突变患者治疗组和安慰剂组 2 年无复发生存率分别达 100% 和 76%（$P < 0.01$）。第 9 号外显子突变患者，治疗组（22 例）较安慰剂组（13 例）1 年无复发生存更优，但 2 年无复发生存无差异。kit 和 PDGFRA 野生型患者两组（各 32 例）无复发生存无显著性差异。从 Z9001 试验结果可见，伊马替尼辅助治疗 1 年能使中高危 GIST 患者获益，但对于高危患者似乎治疗时间不足；而辅助治疗对于低危患者疗效有限。此外，试验提示 kit 第 11 号外显子突变患者可以从辅助治疗中获益，而野生型患者则无效。至于 kit 第 11 号外显子突变的患者能否从辅助治疗中获益，仍需要更多临床数据进一步验证。

由于 Z9001 试验显示了伊马替尼辅助治疗的显著成效，2008 年 12 月美国 FDA 即批准了伊马替尼用于 GIST 术后辅助治疗的适应证。韩国 Kang 牵头的 II 期单臂多中心临床试验，入组接受完全切除的高危 GIST 患者 47 例，伊马替尼辅助治疗 2 年或以上。结果显示，1 年和 2 年的无复发生存率分别为 97.7% 和 92.7%。6 例患者出现复发（6/47，12.8%）。我国沈琳教授一项 II 期单中心试验，旨在评价中高危 GIST 患者完全切除术后伊马替尼辅助治疗 3 年的有效性。治疗组 56 例，非随机对照组 49 例。治疗组 38 例完成 3 年伊马替尼辅助治疗。结果显示，治疗组和对照组 2 年无复发生存率分别为 94.2% 和 60.5%（$P < 0.001$）；而高危患者治疗组和对照组 3 年无复发生存率分别为 85% 和 31%（$P < 0.001$），而且治疗组总体生存时间显著优于对照组，首次显示了辅助治疗能够降低中高危 GIST 患者术后的死亡风险（HR 0.254，P=0.025）。

另外一项重要的辅助治疗 III 期临床试验（SSG XVIII /AIO），进一步证实了延长辅助治疗的意义。试验比较了高危 GIST 患者术后伊马替尼治疗 3 年和 1 年的无复发生存和总体生存情况。

分析显示，3 年组（198 例）和 1 年组（199 例）3 年无复发生存率分别为 86.6% 和 60.1%，5 年无复发生存率为 65.6% 和 47.9%，两组差异均达到显著性统计学意义（HR 0.46，$P < 0.001$）；尽管两组患者随访均未达中位生存时间，但两组术后 5 年总体生存率差异也存在统计学意义（分别为 92.0% 和 81.7%，HR 0.45，$P=0.019$）。试验明确显示，对于高危的 GIST 患者，伊马替尼辅助治疗 3 年较之 1 年不但能显著降低术后 5 年的复发风险，而且也能降低患者的死亡风险。

基于以上试验结果，中高危 GIST 切除术后推荐接受伊马替尼辅助治疗。尤其对于高危患者，术后伊马替尼辅助治疗时间应至少 3 年，而中危患者辅助治疗应 1 年或以上。对于辅助治疗的最佳时限是多少，直到目前仍没有足够证据回答此问题。由于基因突变检测对辅助治疗的临床决策非常重要，所有准备接受辅助治疗的患者均应进行 kit 和 PDGFRA 基因突变检测。kit 第 11 号外显子突变与 PDGFRA 非 D842V 突变患者辅助治疗可以获益；应当避免对神经纤维瘤病 1（NF1）相关 GIST 患者和 PDGFRA D842V 突变 GIST 患者进行辅助治疗。

2018 年公布的一项中高危 GIST 完整切除术后伊马替尼辅助治疗 5 年单臂 II 期临床研究显示，91 例可评价患者中高危 GIST 占 74%，中危 GIST 占 26%；中位治疗时间 55.1 个月，约半数（51%）完成 5 年辅助治疗。结果显示 5 年无复发生存率为 90%，总生存率为 95%。除 1 例 PDGFRA D842V 突变患者于治疗期间复发以外，其余 6 例均为停药后复发。既往争议较大的观点是第 9 号外显子和野生型无法从辅助治疗获益，在该研究中尽管病例数较少，但第 9 号外显子突变 GIST 与野生型 GIST 复发率均为 16.7%，明显低于既往研究，提示这两类亚组人群辅助治疗是否不能获益还有待证实。本研究的主要局限性在于为单臂研究。结果公布时限于随访时间，无法评估停药后复发率是否有升高趋势，也无法客观评价延长辅助治疗是否能够切实改善中高危 GIST 患者的生存获益。

5）舒尼替尼作为二线治疗用于复发转移性 GIST 的关键研究：2006 年公布的一项舒尼替尼（50mg/d 服 4 周休息 2 周，即 50mg 4/2 方案）与安慰剂对照治疗伊马替尼失败或不耐受 GIST 的 III 期随机临床试验显示，舒尼替尼组总体获益率为 65%（部分缓解率 7%，疾病稳定率 58%），较安慰剂组明显延长患者的中位进展时间（27.3 周 vs. 6.4 周）。舒尼替尼也凭借此试验，在 2006 年被批准作为伊马替尼耐药或不能耐受伊马替尼的 GIST 治疗的二线药物。国外一项 60 例接受 37.5mg/d 持续给药方案的研究显示，其中位 PFS 为 34 周，中位 OS 达 107 周。舒尼替尼于 2008 年在我国上市，回顾近几年国内相关报道，几项单中心回顾研究显示，国内接受舒尼替尼治疗患者的中位 PFS 为 8 ~ 10 个月，且国内更多采用的是 37.5mg 连续给药的治疗模式。相较 50mg 4/2 方案，37.5mg 连续给药方案患者相对耐受性更好，严重不良反应的发生率较低。

6）舒尼替尼作为二线治疗用于复发转移性 GIST 的优势人群选择：舒尼替尼二线治疗的临床获益率约为 65%，最主要的影响因素仍然是肿瘤的突变状态。一项 78 例伊马替尼耐药 GIST 接受舒尼替尼治疗的回顾性研究显示，原发突变中 83% 为 kit 突变，5% 为 PDGFRA 突变，12% 为野生型。其中 58% 原发突变为 kit 第 9 号外显子突变的患者、56% 的野生型患者及 34% 的第 11 号外显子突变者可从舒尼替尼中治疗获益（部分缓解或疾病稳定 ≥ 6 个月）。第 9 号外显子突变和野生型患者的无进展生存期较第 11 号外显子突变患者显著延长（分别为 $P=0.0005$、$P=0.0356$）。研究同时对耐药肿瘤组织进行了再次活检和基因检测，发生继发性突变的患者中，kit 第 13 号或 14 号外显子突变者较第 17 号或 18 号外显子突变者生存获益（无论 PFS 或 OS）更显著。2016 年一项针对 SDH 缺陷型 GIST 的回顾性研究显示，38 例接受舒尼替尼治疗的患者中，客观缓解率为 18.4%，而 49 例接受伊马替尼治疗的患者中，客观缓解率仅为 2%。从以上研究可见，原发 kit 第 9 号外显子突变或 kit/PDGFRA 野生型患者（尤其是 SDH 缺陷型），以及继发 kit 第 13 号或 14 号外显子突变的 GIST 患者将是舒尼替尼治疗最可能获益的患者人群。

7）瑞格非尼的使用实践：瑞格非尼作为三线

治疗用于复发转移性 GIST。一项旨在评价伊马替尼、舒尼替尼治疗后均耐药的 GIST 患者接受瑞格非尼与安慰剂对照的多中心随机Ⅲ期临床研究证实，接受瑞格非尼治疗 PFS 可达 4.8 个月，明显优于安慰剂组（0.9 个月）。亚组分析显示，kit 第11 号外显子和第 9 号外显子原发突变的两类患者治疗获益接近（PFS 分别为 5.6 个月和 5.4 个月）。2014 年，瑞格非尼在美国与欧盟被批准用于三线治疗转移性 GIST，2017 年正式获得我国药政部门批准上市。而瑞格非尼的体外实验及在北美的Ⅱ期临床研究均提示，继发于 kit 第 17 号外显子突变的部分患者，可能从瑞格非尼治疗中获益时间较长（n=7，PFS 达 22 个月）。我国台湾一项 18 例的小型前瞻性研究也观察到类似结果。瑞格非尼在我国上市时间较晚，且进入医保时间不长，因此患者治疗效果的数据不多。

3. 有关 TKI 治疗 GIST 的其他研究

（1）kit/PDGFRA 基因分型与 TKI 治疗 GIST 疗效的相关性：Heinrich 等在 2003 年最早提出伊马替尼治疗反应与 GIST 的突变状态相关。127 例接受 400mg/d 治疗剂量的转移性 GIST 患者，kit 第 11 号外显子突变 71 例，第 9 号外显子突变 23 例，第 13 号和 17 号外显子突变各 1 例；PDGFRA 第 18 号外显子突变 6 例，kit 和 PDGFRA 野生型 9 例。不同突变类型的患者对伊马替尼治疗反应差异显著，其中 kit 第 11 号外显子突变的患者部分缓解率为 87.5%，但第 9 号外显子突变的患者仅有 47.8%。证据水平更高的结果来自 EORTC62005 和 S0033 两项大型一线治疗试验。欧洲 EORTC62005 试验入组 946 例转移性 GIST 患者，其中 377 例进行了突变检测。kit 第 11 号、9 号、13 号、17 号外显子突变分别为 248 例、58 例、6 例和 3 例；PDGFRA 第 18 号外显子突变 10 例。通过比较不同突变状态患者的生存曲线，显示第 11 号外显子突变的患者无论客观反应率还是中位总生存均显著优于第 9 号外显子突变或野生型的患者，而后两者间无明显差异。再对第 11 号外显子突变的患者人群进行分层，发现第 11 号外显子大片段缺失尤其是累及第 557 ～ 559 位密码子的患者，可能由于受体结构域发生改变，其治疗反应较差。试验同时发现，第 9 号外显子突变的患

者高剂量组治疗反应显著优于标准剂量组。而北美的组间研究 S0033 共入组 746 例进展期 GIST，试验设计与欧洲试验相似，也分为标准剂量组和高剂量组。获得突变检测者 428 例，其中 kit 第 9 号和 11 号外显子突变分别为 283 例和 32 例，野生型 67 例。与欧洲 EORTC62005 试验结果类似，第 11 号外显子突变的治疗反应显著优于第 9 号外显子突变或野生型，而后两者间同样无明显差异；然而，第 9 号外显子突变尽管在高剂量组客观反应率优于低剂量组，但在 S0033 试验中，两组无进展生存和总生存的差异却没有统计学意义。

1）伊马替尼：根据上述两个临床试验进行的 Meta 分析，有研究确认只有第 9 号外显子突变的患者从高剂量伊马替尼治疗中获益更显著。因此，临床上推荐对于这部分患者从一开始即采用高剂量伊马替尼进行治疗。而伊马替尼的原发性耐药常见于 kit/PDGFRA 野生型患者，其中 SDH 缺陷型 GIST、NF1 及 K-Ras/Braf 突变的 GIST 比较常见，均对伊马替尼原发耐药。另外一个常见原发耐药突变为 PDGFRA 第 18 号外显子的 D842V。

2）舒尼替尼：二线舒尼替尼疗效也与基因突变状态密切相关。原发突变和继发突变状态均是舒尼替尼疗效最重要的影响因素。一项 78 例伊马替尼耐药 GIST 接受舒尼替尼治疗的临床研究显示，第 9 号外显子突变和野生型患者的 PFS 较第 11 号外显子突变患者显著延长（分别为 P=0.0005、P=0.0356）。同时发现，生存获益在继发性 kit 第 13 号或 14 号外显子突变者中较第 17 号或 18 号外显子突变者更显著。

3）瑞格非尼：三线瑞格非尼的体外实验及在北美的Ⅱ期临床研究均提示，继发于 kit 第 17 号外显子突变的部分患者，可能从瑞格非尼治疗中获益时间较长。

（2）TKI 血药浓度监测：2009 年报道的 B2222 晚期 GIST 接受伊马替尼 400mg/d 对比 600mg/d 的Ⅱ期临床研究显示，伊马替尼谷浓度低于 1110ng/ml 时疗效显著降低，疾病很快进展。因此，我国相关 GIST 共识建议服用标准剂量伊马替尼进展的患者、可能由浓度过高导致不良反应显著的患者及未按医嘱服药的患者进行伊马替

尼血药浓度监测。目前国内有部分中心常规开展药物浓度监测，但由于暂时仍没有统一的检测标准、缺乏中国患者伊马替尼大样本药物浓度数据参照，目前对于伊马替尼药物浓度与疗效的关系仍处于探索阶段。

（3）TKI治疗复发转移性GIST的疗效评估：实体瘤疗效评价通常采用RECIST标准。学者Choi发现，采用RECIST标准，仅考虑到瘤灶体积变化的因素，但对于伊马替尼治疗GIST判效，有时会存在明显缺陷。因此，2007年，Choi等结合长径和CT值（HU）提出了新的标准（表6-3-2），称为Choi标准。研究显示，Choi标准用于评价GIST一线治疗可能优于RECIST标准。但在二线或后线治疗的评估中，几乎所有临床研究仍然以RECIST标准作为GIST判效依据。

表6-3-2　GIST靶向治疗效果Choi评价标准

疗效	定义
CR	全部病灶消失，无新发病灶
PR	CT测量肿瘤长径缩小≥10%和（或）肿瘤密度（HU）减小≥15% 无新发病灶；无不可测病灶的明显进展
SD	不符合CR、PR或PD标准；无肿瘤进展引起的症状恶化
PD	肿瘤长径增大≥10%，且密度变化不符合PR标准；出现新发病灶；新的瘤内结节或已有瘤内结节体积增大

（三）其他治疗

由于GIST缺乏放射敏感性，放疗目前较少用于GIST的治疗，但对于骨转移患者，放疗可能有助于疼痛的改善；对于肝转移患者，介入治疗与射频治疗在经多学科评估基础上可联合使用，以利于加强对肝转移病灶的控制。

（四）顶层设计及整合管理

GIST需要依据疾病分期确定治疗目标。对于局限性GIST，根治疾病是终点目标，可通过病理科、影像科、肿瘤内科、胃肠外科等进行多学科评估，准确评估病理诊断、影像分期，并合理安排术前药物治疗、根治性手术及术后辅助治疗的时机与时限，争取提高治愈率，降低复发率。

对于复发转移性GIST，延长总生存期是主要终点指标。需要影像科、病理科、肿瘤内科、胃肠外科、肝胆外科、介入科、超声科等多个学科共同参与，全程进行MDT评估讨论，涉及最佳治疗方案，并结合多种有效治疗手段的联合应用，为患者延长总生存期。

要点小结

◆ 对于局限性GIST，手术切除依旧是根治GIST最重要的治疗方法。
◆ 对于不同部位的GIST，应根据无瘤原则与具体部位特征来决定最佳的手术方式，术中避免肿瘤破裂是GIST手术中需要注意的问题。
◆ 对于中高度复发风险的GIST，术后推荐伊马替尼辅助治疗，降低复发风险。
◆ 对于复发转移不可手术切除的GIST，分子靶向药物治疗是主要治疗手段。
◆ 多学科整合治疗无论在局灶性GIST还是在复杂的转移性GIST中，均发挥着重要的作用。
◆ GIST多学科协作包括影像科、病理科、消化内镜、胃肠外科、肝胆外科、肿瘤内科、超声科等多个学科。

【康复随访及复发预防】

（一）总体目标

提高GIST治愈率、降低复发率，加强对患者康复期间的心理护理与免疫功能的恢复。

（二）整合调理

术后康复患者，在接受药物辅助治疗期间，积极处理药物不良反应，配合中医治疗，如正元胶囊、复方阿胶浆可以改善癌性疲乏，提高患者生存质量及免疫功能；并加强心理疏导，改善患者心理健康状态。

（三）严密随访

1. 术后随访的患者　GIST手术后最常见的转移部位是腹膜和肝脏，故推荐进行腹部、盆腔增强CT或MRI检查作为常规随访项目，必要时行

PET/CT。①中高危患者，应每 3 个月进行 CT 或 MRI 检查，持续 3 年，然后每 6 个月 1 次，直至 5 年；5 年后每年随访 1 次。②低危患者，应每 6 个月进行 CT 或 MRI 检查，持续 5 年。③由于肺部和骨骼转移发生率相对较低，建议至少每年 1 次胸部 X 线检查，在出现相关症状情况下推荐进行发射计算机断层显像（ECT）骨扫描。

2. 转移复发 / 不可切除或术前治疗患者　①治疗前必须进行增强 CT 或 MRI 作为基线和疗效评估的依据。②开始治疗后，至少应每 3 个月随访 1 次，复查增强 CT 或 MRI；如果涉及治疗决策，可以适当增加随访次数。③治疗初期（前 3 个月）的密切监测非常重要，必要时可行 PET/CT 确认肿瘤对治疗的反应。④必要时，应监测血药浓度，指导临床治疗。

（四）常见问题处理

尽管进行积极治疗，依旧会有部分患者出现肿瘤复发，早期监测复发有助于早期治疗，提高复发后治疗效果；对于出现肿瘤复发的患者，需要与药物继发耐药进行鉴别，并根据基因分型、复发肿瘤状况进行 MDT 讨论，选择最佳的整合治疗方式。

（五）积极预防

GIST 目前并未发现明确的流行病学因素，早期发现、早期诊断依旧是 GIST 三级预防的关键。定期开展常规体检，有助于在疾病早期阶段进行确诊，提前进行治疗干预。

要点小结

◆ GIST 患者术后给予积极的康复治疗、心理治疗均有益于患者免疫力的提高及全面的身体与心理康复。

◆ 术后定期随访对预防早期复发、及时干预以争取最佳疗效均有重要意义。

（李　勇　秦叔逵　沈　琳　曹　晖
叶颖江　梁　寒　何裕隆　刘秀峰
张信华　汪　明　赵雪峰　李　健）

【典型案例】

十二指肠间质瘤伴肝多发转移整合性诊疗 1 例

（一）病例情况介绍

1. 基本情况　患者，女性，23 岁，主因"体检发现肝内多发占位 1 周"入院。

2. 入院查体　KPS 评分 90 分，无贫血貌，中上腹轻度压痛，肝肋下 2cm 可触及，余无阳性体征。

3. 辅助检查　腹部 CT 示十二指肠降段占位，GIST 可能大，肝内多发病灶，考虑转移。肝占位穿刺活检，病理提示梭形细胞肿瘤，免疫组化结果显示：CD117（+），DOG1（+），CD34（−），SMA（+），S100（+），Desmin（−），Ki-67（约 10%+），提示 GIST。基因检测：基因突变提示 *c-kit* 第 11 号外显子突变（557 ～ 571 缺失，572 AGC ＞ TAC）。

4. 入院诊断　十二指肠间质瘤；肝多发转移。

（二）整合性诊治过程

1. 关于诊断及评估

（1）MDT 团队组成：影像诊断科、病理科、肝胆胰腺外科、消化肿瘤内科。

（2）讨论意见

1）影像诊断科意见：十二指肠占于降段，内部可见不规则强化，中心部分囊变坏死，符合 GIST 影像学特征。肝多发占位，边缘强化，符合转移癌特征，病灶分布于左右肝，主要病灶位于肝右叶。

2）病理科意见：病理提示梭形细胞肿瘤，免疫组化 CD117 与 DOG1 均为阳性，可考虑 GIST 的诊断。同时，基因检测提示 *kit* 基因突变，进一步确认 GIST 的诊断与分子分型。

3）肝胆胰腺外科与消化肿瘤内科意见：临床表现与体格检查和检测结果相符，结合影像与病理检查，符合十二指肠间质瘤（*kit* 第 11 号外显子突变）伴肝多发转移的诊断。

2. 关于治疗方案的第一次讨论

（1）MDT 团队组成：影像诊断科、病理科、肝胆胰腺外科、胃肠肿瘤外科、消化肿瘤内科。

（2）讨论意见

1）影像诊断科意见：肝转移病灶位于肝左右叶，主要病灶位于肝右叶，肝左叶 S3 可见一病灶。

2）病理科意见：基因检测为 *kit* 基因第 11 号外显子突变，对伊马替尼治疗敏感。

3）肝胆胰肿瘤外科意见：肝转移位于肝左右叶，目前实施 R0 手术困难，暂不考虑手术治疗。患者年轻，若内科治疗有效，应再次评估是否存在手术机会。

4）胃肠肿瘤外科意见：同肝胆胰肿瘤外科意见，建议药物治疗后再次评估。

5）消化肿瘤内科意见：目前十二指肠间质瘤伴肝转移诊断明确，肝转移灶的个数、大小目前恐难行手术根治治疗，建议药物治疗为主，先行伊马替尼 400mg/d 治疗，有效后再进行二次讨论。

3. 关于治疗方案的第二次讨论　因患者药物治疗有效，接受二次 MDT 讨论。

（1）MDT 团队组成：影像诊断科、超声科、肝胆胰腺外科、消化肿瘤内科。

（2）讨论意见

1）影像诊断科意见：十二指肠病灶与肝转移病灶较治疗前明显退缩（图 6-3-2）。

2）超声科意见：配合肝胆胰肿瘤外科，必要时可行射频治疗。

3）消化肿瘤内科意见：患者接受伊马替尼治疗后原发灶及转移灶均明显缩小，内科治疗有效，建议外科评估进行手术可行性评估。

4）肝胆胰肿瘤外科意见：经过内科靶向治疗后获益，肿瘤明显缩小，为外科手术创造了条件，可尝试手术治疗，但肝转移灶较多，如手术无法实行 R0 切除，必要时术中加用射频治疗。

（3）结论：尝试手术治疗，必要时可行射频治疗。

（三）案例处理体会

该患者经过多学科多次会诊评估，确立了药物治疗联合手术、射频等多种治疗法的整合治疗模式，不仅有效控制了肿瘤发展，同时显著延长了患者生存期。患者目前已生存 9 年余，肿瘤仍在控制中。该患者的获益体现了整合肿瘤学的概念在 GIST 诊断与治疗中的应用及带来的效果。

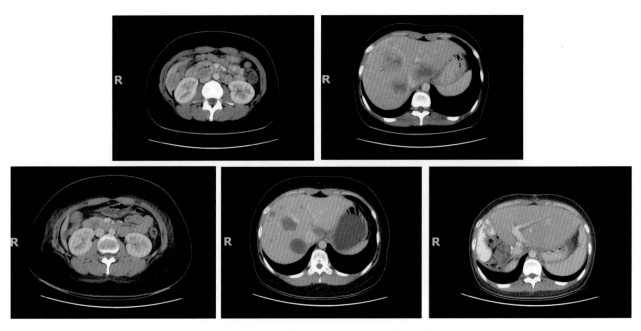

图 6-3-2　药物及手术治疗前后肝脏情况对比

上图为治疗前，下图为治疗后

（李　勇　李　健）

转移性胃肠道间质瘤整合性诊疗 1 例

（一）病例情况介绍

1. 基本情况　患者，女性，59 岁。发现腹部包块 1.5 个月，腹痛 3 天、加重 12h 入院；近 1 个月有不排气、不排便的情况且反复出现。

2. 入院查体　身高 168cm，体重 63kg，BMI 22.32kg/cm²；KPS 评分 80 分；NRS 2002 评分 2 分；生命体征平稳，心肺（－），腹平软，无压痛，无反跳痛及肌紧张，左上腹可触及巨大肿物，质稍硬，活动度差，边界不清。

3. 辅助检查

（1）于当地医院行胸腹 CT 检查：胸部未见明显异常，左上腹可见巨大肿物，考虑降结肠癌可能性大（图 6-3-3）。

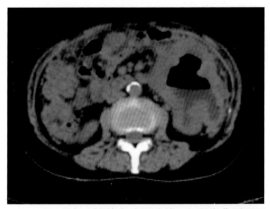

图 6-3-3　患者入院前当地医院的 CT 影像典型层面

（2）生化检测：中性粒细胞比值 77.1%，血常规其他指标基本正常；生化检查未见异常，肿瘤标志物均未见异常。

（3）电子结肠镜：盲肠及距肛门 15 ～ 20cm 的乙状结肠可见多处黏膜下隆起，大小为 0.8cm×0.8cm ～ 1.5cm×1.5cm，呈丘状，表面黏膜光滑完整，触之质地硬，固定（图 6-3-4）。未发现肠腔内有占位性病变，但黏膜下可触及多发质硬结节。

（4）由于肠镜诊断与外院胸腹 CT 结果不符合，遂进一步行 PET/CT 检查，检查结果为降结肠占位，葡萄糖代谢增高，符合恶性病变，结合肠镜检查；肠周淋巴结转移；腹膜多发种植转移；肺门及纵隔高代谢淋巴结，考虑炎性淋巴结，建议定期复查；发现有胆囊结石及子宫肌瘤（图 6-3-5）。

4. 入院诊断　①左上腹恶性肿瘤（来源待查）；②淋巴结转移；③腹膜种植转移；④不完全肠梗阻；⑤子宫肌瘤。

（二）整合性诊治过程

1. 首次 MDT 讨论　明确诊断及整合治疗意见。

（1）MDT 团队组成：结直肠外科、消化肿瘤内科、影像科、病理科。

（2）讨论意见

1）影像学诊断与电子结肠镜诊断有出入，影像学结果显示降结肠癌可能性大，而电子肠镜未

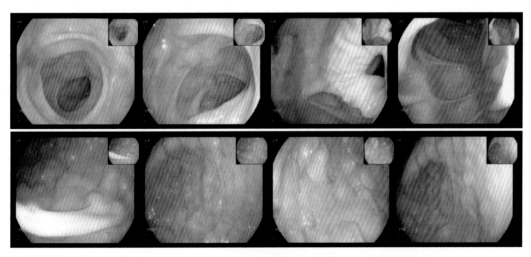

图 6-3-4　患者电子结肠镜检查镜下所见

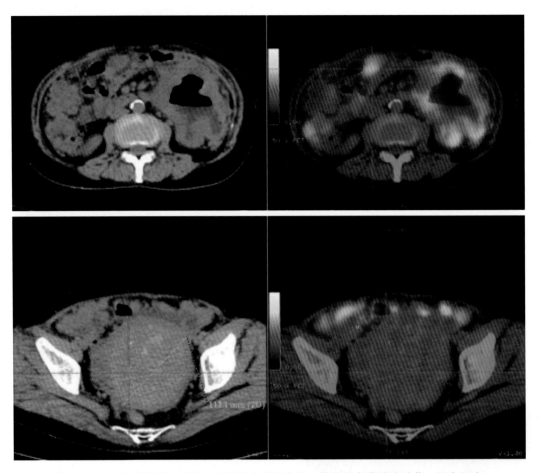

图 6-3-5　PET/CT 检查显示左上腹巨大肠腔占位，腹盆腔多发种植结节，子宫肌瘤

发现肠腔内有占位性病变，但是可见多处黏膜下有隆起，触之质地硬，考虑在肠壁外有肿物压迫。

2）结合 CT 及 PET/CT 的特点，尤其可见肠周淋巴结转移、腹膜多发种植结节，可以初步认为腹腔恶性肿瘤、腹腔种植转移。

3）患者有不排气、不排便及腹痛的症状，但经耐心肠道准备，可以行肠镜检查，同时 CT 未发现肠管明显扩张，所以考虑存在不完全肠梗阻，保守治疗在一定程度上可以缓解症状。

4）子宫肌瘤诊断没有异议。

结论：肠壁外肿物可能性大，其压迫降结肠导致 CT 及 PET/CT 对降结肠显示不清，但肿物为恶性，且有淋巴结转移及腹膜种植转移。目前需要明确肿物组织学来源。MDT 为明确诊断建议手术，手术要达到三个目标：①取病理；②可能情况下切除原发灶，减轻肠管压迫，解除肠梗阻；③如果条件允许，将肉眼所见肿物全部切除，考虑行 R1 切除。

治疗经过：患者全身麻醉下行剖腹探查手术。术中见肿物位于空肠上段，大小约 11cm×11cm×10cm，肠壁、肠系膜广泛种植结节，无法切除。只进行活检取标本送病理检查。病理结果：镜下细胞呈梭形排列。免疫组化显示：CD117（++），CD34（+），DOG1（++），Ki-67 约 30%，核分裂象＞5/50HPF（图 6-3-6）。一代基因检测：第 11 号外显子突变（第 558、559 位密码子缺失）（图 6-3-7）。

2. 第二次 MDT 讨论　进一步明确诊断及整合治疗意见。

（1）MDT 团队组成：结直肠外科、消化肿瘤内科、影像科、病理科。

（2）讨论意见：根据病理及基因检测结果，最后明确诊断为小肠 GIST；腹腔广泛种植转移；子宫肌瘤。MDT 团队给出下一步整合治疗计划。根据《中国胃肠间质瘤诊断治疗共识（2013年版）》，甲磺酸伊马替尼是复发、转移/不可切除 GIST 的

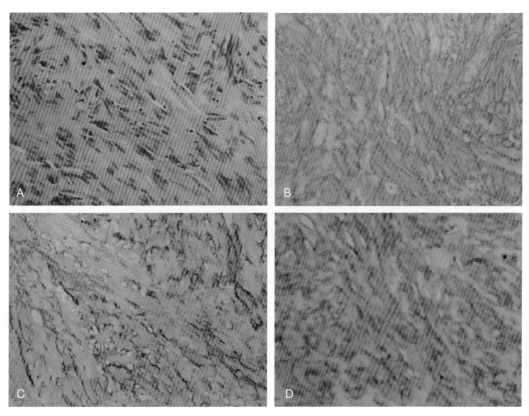

图 6-3-6　病理图片

A. HE 染色；B. CD117；C. CD34；D. DOG1（×100）

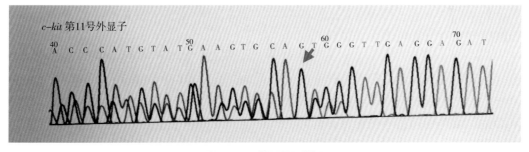

图 6-3-7　基因检测结果

第 11 号外显子突变（第 558、559 位密码子缺失）

一线治疗药物，如伊马替尼治疗有效，应持续用药，直至疾病进展或出现不能耐受的毒性。第 11 号外显子突变一般初始剂量为每天 400mg。

治疗经过如下。

靶向治疗：持续口服甲磺酸伊马替尼，每日 400mg，病灶达到持续的部分缓解（PR）（Choi 标准），服药期间未出现严重毒性作用，只出现 Ⅱ 度及以下的水肿及白细胞减少，对症治疗后缓解。服药每 3 ～ 6 个月复查 CT，见病灶持续缩小，但后期缩小幅度减慢（图 6-3-8）。

3. 第三次 MDT 讨论　评估 PR 以后的策略。

（1）MDT 团队组成：结直肠外科、消化肿瘤内科、影像科、病理科。

（2）讨论意见

1）患者获得了持续的 PR，肿瘤缩小明显，部分腹腔种植结节及淋巴结转移已经消失，应考虑下一步治疗是维持原方案靶向治疗，还是进行外科手术干预。对于不可切除、复发或转移性 GIST 靶向治疗后的治疗选择，历来存在争议。2015 年 NCCN 指南认为不可切除、复发或转移性

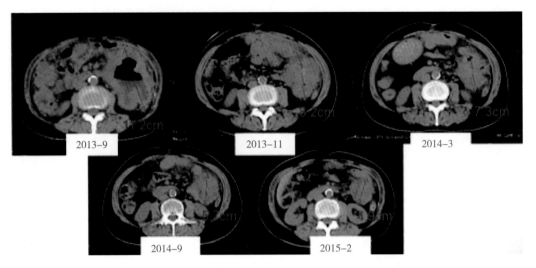

图 6-3-8　患者随访复查 CT 情况

GIST 靶向治疗有效（SD 或者 PR），可以考虑手术，也可以考虑继续服用甲磺酸伊马替尼。2013年中国专家共识认为如果伊马替尼治疗有效，应持续用药，直至出现进展或不可耐受的毒性作用。学界相关文献不多，也都持谨慎态度，一般认为靶向治疗效果好的亚组预后更好，对靶向治疗期间 PR 的患者更多建议手术干预。

2）针对该患者，跟家属充分讨论，告知手术风险使其充分知情的情况下，目前应是最好的手术时机，错过时间窗后可能再无手术机会。故建议手术治疗。

治疗经过：家属及患者本人对手术风险比较拒绝，未下定决心接受手术治疗，因此继续口服甲磺酸伊马替尼。服药期间患者依然状态良好，除水肿以外，未出现任何其他毒性反应。后家属下决心行手术治疗，鉴于需重新全面检查评估病情及手术风险，遂复查 PET/CT 以排除全身其他部位转移，结果发现原发灶与以前比较有增大趋势，并且出现肝转移（图 6-3-9，图 6-3-10），评估疗效为 PD（PFS 为 21 个月）。

4. 第四次 MDT 讨论　评估 PD 以后的策略。

（1）MDT 团队组成：结直肠外科、消化肿瘤内科、影像科、病理科、肝胆外科。

（2）讨论意见

1）关于是否仍然能够手术（包括肝转移灶是否可切除），意见如前一次 MDT 讨论的，GIST 在靶向治疗期间如果达到 PR 或者 SD，手术有一

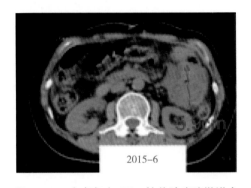

图 6-3-9　患者复查 CT，较前肿瘤略微增大

定价值，如果出现 PD，除非是局部病灶进展或者有出血、穿孔、梗阻等必须手术的指征，否则不建议手术干预。

2）下一步治疗的建议根据原发肿瘤和肝转移的影像学评估，均可以达到 R1 甚至 R0 切除，但循证医学依据不足，手术风险很大，术后可能会加速进展，缩短生存期。所以，下一步应是靶向治疗的药物选择问题。

3）目前有两种选择，第一为伊马替尼增量至 600mg，第二是更换为苹果酸舒尼替尼。根据《中国胃肠间质瘤诊断治疗共识（2013 年版）》及 2015 年 NCCN 指南，伊马替尼增量及换用舒尼替尼都是可以选择的，但在 2015 年 NCCN 指南中更换舒尼替尼为 1 类证据。当时支持文献不多，2014 年有一个中国台湾研究比较伊马替尼增量与直接换用舒尼替尼的二线治疗，换用舒尼替尼的 OS 及 PFS 均高于伊马替尼增量，但差异没有统计

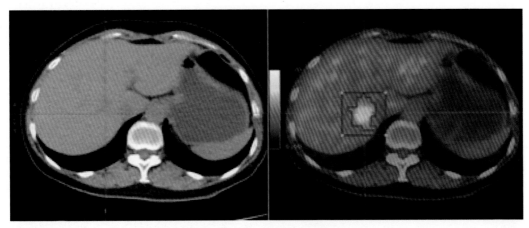

图 6-3-10　PET/CT 情况

可见肝脏Ⅶ段单发肿物，邻近下腔静脉，SUV 值明显升高

学意义。该研究将数据按第 9 号外显子与非第 9 号外显子分层进行亚组分析，非第 9 号外显子的亚组换用舒尼替尼能获得更好的疗效，并有统计学差异。故 MDT 讨论意见更倾向换用舒尼替尼，伊马替尼增量也可以作为一种选择。

治疗经过：由于患者当时仍在中华慈善总会格列卫全球患者援助项目的赠药期内，故家属及患者本人经过慎重考虑以后，选择甲磺酸伊马替尼加量至每天 600mg。每天口服甲磺酸伊马替尼 600mg 共 4 个月，出现严重毒性反应，表现为Ⅲ度骨髓抑制、水肿及乏力。治疗后的第一次复查同时进行。复查 CT 情况显示原发肿瘤变化不明显，肝转移灶体积增大，但 CT 值有所下降，根据 Choi 标准综合评估应属于 SD（图 6-3-11）。

5. 第五次 MDT 讨论　评估 SD 以后的策略。

（1）MDT 团队组成：结直肠外科、消化肿瘤内科、影像科、病理科。

（2）讨论意见：由于患者服用 600mg 伊马替尼以后毒性作用比较大，难以耐受，根据之前 MDT 讨论意见，停用伊马替尼，改为苹果酸舒尼替尼 37.5mg，每日 1 次口服；服药期间未出现Ⅱ度以上毒性作用；服药后进行规律复查，评估疗效。复查 CT 情况，原发肿瘤缩小，肝转移灶体积增大，但 CT 值有所下降，内部可见囊性范围增加，根据 Choi 标准综合评估应属于 PR（图 6-3-12）。

后续治疗：患者出现一次 PR 以后，继续口服舒尼替尼 37.5mg，每日 1 次。由于后期身体状态

下降明显，未再系统复查，随诊不确切，服药也未能足剂量，直至病逝。总计一线治疗 PFS 21 个月，更换舒尼替尼后 PFS ≥ 4 个月；OS 34 个月。

（三）案例处理体会

（1）甲磺酸伊马替尼是不可切除、复发或转移 GIST 的首要治疗手段；对伊马替尼治疗有效的患者，进行减瘤术可生存获益。

（2）原发 c-kit 基因突变可表现为多种类型，其中缺失突变占比约 50%，特别涉及第 557 位或 558 位密码子的突变，其生物学行为较非缺失突变更差，自然预后差，伊马替尼治疗有效时间相对较短等，因此分子检测报告中应对 c-kit 基因第 11 号外显子突变的具体类型加以描述。本例患者为第 558、559 位密码子缺失突变，一线治疗 PFS 21 个月，低于大多数文献报道的伊马替尼继发耐药时间 24 个月左右。

（3）如果患者出现远隔转移，并非局限性进展，则手术价值有限；其手术价值表现在可获得原发灶及转移灶的基因突变结果，但临床及生存是否获益尚不明确，尤其肝转移的局部治疗手段目前无一致意见。

（4）该患者初始病情及基因突变结果均提示预后较差，由于患者及家属顾虑，在一线治疗效果最佳的时间窗失去了手术机会，但经过多次 MDT 讨论，以及整合医学的整体把握与精准医疗靶向治疗有机结合，患者仍然获得了近 3 年的生存期。

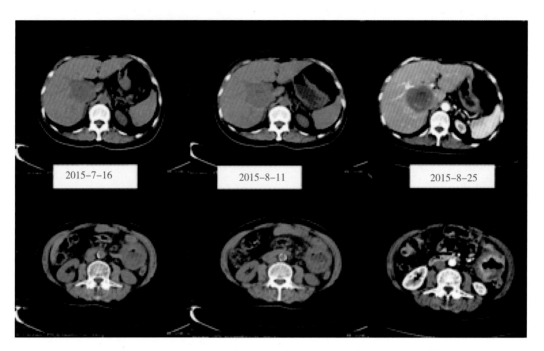

图 6-3-11　患者二线治疗后复查 CT 情况

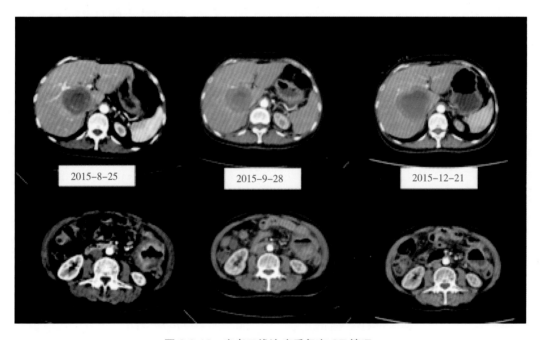

图 6-3-12　患者三线治疗后复查 CT 情况

（张　睿　王永鹏　张敬东　董　越　宁佩芳　尚　海）

参考文献

冯兴宇，黎人杰，张鹏，等，2016.基于中国多中心数据的胃来源胃肠间质瘤外科治疗现状分析.中华胃肠外科杂志，19（11）：1258-1264.

徐皓，马利林，徐为，等，2016，胃肠间质瘤患者服药前后监测伊马替尼血浆浓度意义的中国多中心研究.中华胃肠外科杂志，19（11）：1271-1276.

Agaimy A，Terracciano LM，Dirnhofer S，et al，2009. V600E BRAF mutations are alternative early molecular events in a subset of KIT/PDGFRA wild-type gastrointestinal stromal tumours. J Clin Pathol，62（7）：613-616.

Anderson J, Sihto H, Meis-Kindblom JM, et al, 2005. NF1-associated gastrointestinal stromal tumors have unique clinical, phenotypic and genotypic characteristics. Am J Surg Pathol, 29（9）: 1170-1176.

Blesius A, Cassier PA, Bertucci F, et al, 2011. Neoadjuvant imatinib in patients with locally advanced non metastatic GIST in the prospective BFR14 trial. BMC Cancer, 11: 72.

Brenca M, Rossi S, Polano M, et al, 2016. Transcriptome sequencing identifies ETV6-NTRK3 as a gene fusion involved in GIST. J Pathol, 238（4）: 543-549.

Cao G, Li J, Shen L, et al, 2012. Transcatheter arterial chemoembolization for gastrointestinal stromal tumors with liver metastases. World J Gastroenterol, 18（42）: 6134-6140.

Choi H, 2008. Response evaluation of gastrointestinal stromal tumors. Oncologist, 13 Suppl 2: 4-7.

Daniels M, Lurkin I, Pauli R, et al, 2011. Spectrum of KIT/PDGFRA/ BRAF mutations and phosphatidylinositol-3-kinase pathway gene alterations in gastrointestinal stromal tumors（GIST）. Cancer Lett, 312（1）: 43-54.

Dematteo RP, Ballman KV, Antonescu CR, et al, 2009. Adjuvant imatinib mesylate after resection of localised, primary gastrointestinal stromal tumour: a randomised, double-blind, placebo-controlled trial. Lancet, 373（9669）: 1097-1104.

Demetri GD, Reichardt P, Kang YK, et al, 2013. Efficacy and safety of regorafenib for advanced gastrointestinal stromal tumours after failure of imatinib and sunitinib（GRID）: an international, multicentre, randomised, placebo-controlled, phase 3 trial. Lancet, 381（9863）: 295-302.

Demetri GD, von Mehren M, Antonescu CR, et al, 2010. NCCN Task Force report: update on the management of patients with gastrointestinal stromal tumors. J Natl Compr Canc Netw, 8 Suppl 2: S1-S41.

Du CY, Zhou Y, Song C, et al, 2014. Is there a role of surgery in patients with recurrent or metastatic gastrointestinal stromal tumours responding to imatinib: a prospective randomised trial in China. Eur J Cancer, 50（10）: 1772-1778.

Eisenberg BL, Harris J, Blanke CD, et al, 2009. Phase Ⅱ trial of neoadjuvant/adjuvant imatinib mesylate（IM）for advanced primary and metastatic/recurrent operable gastrointestinal stromal tumor（GIST）: early results of RTOG 0132/ACRIN 6665. J Surg Oncol, 99: 42-47.

Eisenhauer EA, Therasse P, Bogaerts J, et al, 2009. New response evaluation criteria in solid tumours: revised RECIST guideline（version 1.1）. Eur J Cancer, 45（2）: 228-247.

Fletcher CDM, Bridge JA, Hogendoorn PCW, et al, 2013. WHO Classfication of Tumours of Soft Tissue and Bone. 4th ed. Lyon: Word Health Organization: 164-167.

Ford SJ, Gronchi A, 2016. Indications for surgery in advanced/metastatic GIST. Eur J Cancer, 63: 154-167.

Gao J, Li J, Li Y, et al, 2016. Intratumoral KIT mutational heterogeneity and recurrent KIT/ PDGFRA mutations in KIT/PDGFRA wild-type gastrointestinal stromal tumors. Oncotarget, 7（21）: 30241-30249.

Gao J, Tian Y, Li J, et al, 2013. Secondary mutations of c-KIT contri-

bute to acquired resistance to imatinib and decrease efficacy of sunitinib in Chinese patients with gastrointestinal stromal tumors. Med Oncol, 30（2）: 522.

Gao Z, Wang C, Xue Q, et al, 2017. The cut-off value of tumor size and appropriate timing of follow-up for management of minimal EUS-suspected gastric gastrointestinal stromal tumors. BMC Gastroenterol, 17（1）: 8.

Hou YY, Lu SH, Zhou Y, et al, 2009. Predictive values of clinical and pathological parameters for malignancy of gastrointestinal stromal tumors. Histol Histopathol, 24（6）: 737-747.

Huang CM, Chen QF, Lin JX, et al, 2017. Can laparoscopic surgery be applied in gastric gastrointestinal stromal tumors located in unfavorable sites? A study based on the NCCN guidelines. Medicine（Baltimore）, 96（14）: e6535.

Huss S, Pasternack H, Ihle MA, et al, 2017. Clinicopathological and molecular features of a large cohort of gastrointestinal stromal tumors （GISTs）and review of the literature: BRAF mutations in KIT/ PDGFRA wild-type GISTs are rare events. Hum Pathol, 62: 206-214.

Jasek K, Buzalkova V, Minarik G, et al, 2017. Detection of mutations in the BRAF gene in patients with KIT and PDGFRA wild-type gastrointestinal stromal tumors. Virchows Arch, 470（1）: 29-36.

Joensuu H, 2008. Risk stratification of patients diagnosed with gastrointestinal stromal tumor. Hum Pathol, 39（10）: 1411-1419.

Joensuu H, Eriksson M, Sundby Hall K, et al, 2012. One vs three years of adjuvant imatinib for operable gastrointestinal stromal tumor: a randomized trial. JAMA, 307（12）: 1265-1272.

Joensuu H, Vehtari A, Riihimki J, et al, 2012. Risk of recurrence of gastrointestinal stromal tumour after surgery: an analysis of pooled population-based cohorts. Lancet Oncol, 13（3）: 265-274.

Lasota J, Felisiak-Golabek A, Wasag B, et al, 2016. Frequency and clinicopathologic profile of PIK3CA mutant GISTs: molecular genetic study of 529 cases. Mod Pathol, 29（3）: 275-282.

Li J, Gao J, Hong J, et al, 2012. Efficacy and safety of sunitinib in Chinese patients with imatinib-resistant or -intolerant gastrointestinal stromal tumors. Future Oncol, 8（5）: 617-624.

Li J, Gong JF, Li J, et al, 2012. Efficacy of imatinib dose escalation in Chinese gastrointestinal stromal tumor patients. World J Gastroenterol, 18（7）: 698-703.

Li J, Gong JF, Wu AW, et al, 2011. Post-operative imatinib in patients with intermediate or high risk gastrointestinal stromal tumor. Eur J Surg Oncol, 37（4）: 319-324.

Lin JX, Chen QF, Zheng CH, et al, 2017. Is 3-years duration of adjuvant imatinib mesylate treatment sufficient for patients with high-risk gastrointestinal stromal tumor? A study based on long-term follow-up. J Cancer Res Clin Oncol, 143（4）: 727-734.

Miettinen M, Lasota J, 2006. Gastrointestinal stromal tumors: pathology and prognosis at different sites. Semin Diagn Pathol, 23（2）: 70-83.

Miranda C, Nucifora M, Molinari F, et al, 2012. KRAS and BRAF mutations predict primary resistance to imatinib in gastrointestinal stromal tumors. Clin Cancer Res, 18（6）: 1769-1776.

Nannini M, Astolfi A, Urbini M, et al, 2014. Integrated genomic study of quadruple-WT GIST（KIT/PDGFRA/SDH/RAS pathway wild-type GIST）. BMC Cancer，14：685.

Pan F，Den J，Zhang C，et al，2016. The therapeutic response of gastrointestinal stromal tumors to imatinib treatment assessed by intravoxel incoherent motion diffusion-weighted magnetic resonance imaging with histopathological correlation. PLoS One，11（12）：e0167720.

Pantaleo MA，Astolfi A，Urbini M，et al，2014. Analysis of all subunits，SDHA，SDHB，SDHC，SDHD，of the succinate dehydrogenase complexin KIT/PDGFRA wild-type GIST. Eur J Hum Genet，22：32-39.

Pantaleo MA，Nannini M，Corless CL，et al，2015. Quadruple wild-type（WT）GIST：defining the subset of GIST that lacks abnormalities of KIT，PDGFRA，SDH，or RAS signaling pathways. Cancer Med，4（1）：101-103.

Sjölund K，Andersson A，Nilsson E，et al，2010. Downsizing treatment with tyrosine kinase inhibitors in patients with advanced gastrointestinal stromal tumors improved resectability. World J Surg，34（9）：2090-2097.

Tang L，Sui Y，Zhong Z，et al，2018. Non-Gaussian diffusion imaging with a fractional order calculus model to predict response of gastrointestinal stromal tumor to second-line sunitinib therapy. Magn Reson Med，79（3）：1399-1406.

Tang L，Zhang XP，Sun YS，et al，2011. Gastrointestinal stromal tumors treated with imatinib mesylate：apparent diffusion coefficient in the evaluation of therapy response in patients. Radiology，258（3）：729-738.

Wada N，Kurokawa Y，Takahashi T，et al，2016. Detecting secondary C-KIT mutations in the peripheral blood of patients with imatinib-resistant gastrointestinal stromal tumor. oncology，90（2）：112-117.

Wada R，Arai H，Kure S，et al，2016. "Wild type" GIST：Clinico-pathological features and clinical practice. Pathol Int，66（8）：431-437.

Wang C，Zheng B，Chen Y，et al，2013. Imatinib as preoperative therapy in Chinese patients with recurrent or metastatic GISTs. Chin J Cancer Res，25（1）：63-70.

Wang M，Xu J，Zhao W，et al，2014. Prognostic value of mutational characteristics in gastrointestinal stromal tumors：a single-center experience in 275 cases. Med Oncol，31（1）：819.

Yin Y，Xiang J，Tang S，et al，2016. A lower dosage of imatinib in patients with gastrointestinal stromal tumors with toxicity of the treatment. Medicine（Baltimore），95（49）：e5488.

Zalcberg JR，Verweij J，Casali PG，et al，2005. Outcome of patients with advanced gastro-intestinal stromal tumours crossing over to a daily imatinib dose of 800 mg after progression on 400 mg. Eur J Cancer，41（12）：1751-1757.

第四节　胃肠道肿瘤临床诊疗中整合医学的思考

本节主要内容是围绕胃肠道肿瘤展开的，力求在总结相关肿瘤临床诊治研究和实践的基础上，对今后如何在胃肠道肿瘤方面实现整合性发展做出自己的思考，希望给专业人员提供思路，促进大家进一步深入探讨。

一、胃癌整合诊疗的思考

2018 年最新数据表明，全球胃癌发病率和死亡率分别位居恶性肿瘤的第五位和第三位，其中近 50% 的胃癌发生在我国，我国已成为名副其实的胃癌大国。我国胃癌有"发病率高、转移率高、死亡率高"的三高特点，发病率和死亡率均位居恶性肿瘤第二位。由于早诊率低，2/3 以上的胃癌患者初诊时已届中晚期，失去了根治手术的机会，因此我国胃癌 5 年生存率仅有 35.1%，远低于日本、韩国（60% 以上）。所以，为提高我国胃癌的整合诊疗水平，提高患者的 5 年生存率成为我国相关学者及政府的重要任务。

（一）实施胃癌危险因素控制行动，降低胃癌患病风险

1. 充分认识高危因素　和大多数恶性肿瘤一样，胃癌的病因不十分明确，研究者普遍认为不健康的饮食习惯、生活方式、幽门螺杆菌感染和不健康的心态都会导致胃癌的发生。人们总认为胃是一个"皮实的囊"，"苦辣酸甜都可进，软

硬热凉皆能装"，殊不知，如果不加节制，胡吃海喝，胃也会"伤不起"。不良的饮食方式，如经常摄入霉变食物、咸菜、烟熏及腌制鱼肉等真菌毒素含量较高的食品及香肠、腊肉等，都会增加发生胃癌的风险。长期不规律饮食、进食过快、食用过烫的食物、暴饮暴食亦是引起胃癌的因素。"早餐没空吃、午餐凑合吃、晚餐应酬吃、夜宵地摊吃"是现在大多数人的生活缩影，长此以往会增加发生胃癌的风险。不健康的精神神经因素，如长期的焦虑、抑郁等，也会增加患胃癌的风险。"终日郁郁寡欢，喝酒又吸烟"的人胃癌的发生率高于常人是不争的事实。

2. 控制幽门螺杆菌感染　幽门螺杆菌是生长在人胃中的一种螺杆菌，可通过手、不干净的餐具、不洁的食物进入胃内并互相传播。幽门螺杆菌虽然不会直接导致胃癌的发生，但其引起的胃部疾病长期不愈则有可能导致癌变，幽门螺杆菌虽不是胃癌的"元凶"，却是"帮凶"。

3. 狠抓"三早"，降低"两率"　胃癌的发病率随年龄增长而升高，发病高峰在 50 ～ 80 岁；但目前也面临一个严峻的事实，胃癌正在向青年人逼近，19 ～ 35 岁患者的比例已从 40 年前的 1.7% 升至 3.3%。胃癌的治疗效果与病期早晚及诊治手段关系密切，早发现是改善疗效、提高生存率的关键。早期胃癌治疗后 90% 以上能生存 5 年以上或治愈。日本是世界上最长寿的国家之一，和中国一样都是胃

癌的高发国家。尽管日本和韩国的胃癌发病率高，但这两个国家胃癌的生存率却名列前茅，其中日本胃癌的 5 年生存率高达 80%，而中国却只有 20%～30%，日本是我国的 3～4 倍。其实，日本和中国治疗胃癌的方法差异不大，其生存率高最主要的原因是早期诊断率高。日本大力普及胃镜检查，将胃镜检查纳入 40 岁以上人群的国民体检项目中，使得日本早期胃癌的比例高达 50%～70%，而我国胃癌的早诊率只有 10%～20%。早期胃癌的治疗效果非常好，这也是日本胃癌生存率排在全球第一的原因。

4. 提高公民健康素养　健康素养是公民素质的重要组成部分，也是一个社会文明与进步的重要标准。提高公民健康素养，推行健康文明的生活方式，营造绿色安全健康的环境，尽可能减少疾病的发生。随着"健康中国"理念的不断深入，大家逐步意识到必须要把"以疾病治疗为中心"转变为"以健康促进为中心"。无论医疗和科技怎么发达，通过"预防"把疾病扼杀在萌芽中始终是最有效也是成本最低的方式。肿瘤防控，科普先行；科普先行，贵在基层，不断对基层医师和医务工作者宣传防癌理念，推广防癌知识。开展全民健康促进，充分调动健康中国行动推进委员会"国家健康科普专家库首批成员"中胃癌防治专家的积极性，在全社会科普抓"三早"（早预防、早诊断、早治疗），降低"两率"（发病率和死亡率），确保到 2022 年，公众胃癌防治核心知识知晓率达到 70% 以上，如在合理饮食预防胃癌方面，应倡导饮食多样化、天然化、平衡化，每天饮食不少于 18 种食物，尽量远离高加工食品，避免挑食和暴饮暴食。在未来，要更好地利用好互联网远程医疗、健康大数据、人工智能、云计算等，助力胃癌危险因素控制和筛查。

（二）制定统一规范的胃癌筛查和治疗指南，研发新药，用好老药，优化组合

现阶段在基层医院，化疗仍是胃癌治疗的主要手段之一。但是按照目前各大指南和规范来看，胃癌治疗应是化疗联合靶向治疗进行，同时要求

进行精准的检测。随着精准医疗时代的发展，靶向治疗和免疫治疗成为化疗的有效补充。因此，从全程管理的角度看，应将治疗前移，从筛查入手，制定统一规范的胃癌筛查和早诊早治技术指南，开展胃癌早期筛查和早诊早治能力提升工程，在试点地区开展胃癌机会性筛查，加强筛查后续诊疗连续性，提高筛查和早诊早治效果。加强全国性的胃癌治疗临床大数据收集、分析平台的建设，完善临床标本库的建立，加强多中心临床医疗数据的交流与共建共享。进一步规范临床工作中 MDT 模式，突出中国特色，尽快制订新版整合诊疗方案，坚持中西医整合、基础医学与临床实践整合、医疗与护理整合、医疗与管理整合，从而整合多学科诊疗优势，为患者制订个体化整合治疗方案，能够大幅度提高治愈率，减少病死率。

晚期胃癌的化疗需要用好"五虎上将"——紫杉类、铂类、伊立替康类、蒽环类和氟尿嘧啶类，其中氟尿嘧啶类药物是胃癌化疗的核心药物。目前上市的氟尿嘧啶类药物有三大类，即氟尿嘧啶针、卡培他滨片和替吉奥胶囊。此类药物可与铂类、紫杉类、蒽环类、伊立替康类整合，形成多药联用方案。传统化疗药物的疗效已趋平台，进一步研发新药，用好老药，优化药物整合是立足现实的必然选择。进一步研发新型分子靶向药物、免疫治疗药物等新的抗癌药物，整合有效治疗药物进行优化治疗，成为提高疗效的关键。目前针对胃癌的药物相对较少，相关靶点也在进一步研究之中。未来研发方向主要有两个。

（1）积极开发新的免疫治疗药物：目前针对胃癌的靶点太少，所以需要进一步发现新的靶点和验证原有靶点是否在胃癌中仍有效果，如 PD-1/PD-L1 在胃癌中的治疗效果，或者寻找胃癌中的特有靶点。

（2）对现有药物进行整合用药和合理用药，有助于获得更好的效果，如曲妥珠单抗联用顺铂-氟尿嘧啶/卡培他滨化疗会优于单纯化疗效果。在这一过程中，单抗类药物将发挥越来越重要的作用，有能力进行单抗药物研发的企业将获得更大优势。抗血管生成靶向药物与免疫检查点抑制剂的联合治疗，在晚期胃癌治疗中展示出较好的

前景。应积极参与国际多中心临床试验，在全国有条件的医疗中心更多地开展前瞻性多中心的随机对照研究，探索新药物、新疗法的疗效，建立中国胃癌患者的治疗信息库。

（三）整合基础医学、转化医学、临床医学的成果，推动胃癌规范化精准诊疗发展

在大数据和精准医疗时代，要推动胃癌精准诊疗发展，需要进一步提高胃癌的整合诊疗水平，积极整合胃癌领域基础医学、转化医学、临床医学的成果。大数据与精准医疗时代下的胃癌整合诊疗应在充分推广诊疗规范的基础上，通过对数据的分析，筛选手术、化疗、放疗及靶向治疗的获益人群，根据精准的诊断分期控制手术指征与范围，减少不必要的创伤及过度治疗。精准医疗是指以基因、生物标志物、表型或心理、社会特点为基础将相似临床表现的患者加以区分，在获得最佳疗效的同时降低不必要的不良反应。

1. 夯实规范化精准诊疗的基础　精准治疗，诊断先行；精准诊断，检测先行；精准检测，分析先行。精准治疗离不开精准诊断，尤其对于恶性肿瘤而言，精准的诊断、合理的分期、准确的分型与治疗方案、疗效及预后密切相关。

胃镜活检合并病理检查是诊断胃癌的金标准，近年来，内镜技术不断发展，各种新型消化内镜逐步应用于临床，实现了胃癌的早期诊断和内镜下治疗。医师可以选择白光胃镜、染色胃镜、超声内镜等方法进行检查。在发现可疑区域后，可以取标本进行病理诊断和免疫组化分析相关免疫标记物，进而进行确诊。目前染色胃镜和超声内镜等技术中较为复杂的器械，仍以进口产品为主。对这一细分领域进行国产化在技术上有一定的挑战性，也有较大的机遇和市场空间。胃镜检查是一项侵入性检查，研究者希望在临床工作中找到微创、易于检测、敏感度及特异度均较高的生物学方法。研究发现 cfDNA 对胃癌诊断的敏感度为 96.67%，特异度为 94.11%。

另外，对于特定基因进行检测也有一定的效果，如 HER2 过表达乳腺癌细胞会产生 HER2 阳性的外泌体，不过这一现象是否会在胃癌中存在还不清楚。液体活检是比传统检测更快捷、方便且易于推广的检测方法，是未来癌症早期检测的方向，在合理用药特别是靶向药物方面具有非常广阔的发展空间。目前针对胃癌的分子标志物种类不多，相关度极高的只有 HER2 阴性与 HER2 阳性的胃癌，这为胃癌治疗带来了极大的困难（特别是有相当部分胃癌患者是 HER2 阴性的）。因此最主要的目标是发现更多生物标志物并应用于胃癌检测来提高整合诊疗的有效性和准确性。目前有许多企业以液体活检作为重要业务组成部分，期待这些企业能够在胃癌领域有所突破。

2. 寻找整合诊疗的更大突破　胃癌的诊疗未来应继续聚焦如下热点：精准诊断，继续寻找优势通路和有驱动作用的靶点，进一步优化胃癌的分子分型研究；精准治疗，进一步优化靶向治疗、放疗与化疗的最佳配伍方案；精准预测，进一步针对抗以 PD-1/PD-L1 治疗为首的免疫靶向治疗，根据生物标志物建立疗效精准预测模型，富集精准治疗获益优势人群等。在胃癌的临床研究探索方面，要继续关注胃癌特征性的精准治疗。现在的免疫治疗，在很多时候用 PD-L1 的表达来筛选患者，但从目前的三线治疗、二线治疗失败及一线治疗结果不满意的现状来看，PD-L1 还不是胃癌免疫治疗筛选人群中令人满意的生物预测标志物。相信随着基础研究、转化研究与临床研究的不断深入，胃癌的整合诊疗将会取得更大的突破。

3. 加强病例数据积累和大数据分析　在大数据与精准医疗时代，胃癌整合治疗的基础仍然是规范化治疗。基于大量病例的规范化治疗，积累临床数据、肿瘤样本后，通过大数据分析，对规范化治疗中出现的"特异性"病例进行基因组、mRNA 组、蛋白质组分析探究，才能获得精准医疗的数据基础，进而指导临床治疗。早期胃癌的精准医疗关键在于根据患者的个体因素决定治疗方式。目前，早期胃癌的治疗主要包括内镜手术、腹腔镜手术和开放手术三种方法。在精准医疗的需求下，早期胃癌治疗的重点是在保证肿瘤根治的基础上尽量减少患者创伤，保留患者消化道功能。在此需求下，早期胃癌的内镜手术和腹腔镜手术将进一步发展。通过对患者临床特点、肿瘤

生物学行为的深入分析，可以针对性地进一步筛选哪些患者不易出现淋巴结转移，在现有内镜手术适应证的基础上进一步扩大适宜人群。同样，对肿瘤分子生物学行为的深入分析也可以识别出易出现早期转移的病例，对这些患者进行适当的扩大治疗以保证肿瘤根治。

4. 先进诊疗技术的转化落地　对腹腔镜手术，精准医疗要求尽可能减小手术范围。随着技术的进步，荧光显像、前哨淋巴结显像等技术开始应用于腹腔镜手术。早期胃癌淋巴结转移一般较少，转移范围较小，如何识别需要清扫的淋巴结是未来发展的方向。随着这些新技术的应用，术中根据患者的临床特点、肿瘤生物学特点和术中显像标记等因素进行个体化的淋巴结清扫将成为可能，可进一步减少对患者的创伤。局部进展期：胃癌的手术治疗和围术期整合治疗仍然是局部进展期胃癌治疗发展的主要方向。在手术方面，现有临床研究已经规范了淋巴结清扫范围为 D2 淋巴结清扫，精准医疗的需求有可能对这一观念提出挑战。在其他肿瘤如乳腺癌研究领域，已经将淋巴结微转移的概念应用于临床，而在胃癌研究领域，这一概念还未得到验证。但是，部分临床研究已经证实阴性淋巴结清扫的数量会影响患者的预后，这提示被判定为阴性的淋巴结中存在着肿瘤的微小转移灶。因此，缩小淋巴结清扫范围的设想首先要求淋巴结病理检测手段的进步，即能够真正识别没有肿瘤细胞转移的淋巴结。在此基础上，结合目前标准手术范围，积累大量数据后，才可能进一步分析现有的淋巴结清扫范围是否合适。除淋巴结清扫外，胃癌的手术途径也会出现新的发展。目前局部进展期胃癌的手术途径以开放手术为主，腹腔镜手术方兴未艾，机器人手术也开始兴起。现有临床研究仍在探索腹腔镜手术和机器人手术在局部进展期胃癌中的适应证，距离临床规范化应用仍有一定差距。腹腔镜手术和机器人手术为胃癌手术的精准化提供了契机，视野放大、精细操作等优势使得手术操作的精准医疗成为可能。但是，目前的工作重点仍是明确这些新技术的适应证，防止新技术的盲目应用，首先要形成规范，在规范的基础上积累数据，进而达到精准的要求。

5. 围术期整合治疗　这是局部进展期胃癌治疗发展的重中之重。目前，化疗仍是围术期治疗的主要方式，而放疗、靶向治疗、免疫治疗等其他治疗模式也开始向这一领域探索。精准医疗对胃癌围术期整合治疗的核心要求是判断哪些患者能够从不同的治疗模式中获益。2018 年 ESMO 上报告的 CheckMate-142 试验，对 MSI-H 的早期肠癌进行双免疫联合治疗可以实现很好的肿瘤退缩，这对胃癌患者是很大的鼓舞，虽然各亚型人群都不是很多，但如果在晚期患者中能够从 MSI-H、EBV 感染或者 PD-L1 高表达等人群获得有效的治疗预测价值，相信未来也可以扩大到早期的新辅助治疗。对较为局限的早期患者，将药物系统治疗精准加入围术期管理，会进一步改善患者的生存预后。新辅助治疗目的在于结合手术达到根治的目的，要求治疗切实有效，肿瘤能够缩小或降期，进而延长患者生存期。因此，精准医疗时代新辅助治疗的关键在于识别肿瘤对特定治疗的反应。现在常用的影像学评价标准如实体瘤的疗效评价标准（RECIST 标准）等仍较粗略，远不能满足精准医疗的需求。功能影像学的应用目前是研究热点之一，通过 PET、CT、核磁 DWI 等技术，在治疗开始后数天内进行评估，判断肿瘤代谢、功能等是否受治疗影响，进而在治疗早期判断治疗能否起效，防止无效治疗的过度应用。随着功能影像学、分子影像学等新的影像技术不断进步，胃癌新辅助治疗的疗效评价将迎来新的时代。在辅助治疗方面，精准医疗重点在于识别术后容易出现复发、转移的病例。通过分子生物学的深入分析，对高危患者进行识别，进而对这些患者适合接受的治疗模式、药物等进行评估，根据评估结果针对性地选择个体化的最佳整合治疗组合及随访方案，以达到最佳疗效，同时减少不必要的术后治疗。对识别出的低危患者，要根据大数据积累制订的个体化随访方案进行定期复查。对于按照既定方案治疗及随访过程中出现的异常病例，进行更深入的临床、病理、分子生物学研究分析，探究仍没有被发现或重视的新的标记物，以不断补充对胃癌的认识。

6. 解决晚期胃癌的精准靶向问题　在精准医疗的范畴中，靶向治疗因具有明确的治疗靶点而成为其最具有代表性的应用。对于胃癌来说，目前应用主要集中在晚期患者。HER2 相关的曲妥珠单抗、VEGFR2 相关的雷莫芦单抗及我国拥有自主知识产权的阿帕替尼已在临床用于晚期胃癌的治疗。除了上述药物外，EGFR 相关的帕尼单抗、西妥昔单抗，VEGF 相关的贝伐珠单抗却没有取得阳性结果。靶向治疗难以取得显著生存获益，其中一个重要原因是具有特定靶点突变的患者在整体人群中所占比例太少，如 FGFR2、KRAS、EGFR、ERBB2 和 MET 基因突变分别只占所有胃癌患者的 9.0%、9.0%、8.0%、7.0% 和 4.0%。在目前已经存在多种靶向药物可供选择的基础上，对每例患者筛查所有的靶点显然是不经济的，通过找到相对便捷的方法对患者进行分类，从而更有针对性地对患者进行检测，成为实现精准医疗的重要途径。既往根据 Lauren 分型、肿瘤位置划分和靶点基因突变的关系并不确切，现在的 TCGA 分类方法有助于对进一步富集靶点突变的患者，提高筛查效率。例如，针对目前热门的免疫治疗，TCGA 的数据发现 EBV 型胃癌中 PD-L1/2 扩增占到 15%，提示对于该类患者，筛查免疫治疗相关靶标具有更大的意义。从一些初步的临床研究结果发现，对于这些患者免疫治疗的效果非常好，所以在目前还没有大样本的随机对照临床研究能够找到更好的适宜人群的前提下，很有必要将这些特别小的人群选择出来。关于 HER2 的检测已经推行多年，但在临床实践中的执行力度仍待提高。并且现在越来越多的循证医学证据表明，HER2 检测不单纯和治疗选择有关系，同时与预后、复发转移模式均有关。从目前初步的一些研究中发现，HER2 阳性的患者不只对抗 HER2 治疗敏感，还可能对抗 HER2 联合免疫治疗产生非常好的效果。这是一个研究前景，需要在未来进行这方面的探索，将为进一步了解 HER2 阳性人群的生物学特征产生非常重大的影响。目前对于 HER2 阳性的患者，都是选择 HER2（2+）、FISH 阳性或 IHC（3+）人群。实际在国际上有一些新的抗 HER2 治疗，已经将 HER2 检测阳性定义扩展到免疫组化（2+），但是 FISH 并不扩增。这实际上相当于把胃癌 HER2 阳性的人群大概提高了 5 个百分点，从原来的 15% 左右提高到 20%，这样就占到了胃癌患者的 1/5。实际上曲妥珠单抗也在进行包括其他实体瘤和所有 HER2 阳性实体瘤治疗方面的探索，同时也在进行与 PD-1、PD-L1 结合相关的研究。

对于晚期胃癌，靶向治疗只是整合治疗模式中的组成部分之一，如何在化疗、靶向治疗、手术、放疗等 MDT 模式下找到针对个体患者的最优治疗，成为精准医疗时代的重要挑战。然而，晚期胃癌患者组成复杂。即使分期相同，其腹腔内淋巴结播散、肝转移与多脏器转移的患者也具有明显不同的生物学特性，经过不同药物治疗后的患者也具有自己的特点。明显的差异性使随机对照研究面临一定困难。通过纳入临床数据，以大数据的方式来判断患者对药物的反应可能成为未来的研究方向。同时，随着对晚期胃癌了解的不断深入，对于特定患者的治疗模式也有了一定进展，呈现越来越精准的趋势。在化疗药物的选择方面，过去发现临床特征和药物应用方面存在一定关联，如对于腹膜内播散转移的患者，腹腔内联合静脉给药的方式具有更好的疗效。但对于大多数患者，往往难以根据自身临床特点选择相应化疗药物，只能依据化疗效果来评估每一个方案的有效性，这样患者可能经历多个无效化疗方案的痛苦。而与之相比，人源化移植瘤模型（patient derived xenograft，PDX）可能为药物选择提供更加精准的参考。其通过将新鲜肿瘤组织植于裸鼠皮下成瘤，建立可保持原患者生物学特性和药物敏感性的模型，从而提高化疗有效性。但目前该技术还存在一定局限性，如花费较高、成瘤时间较长等。除了药物治疗外，其他的治疗方式也呈现出越来越个体化的趋势。传统意义上认为对于晚期胃癌患者，手术主要为姑息治疗手段，而随着对患者的精确划分，目前认为对于部分晚期胃癌患者，外科治疗同样可以达到延长生存期的效果，如针对腹腔游离细胞学阳性、远处淋巴结转移、肿瘤负荷较小的肝转移患者，手术有望在有效的全身治疗基础上进一步延长患者生存期。随着晚期患者临床数据的不断完备，基于数据分析决定个体化整合治疗方式有望为该类患者进一步改善生存提供希望。

（四）医工整合，积极改变胃癌未来的诊疗模式

医学不是纯粹的自然科学，自然科学、社会科学、哲学等深度融合的整合医学才是未来医学。传统医学建立在解剖和化学（有机化学、生物化学等）两大基础学科之上，随着科技不断进步，单纯医学专业知识对行业发展的推动力持续减弱。未来的医疗行业将伴随医学与工程科学的结合（即医工整合）向前发展。胃癌的腹膜转移率在文献报道中约在20%，而在临床实践中用普通的影像学检测检查不到，所以如何改变这种现状是未来的研究方向。最近国际上运用人工智能大数据对临床难题进行分析所得出的一些初步结果，能够指导临床实践，产生非常重要的影响。虽然这些研究成果还没有得到普遍的应用，但也引起了众多研究者的极大兴趣。在医工整合的大背景下，人工智能对医疗产业的渗透正在越来越深刻，并不断创造新的应用场景和商业机会。但医工整合也存在如下现实问题。

1. 从医院角度出发　①目前国内人工智能医疗存在研发与应用障碍：研发缺乏有效数据，应用没有反复的临床试验进行支撑；②政府最新出台的人工智能类医疗产品评价监管政策尚需要时间去进行验证；③医疗临床现场对人工智能最大的需求是改变基层医疗公共服务能力，本质还是缺乏大量有经验的好医师。

2. 从人工智能医疗公司角度出发　①针对慢性病和传染病的智能预测，以及针对影像科医师的智能筛查有望最先实现商业化落地；②现阶段，人工智能不是替代医师，而是成为医师尤其是基层医师的诊疗好帮手。人工智能的目标不是自动驾驶，而是成为好的导航系统。未来的医疗绝不仅仅是医师一个人做决定，一定要有社会、家属特别是患者自主参与到诊疗过程中来，不仅给患者提供信息的平台，同样也体现平等和互相尊重。

人工智能给未来医疗提供的最大附加值应该是打破门槛，让患者、家庭、社会等多方共同参与，最终实现人性关怀。随着产业链条更多相关方的积极参与，部分实用化的人工智能技术如疾病预防、影像结果分析将赋能海量智慧医疗诊断基础平台，并逐步演变为社会的基础能力。与此同时，技术至上的探索型企业也将继续研究生命的奥秘，用颠覆式创新改变现有诊疗手法，为人类健康而不断奋斗。

立足现实，回顾过去，放眼未来。胃癌的诊疗要取得突破性的进展，需要做到四大转变：从基础研究成果向临床转化；从非肿瘤专科治疗向肿瘤专科治疗转变；从单一手段走向多学科整合治疗；从经验医学走向循证医学指导的个体化。以人为本，做到"身""心""社""灵"全人疗护，坚持"整体观念、全程管理、科学决策、人文服务"十六字方针，做到抗癌与姑息治疗相整合、躯体与心理治疗并重，探索胃癌诊疗中有中国特色的整合诊疗模式，提出中国经验，为胃癌的未来诊疗树立中国标准。

二、结直肠癌整合诊疗的思考

结直肠癌是世界范围内常见的恶性肿瘤，2018年全世界约有180万新发病例，死亡例数高达86万，发病率及死亡率分别居癌症的第三位和第二位。中国结直肠癌发病率和死亡率均居恶性肿瘤第五位，其中发病率为376.3/10万人年，死亡率为191/10万人年。结直肠癌的诊疗现状是发病率高，可用药物少，新药研发进展缓慢，基础研究陷入瓶颈。无论是早期筛查还是中晚期治疗，要实现结直肠癌的个体化预防和精准化诊治还任重道远。结直肠癌诊疗的未来之路将走向何方，应从以下诸方面着手。

（一）加大力度建立结直肠癌的队列研究

队列研究是流行病学基本的观察性研究方法之一，在揭示疾病病因、发病趋势、评价疗效、寻找预后指标等方面有独特优势。在精准医疗和大数据时代，针对危害较大、发病机制复杂的恶性肿瘤，大型人群队列及各种生物组学样本库的建立已成为全球趋势，进而服务于肿瘤精准预防、诊断和治疗。国内尚缺乏大规模长周期的结直肠癌队列研究，要整合临床和人群队列，收集并建成结直肠癌及其癌前病变全疾病谱生物样本库，

构建与之匹配的流行病学、临床诊治及结局随访等综合信息的数据体系，并搭建互联互通生物样品和大数据共享平台。围绕结直肠癌专病队列标准和规范制定、生物样本库和信息库建立、队列人群终点结局动态随访、队列资源共享使用4个关键科学问题，着力开展以下工作。

（1）依托早诊早治示范基地及城市社区早诊早治项目，开展高危人群筛查，采集人群生物标本及危险因素等基线信息，建立高发现场及城市社区结直肠癌及癌前病变人群队列。

（2）以遗传家系为重点，基于家系诊断标准，收集家族史等基线信息及至少两代家系成员生物样本，建立结直肠癌遗传家系队列。

（3）以早中期结直肠癌及进展期腺瘤为重点，基于分期标准及手术或内镜治疗规范，采集治疗前后生物标本及随访信息，建立结直肠癌内镜及外科治疗临床队列。

（4）以中晚期结直肠癌为研究重点，基于规范化整合治疗方案，依托现有的整合治疗协作平台，采集生物标本、临床诊疗及随访信息，建立结直肠癌规范化诊疗临床队列。

（5）以晚期肝转移为研究重点，基于肝转移癌预后评价标准及诊疗规范，采集治疗前后生物标本及随访信息，建立结直肠癌肝转移诊疗临床队列。

（二）深入开展多学科协作，提升肠癌整合治疗高度

肿瘤防治，赢在整合。未来结直肠癌的诊疗，要走整合医学这条必由之路。肠癌是非常特殊的疾病，目前病因并不完全清楚，多数情况是针对危险因素进行治疗，不同的人有不同的危险因素。现在的治疗方法很多，如手术、化疗、放疗、免疫治疗等，这些方法对某些患者是有效的。但不同的患者要选择不同的治疗方法，治疗后再根据情况改变方案，这就是整合医学，要把现有的诊断和治疗方法整合起来，因人制宜，因地制宜，因时制宜，这被称为整合肿瘤学。比如，某抗癌药对25%的患者有效，人们往往认为自己在25%中，但实际常在75%里。其实，每个人身上都有癌细胞，之所以不产生肿瘤，是因为有强大的免疫力或抵抗力，如果身体某部位"抵抗力"受损，就会产生肿瘤，所以，整体调节可能是将来治疗肿瘤的重要方法。

随着内镜诊疗、影像分期、微创手术、精准放疗、靶向治疗及免疫治疗等新技术、新药物的发展，传统单一学科诊疗模式显然已不能满足临床需要，目前结直肠癌的治疗主要采取以外科手术为基础的MDT的整合诊疗模式。MDT工程是由国家卫生健康委医药卫生科技发展研究中心牵头的"全国大肠癌多学科综合治疗技术推广试点工程"（简称MDT工程），旨在建立并推广国家级大肠癌多学科整合治疗示范单位，从行业管理、学术研究、人才培养三方面入手，推进最新大肠癌整合诊疗规范的应用，力争实现大肠癌规范化治疗，从根本上提高我国大肠癌诊疗水平，惠及全国逾百万大肠癌患者。MDT充分体现了整合医疗的思想，结直肠外科、影像科、肝胆外科、肿瘤内科、放疗科、病理科等多个学科通力合作，共同制订结直肠癌的整合治疗方案。通过MDT可以提高术前分期的准确度，促进患者接受规范化的整合治疗，提高手术切除率等，最终使患者受益。MDT诊疗可涵盖Ⅰ～Ⅳ期所有结直肠癌的患者。对于Ⅰ期结直肠癌的病例，讨论重点在于内镜治疗及局部切除是否可行；对于Ⅱ～Ⅲ期结直肠癌患者，讨论重点为初诊时并发症的处理、术前是否行新辅助放化疗、手术方式及时机选择、术后辅助治疗的选择；对于Ⅳ期合并其他脏器转移的患者，讨论重点在于转化治疗或辅助治疗方案的选择、手术方式及时机的选择等。要继续深化MDT的内涵与精髓，立足于肠癌全程管理的高度，充分整合多学科优势，将患者视作有机生命的个体，做到"动态的""以人为本"的MDT，以MDT的整体决策作为重要节点的治疗依据，将MDT贯穿患者整个治疗的始终，不同阶段有不同的侧重点，将患者的治疗效果进行动态反馈，再重新调整治疗的整体布局。

MDT能够使"医""患"双方达到共赢。首先患者的获益不言而喻：强有力的MDT团队是治疗成功的有力保障。"医"包含两个方面：医师和医院。对于医师而言，MDT既是交流的平台，也是总结经验和教训的平台。医师从中可以收获

交叉学科的知识，包括最新的治疗理念、最新的治疗方法和最新的前沿进展。这对于医师综合评估患者、确定最佳治疗方案大有裨益。对于医院而言，实施 MDT 更是能够长久获益。开展 MDT 能使患者获得最佳治疗，赢得好口碑，可吸引更多的患者；开展 MDT 会带动整个团队、各个学科专业水平的提高，从而带动医院整体医疗水平、教学水平及科研水平的提高，这将为医院的后续发展提供强劲动力。

（三）大力推进大数据和整合医学指导下的精准治疗

结直肠癌的 MDT 模式完美体现了整合肿瘤学的精髓，精准诊治更是推动结直肠癌治疗发展的核心动力。"精准医疗"是在充分考虑个体间差异的前提下，针对个体或者特定人群开展的疾病诊断、治疗及预防等医学新模式。换言之，就是在适宜时间为适宜患者提供适宜的治疗。伴随人类基因谱解码，基因组测序技术迅猛发展，转录组、蛋白质组和代谢组也产生了海量的数据，借助大数据分析的工具，生成具有个体化诊断和治疗指导价值的生物医学信息，成为"精准医疗"计划得以实施的基石。精准医疗是通过基因组、蛋白质组等组学技术和医学前沿技术，对大样本人群和特定疾病类型进行生物标志物的分析与鉴定、验证与应用，从而精确寻找到疾病的原因和治疗的靶点，并对一种疾病不同状态和过程进行精确亚分类，最终实现对疾病和特定患者个体化精确治疗的目的，从而提高疾病诊治与预防的效益。"精准医疗"显示了人类战胜疾病并保持健康的未来与愿景，它不仅将重新界定疾病分类，还必然会深刻影响医师的临床实践与患者的预后转归。

癌症是"精准医疗"计划的研究重点，但目前尚处在筛选癌症关键基因的初步阶段，更艰巨的任务是找到干预或治疗的理想手段。许多重要的癌症相关基因（如 *P53*、*RAS* 等）虽已研究多年，但仍缺乏应用于临床的有效药物。免疫治疗也仅提供了一种选择，寻找更多的治疗策略还面临重大挑战。多基因调控、多种组学参与、细胞的异质性及基因型与表型间的差异等都是癌症的基本特征，"癌症精准医疗"计划任重而道远。

结直肠癌的治疗目前仍以手术切除和综合治疗为主，随着 MSI、MMR、EGFR、KRAS、NRAS 和 BRAF 等分子检测从实验研究进入了临床应用，结直肠癌已经跨入"分子诊断和治疗"的时代。结直肠癌是第 3 个被 TCGA 计划项目组发布癌症基因组信息的恶性肿瘤。我们完全有理由相信，随着人类结直肠癌基因组数据的进一步解析，传统结直肠癌的诊疗模式必将被改变，"结直肠癌精准医疗"将重新规划肿瘤分类、预防、诊断、治疗、评估预后及护理等各个临床实践节点。结直肠癌 MDT 团队成员都应该学习和关注精准医疗，更新诊治理念，以期为结直肠肿瘤患者的"个体化"精准医疗提供进一步的支持。

（四）整合医学是实现结直肠癌精准治疗的必由之路

整合医学在结直肠癌领域的特点是紧密与精准医疗相结合，尤其是生命组学的研究推动结直肠癌预防、诊断与治疗进入精准医疗阶段。精确的分子分型用以指导临床实践是近年来结直肠癌转化医学领域的重要突破，其临床价值已得到验证。生物医学大数据平台作为有效整合临床数据和生命组学数据的重要工具，有望助推整合医学在精准分子分型方面不断突破。新型诊断与治疗手段，如液体活组织检查技术具有无创、灵活机动等特点，可动态监测、尽早发现体细胞突变状态。其中循环肿瘤 DNA 具有良好的检测灵敏度和特异度，在早期复发监测中突显价值。新的治疗策略，如免疫检查点抑制剂治疗和嵌合抗原受体 T 细胞（CAR-T）疗法在结直肠癌领域正深入研究。基于生物医学大数据背景下的精准分子分型、液体活组织检查动态监测技术、新型免疫治疗等是结直肠癌转化医学整合的研究热点和突破方向。

整合医学是以患者为中心、以临床问题为导向、以成果应用为目标的基础医学研究，将研究成果尽快有效地转化到临床应用，是实现肿瘤精准防治的重要理念。结直肠癌早期诊断、治疗和预防等多环节，已率先进入分子分型指导下的整合医学实践。

1. 结直肠癌精准分子分型是整合医学的重要成果　结直肠癌是一种异质性疾病。2015 年国际肠癌分型联盟首次按 CMS 将结直肠癌分为以下几型。

（1）CMS1 型，即 MSI 型或免疫型，占 14%。其特点为高突变、MSI 或错配修复缺陷、错配修复蛋白 1 沉默、高 CpG 岛甲基化表型、BRAF 突变、强烈免疫活化或浸润。

（2）CMS2 型，即经典型，占 37%。其特点为高体细胞拷贝数变异、WNT 和 MYC 通路激活。

（3）CMS3 型，即代谢型，占 13%。其特点为低体细胞拷贝数变异、低 CpG 岛甲基化表型、KRAS 突变、代谢失调、上皮性特征。

（4）CMS4 型，即间质性，占 23%。其特点为低体细胞拷贝数变异、间质浸润、TGF-β 活化、上皮间质转化、血管生成、基质重塑。

（5）未分类，即不能用 CMS 归类，占 13%。CMS 主要基于肿瘤生物学行为，被国际同行认可，其在治疗方式选择和预后判断中的价值逐渐得到临床研究验证。

结直肠癌 CMS 可帮助判断患者预后。PETACC-8 研究结果显示：结直肠癌 III 期患者 CMS1 型和 CMS2 型预后最佳，CMS4 型最差。FIRE-3 研究和 GALGB80405 研究结果显示：结直肠癌 IV 期患者预后优劣依次为 CMS2 型、CMS4 型、CMS3 型和 CMS1 型，即 CMS 与总体生存时间显著相关。结直肠癌 III 期患者 CMS3 型比例显著低于 IV 期，但 CMS4 型比例显著高于 IV 期。从结直肠癌 III 期到 IV 期，CMS1 型患者预后变化最大，从总体生存时间最长变为最短，除分子改变的影响外，治疗方案也是重要影响因素。

在靶向治疗方案选择和疗效判断方面，结直肠癌 CMS 亦具有重要临床应用价值。PETACC-8 研究结果显示：CMS1 型结直肠癌患者接受西妥昔单抗治疗时表现为生存受损。FIRE-3 研究结果显示：与贝伐珠单抗比较，CMS4 型结直肠癌患者是西妥昔单抗治疗的优势人群，其总体反应率和总体生存时间均获得显著改善；此外，CMS2 型结直肠癌患者是西妥昔单抗治疗的潜在获益人群，其总体反应率和总体生存时间有一定改善。GALGB80405 研究结果进一步显示：CMS1 型结直肠癌患者是贝伐珠单抗治疗的优势人群，与西妥昔单抗治疗组比较，其肿瘤无进展生存时间和总体生存时间均显著改善；CMS2 型结直肠癌患者是西妥昔单抗治疗的优势人群，总体生存时间显著改善。以上研究结果肯定了结直肠癌 CMS 在预测靶向治疗药物效果方面的应用价值，疗效优势人群的确定仍有待深入研究。现有研究结果支持 CMS2 型和 CMS4 型结直肠癌患者是西妥昔单抗治疗的优势人群，CMS1 型结直肠癌患者是贝伐珠单抗治疗的优势人群。尽管结直肠癌 CMS 在理解肿瘤分子特征、左半和右半结直肠癌生物学行为差异及疗效预测方面具有重要意义，但仍存在不足，多达 13% 的患者无法进行分类。随着精准医疗的发展，结直肠癌 CMS 的临床应用价值将得到不断挖掘和验证，从而推动精准医疗实践和完善。

2. 生物医学大数据是助推结直肠癌整合医学突破的重要工具　在生物医学大数据背景下，基于精准医疗理念，结直肠癌治疗更强调个体化。以结直肠癌肝转移为例，因肿瘤转移程度、范围不同，其预后、治疗目标和方案选择也存在个体化差异，治疗策略上推荐分组治疗和个体化治疗。手术切除结直肠癌原发灶和肝转移灶仍是结直肠癌肝转移最有效的治疗手段。2016 年 Liver Met Survey 数据显示：24 925 例行结直肠癌肝转移灶切除术患者的 5 年生存率显著高于 1361 例未能行手术患者（42% vs. 9%），差异有统计学意义。仅有 10% ~ 20% 的结直肠癌肝转移被评估为初始可切除，其余因肝转移灶解剖学特点、疾病程度或伴肝外转移灶等，被认为初始不可切除。对初始不可切除结直肠癌肝转移患者进行分类，实现获益最大化仍是临床医师需关注的问题。

2017 年欧洲肿瘤内科学会指南根据治疗目标，兼顾肿瘤转移灶位置、生长速度和患者年龄、治疗耐受性等因素，将初始不可切除转移性结直肠癌患者分为 3 组：① A1 组，通过强化治疗，达到肿瘤退缩和尽可能转化为可切除的目的。② A2 组，肿瘤进展迅速，威胁患者生命，通过强化治疗，达到快速降低肿瘤负荷的目的。③ B 组，强化治疗不是必要手段，达到控制肿瘤进展的目的。该指南遵循兼顾局部和全身治疗，对结直肠癌肝转移临床分类提出了更精确的要求。但结直肠癌肝转移异质性明显，单纯依靠临床数据仍不能满足精确分类要求。因此，临床亟须建立精准医疗大数据平台，整合多中心大样本临床数据和生命组学数据，精准分类结直肠癌肝转移患者，实施个体化治疗。

精准医疗大数据平台是目前整合临床数据和组学数据最有效的工具。2015 我国正式将精准医疗列为国家"十三五"健康保障问题重大专项研究，加之大数据时代背景，临床医学呈现与大数据研究接轨趋势。2016 年 *Journal of Gastroenterology* 报道了基于深度神经网络辅助诊断系统，利用窄带图像技术诊断结直肠微小息肉中的腺瘤性息肉，敏感度高达 96.3%，特异度为 78.1%。波兰学者基于肿瘤研究网络系统建立结直肠癌复发预测模型，其受试者特征工作曲线下面积值高达 0.92，且复发时间预测值与实际值偏差率 < 15%。利用大数据平台可获得比目前复发预测系统更准确的数据，如识别高危人群，甚至可预测复发或耐药发生时间等。2017 年中国抗癌协会临床肿瘤学协作专业委员会组织成立了国内首个结直肠癌大数据中心，为破解医疗系统非标准化数据存储造成的"信息孤岛"困局提供了良好平台。

尽管大数据平台是攻克精准医疗难点的利器，但在结直肠癌领域尚处于起步阶段，存在诸多困难，包括以下几方面。

（1）大数据的挖掘，如数据库本身生物学含义的挖掘，数据样本、数据收集本身的缺陷等。

（2）国内精准医疗平台建设仍缺乏标准化体系、安全规范和技术架构等。这些均是完整向社会提供大数据分析信息服务的挑战。

3. 动态监测技术是推动结直肠癌整合诊疗的关键　对进展期和转移性结直肠癌患者，化疗和靶向治疗的主要挑战是肿瘤基因组的不稳定性。治疗过程中的原发性和继发性耐药是导致疗效欠佳、病情延误的主要原因。在临床实践中制订治疗方案时，依据一线治疗开始前所获得的肿瘤组织进行分子病理学检查（如检测 *Ras* 基因状态等），无法实时反映患者体细胞突变的真实状态。这是因为化疗和靶向治疗中发生耐药性细胞克隆，肿瘤基因组不稳定性突变随时间改变，需进行连续动态活组织检查才能精准指导治疗决策的制订。然而，现行的侵入性组织病理学诊断技术并不可行。近年来开展的液体活组织检查等动态监测技术具有无创、灵活机动等特点，克服了现有技术的僵化。液体活组织检查是基于血液、尿液等体液样本，从循环肿瘤细胞、循环肿瘤 DNA（ctDNA）、血浆微 RNA 等方面检测肿瘤特异性标志物。已有的权威研究结果表明：在 206 例转移性结直肠癌患者血液样本中，ctDNA 检测 *KRAS* 基因突变能真实反映实体肿瘤中的基因突变频谱，是疗效评估及临床随访的重要监测手段。ctDNA 被认为代表整个肿瘤基因组的平均值，检出限 > 1：10 000（0.01%），比活组织病理学检查和少量循环肿瘤细胞分析更准确。

ctDNA 在监测肿瘤早期复发中作用的相关研究较为深入。近期研究结果显示：局部进展期结直肠癌术后 ctDNA 阳性患者与阴性患者比较，前者肿瘤复发率显著增高，差异有统计学意义（58.0% vs. 8.6%，$P < 0.01$），ctDNA 阳性可作为肿瘤早期复发的独立预测因素。另有研究结果表明：结直肠癌肝转移 R0 切除术后 ctDNA 状态与复发时间显著相关，ctDNA 阴性和阳性患者术后 2 年无复发率分别为 9% 和 46%，其监测术后肿瘤复发特异度高达 92%。基于良好的敏感度和特异度，液体活组织检查有望如血清肿瘤标志物监测一般被列为临床常规技术，但其亦存在尚待解决的问题。*JAMA Oncology* 近期研究结果显示：ctDNA 在不同机构的检测结果存在一定差异，两家权威机构同时检测 34 例患者的同一批有效样本，测序结果完全一致的仅占 35.3%。这提示液体活组织检查进入临床应用时，临床医师须重视 ctDNA 分析、标本采集时间节点及部位等环节的标准化。

4. 免疫治疗是结直肠癌整合医学未来的热点　近年来，肿瘤免疫治疗在基础和临床研究方面进展迅猛，尤其免疫检查点抑制剂和 CAR-T 疗法分别在肺癌、黑色素瘤和血液系统肿瘤等临床治疗中显示出令人鼓舞的结果。免疫检查点抑制剂治疗机制是采用共抑制分子或配体，阻断肿瘤细胞对 T 细胞的抑制作用，继而激活 T 细胞对肿瘤的杀伤能力。其中，美国 FDA 已批准 PD-1 抗体纳武利尤单抗用于治疗晚期非小细胞肺癌、黑色素瘤和肾细胞癌；CTLA-4 抗体伊匹木单抗用于治疗晚期黑色素瘤。尽管免疫检查点抑制剂可显著提高转移性结直肠癌患者生存率，但仅有

＜ 5% 的患者获益。为提高疗效，多项临床研究采取了筛选获益人群或联合治疗等策略。在筛选获益人群方面，有研究结果显示：结直肠癌患者 PD-L1 的表达与 MSI 状态相关，其在 MSI 患者中的表达比例显著高于微卫星稳定患者（78% vs. 46%）。PD-1 抗体帕博利珠单抗在错配修复缺陷结直肠癌患者中显示出较好疗效，其疾病控制率达 68%，其中完全缓解率为 5%，部分缓解率为 47%。这提示高选择性的晚期结直肠癌患者可从 PD-1 或 PD-L1 抗体治疗中获益。在联合治疗方面，采用多药联合治疗结直肠癌的临床试验尚未见报道；针对色素瘤已开展的 PD-1 抗体联合 CTLA-4 抗体的研究结果显示：联合治疗方案虽能提高疗效，但存在不良反应显著增加的隐患。免疫检查点抑制剂治疗作为一种新的治疗策略，如何挖掘其优势人群，如何开发低不良反应的多药联合治疗策略，均有待深入研究。CAR-T 疗法作为一种全新的个体化治疗模式，其在血液系统肿瘤领域已获得巨大成功。CAR-T 疗法机制是通过构建特异性嵌合抗原受体，利用基因转导技术改造患者来源的 T 细胞，最后将细胞体外扩增后回输给患者，属过继免疫治疗的一种。过继性免疫治疗于 2016 年和 2017 年被美国临床肿瘤学会连续评为"学会年度进展"。2017 年美国 FDA 批准两项 CAR-T 药品用于治疗 B 细胞来源的血液系统肿瘤。然而，CAR-T 疗法应用于结直肠癌治疗前仍需突破诸多瓶颈，包括起效慢、无法针对快速进展的晚期结直肠癌患者；肿瘤异质性导致 CAR-T 疗法不能靶向全部肿瘤细胞；免疫抑制性微环境限制 CAR-T 疗法效果；CAR-T 滞留于癌巢的能力不足等。因此，作为一种具有良好潜在应用价值的治疗新模式，CAR-T 疗法在克服上述问题后，有望在结直肠癌等实体肿瘤中大显身手。

作为整合医学的重要内容，我国转化医学研究水平与欧美发达国家仍存在差距，需加快步伐，提升基础研究成果向临床实践的转化效率。转化医学与精准医疗相结合，建立精确分子分型指导临床实践，是近年来结直肠癌转化医学领域的重要突破之一。精准医疗大数据平台可有效整合生命组学数据和多中心大样本临床数据，对患者进行精确分组，更好地实现临床精准决策和个体化治疗。结直肠癌领域的生物医学大数据平台目前仍处于起步阶段，相应的标准化体系、安全规范和技术架构亟待完善。液体活组织检查等动态监测技术在肿瘤领域，如早期诊断和复发监测方面已初步体现出应用价值，值得强调的是，进入临床应用时需制订标准化流程，规避检测技术带来的差异。免疫治疗作为结直肠癌领域具有前景的治疗手段，目前需加快其临床试验，目标是筛选并确定获益人群，通过技术优化降低成本，尽快实现临床应用。

"路漫漫其修远兮，吾将上下而求索"。结直肠癌的现有诊疗模式已经改变甚至引领其他瘤种的诊疗模式，未来的诊疗之路将会越走越宽。立足现状，脚踏实地，对标国际，为建设"健康中国"、大力提高中国肿瘤学的临床诊疗和科研水平，要切实注重顶层设计、规划引领，从机制创新、人才队伍和学科建设入手，全面打造中国结直肠癌治疗的新高度。聚焦创新，全力拓宽结直肠癌科研新维度，进行优势整合，资源共享，聚焦最需要的群体，创造最高的效率，利用好政府制定的"医药创新重大专项"利好政策，不断进行突破创新。中国已经进入快速自主研发抗肿瘤药物的快车道，并在逐步打造更广阔的未来，在不远的将来，在全球的结直肠癌治疗领域上将会有越来越多中国的声音。

（季加孚　徐惠绵　陈小兵　顾　晋

王延召　李　勇　李　健）

第 7 章
肝胆胰肿瘤

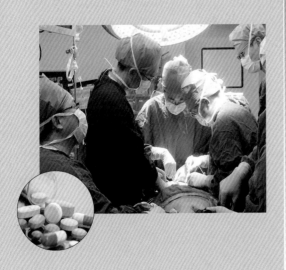

第一节　肝　癌

• 发病情况及诊治研究现状概述

原发性肝癌是常见的主要恶性肿瘤之一。根据 GLOBOCAN 2018 年报道全球恶性肿瘤状况分析报告，肝癌每年新发病例 84.1 万例，位居恶性肿瘤发病谱的第 6 位，其中我国新发病例占全球肝癌发病例总数的 46.6%。全球每年肝癌死亡病例约 78.2 万例，位居恶性肿瘤死亡谱的第 4 位，其中 47.1% 的死亡病例发生在中国。据 2016 年统计，我国肝癌发病率占常见恶性肿瘤第 4 位，死亡率却位居恶性肿瘤第 2 位，其严重危害着我国人民的生命和健康。因此，我国肝癌的有效防控在全球肝癌防控中占有举足轻重的地位，如何降低肝癌的发生率和死亡率任重道远。原发性肝癌主要包括肝细胞癌（hepatocellular carcinoma，HCC）、肝内胆管癌（intrahepatic cholangiocarcinoma，ICC）和 HCC-ICC 混合型 3 种不同病理学类型，三者在发病机制、生物学行为、组织学形态、治疗方法及预后等方面差异较大，其中 HCC 占 85% ～ 90%，因此，本节的"肝癌"指 HCC。

在我国，慢性乙肝病毒感染是引起肝癌发生的最主要原因。随着乙肝疫苗的接种，已大大降低了乙肝感染的流行率和年轻人肝癌的发病率。但随着生活方式的改变，肥胖、非酒精性脂肪肝等代谢性疾病成为肝癌发生的一个重要因素。随着肝癌的早期发现和早期诊断能力的提高，手术切除率得以明显提升，各种治疗手段的综合运用、药物研发的日新月异，使肝癌的 5 年生存率有了明显提高。国际上，肝癌的诊疗指南和规范纷繁多样，但由于我国肝癌患者具有一定特殊性，国际指南未能被我国临床医师全盘接受。2020 年 1 月，国家卫生健康委员会推出的《原发性肝癌诊疗规范（2019 年版）》，更适合我国临床实践的需求与实际情况，能够更好地为我国肝癌患者的临床诊疗提供明确指导。

肝癌治疗的总体策略是根据不同临床分期的 MDT 模式。总体来说，外科手术在早期肝癌治疗中有着举足轻重的作用，精准外科的理念在肝癌的治疗中得到充分体现，腹腔镜下肝切除和肝移植是肝癌外科发展的两个方向。在我国，肝癌患者就诊时大部分已逾中晚期，失去了手术根治的机会，预后较差。随着肝癌整合治疗理念的推广、新的诊疗技术及新的药物的研发，部分中晚期肝癌通过介入治疗、放疗、分子靶向药物、免疫治疗后生存有了很大的改善，甚至部分患者经过转化治疗后重新获得手术根治切除的机会，延长了生存时间。当前，随着科学的发展，临床医师能够使用的治疗手段和可选择的"武器"很多，如何合理利用"武器"来整合各学科资源、合理排兵布阵，仍是值得深入研究的临床问题。

• 相关诊疗规范、指南和共识

- 原发性肝癌诊疗规范（2019年版），中华人民共和国国家卫生健康委员会医政医管局
- AASLD肝细胞癌治疗指南（2019），美国肝病研究学会（AASLD）
- EASL临床实践指南：肝细胞癌管理（2018），欧洲肝脏研究学会（EASL）
- APASL临床实践指南：肝细胞癌的管理（2017年更新版），亚太地区肝病研究学会（APASL）
- KLCA/NCCK实践指南：肝细胞癌的管理（2018），韩国肝癌协会
- 原发性肝癌诊疗指南（2018.V1），中国临床肿瘤学会（CSCO）
- 抗肿瘤药物处方审核专家共识——肝癌（2019），中国抗癌协会肿瘤临床药学专业委员会等
- 肝细胞癌微创与多学科综合诊疗——2018广州共识，中国抗癌协会肿瘤微创治疗专业委员会等
- 中国肝癌一级预防专家共识（2018），中华预防医学会
- 肝细胞癌合并门静脉癌栓多学科诊治中国专家共识（2018年版），中国医师协会肝癌专业委员会
- 中国肝癌肝移植临床实践指南（2018版），中国医师协会器官移植医师分会、中华医学会器官移植学分会
- 原发性肝癌规范化病理诊断指南（2015年版），中国抗癌协会肝癌专业委员会等

【全面检查】

（一）病史特点

肝癌的病史采集重点放在两部分。

1.肝癌发病相关高危因素
（1）乙肝病毒（HBV）感染。
（2）丙肝病毒（HCV）感染。
（3）摄入黄曲霉毒素感染的食物。
（4）非酒精性脂肪肝，西方多见，在我国也有增加趋势。
（5）各种原因引起的肝硬化如酒精性肝硬化、原发性胆汁性肝硬化。
（6）艾滋病病毒感染。
（7）肝腺瘤有癌变风险，常由口服避孕药或雄激素诱发。

2.肝癌相关临床表现　早期肝癌患者常无特异的症状，随着病情的进展可出现非特异性症状。
（1）上腹饱胀不适或隐痛。
（2）乏力、食欲缺乏、恶心、呕吐等。
进展期肝癌除上述症状外，还常出现如下症状。
（1）体重减轻、贫血、乏力。
（2）胃部疼痛，需要与胃癌相鉴别。
（3）黄疸、腹水、水肿。
（4）消化道出血、呕血或便血。
（5）肝性脑病症状，如烦躁、易怒、嗜睡等。
肝癌破裂出血可出现突然腹痛或剧痛。晚期患者可出现严重消瘦、贫血、水肿、发热、黄疸和恶病质。

（二）体检发现

早期肝癌患者，大多没有明显的相关阳性体征，只有少数患者在体检时可发现轻度的肝大、黄疸及皮肤瘙痒等肝病的基础表现。随着病情的发展，中晚期的肝癌患者可出现肝大、黄疸、门静脉高压等特征，利于疾病的诊断。

1.肝大　肝癌患者的肝脏往往呈进行性肿大，且质地坚硬，表面凹凸不平。当肝癌突出至右肋弓下或剑突下时，相应部位可发生局部饱满隆起；位于肝脏的横膈面，则会表现为横膈局限性抬高；而位于肝脏表面接近下缘的癌结节最易触及。

2.黄疸　肝癌晚期患者可出现皮肤巩膜黄染，多由癌肿或肿大的淋巴结压迫胆管引起胆道梗阻而引起，亦可由肝细胞损害而引起。

3.门静脉高压征象　由于不少肝癌患者伴有肝硬化，因此，常有脾大、巩膜黄染、蜘蛛痣、腹部膨隆、移动性浊音阳性、双下肢水肿等体征。

（三）化验检查

1.实验室常规检测　包括血常规、尿常规、

大便常规、肝功能、肾功能、乙肝和丙肝相关指标、凝血功能等，对于乙肝患者应增加乙肝病毒脱氧核糖核酸（HBV-DNA）检测，对于丙肝患者应增加丙肝病毒核糖核酸（HCV-RNA）检测。这些检测是了解患者一般状况、制订治疗方案所必需的检测内容。HBV-DNA 检测是调整抗乙肝病毒治疗药物的重要参考。

2. 血液肿瘤标志物检测　对于高危患者，建议每 3～6 个月复查 1 次。

（1）甲胎蛋白（AFP）：血清 AFP 是目前应用最广泛的血清学指标，但 30%～40% 的确诊肝癌患者 AFP 水平没有明显升高，早期肝癌 AFP 的敏感度只有 30%～40%，而 20%～50% 的慢性肝炎肝硬化 AFP 水平升高。由于 AFP 在肝癌的筛查中敏感度和特异度低，近年来，欧洲肝脏研究学会（EASL）和美国肝病研究学会（AASLD）在其更新的诊疗指南中不再将 AFP 作为肝癌的筛查与诊断标准。但欧美国家的肝癌病因以 HCV 感染、酒精性和代谢性因素为主，而我国的原发性肝癌多与慢性 HBV 感染有关，因此，AFP 在 HBV 感染相关肝癌中仍然具有较好的诊断价值，目前仍在我国普遍应用。

（2）甲胎蛋白异质体 3（AFP-L3）：临床检测的 AFP 实际上是总 AFP，包括 AFP-L1、AFP-L2、AFP-L3。AFP-L1 来源于良性肝病细胞；AFP-L2 主要由卵黄囊产生并多见于孕妇；AFP-L3 来源于癌变肝细胞，也被称为甲胎蛋白异质体。AFP-L3 为肝癌细胞特有，与肝癌的发生直接相关，对肝癌具有极高的特异度（特异度高达 95%）。AFP-L3 在肝癌恶性程度评估、治疗效果和预后判定方面有着重要的意义，尤其对低水平 AFP 肝癌或小肝癌的早期诊断意义较大。临床上将 AFP-L3 占总 AFP 的比率，称为甲胎蛋白异质体比率（AFP-L3%），常用来作为 HCC 早期诊断的标志物。

（3）异常凝血酶原（PIVKA-Ⅱ，DCP）：是一种维生素 K 缺乏所致的异常凝血酶原蛋白，在恶性肿瘤细胞中由于凝血酶原前体翻译后羧基化缺陷而产生。其敏感度和特异度可分别达 86% 和 93%，明显优于 AFP 和 AFP-L3，被日本、韩国及印度批准作为 HCC 的有效标志物。DCP 对

AFP 阴性的 HCC 患者的早期筛查有一定作用，二者对诊断肝癌具有互补性；DCP 血清半衰期为 40～72h，比 AFP 短 3～5 天，能更及时反映 HCC 的疗效和预后；经手术切除等治疗后，DCP 水平降低并维持低水平者 HCC 复发风险显著降低，其对于 HCC 术后复发的预测价值显著高于 AFP。

目前国际上，肝癌三联检是早期诊断肝癌常用的血清标志物组合。DCP、AFP 及 AFP-L3% 联合检测可将肝癌的检出率提高到 85.9%～94.57%，基本可满足肝癌诊断的需要。在肝癌的预后评估方面，AFP、AFP-L3% 和 DCP 联合检测能更好地评估患者预后，阳性个数越多，患者术后生存率越低，复发率越高。DCP、AFP-L3% 与 AFP 血清水平无相关性。关于肝癌诊断的血清标志物，APASL、日本肝病学会（JSH）均已将 AFP、AFP-L3%、DCP 写入指南，推荐用于高危人群的筛查、肝癌的辅助诊断、治疗效果监测，并作为预后和复发的预测工具。中国的《慢性乙型肝炎防治指南》（2015 年版）和《原发性肝癌诊疗规范（2019 年版）》中，也推荐使用 AFP、AFP-L3%、DCP 作为诊断 HCC 的重要指标，可提高 HCC 的早期诊断率。Parameter、APASL 和 JSH 等权威指南及共识都推荐 DCP、AFP、AFP-L3% 作为 HCC 筛查及诊断特异性血清标志物。总之，我国的原发性肝癌仍以慢性 HBV 感染为主要致病因素，AFP、DCP 和 AFP-L3 在肝癌的诊断和预后评估上仍有较好的应用价值。

（四）影像学检查

1. 超声检查（ultrasonography，US）　因操作简便、实时无创、移动便捷等特点，是临床上最常用的肝脏影像学检查方法。常规灰阶超声可早期、敏感地检出肝内占位性病变，可鉴别其是囊性或实质性、良性或恶性，并观察肝内或腹腔内相关转移灶、肝内血管及胆管侵犯情况等。彩色多普勒血流成像可观察病灶内血供，同时明确病灶性质及与肝内重要血管的毗邻关系。超声造影检查可提示肝肿瘤的血流动力学变化，帮助鉴别诊断不同性质肝肿瘤，在评价肝癌的微血管灌注和引导介入治疗及介入治疗后即刻评估疗效方面具有优势。超声联合影像导航

技术为肝癌的精准定位和实时微创消融提供了有效的手段。术中超声及术中超声造影检查能更敏感地显示肝内直径约5mm的肝癌，更好地协同手术治疗。超声弹性成像可检测肝实质和肝内占位性病灶的组织硬度，为明确肝癌手术的可行性提供更多的辅助信息。多种超声技术的联合应用，可在肝癌精准的术前诊断、术中定位、术后评估中起到重要作用。

2.磁共振成像（magnetic resonance imaging，MRI） 肝脏多模态MRI具有无辐射影响、组织分辨率高、可多方位多序列参数成像的优势，且具有形态结合功能（包括DWI等）综合成像技术能力，成为肝癌临床检出、诊断、分期和疗效评价的优选影像技术。多模态MRI检出和诊断直径≤2.0cm肝癌的能力优于动态增强CT。多模态MRI在肝脏病灶鉴别诊断方面也有优势，如DWI在判断肝内病灶性质、有无肝内和肝门淋巴结转移方面有独特的优势；如T_2加权显像中，更容易判断病灶性质和鉴别诊断，同时磁共振胰胆管成像（MRCP）可判断胆道系统有无受累、胆道有无癌栓。

使用肝细胞特异性造影剂钆塞酸二钠（Gd-EOB-DTPA）可提高直径≤1.0cm肝癌的检出率及对肝癌诊断与鉴别诊断的准确性。多模态MRI在评价肝癌是否侵犯门静脉、肝静脉主干及其分支及腹腔或后腹膜淋巴结转移等方面较动态增强CT更显优势。

肝癌影像学诊断主要根据为"快进快出"的强化方式。动态增强MRI动脉期（主要在动脉晚期）肝肿瘤呈均匀或不均匀明显强化，门静脉期和（或）平衡期肝肿瘤强化低于肝实质。肝细胞特异性造影剂Gd-EOB-DTPA增强MRI检查显示：肝肿瘤动脉期明显强化，门静脉期强化低于肝实质，肝胆特异期常呈明显低信号，5%～12%分化较好的小肝癌，肝胆特异期可呈吸收造影剂的稍高信号。

肝癌MRI诊断，尚需结合其他征象（如包膜样强化、T_2加权成像中等信号、扩散受限等）进行整合判断，肝细胞特异性造影剂Gd-EOB-DTPA增强MRI检查联合应用肝胆特异期低信号、动脉期强化和扩散受限征象可明显提高小肝癌的诊断敏感度，同时有助于鉴别高度异型增生结节等癌前病变。

通过借助IQQA等三维重建软件对强化MRI进行三维重建，可以精确显示肿瘤的解剖位置，了解与肝内管道的解剖关系，制订精准的手术切除方案（图7-1-1）。

3.计算机断层扫描（computed tomography，CT） 肝癌的CT影像学诊断主要根据为"快进快出"的强化方式。动态增强CT动脉期（主要在动脉晚期）肝肿瘤呈均匀或不均匀明显强化，门静脉期和（或）平衡期肝肿瘤强化低于肝实质。目前肝脏动态增强CT除常用于肝癌的临床诊断及分期外，也应用于肝癌局部治疗的疗效评价，特别是对经导管动脉栓塞化疗（transarterial arterial chemoembolization，TACE）后碘油沉积观察有优势。同时，借助CT后处理技术可进行三维血管重

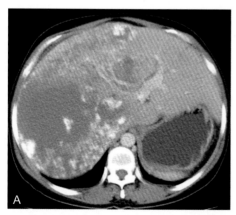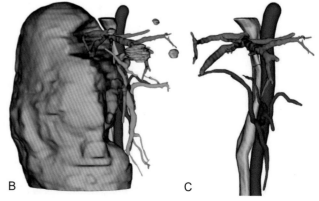

图 7-1-1　肝脏 MRI 及其三维重建

A.MRI；B.肝脏三维重建；C.血管三维重建

建、肝脏体积和肝肿瘤体积测量、肺和骨等其他脏器转移评价，CT广泛应用于临床。

4. 数字减影血管造影（digital subtraction angiography，DSA） 是一种有创性检查，多主张采用经选择性或超选择性肝动脉进行DSA检查。该技术更多用于肝癌局部治疗或急性肝癌破裂出血治疗等。DSA检查可显示肝肿瘤血管及肝肿瘤染色，还可明确显示肝肿瘤数目、大小及其血供情况。DSA检查能够为血管解剖变异、肝肿瘤与重要血管解剖关系及门静脉浸润提供准确客观的信息，对判断手术切除的可能性、彻底性及制订合理的治疗方案有重要价值。

5. 核医学影像学检查

（1）正电子发射计算机体层显像（positron emission tomography/CT，PET/CT）：主要是氟-18-脱氧葡萄糖（^{18}F-FDG）PET/CT全身显像，其优势在于如下几方面。

1）对肿瘤进行分期，通过一次检查能够全面评价有无淋巴结转移及远处器官的转移。

2）对肿瘤进行再分期，因PET/CT功能影像不受解剖结构的影响，可准确显示解剖结构发生变化后或者解剖结构复杂部位的复发转移灶。

3）对于抑制肿瘤活性的靶向药物，疗效评价更加敏感、准确。

4）可指导放疗生物靶区的勾画，确定穿刺活检部位。

5）评价肿瘤的恶性程度和预后。碳-11标记的乙酸盐（^{11}C-acetate）或胆碱（^{11}C-choline）PET显像可提高对高分化肝癌诊断的敏感度，与^{18}F-FDG PET/CT显像具有互补作用。

（2）单光子发射计算机断层成像/CT（single photon emission computed tomography/CT，SPECT/CT）已逐渐替代SPECT成为核医学单光子显像的主流设备，选择全身平面显像所发现的病灶，再进行局部SPECT/CT融合影像检查，可同时获得病灶部位的SPECT和诊断CT图像，诊断准确性得以显著提高。

（3）正电子发射计算机断层磁共振成像（PET/MRI）：1次PET/MRI检查可同时获得疾病解剖与功能信息，提高肝癌诊断的敏感度。

（五）病理学检查

1. 标本采集

（1）穿刺活检：具有典型肝癌影像学特征的肝占位性病变，符合肝癌临床诊断标准的患者，通常不需要进行以诊断为目的的肝病灶穿刺活检。对于能手术切除或准备肝移植的肝癌患者，不建议术前行肝病灶穿刺活检，以减少肝肿瘤播散风险。对于缺乏典型肝癌影像学特征的肝占位性病变，肝病灶穿刺活检可获得明确的病理诊断。肝病灶穿刺活检可为明确病灶性质、肝病病因、肝癌分子分型，以及指导治疗和判断预后提供有价值的信息。

临床应根据肝病灶穿刺活检的患者受益、潜在风险及医师操作经验来进行综合评估。肝病灶穿刺活检需要在超声或CT引导下进行，可采用18G或16G肝穿刺空芯针活检获得病灶组织，进行组织学诊断。肝病灶穿刺活检主要风险是出血和肿瘤针道种植转移。因此，术前应检查血小板和凝血功能，对于有严重出血倾向的患者，应避免肝病灶穿刺活检。为了减少肿瘤结节破裂和针道种植转移的发生，可选择同轴针引导穿刺，穿刺后明胶海绵封闭针道，穿刺路径应尽可能经过正常肝组织，避免直接穿刺肝脏表面结节。应在影像显示肿瘤活跃的肿瘤内和肿瘤旁取材，取材后肉眼观察取材的完整性以提高诊断准确性。另外，受病灶大小、部位深浅等多种因素影响，肝病灶穿刺病理学诊断存在一定的假阴性率，特别是对于直径≤2cm的病灶，假阴性率较高。因此，肝病灶穿刺活检阴性结果不能完全排除肝癌可能，仍需定期随访。对于活检组织取样过少、病理结果阴性但临床上高度怀疑肝癌的患者，建议重复肝病灶穿刺活检或者密切随访。

（2）腹腔镜肝肿瘤切检：对于肝穿刺难以到达（如肝左外叶）或穿刺容易导致出血的部位（如肝脏边缘），可以考虑行腹腔镜肝肿瘤切检。

（3）手术切除后标本的病理诊断。

2. 报告描述

（1）大体标本描述：除描述送检肝脏标本的一般特点外，还应重点描述肿瘤的大小、数量、颜色、质地、肿瘤与血管和胆管的关系、包膜形成与侵犯、周围肝组织病灶、肝硬化类型、肿瘤至切缘的最近距离及切缘受累等情况，并对形态特殊的肿瘤标本拍照存档。肝细胞癌的大体分型可参照中国肝癌病理协作组分类和卫生部《原发性肝癌诊疗规范（2011 年版）》分类，其中单个肿瘤直径≤ 1cm 为微小癌、> 1 ～ 3cm 为小肝细胞癌（small hepatocellular carcinoma，SHCC）；肝内胆管癌的大体类型可参照 WHO（2010）的分类，分为块状型、管周浸润型和管内生长型。

（2）显微镜下描述

1）肝细胞癌的组织学类型：常见有细梁型、粗梁型、假腺管型和团片型等。

2）肝细胞癌的特殊细胞类型：如透明细胞型、富脂型、梭形细胞型和未分化型等。

3）肝细胞癌的分化程度：可采用国际上常用的 Edmondson-Steiner 四级（Ⅰ～Ⅳ）分级法。

4）肿瘤坏死（如介入治疗后）、淋巴细胞浸润及间质纤维化的范围和程度。

5）肝内胆管癌：以腺癌最为常见，也可以出现多种组织学和细胞学特殊类型，按分化程度分为高、中、低分化。

6）肿瘤生长方式：包括癌周浸润、包膜侵犯或突破、微血管侵犯（MVI）和卫星结节等。

7）慢性肝病评估：肝癌常伴不同程度的慢性病毒性肝炎或肝硬化，应采用公认的组织学分级和分期系统进行评估。

（3）癌前病变描述及 MVI：肝细胞癌癌前病变的主要类型如下。

1）肝细胞异型增生：①大细胞改变，肝细胞与细胞核体积均增大，核染色质浓染及多核；②小细胞改变，肝细胞体积缩小，核体积增大伴轻度异型，细胞核呈拥挤表象。

2）异型增生灶：多为由小细胞改变构成的直径≤ 1.0mm 病灶。

3）低度异型增生结节（low-grade dysplastic nodule，LGDN）：以大细胞改变为主构成的结节，细胞无明显异型性，间质内无孤立性动脉，无膨胀性生长。

4）高度异型增生结节（high-grade dysplastic nodule，HGDN）：以小细胞改变为主构成的结节，肝细胞异型性增加，间质内出现孤立性动脉，有膨胀性生长，局部发生癌变时称为结节内结节。

5）肝细胞腺瘤（hepatocellularadenma，HCA）：WHO（2010）将 HCA 分为 HNF1α 失活型、β-catenin 活化型、炎症型和未分类型 4 种亚型，其中 β-catenin 活化型 HCA 的癌变风险明显增加。

肝内胆管癌癌前病变的主要类型如下。

1）胆管上皮内瘤变（biliary intraepithelial neoplasia，BilIN）：根据胆管上皮的异型程度，可分为 BilIN1（低级别）、BilIN2（中级别）和 BilIN3（高级别或原位癌）。

2）胆管内乳头状肿瘤：限于胆管腔内生长的管状 - 乳头状肿瘤，可伴不同级别的 BilIN。

3）其他：胆管黏液性囊性肿瘤和胆管错构瘤等也可有不同程度的恶变风险，需结合 BilIN 程度考虑。

MVI 是肝癌患者预后的重要预测指标（A，Ⅰ），应将全部组织切片内的 MVI 进行计数，并根据 MVI 的数量和分布情况进行风险分级。M0：未发现 MVI；M1（低危组）：≤ 5 个 MVI，且发生于近癌旁肝组织区域（≤ 1cm）；M2（高危组）：> 5MVI，或 MVI 发生于远癌旁肝组织区域（> 1cm）。

3. 常用免疫组化诊断标志物

（1）肝细胞癌：①肝细胞抗原（Her Par-1，肝细胞特异性，不能区别肝细胞性肿瘤的性质）；②磷脂酰肌醇蛋白聚糖 3（GPC-3）；③ CD34（标记肿瘤新生血管）；④多克隆性癌胚抗原（pCEA，肝细胞特异性，不能区别肝细胞性肿瘤的性质）；⑤ CD10（肝细胞特异性，不能区别肝细胞性肿瘤的性质）；⑥精氨酸酶 -1（arginase-1，肝细胞特异性，不能区别肝细胞性肿瘤的性质）；⑦热休克蛋白 70（HSP70）；⑧谷氨酰胺合成酶（GS）；⑨甲胎蛋白（AFP）。

（2）肝内胆管癌：①细胞角蛋白 CK19、CK7；②黏蛋白 1（MUC1）。

（3）双表型肝细胞癌（dual phenotype of hepatocellular carcinoma，DPHCC）：是肝细胞癌的特殊亚型，形态学表现为典型的肝细胞癌，可同时显著表达肝细胞癌和胆管癌的标志物，因有双重表型特征而更具有侵袭性，亚型诊断依靠免疫组化检测。

4. 分子分型和分子靶点预测 分子分型是肝癌分子病理学研究发展的方向和趋势，目前文献中时有报道肝癌分子分型和分子预测标志物的检测方案，但其临床实际意义尚待多中心和大样本的验证。肝癌药物分子靶点检测的临床应用仍处于研究和开发中，但一些临床试验结果的进一步验证值得期待。

要点小结

◆ 借助肝脏超声检查联合血清 AFP 进行肝癌早期筛查，建议高危人群每隔 6 个月至少进行 1 次检查。

◆ 动态增强 CT 和多模态 MRI 扫描是肝脏超声和血清 AFP 筛查异常者明确诊断的首选影像学检查方法。

◆ 肝癌影像学诊断依据主要根据"快进快出"强化方式。

◆ 肝脏多模态 MRI 检查是肝癌临床检出、诊断、分期和疗效评价的优选影像技术。

◆ PET/CT 有助于对肝癌进行分期及疗效评价。

◆ 具有典型肝癌影像学特征的肝占位性病变，符合肝癌临床诊断标准的患者，通常不需要以诊断为目的的肝病灶穿刺活检。

◆ 对血清 AFP 阴性人群，可借助 AFP-L3、DCP 进行早期诊断。

【整合评估】

（一）评估主体

肝癌诊治相比于其他恶性肿瘤更为复杂，非常需要肝癌 MDT 贯穿整个诊疗的始终，实现全面评估的、精准的个体化整合诊疗。

1. MDT 团队学科 肝癌 MDT 一般包括肝胆外科、移植科、介入科、肿瘤内科、放疗科、生物治疗科、肝病内科、诊断科室（病理科、影像科、超声科、核医学科等）、护理部等。

2. 人员组成及资质 至少包括以下科室医师：肝胆外科、介入科、肿瘤内科、放疗科、影像科、超声科等，并根据患者的具体情况增加其他学科人员。所有参与 MDT 的医师应具有副高级以上职称，有独立诊断和治疗能力，并有一定学识和学术水平。

（二）分期评估

肝癌的临床分期，除了考虑肿瘤大小、血管侵犯、淋巴结转移及远处转移情况外，尚要考虑肝功能及患者全身情况。影响肝癌预后因素众多，致使肝癌的临床分期难以合理系统地制定和施行。

目前常用的分期有巴塞罗那临床肝癌（Barcelona Clinic Liver Cancer，BCLC）分期（表 7-1-1）、美国癌症联合会（American Joint Committee on Cancer，AJCC）分期（表 7-1-2）及中国肝癌临床分期（表 7-1-3），此外，尚有日本 Okuda 分期、JIS（Japan Integrated Staging）分期、CLIP（Cancer of the Liver Italian Program）分期等。

表 7-1-1 BCLC 分期

期别	PS 评分	肿瘤状态		肝功能状态
		肿瘤数目	肿瘤大小	
0 期：极早期	0 分	单个	< 2cm	Child-Pugh B 级
A 期：早期	0 分	单个	任何	Child-Pugh B 级
		3 个以内	< 3cm	
B 期：中期	0 分	多结节肿瘤	任何	Child-Pugh B 级
C 期：进展期	1～2 分	门静脉侵犯或肝外转移	任何	Child-Pugh B 级
D 期：终末期	3～4 分	任何	任何	Child-Pugh C 级

表 7-1-2 AJCC 肝癌 TNM 分期（第 8 版）

原发肿瘤（T）
Tx 原发肿瘤无法评估
T0 无原发肿瘤的证据
T1
T1a 孤立的肿瘤最大径 ≤ 2cm
T1b 孤立的肿瘤最大径 > 2cm，无血管侵犯
T2 孤立的肿瘤最大径 > 2cm，有血管侵犯；或者多发的肿瘤，无一最大径 > 5cm
T3 多发的肿瘤，至少有一个最大径 > 5cm
T4 任意大小的单发或多发肿瘤，累及门静脉的主要分支或者肝静脉；肿瘤直接侵及除胆囊外的邻近器官，或穿透腹膜

续表

区域淋巴结（N）

Nx 区域淋巴结不能评价

N0 无区域淋巴结转移

N1 区域淋巴结转移

远处转移（M）

M0 无远处转移

M1 有远处转移

临床分期表

分期	T	N	M
ⅠA	T1a	N0	M0
ⅠB	T1b	N0	M0
Ⅱ	T2	N0	M0
ⅢA	T3	N0	M0
ⅢB	T4	N0	M0
ⅣA	任何 T	N1	M0
ⅣB	任何 T	任何 N	M1

表 7-1-3 中国肝癌临床分期

分期	全身状况	肝功能	肝外转移	血管侵犯	肿瘤数目	肿瘤大小
Ⅰa	PS 0～2分	Child-Pugh A/B 级	无	无	单个	≤5cm
Ⅰb	PS 0～2分	Child-Pugh A/B 级	无	无	单个	>5cm
Ⅱa	PS 0～2分	Child-Pugh A/B 级	无	无	2～3个	≤3cm
					2～3个	>3cm
Ⅱb	PS 0～2分	Child-Pugh A/B 级	无	无	≥4个	任何
Ⅲa	PS 0～2分	Child-Pugh A/B 级	无	有	任何	任何
Ⅲb	PS 0～2分	Child-Pugh A/B 级	有	任何	任何	任何
Ⅳ	PS 3～4分	Child-Pugh C 级	任何	任何	任何	任何

（三）营养代谢状态评估

肿瘤患者，特别是肝癌患者由食物摄入的减少和肿瘤本身引起的代谢紊乱导致营养不良的发生率较高，不仅仅降低了患者的生活质量，也给疾病的治疗和预后带来了不利影响。肝癌患者的营养代谢状态评估及相应的干预在肿瘤的整合治疗中占有重要地位。

肝癌患者营养不良状态的主要原因在于营养素摄入不足，而食欲减退又是营养素摄入不足的主要原因。除了肿瘤直接影响中枢神经系统导致的厌食之外，患者的食欲减退也和口腔溃疡、呕吐、腹泻、吸收不良、便秘、疼痛及药物不良反应等症状相关。肿瘤带来的全身炎症反应及肝脏合成功能受损也会导致糖类、蛋白质和脂肪代谢紊乱，

进一步加重患者的营养不良。因此，肿瘤患者营养代谢干预的主要目的在于改善和提高患者的营养素摄入，缓解代谢紊乱，提高患者的肌肉含量及体力状态，从而改善患者的生存质量，并为可持续的抗肿瘤治疗创造条件。

营养代谢状态的评估应该整合主观与客观、患者与医师，以及肿瘤诊断、治疗、随访的各个时期。目前没有公认的营养风险筛查标准工具。在肿瘤诊断的早期，患者本人可以通过测量体重、BMI 变化等手段进行初步的营养风险自我筛查。营养不良通用筛查工具（malnutrition universal screening tool，MUST）、营养不良筛查工具（malnutrition screening tool，MST）及营养风险筛查量表（NRS-2002）是常用的营养风险筛查量表；其中，MST 包含食欲缺乏、近期体重减轻情况等三个问题，较适用于门诊患者；而 NRS-2002 则被证明可以有效地筛查出存在营养风险的住院肿瘤患者，并判断患者手术后并发症情况。对于风险筛查异常的患者，需要进一步对营养素摄入量、肌肉含量、体力状态及营养不良的相关症状进行客观、定量的评估。营养评定的常用量表包括主观全面评定（subjective global assessment，SGA）、患者参与的主观全面评定（patient generated subjective global assessment，PG-SGA）和微型营养评定（minimal nutrition assessment，MNA）。何种量表最适合肝癌患者目前尚无定论，因此除了上述量表之外，还应整合骨骼肌含量、体能状况及实验室指标来综合评估。常用的骨骼肌含量测定方法包括测定上臂肌肉面积、双能 X 线测定骨骼肌指数、CT 测定躯干骨骼肌指数及生物电阻法测定非脂质群指数。体能状况可以使用 WHO/ECOG 评分或 KPS 评分来进行评定。由于肝癌患者常表现为分解代谢增强，因此，血清 C 反应蛋白、白蛋白、前白蛋白、视黄醇结合蛋白等实验室指标同样可以反映肝癌患者营养状态。值得注意的是，营养状态的评定需要动态贯穿于患者治疗的整个过程中，以评估营养支持的效果。

对围术期肝癌患者的营养评估则直接决定了手术的成功与否及患者术后的恢复情况。术前评估为中重度营养不良的患者可以从围术期的营养

支持中获益，并且应该在出院后继续适当的营养支持。一般营养状态的患者则建议按照加速康复外科（enhanced recovery after surgery，ERAS）的原则和流程实施围术期的营养支持。同样，对于接受肝癌介入治疗（包括肝动脉栓塞化疗及肝动脉灌注化疗）的患者，若治疗前已评估存在营养不良或营养风险，以及治疗期间出现严重不良反应、无法正常进食或进食量明显减少，则应及时给予营养支持，保证治疗的顺利进行。

（四）疼痛评估

疼痛是人类的第五大生命体征，癌症疼痛（癌痛）是癌症患者最常见和难以忍受的症状之一，除了本身疼痛带来的不适之外，还会导致患者出现焦虑、抑郁、厌食等症状，严重影响癌症患者的生活质量。对于癌痛的科学管理需要整合缓解疼痛、减少不良反应、避免药物依赖、改善社会心理功能等方面，而合理、准确的疼痛评估是癌痛管理的前提。

对于癌痛的评估需要注意整合量化、全面及动态3个方面。

1. 癌痛的量化　通常使用数字分级评分法（numerical rating scale，NRS）、面部表情评估量表及语言分级评分法（verbal rating scale，VRS）。

（1）NRS：将疼痛分为0～10级，0表示无痛，而10表示能想象出的最剧烈的疼痛，由患者选出最能代表自身疼痛程度的数字来代表疼痛的剧烈程度。一般将疼痛分为轻度疼痛（1～3级）、中度疼痛（4～6级）和重度疼痛（7～10级）。

（2）面部表情评估量表：医护人员根据患者疼痛时的面部表情对照面部表情疼痛量表进行评估，适用于沟通困难的患者如老年人、幼儿或语言障碍者等。

（3）VRS：主要根据患者主诉，将疼痛分为轻度，即有疼痛，但可忍受，生活正常，睡眠未受到干扰；中度，即疼痛明显，不能忍受，要求服用镇痛药物，睡眠受到干扰；重度，即疼痛剧烈，不能忍受，需用镇痛药物，睡眠受到严重干扰，

可伴有自主神经功能紊乱或被动体位。

2. 疼痛的全面评估　包括对疼痛的原因、发作情况（部位、程度、加重缓解因素等）、既往治疗、心理状况及家庭社会支持等方面的评估。通常使用简明疼痛量表来评估疼痛对患者情绪、睡眠、食欲、活动能力及社会交往等生活质量的影响。

3. 癌痛的动态评估　主要体现在对治疗的各个时间段和疼痛的各个部位都要做好评估。同时，医护人员还要对患者可能出现的镇痛药物不良反应做出正确的判断和预防，合理规范使用镇痛药物。特别是对于计划或正在长期使用阿片类药物镇痛的患者，要定期评估患者的疼痛缓解情况、药物滥用的危险程度，并做好药物的使用和储存教育。

总之，对癌痛的准确评估和合理用药可以极大程度地缓解癌痛给肿瘤患者带来的痛楚，癌痛的评估是主观和客观、局部和全身、治疗前和治疗后、患者及其家属和医护人员等一系列关键环节的整合，需要家庭、医院和社会的共同努力。

（五）病理评估

病理评估目前仍是肝癌诊断的金标准。肝结节性新生物常见病理诊断包括①肝细胞癌（hepatocellular carcinoma）：来源于肝细胞的恶性肿瘤；②肝内胆管细胞癌（intrahepatic cholangiocarcinoma）：来源于肝内胆管上皮细胞的恶性肿瘤；③肝细胞腺瘤（hepatocellular adenoma，HCA）：异型增生（dysplasia）。

对大体标本描述并进行处理：①取材。根据目前对肝癌异质性和微环境特点的认识，应特别重视癌与癌旁肝组织交界处取材，以便在相互对照中客观评估肝癌的生物学特性，为此，推荐肝癌标本"7点"基线取材方案（图7-1-2）。②固定。对手术切除的病灶、可疑病灶、淋巴结及重要血管和胆管切缘做好标记说明，尽可能在离体30min以内送达病理科，在常温下置于4～5倍于标本体积的10%中性缓冲福尔马林溶液中固定12～24h。

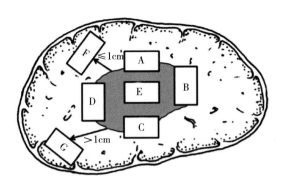

图 7-1-2　肝肿瘤标本基线取材部位

（六）其他评估

在肝癌患者的诊治过程中，对肿瘤本身需要进行全面评估，结合各种手段开展整合诊疗。除此之外，患者的系统、组织、器官的评估也至关重要。种种因素的合理规范管理都是整合诊疗当中必不可少的组成部分，也关系到整合治疗的成败。

1. 血栓栓塞的整合评估　对手术患者建议采用 Caprini 评分量表，对非手术患者建议采用 Padua 评分量表。相应的评估方案可以根据各中心的特点及不同的临床情况进行调整。具体标准参见胃肠道肿瘤章节。

2. 肝功能的整合评估　肝脏储备功能是影响患者肝切除术耐受程度的重要因素，也是判断患者出现术后肝衰竭（post-hepatectomy liver failure，PHLF）的重要影响因子，在术前应对患者的全身情况及肝功能储备进行整合评估。临床上常用的几种评估指标和评分系统如下。

（1）Child-Pugh 评分（C-P 评分）：主要用于评估肝硬化患者的肝脏储备功能，该评分由白蛋白、胆红素、凝血酶原时间、腹水和肝性脑病等指标构成，按不同评分，分为 A、B、C 共 3 个等级（表 7-1-4）。C-P 评分能有效预测肝硬化患者肝衰竭的死亡风险，但对于非肝硬化患者，该评分系统的分层能力表现较差，临床判断具有主观性。

（2）终末期肝病模型（MELD）评分：可以反映终末期肝病患者病情的严重程度，也显示出对 PHLF 预测的价值，当评分 ≤ 10 分时肝切除手术相对安全，但评分系统中的胆红素、肌酐、凝血时间可受到许多肝外因素影响，从而降低了该评分系统与 PHLF 的相关性。

表 7-1-4　Child-Pugh 评分一览表

临床生化指标	1 分	2 分	3 分
肝性脑病（级）	无	1 ~ 2	3 ~ 4
腹水	无	轻度	中重度
总胆红素（μmol/L）	< 34	34 ~ 51	> 51
白蛋白（g/L）	> 35	28 ~ 35	< 28
凝血酶原时间延长（s）	< 4	4 ~ 6	> 6

A 级，5 ~ 6 分；B 级，7 ~ 9 分；C 级，10 ~ 15 分。

（3）吲哚菁绿（ICG）试验：具有安全灵敏、操作简便等特点，已在临床上广泛使用。一般认为 ICGR15 < 10% 时，可以耐受 2 个或更多的肝段切除。ICG 的血浆清除率除了与肝脏本身的代谢功能有关外，还受到肝血流量、血清胆红素水平、胆道梗阻情况、低蛋白血症及动静脉瘘的影响，这些情况下其不能真实反映肝脏储备功能。

（4）无创评估肝纤维化或硬度的检查：主要有超声弹性成像、磁共振弹性成像及肝纤维化的血清学指标。

（5）剩余肝脏体积（future liver remnant，FLR）测定：主要依靠影像学检查，其中 CT 的应用最为广泛。通过后期的图像处理软件，可以得到肝脏总体积（total liver volume，TLV）、FLR 及 FLR/TLV 值等。2017 年《肝切除术围手术期管理专家共识》建议 Child-Pugh 评分、ICGR15 与 FLR 百分比相结合对肝切除方式和范围的合理选择有重要意义。

3. 心脏功能的整合评估　非心脏手术患者围术期主要心脏不良事件是其并发症和病死率增加的重要原因，术前应用恰当的评估量表进行风险评估至关重要，RCRI、NSQIP-MICA 和 NSQIP-SRC 是目前临床上常用的评估量表。这些评估量表在最初的开发研究中纳入的危险因素和定义的事件结局不同，观察持续的时间亦不同，故各有优缺点和适用条件。

（1）RCRI：又称 Lee 指数，是目前应用最广泛的非心脏手术患者围术期主要心脏不良事件（MACE）评估量表。RCRI 对围术期 MACE 定义为住院期间发生的心肌梗死、肺水肿、心室颤动或心搏骤停和完全性心脏传导阻滞；包括 6 个风险预测因子：①高危类型手术；②缺血性心脏病史；③充血性心力衰竭病史；④脑血管疾病病史；⑤术前使用胰岛素治疗；⑥术前血清肌酐＞2.0mg/dl。根据患者存在预测因子的数量对其进行危险分层，对于不存在或仅存在 1 个预测因子的患者，其围术期 MACE 风险较低，而存在≥ 2 个预测因子的患者风险会显著升高。

（2）NSQIP-MICA：用于评估手术患者围术期心肌梗死或心搏骤停风险，其对围术期 MACE 定义为术后 30 天内发生的心肌梗死或心搏骤停，评估非心脏手术患者围术期 MACE 风险的敏感度和特异度均较高。由 5 个因素构成：①手术类型；②年龄；③依赖性功能状态；④美国麻醉医师协会（ASA）分级；⑤肌酐异常（＞1.5mg/dl）。

（3）NSQIP-SRC：纳入了 21 个术前因素作为考量，包括患者个体特征，即年龄、性别、功能状态、ASA 分级，手术类型、手术代码、是否与急诊或紧急手术等手术相关，是否存在药物治疗的高血压/糖尿病、类固醇类药物治疗的慢性病、术前 30 天内腹水、术前 48h 内败血症、呼吸机依赖、已转移的癌症、不良心脏事件史、术前 30 天内充血性心力衰竭、呼吸困难、1 年内吸烟史、严重的慢性阻塞性肺疾病史、透析治疗、急性肾衰竭等合并症等。该量表适用于除了移植和创伤手术外多数手术患者（包括非心脏和心脏手术），能较准确地评估非心脏手术患者围术期 MACE 风险，还能预测肺炎、深静脉血栓、肾衰竭、感染甚至死亡等不良结局的发生，且表现优于 RCRI 和 NSQIP-MICA。

4. 肾脏功能的整合评估　肝肾综合征（hepatorenal syndrome，HRS）在肝病患者中并不少见，在治疗过程中应谨慎评估患者肝功能情况并及时发现、处理 HRS。HRS 的评估建议采用国际腹水协会制定的标准（表 7-1-5）。

表 7-1-5　肝肾综合征（HRS）诊断标准

主要诊断标准
急慢性肾病合并肝衰竭及门静脉高压
肾小球滤过率降低：肌酐＞ 1.5mg/dl 或 24h 肌酐清除率＜ 40ml/min
排除休克、感染、脱水、使用肾毒性药物等因素
停用利尿剂且用 1.5L 生理盐水扩容后肾功能仍无改善
排除蛋白尿、肾间质疾病、尿路梗阻等因素

续表

次要诊断标准
尿量＜ 500ml/d
尿钠＜ 10mEq/L
尿渗透压＞血浆渗透压
尿红细胞＜ 50/HPF
血钠浓度＜ 130mmol

当次要诊断标准有符合时，主要诊断标准只需满足 1 项，HRS 诊断即成立。

（七）精确诊断

1. 定性诊断　目前可通过影像和病理两种方式明确病变是否为肝癌，其中影像学根据对肝癌的确诊程度按照 LI-RADS 进行分级。对于影像不能确诊的病变，可继续随访，或行穿刺活检进一步明确病变性质。目前，新的无创性检测手段如液体活检等也可对肝癌做出早期诊断并判断患者的预后，但这些新的诊断方式能否应用于临床尚需进一步验证。

2. 分期诊断　肝癌目前常用的分期主要是 BCLC、AJCC 分期等，根据是肿瘤大小、个数，有无血管侵犯、远处转移及肝脏功能等。分期的目的在于评估患者肿瘤的进展程度，并据此制订合理的整合治疗计划。但目前肝癌的各类分期都还不全面，如 BCLC 分期中 B 期涵盖患者过于宽泛，临床医师需要根据患者的个体情况制订最能使患者获益的整合诊疗计划。

3. 伴随诊断　肝癌患者多伴有肝病背景，虽然目前大部分肝癌分期系统未纳入肝病背景的评估指标，但研究证明肝病情况与肝癌患者预后相关。因此，在评估患者肿瘤情况的同时，应对患者的肝病进行整合的评估及治疗。

4. 分子诊断　目前，分子诊断在肝癌中的临床应用仍有限，主要集中于肿瘤分型、分级及判定有无微血管侵犯。肝癌作为高度异质性的肿瘤，同一病灶中的不同细胞群可能有不同的分化程度；且微血管侵犯的判定须依赖于手术标本，这对不需或不能采取切除术患者的意义有限。如何在穿刺活检标本的基础上，在基因水平发现对预后判断、用药指导有价值的靶点值得进一步研究。

要点小结

◆ 肝癌患者多合并肝炎、肝硬化，即"一人三病"，在治疗肝癌过程中既要考虑如何杀灭肿瘤，也要关注肝功能的保护和抗病毒治疗。MDT应该贯穿于整个诊治过程。

◆ 整合评估应该包括对肿瘤本身（大小、数目、血管侵犯、远处转移等）、肝功能（Child-Pugh评分、ICG、剩余肝脏体积等）及患者全身状况（营养评估、PS评分等）的评估。

◆ 无论哪一种评估都要求全面、动态，在整合评估基础上更加关注患者的个体特殊性，以选择最佳的整合治疗策略。

【整合决策】

（一）外科治疗

1. 肝切除术

（1）肝切除术的基本原则

1）彻底性：完整切除肿瘤，切缘无残留肿瘤。

2）安全性：保留足够体积且有功能的肝组织（具有良好血供及良好的血液和胆汁回流）以保证术后肝功能代偿，减少手术并发症，降低手术死亡率。

（2）术前患者的全身情况及肝脏储备功能的整合评估：在术前应对患者的全身情况及肝脏储备功能进行整合评估，常采用美国东部肿瘤协作组提出的功能状态评分（ECOG PS）评估患者的全身情况；采用肝功能 Child-Pugh 评分、ICG 清除试验或瞬时弹性成像测定肝脏硬度，评价肝脏储备功能情况。中国学者的许多研究结果提示：经过选择的门静脉高压症患者，仍可接受肝切除手术，其术后长期生存优于接受其他治疗。因此，更精确地评估门静脉高压的程度，有助于筛选适合手术切除的患者。如预期保留肝脏组织体积较小，则采用 CT 和（或）MRI 测定剩余肝脏体积，并计算剩余肝脏体积占标准化肝脏体积的百分比。通常认为肝功能 Child-Pugh A 级、ICGR15 < 30% 是实施手术切除的必要条件；剩余肝脏体积占标准肝脏体积的 40% 以上（肝硬化患者）或 30% 以上（无肝硬化患者）也是实施手术切除的必要条件。

（3）肝癌切除的适应证

1）肝脏储备功能良好的 CNLC Ⅰa 期、Ⅰb 期和 Ⅱa 期肝癌是手术切除的首选适应证。尽管以往研究结果显示对于直径 ≤ 3cm 的肝癌，切除和局部消融疗效无差异，但最新研究显示手术切除后局部复发率显著低于射频消融，两种治疗后长期生存无差异的原因可能是复发后患者接受了更多的挽救性治疗。大量观察数据结果显示手术切除的远期疗效更好。

2）对于 CNLC Ⅱb 期肝癌患者，在多数情况下手术切除疗效并不优于 TACE 等非手术治疗。但如果肿瘤局限在同一段或同侧半肝者，或可同时行术中射频消融处理切除范围外的病灶，即使肿瘤数目 > 3 个，手术切除有可能获得比其他治疗方式更好的效果，也推荐手术切除，但术前需要更为谨慎的整合评估。

3）对于 CNLC Ⅲa 期肝癌，如有以下情况也可考虑手术切除：①合并门静脉主干或分支癌栓者，若肿瘤局限于半肝，门静脉分支癌栓（程氏分型Ⅰ/Ⅱ型）是手术适应证，可考虑手术切除肿瘤并经门静脉取栓，术后再实施 TACE、门静脉化疗或其他系统治疗。②门静脉主干癌栓（Ⅲ型）者手术切除有争议，其手术疗效可能与 TACE 或外放疗相当，因此不是手术切除的绝对适应证。一项随机对照研究发现，对于可切除的有门静脉癌栓的患者，术前接受三维适形放疗，可改善术后生存。③合并胆管癌栓且伴有梗阻性黄疸，肝内病灶亦可切除者。④伴有肝门部淋巴结转移者，切除肿瘤的同时行淋巴结清扫或术后外放疗。⑤周围脏器受侵犯，可一并切除者。此外，对于术中探查发现不适宜手术切除的肝癌，可考虑行术中肝动脉、门静脉插管化疗或术中其他的局部治疗措施等。

（4）肝癌根治性切除标准

1）术中判断标准：肝静脉、门静脉、胆管及下腔静脉未见肉眼癌栓；无邻近脏器侵犯，无肝门淋巴结或远处转移；肝脏切缘距肿瘤边界 > 1cm；如切缘 ≤ 1cm，但切除肝断面组织学检查无肿瘤细胞残留，即切缘阴性。

2）术后判断标准：术后 1～2 个月行超声、

CT、MRI（必须有其中两项）检查未发现肿瘤病灶；如术前血清 AFP 水平升高，则要求术后 2 个月行血清 AFP 定量测定，其水平降至正常范围内（极个别患者血清 AFP 降至正常的时间会超过 2 个月）。血清 AFP 下降速度可早期预测手术切除的彻底性。

（5）手术切除技术：常用的肝手术切除技术主要包括入肝和出肝血流控制技术、肝脏离断技术及止血技术。下述一些先进手段的采用常会获得更好的疗效。

1）术前三维可视化技术：有助于在获得肿瘤学根治性的前提下，设计更为精准的切除范围和路径以保护剩余肝脏的管道。

2）腹腔镜肝切除术：具有创伤小和术后恢复快等优点，回顾性研究发现腹腔镜肝切除的长期疗效与开腹手术相似，但仍有待前瞻性的多中心随机对照研究证实。已有证据显示腹腔镜肝切除术后患者预后优于射频消融，特别是肿瘤位于周边部位时；在有经验的中心，腹腔镜肝切除出血更少；ICG 荧光、3D 腹腔镜、机器人辅助将成为腹腔镜肝切除的重要工具，并将有助于提高肝癌患者手术切除效果。

3）解剖性切除与非解剖性切除：均为常用的手术方式。有研究发现宽切缘（切缘距离肿瘤边界较大）的肝切除效果优于窄切缘的肝切除，特别是对于术前可预判存在微血管癌栓的患者。对于巨大肝癌，可采用不游离肝周韧带的前径路肝切除法。对于多发性肝癌，可采用手术切除结合术中局部消融（如射频消融等）方式治疗。

4）癌栓的处理：对于门静脉癌栓，在行门静脉取栓术时应暂时阻断健侧门静脉血流，防止癌栓播散。对于肝静脉癌栓或腔静脉癌栓者，可行全肝血流阻断，尽可能整块去除癌栓。合并右心房癌栓者，可经胸切开右心房取出癌栓，同时切除肝肿瘤。合并腔静脉或右心房癌栓时手术风险较大，应慎重选择。对于肝癌伴胆管癌栓者，在去除癌栓的同时，若肿瘤已侵犯部分胆管壁，则应同时切除受累胆管并重建胆道，以降低局部复发率。

由切除范围较大导致剩余肝脏体积过小而引起剩余肝脏功能不全，是影响根治性切除的主要原因。为了提高肝癌的可切除性，可采用如下方法。

1）术前 TACE 可使部分不能 I 期手术切除患者的肿瘤缩小后再切除。

2）经门静脉栓塞（portal vein embolization，PVE）栓塞主瘤所在半肝，使剩余肝脏代偿性增生后再切除肿瘤。临床报道其并发症不多，但需 4～6 周等待对侧肝脏体积增生，为减少等待期间肿瘤进展的风险，可考虑与 TACE 联合。

3）联合肝脏分隔和门静脉结扎的二步肝切除术（associating liver partition and portal vein ligation for staged hepatectomy，ALPPS），适于预期剩余肝脏体积占标准肝脏体积不足 30%～40% 的患者。这种手术术前评估非常重要，需要整合考虑肝硬化程度、患者年龄、短期承受两次手术的能力等；此外，可借助腹腔镜技术或消融技术等降低二次手术的创伤。ALPPS 可在短期内提高肝癌的切除率，但同时也存在高并发症发生率及死亡率增加的风险，初步的观察结果显示 ALPPS 治疗巨大或多发肝癌的效果优于 TACE。需注意短期内两次手术的创伤及二期手术失败的可能性，建议谨慎、合理地选择手术对象。

4）对于开腹后探查发现肝硬化程度较重、肿瘤位置深在、多结节的肝癌，术中局部消融可降低手术风险。

（6）术前治疗：对于不可切除肝癌，术前 TACE、外放疗等治疗可能促进肿瘤降期，从而使部分患者获得手术切除的机会，降期后切除的肝癌患者可能获得较好的长期生存效果。对于可切除肝癌，术前 TACE 并不能改善患者生存。如果 HBV 相关肝癌患者术前 HBV-DNA 水平较高，且 ALT 水平 > 2 倍正常值上限，则可先给予抗病毒及保肝治疗，待肝功能好转后再行手术切除，提高手术安全性。对于 HBV-DNA 水平较高但肝功能未见明显异常患者，可尽快手术同时给予有效的抗病毒治疗。抗 HBV 治疗不仅能够控制基础肝病，还有助于降低术后肿瘤复发率。

（7）术后治疗（术后转移复发的防治）：肝癌切除术后 5 年肿瘤复发转移率高达 40%～70%，这与术前可能已存在微小播散灶或多中心发生有关，故所有患者术后需要接受密切随访。一旦发现肿瘤复发，根据复发肿瘤的特征，可以选择再次手术切除、局部消融、TACE、放疗或全身治疗等，以延长患者生存时间。对于具有高危复发风险的患者，两项随机对照研究证实术后 TACE 治疗具有减少复发、延长生存时间的效果。另一项随机对照研究结果显示肝切除术后接受槐耳颗粒治疗可减少复发并延长患者生存时间。对于 HBV 感染的肝癌患者，核苷类似物抗病毒治疗可减少复发，延长生存时间。此外，对于伴有门静脉癌栓患者，术后经门静脉置管化疗联合 TACE，也可延长患者生存时间。尽管有临床随机研究提示，α 干扰素可减少复发、延长生存时间，但仍存争议。有报道发现，肝癌 miR-26a 表达与 α 干扰素治疗的疗效相关，该结果也有待进一步多中心随机对照试验证实。大规模临床研究显示，索拉非尼治疗并未改善早期肝癌患者的术后生存，有小型临床研究提示对于复发高危患者，术后的索拉非尼治疗可减少肿瘤复发并延长生存时间。

2. 肝移植术

（1）肝癌肝移植适应证：肝移植是肝癌根治性治疗手段之一，尤其适用于肝功能失代偿、不适合手术切除及局部消融的早期肝癌患者。合适的肝癌肝移植适应证是提高肝癌肝移植疗效、保证宝贵的供肝资源得到公平合理应用、平衡有（或无）肿瘤患者预后差异的关键。关于肝癌肝移植适应证，国际上主要采用米兰（Milan）标准、美国加州大学旧金山分校（UCSF）标准等。国内尚无统一标准，已有多家单位和学者陆续提出了不同的标准，包括杭州标准、上海复旦标准、华西标准和三亚共识等，这些标准对无大血管侵犯、淋巴结转移及肝外转移的要求都是一致的，但对肿瘤的大小和数目的要求不尽相同。上述国内标准在未明显降低术后总体生存率和无瘤生存率的前提下，均不同程度地扩大了肝癌肝移植的适用范围，使更多的肝癌患者因肝移植手术受益。但仍需多中心协作研究的支持和证明，从而获得高级别的循证医学证据。

经专家组充分讨论，现阶段本规范推荐采用 UCSF 标准，即单个肿瘤直径 ≤ 6.5cm；肿瘤数目 ≤ 3 个，其中最大肿瘤直径 ≤ 4.5cm，且肿瘤直径总和 ≤ 8.0cm；无大血管侵犯。外科技术的发展扩大了可用的供肝。活体肝移植治疗肝癌的适应证可尝试进一步扩大，但活体肝移植治疗肝癌较传统供体术后肿瘤复发率可能升高，生存率无明显优势。

（2）肝癌肝移植术后复发的预防和治疗：原发肿瘤的复发是肝癌肝移植术后面临的主要问题。其危险因素包括肿瘤分期、血管侵犯、血清 AFP 水平、免疫抑制剂累积用药剂量等。术后早期撤除 / 无激素方案、减少肝移植后早期钙调磷酸酶抑制剂的用量可降低肿瘤复发率。肝癌肝移植术后采用 mTOR 抑制剂（如雷帕霉素、依维莫司）的免疫抑制方案亦可能减少肿瘤复发，提高生存率。肝癌肝移植术后一旦肿瘤复发转移（75% 发生在肝移植术后 2 年内），病情进展迅速，复发转移后患者中位生存时间为 7 ~ 16 个月。在多学科整合诊疗的基础上，采取包括变更免疫抑制方案、再次手术切除、TACE、局部消融治疗、放疗、全身治疗等整合治疗手段，可延长患者生存时间。

要点小结

◆ 肝切除术是肝癌患者获得长期生存的重要手段。

◆ 肝切除术的原则是完整切除肿瘤并保留足够体积且有功能的肝组织，因此术前肝脏储备功能的整合评估和肿瘤学的整合评估非常重要。

◆ 一般认为肝功能 Child-Pugh A 级、ICGR15 < 30% 是实施手术切除的必要条件；剩余肝脏体积占标准肝脏体积的 40% 以上（肝硬化患者）或 30% 以上（无肝硬化患者）也是实施手术切除的必要条件。术前评估方法还包括肝脏硬度的测定、门静脉高压程度评估等。

◆ 肝脏储备功能良好的 CNLC Ⅰ a 期、Ⅰ b 期和 Ⅱ a 期肝癌是手术切除的首选适应证。在部分 CNLC Ⅱ b 期和 Ⅲ a 期肝癌患者中，手术切除可能获得良好的效果。此外，术中局部消融、术前 TACE、术前适形放疗等方法可能提高 CNLC Ⅱ b 期和 Ⅲ a 期肝癌的切除率。

◆ 肝移植是肝癌根治性治疗手段之一，尤其适用于肝功能失代偿、不适合手术切除及局部消融的早期肝癌患者。

◆ 推荐 UCSF 标准作为中国肝癌肝移植适应证标准。

（二）内科治疗

1. 常规治疗　对于晚期肝癌患者，有效的系统治疗可以减轻肿瘤负荷，改善肿瘤相关症状，提高生活质量，延长生存时间。目前系统治疗效果仍不尽如人意，患者可以参加合适的临床研究。

（1）姑息一线、二线系统治疗的适应证：主要为合并有血管侵犯或肝外转移的 CNLC Ⅲa、Ⅲb 期肝癌患者；虽为局部病变，但不适合手术切除或 TACE 的 CNLC Ⅱb 期肝癌患者；合并门静脉主干或下腔静脉瘤栓者；多次 TACE 后肝血管阻塞和（或）TACE 治疗后进展的患者。

（2）主要的相对禁忌证：①ECOG PS 评分＞2 分，肝功能 Child-Pugh 评分＞7 分；②中重度骨髓功能障碍；③肝、肾功能明显异常，如氨基转移酶（AST 或 ALT）＞5 倍正常值上限和（或）胆红素水平＞2 倍正常值上限、血清白蛋白＜28g/L 或肌酐清除率＜50ml/min；④具有感染、发热、活动性出血或肝性脑病。

对于不能耐受或者不愿接受一线和二线综合治疗的肝癌患者，可建议中医中药及最佳支持治疗。

下面介绍常用的一、二线治疗药物和方案。

（1）一线治疗

1）索拉非尼（sorafenib）：多项临床研究表明，索拉非尼对于不同国家地区、不同肝病背景的晚期肝癌患者都具有一定的生存获益。常规推荐用法为 400mg，口服，每日 2 次；可用于肝功能 Child-Pugh A 级或 B 级的患者。相对于肝功能 Child-Pugh B 级，Child-Pugh A 级的患者生存获益更明显。但需注意对 HBV 和肝功能的影响，提倡全程管理基础肝病。

最常见的不良反应为腹泻、体重减轻、手足综合征、皮疹、心肌缺血及高血压等，一般发生在治疗开始后的 2～6 周。

2）乐伐替尼（lenvatinib）：适用于不可切除的 CNLC Ⅱb、Ⅲa、Ⅲb 期，肝功能 Child-Pugh A 级的肝癌患者，其一线治疗效果不劣于索拉非尼，HBV 相关肝癌具有较好的生存获益。乐伐替尼已经获得批准用于肝功能 Child-Pugh A 级的晚期肝癌患者。用法：体重≥60kg 者，12mg，口服，每日 1 次；体重＜60kg 者，8mg，口服，每日 1 次。

常见不良反应为高血压、腹泻、食欲减退、疲劳、手足综合征、蛋白尿、恶心及甲状腺功能减退等。

3）常规化疗：FOLFOX4 方案在我国被批准用于治疗不适合手术切除或局部治疗的局部晚期和转移性肝癌。多项 Ⅱ 期研究报告含奥沙利铂的系统化疗联合索拉非尼可使客观缓解率有所提高，无进展生存时间和总生存时间均有延长，且安全性良好。对于肝功能和体力状态良好的患者，可考虑此联合治疗，但尚需临床随机对照研究提供高级别循证医学证据。另外，三氧化二砷对中晚期肝癌具有一定的姑息治疗作用，在临床应用时应注意监测和防止肝肾毒性。

（2）二线治疗

1）瑞格非尼（regorafenib）：被批准用于既往接受过索拉非尼治疗的 CNLC Ⅱb、Ⅲa 和 Ⅲb 期肝癌患者。用法为 160mg，每日 1 次，连用 3 周，停用 1 周。在我国，初始剂量可采用一次 80mg 或 120mg，每日 1 次，根据患者的耐受情况逐渐增量。

常见不良事件是高血压、手足皮肤反应、乏力及腹泻等。

2）其他二线治疗方案：美国 FDA 批准纳武利尤单抗（nivolumab）和帕博利珠单抗（pembrolizumab）用于既往索拉非尼治疗后进展或无法耐受索拉非尼的肝癌患者。目前，中国企业自主研发的免疫检查点抑制剂，如卡瑞利珠单抗、特瑞普利单抗、信迪利单抗等正在开展临床研究。免疫治疗与靶向药物、化疗药物、局部治疗的联合方案也在不断探索中。

免疫相关不良事件（immune-related adverse event，irAE）可发生在皮肤、神经内分泌、胃肠道、肝、肺、心脏、肾等各个系统。需特别警惕免疫性肠炎、肺炎、肝炎和心肌炎等严重不良反应。一般而言，中度或重度 irAE 需要中断免疫检查点抑制剂并启用糖皮质类固醇免疫抑制剂治疗，处理应根据不良反应发生的部位和严重程度而异。

3）其他免疫调节剂（如 α 干扰素、胸腺肽 α1 等）、细胞免疫治疗（如 CAR-T 疗法、细胞因子诱导的杀伤细胞疗法即 CIK 疗法）均有一定抗肿瘤作用，但尚待大规模的临床研究加以验证。

此外，美国 FDA 批准卡博替尼用于一线常规治疗后进展的肝癌患者，批准雷莫芦单抗用于血清 AFP 水平 ≥ 400ng/ml 肝癌患者的二线治疗。但是，这两种药物尚未在国内上市。国产小分子抗血管生成靶向药物阿帕替尼用于肝癌患者二线治疗的临床研究正在进行中。

2. 其他治疗

（1）中医中药治疗：能够改善临床症状，提高机体的抵抗力，减轻放化疗不良反应，提高患者的生活质量。

1）进行辨证论治。

2）中药制剂：除了采用传统的辨证论治、服用汤剂之外，我国药监部门已批准了若干种现代中药制剂用于治疗肝癌，如槐耳颗粒可用于手术切除后的辅助治疗。另外，榄香烯、华蟾素、康莱特、康艾、肝复乐、金龙胶囊、艾迪、鸦胆子油及复方斑蝥胶囊等用于治疗肝癌，具有一定的疗效，患者的依从性、安全性和耐受性均较好，但是需要进一步规范化临床研究以获得高级别的循证医学证据支持。

3）中医特色疗法：针灸治疗或根据病情酌情使用活血化瘀、清热解毒等中药、中成药进行外敷治疗、中药泡洗、中药熏洗等。

（2）抗病毒治疗及其他保肝治疗：合并 HBV 感染特别是复制活跃的肝癌患者，口服核苷（酸）类似物抗病毒治疗应贯穿治疗全过程。宜选择强效低耐药的药物如恩替卡韦、替诺福韦酯或丙酚替诺福韦等。对于 HCV 相关肝癌，如果有肝炎活动，建议行直接抗病毒药物（direct-acting antiviral agent，DAA）或聚乙二醇干扰素 α 联合利巴韦林抗病毒治疗。肝癌患者在自然病程中或治疗过程中可能会伴随肝功能异常，应及时适当地使用具有抗炎、降酶、抗氧化、解毒、利胆和肝细胞膜修复保护作用的保肝药物，如异甘草酸镁注射液、甘草酸二铵、复方甘草酸苷、双环醇、水飞蓟素、还原型谷胱甘肽、腺苷蛋氨酸、熊去氧胆酸、多烯磷脂酰胆碱、乌司他丁等。这些药物可以保护肝功能、提高治疗安全性，降低并发症和改善生活质量。

（3）姑息治疗：对于晚期肝癌患者，应给予最佳支持治疗，包括积极镇痛、纠正贫血、纠正低白蛋白血症、加强营养支持，控制合并糖尿病患者的血糖水平，处理腹水、黄疸、肝性脑病、消化道出血及肝肾综合征等并发症。针对有症状的骨转移患者，可使用双膦酸盐类药物。另外，适度的康复运动可以增强患者的免疫功能。同时，要理解患者及其家属的心态，采取积极的措施，包括药物治疗，调整其相应的状态，把消极心理转化为积极心理，通过舒缓疗护让其享有安全感、舒适感，而减少抑郁与焦虑。

要点小结

◆ 对于没有禁忌证的晚期肝癌患者，应鼓励其积极参加临床试验。

◆ 姑息一线、二线常规治疗的适应证主要为以下几种：①合并有血管侵犯或肝外转移的 CNLC Ⅲa、Ⅲb 期肝癌患者；②虽为局部病变，但不适合手术切除和 TACE 的 CNLC Ⅱb 期肝癌患者；③合并门静脉主干或下腔静脉瘤栓者；④多次 TACE 后肝血管阻塞和（或）TACE 治疗后进展的患者。

◆ 晚期肝癌患者的姑息一线治疗方案可选择索拉非尼、乐伐替尼或者含奥沙利铂常规治疗。

◆ 二线姑息治疗方案可选择瑞格非尼。

◆ 对于不能耐受或者不愿接受一线和二线常规治疗的肝癌患者，可建议中医中药及最佳支持治疗。

◆ 在抗肿瘤治疗的同时，应积极控制基础肝病，包括抗病毒、保肝利胆治疗，还要酌情进行支持对症治疗等。

（三）放射治疗

1. 外放疗

（1）外放疗适应证

1）CNLC Ⅰa、部分 Ⅰb 期肝癌患者，如无手术切除或局部消融治疗适应证或不愿接受有创治疗，也可考虑采用 SBRT 作为替代治疗手段，据报道其生存时间与手术切除或局部消融治疗类似。

2）CNLC Ⅱa、Ⅱb、Ⅲa 期肝癌患者，有证据表明 TACE 联合外放疗，可改善局部控制率，延长生存时间，较单用 TACE、索拉非尼或 TACE

联合索拉非尼治疗的疗效好，可适当采用。

3）CNLC Ⅲ b 期肝癌部分寡转移灶者，可行 SBRT，延长生存时间；外放疗也可减轻淋巴结、肺、骨、脑或肾上腺转移所致疼痛、梗阻或出血等症状。

4）一部分无法手术切除的肝癌患者肿瘤放疗后缩小或降期，可转化为手术切除；外放疗也可用于等待肝癌肝移植术前的桥接治疗；肝癌手术切缘距肿瘤≤1cm 的窄切缘术后可以辅助放疗，减少病灶局部复发或远处转移，延长患者无疾病进展期。

（2）外放疗禁忌证：肝癌患者如肝内病灶弥散分布，或 CNLC Ⅳ 期者，不建议行外放疗。

（3）外放疗实施原则与要点：肝癌外放疗实施需要整合考虑肿瘤照射剂量、周围正常组织耐受剂量，以及所采用的放疗技术。肝癌外放疗实施要点如下。

1）放疗计划制订时，肝内病灶在增强 CT 中定义，必要时参考 MRI 影像等多种影像资料，可利用正常肝组织的再生能力，放疗时保留部分正常肝不受照射，可能使部分正常肝组织获得增生。

2）肝癌照射剂量，与患者生存时间及局部控制率密切相关，基本取决于周边正常组织的耐受剂量。肝癌照射剂量：立体定向放疗一般推荐≥（30～60）Gy/（3～6）f；常规分割放疗为 50～75Gy；新辅助放疗门静脉癌栓的剂量可为 3Gy×6 次。

3）正常组织耐受剂量需考虑：放疗分割方式、肝功能 Child-Pugh 分级、正常肝(肝脏 - 肿瘤)体积、胃肠道淤血和凝血功能状况等。

4）肝癌放疗技术：建议采用三维适形或调强放疗、图像引导放疗（image guided radiation therapy，IGRT）或 SBRT 等技术。IGRT 优于非 IGRT 技术，螺旋断层放疗适合多发病灶的肝癌患者。呼吸运动是导致肝脏肿瘤在放疗过程中运动和形变的主要原因，目前可采取多种技术以减少呼吸运动带来的影响，如门控技术、实时追踪技术、呼吸控制技术、腹部加压结合 4D-CT 确定内靶区技术等。

5）目前缺乏较高级别的临床证据支持肝癌患者质子放疗的生存率优于光子放疗。

（4）外放疗主要并发症：放射性肝病（radiation-induced liver disease，RILD）是肝脏外放疗的剂量限制性并发症，分典型性和非典型性两种。

1）典型 RILD：碱性磷酸酶（ALP）升高＞2 倍正常值上限、非癌性腹水、肝大。

2）非典型 RILD：ALP＞2 倍正常值上限、ALT＞正常值上限或治疗前水平 5 倍、肝功能 Child-Pugh 评分下降≥2 分，但是无肝大和腹水。诊断 RILD 必须排除肝肿瘤进展、病毒性或药物性所致临床症状和肝功能损害。

2. 内放疗　放射性粒子植入是局部治疗肝癌的一种方法，包括 ^{90}I 微球疗法、^{131}I 单克隆抗体、放射性碘化油、^{125}I 粒子植入等。粒子植入技术包括组织间植入、门静脉植入、下腔静脉植入和胆道内植入，分别治疗肝内病灶、门静脉癌栓、下腔静脉癌栓和胆管内癌或癌栓。氯化锶（^{89}Sr）发射出 β 射线，可用于靶向治疗肝癌骨转移病灶。

要点小结

- CNLC Ⅲb 期肝癌患者部分寡转移灶者，可行 SBRT 放疗，延长生存时间；外放疗也可减轻淋巴结、肺、骨、脑或肾上腺转移所致疼痛、梗阻或出血等症状。

- 部分肿瘤放疗后缩小或降期可获得手术切除机会；外放疗也可用于肝癌肝移植术前桥接治疗或窄切缘切除术后辅助治疗。

- 肝肿瘤照射剂量：立体定向放疗一般推荐≥（30～60）Gy/（3～6）f，常规分割放疗一般为 50～75Gy，照射剂量与患者生存密切相关。

- 正常组织的耐受剂量必须考虑：放疗分割方式、肝功能 Child-Pugh 分级、正常肝（肝脏 - 肿瘤）体积、胃肠道淤血和凝血功能状况等。

- 图像引导放疗优于三维适形放疗或调强放疗技术，立体定向放疗必须在图像引导放疗下进行。

- 放射性粒子植入是局部治疗肝癌的一种方法，氯化锶可用于靶向治疗肝癌骨转移病灶。

（四）其他治疗

1. 经导管动脉栓塞化疗（transarterial arterial chemoembolization，TACE）

（1）TACE 的基本原则

1）要求在数字减影血管造影机下进行。

2）必须严格掌握治疗适应证。

3）必须强调超选择插管至肿瘤的供养血管内治疗。

4）必须强调保护患者的肝功能。

5）必须强调治疗的规范化和个体化。

6）如经过 3～4 次 TACE 治疗后，肿瘤仍继续进展，应考虑换用或联合其他治疗方法，如外科手术、局部消融和系统治疗及放疗等。

（2）TACE 的适应证

1）CNLC Ⅱb、Ⅲa 和部分 Ⅲb 期肝癌患者，肝功能 Child-Pugh A 级或 B 级，PS 评分 0～2 分。

2）可以手术切除，但由于其他原因（如高龄、严重肝硬化等）不能或不愿接受手术治疗的 CNLC Ⅰb、Ⅱa 期肝癌患者。

3）门静脉主干未完全阻塞，或虽完全阻塞但门静脉代偿性侧支血管丰富或通过门静脉支架置入可以复通门静脉血流的肝癌患者。

4）肝动脉 - 门脉静分流造成门静脉高压出血的肝癌患者。

5）肝癌切除术后，DSA 可以早期发现残癌或复发灶，并给予 TACE 治疗。

（3）TACE 禁忌证

1）肝功能严重障碍（肝功能 Child-Pugh C 级），包括黄疸、肝性脑病、难治性腹水或肝肾综合征等。

2）无法纠正的凝血功能障碍。

3）门静脉主干完全被癌栓栓塞，且侧支血管形成少。

4）合并活动性肝炎或严重感染且不能同时治疗者。

5）肿瘤远处广泛转移，估计生存时间＜ 3 个月者。

6）恶病质或多器官衰竭者。

7）肿瘤占全肝体积的比例≥ 70%（如果肝功能基本正常，可考虑采用少量碘油乳剂和颗粒性栓塞剂分次栓塞）。

8）外周血白细胞和血小板显著减少，白细胞＜ 3.0×10⁹/L，血小板＜ 50×10⁹/L（非绝对禁忌证，如脾功能亢进者，排除化疗性骨髓抑制）。

9）肾功能障碍：血肌酐＞ 2mg/dl 或者血肌酐清除率＜ 30ml/min。

（4）TACE 操作程序要点和分类

1）肝动脉造影，通常采用 Seldinger 方法，经皮穿刺股动脉途径插管（或对有条件的患者采用经皮穿刺桡动脉途径插管），将导管置于腹腔干或肝总动脉行 DSA，造影图像采集应包括动脉期、实质期及静脉期；应做肠系膜上动脉等造影，注意寻找侧支供血。仔细分析造影表现，明确肿瘤部位、大小、数目及供血动脉。

2）根据肝动脉插管化疗、栓塞操作的不同，通常分为以下几种。①肝动脉灌注化疗：经肿瘤供血动脉灌注化疗，常用化疗药物有蒽环类、铂类等；②肝动脉栓塞：单纯用栓塞剂堵塞肝肿瘤的供血动脉；③ TACE：把化疗药物与栓塞剂混合在一起，经肿瘤的供血动脉支注入。TACE 治疗最常用的栓塞剂是碘油乳剂（内含化疗药物）、标准化明胶海绵颗粒、空白微球、聚乙烯醇颗粒和药物洗脱微球。先灌注一部分化疗药物，一般灌注时间不应＜ 20min。然后将另一部分化疗药物与碘油混合成乳剂进行栓塞。碘油用量一般为 5～20ml，不超过 30ml。在透视监视下依据肿瘤区碘油沉积是否浓密、瘤周是否已出现门静脉小分支影为界限。在碘油乳剂栓塞后加用颗粒性栓塞剂。提倡使用超液化乙碘油与化疗药物充分混合成乳剂，尽量避免栓塞剂反流栓塞正常肝组织或进入非靶器官。栓塞时应尽量栓塞肿瘤的所有供养血管，以使肿瘤去血管化。

（5）TACE 术后常见不良反应和并发症：TACE 治疗的最常见不良反应是栓塞后综合征，主要表现为发热、疼痛、恶心和呕吐等。发热、疼痛的发生原因是肝动脉被栓塞后引起局部组织缺血、坏死，而恶心、呕吐主要与化疗药物有关。此外，还有穿刺部位出血、白细胞数下降、一过性肝功能异常、肾功能损害及排尿困难等其他常见不良反应。介入治疗术后的不良反应会持续 5～7 天，经对症治疗后大多数患者可以完全恢复。并发症：急性肝、肾功能损害；消化道出血；胆囊炎和胆囊穿孔；肝脓肿和胆汁瘤形成；栓塞剂异位栓塞（包括碘化油肺和脑栓塞、消化道穿孔、脊髓损伤、膈肌损伤等）。

（6）TACE 治疗的疗效评价：根据实体瘤 mRECIST 评价标准及 EASL 评价标准评估肝癌局部疗效，长期疗效指标为患者总生存期（overall survival，OS）；短期疗效为客观缓解率（objective response rate，ORR）、TACE 治疗至疾病进展时间（time to progress，TTP）。

（7）影响 TACE 远期疗效的主要因素

1）肝硬化程度、肝功能状态。

2）血清 AFP 水平。

3）肿瘤的容积和负荷量。

4）肿瘤包膜是否完整。

5）门静脉有无癌栓。

6）肿瘤血供情况。

7）肿瘤的病理学分型。

8）患者的体能状态。

9）有慢性乙型病毒性肝炎背景患者的血清 HBV-DNA 水平。

（8）随访及 TACE 间隔期间治疗：一般建议第 1 次 TACE 治疗后 4 ～ 6 周时复查 CT 和（或）MRI、肿瘤相关标志物、肝肾功能和血常规等；若影像学检查显示肝脏肿瘤灶内的碘油沉积浓密、瘤组织坏死且无增大和无新病灶，暂时可以不进行 TACE 治疗。至于后续 TACE 治疗的频次应依随访结果而定，主要包括患者对上一次治疗的反应、肝功能和体能状况的变化。随访时间可间隔 1 ～ 3 个月或更长时间，依据 CT 和（或）MRI 动态增强扫描评价肝脏肿瘤的存活情况，以决定是否需要再次进行 TACE 治疗。但是，对于大肝癌 / 巨块型肝癌常需要 2 ～ 4 次的 TACE 治疗。目前主张 TACE 整合治疗，即 TACE 联合其他治疗方法，目的是控制肿瘤，提高患者生活质量和让患者带瘤长期生存。

（9）TACE 治疗注意点

1）提倡用微导管超选择性插管：插入肿瘤的供血动脉支，准确地注入碘油乳剂和颗粒性栓塞剂，以提高疗效和保护肝功能。

2）可使用门静脉内支架置入术和碘 -125 粒子条或碘 -125 粒子门静脉支架置入术，有效处理门静脉主干癌栓。采用碘 -125 粒子条或直接穿刺植入碘 -125 粒子治疗门静脉一级分支癌栓。

3）TACE 联合局部消融治疗：目前有两种 TACE 联合热消融治疗方式。①序贯消融：先行 TACE 治疗，术后 1 ～ 4 周加用局部消融治疗；②同步消融：在 TACE 治疗的同时给予局部消融治疗，可以明显提高临床疗效，并减轻肝功能损伤。为提高 TACE 疗效，主张在 TACE 治疗基础上酌情整合消融治疗。

4）颗粒性栓塞剂的应用：包括标准化明胶海绵颗粒、聚乙烯醇颗粒、微球和药物洗脱微球等。常规 TACE（亦称为 C-TACE）常使用带化疗药物的碘油乳剂与标准化明胶海绵微粒、空白微球、聚乙烯醇颗粒等联合。载药微球（drug-eluting beads，DEB）是一种新的栓塞剂，可以加载化疗药物治疗肝癌（亦称为 D-TACE），但与 C-TACE 相比治疗的总体疗效无显著差异。

5）重视局部加局部治疗和局部整合全身治疗：主要包括的方式如下。① TACE 整合局部消融，包括射频消融（RFA）、微波消融（MWA）、冷冻等治疗；② TACE 整合外放疗：主要指门静脉主干癌栓、下腔静脉癌栓和局限性大肝癌介入治疗后的治疗；③ TACE 整合二期外科手术切除：大肝癌或巨块型肝癌在 TACE 治疗后缩小并获得手术机会时，推荐外科手术切除；④ TACE 整合其他治疗：包括联合分子靶向药物、免疫治疗、常规化疗、放射免疫靶向药物（如碘 -131 标记的美妥昔单克隆抗体）等；⑤ TACE 整合抗病毒治疗：对有乙型病毒性肝炎、丙型病毒性肝炎背景肝癌患者 TACE 治疗同时应积极抗病毒治疗。

要点小结

- ◆ TACE 是肝癌非手术治疗最常用的方法之一。
- ◆ TACE 治疗前应全面进行造影检查了解肝癌的动脉供血情况，包括肝动脉和异位侧支血管供血情况。
- ◆ 采用微导管超选择性插管至肿瘤的供养动脉分支内进行化疗栓塞。
- ◆ TACE 治疗（包括 C-TACE 和 D-TACE）必须遵循规范化和个体化的整合治疗方案。
- ◆ 提倡 TACE 整合局部消融、外科手术、放疗、分子靶向药物治疗、免疫治疗、抗病毒治疗等综合治疗以进一步提高 TACE 疗效。

2. *局部消融治疗*　尽管外科手术是肝癌的首选治疗方法，但因肝癌患者大多合并肝硬化，或者在确诊时大部分患者已达中晚期，能获得手术切除机会的患者仅 20% ～ 30%。近年来广泛应用的局部消融治疗，具有对肝功能影响少、创伤小、疗效确切的特点，使一些不适合手术切除的肝癌患者亦可获得根治机会。

（1）局部消融的种类：局部消融治疗是借助医学影像技术的引导对肿瘤靶向定位，局部采用物理或化学的方法直接杀灭肿瘤组织的一类治疗手段。主要包括 RFA、MWA、无水乙醇注射治疗（percutaneous ethanol injection，PEI）、冷冻治疗、高强度超声聚焦（high intensity focused ultrasound，HIFU）消融、激光消融、不可逆电穿孔（irreversible electroporation，IRE）等。

（2）局部消融的操作选择：局部消融最常用超声引导，具有方便、实时、高效的特点。CT、MRI 及多模态图像整合系统可用于观察和引导常规超声无法探及的病灶。CT 及 MRI 引导技术还可应用于肺、肾上腺、骨等转移灶的消融等。消融的路径有经皮、腹腔镜或开腹 3 种方式。大多数的小肝癌可经皮穿刺消融，具有经济、方便、微创的特点。位于肝包膜下的肝癌，特别是突出肝包膜外的肝癌，经皮穿刺消融风险较大、影像学引导困难的肝癌，或经皮消融高危部位（贴近心脏、膈肌、胃肠道、胆囊等）的肝癌且无法采用人工胸腔积液或腹水等热隔离保护措施，可考虑经腹腔镜消融和开腹消融的方法。局部消融治疗适用于 CNLC Ⅰa 期及部分 Ⅰb 期肝癌（即单个肿瘤、直径 ≤ 5cm；或 2 ～ 3 个肿瘤、最大直径 ≤ 3cm）；无血管、胆管和邻近器官侵犯及远处转移，肝功能分级 Child-Pugh A/B 级者，可获得根治性的治疗效果。对于不能手术切除的直径 3 ～ 7cm 的单发肿瘤或多发肿瘤，可与 TACE 整合施治。不推荐消融根治性治疗的患者，给予索拉非尼术后辅助治疗。

（3）常用消融手段

1）RFA：是肝癌微创治疗常用消融方式，其优点是操作方便、住院时间短、疗效确切、消融范围可控性好，特别适用于高龄、合并其他疾病、严重肝硬化、肿瘤位于肝脏深部或中央型肝癌的患者。对于能够手术的早期肝癌患者，RFA 的无瘤生存率和总生存率类似或稍低于手术切除，但并发症发生率低于手术切除，住院时间短于手术切除。对于单个直径 ≤ 2cm 肝癌，有证据显示 RFA 的疗效类似或高于手术切除，特别是位于中央型的肝癌。对于不能手术切除的早期肝癌患者，系统评价分析及一些长期研究的结果表明 RFA 可获得根治性的疗效，应推荐其作为不适合手术的早期肝癌的一线治疗。与 PEI 相比，RFA 具有消融根治率高、所需治疗次数少和远期生存率高的显著优势。RFA 治疗的精髓是对肿瘤整体灭活和足够的消融安全边界，并尽量减少正常肝组织损伤，其前提是对肿瘤浸润的准确评估和卫星灶的识别。因此，十分强调治疗前精确的影像学检查。超声造影技术有助于确认肿瘤的实际大小和形态、界定肿瘤浸润范围、检出微小肝癌和卫星灶，为制订消融方案灭活肿瘤提供可靠的参考依据。

2）MWA：是常用的热消融方法，在局部疗效、并发症发生率及远期生存方面与 RFA 相比都无显著差异。其特点是消融效率高，所需消融时间短，能降低 RFA 所存在的"热沉效应"，对于血供丰富的较大肿瘤及邻近血管肿瘤显示出优势，治疗时间短且不受体内金属物质影响，为高龄难以耐受长时间麻醉及支架、起搏器置入术后患者提供了机会，近年来临床应用逐渐增多。建立温度监控系统可以调控有效热场范围，使 MWA 过程更加安全。随机对照研究显示，RFA 与 MWA 两者之间无论是在局部疗效和并发症方面，还是在生存率等方面的差异均无统计学意义。MWA 和 RFA 这两种消融方式，可根据肿瘤的大小、位置，选择更适宜的消融方式。

3）PEI：适用于直径 ≤ 3cm 肝癌的治疗，局部复发率高于 RFA，但 PEI 对直径 ≤ 2cm 的肝癌消融效果确切，远期疗效类似于 RFA。PEI 的优点是安全，特别适用于癌灶贴近肝门、胆囊及胃肠道组织等高危部位，但需要多次、多点穿刺以实现药物在瘤内弥散作用。

（4）技术操作注意点

1）操作医师必须经过严格培训并具有足够的实践积累，治疗前应全面而充分地评估患者的全身状况、肝功能状态及肿瘤的大小、位置、数目等。

要注意肿瘤与邻近器官的关系，制订合理的穿刺路径及消融范围，在保证安全的前提下，达到足够的安全范围。

2）根据肿瘤的大小、位置，强调选择适合的影像引导技术（超声或 CT 或多模态图像融合）和消融手段（RFA、MWA 或 PEI 等）。

3）采用消融治疗的肿瘤距肝门部肝总管、左右肝管的距离应至少为 5mm。对直径＞5cm 的病灶推荐 TACE+ 消融联合治疗，其效果优于单纯的消融治疗。

4）消融范围应力求覆盖至少 5mm 的癌旁组织，以获得"安全边缘"，彻底杀灭肿瘤。对于边界不清晰、形状不规则的癌灶，在邻近肝组织及结构条件许可的情况下，建议适当扩大消融范围。

（5）对于直径≤5cm 肝癌的治疗选择：数项前瞻性随机对照临床试验和系统回顾性分析显示，宜首选手术切除。在临床实践中，应该根据患者的一般状况和肝功能，肿瘤的大小、数目、位置决定，并结合从事消融治疗医师的技术和经验，全面考虑后选择合适的初始治疗手段。通常认为，如果患者能够耐受肝切除术，以及位置表浅或位于肝脏边缘或不适合消融高危部位的肝癌，应首选手术切除。局部消融可作为手术切除之外的另一种治疗选择。对于不能手术切除、2～3 个癌灶位于不同区域或者位居肝脏深部或中央型的肝癌，局部消融可以达到手术切除疗效，进行微创下根治性消融。

（6）肝癌消融治疗后的评估和随访：局部疗效评估的推荐方案是在消融后 1 个月左右，复查动态增强 CT 或 MRI，或超声造影，以评价消融效果。对于治疗前血清 AFP 水平升高的患者，检测血清 AFP 动态变化。消融效果可分为以下几类。

1）完全消融（complete ablation）：经动态增强 CT 或 MRI 扫描，或超声造影随访，肿瘤消融病灶动脉期未见强化，提示肿瘤完全坏死。

2）不完全消融（incomplete ablation）：经动态增强 CT 或 MRI 扫描，或超声造影随访，肿瘤消融病灶内动脉期局部有强化，提示有肿瘤残留。对治疗后有肿瘤残留者，可以进行再次消融治疗；若 2 次消融后仍有肿瘤残留，应放弃消融

疗法，改用其他疗法。完全消融后应定期随访复查，通常情况下每隔 2～3 个月复查血清学肿瘤标志物，行超声、MRI 或 CT 检查，以便及时发现可能的局部复发病灶和肝内新发病灶，利用消融微创安全和简便、易于反复施行的优点，有效地控制肿瘤进展。

要点小结

◆ 局部消融治疗适用于 CNLC Ⅰa 期及部分 Ⅰb 期肝癌（即单个肿瘤、直径≤5cm；或 2～3 个肿瘤、最大直径≤3cm）；无血管、胆管和邻近器官侵犯及远处转移，肝功能分级 Child-Pugh A 级或 B 级者，可获得根治性的治疗效果。对于不能手术切除的直径 3～7cm 的单发肿瘤或多发肿瘤，TACE 整合施治。不推荐消融根治性治疗的患者，给予术后索拉非尼辅助治疗。

◆ 对于能够手术切除的早期肝癌患者，RFA 的无瘤生存率和总生存率类似或稍低于手术切除，但并发症发生率低于手术切除，住院时间短于手术切除。对于单个直径≤2cm 肝癌，RFA 的疗效类似或优于手术切除，特别是位于中央型的肝癌。对于不能手术切除的早期肝癌患者，RFA 可获得根治性的疗效，应推荐其作为一线治疗。

◆ 消融治疗后约 1 个月，复查动态增强 CT 或 MRI，或者超声造影，以评价消融效果。

（五）顶层设计及整合管理

肝癌治疗领域的特点是多种治疗方法、多个学科共存，而以治疗为手段的分科诊疗体制与实现有序规范的肝癌治疗之间存在一定矛盾。因此，肝癌诊疗须加强重视多学科整合诊疗团队的整合模式，特别是对疑难复杂病例的整合诊治，从而避免单科治疗的局限性，促进学科交流。肝癌治疗方法包括肝切除术、肝移植术、局部消融治疗、TACE、放疗、全身治疗等多种手段，合理治疗方法的选择需要高级别循证医学证据的支持，但也需要同时考虑地区经济水平的差异。

目前推荐基于上述考虑建立的中国肝癌分期

（China liver cancer staging，CNLC），包括 CNLC Ⅰa 期、Ⅰb 期、Ⅱa 期、Ⅱb 期、Ⅲa 期、Ⅲb 期、Ⅳ期，有利于指导肝癌的临床实践（图 7-1-3）。这也是肝癌整合医学的具体体现，其终极目标是提高肝癌的治疗效果，通过多学科之间的深入交流与紧密合作，实现肝癌诊疗理论、技术和经验的全面整合，实现肝癌多个学科的整合治疗，避免单一学科治疗的局限性；提供多学科整合式的医疗服务，让患者同时得到多个学科专家的共同会诊，制订科学、合理的个体化、整合的治疗方案；通过合理的多学科综合治疗降低费用，实现"以患者为中心"，提高肝癌治愈率，延长患者生存期，改善生活质量。整合医学的治疗模式使患者获得最佳诊疗效果的同时，还能有效避免医疗资源浪费，使社会和患者获益最大化。在治疗过程中，应严密观察治疗反应和疾病进展，及时调整治疗方案。整合治疗模式建立的会诊和病例讨论制度，有利于团队成员扩展专业知识，获得宝贵的临床经验。通过定期经验和信息的交流，持续跟踪肝癌相关循证指南或文献，用于制订和不断完善肝癌的规范化和个体化整合诊疗方案。

【康复随访及复发预防】

（一）总体目标

肝癌术后 5 年复发转移率高达 40% ～ 70%，复发和转移是目前肝癌根治性治疗面临的主要挑战。肝癌复发的早期发现对患者预后有很大影响，因此，肝癌患者的规范化随访显得尤为重要，目的是减少复发，延长生存期，提高患者生活质量。

（二）整合管理

全面人文服务强调"以人为本"，其具体实

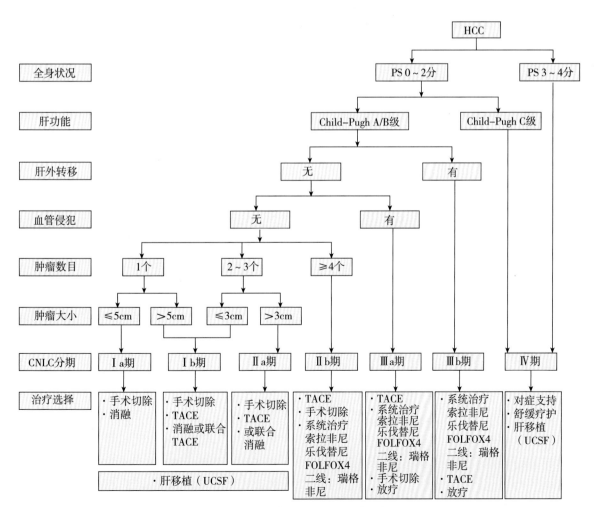

图 7-1-3　中国肝癌临床分期及治疗路径

践包括在肝癌患者住院期间为其积极营造舒适温馨的就医环境，提供支持性心理干预、行为认知管理等一系列综合服务，出院后延续护理服务，以此增强肝癌患者的心理韧性并提高其综合抗病能力。

1. 出院前干预措施　包括为患者提供饮食、用药、心理、康复训练等基础健康指导；评估发生不良事件和再入院的风险，并据此给予针对性的出院宣教；多学科专业人员以循证为依据与患者共同制订出院康复计划；建立出院患者的延续性护理档案专人管理。

2. 出院后干预措施　定期通过家庭访视、电话随访及利用其他现代通信技术等方式跟踪观察患者的健康状况，评估其出院计划的履行情况，通过微信、短信、健康讲堂、病友俱乐部、肝友会等形式为肝癌患者和家属提供诊疗康复知识的推送服务；与社区医护人员保持不间断的沟通协调，并对其提供技术指导；接受电话或现场咨询，积极为患者及其家属提供健康教育和专业建议；对风险因素进行管理，妥善处理突发事件等。

（三）严密随访

肝癌术后随访的时机及随访项目根据治疗方式不同略有差异。

1. 不同治疗方式术后随访

（1）肝切除术后随访：欧洲肝脏研究学会和欧洲癌症研究与治疗组织及美国肝病研究学会均没有提供肝癌肝切除术后监测复发的临床策略。

美国国家综合癌症网络和欧洲肿瘤内科学会推荐肝切除术后最初 2 年，每 3 ～ 6 个月进行 1 次 CT 或 MRI 检查和血清 AFP 检测，在此之后 6 ～ 12 个月检查 1 次。国内临床通常在术后 1 ～ 2 个月进行超声、CT 或者 MRI 检查，对于术前血清 AFP 阳性的患者，术后 2 个月同时行血清 AFP 检测，其水平需降至正常范围，以判断术后是否有肿瘤病灶残留，保证手术切除的彻底性。在之后的 5 年内，每 3 个月检查 1 次 AFP 和 B 超，每 6 个月检查 1 次胸部 X 线片；术后 5 年以后，每半年进行 1 次超声结合 AFP 检查；肝癌术后的随访是终身的。

加速康复外科（ERAS）理念在肝癌肝切除中的广泛应用，给术后随访带来了全新的理念。围绕 ERAS 开展术后近期随访，出院后 24 小时内进行第 1 次电话随访，出院 2 周进行门诊随访，直至术后 30 天完成近期随访。由经治医师、病房护士或医院配备的专门随访人员负责与患者和家属联系，常规的随访内容包括切口愈合情况；应用数字等级评定量表进行切口疼痛评分；患者饮食情况（以了解营养状况）；有无发热情况；排气排便是否通畅；肝功能是否恢复正常或接近正常；引流管情况；患者术后精神状况；指导功能锻炼和院外继续治疗等。

（2）肝移植术后随访：肝移植受术者术后大多需终身服用免疫抑制剂，并定期监测肝功能和免疫抑制剂血药浓度等项目。通过定期随访了解受者康复情况，并根据相关指标变化做出综合判断，从而制订下一步整合治疗方案。通常肝移植术后 3 个月内每周随访 1 次，检查项目包括血常规、电解质、凝血功能、肝肾功能和免疫抑制剂血药浓度。术后 3 个月时应全面复查，除以上项目外，增加乙型肝炎血清学五项指标、CMV 和 EB 病毒 DNA 及移植肝超声检查，成年肝移植患者还需要进行肺部 CT，必要时行上腹部增强 CT，术后 3 ～ 6 个月，每 2 周随访 1 次。早期并发症通常在术后 6 个月内发生，故此阶段随访频率较高，术后 6 ～ 12 个月，每月随访 1 次，术后 1 ～ 5 年每 1 ～ 3 个月随访 1 次，5 年以后 3 ～ 6 个月随访 1 次。而肝癌患者在肝移植术后还要增加相应的肝脏 CT/MRI 及肿瘤标志物（如 AFP）、异常凝血酶原等检查。

（3）消融术后随访：消融治疗的患者在术后 1 个月需要复查肝脏动态增强 CT/MRI，或者进行超声造影来判断消融治疗后的疗效评估。疗效评估分为完全消融和不完全消融两类。

1）完全消融（complete response，CR）：定义为经动态增强 CT 或 MRI 扫描，或者超声造影随访，肿瘤所在区域为低密度（超声表现为高回声），动脉期未见强化。

2）不完全消融（incomplete response，ICR）：经动态增强 CT 或 MRI 扫描，或者超声造影随访，肿瘤病灶内局部动脉期有强化，提示有肿瘤残留。对于不完全消融的患者，可以再次进行消融治疗，若两次消融后仍然有残留，则确定为消融治疗失败，应该选用其他治疗手段。

消融术后前 2 个月每月复查肝三期 CT/MRI，或者超声造影，以及肝功能、肿瘤标志物等，观察病灶坏死情况和肿瘤标志物的变化。之后每 2～3 个月复查肿瘤标志物与超声造影或者肝三期 CT/MRI（超声造影和 CT/MRI 相间隔）。2 年后每 3～6 个月复查肿瘤标志物、超声造影，或者肝三期 CT/MRI（超声造影和 CT/MRI 相间隔）。

2. 随访中其他特殊检查　对于肝癌术后 AFP 阳性的患者，建议行 PET/CT 检查，特别是肝移植术后的患者，AFP 初筛后联合 PET/CT 检查通常能够发现不易发现的转移灶。PET/CT 作为分子影像学方法之一，不仅能基于肿瘤细胞糖代谢特点分析其活性及代谢，而且可提供精确解剖定位。目前 PET/CT 在术后复发随访主要包括肝癌术后疗效的判定和复发监测两方面。随着分子诊断及液体活检技术的成熟与普及，血循环肿瘤细胞、循环游离 DNA（circulating free DNA，cfDNA）等指标也可以作为肿瘤转移及复发监测的参考指标。

（四）常见问题的处理

1. 肝癌复发　肝癌复发后，处理原则基本和初发肿瘤相似，通常包括手术切除、介入、射频消融、放疗、药物治疗及挽救性肝移植等整合治疗。

肝癌复发后，很多患者不能手术治疗，药物治疗占有重要的地位，索拉非尼、乐伐替尼是国内一线获批的有效治疗肝癌的靶向药物。美国 FDA 批准纳武利尤单抗和帕博利珠单抗用于既往索拉非尼治疗后的二线治疗。国内卡瑞利珠单抗也已获批用于肝癌的二线治疗。免疫治疗与靶向药物、化疗药物、局部治疗的整合治疗是未来的方向。

2. 并发症的处理

（1）肝癌破裂的治疗：肝癌破裂是肝癌潜在的致死性并发症，单纯保守治疗在院病死率极高。对肝肿瘤可切除、肝脏储备功能良好、血流动力学稳定的患者，首选手术切除。对肝脏储备功能差、血流动力学不稳定、无手术条件的患者，可选择经导管动脉栓塞（TAE）。受急诊条件限制，肝功能及肝肿瘤情况无法充分评估，可先行 TAE，结合后续评估再选择相应整合治疗方案，若能行二期手术切除，可获得显著的生存获益。

（2）上消化道出血的治疗：消化道出血是肝癌常见并发症之一，包括食管胃底静脉破裂出血、门静脉高压性胃病、胃黏膜糜烂或溃疡出血、胃肠道转移性肿瘤出血等。一般治疗原则：迅速明确出血原因、积极止血；出血量较多者，积极扩容、纠正休克；积极应用胃黏膜保护剂及抑酸剂；去甲肾上腺素加冰盐水间断口服；三腔管压迫止血，内科治疗无效时，可紧急内镜下治疗或介入治疗。

（3）肝功能不全的治疗：肝切除术后肝功能不全是肝癌患者围术期死亡的重要原因，因此，对肝癌患者采取积极有效的肝功能不全防治措施，是提高肝癌手术疗效的重要途径。肝癌患者术后护肝治疗应重视的问题：护肝药物的应用；全身支持与保肝治疗；积极处理各种并发症，消除肝功能不全的诱发因素，如膈下脓肿、胸腔积液、肺部感染等；对于合并乙肝或丙肝的患者，应积极抗病毒治疗等。

（4）腹水的治疗：腹水是肝癌晚期患者常见的并发症，在原发性肝癌发展过程中，约有 40% 的患者并发腹水，且肝癌一旦发生腹水就预示着肝功能损害、肿瘤进展，疾病已进入进展期。补充白蛋白、利尿是腹水常见的治疗方法。对于大量腹水的患者，腹腔穿刺放液是最直接迅速缓解患者腹胀、呼吸困难等症状的有效办法。癌性腹水治疗效果不理想。中医药治疗腹水有一定的疗效。

（5）肝性脑病的治疗：肝性脑病是各种严重肝脏疾病所致的以代谢紊乱为基础的中枢神经系统功能失调综合征。治疗方法因肝性脑病的急性程度和严重程度而定，早期识别、及时治疗是改善肝性脑病预后的关键。低蛋白饮食，慎用镇静剂，预防感染，防治便秘及胃肠道出血，纠正低血容量及电解质紊乱，避免使用利尿剂，乳果糖促进排便；静脉应用支链氨基酸及苯二氮䓬受体拮抗剂调节神经递质，可改善肝性脑病，尤其是在治疗后期。

（6）黄疸的治疗：黄疸可以是肝脏本身基础疾病导致的肝细胞性黄疸，也可能是肝癌本身导致的梗阻性黄疸。对于肝脏本身基础疾病导致的黄疸，应该积极抗病毒、利胆和退黄治疗。梗阻性黄疸，积极治疗肝内原发肿瘤是控制和消除黄疸的根本措施，临床可根据肿瘤部位、大小及肝脏储备能力等具体情况选择不同术式，解除胆道梗阻。对于一些已失去手术探查机会的晚期病例，可采用经皮经肝胆道引流（PTCD）或者内镜逆行胰胆管造影（ERCP）下置入支架引流。

（五）肝癌的三级预防

我国学者早在 20 世纪 70 年代提出的改水、防霉、防肝炎仍然是当前指导肝癌一级预防的方针。HBV、HCV 的慢性感染是全球肝癌最常见的病因。对于普通人群，最佳预防方法为注射乙肝疫苗，注射后诱发保护性抗体成功率达 97%。

二级预防也就是三早预防，其任务是落实三早（早期发现、早期诊断、早期治疗）措施，以阻止或减缓疾病的发展，恢复健康。血清 AFP 联合超声、增强磁共振等影像学检查使肝癌的早期发现、早期诊断和早期治疗得以实现。

肝癌的三级预防即多学科整合诊疗，又称临床预防或康复预防，主要目的为防止病情恶化、防止残疾。其方法是通过多学科整合诊断和治疗，正确选择合理的整合诊疗方案，为可治愈的患者提供根治性治疗，以达到治愈的目的。三级预防的对象主要是病房的患者，这部分人群诊断已经明确，关键的问题是根据其身心状况、门脉癌栓情况，合理应用现有的治疗手段，以最适当的方法取得最好的治疗效果，最大限度提高患者的生存率。

要点小结

◆ 肝癌患者的规范化随访，目的是减少复发，延长生存期，提高患者生活质量。

◆ 整合调理强调"以人为本"，强调心理干预、行为认知管理等一系列综合服务。

◆ 改水、防霉、防肝炎仍然是当前指导肝癌一级预防的方针。

◆ 对有乙肝背景患者来说，应落实早期发现、早期诊断和早期治疗。

肝癌作为我国最常见的恶性肿瘤之一，其疾病背景和临床诊治与国外有所不同，具有中国特点。针对肝癌诊疗中的难题，应当从临床诊疗的实际需求和重要问题出发，结合国内肝癌实际情况，立足自身优势，积极开展相关的基础、临床和转化研究，进一步丰富我国肝癌诊疗的内涵，提高肝癌的总体生存率。

为达到这一目的，以下提出几点思考。

（1）高度重视肝癌的病因预防，从源头上控制肝癌的病因和危险因素。乙肝、丙肝是诱发肝癌的最主要原因，抗乙肝疫苗可减少肝癌的发生风险，对于所有新生儿和高危人群均推荐使用，慢性肝炎病毒携带患者推荐抗病毒治疗，维持对慢性乙肝病毒的抑制和对丙肝的持续病毒应答，可以阻止慢性肝炎进展为肝硬化和肝癌。随着乙肝疫苗的接种及抗病毒治疗的普及，病毒相关性肝癌的发病率正逐渐减少，而非病毒相关的肝癌却逐年增加。慢性酒精滥用、肥胖和代谢综合征患者的生活方式等具有发生肝癌的高风险因素，未来应该进入监测流程，政府卫生政策和研究机构在这方面应予以重视。

（2）早诊早治是改善肝癌预后最重要也是最易实现的方式。肝癌经典标志物 AFP 已在临床应用多年，新型标志物如甲胎蛋白异质体 3（AFP-L3）、异常凝血酶原（DCP/PIVKA-Ⅱ）、高尔基体蛋白 73（GP73）、磷脂酰肌醇蛋白聚糖 3（GPC-3）正被广泛接受。近年，以循环微小核糖核酸（miRNA）、循环肿瘤细胞（CTC）、循环肿瘤 DNA（ctDNA）为代表的液体活检技术在肝癌早期诊断中飞速发展，临床应用前景广阔。随着基因组学、蛋白质组学及代谢组学等高通量技术的进步，各种潜在的肝癌标志物层出不穷，但从实验研究到临床转化还需大量后续的验证，过程漫长。这些标志物和早诊技术的优化整合有望提高诊断的可靠性和准确性，以协助早诊早治和规范化治疗。

（3）异质性是肿瘤难以征服的最主要原因，肝癌是异质性最强的肿瘤之一。肿瘤异质性所强调的多样性和动态变化，对研究个体肝癌发展史、攻克耐药性及实现个体化精准治疗有重要的理论和临床意义。由于肝癌的高度异质性，同一临床分期患者的治疗应答及预后仍存在很大差异，迫切需要新分期、分型指标。未来，肝癌分子分型有望助力肝癌个体化诊疗的决策、个性化的整合药物治疗决策，并极大加深临床医师对肝癌复杂性和异质性的理解。新的分子分型体系应该与临床病理信息紧密整合，既反映分子水平变化，又对临床个性化诊疗或预测预后有指导意义。随着多组学技术、单细胞技术、肿瘤分子可视化技术等的进步，肝癌分子分型将越来越接近肿瘤生物学特征的本质，从而准确地指导临床的精准治疗，提高患者生存率。

（4）手术切除是最主要的根治手段，术后复发转移是影响生存的最主要因素。针对影响术后复发转移的多种因素，其整合处理措施应贯穿于整个围术期过程，包括术前精准评估与预测、指导手术方式选择，术中精湛的肝切除手术技巧、三维可视化与 ICG 荧光染色、腹腔镜与机器人等新技术的合理使用，以及恰当的术后辅助治疗。肝癌生物学特征是影响术后复发转移的决定性因素，加强对复发转移机制的深入研究和理解，对于开发出新抗复发转移方案至关重要，有数据提示新的靶向、免疫治疗和中医药可能有效。针对转移复发的患者，应加强多学科整合诊疗，针对不同患者的肝脏情况、全身状况及肿瘤情况选择针对性的整合治疗方案，提倡"消灭与改造并举"。

（5）中晚期肝癌失去手术根治机会，规范的多学科整合诊疗必不可少。部分中晚期患者通过降期治疗，使肿瘤缩小、癌栓缩小或消失、剩余肝体积增大，从而创造手术切除机会。提高降期成功率、预测降期疗效、降低手术风险等方面今后需进一步完善。大部分中晚期肝癌患者需要多学科整合诊疗，抗血管生成 +PD-1 抗体整合治疗有望成为中晚期治疗的核心内容，应重视其规范、合理和个性化的使用。临床和基础紧密整合，鉴定肝癌的新靶点和新机制，加强肝癌治疗药物和免疫治疗策略的开发，整合多组学检测、液体活检及人源化肝癌模型等精准医疗技术，会给更多中晚期患者带来康复的希望。

（孙惠川　黄　成　陈敏山　张耀军
周　俭　王　征　芙卫东　俞静娴
李　强　张　伟　樊　嘉　高　强）

【典型案例】

肝右叶原发性肝癌整合性诊疗 1 例

（一）病例情况介绍

1. 基本情况　患者，男性，61 岁，主因"发现肝占位 1 周"入院。

2. 入院查体　神清，精神可，全身皮肤黏膜无黄染，无肝掌，无蜘蛛痣。左锁骨上未及肿大淋巴结。腹部平坦，腹壁静脉不显露。腹部无压痛及反跳痛。肝肋下未及。腹部未及活动性包块。墨菲征阴性。移动性浊音（–）。双下肢无水肿。

3. 辅助检查

（1）实验室检查

1）乙肝二对半：表面抗原、e 抗体、核心抗体阳性；HBV-DNA：低于下限。

2）甲胎蛋白（AFP）：185ng/ml。

3）异常凝血酶原（PIVKA-Ⅱ）：1136mAU/ml。

4）7 种微小核糖核酸：阳性。

（2）超声：肝右叶 38mm×32mm 低回声区，恶性肿瘤待排，建议进一步检查；胆囊结石（充满型）。肝脏弹性指数：8.2kPa。

（3）增强 MRI（2019-5-29）：肝右叶恶性肿瘤，长径约 3.2cm；胆囊多发结石（图 7-1-4A 和 B）。

4. 入院诊断　根据中国《原发性肝癌诊疗规范（2019 年版）》诊断标准，临床诊断为肝右叶原发性肝癌。

（二）整合性诊治过程

1. 诊断及评估的第一次 MDT 讨论

（1）MDT 团队组成：肝肿瘤外科、肝肿瘤内科、介入科、放射诊断科、放疗科、化疗科。

（2）讨论意见：患者一般状况评分 ECOG PS 0 分，肝功能 Child-Pugh A 级。

肝癌分期为中国肝癌分期Ⅰa 期、BCLC 分期 A 期、TNM 分期Ⅰ期，根据《原发性肝癌诊疗规范（2019 年版）》及 AASLD、EASL 和 NCCN 指南，首选手术切除，可选射频消融或肝移植治疗。

根据讨论意见，排除手术禁忌后，行"肝右叶 S5/S6 段切除＋胆囊切除术"（图 7-1-4C）。术后病理：肝细胞癌，Ⅲ级，肝切缘未见癌累及，脉管内见癌栓。周围肝组织结节性肝硬化（G2S4）。胆囊慢性炎，胆囊结石，胆囊腺肌症。

术后 1 周 AFP 降至 44.6ng/ml，PIVKA-Ⅱ 降至 84mAU/ml，顺利出院。

出院后随访：按照《原发性肝癌诊疗规范（2019 年版）》，术后 1 个月患者来院复诊。查血：AFP 89.7ng/ml，PIVKA-Ⅱ 90mAU/ml，增强 MRI（2019 年 7 月 19 日）示肝右叶肝癌术后，肝左外叶近门静脉左外支活性灶，直径约 1cm，T_1WI 低信号，T_2WI、DWI 为高信号，动脉早期异常强化（图 7-1-5A 和 B）。考虑有复发。

2. 有关复发后治疗的第二次 MDT 讨论

（1）MDT 团队组成：肝肿瘤外科、肝肿瘤内科、介入科、放射诊断科、放疗科、化疗科。

（2）讨论意见：考虑患者术后早期复发，再次手术可能无法耐受，且复发风险较高。建议行 TACE 联合靶向药物治疗。故于 2019 年 7 月 29 日在院接受 TACE 术，同时开始口服乐伐替尼，患者体重 70 kg，乐伐替尼用药剂量为 8 mg/d。

介入治疗 1 个月后随访。查血：AFP 23.8ng/ml，PIVKA-Ⅱ 45mAU/ml，MRI（2019 年 9 月 4 日）示肝右叶肝癌术后，肝左外叶近门静脉左外支病灶坏死（图 7-1-5C 和 D）。

患者于 2019 年 11 月 12 日再次就诊，查血：AFP 34.6ng/ml，PIVKA-Ⅱ 128mAU/ml；增强 MRI：肝右叶肝癌术后，肝左外叶近门静脉左外支病灶坏死。复查见肿瘤控制良好，因足背溃疡伴疼痛明显，考虑为乐伐替尼不良作用所致，予以减量至 4mg/d。

患者 2019 年 12 月 23 日因头晕、头痛再次来神经内科就诊，头颅 MRI（2019 年 12 月 23 日）显示：左侧额叶病灶伴出血机会大，考虑转移可

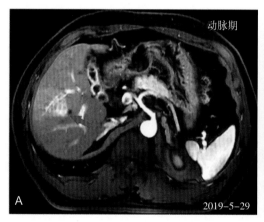
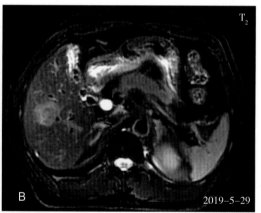
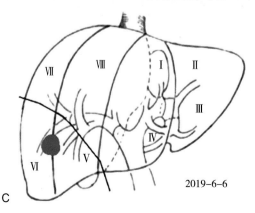

图 7-1-4　术前 MRI 表现及手术示意图

A. 术前 MRI 显示病灶在动脉期异常强化；B. 病灶在 T_2 期为略高信号；C. 手术示意图

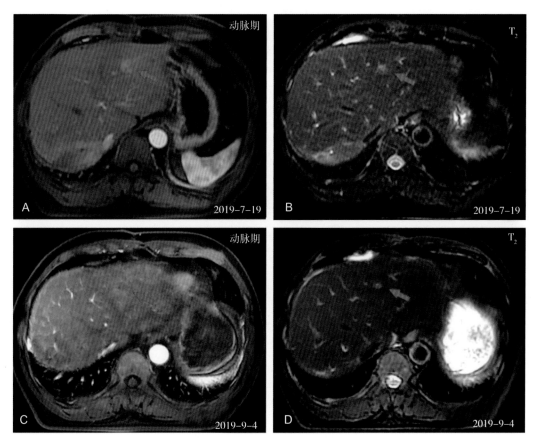

图 7-1-5　术后 1 个月 MRI 表现

A. 术后 1 个月 MRI 显示左叶病灶在动脉期异常强化；B. 病灶在 T₂ 期为略高信号；C. 介入术后 1 个月 MRI 显示左叶病灶在动脉期未见强化；D. 病灶在 T₂ 期为略高信号

能；脑内多发腔梗缺血灶（图 7-1-6A）。查血：AFP 90.5ng/ml，PIVKA-Ⅱ 39mAU/ml。进一步行 PET/CT（2019 年 12 月 30 日）亦提示左侧额叶转移（图 7-1-6C 和 D）。

3. 有关脑转移治疗的第三次 MDT 讨论

（1）MDT 团队组成：肝肿瘤外科、肝肿瘤内科、脑外科、神经内科、介入科、放射诊断科、放疗科、化疗科。

（2）讨论意见

1）放疗科专家意见：认为病变范围较大，不宜放疗。

2）神经外科专家意见：考虑病情进展较快，手术预后不佳。

结论：根据近期晚期肝癌药物治疗研究进展，包括美国 FDA 基于两项Ⅱ期临床试验的结果，将两种 PD-1 单抗（帕博利珠单抗和纳武利尤单抗）批准用于晚期肝癌的二线治疗及乐伐替尼联合 PD-1 单抗可显著提高抗肿瘤活性，遂为患者制订

PD-1 单抗联合乐伐替尼治疗方案。患者于 2020 年 1 月 3 日及 1 月 23 日分别行 PD-1 单抗治疗（信迪利单抗 200mg，每 3 周 1 次），其间坚持口服乐伐替尼 4mg/d，治疗中无特殊不适，头晕、头痛症状逐渐减轻至消失。

2020 年 2 月 14 日患者复查，腹部 MRI 显示肝右叶肝癌术后，肝左外叶近门静脉左外支病灶坏死，随访。头颅 MRI 示左侧额叶转移灶治疗后，较 2019 年 12 月 23 日片明显好转（图 7-1-6B）。

目前患者病情平稳，生存期已达 8 个月，有一定生存质量。现继续 PD-1 单抗联合乐伐替尼治疗。此外，自手术前，患者一直服用恩替卡韦抗乙肝病毒治疗。

（三）案例处理体会

（1）患者就医过程使用了整合性诊疗方式，包括应用肿瘤标志物、超声和 MRI 等方法，使其明确诊断为肝细胞癌，随后治疗又涉及了手术切

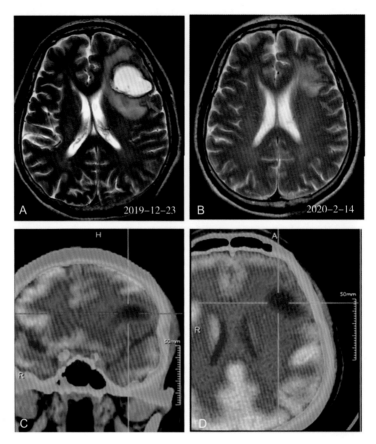

图 7-1-6　肝癌术后脑转移经 PD-1 单抗联合乐伐替尼治疗后明显好转

A.2019 年 12 月 23 日头颅 MRI 示 T_2 像高信号病灶，大小约 2.8cm×4.2cm；B. 治疗后病灶明显缩小；C、D. 2019 年 12 月 30 日全身 PET/CT 提示脑转移

除、介入治疗、分子靶向和免疫治疗的合理和续贯应用，全程多次组织多学科整合诊疗（MDT）团队讨论，充分发挥了多学科的优势，使患者尽量能够获得最优的个体化整合治疗方案，结果证实对患者获利是有帮助的。

（2）该病例体现了我国原发性肝癌的筛查诊断、治疗方式选择、预后随访和 MDT 的规范化、个体化现有水平，同时探索如何利用 MDT 这个武器，统一深化相关学科对疾病发展变化的认识，解决肝癌治疗中的关键问题和棘手问题。

（3）此案例关于靶向药物联合免疫治疗的实践，说明在一些晚期患者中可以取得意想不到的效果，这为一些中晚期患者提供了降期后的手术机会，有望成为转化治疗的新选择。

（樊　嘉　高　强）

参考文献

樊嘉，2019. 我国肝癌诊疗和临床研究进展. 中国实用外科杂志，39（10）：1010-1014.

汤钊猷，2019. 控癌战重在六个整合. 中国肿瘤临床，46（8）：375-377.

中华人民共和国国家卫生健康委员会医政医管局，2020. 原发性肝癌诊疗规范（2019 年版）. 中华消化外科杂志，19（1）：1-20.

Abou-Alfa GK，Meyer T，Cheng AL，et al, 2018. Cabozantinib in patients with advanced and progressing hepatocellular carcinoma. N Engl J Med, 379（1）：54-63.

Assenat E，Pageaux GP，Thezenas S，et al, 2019. Sorafenib alone vs. sorafenib plus GEMOX as 1（st）-line treatment for advanced HCC: the phase Ⅱ randomised PRODIGE 10 trial. Br J Cancer, 120（9）：896-902.

Brahmer JR，Lacchetti C，Schneider BJ，et al, 2018. Management of immune-related adverse events in patients treated with immune checkpoint inhibitor therapy: American society of clinical oncology clinical practice guideline. J Clin Oncol, 36（17）：1714-1768.

Bruix J，Qin S，Merle P，et al, 2017. Regorafenib for patients with hepatocellular carcinoma who progressed on sorafenib treatment

（RESORCE）：a randomised，double-blind，placebo-controlled，phase 3 trial. Lancet，389（10064）：56-66.

Bruix J，Takayama T，Mazzaferro V，et al，2015.Adjuvant sorafenib for hepatocellular carcinoma after resection or ablation（STORM）：a phase 3，randomised，double-blind，placebo-controlled trial. Lancet Oncol，16（13）：1344-1354.

Chen Q，Shu C，Laurence AD，et al，2018. Effect of Huaier granule on recurrence after curative resection of HCC：a multicentre，randomised clinical trial. Gut，67（11）：2006-2016.

Cheung TT，Han HS，She WH，et al，2018. The Asia Pacific Consensus Statement on Laparoscopic Liver Resection for Hepatocellular Carcinoma：A Report from the 7th Asia-Pacific Primary Liver Cancer Expert Meeting Held in Hong Kong. Liver Cancer，7（1）：28-39.

El-Khoueiry AB，Sangro B，Yau T，et al，2017. Nivolumab in patients with advanced hepatocellular carcinoma（CheckMate 040）：an open-label，non-comparative，phase 1/2 dose escalation and expansion trial. Lancet，389（10088）：2492-2502.

European Association for the Study of the Liver，2018. EASL Clinical Practice Guidelines：Management of hepatocellular carcinoma. J Hepatol，69（1）：182-236.

Gao Q，Zhu H，Dong L，et al，2019. Integrated proteogenomic characterization of HBV-related hepatocellular carcinoma. Cell，179（2）：561-577.e22.

Guo W，Sun YF，Shen MN，et al，2018. Circulating tumor cells with stemlike phenotypes for diagnosis，prognosis，and therapeutic response evaluation in hepatocellular carcinoma. Clin Cancer Res，24（9）：2203-2213.

Hara K，Takeda A，Tsurugai Y，et al，2019. Radiotherapy for Hepatocellular Carcinoma Results in Comparable Survival to Radiofrequency Ablation：A Propensity Score Analysis. Hepatology，69（6）：2533-2545.

Huang G，Lau WY，Wang ZG，et al，2015. Antiviral therapy improves postoperative survival in patients with hepatocellular carcinoma：a randomized controlled trial. Ann Surg，261（1）：56-66.

Huang G，Li PP，Lau WY，et al，2018. Antiviral Therapy Reduces Hepatocellular Carcinoma Recurrence in Patients With Low HBV-DNA Levels：A Randomized Controlled Trial. Ann Surg，268（6）：943-954.

Huo YR，Eslick GD，2015. Transcatheter Arterial Chemoembolization Plus Radiotherapy Compared With Chemoembolization Alone for Hepatocellular Carcinoma：A Systematic Review and Meta-analysis. JAMA Oncol，1（6）：756-765.

Kudo M，Finn RS，Qin S，et al，2018. Lenvatinib versus sorafenib in first-line treatment of patients with unresectable hepatocellular carcinoma：a randomised phase 3 non-inferiority trial. Lancet，391（10126）：1163-1173.

Li XL，Zhu XD，Cai H，et al，2019. Postoperative alpha-fetoprotein response predicts tumor recurrence and survival after hepatectomy for hepatocellular carcinoma：a propensity score matching analysis. Surgery，165（6）：1161-1167.

Liu PH，Hsu CY，Hsia CY，et al，2016. Surgical resection versus radiofrequency ablation for single hepatocellular carcinoma ≤ 2cm in a propensity score mode. Ann Surg，263（3）：538-545.

Llovet JM，Pavel M，Rimola J，et al，2018. Pilot study of living donor liver transplantation for patients with hepatocellular carcinoma exceeding Milan Criteria（Barcelona Clinic Liver Cancer extended criteria）. Liver Transpl，24（3）：369-379.

Puzanov I，Diab A，Abdallah K，et al，2017. Managing toxicities associated with immune checkpoint inhibitors：consensus recommen-dations from the Society for Immunotherapy of Cancer（SITC）Toxicity Management Working Group. J Immunother Cancer，5（1）：95.

Sapisochin G，Bruix J，2017. Liver transplantation for hepatocellular carcinoma：outcomes and novel surgical approaches. Nat Rev Gastroenterol Hepatol，14（4）：203-217.

Wang Z，Peng Y，Hu J，et al，2018. Associating Liver Partition and Portal Vein Ligation for Staged Hepatectomy for Unresectable Hepatitis B Virusrelated Hepatocellular Carcinoma：A Single Center Study of 45 Patients. Ann Surg，271（3），534-541.

Wang Z，Ren Z，Chen Y，et al，2018. Adjuvant Transarterial Chemoem-bolization for HBV-Related Hepatocellular Carcinoma After Resection：A Randomized Controlled Study. Clin Cancer Res，24（9）：2074-2081.

Wei X，Jiang Y，Zhang X，et al，2019. Neoadjuvant Three-Dimensional Conformal Radiotherapy for Resectable Hepatocellular Carcinoma With Portal Vein Tumor Thrombus：A Randomized，Open-Label，Multicenter Controlled Study. J Clin Oncol，37（24）：2141-2151.

Yang P，Si A，Yang J，et al，2019. A wide-margin liver resection improves long-term outcomes for patients with HBV-related hepatocellular carcinoma with microvascular invasion. Surgery，165（4）：721-730.

Zhong JH，Ke Y，Gong WF，et al，2014. Hepatic resection associated with good survival for selected patients with intermediate and advanced-stage hepatocellular carcinoma. Ann Surg，260（2）：329-340.

Zhou J，Sun HC，Wang Z，et al，2018. Guidelines for Diagnosis and Treatment of Primary Liver Cancer in China（2017 Edition）. Liver Cancer，7（3）：235-260.

Zhu AX，Finn RS，Edeline J，et al，2018. Pembrolizumab in patients with advanced hepatocellular carcinoma previously treated with sorafenib（KEYNOTE-224）：a non-randomised，open-label phase 2 trial. Lancet Oncol，19（7）：940-952.

Zhu AX，Kang YK，Yen CJ，et al，2019. Ramucirumab after sorafenib in patients with advanced hepatocellular carcinoma and increased alpha-fetoprotein concentrations（REACH-2）：a randomised，double-blind，placebo-controlled，phase 3 trial. Lancet Oncol，20（2）：282-296.

Zhu AX，Park JO，Ryoo BY，et al，2015. Ramucirumab versus placebo as second-line treatment in patients with advanced hepatocellular carcinoma following first-line therapy with sorafenib（REACH）：a randomised，double-blind，multicentre，phase 3 trial. Lancet Oncol，16（7）：859-870.

Zhu XD，Sun HC，2019. Emerging agents and regimens for hepatocellular carcinoma. J Hematol Oncol，12（1）：110.

第二节　胰腺癌

● 发病情况及诊治研究现状概述

目前，全球胰腺癌发病呈快速上升趋势。中国国家癌症中心 2019 年统计数据也显示，胰腺癌位列中国城市男性恶性肿瘤发病率的第 8 位，居大城市（北京、上海）人群恶性肿瘤死亡率的第 6 位。2019 年美国癌症协会发布的数据显示，美国胰腺癌新发病例数男性列第 10 位、女性列第 9 位，居恶性肿瘤死亡率第 4 位。

近年来，在整合肿瘤学新理念的推动下，临床诊疗水平取得明显进步：手术仍然是治愈胰腺癌的唯一手段，化疗和放疗地位逐渐加强，靶向治疗和免疫疗法在胰腺癌整合诊治中也取得一定疗效：如针对 BRCA1/2 胚系突变的晚期胰腺癌患者，可在一线铂类药物有效的基础上采用 PARP 抑制剂进行维持治疗；针对 MSI-H 或 dMMR 的晚期胰腺癌患者，在二线治疗中推荐使用免疫检查点抑制剂等。MDT 模式广泛普及，并贯穿诊疗全程。围绕根治性手术开展的术前新辅助或转化治疗，已经成为交界可切除或局部进展期胰腺癌治疗的常态化选择；而针对晚期胰腺癌的序贯治疗或一线治疗有效后的维持治疗模式，也在临床进行尝试。临床试验的开展和多中心跨区域合作为胰腺癌新药研发和方案优化提供了高级别的循证医学证据。截至 2019 年 10 月，ClinicalTrials 官方网站上登记的胰腺癌临床试验超过 1000 项，同时 Citeline 信息平台上公布的胰腺癌新药开发项目达到 4000 多项。国内、国际多中心、大数据的联合层出不穷。

● 相关诊疗规范、指南和共识

● NCCN 肿瘤临床实践指南：胰腺癌（2020. V1），美国国家综合癌症网络（NCCN）胰腺癌综合诊治指南（2018 版），中国抗癌协会胰腺癌专业委员会

【全面检查】

（一）病史特点

1.胰腺癌发病相关高危因素

（1）吸烟：是目前唯一明确的胰腺癌致癌病因，长期吸烟者，烟草中亚硝胺等致癌物在体内积蓄，致癌物经肺或上消化道进入体内，经血液循环或者十二指肠反流到胰腺，造成导管细胞 DNA 损伤。吸烟者发生胰腺癌的危险性是不吸烟者的 3 ～ 6 倍。

（2）饮酒：酒精的长期刺激，可以直接损伤胰腺组织，诱发胰腺炎，反复发作可能诱发癌变，酒精也可作为致癌物的溶剂，促进致癌物进入胰腺。

（3）职业暴露：暴露于化学、石油化工、橡胶等环境中的从业者患胰腺癌危险性升高，这可

能与芳香胺、联苯胺、炔化物等暴露有关。

（4）慢性胰腺炎：酒精性、非酒精性慢性胰腺炎使胰腺癌发病风险增加 10 ～ 20 倍，遗传性慢性胰腺炎患癌的累积风险为 30% ～ 40%。慢性胰腺炎可以导致胰腺局部、节段性或弥漫性炎症，导致胰腺组织和胰腺功能的不可逆损害，反复发作有可能会进一步演变为胰腺癌。研究发现，在慢性胰腺炎患者中 KRAS 基因第 12 位密码子突变率为 25% ～ 42%。

（5）糖尿病：前瞻性研究显示空腹血糖每升高 0.56mmol/L，胰腺癌发病风险增加 14%，部分胰腺癌患者的首发症状是突发糖尿病。糖代谢异常可导致胰岛素抵抗和超高胰岛素血症，研究发现人胰腺癌细胞株中均存在胰岛素样受体，且细胞增殖与胰岛素呈剂量依赖性。另外，长期高血糖状态对胰腺形成慢性刺激，可能导致胰腺细胞功能障碍和局部免疫微环境改变。

（6）遗传因素：10% ～ 20% 的胰腺癌具有家族史，其直系亲属患癌风险增高 3 ～ 5 倍，若家族中有 2 例以上胰腺癌，其一级亲属患胰腺癌的危险性比一般人群高约 18 倍。一些遗传性综合征可导致较高的胰腺癌发病率，包括 BRCA2 突变的遗传性乳腺癌、家族性多发性黑色素瘤综合征、

遗传性非息肉性结肠癌、Peutz-Jeghers 综合征及遗传性胰腺炎。BRCA2 突变可能是与胰腺癌有关的较多见的遗传性疾病，研究发现 12% ～ 19% 胰腺癌一级亲属存在 BRCA2 突变，携带这一突变的家族成员发生胰腺癌的危险性为非携带者的 3 ～ 4 倍。其他遗传易感基因还包括 ATM、BRCA1、CDKN2A、MLH1、MSH2、MSH6、EPCAM、PALB2、STK11、TP53 等致病/可能致病的胚系突变。

（7）分子病因：基因不稳定性是胰腺癌发生发展的关键因素，癌细胞通过克隆扩增获得生存选择性优势。DNA 拷贝数的改变是发生在体细胞转移的多步骤过程的不同事件（如点突变、染色体重排、基因扩增、微卫星序列改变和表观遗传学改变）中最常见的事件。目前基础研究尤其在分子机制方面已进入成熟阶段，主要包括以下几方面。

1）明确了突变频率最高的四大基因，分别是癌基因 KRAS、抑癌基因 CDKN2A、TP53 和 SMAD4。

2）发现生长周期、DNA 损伤修复等信号通路的异常：以 RAS/PI3K/AKT/mTOR、RAS/RAF/MEK/ERK、TGF-β/SMAD4、Wnt/β-Cat、SHH/Patch/Gli 和 BRCA 为代表的 DNA 损伤修复通路等的突变或激活导致癌细胞异常增殖和抗凋亡等表型（图 7-2-1）。

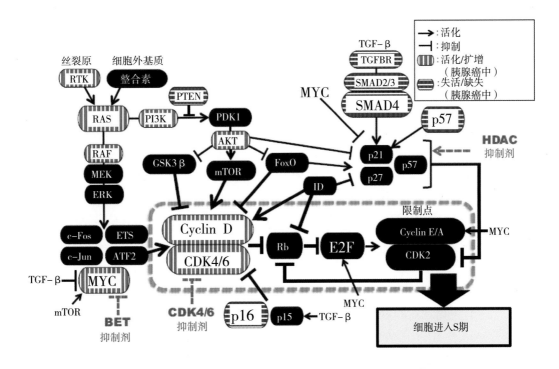

图 7-2-1　胰腺癌发生的分子机制中信号通路的异常表现

2.胰腺癌相关临床表现　多数胰腺癌患者起病隐匿，早期症状不典型，可以表现为上腹部不适、隐痛、消化不良或腹泻等，常易与其他消化系统疾病相混淆。多数患者出现下述症状已属晚期。主要临床表现如下。

（1）上腹疼痛、不适：常为首发症状。早期因肿块压迫胰管，使胰管不同程度梗阻、扩张、扭曲及压力增高，出现上腹不适或隐痛、钝痛、胀痛。少数（约15%）患者可无疼痛。通常因对早期症状的忽视而延误诊治。中晚期肿瘤侵及腹腔神经丛，出现持续性剧烈腹痛，向腰背部放射，致不能平卧，患者常呈卷曲坐位，严重影响睡眠和饮食。

（2）黄疸：特点是进行性加重，由癌肿压迫或浸润胆总管所致。黄疸出现的早晚和肿瘤的位置密切相关，癌肿距胆总管越近，黄疸出现越早；胆道梗阻越完全，黄疸越深。小便深黄，大便陶土色，伴皮肤瘙痒，久之可有出血倾向。体格检查可见巩膜及皮肤黄染、肝大，多数患者可触及肿大的胆囊。

（3）消化道症状：如食欲缺乏、腹胀、消化不良、腹泻或便秘。部分患者可有恶心、呕吐。癌肿侵及十二指肠可出现上消化道梗阻或消化道出血。

（4）消瘦和乏力：患者因饮食减少、消化不良、睡眠不足和癌肿消耗等出现消瘦、乏力、体重减轻，晚期可出现恶病质。

（5）其他症状：胰头癌致胆道梗阻一般无胆道感染，若合并胆道感染，易与胆石症相混淆。少数患者有轻度糖尿病表现。部分患者表现为抑郁、焦虑、个性狂躁等精神神经障碍，其中以抑郁最为常见。晚期偶可扪及上腹肿块，质硬、固定，腹水征阳性。少数患者可发现左锁骨上淋巴结肿大和直肠指检扪及盆腔转移。

（二）实验室检查

1.生化检查　早期无特异性血生化指标改变，胆管阻塞或压迫时可出现血胆红素水平升高，伴有 ALT、AST、GT 及 ALP 等酶学改变。胰头癌导致胰管梗阻的早期可有血、尿淀粉酶的一过性升高。血糖改变可能与胰腺癌发病或进展相关，但与胰腺癌关系极为复杂。前瞻性研究显示空腹血糖每升高 0.56mmol/L，胰腺癌发病率增加 14%。老年、低体重指数、无糖尿病家族史而新发糖尿病者，或既往糖尿病患者近期血糖波动较大难以控制者，要警惕胰腺癌的发生。

2.血液肿瘤标志物检查　临床上与胰腺癌诊断相关肿瘤标志物有糖类抗原 CA19-9、CA125、CA242、CA50 和癌胚抗原（CEA）等，其中 CA19-9 的临床意义较大，常用于胰腺癌的辅助诊断和术后随访。血清 CA19-9 > 37U/ml 作为阳性指标，诊断胰腺癌的灵敏度和特异度分别达到 78.2% 和 82.8%。但对于 CA19-9 水平升高者，排除胆道梗阻和胆系感染后才具有诊断意义。约 10% 胰腺癌患者呈 Lewis 抗原阴性，CA19-9 水平不升高，此时需结合其他肿瘤标志物分析判断。

3.血糖　目前有观点认为血糖变化与胰腺癌发病或进展可能有关。理由如下。

（1）老年、低体重指数、无糖尿病家族史的新发糖尿病者，应警惕胰腺癌的发生。

（2）既往长期罹患糖尿病，短期出现血糖波动且难以控制者，亦应警惕胰腺癌的发生。

4.其他　还有一些新型生物标志物，如外周血 microRNA、ctDNA、外泌体内 GPC-1 等已被或正被发现，一些来源于胆汁、胰液、尿液、粪便的靶标也被证实具有潜在临床应用前景。近年来还有某些异常微生物，如细菌被发现与胰腺癌早期的发生可能有关，但尚未被高级别循证医学证据证实。

（三）影像学及内镜检查

协助诊断胰腺癌的医学影像学技术和手段较多，包括 B 超、CT、MRI、MRCP、ERCP、PET/CT 和 EUS 等，它们的特点各不相同。但必须强调的是，根据病情选择恰当的影像学技术是影像学诊断胰腺癌的前提。应注意遵循的基本原则如下：①完整（显示整个胰腺）；②精细（层厚 1～3mm 的薄层扫描）；③动态（动态增强、定期随访）；④立体（多轴面重建，全面了解毗邻关系）。

胰腺癌影像学检查的发现可参照以下模板进行报告（表7-2-1～表7-2-4）。根据影像学检查结果将胰腺癌初步分为可切除胰腺癌、临界可切除胰腺癌、局部进展期胰腺癌和转移性胰腺癌。

表 7-2-1 胰腺癌影像学检查的形态学评估

项目	形态评估		
外观（胰腺实质期）	□低密度	□等密度	□高密度
大小（轴位图最大距离，cm）	□可测量	□不可测量（等密度肿瘤）	
位置	□胰头/钩突（肠系膜上静脉右侧）	□胰体/尾（肠系膜上静脉左侧）	
合并或不合并上游胰管扩张的胰管变窄/突然截断	□存在	□不存在	
合并或不合并上游胆管扩张的胆管突然截断	□存在	□不存在	

表 7-2-2 胰腺癌影像学检查的动脉评估

项目	动脉评估	
肠系膜上动脉受累情况	□存在	□不存在
实性软组织成分包绕程度	□≤180°	□＞180°
模糊稍高密度影/条索影包绕程度	□≤180°	□＞180°
节段性血管狭窄或轮廓异常	□存在	□不存在
侵犯肠系膜上静脉的第一支	□存在	□不存在
腹腔干受累情况	□存在	□不存在
实性软组织成分包绕程度	□≤180°	□＞180°
模糊稍高密度影/条索影包绕程度	□≤180°	□＞180°
节段性血管狭窄或轮廓异常	□存在	□不存在
肝总动脉受累情况	□存在	□不存在
实性软组织成分包绕程度	□≤180°	□＞180°
模糊稍高密度影/条索影包绕程度	□≤180°	□＞180°
节段性血管狭窄或轮廓异常	□存在	□不存在
侵犯到腹腔干	□存在	□不存在
侵犯左右肝动脉的分支处	□存在	□不存在

续表

项目	动脉评估			
动脉变异	□存在	□不存在		
解剖变异	□副肝右动脉	□异位肝右动脉	□异位肝总动脉	□其他（副动脉或异位动脉的起源）
变异血管受累	□存在	□不存在		
实性软组织成分包绕程度	□≤180°	□＞180°		
模糊稍高密度影/条索影包绕程度	□≤180°	□＞180°		
节段性血管狭窄或轮廓异常	□存在	□不存在		

表 7-2-3 胰腺癌影像学检查的静脉评估

项目	静脉评估		
门静脉受累情况	□存在	□不存在	□完全闭塞
实性软组织成分包绕程度	□≤180°	□＞180°	
模糊稍高密度影/条索影包绕程度	□≤180°	□＞180°	
节段性血管狭窄或轮廓异常	□存在	□不存在	
肠系膜上静脉受累情况	□存在	□不存在	□完全闭塞
实性软组织成分包绕程度	□≤180°	□＞180°	
模糊稍高密度影/条索影包绕程度	□≤180°	□＞180°	
节段性血管狭窄或轮廓异常	□存在	□不存在	
侵犯	□存在	□不存在	
其他			
静脉内血栓（肿瘤性，单纯性）	□存在	□不存在	
	□门静脉		
	□肠系膜上静脉		
	□脾静脉		
静脉侧支循环	□存在	□不存在	
	□胰头周围		
	□肝门		
	□肠系膜根部		
	□左上腹		

表 7-2-4　胰腺癌影像学检查的胰外评估

项目	胰外评估	
肝脏占位	□存在	□不存在
	□可疑	
	□不能明确	
	□倾向良性	
腹膜或网膜结节	□存在	□不存在
腹水	□存在	□不存在
可疑的淋巴结	□存在	□不存在
	□肝门	
	□腹腔干	
	□脾门	
	□主动脉旁	
	□主动脉下腔静脉间	
	□其他	
其他的肝外疾病（侵犯邻近结构）表现	□存在	□不存在
	·累及的器官	
	·肿瘤大小	·肿瘤位置
血管受累	□存在	□不存在
	·累及的血管	
	·累及的范围	
转移	□存在（位置）	□不存在

下面介绍胰腺癌常用的影像学检查方法。

1.B 超　优势是简单、方便、实时和无创，可用于胰腺癌的初步诊断和随访；超声造影技术可用于胰腺癌的早期诊断。

2. 动态三维增强薄层 CT　是目前诊断胰腺癌最常用的手段，能清晰显示肿瘤大小、位置、密度及血供情况，并依此判断肿瘤与血管［必要时采用计算机体层血管成像（computed tomography angiography，CTA）］、邻近器官的毗邻关系，指导术前肿瘤的可切除性及新辅助化疗效果评估。

3.MRI/MRCP　①常规上腹部平扫及增强扫描，主要用于显示胰腺肿瘤、胰腺旁淋巴结和肝脏有无转移；②中腹部薄层动态增强/胰腺薄层动态增强，是显示胰腺肿瘤的最佳 MRI 技术，在显示合并水肿性胰腺炎方面优于 CT；③MRCP 与中腹部 MRI 薄层动态增强联合应用，诊断价值更高。

4. ERCP　可以发现胰管狭窄、梗阻或充盈缺损等异常。

5. PET/CT　PET/CT 或 PET/MRI 显示肿瘤的代谢活性和代谢负荷，在发现胰外转移、评价全身肿瘤负荷方面具有明显优势。一系列新型正电子放射性药物如 ^{18}F-FLT（胸腺嘧啶）、^{18}F-FES（雌二醇）、^{18}F-FMISO（乏氧细胞显像剂）、^{11}C- 蛋氨酸、^{11}C- 胆碱等明显提高了肿瘤诊断的特异性，可以更早、更准确地反映肿瘤对治疗的反应。

6.EUS-FNA　是目前胰腺癌定位和定性诊断最准确的方法。另外，EUS 也有助于肿瘤 T 分期的判断，对 T1 ～ 2 期胰腺癌诊断的敏感度和特异度分别达到 72% 和 90%；而对 T3 ～ 4 期胰腺癌诊断的敏感度和特异度分别为 90% 和 72%。

7. 腹腔镜探查　是一种对肿瘤分期具有潜在价值的诊断工具，能够判断腹膜种植转移或影像学漏诊的肝脏微小转移灶。

（四）病理学检查

组织病理学和（或）细胞学检查是诊断胰腺癌的"金标准"。理论上胰腺癌在制订治疗方案前应获得组织病理学或细胞学检查结果；但考虑到临床实际情况，有时无法获得组织病理学或细胞学依据以明确诊断，则可以结合病史、临床表现、实验室检查和影像学检查，由 MDT 专家讨论后慎重做出临床初步诊断；讨论后仍无法诊断时必须严密随访，动态观察。目前获得组织病理学或细胞学标本的主要方法如下。

（1）手术：直视下活检，是获取病理组织学诊断的可靠方法。

（2）脱落细胞学检查：①可以通过胰管细胞刷检、胰液收集检查、腹水脱落细胞检查等方法获得细胞病理资料；②穿刺活检术，无法手术的患者若无远处转移，推荐在内镜超声引导下，细针穿刺获得组织病理学或细胞学标本。

（3）对于转移性胰腺癌，推荐对转移灶进行穿刺活检，明确组织病理学类型。

拟行手术切除的患者通常不需要首先获得病理学诊断支持；但在开展放化疗前应明确病理学诊断。

根据 WHO 分类，胰腺恶性肿瘤按照组织起源可分为上皮来源和非上皮来源，其中上皮来源的主要包括分别来自导管上皮、腺泡细胞和神经内分泌细胞的导管腺癌、腺泡细胞癌和神经内分泌肿瘤及各种混合性肿瘤。本部分主要针对导管腺癌（包括腺鳞癌、胶样癌、肝样腺癌、髓样癌、印戒细胞癌、未分化癌、伴有破骨样巨细胞的未分化癌等特殊亚型）和腺泡细胞癌进行阐述。

随着一系列高通量分子病理技术的应用，胰腺癌的分子分型（表 7-2-5）为临床药物选择提供了一定参考：如基因组不稳定型因合并 BRCA 通路突变或信号异常，则被认为对铂类药物敏感；而免疫型因表达较多的肿瘤特异性抗原及存在相关免疫细胞浸润，可能从免疫治疗中获益。近年来随着临床转化的加速，基于高通量检测的胰腺癌分子分型已经可以尝试指导临床治疗，有望成为未来开展"个体化整合诊疗"的基础。

2019 年 PARP 抑制剂在晚期胰腺癌维持治疗中取得成功，针对 BRAC 基因突变的研究和干预成为热点。国际癌症研究机构（International agency for Research on Cancer，IARC）/ 美国医学遗传学与基因组学学会（American College of Medical Genetics and Genomics，ACMG）和胚系突变等位基因解读实证联盟（Evidence-based Network for the Interpretion of Germline Mutation alletes，ENIGMA，https：//enigmaconsortium. org），将 BRAC 基因变异按照风险程度由高至低分为以下 5 类。

1. 致病性（5 类，致病可能性＞0.99）。

2. 可能致病性（4 类，致病可能性在 0.95 ～ 0.99）。

3. 意义未明（3 类，致病可能性在 0.05 ～ 0.949）。

4. 可能良性（2 类，致病可能性在 0.001 ～ 0.049）。

5. 良性（1 类，致病可能性＜ 0.001）。

【整合评估】

（一）分期评估

美国癌症联合委员会（American Joint Committee on Cancer，AJCC）癌症分期系统是目前应用最广泛的肿瘤分期系统，能指导恶性肿瘤诊治及判断预后。第 8 版胰腺癌 AJCC 分期系统较第 7 版分期更细，定义更清晰，客观性更强。它在 T 分期中不再使用肿瘤胰腺外侵犯的概念，而依据肿瘤大小界定划分为 T1 ～ 3；而在 N1 分期中则根据转移淋巴结数目分层为 N1 和 N2；增加了临床可操作性。第 8 版 AJCC-TNM 胰腺癌分期系统的实用性和准确性在我国多中心研究中获得验证。但在如何更好地平衡分期系统中肿瘤大小与淋巴结转移的相关性，以及如何结合肿瘤生物学因素进行优化等方面，这一分期系统仍需要更深层次的探讨。表 7-2-6 详细描述了上述两版分期系统。

（二）可切除性评估

达到根治性切除（R0）是外科手术的主要目的。根据整合诊治的原则，术前应该进行 MDT 讨论，根据影像学资料判断胰腺癌可切除状态（表 7-2-7）。对疑有远处转移而高质量的 CT/MRI 检查仍然无法确诊的患者，应该行 PET/CT，必要时行腹腔镜探查。

表 7-2-5　胰腺癌分子分型的研究现状

出处	亚型特征描述			
Nat Med（2011）	经典型	类间质型	外分泌样型	
Nature（2015）	稳定型	局部重排	分散型	非稳定型
Nat Genet（2015）	经典型	基底细胞型	间质活化型	正常间质型
Nature（2016）	鳞状型	胰腺祖细胞型	免疫原性型	内 / 外分泌腺异常分化亚型
JAMA Oncol（2017）	年龄相关型	双链断裂修复型	错配修复型	病因不明型
PLoS Med（2017）	Hedgehog 激活型	NOTCH 激活型	细胞周期紊乱型	
Gastroenterology（2018）	纯经典型	免疫经典型	纯基底细胞样型	间质活化型　　促结缔组织增生型

表 7-2-6　第 7 版与第 8 版胰腺癌 AJCC-TNM 分期比较

		AJCC 第 7 版				AJCC 第 8 版	
原发肿瘤 （T）	Tx	原发肿瘤无法评估			Tx	原发肿瘤无法评估	
	T0	无原发肿瘤证据			T0	无原发肿瘤证据	
	Tis	原位癌（包括 PanIN-3）			Tis	原位癌	
	T1	肿瘤局限于胰腺内，最大径≤2cm			T1	肿瘤最大径≤2cm	
					T1a	肿瘤最大径≤0.5cm	
					T1b	肿瘤最大径＞0.5cm 且＜1.0cm	
					T1c	肿瘤最大径≥1.0cm 且≤2.0cm	
	T2	肿瘤局限于胰腺内，最大径＞2cm			T2	肿瘤最大径＞2cm 且≤4cm	
	T3	肿瘤浸润至胰腺外，但未侵犯腹腔干或肠系膜上动脉			T3	肿瘤最大径＞4cm	
	T4	肿瘤累及腹腔干或肠系膜上动脉（不可手术切除）			T4	肿瘤不论大小，累及腹腔干、肠系膜上动脉和（或）肝总动脉	
区域淋巴 结（N）	Nx	区域淋巴结无法评估			Nx	区域淋巴结无法评估	
	N0	无区域淋巴结转移			N0	无区域淋巴结转移	
	N1	有区域淋巴结转移			N1	1～3 枚区域淋巴结转移	
					N2	4 枚及以上区域淋巴结转移	
远处转移 （M）	M0	无远处转移			M0	无远处转移	
	M1	有远处转移			M1	有远处转移	
分期							
0	Tis	N0		M0	Tis	N0	M0
ⅠA	T1	N0		M0	T1	N0	M0
ⅠB	T2	N0		M0	T2	N0	M0
ⅡA	T3	N0		M0	T3	N0	M0
ⅡB	T1～3	N1		M0	T1～3	N1	M0
Ⅲ	T4	任何 N		M0	T4	任何 N	M0
					任何 T	N2	M0
Ⅳ	任何 T	任何 N		M1	任何 T	任何 N	M1

推荐临床医师探索 T 分期和 N 分期的平衡与改良优化，增加临床可操作，精准肿瘤分期，指导治疗。

表 7-2-7　诊断可切除状态的定义及标准

可切除状态	动脉	静脉
可切除胰腺癌	肿瘤未侵犯腹腔干动脉、肠系膜上动脉和肝总动脉	肿瘤未侵犯肠系膜上静脉和门静脉，或侵犯但没有超过 180°，且静脉轮廓规则
交界可切除胰腺癌	胰头和胰颈部肿瘤： 肿瘤侵犯肝总动脉，但未累及腹腔干或左右肝动脉起始部，可以被完全切除并重建；肿瘤侵犯肠系膜上动脉，但没有超过 180°；若存在变异的动脉解剖（如副肝右动脉、替代肝右动脉、替代肝总动脉，以及替代或副动脉的起源动脉），应注意明确肿瘤是否侵犯及侵犯程度，可能影响手术决策 胰体/尾部肿瘤： 肿瘤侵犯腹腔干未超过 180° 肿瘤侵犯腹腔干超过 180°，但未侵犯腹主动脉，且胃十二指肠动脉完整不受侵犯	胰头和胰颈部肿瘤： 肿瘤侵犯肠系膜上静脉或门静脉超过 180° 或侵犯虽未超过 180°，但存在静脉轮廓不规则；或存在静脉血栓，切除后可进行安全的静脉重建；肿瘤触及下腔静脉 胰体/尾部肿瘤： 肿瘤侵犯脾静脉门静脉汇入处，或侵犯门静脉左侧没有超过 180°，但静脉轮廓不规则；且有合适的近端或远端血管可用来进行安全的和完整的切除及静脉重建；肿瘤触及下腔静脉

续表

可切除状态		动脉	静脉
不可切除胰腺癌	局部进展期	胰头和胰颈部肿瘤： 肿瘤侵犯肠系膜上动脉超过 180° 肿瘤侵犯腹腔干超过 180° 肿瘤侵犯肠系膜上动脉第一空肠支 胰体 / 尾部肿瘤： 肿瘤侵犯肠系膜上动脉或腹腔干超过 180°； 肿瘤侵犯腹腔干和腹主动脉	胰头和胰颈部肿瘤： 肿瘤侵犯或栓塞（瘤栓或血栓）导致肠系膜上静脉或门静脉不可切除重建 肿瘤侵犯大部分肠系膜上静脉的近侧端空肠引流支 胰体 / 尾部肿瘤： 肿瘤侵犯或栓塞（可能是瘤栓或血栓）导致肠系膜上静脉或门静脉不可切除重建
	合并远处转移	远处转移（包括非区域淋巴结转移）	远处转移（包括非区域淋巴结转移）

通常在胰腺癌行新辅助治疗后，肿瘤的包绕可能被胰周血管周围脂肪的密度增高的模糊索条影替代，这一发现应在分期扫描及随访复查扫描报告中注明。如果有远处转移（包括非区域性淋巴结转移），无论解剖学可切除性如何，都意味着不应进行直接切除。

胰腺癌的可切除性评估，一方面取决于肿瘤与血管之间的解剖学关系，另一方面取决于医师的手术技巧，因此，可切除性评估在不同的临床诊治中心可能会存在差异。此外，要鼓励临床医师在影像学资料评估的基础上，从肿瘤的生物学特征及机体免疫环境方面探索胰腺癌的生物学可切除性。

（三）新辅助治疗后的切除评估

对新辅助治疗价值的理解正在逐渐发展，医疗技术正在向扩大切除范围的方向发展，但新辅助治疗是否可以提高治愈率，尚需临床研究结果证实。新辅助治疗后可切除状况的决策，应在多学科会议 / 讨论上达成一致意见。新辅助治疗后，只有在没有转移性疾病证据的情况下才可以考虑切除。如新辅助治疗后，发现血管周围软组织有轻微增加，单单这种表现不能代表就是手术探查的禁忌证。对于在新辅助治疗过程中出现明确局部进展的患者，只有在多学科会议上仔细讨论后才能进行手术探查，因为其对侵袭性肿瘤生物学可能产生影响。

对于疾病初始表现为可切除或临界可切除（BR）的患者，如果 CA19-9 水平稳定或已经降低并且影像学检查结果未显示有明显进展，则应进行手术探查。对于肿瘤临界可切除的患者，如果肠系膜上静脉 / 门静脉受累或有血栓，只要可以在受累部位的近端和远端进行血管重建，就可能可以进行手术探查。

对于累及胰头 / 钩突、肠系膜上动脉（CHA）、变异的动脉解剖结构［置换的右肝动脉（RHA）或肝总动脉、腹腔干（CA）、胃十二指肠动脉（GDA）或主动脉］、周围软组织轻度增加的临界可切除肿瘤，如果临床上其他表现改善（即体力状态、疼痛、早饱、体重 / 营养状况改善），则不应被视为手术探查的禁忌证。

对于患有局部晚期疾病（LAD）的患者，如果 CA19-9 水平下降 > 50% 且临床症状改善（即体力状态、疼痛、早饱、体重 / 营养改善），指示治疗有效，则应考虑进行手术探查切除。对于 LAD，应告知患者长期获益（即治愈机会）尚不清楚。所有 LAD 病例都应在高度专业的中心进行处理。

对于所有临床分期的患者，尽管 CA19-9 水平急剧下降，但影像学检查结果可能表现为处于稳定状态。

（四）病理评估

胰腺标本病理分析的主要目的是通过评估标本的类型、级别、大小和肿瘤范围确定肿瘤的病理分期。

1. Whipple 标本

（1）标本定位：标本定位和染墨标记需要病理医师及外科医师共同完成，因为这有助于准确评估肿瘤的大小和范围。外科医师和病理科医师应直接沟通，以确定标本正确的定位并确认切缘，或者外科医师应以容易理解和记录的方法确定重要的切缘（如写在病理申请单上），如应标记肠系膜上静脉、肠系膜上动脉的近切缘和远切缘及胆管的切缘。

（2）切缘：定义和命名的一致性对于准确报告至关重要。

1）肠系膜上动脉（SMA）（腹膜后 / 钩突）切缘：最重要的切缘是紧邻的肠系膜上动脉近端3～4cm的软组织。此切缘通常被称为"腹膜后切缘"或"后切缘"，但也被称为"钩突切缘"或"肠系膜切缘"。根据它在标本上的位置，近来这个切缘已被称作"肠系膜上动脉切缘"。纵切面比横切面能更清楚地表明肿瘤与切缘的毗邻关系。简单的触诊就可以帮助引导病理科医师沿着肠系膜上动脉切缘来选择取材的最佳位置。

2）胰腺后侧切缘：该切缘在与钩突切缘相邻的胰头后尾侧，被覆疏松结缔组织。切缘的纵切面比切缘的横切面能更清楚地显示是否受侵。在某些情况下这个切缘可能与肠系膜上动脉切缘在同一平面。

3）门静脉沟槽切缘：这是门静脉通过胰头后内侧的光滑沟槽。切缘的纵切面比切缘的横切面能更清楚地显示是否被肿瘤累及，也能发现从切缘到肿瘤的距离。与后侧切缘相同，在某些情况下，静脉沟切缘可能包含在肠系膜上动脉切缘的同一部分。

4）门静脉切缘：如果手术标本上有部分或全部切除的静脉，则应对其单独标记。静脉的近端和远端切缘应在近端门静脉切缘和远端门静脉切缘分别取材。对于确定肿瘤侵犯静脉壁情况的切面部分也应取材。如果可行，取材切面应该有全层静脉壁以证明肿瘤浸润的深度，已经证实这对预后有预测价值。

5）胰颈部（横断）切缘：是整个胰颈部横断的切面。这部分应该切缘朝上放置在取材盒中，最初的切面代表真正的手术切缘。

6）胆管切缘：是胆管断端的横切面。这个切面应该在结扎胆管上取材，这部分应该切缘朝上放置在取材盒中，最初的切面代表真正的手术切缘。

7）Whipple 标本的其他切缘：近端和远端肠道切缘（横切面）和前侧切缘（表面部分）。前

侧切缘并不是一个真正的切缘，但对该切缘的定位和阳性报告可能预示着局部复发的危险，因此，在所有标本中都应报告。

总体来说，这些胰腺组织表面构成了环周的切缘。用不同颜色墨水标记各种切缘有利于在显微镜下识别。

（3）组织切片：该方法是根据肿瘤特性决定的，但也受不同中心的习惯、专业知识和经验的影响。切片的选择包括轴向、2 片或多片及垂直切片。一些病理学专家通过沿胆管和胰管放置探针，二等分胰腺标本，然后沿着胰腺的每一半连续切片。轴向切片提供了肿瘤中心相对于壶腹、胆管、十二指肠、胰腺和上述提到的所有胰腺周围组织的全面评估。目前，尚无对 Whipple 术后的标本进行切片的确切方法。标本切片最重要的是清楚和准确地评价切缘。

目前对于胰腺癌切除标本切缘多少为充分仍不明确。切缘的标准定义有助于对手术后患者选择何种辅助治疗进行更好的分类。例如，如果切缘＜ 1mm 会导致局部复发率明显升高，患者术前未接受放疗的情况下，则强烈考虑要行术后辅助放疗（RT）。所有上述提到的切缘与肿瘤的距离应该以毫米为单位报告，以便前瞻积累这些重要数据用于将来的研究。

与标本整块切除的邻近器官需要连续切片，不仅评价直接侵犯范围，也能检查转移病灶。需要一张切片证明肿瘤对器官的直接侵犯和（或）独立的转移灶。

2. 胰体尾切除（远侧胰腺切除术）　胰腺远端切除（左侧切除）需要评价胰腺周围软组织及胰颈部切缘。另外，应该记录脾血管的受累情况和重点确认脾的侵犯情况，因为肿瘤直接侵犯意味着病理分期为 pT3。

切缘

1）胰腺近端（横断）切缘：需要一个沿胰体横断面的完整切面。这部分应该切缘朝上放置在取材盒中，最初的切面代表真正的手术切缘。应该有不止一个组织块。

2）前（头侧）胰周（周围）表面：展示了肿瘤与前（头侧）胰腺周围软组织之间的关系，如果肉眼切缘阳性，则选取有代表性的切面即可。

否则需要紧邻肿瘤充分取材，来确定切缘阴性；取材的具体数目取决于大体侵犯的程度。

3）后（尾侧）胰周（周围）切缘：展示了肿瘤与后（尾侧）胰腺周围软组织之间的关系，如果肉眼切缘阳性，则选取有代表性的切面即可。否则需要紧邻肿瘤充分取材，来确定切缘阴性；取材的具体数目取决于大体侵犯的程度。

3. 病理报告　NCCN 胰腺癌专家组目前支持美国病理学家学会的病理报告纲要。纲要包括其推荐的胰腺癌标本的简要分析。除了标准的 TNM 分期，还包括胰腺癌病程中影响预后的其他因素（表 7-2-8）。治疗的效果应由病理科医师进行评估并报告，因为肿瘤的生存力可能会影响术后治疗选择。

表 7-2-8　病理报告模板

肿瘤大小 [通过仔细测量大体标本得到肿瘤最大径（cm）]
组织学分级 [G（x ～ 4）]
原发肿瘤侵袭范围 [T（x ～ 4）]
区域淋巴结 [N（x ～ 1）]（应尽一切努力找出胰腺手术切除标本内所有区域淋巴结）

淋巴结总数

淋巴结转移数目

转移 [M（0 ～ 1）]

切缘 [应定义是否侵犯及测量肿瘤距离切缘的距离（mm）]

Whipple 手术	胰体尾切除术
肠系膜上动脉（腹膜后 / 沟突）切缘	近端胰腺（横断）切缘
胰腺后侧切缘	前（头侧）胰周（环周）表面（可选）
胰腺肠系膜上静脉沟槽切缘	后（尾侧）胰周（环周）切缘
胰颈（横断）切缘	
胆管切缘	
空肠切缘	
胰腺前侧切缘	

淋巴（小管道）侵犯（L）

血管（大血管）侵犯（V）

神经浸润（P）

其他病理结果

胰腺上皮内瘤变

慢性胰腺炎

最终分期：G、T、N、M、L、V、P

要点小结

◆ 胰腺癌的分期标准近几年得到了进一步完善与更新，增加了临床可操作性、精准肿瘤分期和指导治疗的内容。

◆ 通过完善影像学检查，对肿瘤可切除性进行准确评估，从而制订合理治疗方案。

◆ 新辅助治疗给胰腺癌，尤其是临界可切除胰腺癌的转化降期治疗提供了新思路，对提高胰腺癌的整体 R0 切除率具有一定的临床意义。

◆ 胰腺癌切除标本切缘的规范化定义，可进一步规范胰腺癌手术，也有利于临床研究的实施。

【整合决策】

（一）外科治疗

胰腺癌手术的目标是包括原发肿瘤和区域淋巴结在内的根治性切除。应仔细进行术中分期，排除腹膜、肝脏和远处淋巴结转移，原发肿瘤的切除应仅在没有远处转移的情况下施行。手术应高效完成，优化生活质量和费用。需要采取的术式是基于原发肿瘤的位置及其与血管的关系。因此，胰腺 CT 对于术前计划的制订至关重要。

考虑行胰颈和胆管的冷冻切片分析。为了避免可能因为烧灼伪影混淆冷冻切片，手术时选取距离横切边缘约 5mm 位置的冷冻切片来评估胰颈和胆管。如果肿瘤位于切缘 5mm 内，则应考虑进一步切除胰腺和胆管以确保肿瘤和切缘之间至少有 5mm 的间隙。

对于胰头部和钩突部癌，需要行胰十二指肠切除术（Whipple 手术）。对于胰体部和胰尾部癌，进行全胰切除术，行远侧胰腺连同脾脏的整块切除。

达到 R0 切除是外科手术的主要目的。根据整合诊治的原则，术前应该进行 MDT 讨论，根据影像学资料判断胰腺癌可切除状态（表 7-2-1 ～表

7-2-4）。对疑似有远处转移而高质量的 CT/MRI 检查仍然无法确诊的患者，应该行 PET/CT，必要时腹腔镜探查。

1. 可根治性切除胰腺癌的手术治疗　胰腺癌手术探查的目的是达到 R0 切除，因为切缘阳性与长期生存显著相关。要达到切缘阴性必须在手术中对病变周围的血管进行细致解剖，认识到是否需要进行血管切除和（或）重建，以及需要联合切除其他器官的可能。但由于肿瘤的生物学行为，即便最细致的手术也可能无法达到 R0 切除。

（1）胰头癌：胰头病变的内侧切除最好从钩突侧完全游离门静脉和肠系膜上静脉（如果没有肿瘤浸润的证据）。对肠系膜上动脉的侧方、后方、前方进行骨骼化至外膜，可以最大限度切除钩突和保证径向切缘。

术前影像未发现明确静脉闭塞，为达到 R0 切除而进行静脉侧壁切除修补或门静脉及肠系膜上静脉（SMV）切除重建是可行的，但这种情况往往在切断胰颈后才能发现。病灶贴附门静脉侧壁的情况并不少见，尽可能小心解剖使静脉与胰头分离。通常无法鉴别肿瘤导致的纤维增生组织与血管壁受侵。但如果怀疑肿瘤浸润，数据支持采用更为积极的方式进行部分或完全静脉切除。尽管对于动脉切除需要进一步研究，但在仔细选择的部分人群中恰当地使用这种技术可能是合理的。

针对胰头癌，推荐标准的胰十二指肠切除术，切除完整的钩突系膜，肠系膜上动脉右侧、后方及前方的淋巴脂肪组织。根治性手术应做到胆管、胃（或十二指肠）、胰颈和后腹膜切缘阴性（详见"外科手术治疗的相关问题"中切缘问题的探讨）。扩大区域淋巴结清扫（淋巴结清扫范围详见表 7-2-9）和联合动静脉切除或多器官切除等的扩大切除（详见"外科手术治疗的相关问题"中"手术范围的探讨"）对患者预后的改善存在争论。微创胰十二指肠切除术已在国内外大型胰腺中心开展，但其安全性和有效性需要进一步证实（详见"外科手术治疗的相关问题"中"微创手术和开腹手术的比较及选择"）。

表 7-2-9　胰腺癌根治术淋巴结清扫范围的鉴定

手术方式		淋巴结
胰十二指肠切除术	标准清扫范围	5、6、8a、12b、12c、13a、13b、14a、14b、17a、17b
	扩大清扫范围	上述标准清扫范围 + 8p、9、12a、12p、14c、14d、16a2、16b1
胰体尾切除术	标准清扫范围	10、11p、11d、18
	扩大清扫范围	上述标准清扫范围 + 8a、8p、9、14a、14b、14c、14d、16a2、16b1

关于胰腺癌淋巴廓清范围目前争议较大，尽管 2018 年第 8 版 AJCC-TNM 胰腺癌分期系统根据阳性淋巴结转移个数来评估胰腺癌转移潜能，但阳性淋巴结个数 / 总淋巴结个数值也往往作为一个有效的评价指标被多项研究证实。事实上无论采用何种转移指标，清扫的总淋巴结个数对胰腺癌 N 分期的评估最为重要。目前推荐在上述淋巴清扫范围下，应获取 15 枚以上的淋巴结。

需要指出的是，胰腺左侧切除的目的与胰十二指肠切除术相同，但由于大部分胰腺左侧肿瘤在发现时分期更晚，因此切除目的往往难以实现。建议根据临床指征，行肾上腺前方平面切除或左肾上腺和肾筋膜（Gerota 筋膜）后方平面的整块切除。

（2）胰体尾癌：胰体尾腺癌的远端胰腺 R0 切除常需要联合脏器整块切除，有高达 40% 的患者不仅进行了脾切除。类似胰十二指肠切除术，如果能达到肿瘤的根治，血管侧壁修补、静脉切除和重建及骨骼化腹腔干和肠系膜上动脉至外膜水平，也是必要的。

针对胰体尾癌，推荐行胰体尾联合脾切除术。微创手术治疗胰体尾癌已在欧美、日本及我国多数中心普及，但其疗效仍需前瞻性临床试验证实。本指南推荐原发肿瘤较小、胰外无明显侵犯的患者，可考虑微创胰体尾切除术（详见"外科手术治疗的相关问题"中"手术范围的探讨"）。另外，根治性顺行模块化胰脾切除术（radical antegrade modular pancreatosplenectomy，RAMPS）在欧美及日本等地已成为胰体尾癌的标准手术方式，目前国内不少大中心也已经开展普及。RAMPS 在提高肿瘤 R0 切除率和淋巴清扫效果方面具有优势，但其对患者长期生存的影响有待临床研究证实。

（3）胰颈癌：胰腺颈部的腺癌尤其难以控制。胰颈癌位于 SMV 和门静脉（PV）的前方。根据侵犯的范围，可能需要行延伸至 SMV 左侧的胰十二指肠切除术（扩大的胰十二指肠切除术）、延伸至 SMV 右侧的远侧胰腺切除术（扩大的远侧胰腺切除术）或全胰切除术以获得 R0 切除。在手术前往往不能确定精确的侵犯范围。因此，术中需要进行复杂的决策，外科医师必须要有预见。由于胰颈癌患者 SMV/PV 经常受侵，以至于手术更加复杂。对胰颈癌进行手术的外科医师必须预测到可能的 SMV/PV 受累并做好相应处理的准备。

部分胰腺颈部癌或肿瘤累及全胰，以及胰腺内多发病灶，可以考虑全胰切除术（详见"外科手术治疗的相关问题"中"手术范围的探讨"）。

2. 临界可切除胰腺癌的手术治疗

（1）临界可切除的胰腺癌患者能否从直接手术中获益，目前缺乏足够高级别的循证医学依据，对于这部分患者首先推荐参加临床试验研究。

（2）治疗前需 EUS-FNA 明确病理类型，也可腹腔镜探查活检，并行 CA19-9 基线检测；若无法明确病理，建议重复活检，仍无法明确者建议大型胰腺中心 MDT 整合评估。

（3）对于明确诊断的胰腺癌患者，推荐新辅助治疗，新辅助治疗后经 MDT 综合评估，制订后续整合治疗方案。

（4）部分临界可切除的胰腺癌患者可从新辅助治疗中获益；对于新辅助治疗后开展肿瘤切除的患者，联合静脉切除如能达到 R0 切除，则患者的生存获益与可切除患者相当；联合动脉切除对患者预后的改善存在争论，期待前瞻性大样本的数据来评价疗效。

（5）不推荐对这部分患者行姑息性 R2 切除手术，特殊情况如止血挽救生命除外。

3. 局部进展期胰腺癌的手术治疗　首先建议 EUS-FNA 明确病理类型，也可考虑行腹腔镜下探查活检，并行 CA19-9 基线检测，若无法明确病理，建议重复活检，仍无法明确者建议大型胰腺中心 MDT 综合评估。若活检明确病理类型，推荐一线或者二线常规化疗。

若手术探查时发现肿瘤无法切除，应给予活检取得病理学诊断证据，对暂未出现十二指肠梗阻的患者，建议进行预防性胃空肠吻合术。有十二指肠梗阻的患者，如预期生存期 ≥ 3 个月，应行胃空肠吻合术。肿瘤无法切除且有胆道梗阻，或预期会出现胆道梗阻的患者，建议进行胆总管 / 肝总管空肠吻合术。

4. 转移性胰腺癌的手术治疗　对转移性胰腺癌不推荐施行减负手术。来自欧美的少数回顾性研究显示，部分患者经过一定疗程的系统化疗，若肿瘤状态稳定，预计手术能达到 R0 切除，可以考虑实施根治性手术。但这一结论需要前瞻性大样本的数据支持，也需要结合转移灶部位和转移灶数量而定。

对于出现胆道及消化道梗阻的转移性胰腺癌，推荐行内支架置入解除梗阻，而不建议首选手术。

5. 姑息治疗　目的是缓解胆道及消化道梗阻，改善患者生命质量，延长生存时间。约 2/3 的胰腺癌患者合并黄疸，对于不可切除、合并梗阻性黄疸的胰腺癌患者，首选内镜下经十二指肠乳头胆道内置入支架缓解黄疸，支架包括金属支架及塑料支架。可据患者预计生存时间及经济条件选择应用，无病理学诊断的患者可刷取胰液行细胞学诊断。塑料支架堵塞及诱发胆管炎的发生率高于金属支架，需取出后更换。对于合并十二指肠梗阻无法内镜置入支架的患者，可经皮经肝穿刺置管外引流，亦可将引流管经乳头置入十二指肠内，内外引流。亦可尝试支架置入十二指肠以缓解消化道梗阻。

对于剖腹探查或术中诊断为不可切除的患者，可行胆囊切除＋胆管空肠 Roux-en-Y 吻合术，不建议行胆囊空肠吻合术，因其黄疸复发的发生率显著高于前者。开腹行短路手术的患者，可视情况行预防性胃空肠吻合术及腹腔神经丛酒精注射阻滞术。

部分胰头癌患者因肿瘤局部浸润合并十二指肠梗阻，如肿瘤不可切除，患者预计生存时间为 3 ～ 6 个月，建议开腹或腹腔镜下行胃空肠吻合术，可同时行空肠造瘘，以行肠内营养。预计生存时间 < 3 个月的患者，可尝试内镜下支架置入。

对于剖腹探查或术中诊断为不可切除的患者，是否行预防性胃空肠吻合术，尚无高级别证据支持。有文献报道，预防性胃空肠吻合术后，后期上消化道梗阻的发生率可显著降低。

6. 纳米刀消融术 是基于 IRE 原理而形成的新型非物理消融微创治疗技术。特殊材料制成的纳米刀电极短时间内释放高压电脉冲作用于细胞膜，产生不稳定电势，使细胞膜通透性增大，脂质双分子层发生穿孔，形成纳米级小孔，且随着电场强度、作用时间及脉冲周期的变化，细胞膜形成 IRE，最终导致细胞不可逆凋亡，进而被吞噬细胞吞噬，然后纤维组织增生、再生修复，逐步被正常组织取代，最后肿瘤组织彻底消融。这种消融技术不仅可有效保护肿瘤周围重要结构，而且消融区域组织可再生。纳米刀在 2011 年 10 月获美国 FDA 批准应用于临床。

纳米刀是一种安全而又高效的肿瘤治疗技术，与其他肿瘤治疗的技术相比，它具有以下几项优势。

（1）消融时间短：治疗直径约 3cm 的实体肿瘤时，纳米刀一般只需 90 个 100ms 的超短脉冲。一组治疗时间不到 1min。因此，即使有 3 个或 4 个相互重叠的消融区，全程的消融时间也不会超过 5min。

（2）治疗区域的血管、神经等重要组织得以保留：传统的消融方式，以升温或降温的方式使蛋白质发生变性，各类蛋白质和 DNA 均被破坏，以上结构便会遭到破坏，无法修复，而纳米刀消融避免了这个问题。

（3）不受热岛效应影响：纳米刀的消融主要是通过电脉冲击穿细胞膜，在此过程中不会产生热量，也不会受到其他外界温度影响。而传统的热消融或者冷消融，一旦消融区域内存在较大血管，其热量就会被血流带走，导致周边消融不彻底，容易造成复发，而纳米刀很好地避免了这个问题。

（4）治疗彻底，治疗边界清晰：纳米刀的另一个优势是不管肿瘤所处的位置、尺寸大小及形状如何，它都能对肿瘤进行完整消融。无论肿瘤是靠近血管，还是形状不规则或者是大肿瘤，IRE 都能对其进行彻底消融。此外，纳米刀消融区边界清晰，划界厚度仅为 1～2 个细胞单元，治疗区和非治疗区域泾渭分明。

纳米刀消融术作为一种新兴的消融方法，与传统物理消融（射频、冷冻、微波、激光等）、化学消融、放射性粒子植入等相比具有"选择性消融"的独特优势，在保证肿瘤组织灭活的同时有效保护了周围重要结构，在诸多恶性肿瘤的治疗中已取得肯定疗效，而且更加适用于诸如胰腺癌、肝门部胆管癌等靠近胰管、胆管、肝门复杂部位的肿瘤微创治疗。但胰腺癌是一种高度恶性肿瘤，转移及复发率极高，目前纳米刀消融术治疗胰腺癌仍存在诸多问题需要解决。

（1）关于手术适应证及时机的选择尚未统一。研究报道，目前纳米刀消融术更适用于直径≤3cm 且无远处转移的患者，对肿瘤直径＞3cm 和（或）出现远处转移的患者，纳米刀消融疗效并未肯定。

（2）在消融过程中如何避免麻醉风险意外，最大限度保护正常组织、确保肿瘤组织完全消融也是有待解决的问题。

（3）目前国内外尚缺乏多中心大样本量的长期随访研究，长远疗效尚缺乏循证医学的有力支持。

（4）受医疗设备条件及技术水平限制，目前国内绝大多数医院尚不能开展纳米刀消融术，这也不利于其推广普及。另外，对于体积较大的肿瘤，也可整合其他治疗方法，如外科手术、介入、射频消融、化疗、生物治疗等多种方法，实现综合性、多方案、个体化的整合治疗。

7. 外科手术治疗的相关问题

（1）术前减黄及减黄方式的探讨：术前胆道引流缓解梗阻性黄疸，在改善患者肝功能、降低围术期并发症的发生率和病死率方面，其有效性和必要性存在争议。胆红素水平是决定减黄的重要指标，但各中心之间的减黄标准存在争议。多中心研究发现总胆红素≥300μmol/L 可明显增加胰腺癌手术死亡率；如患者合并发热及胆管炎等感染表现，建议术前行胆道引流，控制感染，提高围术期安全性；如患者拟行新辅助化疗，合并黄疸者治疗前亦应先减黄。

目前的减黄措施多选择 ERCP 下置入支架或经皮经肝胆道引流（percutaneous transhepatic cholangial drainage，PTCD）。首先推荐以 ERCP 下支架置入为主的减黄方式。目前常用的支架有塑料支架和金属支架。荟萃分析显示金属支架和塑料支架对患者生存无差异，但金属支架再次发生胆道阻塞风险低于塑料支架。若考虑患者减黄后行根治性切除，则置入塑料支架；若估计患者减黄后需要较长时间的术前治疗或切除概率较低，则以金属支架置入为主。如有上消化道狭窄、梗阻或曾行消化道重建手术等不适合行 ERCP 下支架减黄，或者 ERCP 下支架减黄失败的患者，推荐行 PTCD。

PTCD 或内镜支架置入均可导致相关并发症，前者可致出血、胆漏或感染，后者可致急性胰腺炎、胆道感染、消化道出血或十二指肠穿孔等。

（2）手术标本的描述及手术切缘的判断标准：胰十二指肠切除标本的标准化检测对术后准确的病理分期具有重要意义。推荐在保障标本完整性的前提下，由外科及病理科医师合作完成，对标本的各切缘分别进行标记及描述，以客观准确地反映切缘状态。如联合肠系膜上静脉或门静脉切除，应对静脉受累状况分别取材报告，并据浸润深度做详细分类（表 7-2-10）。

表 7-2-10　胰腺癌手术切缘描述和静脉浸润深度的鉴定

切缘描述	浸润深度
胰腺前侧（腹侧）切缘	静脉壁外膜受累
胰腺后侧（背侧）切缘	
胰腺肠系膜上静脉沟槽切缘	
胰腺肠系膜上动脉切缘	累及静脉壁，但内膜未受累
胰腺断端	
胃切缘近端	
肠切缘远端	
胆管切缘	累及静脉壁全层

切缘的定位及评估，需要临床医师与病理科医师协作，依据统一的评估分析标准共同完成。

既往文献以切缘表面有无显微镜下可见的肿瘤细胞作为判断 R0 或 R1 切除的标准。R0 与 R1 切除患者在预后方面不存在显著差异。但临床观察发现，R0 切除患者仍有较高的局部复发率，因此，切缘标准尚存在争议。目前推荐距切缘 1mm 内有无肿瘤浸润作为判断 R0 或 R1 切除的标准：距切缘 1mm 组织内有肿瘤细胞浸润，定为 R1 切除；如无肿瘤细胞浸润，则为 R0 切除。以切缘 1mm 为判断原则，R0 与 R1 切除患者之间预后有统计学差异。另外，手术中肉眼判断切缘存在肿瘤细胞，则为 R2 切除。外科手术的目的是 R0 切除，

由于胰腺癌的解剖部位与周围血管存在毗邻关系，以及胰腺癌特殊的生物学行为，大多数胰腺癌手术为 R1 切除。但目前报道 1mm 标准下的 R1 切除仍可改善患者预后；R2 切除对改善预后的作用尚待评估。因此除特别开展的临床研究之外，不建议采用 R2 切除治疗胰腺癌。

（3）手术范围的探讨：扩大切除包括扩大的胰十二指肠切除术、扩大的远侧胰腺切除术和扩大的全胰腺切除术，切除范围详见表 7-2-11。

表 7-2-11　胰腺癌标准根治术及扩大手术范围的比较

手术方式		切除范围
胰十二指肠切除术	标准	钩突系膜，肠系膜上动脉右侧、后方和前方的淋巴脂肪组织，根治性手术应达到胆管、胃（或十二指肠）、胰颈和后腹膜切缘阴性
	扩大	上述标准切除 + 以下任一器官的切除：胃切除范围超出胃窦或远侧 1/2，部分结肠系膜及结肠切除，第一段以上范围的空肠切除，部分门静脉、肠系膜上静脉和（或）肠系膜下静脉切除，部分肝动脉、腹腔动脉干和（或）肠系膜上动脉切除，部分下腔静脉切除，右肾上腺切除，右肾及其血管切除，肝部分切除，部分膈肌切除
远侧胰腺切除术	标准	包括胰腺体尾部，脾及脾动静脉，淋巴结清扫，可包括左侧 Gerota 筋膜、部分结肠系膜，但不包括结肠切除
	扩大	上述标准切除 + 以下任一器官的切除：任何范围的胃切除，部分结肠系膜及结肠切除，任何范围的小肠切除，部分门静脉、肠系膜上静脉和（或）肠系膜下静脉切除，部分肝动脉、腹腔动脉干和（或）肠系膜上动脉切除，部分下腔静脉切除，左肾上腺切除，左肾及其血管切除，肝部分切除，部分膈肌切除
全胰腺切除术	标准	包括胰头部、颈部及体尾部，十二指肠及第一段空肠，胆囊及胆总管，脾及脾动静脉，淋巴结清扫，可包括胃窦及幽门、Gerota 筋膜，部分结肠系膜，但不包括结肠切除
	扩大	上述标准切除 + 以下任一器官的切除：胃切除范围超出胃窦或远侧 1/2，部分结肠系膜及结肠切除，第一段以上范围的空肠切除，部分门静脉、肠系膜上静脉和（或）肠系膜下静脉切除，部分肝动脉、腹腔动脉干和（或）肠系膜上动脉切除，部分下腔静脉切除，右和（或）左肾上腺切除，肾及其血管切除，肝部分切除，部分膈肌切除

推荐能够达到肉眼切缘阴性（R0 或 R1）的患者，在评估一般情况后可考虑行扩大范围的切除。

扩大切除的应用指征目前缺乏高级别循证医学证据支持。文献报道与标准手术比较，扩大切除增加了手术时间、术中失血及输血量、住院时间及围术期并发症等；但就死亡率而言，两组无统计学差异。与行姑息放化疗的患者比较，扩大切除提高了患者预后。目前采用扩大切除的患者多为局部进展期，可根据患者一般状况、临床表现、肿瘤可切除性评估、患者耐受性等整合考量；但扩大切除的要求仍是需要做到肉眼切缘阴性（R0 或 R1）。推荐针对此课题开展多中心前瞻性研究。

（4）微创手术和开腹手术的比较及选择：腹腔镜或机器人辅助下的微创手术是胰腺癌外科诊疗中的新兴技术。尽管微创胰十二指肠切除术治疗胰头癌的安全性和有效性尚未得到证实；但针对胰体尾癌的微创手术已经在欧美和日本广泛开展，国内多数大型胰腺中心的专业医师也熟练掌握此技术。从技术而言，微创手术较传统开放手术明显减少术后并发症，减少患者住院时间，促进患者快速康复；但也有报道显示微创手术并未减少术后辅助治疗的等待时间。另外，从肿瘤学指标而言，微创手术在淋巴结的廓清、R0 切除率等方面并不劣于传统开放手术，但其从肿瘤学角度能否获益有待进一步的研究证实，推荐在专业的大型胰腺中心由有经验的胰腺外科医师开展。

（5）在大型胰腺中心开展胰腺手术的必要性及 MDT：传统胰腺癌是在"手术优先"模式下进行的，治疗过程中被动性大、随意性强，难以为患者提供全方位的诊疗策略；而 MDT 以患者和疾病为中心，为每例患者制订最合理的整合治疗方案。原则上整合每例胰腺癌患者均应进行 MDT 讨论，共同制订整合诊治方案并贯彻始终；并且推荐在大型胰腺中心开展 MDT 讨论，由有经验的医师完成。

（6）血清学标志物对胰腺癌手术切除率判断和预测预后：目前在胰腺癌诊断和疗效检测中应用最广泛的血清学肿瘤标志物是 CA19-9。除诊断外，术前 CA19-9 水平与胰腺癌切除率相关：术前血清 CA19-9 水平越高，其肿瘤切除率越低。文献报道术前 CA19-9 < 37U/ml 的胰腺癌患者肿瘤切除率为 80%，而 CA19-9 > 4000U/ml 的

患者肿瘤切除率下降到 38%；目前有一系列研究发现另一个血清学肿瘤标志物 CA125 对胰腺癌可切除性的预测优于 CA19-9。同时也证实血清 CA19-9 水平与患者术后生存有关；尤其术后 CA19-9 的变化对手术疗效的判断价值超过术前，术后下降至正常水平的 CA19-9 可提示患者预后较好。另外，对于 Lewis 抗原阴性、CA19-9 不表达的胰腺癌患者，CA125 联合 CEA 可以预测这部分患者预后。

（7）胰腺癌与 16 组淋巴结的关系：胰腺癌极易发生淋巴结转移。常规的淋巴结分站方法将 16 组淋巴结归于第 3 站，视为远处转移。目前认为胰腺癌患者发生 16 组淋巴结转移即失去了根治性手术的意义。但多中心研究证实肿瘤位于胰头背侧和钩突时，16 组淋巴结阳性并不代表有远处转移，这部分患者仍可从根治手术中获益。中国抗癌协会胰腺癌专业委员会多学科临床研究协作学组（Chinese Study Group for Pancreatic Cancer, CSPAC）对于 16 组淋巴结术中活检或清扫发表共识，推荐不具备以下标准的胰腺癌患者行胰十二指肠切除术联合扩大淋巴结清扫术：临界可切除；腹主动脉旁淋巴结转移范围较大（包括 16a1 及 16b2 组淋巴结），手术清扫困难大；术前高血清肿瘤负荷（CEA+/CA125+/CA19-9 ≥ 1000U/ml）及因各种原因无法行辅助化疗。

（8）胰腺癌术后患者随访：胰腺癌切除术后的患者，术后 2 年内应每 3～6 个月随诊 1 次，实验室检查包括肿瘤标志物、血常规及生化检查等，影像学检查包括超声、X 线及腹部 CT 检查等。

（二）化学治疗

1. 化疗治疗原则　根据整合诊治的原则，治疗前应进行 MDT 讨论，包括患者全面体能状况、肿瘤分期及分子标志物检查等评估，制订合理的内科治疗计划，主要包括新辅助化疗、术后辅助化疗、无法切除或转移性患者的常规化疗。常规化治疗可用于所有分期阶段的胰腺癌。在常规化治疗开始前应与患者讨论治疗的目标，强烈鼓励入组临床试验，在化疗期间有必要进行严密随访。

（1）可切除胰腺癌化疗原则

1）胰腺癌切除后的辅助化疗：辅助化疗对胰腺癌术后患者具有明确的疗效，能防止或延缓肿瘤复发，提高术后生存率。因此，积极推荐术后实施辅助化疗。对于没有进行新辅助化疗并且术后身体状态恢复的患者，辅助化疗尽量在 8 周内进行；最新研究表明适当延缓术后辅助化疗到 12 周并不影响患者的预后，但化疗疗程是否顺利完成，显著影响预后。若患者术后身体状态允许，应在 8 周内进行辅助化疗；身体状态较差，可适当延长化疗开始时间，但化疗疗程必须达到 6 个疗程以上。

CONKO 001 研究显示，对于可切除胰腺癌患者，术后接受吉西他滨的辅助化疗相对于观察组能显著改善患者无病生存期和总生存期。ESPAC-3 研究结果显示，术后接受"5-FU/亚叶酸钙"方案辅助治疗与接受吉西他滨辅助治疗相比，总生存无显著差异。接受"5-FU/亚叶酸钙"方案辅助化疗组和接受吉西他滨辅助化疗组的中位生存时间分别为 23.0 个月和 23.6 个月。来自 ESPAC-4 研究的数据支持"吉西他滨联合卡培他滨口服（第 1 天、8 天、15 天，吉西他滨 $1000mg/m^2$，静脉滴注，每 4 周复重共 6 个周期；第 1 ~ 21 天，卡培他滨 $1660mg/（m^2 \cdot d）$，口服，每 4 周重复，共 6 个周期"方案对比单独使用吉西他滨具有优越性（HR 0.82；95%CI 0.68 ~ 0.98；P =0.032）。RTOG97-04 研究比较了在放化疗之前和之后使用 5-FU 和使用吉西他滨作为术后辅助治疗的效果，结果无显著差异。

辅助治疗方案仅适用于先前未接受术前新辅助化疗的患者。对于那些接受过新辅助化疗的患者，辅助治疗方案应根据其对新辅助治疗的反应和其他临床考虑进行选择（表 7-2-12）。

2）可切除胰腺癌的新辅助化疗：支持优先选择特定新辅助化疗方案的证据有限，临床实践中化疗和放化疗的使用方案各不相同。有时包括序贯放化疗。当考虑行新辅助化疗时，首选在有丰富经验的胰腺癌中心会诊讨论。如果建议行新辅助治疗，当条件允许时，首选在有丰富经验的胰腺癌中心接受新辅助治疗或在其指导下接受新辅助治疗，具体方案见表 7-2-13。FOLFIRINOX/ 改良型 FOLFIRINOX 应仅限用于那些 ECOG 0 ~ 1 分的患者。鼓励患者参加临床试验。

表 7-2-12　胰腺癌切除后的辅助化疗

首选方案	其他推荐方案	用于一些特定情况的方案
·改良 FOLFIRINOX （1 类证据） ·吉西他滨 + 卡培他滨（1 类证据）	·吉西他滨（1 类证据） ·5-FU/ 亚叶酸钙（1 类证据） ·持续输注 5-FU ·卡培他滨（2B 类证据） ·诱导化疗（吉西他滨、5-FU/亚叶酸钙或持续输注 5-FU）随后行放化疗 ·诱导化疗（吉西他滨、5-FU/亚叶酸钙或持续输注 5-FU），随后行放化疗，再接着行序贯化疗： 　吉西他滨，随后行放化疗，再接着行吉西他滨化疗 　静脉泵入 5-FU/ 亚叶酸钙，随后行放化疗，再接着静脉泵入 5-FU/亚叶酸钙 　持续输注 5-FU，随后行放化疗，再接着持续输注 5-FU	无

FOLFIRINOX/ 改良型 FOLFIRINOX 应仅限用于那些 ECOG 0 ~ 1 分的患者。如果由于切缘阳性而考虑进行放化疗，则化疗应在放化疗实施之前进行。

表 7-2-13　新辅助治疗（可切除 / 临界可切除胰腺癌）

首选方案	其他推荐方案	用于一些特定情况的方案
·FOLFIRINOX/ 改良型 FOLFIRINOX ± 序贯放化疗 ·吉西他滨 + 白蛋白结合型紫杉醇 ± 序贯放化疗 仅用于已知存在 *BRCA1/2* 或 *PALB2* 突变的患者： ·FOLFIRINOX/ 改良型 FOLFIRINOX ± 序贯放化疗 ·吉西他滨 + 顺铂（≥2 ~ 6 个周期）± 序贯放化疗	无	无

（2）临界可切除胰腺癌化疗原则：治疗策略目前缺乏大型临床研究数据支持，建议开展相关临床研究。对于体能状态良好的临界可切除胰腺

癌患者，建议开展术前新辅助治疗；术后经 MDT 评估后再决定是否追加辅助化疗。辅助化疗方案参考对新辅助化疗的反应或临床研究结论，常用方案详见表 7-2-13。

（3）局部晚期胰腺癌的一线治疗原则：不可切除的局部进展期胰腺癌总体治疗效果不佳，建议开展相关临床研究。推荐不可切除的局部进展期胰腺癌患者，依据体能状态选择一线化疗方案开展化疗（表 7-2-14）。

表 7-2-14　局部晚期胰腺癌（一线治疗）

	首选方案	其他建议方案	用于一些特定情况的方案
全身状况良好	·FOLFIRINOX/改良型 FOLFIRINOX ·吉西他滨＋白蛋白结合型紫杉醇 仅用于已知存在 *BRCA1/2* 或 *PALB2* 突变的患者： ·FOLFIRINOX/改良型 FOLFIRINOX ·吉西他滨＋顺铂	·吉西他滨＋厄洛替尼 ·吉西他滨＋卡培他滨 ·吉西他滨 ·卡培他滨（2B 类证据） ·持续输注 5-FU（2B 类证据） ·吉西他滨固定剂量输注＋多西他赛＋卡培他滨（GTX 方案）（2B 类证据） ·氟尿嘧啶类药物＋奥沙利铂 [5-FU/亚叶酸钙/奥沙利铂（OFF）或 CapeOx]	·用任何首选/其他推荐方案诱导化疗（≥4～6 个周期），随后行放化疗或 SBRT（用于一些无全身转移的局部晚期的选择性患者） 放化疗或 SBRT（用于一些不适合行联合治疗的选择性患者）
全身状态差	·吉西他滨 1000mg/m² 注射 30min，每周 1 次×3 周，每 28 天为 1 个周期（1 类证据） ·吉西他滨固定剂量输注 10mg/(m²·min)] 可以用于替代标准的吉西他滨 30min 输注（2B 类证据） ·卡培他滨（2B 类证据） ·持续输注 5-FU（2B 类证据）	无	无

"FOLFIRINOX/改良型 FOLFIRINOX"和"吉西他滨＋白蛋白结合型紫杉醇"方案用于局部晚期胰腺癌患者的推荐是基于对转移性胰腺癌患者随机试验的推断，由于这个方案存在高毒性，常略去微量泵入 5-FU。

FOLFIRINOX/改良型 FOLFIRINOX 应仅限用于 ECOG 0～1 分的患者。对于 ECOG 0～2 分的患者，适宜采用"吉西他滨＋白蛋白结合紫杉醇"方案。对于 ECOG 0～2 分的患者，"5-FU＋亚叶酸钙＋伊立替康脂质体"方案是一个合理的二线治疗选择。基于 LAP-07 试验的数据，吉西他滨单药治疗后额外进行传统的放化疗并没有明显的生存获益。放化疗可能改善局部控制和推迟重新开始接受治疗的需要。如果患者出现难以控制的疼痛或局部阻塞症状，则可能首选先开始接受放化疗或 SBRT。

（4）转移性胰腺癌化疗原则

1）对于不可切除的局部晚期或转移性胰腺癌：目前没有确定的高效治疗策略，建议参加临床试验。

2）对于携带 *BRCA* 或 *PALB2* 基因突变的转移性或局部晚期家族性胰腺癌：推荐使用吉西他滨联合顺铂的化疗方案。

3）对于不可切除的局部晚期或转移性胰腺癌：积极的化疗有利于减轻症状、延长生存期和提高生活质量。根据患者体能状况，推荐选择不同的一线化疗方案（表 7-2-15）。

表 7-2-15　远处转移的胰腺癌（一线治疗）

	首选方案	其他推荐方案	用于一些特定情况的方案
全身状况良好	·FOLFIRINOX（1 类证据）/改良型 FOLFIRINOX ·吉西他滨＋白蛋白结合型紫杉醇（1 类证据） 仅用于已知存在 *BRCA1/2* 或 *PALB2* 突变的患者： ·FOLFIRINOX（1 类证据）/改良型 FOLFIRINOX ·吉西他滨＋顺铂	·吉西他滨＋厄洛替尼（1 类证据） ·吉西他滨（1 类证据） ·吉西他滨＋卡培他滨 ·吉西他滨固定剂量输注＋多西他赛＋卡培他滨（GTX 方案）（2B 类证据） ·氟尿嘧啶类药物＋奥沙利铂[即 5-FU/亚叶酸钙/奥沙利铂（OFF）或 CapeOx]	无

续表

首选方案	其他推荐方案	用于一些特定情况的方案
全身状况差	·吉西他滨 1000mg/m² 注射 30min，每周 1 次 ×3 周，每 28 天为 1 个周期（1 类证据） ·吉西他滨固定剂量输注 [10mg/(m²·min)] 可以用于替代标准的吉西他滨 30min 输注（2B 类证据） ·卡培他滨（2B 类证据） ·持续输注 5-FU（2B 类证据）	无	·帕博利珠单抗（仅适用于 MSI-H 或 dMMR 的肿瘤） ·拉罗替尼（如果 NTRK 基因融合阳性） ·恩曲替尼（如果 NTRK 基因融合阳性）（2B类证据）

4）对于一线化疗后进展的胰腺癌：可依据已经使用过的药物、患者并发症情况和毒副作用选择非重叠药物开展二线治疗。原则上对于接受以吉西他滨为基础的一线化疗方案者，首选以 5-FU 为基础或者 FOLFOX，对于以 5-FU 为基础的一线化疗方案进展者，首选以吉西他滨为基础的二线化疗方案；对于具有 MSI 或 MMR 特征的胰腺癌，在二线治疗中可考虑使用 PD-1 抗体。

总之，目前关于转移性胰腺癌化疗仍有许多领域值得探索。欧美地区开展的多中心随机对照研究表明，二线化疗比最佳支持治疗（best supportive care，BSC）更有效。而 BSC 的目的主要是预防和减轻痛苦，提高生活质量。

对既往行一、二线化疗方案失败的患者是否行三线化疗方案有一定争议，目前缺乏高级别循证医学证据支持；但对于体能状态较好者，仍然推荐参加临床试验，进行三线治疗。

疾病进展出现远处转移的患者，不适合行放疗，除非是姑息治疗所需。由于 FOLFIRINOX 方案存在高毒性，常略去微量泵入 5-FU。FOLFIRINOX/改良型 FOLFIRINOX 应仅限用于那些 ECOG 0～1 分的患者。对于 ECOG 0～2 分的患者，"吉西他滨 + 白蛋白结合紫杉醇"方案是适宜的。对于 ECOG 0～2 分的患者，"5-FU + 亚叶酸钙 + 伊立替康脂质体"方案是一个合理的二线治疗选择。虽然这种联合显著改善了生存，但其实际获益很小，提示只有一小部分患者获益。

2.化疗药物常见不良反应 化疗是把双刃剑，不可避免引起不良反应，治疗期间严密监测血常规、血生化，及时处理严重不良反应。依据美国国家癌症研究所通用毒性标准（National Cancer Institute-Common Toxicity Criteria，NCI-CTC）3.0 版毒性分级标准对不良反应进行观察和分级，不同药物常见的不良反应（3 级或 4 级）见表 7-2-16。

表 7-2-16 胰腺癌化疗药物的常见不良反应（3 级或 4 级）

化疗药物	常见不良反应（3级或4级）
GEM	白细胞减少、中性粒细胞减少、ALT 和 AST 异常
S-1	口腔黏膜炎、腹泻
白蛋白结合型紫杉醇	白细胞减少、疲劳乏力、神经病变、脱发
伊立替康	白细胞减少、疲劳乏力、腹泻、恶心、呕吐、皮疹
5-FU	白细胞减少、疲劳乏力、腹泻、恶心、呕吐
奥沙利铂	贫血、白细胞减少、粒细胞减少、血小板减少、恶心、呕吐、腹泻、神经病变

3.血清学或者组织学指标对化疗后的判断和指导 血清 CA19-9 水平可作为预测化疗反应的判断指标；有研究发现术后血清 CA19-9 水平 < 90U/ml 的胰腺癌患者辅助化疗后无瘤生存时间明显延长，而血清 CA19-9 水平 > 90U/ml 的患者无法从辅助化疗中获益。对于接受新辅助化疗的临界可切除患者，新辅助化疗后血清 CA19-9 < 40U/ml 者能从根治术后获得较长的生存时间。而晚期胰腺癌治疗前血清 CA19-9 水平往往作为提示预后的独立因素存在。尽管有报道证实化疗期间血清 CA19-9 的变化水平与疗效相关，但目前没有统一的结论。

接受根治性切除的胰腺癌患者，检测组织样本内 hENT1 表达可预测胰腺癌患者术后以吉西他滨为主的化疗方案的疗效。吉西他滨治疗后 hENT1 低表达者的中位生存时间为 17.1 个月，而高表达者则为 26.2 个月；检测转移样本内 hENT1 表达并不能提示转移性胰腺癌患者对吉西他滨的敏感性。另一个组织来源的分子 CES2 在胰腺癌组织内的高表达提示对新辅助 FOLFIRINOX 方案的敏感性增加，但目前缺乏更高级别的循证医学证据支持。

（三）放射治疗

同步放化疗是目前治疗局部晚期胰腺癌的主要手段。以吉西他滨或 5-FU 类药物为基础的同步放化疗可改善局部进展期胰腺癌患者的中位生存期，缓解疼痛症状，从而提高临床获益率，成为局部进展期胰腺癌的标准治疗策略。而对于肿瘤切除术后存在腹膜后淋巴结转移，或切缘阳性甚至局部残存者，术后同步放化疗可以弥补手术不足，推荐使用。术前新辅助放化疗对临界可切除患者整体治疗效果的评价也是目前研究的热点，期待高级别的循证医学证据验证。

1. 可切除胰腺癌　除临床试验外，目前根治术后不推荐患者行辅助放疗。而对高危因素的筛选是目前研究的热点。

2. 临界可切除胰腺癌　推荐化疗（吉西他滨或 FOLFIRINOX）后序贯放化疗，可提高手术切除率。

3. 局部进展期胰腺癌　放疗在局部进展期胰腺癌中的地位虽然已得到业界多数学者的认可，但尚未被前瞻性临床随机对照研究证实。EUS 引导下的胰腺癌瘤体内放射性粒子植入的内照射技术，对癌痛有一定疗效，但其生存获益尚未证实。推荐化疗后（4～6 个月）且无远处转移的部分患者尝试序贯放化疗或 SBRT。无法耐受化疗的患者可尝试放化疗或 SBRT。目前仅推荐卡培他滨联合放疗的经典组合，其余放化疗组合的有效性和安全性期待临床试验的结果。

4. 合并远处转移的胰腺癌　仅针对疼痛或梗阻严重病例开展姑息性放疗。具体原则如下。

（1）放疗的目标是减少血管边缘的肿瘤侵犯，增加局部控制，预防或延缓局部疾病的进展；同时尽可能控制放疗对周围器官的损伤。另外，放疗也可用于缓解疼痛和出血，对于局部进展或复发的患者，用于缓解阻塞性症状。

（2）胰腺癌患者开展放疗与否需要由 MDT 综合评估后开展。

（3）放疗开始前，采用腹部增强 CT 和（或）MRI 对胰腺进行薄层扫描甚至 PET/CT 检查，以最终确定分期。

（4）如果患者出现胆道梗阻（黄疸／直接胆红素水平升高），在放疗开始之前需要行 ERCP 放置塑料或金属支架。如果 ERCP 支架放置不成功，也可行 PTCD 外引流（参考"术前减黄及减黄方式的探讨"部分）。

（5）若 CT、MRI 或内镜检查中发现肠壁或胃壁有肿瘤直接侵犯，则避免使用 SBRT。

（6）可切除／临界可切除患者术前放疗（新辅助放疗）：虽然有研究显示新辅助放疗可能增加手术切除率和阴性切缘比例，但没有数据明确支持用于可切除或临界可切除胰腺癌的特定新辅助放疗方案；有研究认为在 2～6 个周期新辅助化疗后接受新辅助放疗是一种选择，放疗剂量：36Gy，每次 2.4Gy 或 45～54Gy，每次 1.8～2.0Gy。对于可切除的病例，在新辅助放疗后数周内即可行根治性切除；而对于临界可切除的病例，放疗结束后 4～8 周手术切除是最佳时间窗。新辅助放疗后＞8 周后也可行手术切除，但此时可能由放疗造成局部组织纤维化而增加肿瘤切除的难度。

（7）术中放疗（intraoperative radiotherapy，IORT）：指在手术中切除肿瘤后对术后的瘤床、淋巴引流区，或残存肿瘤，或不能切除的肿瘤，在术中直视下设野，给予一次性大剂量照射。由于是在直视下设野，能使肿瘤受到大剂量照射的同时保护周围正常组织，从而提高了肿瘤局部控制率和生存率及生存质量。目前，IORT 可以单独或作为外照射放疗（external beam radiotherapy，EBRT）的辅助治疗手段来治疗胰腺癌。IORT 可提高局部控制率，减少局部复发率，而且减少了瘤床周围正常组织的照射受量，可较好地保护器官功能，不仅缩短了患者住院时间，也减少了术后放疗剂量。有研究表明，单纯 EBRT 比 IORT+EBRT 的局部复发率高。

目前的 IORT 主要由可移动式术中放疗专用电子线医用直线加速器来实施，其使用的能量由肿瘤大小来决定，其术中放疗剂量由治疗目的和肿瘤周围正常组织的耐受性决定。对于不可切除的肿瘤，由于肿瘤大小不一，常需要 12MeV 或更高的 18MeV 的 β 射线才能达到足够的照射深度。其剂量依单纯术中放疗或结合术后放疗来决定；单纯术中放疗时，无胃肠等空腔器官在照射野内时，放疗剂量可为 2000～2500cGy，否则照射剂量应为 1500cGy 或以下，以免导致出血或更严重的穿孔等并发症的发生。而多数不能手术切除者，需结合手术后的放疗或同步放化疗，术后外照射 4500～5000cGy。对于肿瘤切除术或全胰切除术者，术后的瘤床区和易复发转移部位仅需较低的预防剂量，约 1500cGy。能量的选择依据需要照射的深度来决定，根据不同照射深度可选择为 6～9MeV 或 12MeV 的 β 射线。另外，还要求在手术中，肿瘤放疗专家与外科医师根据肿瘤大小、浸润和转移情况来决定治疗目的和照射野大小，选择限光筒的直径即照射野通常要比肿瘤直径大 1cm 或更大些。对于肿瘤切除者，只需照射瘤床和淋巴结易转移复发部位，过大范围的照射容易增加放疗不良反应。肿瘤的局部控制率与照射剂量呈正相关。因此，常用 15Gy 或稍低的 IORT 剂量联合 EBRT 45Gy，90% 剂量曲线包括需照射的深度。当 IORT 难免照射到部分小肠组织时，为了防止严重晚期并发症的发生，外照射要尽力保护小肠；虽然小肠可耐受剂量为 45Gy，但通常认为＜ 30Gy 的剂量更安全。

影响 IORT 在临床治疗胰腺癌中广泛应用的一大因素为术中及术后并发症。把握 IORT 的常见并发症并积极预防治疗，对于提高 IORT 的治疗效果、改善晚期胰腺癌患者预后、延长患者术后生存期、减轻患者的癌痛至关重要。相关研究表明，IORT 并发症的发生率约为 15%，并发症致死率为 0.4%，其主要并发症包括胃排空障碍综合征、胆道及胃肠道纤维化、消化道出血、胰瘘、胆瘘、放射性脊髓炎、外周神经反应、胰腺相关并发症等。目前普遍认为，IORT 的并发症与照射剂量、照射野大小及胃肠道是否在限光筒内被照射等有关。

（8）切除术后患者的辅助放疗：辅助放疗的作用目前在临床研究阶段。对切除术后有局部复发的高危因素如切缘阳性和（或）淋巴结转移的患者可考虑接受辅助放疗。放疗剂量一般为 45～46Gy，每次剂量为 1.8～2.0Gy，照射野包括肿瘤床、手术吻合口和邻近的淋巴结引流区域。临床靶体积（CTV）包括高危胰周淋巴结、吻合口（肝空肠吻合术和胃空肠吻合术无须施行）、

术前成像的胰腺肿瘤床和术中留置钛夹。

（9）不可切除 / 局部晚期患者的放疗：对于不可切除或局部晚期的胰腺癌患者，放疗的目标是预防或延缓可能导致疼痛的局部进展和（或）局部阻塞性症状。在部分患者中可行诱导化疗序贯放化疗或 SBRT（局部晚期无远处转移患者）；放疗剂量一般为 45～54Gy，每次剂量为 1.8～2.0Gy。临床试验中可考虑剂量高于 54Gy。对于高龄、全身状况欠佳、无法接受上述放疗剂量的患者，多采用姑息性放疗。

（10）远处转移患者的放疗（姑息性放疗）：目的是缓解疼痛和出血，或改善晚期患者的局部阻塞症状。导致疼痛的转移性部位（如骨）可通过短期放疗缓解。原发肿瘤单独放疗对于需要局部缓解的转移性患者是合理的。对于伴有严重肿瘤相关腹痛的患者，姑息性放疗尚未作为主要治疗。姑息性放疗剂量一般为 25～36Gy，每次剂量为 2.4～5Gy。

（11）复发性胰腺癌患者的放疗：如复发灶不可切除，可考虑放化疗（之前未行放疗），放疗剂量一般为 45～54Gy，每次剂量为 1.8～2.0Gy（临床试验可考虑剂量高于 54Gy）；或诱导化疗后 SBRT（之前未行放疗），但支持 SBRT 的数据有限，因此，优先推荐 SBRT 在临床试验中使用。

（四）其他治疗

1. 分子靶向治疗　随着基因检测技术的快速发展及广泛应用，越来越多的分子靶向药物被开发和用于临床，然而分子靶向治疗在胰腺癌中的应用却一直举步维艰。

在胰腺癌患者中，有 4%～7% 携带 *BRCA* 体细胞突变，在 2019 年美国临床肿瘤学会年会上阿斯利康与默沙东制药公司联合宣布了一项聚腺苷二磷酸核糖聚合酶［poly（adenosine diphosphateribose）polymerase，PARP］抑制剂奥拉帕利（olaparib）用于携带 *BRCA* 基因突变的转移性胰腺癌患者维持治疗的Ⅲ期临床试验结果。研究者选取了以铂类药物为基础进行一线化疗且肿瘤无进展的转移性胰腺癌患者进行研究，共纳入 154 例患者，其中 92 例接受奥拉帕利治疗，62 例接受安慰剂治疗。结果显示，接受奥拉帕利治

疗组的中位无进展生存期明显优于安慰剂组（7.4个月 vs. 3.8 个月，P=0.004）。尽管在总生存期方面，二者差异并无统计学意义（18.9 个月 vs. 18.1个月，P=0.68），并且携带这一基因突变的群体相对有限，但这一结果还是给苦苦探索胰腺癌靶向治疗的人们带来了巨大的鼓舞。在最新公布的 NCCN 临床指南（2020.V1）中，奥拉帕利也被推荐用于携带 BRCA 基因突变转移胰腺癌患者的维持治疗，并且建议对所有确诊为胰腺癌的患者均应进行基因检测。在最近的一项研究中，来自美国 MD Anderson 癌症中心的 Goldstein 等设计了一个包含 263 个基因的队列，对 133 例转移性胰腺癌患者进行测序，结果发现，携带 DNA 损伤修复基因（ATM、BRCA1/2、CDKN2A、CHEK2、ERCC4 和 PALB2）突变的患者，其总生存期明显优于不携带基因突变的患者（16.8 个月 vs. 9.1 个月，P=0.03）；而与之相反，携带有其他有害基因突变的患者总生存期则更短。研究同时也证实乳腺癌、卵巢癌和胰腺癌家族史与患者 DNA 损伤修复基因突变相关，并且往往提示更好的生存率。由此可以预期随着 PARP 抑制剂奥拉帕利在胰腺癌治疗中的应用，携带 DNA 损伤修复基因突变的胰腺癌患者的生存期将会进一步得到改善。

KRAS 突变是胰腺癌中最常见的一种突变类型，MAPK-PI3K-AKT 是其主要的信号转导通路，然而却一直没有相应的靶向抑制剂可用于临床，其中一个重要原因是快速出现的耐药现象。Ponz-Sarvise 等通过胰腺癌基因工程小鼠和胰腺类器官模型对抑制 MEK 和 AKT 信号通路后体内发生的变化进行研究，发现胰腺癌组织中 ERBB2 和 ERBB3 的磷酸化明显增加，而在正常胰腺组织中则无明显变化；进一步研究发现，使用全 ERBB 抑制剂联合 MEK 抑制剂可使小鼠肿瘤组织快速消退。上述结果虽然还需要临床试验的进一步证实，但强烈提示全 ERBB 抑制剂联合 MEK 拮抗剂改善胰腺癌患者预后的可能。SMAD4 也是胰腺癌中常见的突变类型之一，近期 Liang 等研究发现，胰腺癌中 SMAD4 的突变状态可以影响 TGF-β1 诱导的细胞自噬，从而影响胰腺癌细胞的生物学特性。在 SMAD4 阳性的胰腺癌细胞

中，TGF-β1 诱导的自噬可以通过减少 SMAD4 的核异位来促进其增殖并抑制迁移；而相反，在 SMAD4 阴性的胰腺癌细胞中，TGF-β1 诱导的自噬可通过调节 MAPK/ERK 通路来抑制其增殖和促进迁移；并且胰腺癌组织中 TGF-β1 的表达与 LC3B 呈正相关，而 LC3B 高表达与 SMAD4 阴性胰腺癌患者预后较差相关。上述研究可帮助更好地理解胰腺癌的分子分型，并为其精准靶向治疗提供理论依据，特别是对于 SMAD4 阴性的胰腺癌患者。

厄洛替尼（erlotinib）是 EGFR 酪氨酸激酶抑制剂，Ⅲ期临床试验表明厄洛替尼联合吉西他滨可延长转移性胰腺癌的生存期；因此，推荐吉西他滨联合厄洛替尼用于局部进展或者转移性胰腺癌治疗。

其他靶向治疗药物至今仍停留在临床试验阶段，如 NCI-MATCH、ASCO TAPUR、Strata Oncology、My Pathway、NCT02967770 等大型研究，其疗效值得期待。

2. 免疫治疗　PD-1 单抗帕博利珠单抗被美国 FDA 批准用于 MSI-H 或 dMMR 的肿瘤，这是第一个基于关键性单臂研究及分子标志物而获批的药物；PD-1 对转移性胰腺癌显示出较好的疗效，但缺少高级别循证医学证据。目前推荐对于严重转移性胰腺癌患者，二线治疗时应进行 MSI/MMR 检测，及时给予 PD-1 抗体治疗。

3. 介入治疗　鉴于胰腺癌的乏血供特征及多支细小动脉供血等特征，TAI 的治疗效果尚存争议，需要大样本多中心临床研究明确介入治疗的指征和意义，但需注意介入治疗的适应证和禁忌证（表 7-2-17）。

表 7-2-17　胰腺癌介入治疗的适应证和禁忌证

适应证	禁忌证	
	相对禁忌证	绝对禁忌证
梗阻性黄疸（胆管引流术或内支架置入术）	造影剂轻度过敏	肝肾功能严重障碍：总胆红素 > 51μmol/L、ALT > 120U/L
不宜手术或者不愿意手术、接受其他方法治疗或术后复发的患者	KPS 评分 < 70 分或 ECOG 评分 > 2 分	有明显出血倾向者：凝血酶原活动度 < 40% 或血小板 < 50 × 10⁹/L

续表

适应证	禁忌证	
	相对禁忌证	绝对禁忌证
控制疼痛、出血等疾病相关症状	有出血和凝血功能障碍性疾病不能纠正及有出血倾向者	中等或大量腹水、全身多处转移
灌注化疗作为特殊形式的新辅助化疗	白细胞＜4.0×10⁹/L 血小板＜80×10⁹/L	全身情况衰竭者

临床操作中建议如下。

（1）若见肿瘤供血动脉,建议超选后灌注化疗。

（2）若未见肿瘤供血动脉,建议胰头、胰颈部肿瘤经胃十二指肠动脉灌注化疗,胰体尾部肿瘤视肿瘤范围、血管造影情况,经腹腔动脉、肠系膜上动脉或脾动脉灌注化疗。

（3）伴有肝转移者经肝固有动脉灌注化疗,若造影见肝内转移灶血供丰富,可联合栓塞治疗。

4. 最佳支持治疗（BSC） 提高胰腺癌患者的生活质量是最佳支持治疗的重要目标,包括镇痛、营养、心理、临终关怀等。

（1）控制疼痛:侵袭疼痛是绝大多数胰腺癌患者就诊时的主要症状。胰腺癌所致疼痛主要原因包括胰腺癌对周围神经的直接浸润;胰腺周围神经炎症;胰腺肿物所致包膜张力增加和胰头肿块致胰管内压力增高。疼痛治疗以镇痛药物治疗为基础,常需要手术、介入、神经阻滞、化疗、放疗、心理治疗等多学科合作和多方式联合,选择最佳的镇痛治疗方法。首先需要明确疼痛的原因,对于消化道梗阻或穿孔等急症引起的非癌性疼痛,常需外科处理。镇痛药物治疗遵循WHO三阶梯镇痛药物治疗。轻度疼痛可口服吲哚美辛、对乙酰氨基酚、阿司匹林等非阿片类药物;中度疼痛应用弱吗啡类如可待因等药物,常用氨酚待因、洛芬待因等,每日3～4次;重度疼痛应及时口服应用吗啡。对于癌痛,要明确疼痛的程度,根据患者的疼痛程度,按时、足量口服阿片类镇痛药。避免仅肌内注射哌替啶等。注意及时处理口服镇痛药物的不良反应如恶心呕吐、便秘、头晕头痛等。

（2）营养不良处理:营养不良甚至恶病质在胰腺癌终末期患者中极为多见。首先应对患者进行恶病质的诊断与分期。

1）恶病质前期:体重减轻≤5%并存在厌食或糖耐量下降等;恶病质期,即6个月内体重减轻＞5%,或基础体重指数（BMI）＜20mg/m² 者体重减轻＞2%,或有肌肉减少症者体重减轻＞2%。

2）难治期:预计生存＜3个月,PS评分低,对抗肿瘤治疗无反应的终末状态。在判定全身营养状况和患者胃肠道功能状况基础上制订营养治疗计划。生命体征平稳而自主进食障碍者,推荐营养支持治疗;生命体征不稳和多脏器衰竭者原则上不考虑系统性营养支持治疗。酌情选用能够逆转恶病质异常代谢的代谢调节剂,目前使用的药物包括鱼油不饱和脂肪酸、二十二碳六烯酸和沙利度胺等。

（3）腹水处理:对于大量癌性腹水的患者,推荐留置腹膜导管,以最大限度地减少腹腔镜检查次数。

（4）对于胰腺外分泌不足,进而引起营养物质吸收障碍者,可用胰酶替代治疗。

5. 中医中药治疗 中医药是胰腺癌整合治疗的组成之一,与西医药物相比,中医药并非着眼于直接杀灭癌细胞,而是注重"扶正"调理。中医药治疗有助于增强机体的抗癌能力,降低放化疗的毒性,改善临床症状,提高患者生活质量,并有可能延长生存期;但是目前中医药治疗胰腺癌的循证医学证据不多,需要积极开展多中心临床试验研究。

（1）中医药治疗胰腺癌的适应证选择

1）早期胰腺癌根治术后的巩固治疗。

2）中晚期胰腺癌姑息性手术、放化疗后的巩固或维持治疗,或与放化疗的联合应用。

3）晚期胰腺癌无法手术或放化疗患者的治疗。

（2）辨证论治:目前尚无胰腺癌辨证分型的统一标准。最常见的症型有湿热毒盛型、气滞血瘀型、脾虚湿阻型和阴虚内热型,治疗上宜辨病与辨证相结合,实行个体化诊疗,以提高临床疗效。

（3）现代中药制剂的应用:除辨证论治使用汤剂外,一些现代中药制剂包括康莱特、榄香烯乳、华蟾素及消癌平等,对胰腺癌进展亦有一定抑制作用，能减轻患者症状和改善生活质量；但这些药物治疗胰腺癌缺乏高级别循证医学证据，需要临床上进一步观察和研究。

要点小结

◆ 胰腺癌治疗的策略是多学科参与的整合医学治疗模式。

◆ 首先通过影像学评估对胰腺癌的可根治性进行判断，从而制订包括手术在内的整合治疗方案。

◆ 化疗是手术后辅助治疗、临界可切除胰腺癌转化治疗及晚期胰腺癌整合治疗的重要组成部分。

◆ 对放疗及其他方式在胰腺癌治疗中的价值也在进行积极的探索。

【康复随访及复发预防】

（一）预防筛查

胰腺癌的预防和早诊早治最重要的一环就是做好高危因素人群的筛查工作，定期对这一人群开展胰腺癌筛查。符合下面条件的就属于高危因素人群。

（1）存在已知的胰腺癌易感基因，如 ATM、BRCA1、BRCA2、CDKN2A、MLH1、MSH2、MSH6、EPCAM、PALB2、STK11、TP53 等致病/可能致病胚系突变，以及存在胚系致病/可能致病突变来自同一方的胰腺癌家族史（一级或二级亲属）。

（2）家族同一方有 ≥ 2 名一级亲属患有胰腺癌的家族史，即使该亲属没有已知致病/可能致病的胚系变异也要计入。

（3）家族同一方有 ≥ 3 名一级和（或）二级亲属患有胰腺癌的家族史，即使该亲属没有已知致病/可能致病胚系变异。

胰腺癌筛查推荐在经验丰富的专业大中心进行，最好在有研究条件的机构组织下开展。

1. 筛查方式及间隔　每年进行一次增强 CT/MRI/MRCP 和（或）EUS 检查；对筛查发现可疑

异常的个体，可以缩短筛查间隔时间。

2. 筛查起始时间

（1）对于携带 STK11 或 CDKN2A 致病/可能致病胚系突变的个体，筛查时间提早至 30 ～ 40 岁（同时具有明确家族史的个体，从家族中最早诊断胰腺癌的年龄提前 10 年，两者中选取更年轻的年龄，开始胰腺癌筛查）。

（2）对于携带其他胰腺癌易感基因如 ATM、BRCA1、BRCA2、MLH1、MSH2、MSH6、EPCAM、PALB2、TP53 等致病/可能致病胚系变异的个体，筛查时间一般定为 50 岁（同时具有明确家族史的个体，从家族中最早诊断胰腺癌的年龄提前 10 年，两者中选取更年轻的年龄，开始胰腺癌筛查）。

（3）对于临床上怀疑胰腺癌，尚难以与自身免疫性胰腺炎、慢性胰腺炎、胰腺囊肿等疾病鉴别诊断者，应密切进行 CT、MRI 等影像学随访和 CA19-9、CA125、CEA 等血清肿瘤标志物检查（详见胰腺癌诊断的实验室和影像学检查），推荐随访的时间为每 2 ～ 3 个月 1 次，必要时可重复行超声内镜穿刺活检和 PET/CT 检查。

（二）胰腺癌患者的全程管理

1. 定期随访

（1）对于胰腺癌术后患者，术后第 1 年，建议每 3 个月随访 1 次；第 2 ～ 3 年，每 3 ～ 6 个月随访 1 次；之后每 6 个月进行 1 次全面检查。检查内容主要包括血常规，生化，CA19-9、CA125、CEA 等血清肿瘤标志物及 B 超、X 线、胸部薄层 CT、上腹部增强 CT 等检查，怀疑肝转移或骨转移的患者，建议行肝脏 MRI 和骨扫描。

（2）对于晚期或转移性胰腺癌患者，至少每 2 ～ 3 个月随访 1 次，包括血常规、生化、CA19-9、CA125、CEA 等血清肿瘤标志物及胸部 CT、上腹部增强 CT 等检查，必要时可行 PET/CT 复查，整合评估患者的营养状态和肿瘤进展情况等，及时调整整合治疗方案。

2. 营养状态的维持和调整　根据患者营养状态给予营养处方及中西医综合治疗（具体营养评估及对策参见相关内容）。

3.管理中常见问题的处理　包括镇痛、心理、临终关怀等，参见前述"最佳支持治疗"（BSC）部分。主要是减轻胰腺癌患者的痛苦，提高其生活质量。

综上所述，根据目前国内外对胰腺癌诊治的认识进展和不断探索，当今对胰腺癌的临床研究还有大量的工作要做，任重而道远。

要点小结

◆ 对含有高危因素的人群应该开展定期胰腺癌筛查，严格遵循筛查标准和要求进行。

◆ 胰腺癌诊疗过程中必须重视 MDT 合作的重要性，原则上在有条件的中心，患者的诊断及治疗各个阶段均应开展 MDT 讨论，由多学科专家共同制订整合诊治方案并贯彻始终。

◆ 胰腺癌病理诊断过程中选择活检取材部位很重要，无远处病灶的"胰腺占位"应是胰腺原发病灶，对高度怀疑合并远处转移的"胰腺占位"可选转移病灶如肝脏病灶。

◆ 在胰腺癌整合诊治过程中有必要推荐基因检测：①使用全面的遗传性肿瘤基因谱进行胚系突变的检测；②致病性突变检测阳性的患者或具有明确家族史的患者进行深入的遗传分析评估；③对于接受治疗的局部晚期或转移性胰腺癌患者，推荐开展基于肿瘤组织样本的体细胞基因谱分析，以鉴别不常见但可干预的突变；④对于无法获得组织样本的病例，可行外周血 cfDNA 的检测。

◆ 鉴于胰腺特殊的解剖位置和胰腺癌特殊的生物学性状，部分高度怀疑胰腺癌却无法获得明确细胞学或组织学证据的患者推荐做到以下几点：①具有完善的临床资料，包括全面、多次的血清学和各项高质量影像学检查；②专业介入科或内镜科医师反复穿刺活检，并由经验丰富的多名病理科医师集中会诊后与患者及其家属多次沟通治疗风险，获得知情同意；③由 MDT 专家共同制定最终决策，治疗过程中严密监测。

◆ 对胰腺癌可切除性进行评估的要点：①胰腺癌可切除性的判断需要完全依据 MDT 专家讨论后的意见决定。②推荐增强的三维薄层 CT 甚至 EUS，对胰腺癌局部侵犯血管程度进行评估。③推荐 CT 和（或）MRI 对肿瘤远处转移情况进行评估。④临床高度怀疑远处转移但 CT/MRI 未证实的患者，推荐 PET/CT 或 PET/MRI 扫描，或腹腔镜探查。

◆ 与小型中心相比，专业大中心实施的胰腺癌根治术手术并发症和围术期死亡率更低，因此，推荐由专业大中心的经验丰富的医师主持开展胰腺癌根治术及相关诊疗措施。特别是接受新辅助或转化治疗后的临界可切除/局部进展期胰腺癌患者，应到专业中心进行根治手术。

◆ 对于胰腺癌根治术前是否需要减黄，目前存在争议，建议黄疸严重患者（血胆红素＞250μmol/L），术前拟行新辅助治疗的患者，高龄或体能状态较差的患者若梗阻性黄疸时间较长，合并肝功能明显异常、发热及胆管炎等感染表现的患者考虑减黄或讨论后决定是否减黄，并选择合适的减黄方法。

◆ 微创手术在胰腺癌，尤其在胰体尾切除术中的应用具有优势，值得进一步探索和获取经验；对可疑局部不可切除和（或）可疑远处转移的胰腺癌患者，推荐开展腹腔镜探查。

（王春友　杨　明　龙　江　徐　近
王　峰　刘　亮　麦宗炯）

【典型案例】

胰腺癌整合性诊疗 1 例

（一）病例情况介绍

1.基本情况　患者，男性，38 岁，主因"检查发现胰腺占位病变4天"入院。患者因车祸于2018年12月29日在当地医院做腹部CT检查发现:胰腺体尾部增粗,边缘模糊,胰腺占位可能性较大,胰腺炎症不能排除,门静脉主干及肠系膜上静脉瘤栓形成可能性大,血栓不排除,脾脏增大。头部CT提示右侧额叶挫裂伤伴小血肿形成,蛛网膜下腔出血,右侧鼻骨及右侧上颌骨额突骨折。

2. 入院查体 T 36.5℃,P 70次/分,R 20次/分,BP 130/70mmHg。神志清楚,皮肤巩膜无黄染,淋巴结未见明显异常。腹部外形正常,腹部无压痛及反跳痛,未触及腹部包块,肝脏肋下未触及,脾脏肋下未触及。双下肢无水肿。

3. 辅助检查 入院后完善检查结果如下。

(1)2019年1月3日实验室检查:甲胎蛋白900.3μg/L,糖类抗原CA125 41.4U/ml。

(2)2019年1月4日MRI肝、脾平扫+增强:①胰腺体尾部明显肿大,呈稍长T_1略长T_2信号表现,DWI呈弥散受限表现,尾部呈信号不均的结节样表现,增强扫描延迟强化、强化不均,边界模糊,范围大致为10.7cm×4.2cm×5.1cm(较大截面×上下径);门静脉主干及其肝内各属支、脾静脉呈广泛充盈缺损表现;肝门部见多发迂曲增粗血管影,胃周、脾周及左下腹见多发侧支循环形成,符合门脉系统栓子形成、门静脉高压、门脉海绵样变性;肝胃间隙内见多发软组织密度结节影,较大一枚直径约2.9cm,增强扫描以边缘强化较明显,多为肿大淋巴结;据此考虑:胰腺恶性肿瘤性病变合并门脉癌栓形成可能性大;IgG4相关胰腺炎待排。②增强结果示早期肝内见大片状弱强化影,门脉期至延迟期与邻近肝实质强化逐渐相仿,多考虑灌注不均。③DWI示肝左外叶包膜下一弥散受限结节影,平扫及增强未见确切显示,建议随访观察。④胆囊分层表现,胆汁淤积可能。⑤脾脏稍饱满。

(3)2019年1月9日行超声内镜胰腺穿刺术,病理报告:恶性肿瘤,结合免疫表型倾向于癌,腺泡细胞癌可能;胰尾上方淋巴结见肿瘤组织累及。免疫组化染色示肿瘤细胞:PCK(+),CK8/18(+),CK7(-),CK20(-),Syn(灶状+),CgA(-),CD56(灶状+),E-cadherin(+),Vimentin(-),CD10(-),β-catenin(膜+),CD117(-),LCA(-),

S100(-),Ki-67(LI:热点区90%)。

4. 入院诊断 ①胰腺占位性病变;②车祸伤后;③蛛网膜下腔出血。

(二)整合性诊治过程

1. MDT团队第一次讨论

(1)MDT团队组成:胰腺外科、放射科、肿瘤科、病理科、消化内科。

(2)讨论目的:明确诊断,给出首次整合性治疗意见。

讨论意见:诊断为腺泡细胞癌,影像学评估为不可切除胰体尾癌,首先拟行新辅助化疗,化疗选择FOLFIRINOX方案。

患者后续治疗随访:分别于2019年1月29日、2019年2月12日、2019年2月25日及2019年3月20日行4次化疗。2019年3月13日复查甲胎蛋白601.3μg/L,糖类抗原CA125 9.3U/ml,均较前有下降。2019年3月21日甲胎蛋白328.8μg/L,糖类抗原CA125 9.5U/ml。

再次影像学评估。复查门静脉、腹主及腹腔干CTA,结果显示如下。①门静脉CTV:门静脉干及其肝内属支、肠系膜上静脉见多发低密度充盈缺损影、节段显示欠清,脾静脉显示不清、可疑条状低密度表现,肝门部见多发纤曲增粗血管影,胃底、胃周、脾周及腹腔见多发侧支循环形成,考虑门脉系统栓子形成、门静脉高压、门脉海绵样变性;②腹腔干动脉CTA:腹腔干主干及各分支走行尚通畅,脾静脉、肝总动脉及胃左动脉近段部分包绕于病灶区域内,腔内未见明显充盈缺损及狭窄征象;③右侧髂骨见环状影,大小约1.8cm×1.3cm;④所及腹腔及胰腺情况较前大致相仿;肝内斑片状强化影,异常灌注?建议随访复查或MR检查。

2. MDT团队第二次讨论

(1)MDT团队组成:胰腺外科、放射科、肿瘤科、病理科、消化内科。

(2)讨论目的:评估治疗结果,讨论后续整合治疗方案。

讨论意见:患者完成4次化疗后甲胎蛋白、CA19-9、CA125等指标明显下降,增强CT发现胰腺肿块明显缩小。目前肿瘤KPS评分为60分,

ZPS 评级为 3 级。整合判断，患者目前化疗效果显著，待患者基本情况改善后继续化疗，手术风险大，患者受益可能较小，可继续原化疗方案再做 3 个疗程评估后决定能否手术。

患者后续治疗：2019 年 4 月 5 日住院行第 5 次化疗，方案同前。2019 年 4 月 8 日查甲胎蛋白 184.0μg/L，糖类抗原 CA125 6.2U/ml。2019 年 4 月 16 日查甲胎蛋白 127.6μg/L，糖类抗原 CA125 400.7U/ml。患者于 2019 年 5 月 6 日行第 6 次化疗，2019 年 5 月 26 日行第 7 次化疗，方案同前。

再次影像学评估，腹部 CT 增强提示：①胰腺癌治疗后，实质密度较前升高，周围脂肪间隙较前清晰。②胰尾部可疑结节影，较前相仿；目前复查影像学检查提示占位周围主要血管轮廓已清晰。

3.MDT 团队第三次讨论

（1）MDT 团队组成：胰腺外科、放射科、肿瘤科、病理科、消化内科。

（2）讨论目的：是否可以行手术及术后治疗。

讨论意见：鉴于上述影像学评估改善，已转化为可切除胰体尾癌，可以实施胰腺体尾切除术。术后仍行辅助化疗。

患者后续处理：根据讨论意见实施手术治疗。手术方式为开放胰腺体尾 + 脾切除术。术后病理结果：胰体尾胰腺腺泡细胞癌，镜下查见神经侵犯，胰腺手术切缘及脾脏切片上未见癌累及；胰周淋巴结（1 枚）切片上未见癌转移。术后用前方案继续行辅助化疗。

术后 2 个月复查 CT 无肿瘤复发征象。术后 10 个月，复查 PET/CT 显示胰腺癌复发，伴肝脏、腹腔和骨多发转移。

（三）案例处理体会

1. 对胰腺腺泡细胞癌的认识

（1）胰腺腺泡细胞癌是一种罕见的胰腺外分泌肿瘤，由相对单一的癌细胞排列成实性或腺泡状结构，分泌各种胰酶，侵袭性极高，多单发，常见于胰头，其次是胰尾、胰体，占所有胰腺肿瘤的 1% ～ 2%。

（2）外科手术切除是常见的治疗方法，但复发率非常高。

（3）手术联合放化疗是临床常用的整合治疗方法，但本病对放疗和化疗均不敏感，早期诊断困难，发现时往往瘤体已经很大，无法根治性切除。腺泡细胞癌属于高度侵袭性肿瘤，多数患者明确诊断后平均生存时间为 18 个月，预后略好于导管癌。

（4）约 50% 的病例在诊断时已经发生转移，肿瘤的分期是最重要的预后判定因素。此外，伴有酯酶高分泌综合征的患者由于容易发生广泛转移而生存时间更短。

（5）由于胰腺腺泡细胞癌罕见，临床医师对其可能缺乏认识，从而易与其他肿瘤混淆导致误诊。因此提高对胰腺腺泡细胞癌的认识，对临床医师和病理医师在避免误诊方面至关重要。

2. 本例患者诊疗体会

（1）证明多学科整合诊治是一种可供选择的好方法。本例通过多学科整合诊治，制订新辅助治疗方案，成功进行转化，并实施根治性手术治疗，属于此类疾病治疗的成功案例。

（2）该类型肿瘤有侵袭性强、复发率高的特点，导致术后无瘤生存时间不理想，有待探索更全面的整合治疗措施，全面深入发挥整合医学的优势，进一步增强疗效、延长患者生存时间。

（王春友 杨 明）

参考文献

沈柏用，施昱晟，2017. 达·芬奇机器人手术系统辅助胰腺手术的现状与展望. 中华消化外科杂志，16（8）：797-799.

Bagnardi V，Rota M，Botteri E，et al，2015. Alcohol consumption and site-specific cancer risk：a comprehensive dose-response meta-analysis. Br J Cancer，112（3）：580-593.

Bailey P，Chang DK，Nones K，et al，2016. Genomic analyses identify molecular subtypes of pancreatic cancer. Nature，531（7952）：47-52.

Camara SN，Yin T，Yang M，et al. 2016. High risk factors of pancreatic carcinoma. J Huazhong Univ Sci Technolog Med Sci，36（3）：295-304.

Canto MI，Goggins M，Hruban RH，et al，2006. Screening for early pancreatic neoplasia in high-risk individuals：a prospective controlled study. Clin Gastroenterol Hepatol，4（6）：766-781.

Cao F，Li J，Li A，et al，2017. Radical antegrade modular pancreato-splenectomy versus standard procedure in the treatment of left-sided pancreatic cancer：A systemic review and meta-analysis. BMC Surg, 17（1）：67.

Chantrill LA, Nagrial AM, Watson C, et al, 2015. Precision Medicine for Advanced Pancreas Cancer：The Individualized Molecular Pancreatic Cancer Therapy（IMPaCT）Trial. Clin Cancer Res, 21（9）：2029-2037.

Chen W, Sun K, Zheng R, et al, 2018. Cancer incidence and mortality in China, 2014 . Chin J Cancer Res, 30（1）：1-12.

Chen W, Zheng R, Baade PD, et al, 2016. Cancer statistics in China, 2015. CA Cancer J Clin, 66（2）：115-132.

Cohen JD, Javed AA, Thoburn C, et al, 2017. Combined circulating tumor DNA and protein biomarker-based liquid biopsy for the earlier detection of pancreatic cancers. Proc Natl Acad Sci U S A, 114（38）：10202-10207.

Collisson EA, Sadanandam A, Olson P, et al, 2011. Subtypes of pancreatic ductal adenocarcinoma and their differing responses to therapy. Nat Med, 17（4）：500-503.

Connor AA, Denroche RE, Jang GH, et al, 2017. Association of distinct mutational signatures with correlates of increased immune activity in pancreatic ductal adenocarcinoma. JAMA Oncol, 3（6）：774-783.

Du Y, Zhao B, Liu Z, et al, 2017. Molecular subtyping of pancreatic cancer：Translating genomics and transcriptomics into the clinic. J Cancer, 8（4）：513-522.

Feng M, Xiong G, Cao Z, et al, 2017. PD-1/PD-L1 and immunotherapy for pancreatic cancer. Cancer Lett, 407：57-65.

Ferrone CR, Levine DA, Tang LH, et al, 2009. BRCA germline mutations in Jewish patients with pancreatic adenocarcinoma. J Clin Oncol, 27（3）：433-438.

Frigerio I, Regi P, Giardino A, et al, 2017. Downstaging in Stage Ⅳ Pancreatic Cancer：A New Population Eligible for Surgery. Ann Surg Oncol, 24（8）：2397-2403.

Ghiorzo P, Fornarini G, Sciallero S, et al, 2012. CDKN2A is the main susceptibility gene in Italian pancreatic cancer families. J Med Genet, 49（3）：164-170.

Khorana AA, Mangu PB, Berlin J, et al, 2016. Potentially Curable Pancreatic Cancer：American Society of Clinical Oncology Clinical Practice Guideline. J Clin Oncol, 34（21）：2541-2556.

Khorana AA, Mangu PB, Berlin J, et al, 2017. Potentially Curable Pancreatic Cancer：American Society of Clinical Oncology Clinical Practice Guideline Update. J Clin Oncol, 35（20）：2324-2328.

Li D, Morris JS, Liu J, et al, 2009. Body mass index and risk, age of onset, and survival in patients with pancreatic cancer. JAMA, 301（24）：2553-2562.

Li JH, He R, Li YM, et al, 2014. Endoscopic ultrasonography for tumor node staging and vascular invasion in pancreatic cancer：a meta-analysis. Dig Surg, 31（4-5）：297-305.

Li W, Zhang X, Lu X, et al, 2017. 5-Hydroxymethylcytosine signatures in circulating cell-free DNA as diagnostic biomarkers for human cancers. Cell Res, 27（10）：1243-1257.

Liao WC, Tu YK, Wu MS, et al, 2015. Blood glucose concentration and risk of pancreatic cancer：systematic review and dose-response meta-analysis. BMJ, 350：7371.

Liu L, Xu H, Wang W, et al, 2015. A preoperative serum signature of CEA+/CA125+/CA19-9 ≥ 1000 U/mL indicates poor outcome to pancreatectomy for pancreatic cancer. Int J Cancer, 136（9）：2216-2227.

Liu L, Xu H-X, He M, et al, 2018. A novel scoring system predicts postsurgical survival and adjuvant chemotherapeutic benefits in patients with pancreatic adenocarcinoma：Implications for AJCC-TNM staging. Surgery, 163（6）：1280-1294.

Luo G, Liu C, Guo M, et al, 2017. CA19-9-Low&Lewis（+）pancreatic cancer：A unique subtype. Cancer Lett, 385：46-50.

Ma L, Tian X, Guo H, et al, 2018. Long noncoding RNA H19 derived miR-675 regulates cell proliferation by down-regulating E2F-1 in human pancreatic ductal adenocarcinoma. J Cancer, 9（2）：389-399.

Melo SA, Luecke LB, Kahlert C, et al, 2015. Glypican-1 identifies cancer exosomes and detects early pancreatic cancer. Nature, 523（7559）：177-182.

Moffitt RA, Marayati R, Flate EL, et al, 2015. Virtual microdissection identifies distinct tumor- and stroma-specific subtypes of pancreatic ductal adenocarcinoma. Nat Genet, 47（10）：1168-1178.

Neoptolemos JP, Moore MJ, Cox TF, et al, 2012. Effect of adjuvant chemotherapy with fluorouracil plus folinic acid or gemcitabine vs observation on survival in patients with resected periampullary adenocarcinoma：the ESPAC-3 periampullary cancer randomized trial. JAMA, 308（2）：147-156.

Neoptolemos JP, Palmer DH, Ghaneh P, et al, 2017. Comparison of adjuvant gemcitabine and capecitabine with gemcitabine monotherapy in patients with resected pancreatic cancer（ESPAC-4）：a multicentre, open-label, randomised, phase 3 trial. Lancet, 389（10073）：1011-1024.

Oettle H, Neuhaus P, Hochhaus A, et al, 2013. Adjuvant chemotherapy with gemcitabine and long-term outcomes among patients with resected pancreatic cancer：the CONKO-001 randomized trial. JAMA, 310（14）：1473-1481.

Okasha HH, Naga MI, Esmat S, et al, 2013. Endoscopic ultrasound-guided fine needle aspiration versus percutaneous ultrasound-guided fine needle aspiration in diagnosis of focal pancreatic masses. Endosc Ultrasound, 2（4）：190-193.

Poruk KE, Gay DZ, Brown K, et al, 2013. The clinical utility of CA 19-9 in pancreatic adenocarcinoma：diagnostic and prognostic updates. Curr Mol Med, 13（3）：340-351.

Rahma OE, Duffy A, Liewehr DJ, et al, 2013. Second-line treatment in advanced pancreatic cancer：a comprehensive analysis of published clinical trials. Ann Oncol, 24（8）：1972-1979.

Sahin IH, Askan G, Hu ZI, et al, 2017. Immunotherapy in pancreatic ductal adenocarcinoma：an emerging entity. Ann Oncol, 28（12）：2950-2961.

Shi S, Hua J, Liang C, et al, 2018. Proposed Modification of the 8th Edition of the AJCC Staging System for Pancreatic Ductal Adeno-carcinoma. Ann Surg, 269（5）：944-950.

Siegel RL, Miller KD, Jemal A, 2018, Cancer statistics, 2018. CA Cancer J Clin, 68（1）：7-30.

Takahashi H，Akita H，Tomokuni A，et al，2016. Preoperative gemcitabine-based chemoradiation therapy for borderline resectable pancreatic cancer：impact of venous and arterial involvement status on surgical outcome and pattern of recurrence. Ann Surg，264（6）：1091-1097.

Tirkes T，Sandrasegaran K，Sanyal R，et al，2013. Secretin-enhanced MR cholangiopancreatography：spectrum of findings. Radiographics，33（7）：1889-1906.

Uesaka K，Boku N，Fukutomi A，et al，2016. Adjuvant chemotherapy of S-1 versus gemcitabine for resected pancreatic cancer：a phase 3，open-label，randomised，non-inferiority trial （JASPAC 01）. Lancet，388（10041）：248-257.

VAl-Hawary MM，Francis IR，Chari ST，et al，2014. Pancreatic ductal adenocarcinoma radiology reporting template：consensus statement of the society of abdominal radiology and the american pancreatic association. Gastroenterology，146（1）：291-304.

Von Hoff DD，Ervin T，Arena FP，et al，2013. Increased survival in pancreatic cancer with nab-paclitaxel plus gemcitabine. N Engl J Med，369（18）：1691-1703.

Waddell N，Pajic M，Patch AM，et al，2015. Whole genomes redefine the mutational landscape of pancreatic cancer. Nature，518（7540）：495-501.

Xu HX，Chen T，Wang WQ，et al，2014. Metabolic tumour burden assessed by ^{18}F-FDG PET/CT associated with serum CA19-9 predicts pancreatic cancer outcome after resection. Eur J Nucl Med Mol Imaging，41（6）：1093-1102.

Xu J，Cao Z，Liu W，et al，2016. Plasma miRNAs Effectively Distinguish Patients with Pancreatic Cancer from Controls：A Multicenter Study.Ann Surg，263（6）：1173-1179.

Xu L，Li Q，Xu D，et al，2014. hsa-miR-141 downregulates TM4SF1 to inhibit pancreatic cancer cell invasion and migration. Int J Oncol，44（2）：459-466.

Zhang H，Wu X，Zhu F，et al，2016. Systematic review and meta-analysis of minimally invasive versus open approach for pancreaticoduodenectomy. Surg Endosc，30（12）：5173-5184.

Zhen DB，Rabe KG，Gallinger S，et al，2015. BRCA1，BRCA2，PALB2，and CDKN2A mutations in familial pancreatic cancer：a PACGENE study. Genet Med，17（7）：569-577.

第三节 肝外胆管癌

• 发病情况及诊治研究现状概述

肝 外 胆 管 癌（extrahepatic cholangiocarcinoma，ECC）是发生于肝外胆管上皮细胞的一种罕见的肿瘤。最初于 1840 年由 Durand-Fardel 报道，通常是一种可促进结缔组织增生的腺癌。根据解剖部位，肝外胆管癌分为肝门部胆管癌和远端胆管癌。肝门部胆管癌首先由 Klatskin 在 1965 年作为一个独立的疾病描述，占所有肝外胆管癌的 60%～70%，远端胆管癌占 20%～30%。在世界范围内，胆管癌占消化道恶性肿瘤的 3%，在肝胆恶性肿瘤中处第二位。肝外胆管癌流行病学研究比较少，但从有限的数据可以看出其发病率和死亡率在一些国家呈下降趋势。

外科手术是胆管癌的主要治疗手段，但胆管癌早期诊断困难，大多数患者在确诊时已属晚期，导致胆管癌手术成功率低，术后生存期短，总体预后较差。近年来，随着先进的诊断和治疗模式问世，新的靶向治疗、免疫治疗等手段出现，早期诊断率得到改善，胆管癌患者的总体预后得到提高。但胆管癌的治疗仍然需要整合各学科的优势，将胆管癌的整合诊疗引入精准化、个体化时代。如何整合是目前我们面临的问题。

• 相关诊疗规范、指南和共识

- 中国抗癌协会胆道肿瘤专业委员会远端胆管癌与壶腹部癌诊治指南（讨论稿），2011，中国抗癌协会胆道肿瘤专业委员会第二届全国胆道肿瘤学术会议
- 中国抗癌协会肝门部胆管癌诊治指南（讨论稿），2011，中国抗癌协会胆道肿瘤专业委员会第二届全国胆道肿瘤学术会议
- NCCN 肿瘤临床实践指南：肝胆肿瘤（2019.V2），美国国家癌症综合网络（NCCN）
- 肝脏及胆道恶性肿瘤多学科综合治疗协作组诊疗模式专家共识，2017，中国医师协会外科医师分会多学科综合治疗专业委员会
- 胆管癌诊断与治疗——外科专家共识，2014，国际肝胆胰学会中国分会，中华医学会外科学分会肝脏外科学组

【全面检查】

（一）病史特点

1.肝外胆管癌发病相关高危因素

（1）先天性疾病：先天性胆管囊肿、Caroli 病。

（2）良性疾病：胆管结石、胆管良性肿瘤、原发性硬化性胆管炎（PSC）、肝硬化、溃疡性结

肠炎。

（3）感染性因素：寄生虫、HBV、HCV 感染。

（4）胆肠吻合术。

（5）遗传因素。

（6）癌基因突变。

（7）职业中的化学物质及药物：二氧化钍、二噁英、聚氯乙烯、异烟肼、卡比多巴、避孕药等。

（8）其他：酗酒等。

2. 肝外胆管癌相关主要临床表现

（1）黄疸：多数肝外胆管癌患者会出现梗阻性黄疸，多呈进行性、无痛性；而 Ⅲ 型肝门部胆管癌由于肿瘤来源于一侧胆管，早期可不出现黄疸，直至肿瘤蔓延至胆总管及双侧肝管时才出现黄疸；少数远端胆管癌患者黄疸呈波动性，这主要是肿瘤坏死脱落所致。

（2）腹痛：部分患者会有中上腹或右上腹胀痛或不适，疼痛性质多为钝痛、绞痛，肝门部胆管癌患者腹痛较少见，远端胆管癌患者约半数会出现。

（3）皮肤瘙痒：可出现在黄疸发生前或后，皮肤瘙痒是血液中胆盐含量增高，刺激皮肤末梢神经而致。

（4）发热：约 50% 患者有发热，程度较轻，但少数患者可出现急性胆管炎的表现。

（5）其他：伴随着黄疸、腹痛等症状，还会有恶心、呕吐、饱胀、厌油、全身乏力、体重减轻、消瘦、尿色深黄、大便色浅甚至白陶土色等。晚期肿瘤溃破，出现胆道出血时可有黑粪，大便隐血试验阳性，甚者可出现贫血；有肝转移时可出现肝大征象。

（二）体检发现

一般胆管癌尤其是早期胆管癌，常无明显的体征，到进展期乃至晚期患者可出现下列体征。

（1）右上腹压痛，无特异性，合并慢性胆囊炎或者胆囊结石也可出现。

（2）右上腹肿块：如触及肿大的胆囊，提示肿瘤侵犯胆囊管引起梗阻；由于肝门部胆管癌造成胆道梗阻的部位在肝门部，所以体检时即使有梗阻胆囊也常不可触及。但对于远端胆管癌，梗阻部位在胆总管中下段，常在右上腹触及肿大的胆囊。如触及质地较硬的肿物，往往提示病程

已到晚期，通常为对称性肝大，质硬、边缘钝，对于肝门部胆管癌，如果病变仅造成一侧胆管的梗阻则可能出现对侧肝大、同侧肝脏萎缩。

（3）晚期随着胆汁性肝硬化的出现，患者可有腹水征，有脾大和脾功能亢进。若出现黄疸之后会有全身皮肤、巩膜黄染且进行性加深，严重时全身皮肤瘙痒，可见抓痕。腹膜转移时可出现血性腹水。晚期进行性消瘦，严重的消耗后逐渐出现恶病质。

（4）腹膜炎体征，少数肿瘤穿透浆膜，发生胆囊急性穿孔、腹膜炎。

（三）化验检查

1. 常规检查　包括血常规、尿常规、大便常规、肝功能、肾功能、乙肝和丙肝相关指标、凝血功能等。胆管癌患者血液化验检查的结果与患者病程的早晚、肿瘤梗阻部位和梗阻程度及胆道梗阻所造成的肝、肾功能损害的程度相关。

早期梗阻不完全的病例，可不出现肝功能的明显改变，但肝酶谱常见 ALT、ALP、γ-GP 等增高。随着病程的进展，胆道梗阻加重，胆汁酸、总胆红素、直接胆红素水平显著增高，肝功能进行性损害，肝酶学指标也进一步增高，并可出现低蛋白血症、凝血功能障碍、贫血和低钾、低钠等水、电解质和酸碱平衡失调，最终影响患者的肾功能，尿胆红素阳性，大便呈白陶土样。

2. 血液肿瘤标志物检查　在临床实践中研究得最多也最常用的肿瘤标志物是糖链抗原 CA19-9 和癌胚抗原（CEA）。胆管癌患者 CEA 和 CA19-9 水平均升高。然而，单靠 CEA 水平在诊断胆管时既不敏感也不特异，CA19-9 在其他恶性肿瘤和胆管炎疾病中也有升高，所以还要全面检测其他相关的肿瘤标志物，在肝外胆管癌患者血清中的 CA125、CA50、CA242 等其他肿瘤标志物水平也可出现增高，这些对该病的诊断有指导意义。

3. 胆汁肿瘤标志物检查　对胆汁而言，胰弹性蛋白酶与淀粉酶比值、黏蛋白 4、微小染色体维持蛋白 5（MCM5）和 IGF-Ⅰ 已被用来探索胆管癌与良性胆道疾病及胰腺癌的鉴别。胆汁中的淀粉酶可能是诊断恶性胆道梗阻的一个有用的生

物标志物。胆汁中的淀粉酶来自胰胆管反流，恶性胆管癌比胆道结石的梗阻更完全，因此，低水平的胆汁淀粉酶可能预示疾病的恶性程度。

（四）影像学检查

1. 超声检查　腹部超声通常是检测胆汁淤积的首选影像学检查，具有无创、快速简便、经济且准确、可多次重复检查等优点。

（1）肝门部胆管癌 B 超通常显示的特点

1）肝门部软组织影（低回声或不均匀增强回声，后方不伴有声影）。

2）肝内胆管扩张，胆囊空虚。

3）肝外胆管不扩张、肝脏对称性或不对称性肿大。

（2）远端胆管癌 B 超显示的特点

1）肝内外胆管扩张，胆囊肿大，在扩张的胆管内可见乳头状或团块状肿块。

2）扩张的胆管内充满斑点状或线状回声，此时多为胆管癌晚期。

3）扩张的胆管远端可见管腔狭窄、僵硬或管壁增厚，管腔内未见明确肿块。

此外，B 超还可以探查肝内有无转移病灶、是否合并肝硬化和腹水、门静脉有无阻塞、脾脏有无肿大及腹腔淋巴结有无转移。超声诊断胆道梗阻较准确，但检查结果大多为非特异性，对胆管癌的诊断价值有限。

2. CT 与 MRI

（1）CT：应用广泛，怀疑肝脏和胆道肿瘤的患者常行 CT 检查。CT 图像清晰，可显示胆管肿块的部位、大小、密度、局部扩散、血管有无受侵犯、淋巴结及邻近器官是否受累、有无远处转移、胆管扩张程度及有无腹水等情况，对评估预后具有重要意义。早期胆管癌 CT 表现为管壁不规则增厚，同时伴有肝内外胆管不同程度的扩张。较晚期主要表现为增强扫描后显示边缘不规则密度增高的占位性病变。三维螺旋 CT 可以检测到 > 1cm 的胆管癌。然而，CT 在检测胆管内肿瘤的扩散方面应用有限，只能判断约 60% 患者的可切除性，而且在发现 N2 淋巴结转移方面敏感度也并不高。

（2）MRI：目前主要应用的是 MRCP，其属于磁共振水成像技术（MR hydrography）的一种，是一种最新的观察胰胆管系统解剖和病理形态的技术。不需要特殊的插管技术，也不必注入任何造影剂，利用胆液胰液的自然对比展示胰胆管的自然形态和组织结构，是一种非侵袭性检查方法。MRI 和 MRCP 已成为目前诊断胆管癌的重要选择。

胆管癌在 MRI T_1 加权图像呈现低信号，在 T_2 加权像呈现高信号。与纤维化相比，胆管癌在 T_2 加权图像呈现中央低信号。动态 MRI 检查中，胆管癌在造影剂渐进同心灌注下表现为适度的周边强化。肿瘤在 MRI 延迟期显像提示外周型胆管癌。MRI 诊断胆道梗阻的敏感度和特异度都 > 90%。在 MRCP 图像上，胆道系统和胰管均呈白色高信号。它适用于胆道系统肿瘤、结石、先天性畸形、狭窄和胰腺病变检测，和 ERCP 可起到互补作用。

由于具有固有的高组织对比能力和多维显像能力，MRI 和 MRCP 能够对胆管癌患者进行检测和术前评估，涉及胆管、血管、肝实质等结构。

3. 经皮经肝胆管造影（percutaneous transhepatic cholangiography，PTC）　是在 B 超或 X 线监视引导下，使用特制穿刺针经皮穿入肝内胆管，并将造影剂直接注入胆道的一种胆道直接造影方法，是传统的诊断肝外胆管癌的主要方法。其优点是可清晰地显示肝内外胆管，有助于详细了解肿瘤造成梗阻的部位和胆管扩张的情况，由此可推断肿瘤的范围。PTC 对区分是肿瘤、结石还是炎症引起的胆道梗阻价值较大。

胆管癌引起胆道梗阻时可见胆管管腔向心性或偏心性狭窄，胆管壁僵硬和不规则充盈缺损。胆总管结石引起的梗阻可显示为圆形或类圆形、边缘光滑的阴影或弧形杯口状的充盈缺损，胆管壁光滑而不僵硬。胆管炎性狭窄则表现为管壁增厚、光滑而规则、不僵硬，胆管的大体形态无明显改变。但是在左右肝管梗阻且相互不通的情况下，单侧的穿刺就无法反映肿瘤的全貌，因而须多点穿刺。

PTC 是一种创伤性检查，有导致胆漏、胆汁性腹膜炎、胆道出血等严重并发症的风险，术前需要常规检查凝血功能及注射维生素 K_1 2 ~ 3 天，必要时使用抗生素药物，对于梗阻性黄疸已经合并肝功能不全、凝血功能障碍的患者应视为禁忌。

目前，随着 MRI 的普及，PTC 检查已很少应用。

4.ERCP　应用纤维十二指肠镜在直视下首先观察十二指肠乳头部的情况，对可疑病变钳取标本行病理检查，可收集十二指肠液、胆汁、胰液行生化和细胞学检查；还可以在直视下通过十二指肠乳头部将导管插入胆管或胰管内进行逆行直接造影，清晰显示胰胆管系统，鉴别肝内外胆管梗阻的部位和病变范围。尽管 MRCP 可以作为一种无创的方法评估胆管解剖和形态，但 ERCP 有治疗价值，如支架置入，还有组织取样进行病理学和细胞学评价的优势。细胞刷检有近 100% 的高度特异度，敏感度却低得多，不过细胞刷检的敏感度可以通过先进的细胞学方法使染色体异常的检出率提高而增加，包括数字图像分析和荧光原位杂交。

ERCP 是一种有创性检查，可引起急性胆管炎和胰腺炎等并发症，使用时应密切观察。其缺陷为远端胆管梗阻严重时往往难以经十二指肠乳头插管，且不能显示梗阻以上胆管情况，往往需要行 PTC 协助了解肿瘤近端胆管扩张的程度。另外，行 ERCP 后伴逆行胆道感染的概率较大，有时不得不行急诊手术引流。

5. 超声内镜和细针抽吸活检　超声内镜 EUS 补充了 ERCP 评估胆道狭窄中的不足，并可通过细针抽吸活检（FNA）提供组织学诊断。它是患者应用 ERCP 未明确做出恶性肿瘤诊断时的重要检查。它还可以使区域淋巴结可视化，并且对这些淋巴结的穿刺活检可实现诊断和分期的目的。当怀疑患者肝外胆管癌而细胞刷检阴性时，采用 EUS-FNA 有 91% 的准确度、89% 的敏感度和 100% 的特异度。还有一项研究显示对疑似胆管癌患者进行 EUS-FNA 敏感度为 86%，特异度为 100%，阳性预测值为 100%，阴性预测值为 57%，准确度为 88%，该研究评估了 EUS-FNA 的应用及其对患者治疗的影响。

6.PET　现在认为使用放射性核素示踪物氟 -18 脱氧葡萄糖的 PET 是对许多肿瘤性疾病分期的有效技术。一些研究表明 PET 在诊断胆管癌上敏感度和特异度都＞ 90%，但也有报道其在诊断肝外胆管癌上特异度仅为 33%。此外，一些临床实践显示 PET 似乎是检测远处转移的最佳技术，特别是联合使用 PET 和 CT（PET/CT）时。PET/

CT 在检测远处转移时敏感度为 94% ～ 100%。不过，PET 在原发性硬化性胆管炎患者中可能出现假阳性，所以在 PET 成为一种标准的诊断胆管癌的手段之前，还需要更多的数据支持。

（五）病理学检查

1. 临床细胞学检查　胆管癌不同于其他实体肿瘤，它是起源于胆管上皮的肿瘤，通常是腔内肿块，肿瘤位置深，与体外无自然腔道直接相通，因此一般情况下取材较为困难。目前活检标本最常采用内镜下的取材标本。内镜下标本的获取方式最常用的是 ERCP，这项技术的优越之处就是能够通过冲洗、刷洗胆管的方式，获取胆管内上皮组织用于组织病理学分析。但是 ERCP 下从细胞学上获得确证证据的概率相对较低。因此应用 ERCP 细胞刷检时要特别注意技术操作，以便提高检出的阳性率。主要是当细胞刷越过胆管狭窄段后，应进行反复来回拉动，拔出细胞刷后，要立即将细胞刷置于载玻片上向一个方向涂匀，涂 3 ～ 5 张片，再将涂片晾干后放入固定液固定 15min，行常规 HE 染色。

2. 临床组织学检查

（1）标本种类

1）活检标本：经皮或者术中胆管镜活检是获取胆管腔内组织的一种方式。超声内镜被用于鉴别局部淋巴结增大并且可以细针穿刺的肿瘤组织或周围淋巴结，以进行病理活检。超声内镜细针穿刺比 ERCP 的细胞刷有更高的敏感度。但此项操作技术要求很高，所以目前超声内镜下细针穿刺在胆管癌诊断上开展有限。

2）手术切除标本：可分为根治性切除标本和姑息性手术标本。胆管癌手术的特殊性可能会面临多个胆管切缘和消化道的重建。多切缘阴性是此类手术的重要要求。在根治性切除过程中，常规要切取胆管切缘，明确胆管切缘的病理状态。除了胆管癌大标本，还会有多个胆管切缘和淋巴结标本。而对于姑息性手术，送检标本要依据手术的具体情况而定。

（2）胆管癌病理诊断要点：根据胆管癌的生物学特点，病理报告应包括与患者治疗和预后相关的所有内容，如标本类型、肿瘤部位、大体分型、大小及数目、组织学类型、亚型及分级、浸润深度、脉管和神经侵犯、周围黏膜情况、淋巴结情况、两端切缘情况等。推荐报告最后注明 pTNM 分期。在完善专病的免疫组化检查之外，还可以添加 PD-L1 的表达检测，为后续免疫治疗提供参考。

要点小结

◆ 胆管癌最常见或首要临床表现为黄疸。

◆ 胆管癌初步诊断主要依靠内镜和影像学检查，用于肿瘤的定性诊断、定位诊断和初步分期诊断。

◆ 术后系统组织病理学诊断是金标准，为明确胆管癌的组织学类型、全面评估疾病分期，以及制订有针对性的个体化整合治疗方案提供必要的组织病理学依据。

◆ 内镜检查和 PET/CT 可作为定性、定位的补充检查手段，还可以作为术前分期分级的参考指标。

【整合评估】

（一）评估主体

肝外胆管癌恶性程度高、发展快、预后差，应积极组建多学科团队进行评估，为患者提供个体化整合治疗方案。手术切除仍是肝外胆管癌患者获得长期生存最主要的治疗方式，但由于术式难度大，往往涉及联合肝脏、胰腺等多脏器切除，且围术期并发症发生率高，故早期诊断和精确的术前评估非常重要。术前分期和多学科整合治疗方案的制订是 MDT 讨论的主要内容。

1. 肝外胆管癌 MDT 的学科组成　包括肝胆外科、肿瘤内科、消化内科、放疗科、诊断科室（病理科、影像科、超声科、核医学科等）、内镜中心、中医科、护理部等。

2. 人员组成及资质

（1）医学领域成员（核心成员）：肝胆外科医师 2 名、肿瘤内科医师 1 名、消化内科医师 1 名、内镜科医师 1 名、放射诊断医师 1 名、组织病理学医师 1 名、其他专业医师若干名（根据 MDT 需要加入），所有参与 MDT 讨论的医师应具有副高级以上职称，有独立诊断和治疗能力，并有一定学识和学术水平。

（2）相关领域成员（扩张成员）：临床护师 1～2 名和协调员 1～2 名。所有 MDT 参与人员应进行相应职能分配，包括牵头人、讨论专家和协调员等。

3. MDT 讨论重点

（1）术前治疗策略的制订，包括是否需要胆道引流及胆道引流方式的选择，剩余肝脏体积判定及是否需行门静脉栓塞（portal vein embolization，PVE）等。

（2）术前可切除性判断和手术方案的制订。

（3）对于术前判断不能根治性切除的患者，判断是否需要行新辅助放化疗降期。

（4）为术后患者制订放疗、化疗方案及全身支持治疗方案。

（5）术后转移、复发的全身整合治疗方案。

（6）对于失去手术机会但伴有胆道梗阻的患者，制订胆道引流方案。

（二）分期评估

肝外胆管癌根据其临床特点可分为肝门部胆管癌和远端胆管癌，其分期系统有一定区别，现分别阐述。

1. 肝门部胆管癌的分型和分期　肝门部胆管癌的分型和分期系统最为庞杂，包括多种，如改良 Bismuth-Corlette 分型、Gazzaniga T 分期、Blumgart T 分期、MSKCC T 分期、Mayo 分期系统、AJCC 的 TNM 分期、欧洲肝胆胰协会分期（consensus classification from the European Hepato-Pancreato-Biliary Association，EHPBA）及日本肝胆胰外科学会（Japanese Society of Hepato-Biliary-Pancreatic Surgery，JSHBPS）分期等。各分期系统所包含的内容差异较大，各具特色和优缺点。

1975 年 Bismuth 等提出了肝门部胆管癌的临床分型，1992 年进一步改良为 Bismuth-Corlette 分型，该分型基于肿瘤沿胆管系统生长的部位及范围所制定，分型简洁，符合肿瘤在胆管内生长的病理生理学特点，被广泛应用于手术方案的选择与设计，是临床最为常用的分型体系（表 7-3-1）。但 Bismuth-Corlette 分型未将淋巴结转移、远处转移及肿瘤侵犯肝脏和血管等因素考虑在内，因此该分型对肿瘤定期无帮助。

表 7-3-1　肝门部胆管癌改良 Bismuth-Corlette 分型
（1992 年）

分型	定义	手术方案
I 型	肿瘤生长范围在肝总管，尚未侵犯至左右肝管汇合部	胆囊及肝外胆管切除、胆肠吻合
II 型	肿瘤已侵犯至左右肝管汇合部，尚未侵犯左、右一级肝管主干	尾状叶切除、胆囊及肝外胆管切除、胆肠吻合
III 型	肿瘤一侧侵犯至左或一级胆管，并侵犯至对侧二级胆管	
III a	肿瘤侵犯至右前叶、右后叶胆管，左肝内胆管侵犯局限在左肝管内	右半肝切除、尾状叶切除、胆囊及肝外胆管切除、胆肠吻合
III b	肿瘤侵犯至左内叶、左外叶胆管，右肝内胆管侵犯局限在右肝管内	左半肝切除、尾状叶切除、胆囊及肝外胆管切除、胆肠吻合
IV 型	肿瘤已侵犯至双侧肝内二级胆管内	不建议手术治疗

东方肝胆外科医院姜小清教授团队在此基础上，基于大量临床实践提出了"计划性肝切除"体系的 Bismuth-Corlette 改进分型（表 7-3-2）。该分型将原分型中不建议实施常规手术的 Bismuth-Corlette IV 型进一步细分为 IV a 型、IV b 型和 IV c 型，IV a 型、IV b 型可通过肝叶切除获得二级胆管分支 R0 切缘，并能够实施胆肠吻合，该改进分型适用于术前可切除性的判断，有利于扩大肝门部胆管癌的手术适应证人群。

Gazzaniga T 分期根据肿瘤对肝动脉和门静脉的侵犯，将肝门部胆管癌分为四期，该分期仅考虑肿瘤侵犯血管的情况，未反映出胆管病变部位，对术前肿瘤分期和制订手术方案的帮助不大（表 7-3-3）。Blumgart T 分期综合了改良 Bismuth-Corlette 分型和 Gazzaniga T 分期的特点，根据术前影像学资料显示的肿瘤侵犯范围、有无血管受侵和同侧肝叶萎缩情况将肿瘤分为四期，对肝门部胆管癌的术前分期有一定帮助（表 7-3-4）。

表 7-3-2　肝门部胆管癌"计划性肝切除"体系的 Bismuth-Corlette 改进分型

分型	定义	手术方案
I 型	术前影像学评估、术中病理学检查证实，肿瘤生长范围在肝总管，尚未侵犯至左右肝管汇合部	胆囊及肝外胆管切除、胆肠吻合、区域淋巴结清扫
II 型	术前影像学评估、术中病理学检查证实，肿瘤已侵犯至左右肝管汇合部，尚未侵犯左、右一级肝管主干	肝尾状叶切除、胆囊及肝外胆管切除、胆肠吻合、区域淋巴结清扫
III 型	肿瘤一侧侵犯至左或右一级胆管，并侵犯至对侧侵犯二级胆管	右半肝切除、尾状叶切除、胆囊及肝外胆管切除、胆肠吻合、区域淋巴结清扫
III a	术前影像学评估、术中病理学检查证实，肿瘤侵犯至右肝二级胆管内	左半肝切除、尾状叶切除、胆囊及肝外胆管切除、胆肠吻合、区域淋巴结清扫
III b	术前影像学评估、术中病理学检查证实，肿瘤侵犯至左肝二级胆管内	
IV 型	肿瘤已侵犯至双侧肝内二级胆管内	
IV a	术前影像学评估、术中病理学检查证实，通过肝切除能够获得左肝内胆管 R0 切缘，并能实施胆肠吻合	扩大右半肝或肝右三叶切除、尾状叶切除、胆囊及肝外胆管切除、胆肠吻合、区域淋巴结清扫
IV b	术前影像学评估、术中病理学检查证实，通过肝切除能够获得右肝内胆管 R0 切缘，并能实施胆肠吻合	扩大左半肝或肝左三叶切除、尾状叶切除、胆囊及肝外胆管切除、胆肠吻合、区域淋巴结清扫
IV c	术前影像学评估，无法通过扩大半肝或肝三叶切除术获得肝内胆管 R0 切缘	新辅助放化疗 + 肝移植

表 7-3-3　肝门部胆管癌 Gazzaniga T 分期

I 期	无肝动脉及门静脉侵犯
II 期	侵犯单侧的肝动脉、门静脉
III 期	
III a	肿瘤侵犯一侧肝动脉和门静脉分叉部
III b	侵犯肝固有动脉及一侧门静脉
IV 期	侵犯肝固有动脉和门静脉分叉部

表 7-3-4　肝门部胆管癌 Blumgart T 分期

I 期	肿瘤侵犯胆管汇合部和（或）左或右肝管，无门静脉侵犯或肝叶萎缩
II 期	肿瘤侵犯胆管汇合部和（或）左或右肝管，伴同侧肝叶萎缩；无门静脉侵犯
III 期	肿瘤侵犯胆管汇合部和（或）左或右肝管，伴同侧门静脉分支受侵，伴或不伴同侧肝叶萎缩；无门静脉主干受累（阻塞、受侵或包绕）
IV 期	以下任何一条：①双侧二级胆管受累；②门静脉主干包绕

MSKCC T 分期（表 7-3-5）与 Blumgart T 分期均是基于美国 MSKCC 数据的分期方法，纳入了肿瘤累及范围、门静脉是否受侵和肝叶是否萎缩 3 个因素，但未考虑淋巴结和远处转移情况及动脉是否受累，适用于肿瘤可切除性的判断。

表 7-3-5　肝门部胆管癌 MSKCC T 分期

Ⅰ期	肿瘤侵犯左右肝管汇合部，单侧二级胆管受累；无门静脉侵犯和肝叶萎缩
Ⅱ期	肿瘤侵犯左右肝管汇合部，单侧二级胆管受累；单侧门静脉受累或单侧肝叶萎缩
Ⅲ期	肿瘤侵犯左右肝管汇合部，双侧二级胆管受累，或单侧二级胆管受累伴对侧门静脉受累，或单侧二级胆管受累伴对侧肝叶萎缩，或门静脉主干/双侧分支受累

Mayo 分期系统同样是基于单中心的研究，纳入原发病灶、血管侵犯、转移情况、患者体力状况、CA19-9 水平 5 项术前可获得的因素，分为 Ⅰ～Ⅳ 期，主要用于患者生存期预测（表 7-3-6）。

表 7-3-6　肝门部胆管癌 Mayo 分期

	Ⅰ期	Ⅱ期	Ⅲ期	Ⅳ期
原发肿瘤	单中心病灶	单中心病灶	单中心病灶或多中心病灶	NA
	≤3cm	≤3cm	＞3cm	
血管受累	否	是	NA	NA
转移	否	否	淋巴结转移	腹膜或其他器官转移
ECOG 评分（分）	0	1～2	0～2	3～4
CA19-9（U/ml）	＜1000	＜1000	≥1000	NA

AJCC 的 TNM 分期主要基于病理学结果，用于肿瘤切除后的分期，对判断患者预后有指导意义，而对术前分期和可切除性指导意义并不大（表 7-3-7）。

EHPBA 分期纳入了肿瘤位置、大小、类型，血管受累情况，淋巴结和远处转移情况，基础肝疾病和剩余肝脏体积等 9 项因素（表 7-3-8），但过于烦琐，不适合临床实践中推广应用。

肝门部胆管癌的 JSHBPS 分期与 AJCC/UICC TNM 分期相似，包含原发肿瘤、淋巴结和远处转移 3 个因素（表 7-3-9）。

表 7-3-7　AJCC/UICC 肝门部胆管癌 TNM 分期（第 8 版）

原发肿瘤（T）	分期
Tis：原位癌/重度不典型增生	0：Tis、N0、M0
T1：局限于胆管，可达肌层或纤维组织	Ⅰ：T1、N0、M0
	Ⅱ：T2a～b、N0、M0
T2a：超出胆管壁达周围脂肪组织	
T2b：浸润邻近的肝脏实质	ⅢA：T3、N0、M0
T3：侵及门静脉或肝动脉的一侧分支	ⅢB：T4、N0、M0
T4：侵及门静脉或其双侧属支，或肝总动脉，或双侧的二级胆管；或一侧二级胆管的肿瘤侵及对侧的门静脉或肝动脉	ⅢC：任何 T、N1、M0
	ⅣA：任何 T、N2、M0
	ⅣB：任何 T、任何 N、M1

局部淋巴结（N）
N0：无区域淋巴结转移
N1：1～3 枚区域淋巴结转移
N2：≥4 枚区域淋巴结转移

远处转移（M）
M0：无远处转移
M1：有远处转移

表 7-3-8　肝门部胆管癌 EHPBA 分期

	位置	描述
肿瘤胆管内位置（B）		
B1		胆总管
B2		肝管汇合部
B3	右	右肝管
B3	左	左肝管
B4		左右肝管
肿瘤大小（T）		
T1		＜1cm
T2		1～3cm
T3		≥3cm
肿瘤类型（F）		
硬化型		硬化型（或围管周生长）
肿块型		形成肿块（或结节）
混合型		硬化型和肿块性混合
腺瘤型		腺瘤样（或腔内生长）
门静脉受累（PV）		
PV0		无门静脉受累
PV1		门静脉主干受累
PV2		门静脉分叉部受累
PV3	右	门静脉右支受累
PV3	左	门静脉左支受累
PV4		门静脉左、右支均受累
肝动脉受累（HA）		
HA0		动脉未受累
HA1		肝固有动脉受累
HA2		肝动脉分叉部受累
HA3	右	右肝动脉受累

续表

位置		描述
HA3	左	左肝动脉受累
HA4		左、右肝动脉均受累
剩余肝脏体积（V）		
V0		无须肝切除
V%		残余肝体积百分比预测值
基础肝疾病（D）		
		肝纤维化
		非酒精性脂肪肝
		原发性硬化性胆管炎
淋巴结（N）		
N0		无淋巴结转移
N1		肝门部和（或）肝动脉淋巴结转移
N2		腹主动脉周围淋巴结转移
转移（M）		
M0		无远处转移
M1		远处转移（包括肝脏和腹膜转移）

表 7-3-9　JSHBPS 肝门部胆管癌分期

原发肿瘤（T）	分期
Tx：原发肿瘤无法评估	0：Tis、N0、M0
T0：无原发肿瘤证据	Ⅰ：T1、N0、M0
Tis：原位癌	Ⅱ：T2、N0、M0
T1a：肿瘤局限于黏膜层	ⅢA：T3、N0、M0
T1b：肿瘤局限于肌纤维层	ⅢB：T1～3、N1、M0
T2a：肿瘤侵犯至胆管壁外脂肪组织	ⅣA：T4、任何 N、M0
T2b：肿瘤侵犯邻近的肝实质	ⅣB：任何 T、任何 N、M1
T3：肿瘤侵犯门静脉或肝动脉的一侧分支	
T4a：肿瘤侵犯双侧二级胆管	
T4b：肿瘤侵犯门静脉主干或其双侧属支，或肝总动脉、肝固有动脉或其双侧分支，或一侧二级胆管及对侧的门静脉或肝动脉	
区域淋巴结（N）	
Nx：区域淋巴结转移无法判定	
N0：无区域淋巴结转移	
N1：有区域淋巴结转移	
远处转移（M）	
M0：无远处转移	
M1：有远处转移	

总之，现有的肝门部胆管癌分期系统中，改良 Bismuth-Corlette 分型及其改进分型可用于指导手术方案的选择；Blumgart T 分期和 MSKCC T 分期适用于肿瘤可切除性的评估；Mayo 分期系统主要用于患者生存期预测；而 AJCC/UICC 和 JSHBPS 的 TNM 分期可用于指导术后治疗

和判断预后。肝胆外科医师需要熟知现有的肝门部胆管癌各分期系统的优缺点和应用价值，在治疗的不同阶段合理选择分期系统，正确指导治疗。

2. 远端胆管癌分型分期　关于远端胆管癌的分型分期分歧较少，目前多采用 AJCC/UICC TNM 分期（第 8 版）（表 7-3-10）。

表 7-3-10　AJCC/UICC 远端胆管癌 TNM 分期（第 8 版）

原发肿瘤（T）	分期
Tis：原位癌	0：Tis、N0、M0
T1：侵及胆管壁深度＜ 5mm	Ⅰ A：T1a、N0、M0
T2：侵及胆管壁深度 5～12mm	Ⅰ B：T1b～2、N0、M0
T3：侵及胆管壁深度＞ 12mm	Ⅱ A：T3a、N0、M0
T4：侵及腹腔动脉干、肠系膜上动脉和（或）肝总动脉	Ⅱ B：T3b、N0、M0
	Ⅲ A：T1a～3b、N1、M0
局部淋巴结（N）	Ⅲ B：T4、任何 N、M0
N0：无区域淋巴结转移	任何 T、N2、M0
N1：1～3 枚区域淋巴结转移	Ⅳ：任何 T、任何 N、M1
N2：≥ 4 枚区域淋巴结转移	
远处转移（M）	
M0：无远处转移	
M1：有远处转移	

（三）营养代谢状态评估

肝外胆管癌患者术前常伴有梗阻性黄疸，导致胆盐的肠肝循环受阻、小肠屏障功能和肠道微生态环境破坏，影响营养成分的吸收和利用；对于术后患者，营养不良会影响患者免疫功能，导致免疫功能下降，增加感染及并发症的发生，同时影响患者手术效果及远期预后，增加死亡风险。因此，对胆管癌患者在不同治疗阶段营养代谢状态进行准确评估，有利于及时施行营养支持，促进患者恢复。

CSCO 肿瘤营养治疗专家委员会推荐使用 PG-SGA 和 NRS-2002 作为恶性肿瘤营养风险筛查工具，具体评分标准详见其他肿瘤及胆囊癌章节。

（四）疼痛评估

做好疼痛评估是进行有效疼痛控制的首要环节。肿瘤患者的疼痛评估应作为一项标准护理措施施行，除了包括疼痛性质、强度、持续时间等因素，还应包含心理、社会和精神层面因素。肝

外胆管癌患者在疾病进展过程中、接受手术和各种有创治疗后，以及肿瘤复发和转移阶段都会出现疼痛症状，需要及时予以评估，准确判断疼痛类型，并给予充分的镇痛治疗。

临床常用的疼痛评估方法有下列5种，具体内容详见后面胆囊癌章节。

1. 数字分级评分法（numerical rating scale，NRS）。

2. 语言评价量表（verbal description scale，VDS）。

3. 视觉模拟评分法（visual analogue scale，VAS）。

4. Wong-Baker 面部表情疼痛量表。

5. McGill 调查问卷（MPQ）。

临床上最常使用的方法是数字分级评分法与 Wong-Baker 面部表情疼痛量表结合使用，该方法最为直观、方便。

（五）病理评估

1. 术语和定义

（1）胆管癌（bile duct carcinoma）：来源于胆管黏膜上皮细胞的恶性肿瘤。

（2）胆管癌癌前病变：胆管癌常见癌前病变包括上皮内瘤变/异型增生，2个名词可通用。涉及胆管上皮内瘤变/异型增生的诊断有5种。

1）无上皮内瘤变（异型增生）：胆管黏膜炎症、化生及反应性增生等良性病变。

2）不确定上皮内瘤变（异型增生）：不是最终诊断名词，而是在难以确定胆管黏膜组织和细胞形态改变的性质时使用的一种实用主义的描述。往往用于术中快速病理切片，特别是炎症背景明显的小活检标本，难以区分位于黏膜病变的性质（如反应性或增生性病变）时。对此类病例，可以通过深切、重新取材等方法来明确诊断。

3）上皮内瘤变（异型增生）：胆管上皮内瘤变（biliary intraepithelial neoplasia，BilIN）。按胆管衬覆上皮的异型程度由轻至重分为 BilIN-1、BilIN-2 和 BilIN-3，一般 BilIN-3 通常被视为原位癌。根据病变程度，将胆管黏膜上皮内瘤变（异型增生）分为低级别和高级别2级。①低级别上皮内瘤变：黏膜结构改变轻微；腺上皮细胞出现

轻中度异型，细胞核变长，但仍有极性，位于腺上皮基底部；可见核分裂。对息肉样病变，也可使用低级别腺瘤。②高级别上皮内瘤变：黏膜腺体结构异型性明显；细胞由柱状变为立方形、细胞核大、核质比增高、核仁明显；核分裂象增多，可见病理性核分裂。特别重要的是细胞核延伸至腺体腔侧面，细胞极性丧失。对结构呈息肉样的病变，也被称作高级别腺瘤。

4）导管内乳头状肿瘤。

5）胆管微小错构瘤。

2. 肝外胆管癌病理分型、分级和分期方案

（1）大体类型：息肉型、结节型、硬化缩窄型和弥漫浸润型。结节型和硬化缩窄型倾向于侵犯周围组织，弥漫浸润型倾向于沿胆管扩散，息肉型可因脱落而发生转移，肿瘤局限于胆管壁者，手术治疗预后较好。

（2）组织学类型：腺癌最常见，组织学亚型包括胆管型、胃小凹型、肠型。少见类型有黏液腺癌、透明细胞腺癌、印戒细胞癌、腺鳞癌、未分化癌和神经内分泌肿瘤等。

（3）组织学分级：依据腺体的分化程度分为高分化、中分化和低分化（高级别、低级别）3种。

（4）胆管癌分期：推荐 AJCC 和 UICC 联合制定的分期。

（5）分子分型：高通量分子谱研究有助于揭示胆管癌相关基因突变、染色体变异、转录等改变，为胆管分子分型提供了可能。胆管癌的发生和发展是多种癌基因和抑癌基因异常改变共同作用的结果。目前已发现的与之相关的癌基因有 *P53*、*KRAS*、*MDM2*、*APC*。

免疫标记物分析：胆管癌组织中 PD-L1 和 PD-1 的表达与胆管癌临床病理特征及免疫治疗相关。

（六）其他评估

血栓栓塞评估 每一例患者入院时应进行静脉血栓栓塞症（VTE）风险评估，特别是 VTE 高风险科室的住院患者。对手术患者建议采用 Caprini 评分量表，对非手术患者建议采用 Padua 评分量表。相应的评估方案可以根据各中心的特

点及不同的临床情况进行调整。

（七）精确诊断

1. 定性诊断　采用 CT 或超声引导病变部位活检及病理检查等方法明确病变是否为癌、肿瘤的分化程度及特殊分子表达情况等，与胆管癌自身性质和生物行为学特点密切相关的属性与特征。

2. 分期诊断　胆管癌的分期诊断主要目的是在制订治疗方案之前充分了解疾病的严重程度及特点，以便为选择合理的治疗模式提供充分的依据。胆管癌的严重程度可集中体现在局部浸润深度、淋巴结转移程度及远处转移存在与否 3 个方面，在临床工作中应选择合适的辅助检查方法以期获得更为准确的分期诊断信息。

AJCC 的分期是根据美国癌症联合委员会分期（AJCCS）的 TNM 系统。它是一个病理分期系统，对术前分期作用不大，因为它不能评估可切除性和存活水平。肝门部胆管癌有 Bismuth 分型，依据肿瘤在胆管的位置和进展程度对患者进行分类。

3. 伴随诊断　不能作为诊断胆管癌的依据，但是在制订诊治策略时，应充分考虑患者是否存在并发症及伴随疾病，伴随诊断会对胆管癌的整合治疗措施产生影响。

要点小结

◆ 要通过 MDT 合作完成，才可以建立合理的胆管癌整合诊疗流程，有助于实现最佳、个体化的整合治疗。

【整合决策】

根据病情制订个体化科学精准的整体化治疗方案。

（一）外科治疗

肝外胆管癌采用以手术切除为主的整合治疗，胆道外科应在肝外胆管癌的治疗中承担主要任务，联合肿瘤科、内镜科、介入科及放疗科共同制订整合治疗方案。根治性切除是治疗胆管癌的首要目标，亦是患者获得长期生存唯一的方式，对满足手术适应证的胆管癌患者均建议行手术治疗。由于肝门部胆管癌和远端胆管癌手术方案截然不同，故分别进行论述。

1. 肝门部胆管癌的外科治疗　肝门部胆管癌的手术方案需根据患者的全身情况、肝脏的储备功能、肿瘤的大小和位置、有无血管受累等情况制订个体化整合治疗方案，其手术难度大、技术要求高，须由经验丰富的肝胆外科团队施行。外科处理肝门部胆管癌要求达到 3 个基本目标：①肿瘤完全切除；②组织切缘阴性；③重建胆肠连续性。手术方案包括以下 5 种。

（1）局部切除：是指行肝门区胆管切除、区域淋巴结廓清及胆肠吻合术，仅适用于极少数 Bismuth-Corlette Ⅰ 型的患者。

（2）围肝门切除：定义和切除范围仍有很大争议，狭义围肝门切除的手术范围相当于局部切除；广义围肝门切除在狭义的基础上，还包括尾状叶及其胆管的切除，这样的切除范围可以同时兼顾手术根治性和正常肝功能维持。陈孝平院士提出，应根据肝门解剖的实际情况和肿瘤浸润深度制定合理的肝脏切除的范围，将距肿瘤边缘 > 1cm 的胆管连同邻近肝组织整块切除，以获得阴性的胆管切缘为目标。该方案以肝段切除或联合肝段切除为基础，能够保留尽可能多的正常肝脏组织，实际上是一种更为广义的围肝门切除。

（3）联合尾状叶的大范围肝切除：对于 Bismuth-Corlette Ⅱ 型、Ⅲ 型、Ⅳ 型肝门部胆管癌，半肝或扩大半肝联合尾状叶切除的方案对实现肿瘤 R0 切除更为有利。尾状叶切除在肝门部胆管癌外科治疗中的意义体现在，联合尾状叶切除可以提高 R0 切除率及 5 年生存率。

从解剖学来看，由于右肝动脉及门静脉分叉部紧贴肝门部胆管后方，易受肿瘤侵犯，且左肝管主干行程较长，便于行胆肠吻合，故Ⅲa、Ⅳa 型肝门部胆管癌常可通过行右半肝或扩大右半肝切除术获得 R0 切除，Ⅲb 型及Ⅳb 型肝门部胆管癌若血管受侵，行右肝动脉切除重建的难度较大，且右侧肝内胆管分支较多，胆肠吻合困难，故行扩大左半肝切除治疗肝门部胆管癌技术难度更大。

行大范围肝切除必须仔细评估剩余肝脏体积及储备功能，若考虑剩余肝脏体积和功能不足，可行术前PVE。

目前，联合尾状叶切除的半肝或扩大半肝切除已成为治疗进展期肝门部胆管癌的标准术式，若能获得R0切除，可显著提高患者的5年生存率。

（4）联合脏器切除：肝门部胆管癌具有沿胆管浸润生长的特性，部分患者肿瘤直接累及远端胆管，或胰头后方淋巴结转移，此时可行肝胰十二指肠切除术，即切除部分肝脏、整个肝外胆管系统、胰头和十二指肠。绝大多数肝胰十二指肠切除需联合行半肝或扩大半肝切除术，手术创伤极大，而患者获益并不十分确切，因此，患者的选择应十分慎重。

肝胰十二指肠切除术的主要手术步骤分为以下几步。

1）胰十二指肠切除。

2）自下而上沿肝十二指肠韧带清扫淋巴结，离断血管。

3）游离半肝和尾状叶。

4）断肝。

5）离断肝内胆管。

6）重建胆肠、胰肠、胃肠吻合。

一般胰十二指肠切除应放首位，这种手术径路较易施行，少数患者也可采用肝脏切除优先的手术径路。

（5）姑息性手术：在初始诊断后，仅20%～30%的肝门部胆管癌患者可获得根治性切除，对于无法行根治性手术的患者，治疗以解除胆道梗阻、改善患者生活质量为目标。若术前已明确肿瘤无法切除，不建议行姑息性的胆道转流手术，推荐行内镜下胆道支架引流或经皮经肝胆道引流（PTCD）。若术中发现肿瘤无法切除，或发现转移病变，则姑息性手术的选择包括术中放置胆道引流管或施行胆肠旁路手术。

无法切除的肝门部胆管癌易累及双侧二级胆管，因近端扩张的胆管多位于肝实质内，显露困难，故胆肠旁路手术操作难度较高。因左肝管肝外行程较长，且第Ⅲ段肝管解剖位置恒定，故常用来实施胆肠吻合。若左肝萎缩或肿瘤严重侵犯，则选取右肝段胆管行胆肠吻合。

行姑息性胆道旁路手术的路径有如下几种。

1）经前入路从脐裂到胆囊窝内侧，降低肝门板以显露左肝管，行胆肠吻合。

2）经解剖肝圆韧带基底部，显露左肝管系统所属的第Ⅲ段肝管系统，行胆肠吻合。

3）切除左肝外侧叶，显露第Ⅱ、Ⅲ段肝管开口后，行胆肠吻合。

4）右侧肝内胆管的显露更加困难，需借助术中超声定位，放弃勉强的姑息性手术，交由术后PTCD置管引流亦是合理的选择。

实施肝门部胆管癌的5种手术方案，无论采取哪一种都要对下面几个问题加以注意或避免。因为5种手术方案的术中或术后都可能面临选择，谨慎规范处理是取得好疗效的前提。

（1）淋巴结清扫：肝门部胆管癌根治性手术必须联合规范的区域淋巴结清扫。中国抗癌协会《肝门部胆管癌规范化诊治专家共识（2015）》对淋巴结清扫范围做出了明确的界定，将肝门部胆管癌的淋巴结转移分为区域淋巴结和非区域淋巴结。N1、N2站定义为区域淋巴结，N1是指肝十二指肠韧带淋巴结（12组）；N2是指胰腺后上（13a）和沿肝总动脉旁淋巴结（8a、8p），建议R0切除时须同时进行规范的区域淋巴结清扫术，但扩大清扫范围患者是否能够获益尚不明确。

（2）联合血管切除：肝门部胆管癌侵犯门静脉或肝动脉时，联合血管切除重建在技术上目前已无障碍，但患者是否能够从中获益是要关注的问题。门静脉切除仅在怀疑肿瘤侵犯的情况下施行，因为并没有确切的生存获益，而肝动脉切除伴随更高的并发症发生率和围术期死亡率，因此现在并不推荐施行。

目前的观点认为，联合门静脉切除重建是安全、可行的，部分患者可以从中获益，而联合肝动脉切除重建风险较高，获益尚不确切，不做推荐。

（3）腹腔镜及机器人手术：25%～40%试图行根治性手术的肝门部胆管癌患者在术中发现有远处转移而不得不放弃手术，故腹腔镜探查越来越多被应用于临床工作。因肝门部胆管癌手术涉及肝胆胰核心区域，解剖变异多，技术难度大，手术风险高，虽然有学者也进行了微创手术的积极尝试，但均为个案报道和小样本研究，尚缺乏有力大样本资料。

Yu 等对 7 例 Bismuth-Corlette Ⅰ 型肝门部胆管癌患者施行腹腔镜局部切除，5 例 Ⅱ 型患者施行部分肝切除，2 例行姑息性手术，但均未包括尾状叶切除。Xu 等报道了 10 例 Bismuth-Corlette Ⅱ 型及以上肝门部胆管癌患者接受机器人辅助半肝或扩大半肝联合尾状叶切除，与同期开放手术组相比平均手术时间和并发症发生率均存在显著性差异，费用也明显增加，故暂不推荐肝门部胆管癌行机器人手术。

肝门部胆管癌能否切除往往需要术中仔细探查，触觉的反馈十分重要，腹腔镜和机器人手术在这方面存在缺陷，此外，尾状叶切除、血管切除重建、胆肠吻合均是有挑战性的操作，微创手术往往需要更长的手术时间，面临更大的术中风险，故当前仅限于大的中心进行尝试。

（4）肝移植：对于局部不可切除且伴有慢性肝病的肝门部胆管癌患者，肝移植是最佳的治疗方案，不但可以去除肿瘤病灶，而且能够同时治疗肝脏疾病。2004 年美国 Mayo Clinic 引入了严格的患者选择标准和术前新辅助放化疗方案（外照射 + 胆管内近距离照射 + 静脉使用 5-FU），使得肝门部胆管癌患者肝移植后的 5 年无复发生存率达到了 76% ～ 82%，确立了肝移植在肝门部胆管癌治疗中的地位。Machairas 等系统回顾了 2000 ～ 2019 年的 13 项研究、共 698 名接受肝移植治疗的肝门部胆管癌患者，提示严格选择标准和术前实施新辅助放化疗非常重要，因为这 698 名患者中 74.4% 术前接受了新辅助放化疗。

严格的患者选择标准和术前新辅助放化疗提高了肝门部胆管癌患者肝移植术后 5 年生存率，但高昂的费用和紧缺的肝源使得肝移植仅能作为肝门部胆管癌外科治疗的补充手段。

2. 远端胆管癌的外科治疗　远端胆管癌手术切除率和 5 年生存率远高于肝门部胆管癌，故应采取更为积极的态度。胰十二指肠切除术是治疗远端胆管癌的标准术式，保留幽门的胰十二指肠切除术可选择性施行，对于早期的肝外胆管癌在保证切缘阴性的条件下可行胆囊、肝外胆管切除及区域淋巴结清扫。姑息性的胆道转流手术创伤较大，已被内镜及介入技术所取代，若术中发现

肿瘤无法根治切除，可行胆总管空肠 Roux-en-Y 侧 - 侧或端 - 侧吻合术。

（二）内科治疗

1. 化疗

（1）新辅助化疗：胆管癌对化疗药物不敏感，常用的化疗药物有 5-FU、顺铂、替吉奥（S-1）和吉西他滨。对于严格筛选的不可切除的肝门部胆管癌患者，术前应用新辅助放化疗后再接受肝移植，获得了良好的效果。以降期后手术切除为目的的新辅助化疗近年来亦有报道，Baltatzis 等系统性回顾了 7 项研究，共包括 87 例接受新辅助化疗的肝门部胆管癌患者，认为新辅助化疗有助于 R0 切除，部分病例切除标本观察到肿瘤完全缓解，患者中位生存期为 19 个月，5 年生存率为 20%。但各项研究中化疗方案并不统一，以吉西他滨、5-FU、顺铂和 S-1 单用或联用为主。也有术前联合放疗或单独应用放疗的报道，但样本量均较小。

在一项基于美国国家癌症数据库的倾向评分匹配研究中，将 278 例接受新辅助化疗的胆管癌患者与 700 例术后接受化疗的胆管癌患者进行比较，发现新辅助化疗组总体生存期显著优于对照组，中位总体生存时间分别为 40.3 个月和 32.8 个月（HR 0.78；95% CI 为 0.64 ～ 0.94，P =0.01）。新辅助化疗组 1 年和 5 年生存率分别为 85.8% 和 42.5%，对照组为 84.6% 和 31.7%。故新辅助化疗未来可能会成为治疗进展期胆管癌的一种常规方案。

（2）术后辅助化疗：目前尚无前瞻性的、随机对照临床研究证实术后辅助放化疗能够降低胆管癌患者肿瘤复发率和延长患者生存期。

近些年，术后辅助治疗重新受到关注。Horgan 等对胆管癌术后辅助治疗（化疗、放疗、放化疗联合）进行荟萃分析，共纳入了 20 项研究，包含 6712 例患者；结果显示，术后辅助治疗不能显著提升总体生存率，但是辅助治疗可使高风险患者（如淋巴结阳性、R1 切缘）显著获益。一项针对 8741 例肝外胆管癌术后辅助治疗的回顾性研究也显示，术后辅助治疗可以提高淋巴结阳性等高风险患者的生存率。在一项倾向评分匹配的研究中，共纳入 180 例淋巴结阳性的肝门胆管

癌术后患者，其中 67 例使用吉西他滨单药辅助化疗。结果发现，化疗组患者 5 年生存率较观察组显著延长（37 个月 vs. 20 个月），进一步的分析发现术后辅助化疗是影响预后的独立因素。因此，对于淋巴结阳性患者及 R1 切缘的胆道恶性肿瘤患者，接受辅助治疗可得到更大获益，有可能改善预后。

（3）姑息化疗：对于局部进展、不可切除的肝门部胆管癌患者，若不符合肝移植的条件，放化疗是最主要的治疗手段，中位生存期可达到 11～15 个月。

对于无法切除的肝外胆管癌，随机对照研究证实，联合应用吉西他滨和顺铂可延长患者生存期。有一项研究纳入了 410 例无法手术的患者，包括多种局灶或转移胆道肿瘤（胆囊癌、胆管癌、壶腹癌），结果显示吉西他滨＋顺铂治疗组患者的中位生存期为 11.7 个月，显著高于单用吉西他滨组的 8.1 个月。该方案具体为第 1 天及第 8 天用药，剂量为吉西他滨 $1000mg/m^2$，顺铂 $25mg/m^2$，每 3 周为 1 个疗程，共治疗 8 个疗程。

吉西他滨单药化疗适合身体状况欠佳的患者。对于肾功能不全的胆管癌患者，可用奥沙利铂替代顺铂，吉西他滨联合奥沙利铂的方案在多个 II 期临床研究中被证实安全、有效。吉西他滨联合卡培他滨、吉西他滨联合 5-FU 及表柔比星联合顺铂、5-FU 的方案亦有报道，但均未显示出明显的获益。

2. 靶向药物治疗 近年来，随着二代测序等分子检测技术的日趋完善，研究者采用多组学方法对胆道系统恶性肿瘤的基因谱及表达谱进行了分析，确立了大量的相关性基因改变。肝门部胆管癌常见的分子改变包括 EGFR/ HER2（4%～25%）、KRAS（12%～40%）、PKA 信号通路（10%）和 PI3K-AKT-mTOR 信号通路（4%）；而远端胆管癌和壶腹癌常见的分子改变为 ERBB2/ERBB3（11%～14%）、KRAS（58%～68%）和 PI3K-AKT-mTOR 信号通路（18%）。*KRAS* 突变和 PI3K-AKT-mTOR 信号通路激活可见于所有胆管癌类型，而 *KRAS* 突变更多见于肝外胆管癌。

目前针对胆管癌已经明确分子改变的靶向药物有 EGFR 抑制剂、小分子酪氨酸激酶抑制剂（厄洛替尼）、抗 EGFR 单抗（西妥昔单抗、帕尼单抗）、HER2 抑制剂（曲妥珠单抗）、VEGF 抑制剂（贝伐珠单抗、舒尼替尼）、MET 抑制剂（tivantinib）、MEK 抑制剂（selumetinib）等。此外，索拉非尼是作用于肿瘤细胞和其微环境的多激酶抑制剂，其靶点包括促血管生成的 VEGFR 和 PDGFR 及 BRAF，虽然临床前研究显示索拉非尼对人胆管细胞癌细胞系有明显的抑制作用，但在临床研究中均未证实有效。

总体来看，现有的前瞻性临床研究中，肝外胆管癌的靶向治疗效果并不理想。

3. 免疫治疗 CTLA-4 和 PD-1 抑制剂在多个实体肿瘤取得疗效。有报道胆道恶性肿瘤中，45.2% 的病例免疫检查点分子表达增加。在 2015 年一项 I 期临床研究中，帕博利珠单抗在进展期胆管癌患者中显示出令人鼓舞的效果，4 例患者（17%）获得部分缓解，4 例患者（17%）疾病稳定，12 例患者（52%）疾病进展。II 期临床试验正在进行（NCT02628067）。纳武利尤单抗是另一种 PD-1 抗体，在一项 I 期临床试验中，对以吉西他滨为基础的化疗方案耐药的进展期胆管癌患者使用纳武利尤单抗单药治疗，初次化疗患者联合使用纳武利尤单抗、顺铂和吉西他滨，单药治疗组中位疾病无进展生存期和总生存期分别为 1.4 个月和 5.2 个月，联合治疗组分别为 4.2 个月和 15.4 个月。

4. 中医药治疗 中医理论认为肝郁气滞，饮食不节，湿热壅阻，日久化火，蕴蒸于内，闭阻不通而成胆道癥块，其病变部位涉及肝、胆、脾胃，主要病变在肝胆。因此，治疗上重在疏肝利胆，清腑退黄，通利渗湿。有报道使用大柴胡汤加减和疏肝利胆汤加减对缓解胆管癌症状有一定疗效。中医以"祛邪不伤正，扶正不留邪"为治疗原则，能够弥补西医的不足，因此，中医药疗法应全程参与胆管癌的治疗，增强机体对肿瘤的控制能力。

（三）放射治疗

放射治疗（简称放疗）是治疗恶性肿瘤的有效手段之一，在部分肿瘤中有十分重要的地位。因为胆管癌本身对化疗不太敏感，且肿瘤进展以局部浸润及区域淋巴结转移为主，放疗对部分患者，尤其是无法手术根治性切除患者，有一定的实际意义。

1. 放疗指征

（1）ECOG 0 ～ 2 分，KPS 评分 ≥ 60 分，肝功能 Child A 级，部分 Child B 级（梗阻性黄疸患者总胆红素 ≤ 80μmol/L），骨髓功能正常者。

（2）肿瘤邻近大血管（如门静脉主干或下腔静脉），无法根治性切除者。

（3）肿瘤手术后切缘阳性者（R1、R2）。

（4）部分进展期肿瘤患者的术前放疗：①肿瘤边界不清，无法确定手术切除范围或判断肿瘤是否侵及重要血管，行放疗使肿瘤缩小或固化；②无远处转移。

（5）拒绝根治性手术或者因其他内科疾病无法耐受手术患者。

（6）腹痛症状明显患者，行放疗缓解疼痛，为其他治疗（如免疫靶向治疗）提供条件。

（7）胆道内放射粒子植入内照射适用于胆道内支架置入时，可减少局部再梗阻风险。

2. 放疗技术 目前胆管肿瘤常用的放疗办法：直线加速器、射波刀、伽马刀、托姆刀等外照射，部分患者可以在行胆道介入过程中，如胆道支架置入的同时植入放射粒子，行内照射。照射剂量依肿瘤部位及大小而定，因胆管癌邻近胃肠道，为减轻胃肠道反应，常从小剂量开始，所以直线加速器和托姆刀更加适合。

3. 放疗靶区 对于无远处转移患者，放疗仍应同时照射原发肿瘤及转移阳性淋巴结（对于影像学未提示阳性淋巴结，是否要照射淋巴引流区，尚有争议），通常淋巴结因包括第 1、3、5、6、7、8、12、16 组，如果以缓解淋巴结肿大引起的疼痛为目的，则可以在 CT 定位下针对腹腔神经干周围的肿大淋巴结进行照射。如果为晚期，根据患者症状选择，如骨转移引起疼痛，则行骨转移瘤放疗。

4. 放射剂量

（1）直线加速器：一般照射胆管癌及肝门腹膜后淋巴结，每周 5 次，每次 200cGy，总量（TD）5000 ～ 5600cGy，共持续 5 ～ 6 周。

（2）射波刀（SBRT）：照射胆管癌，影像学未见阳性淋巴结，总量 4000 ～ 6000cGy，分割 3 ～ 6 次，剂量曲线与肿瘤的表面适性一致，尽量

减少周围正常组织的照射剂量。

5. 放疗前定位 推荐放疗前行 CT 下模拟定位，如无此条件，可根据腹部 CT 或磁共振图形定位。

（四）其他治疗

1. 持续腹腔热灌注化疗（continuous hyperthermic peritoneal perfusion chemotherapy, CHPPC） 主要针对腹腔内游离癌细胞、直径 < 5mm 的病灶。治疗原理：①正常组织细胞能耐受 47℃水温 1h 以上，癌细胞在 43 ～ 45℃会被直接杀伤，CHPPC 利用这一原理，利用特殊的仪器将 43℃的恒温灌洗液（通常为生理盐水、5% 葡萄糖注射液）泵入腹腔，起到对癌细胞热杀伤的作用。②在灌洗液中加入顺铂 / 氟尿嘧啶注射液，热疗可以增加癌细胞对化疗药物的通透性，并导致癌细胞糖酵解增加、乳酸堆积、pH 下降，进而增加化疗药物的杀伤性；且因为化疗药物不直接进入血液，而在肿瘤周围富集，在增加疗效的同时，可大幅降低化疗本身的毒性作用和不良反应。③大量灌洗液的注入对腹腔的冲刷作用，可减少癌细胞的残留。

（1）持续腹腔热灌注化疗有如下适应证。

1）KPS 评分 ≥ 70 分。

2）心肺功能无明显异常。

3）无凝血功能障碍及血液病史。

4）晚期胆管癌，无法行根治性手术切除或者手术后考虑腹腔内出现脱落癌细胞可能大，预防复发。

5）有癌性腹水，或者腹盆腔膜粟粒样多发转移。

（2）持续腹腔热灌注化疗实施方法

1）腹腔热灌注管的置入：通常在腹腔内置入 3 根或 4 根热灌注管，在脐周戳孔，末端分别置于左右膈下、左右盆底（如为 3 根时通常盆底置入 1 根）。具体实施方法有三种：①开放手术，一般在行根治性切除手术时，或者开腹探查后无法根治时，抑或患者既往有腹部手术史，考虑腹腔内粘连严重，腹腔镜手术困难，如不彻底分离粘连可能影响热灌注效果时。②腹腔镜手术，适用于术前评估患者肿瘤分期较晚无法根治时，可同时

取标本活检及热灌注管置入。其相较于开腹手术具有创伤小、置管更加容易的优势；缺点就是费用较高，且有气腹所致"烟囱效应"，加剧癌细胞腹腔内播散和 Trocar 孔种植。③ B 超引导下穿刺置管，具有费用少、创伤小的优势，但如果腹腔内粘连严重，则存在引起肠瘘及出血的风险。

2）灌注时机：通常手术当天，术后立马开始第一次治疗，此时腹腔内没有粘连，患者麻醉药未完全代谢，耐受性强，往往灌注效果最佳。之后通常采用隔一天 1 次的办法行后续治疗，一般共灌注 3 ～ 5 次，视患者病情及耐受情况而定。

3）灌注液配制：一般选用生理盐水，如果需要可加入顺铂，因为顺铂在糖水中更为稳定，常先用 5% 葡萄糖注射液 500ml 溶解顺铂，液体总体积在 3000 ～ 3500ml。化疗药一般为氟尿嘧啶注射液（1500 ～ 2000mg）和顺铂（60 ～ 80mg），也可以单用氟尿嘧啶注射液。

4）灌注前准备：在灌注前需先向患者交代治疗步骤、可能出现的不适，进行适当的心理安慰，治疗前 10min，给予肌内注射杜非合剂（哌替啶 50mg+ 异丙嗪 12.5mg），缓解治疗过程的不适。

5）灌注过程：采用专门热灌注设备，笔者所在单位使用的为 BR-TRG-Ⅱ型腹腔热灌注化疗系统，其具有入体水温恒定、操作简单安全的优点，持续维持腹腔内液体温度 43℃，测温精度误差控制在 0.1℃之内，控温精度误差控制在 0.2℃之内，流量为 200 ～ 600ml/min，出入量为 4L，持续时间为 60 ～ 90min。

（3）不良反应：常见的不良反应有下列几种，其中仍以胃肠道反应及疼痛最常见。

1）骨髓抑制（白细胞减少、贫血、血小板减少）。

2）胃肠道反应。

3）疼痛。

4）肝功能受损。

5）肾功能受损。

总体来说，大部分患者的不良反应可控，如患者确实一般情况较差，灌洗液中可以不加化疗药，或者仅加入氟尿嘧啶注射液。

2. 光动力治疗（photodynamic therapy，PDT） 是近年来新兴起来的一种微创治疗技术，对多种肿瘤均有较好疗效，并且有对周围正常组织损伤小、并发症少的优势。PDT 是从组织和细胞层面对肿瘤进行治疗的技术，肿瘤组织对特定的光敏剂有选择性摄取的特点，在肿瘤组织中光敏剂会有蓄积，在特定光照下，光敏剂被激活，由基态变成激发态，其后再由激发态回到基态，在此过程中，释放的能量会在肿瘤组织和细胞内产生氧自由基等活性氧，其与肿瘤中的特定分子发生氧化反应，从而杀伤肿瘤细胞，而在正常组织中因为光敏剂浓度低，很快被代谢掉，所以对组织细胞损伤小。

PDT 主要通过以下三种机制杀伤肿瘤细胞。

（1）通过改变一些信号转导通路诱导细胞凋亡，主要是线粒体途径、死亡受体途径、神经酰胺受体途径。

（2）通过产生活性氧直接作用于血管内皮细胞，导致血管内皮水肿、血小板聚集、血栓素释放诱发瀑布式反应，从而造成肿瘤血管出血或栓塞，肿瘤组织缺血、缺氧进而坏死，特定条件下，肿瘤周围产生新生血管，可引起肿瘤细胞发生缺血再灌注损伤。

（3）通过氧化反应激发免疫及炎症反应，导致炎症介质大量释放，直接或通过免疫细胞杀死肿瘤细胞。

在胆管癌治疗过程中，患者静脉注射或者口服光敏剂，在内镜光源的作用下，在癌及其周围组织中产生光动力效应，诱导肿瘤细胞坏死或凋亡。目前常用的光敏剂主要是血卟啉衍生物（如卟吩姆钠），Photofrin、ALA、LS11 等光敏剂也被逐渐发现。研究表明，PDT 能够显著改善胆管癌患者的预后，治疗 2 周后肿瘤可显著缩小，对肿瘤组织的杀伤深度可达 0.8cm，周围正常组织几乎不受影响。对于胆管癌患者，胆道支架置入联合 PDT 既可改善黄疸症状，也可明显抑制肿瘤生长，整体提高患者的生存质量和延长生存期。另有研究表明，PDT 联合氟尿嘧啶衍生物（S-1 等），治疗效果好于单一 PDT。

光动力治疗虽然好处不少，但仍有可能出现一些不良反应，如光敏剂在皮肤中代谢慢，易导致皮肤毒性，血卟啉衍生物作为光敏剂，有可能引起心肌梗死、心搏骤停等。

3. 内镜治疗、介入治疗及射频治疗

（1）内镜治疗：因胆管的特殊结构，内镜治疗一直是胆管癌常用的诊断和治疗方法，其中最重要的是 ERCP，ERCP 可以通过口腔进镜至十二指肠乳头，将导管插入乳头，注入造影剂明确胆管及胰管有无梗阻或狭窄性病变，也可收集胆汁、胆道脱落细胞行进一步分析，还可以置入支架解除胆道或胰管梗阻。近年来，很多中心逐渐开展 ERCP 下的胆道肿瘤射频及放射粒子植入，将多种治疗方法整合，取得了不错的治疗效果，使患者明显受益。

（2）介入治疗：作为一种辅助治疗，介入治疗在胆管癌治疗中越来越重要。胆管介入的治疗方法也很多，最基础的有 PTC，也可以联合胆道引流（PTCD），PTC 的诊断意义同 MRCP 和 ERCP，MRCP 为无创操作，所以现在单纯应用 PTC 的情况越来越少了，PTCD 的应用却相对比较广泛，主要应用在以下几个方面。

1）单纯置管引流胆汁：主要用来缓解黄疸，可改善晚期胆管癌患者的生活质量，为其他治疗创造条件；另一个重要的价值在于其可以为手术治疗做准备，使患者术前肝功能、胆道炎症及营养状况明显改善，术中组织水肿减轻，缩短手术时间、减少渗血，并能明显缩短患者恢复时间。

2）PTCD 联合胆道支架置入：主要用于无法行根治性手术患者，因单纯置管引流存在患者生活不方便甚至引流管容易脱落等问题，如果术前明确患者无法手术，引流时间较长（通常预期 > 3 个月），还是推荐置入胆管内支架。

3）PTCD 联合胆管肿瘤射频：对于较大胆管肿瘤，主要是胆管壁比较厚、管腔严重狭窄者，联合射频可延缓胆管再梗阻，或便于胆道支架置入。

4）PTCD 胆道支架置入联合光动力治疗：是近年来新兴的方法，有研究表明，其疗效明显好于单纯胆道支架置入。

另外，胆管癌的介入治疗还包括 PVE，常用于 Bismuth-Corlette Ⅲ～Ⅳ型肝门部胆管癌患者的术前准备，这部分患者要行根治性手术，常需要联合半肝、扩大半肝甚至肝三叶切除，剩余肝脏体积如果较小（通常标准为 > 40%，对于存在肝炎患者 > 50%），常需要术前将拟切除肝叶的门静脉支栓塞，使得拟切除肝叶明显缩小，拟保留肝叶代偿增生，进而使根治性手术安全可行，这就是姜小清团队提出的肝门部胆管癌计划性肝切除理念。行 PVE 时，首先需要在 B 超引导下穿刺入对侧肝内门静脉分支（如拟栓塞门静脉右支，则穿刺门静脉左支的肝内分支），置入导管行门静脉系统造影，从对侧向拟栓塞门静脉支置入钢圈，近年来，联合生物胶水栓塞取得了更好的栓塞效果，但部分患者对生物胶水的反应较大，耐受性较差。栓塞过程中既要保证栓塞效果，将半肝门静脉血流完全阻断，同时更重要的是要保证安全，防止钢圈脱落至门静脉主干或对侧门静脉分支。ALPPS 也是目前被用作肝大部切除预处理的常用办法，有肝叶增长速度快的优势，但笔者团队认为与之相比，PVE 更加安全，不需要二次手术，对患者身体及心理的创伤也小得多，并且一般经 2 ～ 3 周 PVE 下肝叶增生也能达到要求，对于胆管癌这种进展较慢的肿瘤是可以接受的。

（3）胆管癌的射频消融（RFA）：通常需要在 ERCP 或者 PTCD 辅助下进行，在前面已经提到，其操作需依赖射频：导管消融完成。射频能量值一般在 10 ～ 20W，组织消融区的短轴（垂直于导管长轴）可达 8mm（10W，60s）至 10mm（10W，120s），最大可达 11mm（20W，120s）。因为测量的距离包含导管本身（8F），故消融导管两侧的组织坏死区，相当于导管周围 2.6 ～ 4.1mm 深的组织。在一次 ERCP 操作过程中，可行 1 次或 2 次射频治疗，技术成功率在 90% 以上，不良事件发生率在 10% ～ 62%，主要是疼痛，且多为自限性，提前应用哌替啶肌内注射能明显改善。其次是感染和出血，两者都需要临床干预。有报道发现 ERCP 联合 RFA 导致大出血病例，可能与治疗过程中出现肝动脉假性动脉瘤有关，因为胆管部分节段尤其是近端胆管、中央肝内胆管与肝动脉分支常伴行，间隔可在 1mm 以内，术前通过胆管腔内超声判断治疗段胆管与血管的距离，有助于预防出血的发生。在进行远端胆管癌射频治疗时，容易导致壶腹周围组织水肿、凝固性坏死，进而诱发术后胰腺炎，术中放置胰管支架能减少此类并发症的发生。

4. 其他辅助治疗 特别需要指出的是，关于胆管癌患者术前减黄治疗，多数肝胆外科医师达成了共识，但到底是采用 ERCP 还是 PTCD 尚存争议，日本的学者多主张 ERCP。上海东方肝胆外科医院姜小清团队认为，尽可能采取 PTCD，因为这种操作可明显减少由 ERCP 导致胰腺和胆管炎的风险，因为 ERCP 是自肠道到胆管的操作，肠道菌群容易被带入胆管。笔者团队术中也发现，ERCP 减黄的患者，肝十二指肠韧带常会有水肿，给手术操作及术后恢复带来了不利。

除了以上治疗，胆管癌的治疗还应包括生物治疗、中医中药及心理治疗等，关于中医中药治疗，如果患者由黄疸导致肝功能不全时，用药时需谨慎，谨防加重肝损致肝衰竭。心理干预在恶性肿瘤患者的治疗中一直有着十分重要的位置，恶性肿瘤患者的治疗讲究的是因人施治，不顾及心理干预，所有的治疗效果都会严重打折，甚至会加剧病情，加速患者死亡。

（五）顶层设计及整合管理

胆管癌的治疗方针应该是以手术治疗为主的整合治疗，对于能手术切除的病例首选根治性切除，对有黄疸患者是否行术前减黄仍存争议，一般认为只要条件允许，还是应该减黄。可以首选 PTCD 穿刺置管引流，待总胆红素降到 80μmol/L 以下手术，这样有利于手术安全和加快术后康复。

对于不能手术患者，首先要改善患者症状，如胆道支架置入，然后尽可能取得标本明确诊断和行基因检测（包括血标本），寻找靶向药物，根据肿瘤突变负荷（TMB）、MSI、PD-L1 表达等情况，选择是否行 PD-1 或 PD-L1 抑制剂治疗。近年来，通过免疫整合靶向治疗或者化疗，本中心已让许多胆管癌患者获得了明显的疾病稳定（SD）和部分缓解（PR），具体数据正在整理中。

如果以上治疗条件都不足，可以尝试化疗、化疗+放疗的整合治疗方案，多中心数据提示其亦可以明显延长患者生存期。部分患者也可以选择中医中药治疗等其他治疗。

要点小结

◆ 手术切除是胆管癌治疗的首选手段，手术方案视肿瘤位置及分期情况而定。
◆ 免疫治疗、靶向治疗是当前热点，是多数恶性肿瘤包括胆管癌患者的希望。
◆ 化疗、放疗仍被广泛应用，且技术在不断进步，部分患者可以考虑。
◆ 包括介入、内镜、中医中药、心理治疗的整合治疗是胆管癌治疗的大方向，应因人施治。

【康复随访及复发预防】

（一）总体目标

随访/监测的主要目的是发现尚可接受以潜在根治为目的的治疗的转移复发，更早发现肿瘤复发或远处转移，并及时干预处理，以提高患者的总生存，改善生活质量。随访应按照患者个体化和肿瘤分期的原则，为患者制订个体化、人性化的随访/监测方案。

（二）整合管理

1. 营养治疗 胆管癌患者，尤其是伴有梗阻性黄疸的患者，术后营养不良发生率极高，这就首先需要正确评定每名肿瘤患者的营养状况。传统的营养评价法包括人体测量学指标［主要包括 BMI、肱三头肌皮褶厚度（TSF）、上臂肌围（MAMC）、小腿腓肠肌围（CC）等］、实验室检查指标［血红蛋白（Hb）、血清前白蛋白（PA）、血清白蛋白（ALB）等］。胆管癌患者因梗阻性黄疸使肝功能减退致蛋白代谢障碍、腹水等，影响了其评价效度，不能及时、有效、全面评估营养状况。

因此，近几十年来，胆管癌患者的综合营养评估方法一直在探索中并进步很快，现阶段应用最广泛的恶性肿瘤营养风险筛查工具为欧洲肠外肠内营养学会（ESPEN）推荐的 NRS-2002，此量表在预测营养不良风险和营养治疗的有效性方面具有其他工具所难以比拟的好处，更是中华医学会肠外肠内营养学分会的 A 级证据推荐。为了客观评价营养治疗的疗效，需要在治疗过程中不断进行再评价，以便及时调整治疗方案。

处理方案如下。

（1）恶性肿瘤患者一经明确诊断，即应进行营养风险筛查。

（2）NRS 评分＜ 3 分者虽然没有营养风险，但应在其住院期间每隔 7 天筛查 1 次。

（3）NRS 评分≥ 3 分者具有营养风险，需要根据患者的临床情况，制订基于个体化的营养计划，给予营养干预。

询问病史、人体测量学指标及部分实验室检查相结合，更有助于了解恶性肿瘤患者营养不良发生的原因及严重程度，以便对患者进行整合性营养评定。营养风险筛查及整合营养评定应与抗肿瘤治疗的疗效评价同时进行，以全面评估抗肿瘤治疗的受益。

2. 心理治疗

（1）心理痛苦是心理（即认知、行为、情感）、社会、精神和（或）躯体上的多重因素决定的不愉快的体验，可能会影响患者应对肿瘤、躯体症状及治疗的能力。心理痛苦包括抑郁、焦虑、恐慌、社会隔绝及存在性危机等。

（2）心理痛苦应在疾病的各个阶段及所有环境下及时识别、监测记录和处理。

（3）应根据临床实践指南进行心理痛苦的评估和管理。组建跨学科 MDT 治疗组对患者及其家属的心理痛苦进行管理和治疗。

3. 胆管癌生存者健康行为的辅导

（1）要使其终生保持一个健康的体重。应定期监测体重，鼓励少食多餐，必要时转诊至营养师或营养部门进行个体化辅导，关注并积极评估处理引起体重减轻的医疗和（或）心理社会的因素。

（2）重视植物来源的健康饮食，根据治疗后遗症（如胆肠吻合口狭窄、反流性胆管炎等）按需调整。

（3）采取健康的生活方式，适当参与体力活动。目标：尽量每日进行至少 30min 的中等强度的活动。

（4）限制饮酒。

（5）建议戒烟。

（三）严密随访

目前国内外对于患者术后的随访标准尚无统一规定，较权威的随访策略如下。

最新的 NCCN 指南认为，行胆管癌切除术的患者在术后 2 年内应每 6 个月进行影像学检查，术后 2 ～ 5 年每年至少复查 1 次；如疾病进展，应考虑重新评估。若疾病复发或进展，则要重新评估。《CSCO 胆道系统肿瘤诊断治疗专家共识（2019 年版）》认为一般根据疾病的不同阶段具体安排。项目包括临床检查、血液检测，包括血常规、生化、肿瘤标志物（CEA、CA19-9）及胸腹盆腔 CT 或胸部 CT、腹部 MR 扫描。

一般根治性术后的患者，2 年以内每 3 个月随访 1 次；2 ～ 5 年 6 个月随访 1 次；5 年后随访时间可以延长至 1 年 1 次。对术前 CEA 和（或）CA19-9 水平升高的患者，若实验室检查发现二者或单一指标升高，可以随时安排临床检查，如血液检测，包括血常规、生化、肿瘤标志物（CEA、CA19-9 等）及胸腹盆腔 CT 或胸部 CT、腹部 MR 扫描。晚期患者在接受全身或局部治疗期间，按评价疗效要求或根据并发症，8 ～ 12 周随访 1 次。CA19-9 和（或）CEA 可用于病情监测。目前各指南均未将 PET/CT 检查列为常规随访 / 监测手段。

（四）常见问题处理

定期的随访复查能够及时发现复发转移病灶，从而进行针对性的早期干预和处理，以提高治疗效果。对于复发转移，需要及时按晚期肿瘤治疗原则积极处理。

1. 药物治疗的毒性反应 这是不可避免的，每个人反应可有不同，这主要是由患者个体差异、化疗方案的不同造成的。通过一些手段积极处理，大部分的化疗反应可以控制和减轻，绝大多数肿瘤内科医师均已熟练掌握了预防和处理化疗不良反应的技术。例如，化疗期间出现恶心、呕吐、食欲减退等胃肠道反应，就要少食多餐，饮食宜清淡、易消化、避免辛辣刺激、油腻食物，同时营养要充足，合理膳食搭配，要确保蛋白质、维生素、能量的摄入。又如，化疗期间出现白细胞减少、血小板减少、贫血等血液学毒性，临床上已经有成熟的升白细胞、升血小板、补血等治疗措施，就要定期复查血常规，及时处理。

2. 其他症状处理

（1）便秘：出现便秘时，需评估便秘原因及严重程度，排除梗阻、粪便堵塞、治疗及其他引起的便秘。排除其他原因后，可给予缓泻剂、胃肠动力药物、灌肠等治疗。积极给予预防治疗，如多喝水、适当运动、预防性用药等。

（2）睡眠/觉醒障碍：评估其类型及严重程度，患者对死亡/疾病的恐惧和焦虑，以及治疗相关影响因素。提供睡眠卫生教育；提供认知行为疗法治疗。对于难治性的睡眠/觉醒障碍，应在专业人员的指导下给予药物治疗。

（五）积极预防

三级预防指的是采取积极措施改善患者生活质量，促进患者康复，肿瘤康复的最终目标严格来讲应是肿瘤的完全缓解，心理、生理和体能完全恢复，并能胜任各项工作。然而由于肿瘤的特殊性，完全达到此目标具有一定的难度。在目前条件下，从实际出发，针对肿瘤所导致的原发性或继发性功能损伤，通过综合措施和技术，尽可能地使其逐步恢复，从而提高癌症患者及生存者的生活质量，并帮助他们回归社会显得非常重要。

综上所述，胆管癌发病率虽相对较低，但恶性程度高，早期诊断困难，根治性手术切除比例低，且在胆管癌研究中尚存在很多未知区域。未来在基础和临床研究上还有很多问题需要阐明，在基础研究方面，一方面要重视胆管癌发病机制研究，弄清楚胆管癌是如何发病的，去除危险因素，尽可能在源头上降低胆管癌的发病率；另一方面要重视胆管癌疾病进展的信号调控机制，找到关键的调控因子，为胆管癌的药物治疗提供基础。在临床方面，特别要加强胆管癌早期预警工作，提高胆管癌早期诊断率；还要加强胆管癌手术、化疗、靶向和免疫治疗领域的多中心临床对照研究，寻找更有效的整合治疗模式。

要点小结

◆ 科学管理、重视随访是改善患者预后的重要环节。

◆ 血清学和影像学检查是随访的主要手段。

◆ 发现复发和转移的患者应积极寻求进一步干预手段。

◆ 应早期治疗癌前病变，去除危险因素。

（姜小清　王敬晗　邱智泉　敖建阳
李之帅　吴　越　李　炜　马文聪）

【典型案例】

肝门部胆管癌新辅助治疗联合肝移植整合性诊疗 1 例

（一）病例情况介绍

1. 基本情况　患者，男性，61 岁，因"黄疸及体检发现肝内胆管扩张 2 个月"入院。外院增强 CT 提示"肝门部胆管癌，门静脉左支起始部受累，肝门淋巴结肿大，胆囊炎"。

2. 入院查体　一般情况可，精神差，营养中等。皮肤巩膜明显黄染。腹部平坦，未触及明显包块，肝下缘未触及。肋缘下可触及肿大的胆囊，墨菲征可疑阳性。右上腹轻压痛，余腹无明显压痛反跳痛。右上腹肝区有轻度叩击痛。肠鸣音正常，2～3 次/分。

3. 辅助检查

（1）前肝胆系统三维可视化重建：肝门部胆管肿瘤性占位，改进 Bismuth-Corlette 分型为 Ⅳa 型，肿瘤侵犯门静脉左支、左右支汇合部及肝右动脉（图 7-3-1），常规手术切除方案实现肿瘤根治性切除难度大。

（2）PET/CT：肝门部胆管恶性肿瘤，未提示肝门、腹腔区域淋巴结转移及远隔器官转移（图

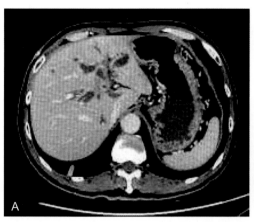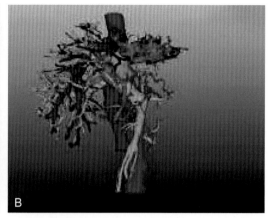

图 7-3-1　肝门部胆管癌影像学资料

A. 增强 CT 图像，显示肝门部胆管癌改进 Bismuth-Corlette Ⅳa 型，门静脉左支起始部、左右支汇合部及肝右动脉受肿瘤侵犯；B. 肝脏三维可视化重建辅助诊断图像

7-3-1）。

4. 入院诊断　肝门部胆管癌（Bismuth-Corlette Ⅳ 型）。

（二）整合性诊治过程

1. 关于患者进一步诊治方案

（1）MDT 团队组成：外科、放疗科、介入科、肿瘤内科。

（2）讨论意见

1）外科意见：评估认为此病例为 Ⅳa 型肝门部胆管癌，且伴有门静脉和肝动脉的侵犯，直接手术切除难度大。除非行肝移植治疗，才有机会将肿瘤完整移除。

2）放疗科意见：认为此病例在解除黄疸的情况下可以考虑放疗，如果考虑肝移植，则可以考虑给予新辅助放疗。如不考虑进一步手术治疗，也可以给予适形放疗或者射波刀照射。

3）介入科意见：认为穿刺减黄是第一步，非手术治疗，可以尝试胆道支架置入联合肿瘤的射频消融治疗。

4）肿瘤内科意见：如考虑非手术治疗，建议保守化疗联合靶向或者免疫治疗。如患者可以接受手术治疗，则实施肝移植治疗。

结论：准备实施肝门部胆管癌"计划性肝切除"方案。

患者后续处理：经沟通讨论决定进行如下处理。

（1）退黄治疗持续 4 周：术前行双侧肝内胆管 PTCD 联合胆汁回输，患者黄疸消退，检查肝功能恢复。

（2）制订手术方案并实施：肝移植 + 区域淋巴结清扫术；术前新辅助治疗（射波刀短疗程、大剂量肝门部肿瘤适形放疗 5 天，联合 S-1 化疗 1 个疗程）。

（3）术后病理结果：肝门部胆管腺癌，中分化，可见神经侵犯，未见明显癌栓。肝十二指肠韧带区域淋巴结见 2 枚淋巴结转移；TNM 分期：Ⅲ c 期（T4N1M0）。

2. 关于患者术后治疗

（1）MDT 团队组成：外科、影像科、肿瘤内科。

（2）讨论意见：给予长期口服药物进行抗排斥反应治疗，术后维持化疗，定期复查随访。

患者后续处理：术后长期口服药物进行抗排斥反应治疗，术后维持 S-1 化疗方案（40mg/ 次，2 次 / 日）共 6 个疗程。截至 2019 年 9 月，已对该患者术后持续随访 29 个月，患者定期复查无肿瘤复发迹象。

（三）案例处理体会

1. 本案例通过 MDT 团队整合了外科、介入科、放疗科及肿瘤内的治疗经验，实施了经过讨论的治疗意见，为本无手术机会的患者创造了手术机会，延长了患者的生存期，可以作为胆管癌整合诊疗比较成功的案例。

2.经过多学科群策群力，为患者制订了较为完善的术前术后治疗方案，体现了当今抗肿瘤治疗的个体化和综合性治疗理念，代表了当今胆道肿瘤治疗的发展水平。

（李　斌　王敬晗　姜小清）

参考文献

姜小清，易滨，罗祥基，等，2010.肝门部胆管癌10年外科治疗经验.中华消化外科杂志，9（3）：180-182.

李斌，姜小清，易滨，等，2018."计划性肝切除"体系的肝门部胆管癌Bismuth-Corlette改进分型.中国实用外科杂志，38（6）：679-683.

李斌，张柏和，姜小清，2016.解读不同指南与共识的热点及分歧、重视肝门部胆管癌的规范化诊疗.中国普外基础与临床杂志，23（11）：1293-1298.

沈柏用，彭承宏，程东峰，等，2007.肝门部胆管癌联合肝动脉切除.肝胆外科杂志，（3）：161-163.

于建全，2017.持续腹腔热灌注化疗治疗胆道恶性肿瘤的临床疗效研究.上海：第二军医大学.

Baltatzis M，Jegatheeswaran S，Siriwardena AK，2020. Neoadjuvant chemoradiotherapy before resection of perihilar cholangiocarcinoma：a systematic review. Hepatobiliary Pancreat Dis Int，19（2）：103-108.

Bhardwaj N，Garcea G，Dennison AR，et al，2015. The surgical management of klatskin tumours：has anything changed in the last decade? World J Surg，39（11）：2748-2756.

Bismuth H，Nakache R，Diamond T，1992. Management strategies in resection for hilar cholangiocarcinoma. Ann Surg，215（1）：31-38.

Burke EC，Jarnagin WR，Hochwald SN，et al，1998. Hilar Cholangiocarcinoma：patterns of spread，the importance of hepatic resection for curative operation，and a presurgical clinical staging system. Ann Surg，228（3）：385-394.

Chaiteerakij R，Harmsen WS，Marrero CR，et al，2014. A new clinically based staging system for perihilar cholangiocarcinoma. Am J Gastroenterol，109（12）：1881-1890.

Chun YS，Pawlik TM，Vauthey JN，2018. 8th Edition of the AJCC Cancer Staging Manual：Pancreas and Hepatobiliary Cancers. Ann Surg Oncol，25（4）：845-847.

CSCO肿瘤营养治疗专家委员会，2012.恶性肿瘤患者的营养治疗专家共识.临床肿瘤学杂志，17（1）：59-73.

Deoliveira ML，Schulick RD，Nimura Y，et al，2011. New staging system and a registry for perihilar cholangiocarcinoma. Hepatology，53（4）：1363-1371.

Gazzaniga GM，Faggioni A，Filauro M，1985. Surgical treatment of proximal bile duct tumors. Int Surg，70（1）：45-48.

Hoehn RS，Wima K，Ertel AE，et al，2015. Adjuvant chemotherapy and radiation therapy is associated with improved survival for patients with extrahepatic cholangiocarcinoma. Ann Surg Oncol，22 Suppl 3：S1133-S1139.

Horgan AM，Amir E，Walter T，et al，2012. Adjuvant therapy in the treatment of biliary tract cancer：a systematic review and meta-analysis. J Clin Oncol，30（16）：1934-1940.

Igami T，Nishio H，Ebata T，et al，2010. Surgical treatment of hilar cholangiocarcinoma in the "new era"：the Nagoya University experience. J Hepatobiliary Pancreat Sci，17（4）：449-454.

Jarnagin WR，Fong Y，Dematteo RP，et al，2001. Staging，resectability，and outcome in 225 patients with hilar cholangiocarcinoma. Ann Surg，234（4）：507-519.

Machairas N，Kostakis ID，Tsilimigras DI，et al，2020. Liver transplantation for hilar cholangiocarcinoma：A systematic review. Transplant Rev（Orlando），34（1）：100516.

Miyazaki M，Ohtsuka M，Miyakawa S，et al，2015. Classification of biliary tract cancers established by the Japanese Society of Hepato-Biliary-Pancreatic Surgery：3（rd）English edition. J Hepatobiliary Pancreat Sci，22（3）：181-196.

Mizuno T，Ebata T，Yokoyama Y，et al，2017. Adjuvant gemcitabine monotherapy for resectable perihilar cholangiocarcinoma with lymph node involvement：a propensity score matching analysis. Surg Today，47（2）：182-192.

Moehler M，Maderer A，Schimanski C，et al，2014. Gemcitabine plus sorafenib versus gemcitabine alone in advanced biliary tract cancer：a double-blind placebo-controlled multicentre phase Ⅱ AIO study with biomarker and serum programme. Eur J Cancer，50（18）：3125-3135.

Nagino M，Ebata T，Yokoyama Y，et al，2013. Evolution of surgical treatment for perihilar cholangiocarcinoma：a single-center 34-year review of 574 consecutive resections. Ann Surg，258（1）：129-140.

Nakamura H，Arai Y，Totoki Y，et al，2015. Genomic spectra of biliary tract cancer. Nat Genet，47（9）：1003-1010.

Razumilava N，Gores GJ. 2014. Cholangiocarcinoma. Lancet，383（9935）：2168-2179.

Rea DJ，Heimbach JK，Rosen CB，et al，2005. Liver transplantation with neoadjuvant chemoradiation is more effective than resection for hilar cholangiocarcinoma. Ann Surg，242（3）：451-461.

Rizvi S，Gores GJ，2017. Emerging molecular therapeutic targets for cholangiocarcinoma. J Hepatol，67（3）：632-644.

Siegel RL，Miller KD，Jemal A，2020. Cancer statistics，2020. CA Cancer J Clin，70（1）：7-30.

Ueno M，Ikeda M，Morizane C，et al，2019. Nivolumab alone or in combination with cisplatin plus gemcitabine in Japanese patients with unresectable or recurrent biliary tract cancer：a non-randomised，multicentre，open-label，phase 1 study. Lancet Gastroenterol Hepatol，4（8）：611-621.

Valle J，Wasan H，Palmer DH，et al，2010. Cisplatin plus gemcitabine versus gemcitabine for biliary tract cancer. N Engl J Med，362（14）：1273-1281.

Xu Y，Wang H，Ji W，et al，2016. Robotic radical resection for hilar cholangiocarcinoma: perioperative and long-term outcomes of an initial series. Surg Endosc, 30（7）: 3060-3070.

Yadav S, Xie H, Bin-Riaz I, et al, 2019. Neoadjuvant vs. adjuvant chemotherapy for cholangiocarcinoma: a propensity score matched

analysis. Eur J Surg Oncol, 45（8）: 1432-1438.

Yu H, Wu SD, Chen DX, et al, 2011. Laparoscopic resection of Bismuth type Ⅰ and Ⅱ hilar cholangiocarcinoma: an audit of 14 cases from two institutions. Dig Surg, 28（1）: 44-49.

第四节　胆囊癌

● 发病情况及诊治研究现状概述

胆囊癌（gallbladder cancer）是起源于胆囊黏膜上皮细胞的恶性肿瘤，是胆道系统最常见的恶性肿瘤，我国胆囊癌发病率占同期胆道疾病的 0.4% ～ 3.8%，位列消化道肿瘤发病率第 6 位。近年来，胆囊癌全球发病率呈现上升趋势，尤其以印度、智利和中国为著，由于胆囊癌恶性程度高，发病隐匿，易发生淋巴转移，早期诊断十分困难，一旦发现多属中晚期或进展期，预后差，5 年总存活率＜ 5%，平均生存期仅 6 个月。

目前胆囊癌治疗的总体策略是以外科为主、放化疗为辅的整合治疗。手术治疗仍然是公认的胆囊癌患者获得治愈并长期生存的唯一方法。对于早期胆囊癌，行 R0 根治切除 5 年生存率超过 80%，但我国胆囊癌患者就诊时病期已普遍较晚，失去了手术治愈的机会，预后极差。早期胆囊癌大多是在术中或术后胆囊病理检查时意外发现的，对于胆囊癌的早期发现和诊断仍是医学界的一大难题。

近年来，随着对胆囊癌转移方式及生物学行为的研究，现代外科手术技术的进展及放、化疗方案的改进，使得手术切除率明显提高、5 年生存时间明显延长。

随着对疾病认识的深入，胆囊癌治疗已从单纯外科手术的时代逐步过渡到外科手术协同化疗、放疗、靶向治疗、免疫治疗的整合治疗时代。但是，如何进行科学合理、规范个体的多学科整合治疗，

如何有效整合各学科资源、合理排兵布阵，仍是值得深入研究的临床问题。

● 相关诊疗规范、指南和共识

- 胆囊癌诊断与治疗指南（2015 版），中华医学会外科学分会胆道外科学组
- 胆囊癌规范化诊治专家共识（2016），中国抗癌协会（CACA）
- 胆囊癌三维可视化诊治专家共识（2018 版），中华医学会数字医学分会等
- CSCO 胆道系统肿瘤诊断治疗专家共识（2019 年版），中国临床肿瘤学会（CSCO）胆道肿瘤专家委员会
- 2015 日本胆道癌管理指南（第 2 版英文版），日本肝胆胰外科学会（JSHBPS）
- NCCN 肿瘤临床实践指南：肝胆肿瘤（2019. V2），美国国家综合癌症网络（NCCN）

【全面检查】

（一）病史特点

1. 胆囊癌发病的高危因素　凡符合下列第 1 条和第 2 ～ 8 条中任一条者均可以列为胆囊癌高危人群。

（1）年龄 50 岁以上，特别是女性。

（2）合并胆囊结石的患者。

（3）胆囊慢性炎症伴有黏膜腺体内的不均匀钙化、点状钙化或多个细小钙化。

（4）合并有胆囊息肉患者，尤其是胆囊息肉直径＞ 10mm，胆囊息肉直径＜ 10mm 合并胆囊结石、胆囊炎，单发或无蒂的息肉且迅速增大（增长速度＞ 3mm/6 个月）的患者应警惕恶变可能。

（5）胰胆管汇合异常。

（6）胆囊癌患者一级亲属。

（7）合并胆道系统感染（如慢性细菌性胆管炎）。

（8）肥胖症和糖尿病患者。

有观点认为，胆囊癌患者往往能追踪到胆囊结石病史，其中可伴发下列情况，如老年、女性、病程长、结石直径＞ 3cm、多发结石或充满性结石、胆囊壁钙化、胆囊壁明显增厚或萎缩、合并胆囊息肉样病变、Mirizzi 综合征等；可能发生过胆道梗阻和感染；有胆囊腺瘤、胆囊腺肌增生症等息肉样病变；有胆胰管汇合部畸形及胆总管囊肿；有溃疡性结肠炎、伤寒、副伤寒病史；职业中接触化学物质及药物，如橡胶、黄曲霉毒素、石棉、亚硝胺、二噁英、多氯联苯、异烟肼、甲基多巴胺、避孕药等，可能与吸烟、酗酒、肥胖、恶性贫血及遗传因素相关。

2. 相关临床表现 胆囊癌早期无特异性症状和体征，常表现为患者已有的胆囊或肝病，甚至是胃病的临床特点，易被忽视。临床表现按出现频率由高至低依次为腹痛、恶心呕吐、黄疸和体重减轻等。临床上可将其症状群归为五大类临床表现。

（1）急性胆囊炎症状：这类患者多系胆囊颈部肿瘤或结石嵌顿引起急性胆囊炎或胆囊积脓。某些病例有短暂的右上腹痛、肩背部放射痛、恶心、呕吐、发热和心悸病史。

（2）慢性胆囊炎症状：这类患者多有长期右上腹痛等慢性胆囊炎或胆结石症状。40 岁以上慢性胆囊炎或胆囊结石的患者，近期右上腹疼痛变为持续性或进行性加重并有较明显的食欲缺乏症状者；40 岁以上无症状的胆囊结石，特别是较大的单个结石患者，近期出现右上腹持续性隐痛或钝痛；慢性胆囊炎病史较短，局部疼痛和全身情况有明显变化者；胆囊结石或慢性胆囊炎患者近期出现梗阻性黄疸或右上腹可扪及肿块者，均应高度怀疑胆囊癌的可能性。许多胆囊癌的患者症状与慢性胆囊炎类似，很难区分，要高度警惕良性病变合并胆囊癌，或良性病变发展为胆囊癌，需行进一步检查以明确。

（3）Mirizzi 综合征症状：有 6%～ 27.8% 术前诊断为 Mirizzi 综合征的患者，其实是患有胆囊癌的。这类患者可有复发性胆管炎、梗阻性黄疸、右上腹疼痛、上腹胀、肝功能异常、伴有胰腺炎、右上腹扪及肿块等表现。因此，对 Mirizzi 综合征的患者进行治疗时，应该安排术前 CT 检查及术中冷冻病理检查。

（4）梗阻性黄疸：这类患者是以黄疸为主要症状就诊的。黄疸的出现提示肿瘤已侵犯胆管或同时伴有胆总管结石。可有黄疸、体重减轻、全身情况差、右上腹痛等，肿瘤病变常到晚期，疗效差。

（5）其他症状：肝大、消瘦、腹水、贫血都可能是胆囊癌的晚期征象，表明已有肝转移或胃十二指肠侵犯，可能无法手术切除。

（二）体检发现

早期胆囊癌常无明显的体征，进展期乃至晚期患者可出现下列体征。

1. 右上腹压痛，有时伴有轻度肌抵抗感，墨菲征阳性。

2. 右上腹肿块：肿瘤或结石阻塞胆囊颈部，可引起胆囊积液、积脓，使胆囊胀大，这种肿块光滑而有弹性，大多可切除；但出现硬而呈结节状、不光滑的肿块多为晚期表现。

3. 胃肠梗阻的表现：胃、十二指肠、结肠受肿瘤侵犯时可有胃肠型，肠腔狭窄可导致部分或完全性肠梗阻。

4. 腹水征：有腹膜转移时可出现腹水。其中，胃肠梗阻、腹水征表现均为提示胆囊晚期的重要体征。

（三）化验检查

1. 常规检测 血常规、尿常规、大便常规、肝功能、肾功能、乙肝和丙肝相关指标、凝血功能等。胆囊癌患者血液化验检查的结果与患者病程的早晚、肿瘤的部位和是否出现胆道梗阻及梗阻程度相关。早期胆囊癌患者，可不出现肝功能的明显改变。随着疾病的进展，如肿瘤侵犯肝脏但未出现胆道梗阻，可见 ALT、AST、ALP、γ-GT 等水平增高。如肿瘤侵犯肝外胆管出现胆道梗阻，胆汁酸、总胆红素、直接胆红素水平显著增高，肝功能进行性损害，肝酶学指标也进一步增高，并可出现低蛋白血症、凝血功能障碍、贫血和低钾、低钠等水、电解质和酸碱平衡失调，影响患者的肾功能，小便尿胆红素阳性，大便呈白陶土样。

2. 血液肿瘤标志物检测　迄今为止尚未发现对胆囊癌有特异性的肿瘤标志物，故肿瘤标志物检测只能作为诊断参考。通常使用糖链抗原 CA19-9 和癌胚抗原（CEA）。其他标志物，如 CA125 和 CA242，在临床实践中很少使用。CA19-9 和 CEA 作为肿瘤标志物，可用于有关预后、总体生存率、对化疗的反应及术后复发的预测。这些标志物的敏感度和特异度约为 70%，诊断价值有限。CEA 水平升高可见于酒精中毒、肝功能不全、吸烟者和炎症性疾病患者。CA19-9 在一些良性疾病中也有非特异性升高，在黄疸患者中也可观察到假阳性结果。以上都限制了这些标志物的使用，但它们可用于预测可切除性和治疗后患者的随访。检测胆汁内的肿瘤标志物较血液中更为敏感，联合检测能显著提高术前确诊率，提示术前应采用一些手段采集胆汁做胆囊癌的检测。

3. 液体活检　指在被检者的血液或体液中提取 cfDNA、ctDNA 或外泌体（exosome）等代表机体特异性遗传信息的技术，通过异常现象或肿瘤突变达到获取肿瘤信息的目的，如 MSI 及 TMB 的检测。最新 NCCN 指南提出对无法切除胆囊癌患者增加 MSI 检测，对 MSI-H 患者增加帕博利珠单抗治疗选择。液体活检对于胆囊癌诊断、分子鉴定、临床治疗评价等具有一定的应用前景。

（四）影像学检查

1. 超声检查　是右上腹痛患者的常规一线检查，也是胆囊癌患者的首选检查。胆囊癌的超声图像可表现为腔内肿块、隆起样病变、胆囊壁不规则的增厚、黏膜回声不连续，如发现肿大淋巴结、肝脏转移、肝内胆管扩张、腹水，多属于晚期胆囊癌表现。许多早期胆囊癌超声检查只是做出"胆囊息肉样病变"或隆起样病变的影像学描述，而真正做出胆囊癌的明确诊断是不容易的。因胆囊癌的病理类型以浸润型为多，常无肿块，易漏诊，故要警惕胆囊壁不规则增厚的影像特征。超声检查对定性诊断和分期帮助不大，易受到肥胖和胃肠道气体干扰。尽管如此，超声检查目前仍是应用最普遍的方法，它简便、经济、无创、影像清晰，对微小病变识别能力强，可用于普查及随访。超声血管造影通过导管常规注入二氧化碳微泡，在胆囊癌和其他良性病变中有不同的增强表现，可以区分增厚型的胆囊癌与胆囊炎，亦可鉴别假性息肉、良性息肉与息肉样癌。

2.CT　是明确胆囊癌分期和术前检查的重要组成部分。CT 可以观察到疾病的局部范围、淋巴结受累、远处转移、邻近器官和血管受累，其敏感度和特异度均超过 80%。CT 对胆囊癌 T2 及更晚期的病变显示出较好的敏感度和特异度，但对 T1 期病变的敏感度较差。对于大于 1cm 且伴有环状强化的淋巴结，CT 评估 N 分期的准确率大于 80%。CT 早期诊断要点如下。

（1）胆囊壁局限或整体增厚，多 > 0.5cm，不规则，厚薄不一，增强扫描有明显强化。

（2）胆囊腔内有软组织块，基底多较宽，增强扫描有强化，密度较肝实质低而较胆汁高。

（3）合并慢性胆囊炎和胆囊结石时有相应征象。厚壁型胆囊癌须与慢性胆囊炎相鉴别，后者多为均匀性增厚；腔内肿块型须与胆囊息肉和腺瘤等相鉴别，后者基底部多较窄；位于胆囊颈部或胆囊管处的胆囊癌须与肝门部胆管癌相鉴别，前者常有胆囊肿大而后者没有。CT 越来越普遍用于临床，对胆囊癌总体确诊率高于超声，但对早期诊断仍无法取代超声。

3.MRI　胆囊癌的 MRI 影像学表现与 CT 相似，可有厚壁型、腔内肿块型、弥漫型等，其诊断价值和 CT 相仿。MRI 评估胆囊癌的分析显示，对侵犯肝脏的敏感度为 70%～100%，对淋巴结转移的敏感度为 60% ～ 75%。可将 MRI 联合 MRCP 及磁共振血管成像（magnetic resonance angiography，MRA）作为胆囊癌术前检查的有效诊断方法，这样做具有附加胆管和血管评估的优势。MRCP 的优点是用无创的方法来检查胆管阻塞的部位，同时亦不会因注射显影剂进入阻塞的胆管而带来感染，但缺点是不能够进行治疗，并且对无胆道梗阻的早期胆囊癌诊断效果不如超声检查。

4.PTC 在肝外胆管梗阻时操作容易，诊断价值高，但对早期胆囊癌诊断帮助不大，对早期诊断的价值在于，需要细胞学检查时可用来取胆汁。

应该说介入放射学在胆囊癌患者的治疗中起着重要作用。大多数无法手术和出现转移的患者在开始全身化疗之前都需要进行组织学诊断，另外，许多患者需要减轻黄疸，以防止肝功能进一步损害。完成这些通常要进行超声或 CT 引导下的病变或转移结节活检和 PTCD 及支架置入。在少数晚期胆囊癌的患者中，有时需要栓塞由肿瘤导致的出血作为缓解措施。

5.PET 特别是 PET/CT 在评估胆囊癌中具有重要作用。当行 CT 或 MRI 检查之后考虑存在肿瘤远处转移的可能时，可以行 PET/CT 检查。PET/CT 已用于检测转移性病灶，包括腹腔外及腹腔内转移。荟萃分析显示，PET/CT 在评估胆囊癌患者的原发肿瘤方面具有良好的敏感度（87%）和特异度（78%）。行 PET/CT 检查时，应始终考虑到出现假阳性结果（如胆囊炎性疾病、黄色肉芽肿性胆囊炎）和假阴性结果（如小肿瘤、低度恶性肿瘤）的可能。考虑到每种检查方式固有的局限性，针对胆囊癌选择合适的检查会有更好的效果。

（五）内镜检查

1. ERCP 对胆囊癌常规影像学诊断意义不大，仅有 50% 左右的病例可显示胆囊，早期诊断价值不高，适用于鉴别肝总管或胆总管的占位病变或采集胆汁行细胞学检查。胆囊癌能引起梗阻性黄疸，原因主要有两个。

（1）位于胆囊颈部或胆囊管的胆囊癌能侵犯胆总管壁。

（2）胆总管旁淋巴结因肿瘤转移而肿大，阻塞胆总管。在发现胆管阻塞的影像学特征后，患者可行 ERCP 探查胆管阻塞的原因，并可在术中放支架，暂时解决梗阻。

2. EUS 近年发展的 EUS 检查通过内镜将超声探头直接送入胃十二指肠检查胆囊，不受肥胖及胃肠道气体等因素干扰，对病灶的观察更细微。其分辨率高、成像更清晰，可显示胆囊壁的三层结构，能弥补常规超声的不足，对微小病变确诊和良恶性鉴别诊断价值高，但作为侵入性检查，可能导致并发症发生。

（六）病理学检查

胆囊癌的最终诊断要依赖组织病理学检查。鉴于胆囊癌的疾病特点，一般不推荐首选穿刺活检。

1. 标本类型及其固定

（1）标本类型：日常工作中常见的标本类型包括穿刺活检标本、手术标本（胆囊切除标本、部分肝脏切除标本和淋巴结标本）。

（2）标本固定

1）应及时、充分固定：采用 10% 中性缓冲福尔马林固定液固定标本，应立即固定（手术切除标本也尽可能在 30min 内），固定液应超过标本体积的 10 倍以上，固定时间为 6 ～ 72h，固定温度为正常室温。

2）穿刺活检标本：标本离体后，应由穿刺医师或助手用小拨针将活检钳上的组织立即取下，并应在手指上用小拨针将其展平，取小块滤纸，将展平的黏膜平贴在滤纸上，立即放入固定液中固定。

3）手术标本：取胆囊大体、肝脏标本尽快（离体 30min 内）完全浸入固定液中。

2. 取材及大体描述

（1）活检标本

1）取材：送检黏膜全部取材，应将黏膜包于滤纸中以免丢失，取材时应滴加伊红，利于包埋和切片时技术员辨认。包埋时需注意一定要将展平的黏膜立埋（即黏膜垂直于包埋盒底面包埋）。一个蜡块中组织片数不宜超过 3 片，以平行方向立埋。蜡块边缘不含组织的白边尽量用小刀去除，建议每张玻片含 6～8 个连续组织片，便于连续观察。

2）描述及记录：描述送检组织的大小及数目。

（2）手术标本

1）取材：取胆囊肿瘤组织至少一个最大切面（包括肿瘤区胆囊壁全层），一般 1cm 肿瘤一个蜡块，小的肿瘤全部取材。肿瘤未累及部位胆囊壁组织至少取 3 块（包括胆囊颈、体、底各 1 块，取胆囊壁全层）。如肿瘤侵犯附近组织或者器官（如肝脏、腹膜等），这些病变区域均应取材。肿瘤标本的淋巴结（肝门处）全部取材。

2）描述及记录：确定胆囊标本的方位，触摸标本，描述胆囊大小及胆囊管的长度和外径。取胆囊管横断面切缘，邻近肿块处胆囊浆膜面可涂上不同颜色的墨汁标记，描述肿块的位置，测量肿块大小，描述肿块外形（如外生性、溃疡性、弥漫浸润性）。沿长轴切开胆囊壁（应避免肿块），描述肿块色泽、质地、边界、浸润等情况。如果胆囊外膜表面附有肝实质，检查是否有肿瘤浸润，最后描述其他病变情况。

3.病理报告　胆囊癌的病理报告应包括与患者治疗和预后相关的所有内容。

（1）标本一般情况：包括类型、肿瘤部位、大体分型、大小及数目、组织学类型、局部浸润深度、邻近脏器侵犯程度、门静脉和肝动脉受累情况、淋巴结及远处转移等。推荐报告最后注明 pTNM 分期。

（2）胆囊癌病理学类型：根据 WHO 2010 年版胆囊癌病理学分型（表 7-4-1），最常见的病理学类型为腺癌。其他还包括腺鳞癌、鳞癌、未分化癌、神经内分泌来源肿瘤及间叶组织来源肿瘤等。部分肿瘤虽属良性病变，但其生物学行为介于良性和恶性之间，术后需密切随访。

表 7-4-1　WHO 2010 年版胆囊癌病理学分型

分类	生物学行为编码
1.上皮组织来源	
（1）癌前病变	
1）腺瘤	0
管状	0
乳头状	0

续表

分类	生物学行为编码
管状乳头状混合	0
2）胆道上皮内瘤变 3 级	2
3）乳头状瘤伴有低或中等级别上皮内瘤变	0
4）乳头状瘤伴有高级别上皮内瘤变	2
5）黏液性囊性肿瘤伴有低或中等级别上皮内瘤变	0
6）黏液性囊性肿瘤伴有高级别上皮内瘤变	2
（2）癌	
1）腺癌	3
胆管型	3
胃小凹类型	3
肠型	3
透明细胞腺癌	3
黏液腺癌	3
印戒细胞癌	3
2）腺鳞癌	3
3）与侵袭性癌相关的乳头状肿瘤	3
4）与侵袭性癌相关的黏液性囊性肿瘤	3
5）鳞状细胞癌	3
6）未分化癌	3
（3）神经内分泌肿瘤	
1）神经内分泌瘤	3
神经内分泌瘤 G1 级	3
神经内分泌瘤 G2 级	3
2）神经内分泌癌	3
大细胞型	3
小细胞型	3
3）混合性腺神经内分泌癌	3
4）杯状细胞类癌	3
5）管状类癌	1
2.间叶组织来源	
（1）颗粒细胞瘤	0
（2）平滑肌瘤	0
（3）卡波西肉瘤	3
（4）平滑肌肉瘤	3
（5）横纹肌肉瘤	3
3.淋巴瘤	
4.继发性胆囊癌	

生物学行为编码 0，良性肿瘤；1，生物学行为不确定，介于良性和原位癌之间；2，原位癌或 3 级上皮内瘤变；3，恶性肿瘤。

要点小结

◆ 胆囊癌早期诊断困难，主要依靠影像学检查，用于肿瘤的定性诊断、定位诊断。

◆ 术后组织病理学诊断是金标准，为明确组织学类型、全面评估疾病分期，制订有针对性的个体化整合治疗方案提供必要的组织病理学依据。PET/CT 可作为定性、定位的补充检查手段，还可以作为术前分期分级的参考指标。

【整合评估】

（一）评估主体

胆囊癌是胆道系统最常见的恶性肿瘤，其恶性程度高、发展快、预后差，单一治疗手段效果欠佳，故应积极组建多学科团队进行评估，为患者提供个体化的整合治疗方案。

1.MDT 的学科组成　包括肝胆外科、肿瘤内科、消化内科、放疗科、诊断科室（病理科、影像科、超声科、核医学科等）、内镜中心、中医科、护理部等。

2.人员组成及资质要求

（1）医学领域成员（核心成员）：肝胆外科医师 2 名、肿瘤内科医师 1 名、消化内科医师 1 名、放射诊断医师 1 名、组织病理学医师 1 名、其他专业医师若干名（根据 MDT 需要加入），所有参与 MDT 讨论的医师应具有副高级以上职称，有独立诊断和治疗能力，并有一定学识和学术水平。

（2）相关领域成员（扩张成员）：临床护师 1 ～ 2 名和协调员 1 ～ 2 名。所有 MDT 参与人员均进行相应职能分配，包括牵头人、讨论专家和协调员等。

（二）分期评估

胆囊癌常用的分期系统有 3 个：Nevin 分期、JSHBPS 分期、AJCC 和 UICC 联合发布的 TNM 分期。各分期系统各具特色和优缺点。

1976 年 Nevin 等首先提出了原发性胆囊癌的临床病理分期，即 Nevin 分期（表 7-4-2），该分期简单实用，便于指导手术，曾在临床广泛应用，缺点是未将淋巴结转移进行分组，并且未将血管受侵等因素考虑在内，对晚期胆囊癌术式选择及预后判断指导意义较弱。

JSHBPS 分期系统于 20 世纪 80 年代提出并逐步改进，2013 年推出了新的胆道肿瘤分期（表 7-4-3），新的分期系统采纳了 AJCC/UICC TNM 分期的方式，但细节上略有区别。

表 7-4-2　胆囊癌 Nevin 分期

分期	症状
I 期	黏膜层内的原位癌
II 期	侵犯黏膜下及肌层
III 期	侵犯胆囊壁全层
IV 期	侵犯胆囊壁全层伴有胆囊淋巴结转移
V 期	侵犯或转移至肝脏或其他部位
组织学分级	
I 级	高分化
II 级	中分化
III 级	低分化

表 7-4-3　胆囊癌 JSHBPS 分期

原发肿瘤（T）	分期
Tx：原发肿瘤无法评估	0：Tis、N0、M0
T0：无原发肿瘤证据	I：T1、N0、M0
Tis：原位癌	II：T2、N0、M0
T1a：肿瘤侵犯固有层	IIIA：T3、N0、M0
T1b：肿瘤侵犯肌层	IIIB：T1 ～ 3、N1、
T2：肿瘤侵犯胆囊壁肌层周围结缔组织，未超出浆膜层或侵及肝脏	M0
	IVA：T4、任何 N、
T3a：肿瘤侵透胆囊壁浆膜层和（或）直接侵犯肝实质和（或）其他邻近脏器或结构，如胃、十二指肠、结肠、胰腺或大网膜	M0
	IVB：任何 T、任何 N、
	M1
T3b：肿瘤侵犯肝外胆管	
T4a：肿瘤侵犯 2 个或更多肝外器官或结构，如肝外胆管、胃、十二指肠、结肠、胰腺或大网膜	
T4b：肿瘤侵犯门静脉主干或肝总动脉／肝固有动脉	
区域淋巴结（N）	
Nx：区域淋巴结转移无法判定	
N0：无区域淋巴结转移	
N1：有区域淋巴结转移	
远处转移（M）	
M0：无远处转移	
M1：有远处转移	

第 8 版 TNM 分期由 AJCC 和 UICC 于 2016 年联合发布，2017 年正式应用，主要根据肿瘤侵犯胆囊壁的深度（T）、淋巴结转移的远近（N）及远处转移（M）分为 4 期，对胆囊癌的治疗、手术评估和预后判断更具科学性，是目前占主导地位的分期方法（表 7-4-4）。

表 7-4-4　AJCC/UICC 胆囊癌 TNM 分期（第 8 版）

原发肿瘤（T）	分期
Tis：原位癌	0：Tis、N0、M0
T1a：侵及固有层	Ⅰ：T1、N0、M0
T1b：侵及肌层	ⅡA：T2a、N0、M0
T2a：腹腔侧肿瘤侵及肌周结缔组织，未超出浆膜	ⅡB：T2b、N0、M0
T2b：肝脏侧肿瘤侵及肌周结缔组织，未进入肝脏	ⅢA：T3、N0、M0
	ⅢB：T1～3、N1、M0
T3：穿透浆膜和（或）直接侵入肝脏和（或）一个邻近器官或结构	ⅣA：T4、N0～1、M0
	ⅣB：任何 T、N2、M0
T4：侵及门静脉或肝动脉主干，或直接侵入两个或更多肝外器官或结构	任何 T、任何 N、M1
局部淋巴结（N）	
N0：无区域淋巴结转移	
N1：1～3 枚区域淋巴结转移	
N2：≥4 枚区域淋巴结转移	
远处转移（M）	
M0：无远处转移	
M1：有远处转移	

（三）营养代谢状态评估

恶性肿瘤的治疗，目前已经进入多学科整合治疗的时代，进展期胆囊癌患者因慢性消耗常伴有不同程度的营养不良，在入院时应当给予营养状态评估。

目前临床上常用的营养筛查与评估工具包括营养风险筛查量表（NRS-2002）、主观全面评定（SGA）、患者参与的主观全面评定（PG-SGA）、微型营养评定（MNA）、营养不良通用筛查工具（MUST）等，CSCO 肿瘤营养治疗专家委员会推荐使用 PG-SGA 和 NRS-2002 作为恶性肿瘤营养风险筛查工具。

1.NRS-2002　简单易行，是目前国内应用最广泛的营养风险筛查工具，依赖于评价者对有关指标的主观判断，不推荐用于青少年和老年者，

对恶性肿瘤患者的纳入标准有限制。肿瘤患者营养状况评估主要用 PG-SGA 法，该方法既可筛查出营养不良的肿瘤患者，进行营养状况的定性评估，又可区分肿瘤患者营养不良的严重程度，完成营养状况的定量评估，能较好地预测肿瘤患者结局。

NRS-2002 评分总分为 0～6 分，按营养状况及疾病状态评分。

（1）营养状况评分如下。

0 分：营养状况正常。

1 分：近 3 个月体重下降超过 5%，或近几周饮食摄入低于正常需要量的 50%～75%。

2 分：近 2 个月体重下降超过 5%，或 BMI 在 18.5～20.5kg/m² 且基本营养状况不佳，或近几周饮食摄入为正常需要量的 25%～50%。

3 分：近 1 个月体重下降超过 5%，或 BMI ＜ 18.5kg/m² 且基本营养状况不佳，或近几周饮食摄入小于正常需要量的 25%。

（2）疾病状态评分如下。

0 分：营养摄入正常。

1 分：轻度创伤，患者代谢率增加，如髋部骨折、慢性疾病患者有急性并发症（如慢性阻塞性肺疾病）、糖尿病、肿瘤等患者，蛋白质需求量增高，但正常饮食能基本满足身体所需。

2 分：中度创伤，蛋白质需求大量增加，如腹部大手术、脑卒中、严重肺炎、恶性血液病等。

3 分：患者重度创伤应激状态，如头部外伤、骨髓移植术后、ICU 患者等。

两项评分相加即为总分，如患者年龄 ≥70 岁，则总分加 1 分以矫正年龄因素，总评分 0 分的无营养风险，≥3 分的存在营养风险。

2. PG-SGA　是专门为肿瘤患者设计的、美国营养师协会首选推荐用于筛选肿瘤患者营养状况的方法。该方法由患者自我评估及医务人员评估两部分组成，具体内容包括体重、摄食情况、症状、活动和身体功能、疾病与营养需求的关系、代谢方面的需要、体格检查 7 个方面，前 4 个方面由患者自己评估，后 3 个方面由医务人员评估，总体评估结果分为定量评估和定性评估两种。定性评估将肿瘤患者的营养状况分为 A（营养良

好）、B（可疑或中度营养不良）、C（重度营养不良）3 个等级。定量评估为将 7 个方面的计分相加，得出一个最后积分，根据积分将患者分为 0～1 分（无营养不良）、2～3 分（可疑营养不良）、4～8 分（中度营养不良）、≥9 分（重度营养不良）。

肿瘤患者入院后应该常规进行营养筛查和评估，无营养不良者不需要营养干预，直接进行抗肿瘤治疗；可疑营养不良者在人工营养（EN、PN）的同时，实施抗肿瘤治疗；重度营养不良者，应该先进行人工营养（EN、PN）1～2 周，然后在继续营养治疗的同时，进行抗肿瘤治疗。无论有无营养不良，所有患者在完成一个疗程的抗肿瘤治疗后，均应该重新进行营养评估。

（四）疼痛评估

疼痛是癌症患者最常见的共有症状，可出现在肿瘤发展的各个阶段，以不同的形式和特点展现出来。一项包含 19 个研究的系统性回顾发现 35%～96% 的癌症患者有疼痛的症状，WHO 调查统计表明，50% 的癌症患者存在着不同程度的疼痛，晚期癌症患者更是高达 70%～95%，并将疼痛视为继血压、呼吸、脉搏、体温之后的"第五大生命体征"。

胆囊癌患者早期常无明显症状，随疾病进展，可出现右上腹胀痛等不适症状，少数晚期胆囊癌患者可出现明显疼痛症状，应予以正确评估、及时处理。

临床常用的疼痛评估方法有下列 5 种。

1. 数字分级评分法（NRS） 用 0～10 分代表不同程度的疼痛：0 分为无痛，1～3 分为轻度疼痛（疼痛尚不影响睡眠），4～6 分为中度疼痛，7～9 分为重度疼痛（不能入睡或睡眠中痛醒），10 分为剧痛。应该询问患者疼痛的严重程度，做出标记，或者让患者自己圈出一个最能代表自身疼痛程度的数字。

2. 语言评价量表（VDS） 可分为四个等级。

0 级：无疼痛。

Ⅰ级（轻度）：有疼痛但可忍受，生活正常，睡眠无干扰。

Ⅱ级（中度）：疼痛明显，不能忍受，要求服用镇静药物，睡眠受干扰。

Ⅲ级（重度）：疼痛剧烈，不能忍受，需用镇痛药物，睡眠受严重干扰，可伴自主神经紊乱或被动体位。

3. 视觉模拟评分法（VAS） 在纸上画一条长线或使用测量尺（长为 10cm），一端代表无痛，另一端代表剧痛。让患者在纸上或尺上最能反映自己疼痛程度的位置画"×"。评估者根据患者画"×"的位置估计患者的疼痛程度。疼痛的评估不但在患者静息时进行，对使用镇痛药物的患者还应在运动时进行评估，只有运动时疼痛明显减轻，才更有利于患者的功能锻炼和防止并发症。VAS 虽在临床广泛使用，但仍存在缺点。

（1）不能用于精神错乱或服用镇静剂的患者。

（2）适用于视觉和运动功能基本正常的患者。

（3）需要由患者估计、医师或护士测定。

（4）如果照相复制长度出现变化，则比较原件和复制品测量距离时有困难。

4. Wong-Baker 面部表情疼痛量表 该评价量表采用 6 种面部表情从微笑至哭泣表达疼痛程度，最适用于 3 岁及以上人群，没有特定的文化背景和性别要求，易于掌握，尤其适用于急性疼痛者、老年人、小儿、表达能力丧失者、存在语言文化差异者。

5. McGill 疼痛问卷（MPQ） 主要目的在于评价疼痛的性质，它包括一个身体图像指示疼痛的位置，有 78 个用来描述各种疼痛的形容词汇，以强度递增的方式排列，分别为感觉类、情感类、评价类和非特异类。此为一种多因素疼痛调查评分方法，它的设计较为精密，重点观察疼痛性质、特点、强度、伴随状态和疼痛治疗后患者所经历的各种复合因素及其相互关系，主要用于临床研究。疼痛评估首选 NRS，评估内容包括疼痛的病因、特点、性质、加重或缓解因素、疼痛对患者日常生活的影响、镇痛治疗的疗效和不良作用等，评估时还要明确患者是否存在肿瘤急症所致的疼痛，以便立即进行相应治疗。

临床上常将 NRS 与 Wong-Baker 面部表情疼

痛量表整合使用，该方法最为直观、方便。

（五）病理评估

1. 术语和定义

（1）胆囊癌（gallbladder carcinoma）：来源于胆囊黏膜上皮细胞的恶性肿瘤。

（2）上皮内瘤变/异型增生（intraepithelial neoplasia/dysplasia）：属于胆囊癌的癌前病变，2个名词可通用。涉及胆囊上皮内瘤变/异型增生的诊断有3种。

1）无上皮内瘤变（异型增生）：胆囊黏膜炎症、化生及反应性增生等良性病变。

2）不确定上皮内瘤变（异型增生）：不是最终诊断名词，而是在难以确定胆囊黏膜组织和细胞形态改变的性质时使用的一种实用主义的描述。往往用于术中快速病理切片，特别是炎症背景明显的小活检标本，难以区分位于黏膜病变的性质（如反应性或增生性病变）时。对此类病例，可以通过深切、重新取材等方法来明确诊断。

3）上皮内瘤变（异型增生）：以出现不同程度的细胞和结构异型性为特征的胆囊黏膜上皮增生，性质上是肿瘤性增生，但无明确的浸润性生长的证据。病变累及小凹全长，包括表面上皮，这是诊断的重要依据。根据病变程度，将胆囊黏膜上皮内瘤变（异型增生）分为低级别和高级别2级。①低级别上皮内瘤变：黏膜结构改变轻微；腺上皮细胞出现轻中度异型，细胞核变长，但仍有极性，位于腺上皮基底部；可见核分裂。结构呈息肉样病变，也可称为低级别腺瘤。②高级别上皮内瘤变：黏膜腺体结构异型性明显；细胞由柱状变为立方形，细胞核大、核质比增高、核仁明显；核分裂象增多，可见病理性核分裂。特别重要的是细胞核延伸至腺体腔侧面、细胞极性丧失。结构呈息肉样病变，也可称为高级别腺瘤。

2. 病理诊断分型、分级和分期方案

（1）胆囊癌的病理组织学分型：表型可分为5型（表7-4-5）。

表 7-4-5　胆囊癌 WHO 组织学类型（参照 2010 年版消化系统肿瘤 WHO 分类）

组织学类型	ICD-O 编码
腺癌	8140/3
胆管型腺癌	8160/3
胃小凹型腺癌	8211/3
肠型腺癌	8480/3
透明细胞癌	8490/3
黏液腺癌	8480/3
印戒细胞癌	8560/3
筛状癌	8512/3
肝样腺癌	8576/3
胆囊或胆管内乳头状肿瘤伴与其相关性浸润性腺癌	8070/3
黏液性囊性肿瘤伴与其相关性浸润性腺癌	8020/3
腺鳞癌	8560/3
鳞状细胞癌	8070/3
癌肉瘤	8933/3
未分化癌	8020/3

1）未分化癌：约占10%，恶性程度较高，预后差。未分化癌的病理类型可分为间变性、多形性、梭形和肉瘤样四型。

2）腺鳞癌：占3%，病理特点为腺癌组织中含有大量的鳞状细胞。

3）鳞癌：占2%～3%，根据鳞状上皮分化程度可分为腺棘皮癌、腺鳞癌，鳞癌多为浸润型，常侵犯整个胆囊壁，为实体癌。

4）腺癌：最多见，约占87%，腺癌的病理类型可分为硬化性腺癌、乳头状腺癌、管状腺癌、黏液腺癌等。

5）其他罕见类型还包括类癌、肉瘤、癌肉瘤、黑色素瘤、透明细胞癌等。

（2）胆囊癌的病理形态分型：可分为3型。

1）肿块型：约占15%，癌灶呈肿块状向胆囊腔内生长，位于胆囊颈或胆囊管可阻塞胆囊出口，引起胆囊肿大和急性胆囊炎。此型发展到一定程度，可引起局部组织坏死脱落，导致出血和感染，预后相对较好。

2）浸润型：最常见，占 75%～80%，早期多见于胆囊颈部壁内。肿块呈浸润性生长，胆囊壁广泛增厚变硬，胆囊因癌性收缩而萎缩，易侵犯邻近器官，晚期为实体性肿瘤，呈皮革样，切面为灰白色，预后差。

3）胶质型：占 5%～8%，肿瘤组织内含大量黏液而呈胶冻样改变，胆囊壁常有浸润。

（3）组织学分级：依据腺体的分化程度分为高分化、中分化和低分化（高级别、低级别）。

（4）胆囊癌分期（UICC）：推荐 AJCC 和 UICC 联合制定的分期。

（5）分子分型：高通量分子谱研究有助于揭示胆囊癌相关基因突变、染色体变异、转录等改变，为胆囊癌分子分型提供了可能。胆囊癌的发生和发展是多种癌基因和抑癌基因异常改变共同作用的结果。目前已发现的促癌基因有 *Ras*、*c-myc*、*C-RerbB-2* 和 *Bcl-2* 基因，以及某些细胞因子及其受体，抑癌基因有 *p53*、*p16*、*MTSI*、*APP*、*DCC*、*n3*、*Rb* 基因等。其中研究较多的是 *p53* 基因，可用于早期胆囊癌的诊断。检测 *ras* 基因及其产物 P21 蛋白，可提供原发性胆囊癌的分化程度信息，有助于预后的判断。近年有研究表明高的微血管密度及低表达的转移抑制基因 1（MISS1）和胆囊癌的恶性生物学行为有关，MISS1 可能通过影响肿瘤微血管密度抑制胆囊癌的进展。

（6）免疫标志物分析：胆囊癌组织中 PD-L1 和 PD-1 的表达与胆囊癌临床病理特征及免疫治疗相关。

（六）其他评估

血栓栓塞评估：每一例患者入院时应进行静脉血栓栓塞症（VTE）风险评估，特别是 VTE 高风险科室的住院患者。对手术患者建议采用 Caprini 评分量表（表 7-3-11），对非手术患者建议采用 Padua 评分量表（表 7-3-12）。相应的评估方案可以根据各中心的特点及不同的临床情况进行调整。

（七）精确诊断

凡做出胆囊癌诊断的患者，其诊断都应包括以下几种。

1. 定性诊断　采用 CT 或超声引导病变部位活检及病理检查等方法明确病变是否为癌、肿瘤的分化程度及特殊分子表达情况等与胆囊癌自身性质和生物行为学特点密切相关的属性与特征。

2. 分期诊断　胆囊癌的分期诊断主要目的是在制订整合治疗方案之前充分了解疾病的严重程度及特点，以便为选择合理的整合治疗模式提供充分的依据。胆囊癌的严重程度可集中体现在局部浸润深度、淋巴结转移程度及远处转移存在与否 3 个方面，在临床工作中应选择合适的辅助检查方法以期获得更为准确的分期诊断信息。

3. 伴随诊断　不能作为诊断胆囊癌的依据，但是在制订整合诊治策略时，应充分考虑患者是否存在并发症及伴随疾病，伴随诊断会对胆囊癌的整合治疗措施产生影响。

要点小结

◆ 评估要通过 MDT 合作，才可以建立合理的胆囊癌整合诊疗流程，有助于实现最佳、个体化的整合治疗。

◆ 评估包括分期、营养状态、疼痛、病理及血栓栓塞等方面，在此基础上得到精确的诊断。

◆ 无论哪一种评估都要求全面、动态，在整合评估基础上更加关注患者的个体特殊性，以选择最佳的整合治疗策略。

【整合决策】

（一）外科治疗

1. 治疗原则　根治性手术是唯一能使胆囊癌患者获得治愈的方法。胆囊癌外科治疗应建立在全面、系统、科学的术前整合评估基础之上，并由具有丰富临床经验的胆道外医师完成。

2. 胆囊癌手术切除范围　胆囊根治性手术的目的是实现 R0 切除，即切缘阴性。故切除范围主要根据术前对胆囊癌 TNM 分期的评估以术中探查所见整合评定，具体可参见表 7-4-6，力争达到

R0 切除。

表 7-4-6　基于 TNM 分期的胆囊癌根治性
手术方式一览表

胆囊 TNM 分期	根治性手术方式
Tis 期或 T1a 期	单纯胆囊切除术
T1b 期	
13a 组淋巴结活组织检查结果阴性	胆囊癌根治术：胆囊连同肝楔形整块切除（距胆囊床至少 2cm）+ 肝十二指肠韧带（12 组）、肝动脉淋巴结清扫（8 组）
13a 组淋巴结活组织检查结果阳性	胆囊连同肝楔形整块切除（距胆囊床至少 2cm）+ 扩大淋巴结清扫（8 组、9 组、12 组、13 组）
T2 期	
13a 组淋巴结活组织检查结果阴性	胆囊连同肝 S4b+S5 整块切除 + 肝十二指肠韧带、肝动脉淋巴结清扫
13a 组淋巴结活组织检查结果阳性	胆囊连同肝 S4b+S5 整块切除 + 扩大的淋巴结清扫
T3 期	
16 组淋巴结活组织检查结果阳性	不推荐手术，行姑息治疗
侵犯肝 < 2cm，16 组淋巴结活组织检查结果阴性	胆囊连同肝 S4b+S5 整块切除 + 扩大的淋巴结清扫
侵犯肝 > 2cm，16 组淋巴结活组织检查结果阴性	胆囊连同右半肝或右三叶肝整块切除 + 扩大的淋巴结清扫
侵犯肝脏相邻器官	胆囊连同右半肝或右三叶肝整块切除 + 扩大淋巴结清扫 + 联合受累脏器切除
T4 期	
16 组淋巴结活组织检查结果阳性	不推荐手术，行姑息治疗
16 组淋巴结活组织检查结果阴性	联合受累血管切除重建和（或）肝外脏器切除的扩大胆囊癌根治术

（1）肝切除范围：主要根据肿瘤的 TNM 分期及肿瘤的位置确定。主要包括肝楔形切除、肝 IVb 段 + V 段切除、右半肝切除及右三叶切除。

根据临床分期判断和决定切除范围。

1）对于 Tis 和 T1a 期胆囊癌，肿瘤局限在黏膜固有层以内，此期胆囊癌仅需行单纯胆囊切除术，不需联合肝切除。

2）T1b 期胆囊癌，肿瘤侵犯胆囊肌层，需行距胆囊床 2cm 以上的肝楔形切除术。

3）根据最新的 AJCC TNM 分期，胆囊癌 T2 期分为 T2a 期和 T2b 期。T2a 期，即肿瘤侵入胆囊脏腹膜侧肌周结缔组织，尚未侵透浆膜；T2b 期，肿瘤侵入胆囊肝侧肌周结缔组织，尚未侵及肝脏。尽管研究显示两期患者的预后存在差异。但针对 T2 期胆囊癌，仍建议行胆囊切除联合肝脏 IVb 段 + V 段切除以期达到 R0 切除。

4）对于 T3 期胆囊癌，当肿瘤无淋巴结转移（T3N0）且肿瘤侵犯肝床深度小于 2cm 时，行肝脏 IVb 段 + V 段切除即可达到 R0 切除，对于肿瘤侵犯肝组织深度大于 2cm、肿瘤位于胆囊颈部合并肝十二指肠韧带淋巴结转移，需行右半肝切除或右三叶肝切除。

5）T4 期胆囊癌侵犯门脉主干或肝动脉，或侵犯 2 个以上的肝外脏器组织，需行扩大根治术。其中肝切除的范围为右半肝切除或右三叶肝切除。

（2）扩大切除范围

1）联合肝外胆管切除、胆道重建：①肿瘤起源于胆囊颈或胆囊管时易侵犯右肝管、左右肝管汇合部等肝门部胆管区域。此时实施根治性手术，需联合肝门部胆管切除，扩大肝切除范围，如联合右半肝切除或右三叶肝切除，并行胆管空肠 Roux-en-Y 吻合。② T4 期胆囊癌，可根据具体情况行肝外胆管切除、胆道重建。

2）联合脏器切除或血管重建：① T3 期胆囊癌合并邻近 1 个脏器转移时，行联合脏器切除的扩大根治术。②对于 T4 期胆囊癌，尽管 T4N0M0 期及 T4N1M0 期行扩大切除仍可达到 R0 切除。但由于胆囊癌本身恶性程度高，预后差，因此关于扩大切除的意义目前尚存在争议。要整合考虑患者年龄、身体状况、是否合并其他疾病及后续辅助治疗方案等情况下酌情实施。可选择的方式包括联合肝外胆管切除的胆囊癌根治术、肝胰十二指肠切除术、联合右半结肠切除的胆囊癌根治术。③当肿瘤侵犯门静脉右干或左右分叉部时，仅少数患者可通过联合右半肝切除、门静脉受侵段切除重建术获益。

3. 淋巴结清扫范围的选择　根据日本胆道外科协会（JSBS）分期，可将胆囊癌淋巴结分为 3 站，即 N1、N2 和 N3 站。N1 站限于肝十二指肠韧带淋巴结，即 12 组淋巴结。N2 站淋巴结指胰腺后上第 13a 组淋巴结和沿肝总动脉旁第 8 组淋巴结。N3 站淋巴结指腹主动脉旁第 16 组、腹腔干旁第 9 组、肠系膜上动脉旁第 14 组或胰前第 17 组和胰腺后下第 13b 组淋巴结。

淋巴结的清扫范围主要根据肿瘤的 TNM 分期确定。

（1）Tis 或 T1a 期胆囊无须行区域淋巴结清扫。

（2）对于 T1b 期及以上的胆囊癌，淋巴结清扫范围包括 N1 和 N2 站淋巴结。

（3）腹主动脉旁第 16 组淋巴结转移视为远处转移（M1），此时患者已经失去根治的意义，不建议行手术治疗。

4. 意外胆囊癌处理 意外胆囊癌又称隐匿性胆囊癌，是指术前临床诊断为胆囊良性疾病而行胆囊切除术，在术中或术后经病理学检查确诊为胆囊癌。NCCN 指南将意外胆囊癌的处理分成 2 个部分，即术中意外发现的胆囊癌和术后病理学检查报告提示胆囊癌。

（1）术中意外发现的胆囊癌：应行标准的胆囊癌根治术（胆囊切除、肝 IVb 段 + V 段切除、肝门淋巴结清扫等）。若术者经验不足应中止手术，并推荐患者至较大的医学中心接受再次手术。应避免术中活检以防止肿瘤播散。

（2）术后病理提示胆囊癌：主要分以下 3 种情况处理。

1）病理诊断肿瘤 T1a 期，术中胆囊完整切除，无破溃及胆汁溢出，切缘阴性，无须行二次手术。建议定期随访观察。

2）对 T1b 期及以上的肿瘤或胆囊管旁淋巴结阳性的患者，建议首先完善 CT 或 MRI 检查，必要时行腹腔镜探查以明确肿瘤的可切除性。若评估肿瘤可根治性切除，应尽早行胆囊癌根治性切除术。

3）若患者初次手术为腹腔镜手术，为防范初次手术可能导致肿瘤细胞接触 Trocar 窦道发生种植转移，再次手术时应联合窦道切除。

（3）肿瘤位于胆囊管的意外胆囊癌：再次手术治疗范围应进行更多考量。为求肿瘤阴性切缘，多需联合行肝外胆管切除、胆肠吻合术，或实施"胆囊管、胆总管汇合部的 T 形切除、胆管对端吻合术"，术中务必行胆管切缘快速病理检验以确保胆管近端及远端切缘均阴性。

（4）手术时机选择：目前关于术后病理发现的意外胆囊癌再次手术的时机选择问题，尚存在争议。有研究指出初次手术后 4 ～ 8 周为再次手术最佳时机。也有研究认为初次手术后 3 个月为再次手术最佳时机。理由是如果肿瘤本身恶性程度高、进展快，那么 3 个月的观察期可使医师判断有无再次手术的意义，从而避免不能使患者获益的手术。

5. 胆囊癌合并梗阻性黄疸处理 胆囊癌合并梗阻性黄疸的患者往往需要联合肝切除、肝外胆管切除、胆道重建才能达到根治性目的。加之患者长时间黄疸造成的肝损伤、胆管炎、营养不良等，故此类手术并发症多、死亡率高。因此对于胆囊癌合并梗阻性黄疸的患者，应采取"计划性肝切除"理念，术前对患者的生理和心理状态及手术方案要进行详细的整合医学评估。对于胆红素＞200μmol/L 者，术前应采用 PTCD 或内镜鼻胆管引流（ENBD）等进行胆道引流以改善肝功能。

6. 姑息性手术 治疗目的仅限于解除晚期胆囊癌患者的胆道梗阻或消化道梗阻，改善患者的生活质量。对于出现多发肝转移、多个器官转移、肝十二指肠韧带广泛侵犯、血管侵犯、腹膜转移灶或其他远处转移的晚期胆囊癌患者，姑息性减瘤手术不能改善患者预后，相反会增加创伤及转移风险。

7. 腹腔镜手术 关于腹腔镜技术在胆囊癌手术中的应用仍存在争议。有研究显示胆囊癌腹腔镜手术易致胆囊破溃、胆汁外溢及烟囱效应，均可增加肿瘤转移和播散的概率。因此对于术前临床诊断为胆囊癌的患者，不建议采用腹腔镜行胆囊癌根治性切除。腹腔镜手术在胆囊癌中的应用应仅限于：对于术前影像学检查发现胆囊癌已经转移至区域淋巴结，或肿瘤位于胆囊腹膜侧，并且侵透胆囊壁，可先采用腹腔镜探查，评估手术的可行性，避免不必要的开腹手术带来的创伤。

8. 围术期整合处理

（1）抗菌药物使用

1）预防性使用：①胆囊癌手术的切口属 II 类切口，可能污染的细菌为革兰氏阴性杆菌、厌氧菌（如脆弱拟杆菌），推荐选择的抗菌药物种类为第一、二代头孢菌素或头孢曲松 ± 甲硝唑或头霉素类；如果患者对 β- 内酰胺类抗菌药物过敏，可用克林素霉 + 氨基糖苷类，或氨基糖苷类 + 甲硝唑。②应尽量选择单一抗菌药物预防用药，避免不必要的联合使用。③给药方法为静脉滴注；应在皮肤、黏膜切开前 0.5 ～ 1h 或麻醉开始时给药，在输注完毕后开始手术，保证手术部位显露时局部组织中抗菌药物已达到足以杀灭手术过程中沾染细菌的药物浓度。④抗菌药物的有效覆盖时间应包括整个手术过程。如手术时间超过 3h 或超过所用药物半衰期的 2 倍以上，或成人出血量超过 1500ml，术中应追加 1 次。Ⅱ类切口手术的预防用药为 24h，必要时可延长至 48h。过度延长用药时间并不能进一步提高预防效果，且预防用药时间超过 48h，耐药菌感染机会增加。

2）治疗使用：根据病原菌、感染部位、感染严重程度和患者的生理、病理情况及抗菌药物药效学和药动学证据制订抗菌治疗方案，包括抗菌药物的选用品种、剂量、给药频次、给药途径、疗程及联合用药等。一般疗程宜用至体温正常、症状消退后 72 ～ 96h。有局部病灶者需用药至感染灶控制或完全消散。

（2）疼痛的处理：①不推荐在术前给予阿片类药物或非选择性非甾体抗炎药（NSAID），因为不能获益。②术后疼痛是机体受到手术刺激（组织损伤）后出现的生理、心理和行为上的一系列反应，也是临床上最常见和最需紧急处理的急性疼痛。疼痛是机体对创伤或疾病的反应，它保护着机体免受进一步的伤害，同时给机体带来痛苦，影响患者的正常生活。有效的术后疼痛治疗，可减轻患者痛苦，也有利于康复。③推荐采用多模式镇痛方案。④常用镇痛药物：对乙酰氨基酚、非选择性 NSAID、选择性 COX-2 抑制剂（COXIB），可选曲马多、阿片类镇痛药、局部麻醉药。在术后多模式镇痛的方案中，除非禁忌，患者应该持续使用选择性 COX-2 抑制剂或非选择性 NSAID，根据疼痛严重程度适时联合其他药物。⑤由于阿片类药物不良反应较大，包括影响胃肠功能恢复、呼吸抑制、头晕、恶心、呕吐等，应尽量避免或减少阿片类镇痛药物的应用。

（3）术后恶心呕吐的处理：患者术后恶心呕吐（PONV）的发生率占全部住院人数的 20% ～ 30%，主要发生在术后 24 ～ 48h，少数可持续达 3 ～ 5 天。相关危险因素包括女性、术后使用阿片类镇痛药、非吸烟、有 PONV 史或晕动病史，术前有焦虑和胃瘫者发病率高。吸入性麻醉药包括氧化亚氮、阿片类药物、硫喷妥钠、曲马多等会增加 PONV 的发生率。手术时间越长，PONV 的发生率越高。

1）PONV 的预防：①确定患者发生 PONV 的风险，无 PONV 危险因素的患者，不需预防用药。对低、中危患者可选 1 种或 2 种预防。②对于高危患者可用 2 ～ 3 种药物预防。不同作用机制的药物联合防治优于单一药物。③ 5-HT$_3$ 受体抑制剂、地塞米松和氟哌利多或氟哌啶醇是预防 PONV 最有效且不良作用小的药物。④临床防治 PONV 的效果判定金标准是达到 24h 有效和完全无恶心呕吐。

2）PONV 的治疗：①对于患者离开麻醉恢复室后发生持续的恶心呕吐时，应首先进行床旁检查排除药物刺激或机械性因素后再进行止吐治疗。②若患者无预防性用药，第一次出现 PONV，应开始小剂量 5-HT$_3$ 受体抑制剂治疗，通常为预防剂量的 1/4。也可给予地塞米松 2 ～ 4mg、氟哌利多 0.625mg 或异丙嗪 6.25 ～ 12.5mg。③如已预防性用药，则治疗时应换用其他类型药物。如果在三联疗法预防后患者仍发生 PONV，则 6h 内不能重复使用，应换为其他药物；若 6h 发生，可考虑重复给予 5-HT$_3$ 受体抑制剂和氟哌利多或氟哌啶醇，剂量同前。④不推荐重复应用地塞米松。

（4）围术期液体管理：液体治疗是外科患者围术期治疗的重要组成部分，目的在于维持电解质平衡，纠正液体失衡和异常分布等。研究表明，液体治疗能够影响外科患者的预后。对于围术期患者，既应避免由低血容量导致的组织灌注不足和器官功能损害，也应注意容量负荷过多所致的组织水肿。临床上，应针对患者个体化制订实施合理的液体治疗方案并反复评估，根据不同的治疗目的、疾病状态及阶段不断进行调整和修正。

（5）应激性溃疡的预防：应激性溃疡（stress ulcer，SU）是指机体在各类严重创伤、危重疾病或严重心理疾病等应激状态下发生的急性胃肠道黏膜糜烂、溃疡等病变，严重者可并发消化道出血甚至穿孔，可使原有疾病的程度加重及恶化，增加病死率。因而，预防 SU 是救治危重症患者不可忽视的环节。SU 在内镜下可表现为急性胃黏膜病变、急性糜烂性胃炎、急性出血性胃炎、消化道溃疡等。策略及措施如下。

1）积极处理基础疾病和危险因素，消除应激源，如抗感染、抗休克，纠正低蛋白血症、电解质和酸碱平衡紊乱，防治颅内高压，保护心、脑、肾等重要器官功能。对过去有溃疡病史者，在重大手术前可进行胃镜检查，以明确是否合并活动性溃疡。

2）加强胃肠道监护：可插入胃管，定期定时监测胃液 pH，必要时进行 24h 胃内 pH 监测，并定期监测血红蛋白水平及粪便隐血试验。

3）肠内营养：数项观察性临床研究发现，早期肠内营养对于危重症患者不仅具有营养支持作用，持续的食物摄入还有助于维持胃肠黏膜的完整性、增强黏膜屏障功能，可能对 SU 预防有重要作用。当患者病情许可时，应尽快恢复肠内营养。对于重症患者质子泵抑制剂（PPI）优于 H_2 受体拮抗剂，推荐标准剂量 PPI 静脉滴注，每 12 小时 1 次，至少连续 3 天，当患者病情稳定可耐受肠内营养或已进食、临床症状开始好转或转入普通病房后，可改为口服用药或逐渐停药。

4）SU 预防药物应严格把握用药和停药指征：用药应限于有高危因素的危重患者，对无指征患者应避免使用应激性溃疡预防（SUP）药物；一旦危重症患者病情好转或能进食，应及时调整或停药。

（6）围术期气道管理：可以有效减少并发症，缩短住院时间，降低再入院率及死亡风险，改善患者预后，减少医疗费用。

1）围术期气道管理常用治疗药物：包括抗菌药物、糖皮质激素、支气管舒张剂（β_2 受体激动剂和抗胆碱能药物）和黏液溶解剂。

2）对术后呼吸道感染的患者可使用抗菌药物治疗，具体可依据《抗菌药物临床应用指导原则（2015 年版）》。

3）糖皮质激素、支气管舒张剂多联合使用，经雾化吸入，每天 2～3 次，是围术期气道管理

药物治疗的核心用药。

4）围术期常用黏液溶解剂，包括雾化吸入类（如乙酰半胱氨酸溶液）、口服类（如乙酰半胱氨酸片和福多司坦片）、静脉输注类（如盐酸氨溴索溶液），可减少手术时机械损伤造成的肺表面活性物质下降，减少肺不张等肺部并发症的发生。对于呼吸功能较差或合并 COPD 等慢性肺部基础疾病的患者，建议术前预防性应用直至患者恢复出院。需要注意的是，乙酰半胱氨酸溶液为雾化吸入制剂，而盐酸氨溴索为静脉制剂，不能雾化吸入使用。

（二）内科治疗

1. 化学治疗　由于胆囊癌的高度异质性，既往普遍认为胆囊癌对化疗不敏感，导致化疗发展较缓慢。随着胆囊癌基础研究、药物敏感性及耐药研究的不断深入，胆囊癌的辅助治疗得到了较大发展。根据不同分期的治疗对象，目前化疗分为辅助化疗、新辅助化疗和姑息化疗。

（1）辅助化疗：胆囊癌具有较高的复发率和远处转移率，因此有必要进行术后辅助化疗。最新国外指南根据切缘有无癌残留及 N 分期采取不同的辅助治疗。

1）对于切缘阴性（R0）、区域淋巴结阴性或切缘原位癌，建议：①观察；②氟尿嘧啶化疗；③以氟尿嘧啶为基础或以吉西他滨为基础方案的化疗；④参加临床试验。

2）对于切缘阳性（R1）或肉眼残余病灶（R2）或区域淋巴结阳性，建议：①氟尿嘧啶化疗，然后行额外的以氟尿嘧啶为基础或以吉西他滨为基础的方案化疗；②以氟尿嘧啶为基础或以吉西他滨为基础化疗 +/- 氟尿嘧啶化疗；③参加临床试验。

（2）新辅助化疗

1）适应证：对于以下 3 种情况可考虑新辅助化疗。①术后发现的意外胆囊癌，胆囊管淋巴结阳性；②胆囊癌合并黄疸，经术前评估可切除者；③局部进展期胆囊癌［胆囊癌侵犯肝脏和（或）淋巴转移］。

2）新辅助化疗方案：可选择以氟尿嘧啶为基础或吉西他滨为基础的化疗方案。目的是经过化

疗后降期，提高 R0 切除率，同时可以筛选病例，排除肿瘤进展过快的患者，避免无效的探查手术。

（3）姑息化疗：目的为缓解肿瘤导致的临床症状，改善生活质量及延长生存期。适用于失去根治性手术机会的晚期胆囊癌患者，包括多发肝转移灶、肝十二指肠韧带广泛侵犯、血管侵犯、腹膜转移灶或其他远处转移等。根据目前已发表的 III 期临床研究结果，推荐吉西他滨联合顺铂/替吉奥（S-1）作为晚期胆囊癌的一线治疗方案，对于肾功能不全的患者，可选用吉西他滨联合奥沙利铂方案替代顺铂，减少肾毒性。目前晚期胆囊癌二线治疗的循证医学证据较少，建议继续开展相关临床研究以优化晚期胆囊癌二线治疗策略。

2. 靶向治疗　由于胆道肿瘤的解剖部位各异及高度的异质性，肿瘤突变的靶点和频率在肝内胆管细胞癌、肝外胆管癌和胆囊癌有着显著不同，靶向治疗的结果并不令人满意。正在研究的靶向抑制剂包括 EGFR 抑制剂、VEGF 抑制剂、HER2 抑制剂、MEK 抑制剂及 pan-FGFR 抑制剂等。目前生物靶向治疗尚处于起步阶段，还没有成熟的药物可用于临床，真正实现临床应用还需要对胆囊癌的癌变机制进行进一步的探讨，也需要大量、多中心的临床研究。

3. 免疫治疗　对免疫检查点抑制剂在胆囊癌治疗中的作用做了许多探索，目前尚缺少辅助治疗结果的证据。对于晚期胆囊癌的一线治疗，免疫检查点抑制剂与化疗、靶向药物联合治疗仍处于临床试验阶段。根据有限的临床试验数据支持，最新指南推荐对不可切除的胆囊癌进行 MSI 检测，新增加了一个治疗选项，即帕博利珠单抗用于 MSI-H 的肿瘤。

帕博利珠单抗是一种针对 PD-1/PD-L1 通路的单抗，PD-1 是参与免疫逃逸的重要免疫检查点。肿瘤细胞、抗原呈递细胞和间质上表达的 PD-L1 与 T 细胞上的 PD-1 结合，启动 T 细胞衰竭并降低其抗肿瘤活性。目前的临床数据表明，胆道肿瘤靶向检查点的治疗前景令人鼓舞。在 KEYNOTE-028 研究中，4 名患者（17%）达到部分缓解，4 名患者（17%）病情稳定，获得了持久的响应。这些临床数据提示了免疫疗法在胆管癌患者中的潜在作用。目前的数据表明，免疫检查点疗法对于携带 TMB、PD-L1 高表达、dMMR、MSI-H 等胆道肿瘤患者亚组来说是使其潜在获益的治疗手段。

由于晚期胆囊癌治疗难度大，而现阶段免疫治疗证据尚不充分，因此，目前鼓励患者积极参加适合的临床试验。

（三）放射治疗

胆囊癌起病隐匿，转移发生较早，治疗效果整体较差，胆囊癌根治性手术仍是首选方案，但手术切除率较低。所以联合放疗等辅助治疗方案，是改善患者生存质量、延长生存期和延缓复发不可或缺的手段。

放疗的目的分为 3 种：①对晚期患者，单用或联合化疗等手段，尝试延长患者生存期或改善患者症状；②根治术后辅助放疗，尝试延缓复发和延长生存期；③术前新辅助放疗，使肿瘤降期，使根治性手术得以实施，且效果更佳。

1. 适应证　① ECOG 0～2 分，KPS 评分≥60 分，肝功能 Child A 级，部分 Child B 级（梗阻性黄疸患者总胆红素≤80μmol/L），骨髓功能正常。②拟达到以上三种治疗目的。

2. 禁忌证　①全身情况差，营养重度不良；②肝肾功能差，有出血倾向；③重度胃肠炎，或有消化道溃疡出血；④骨髓功能重度抑制。

3. 放疗技术　随着核医学科的逐步进步，放疗技术已经由 2D 转向三维适形放射治疗 CRT，使得治疗更加精准、效果更好、不良反应更小，可使肿瘤区域的放射剂量增加，对周围正常组织的损伤减少，由此发展了 IMRT。SBRT 采用多方向照射，在其焦点区域放射剂量浓聚，也是一个兼顾治疗剂量和降低副损伤的好方法。常用的放疗方式有直线加速器、射波刀、伽马刀、托姆刀等。因胆囊肿瘤多为实性肿块，选择射波刀有耗时短、效果好的特点，尤其适合术前新辅助放疗。如影像学检查提示腹腔淋巴结转移较多，放疗区域较广，亦可选择托姆刀，针对多个目标同时治疗。

放疗前需要精准定位，首选 CT 下模拟定位，有经验的核医学科医师可根据患者 CT 和磁共振图像定位。

4. 实施办法

（1）术后辅助放化疗：局部进展期可手术切除的胆囊管癌术后采取吉西他滨联合卡培他滨的辅助化疗，以及以卡培他滨为基础的同步放化疗，能带来局部控制及生存获益。

1）目前推荐：①对于可手术切除的胆囊癌，若为 R0 切除但 pT3/4 或 N+；② R1/2 术后，推荐进行以 5-FU 或卡培他滨为基础的放化疗。

2）放疗剂量：瘤床及淋巴引流区放疗剂量为 45～50.4Gy，单次 1.8～2.0Gy，R1 切除则瘤床区和切缘再增量至 54～59.4Gy，R2 切除可补量至 66～70Gy，但需考虑正常器官的受量；如果采用 IMRT 技术，可在放疗中给予瘤床同步补量 52.5Gy/25f，R1 切除则剂量可达到 55Gy/25f。

3）放射靶区的确定：术后放疗靶区需包括原发肿瘤瘤床，对肝门区肿瘤尚需包括肝脏切缘、吻合口及区域淋巴结。淋巴结靶区需包括肝门淋巴结、肝十二指肠、腹腔干淋巴结、胰头后淋巴结、肠系膜淋巴结及腹主动脉引流区。

4）放疗开始时间：建议术后同步放化疗可在术后 8 周开始，如果与术后辅助化疗联合，可先行术后辅助化疗 2～4 个周期后行同步放化疗。

5）同步化疗方案：主体推荐为氟尿嘧啶类（5-FU 持续静脉滴注，或卡培他滨），而吉西他滨同步放化疗目前尚未被广泛接受。

（2）术前新辅助放化疗：在局部晚期胆囊癌中的临床使用价值尚有待考量。现有部分研究显示，对可能切除的胆囊癌行术前新辅助放化疗可以达到降期、提高 R0 切除率、延长生存的作用，但尚缺乏高级别循证医学证据。建议对 T3 以上或者 N+ 的局部进展期病灶，考虑行术前放化疗，可能降低分期，提高手术切除率。

1）放疗靶区及剂量：治疗前影像学确定的可视肿瘤（原发及转移淋巴结等），可适当外扩包括高危的淋巴结引流区。术前放疗剂量全量 40～45Gy，单次 1.8～2.0Gy，评估疗效后再决定后续治疗。

2）同步化疗方案：推荐首选以氟尿嘧啶类（5-FU 持续输注或含卡培他滨方案）为主，同样可考虑吉西他滨与放疗同步应用，但要注意防止骨髓抑制。

（3）不可手术切除及转移性胆囊癌的姑息性放疗：对于不能切除的局部晚期胆囊癌，如体能状态良好，无梗阻性黄疸，常规剂量放疗联合同步化疗，相较于单纯化疗或放疗已显示出在缓解症状和延长生存上的优势，因此是目前被广泛接受的姑息性放疗方式。

1）目前推荐：①对于胆囊癌存在广泛淋巴结转移，放疗靶区范围较大者，优先考虑常规剂量放疗联合同步化疗；②对于胆囊癌存在淋巴结转移，但病变较局限者，可考虑 SBRT 治疗，但需严格考量放疗剂量及正常组织的耐受性。

2）放疗靶区及剂量：基于影像学结果，如增强 CT、MRI 等确定治疗靶区。放疗靶区包括原发肿瘤区、转移淋巴结及可适当外扩包括高危区域淋巴结。放射剂量在肿瘤区域及淋巴引流区为 45～50.4Gy，单次 1.8～2.0Gy，依据患者耐受情况，可将肿瘤区域增量至 60Gy 或更高剂量，治疗中需考虑危及器官受量。对于高剂量少分割放疗如 SBRT，推荐仅照射原发肿瘤和转移淋巴结，不建议包括高危淋巴结引流区。目前对 SBRT 尚无统一剂量模式作为标准推荐，可参考的剂量分割为（30～50）Gy/（3～5）f，单次分割剂量与分割次数的确定有赖于靶区与危及器官的距离及危及器官受量。

3）化疗方案：与放疗同步的化疗方案可采用吉西他滨或氟尿嘧啶类（5-FU 持续静脉滴注或卡培他滨），联合化疗方案可采用以吉西他滨或氟尿嘧啶类为基础的方案。

（四）其他治疗

1. 持续腹腔热灌注化疗（CHPPC）　因为胆囊癌尤其是胆囊床对侧浆膜面的肿瘤，一旦突破浆膜，癌细胞就容易脱落，在腹膜、网膜、腹腔脏器上种植，所以 T3 以上胆囊癌都有术后 CHPPC 治疗指征；并且胆囊腹盆腔淋巴结、盆底转移好发，这部分患者行 CHPPC 治疗效果显著，能明显减少恶性腹水的发生。

（1）原理：见腹膜癌及肝外胆管癌相关章节内容。

（2）指征：① KPS 评分 ≥ 70 分；②心肺功能无明显异常；③无凝血功能障碍及血液病史；

④肿瘤 T 分期在 T3 以上，存在腹腔内种植转移风险；⑤有癌性腹水，或者腹盆腔膜粟粒样多发转移；⑥行腹腔镜胆囊切除、术后病理确诊胆囊癌，再开腹行胆囊癌根治术后辅助治疗；⑦凡手术过程中胆囊或肿瘤破裂者。

（3）实施方法：同肝外胆管癌一节。

（4）不良反应：同肝外胆管癌一节。

2. 介入治疗　单纯介入治疗对胆囊癌意义不大，通常用于处理胆囊癌患者的一些并发症，如胆囊癌侵犯肝门部胆管，患者明显黄疸，可行 PTCD 或 ERCP 减黄，用于术前减黄 PTCD 优于 ERCP。对于可能需要长期带管引流（预计＞3 个月）、无法根治性切除者，主张置入胆管支架。如果肿瘤未侵及胆管末端，推荐采用 PTCD 途径，支架通过胆管狭窄段即可，无须置入十二指肠，这样可以减少肠液反流至胆管引起的逆行感染。对于侵犯肝门部或肝外胆管导致梗阻性黄疸者，推荐肝外胆管或肝门部单侧、双侧胆道置入覆膜金属支架。介入同时还可在胆管内置入放疗粒子，行近距离肿瘤放疗。

需要指出的是，部分胆囊癌患者也需要联合半肝、扩大半肝切除，可能需要行门静脉栓塞（PVE），但因为胆囊癌发展速度快，且大范围胆管或肝脏侵犯往往提示较晚期，等待肝脏代偿性增生时间较长，不太推荐，可能行其他治疗效果更佳。

3. 光动力治疗　因光动力治疗肿瘤深度仅 0.8cm，所以在胆管癌中作用明显，而胆囊癌往往较大，治疗无法彻底，不作为特别推荐。但如果是早期胆囊管癌，可以通过 ERCP 在胆囊管汇合处照射。

4. 内镜治疗　本身对胆囊癌治疗意义不大，主要应用在胆道支架置入、放射粒子置入及部分行光动力治疗时。

5. 其他治疗

（1）生物治疗：胆囊癌的生物治疗已经开展很多年，但效果还不明确。

（2）中医中药：中医认为，胆为六腑之一，故胆囊癌病虽在胆囊，但病机与肝、脾、胃关系极为密切。根据疾病的不同阶段，治疗上重在疏肝利胆，健脾和胃，清腑退黄，通利渗湿，扶本祛邪。其与西医治疗互为助益，可改善肿瘤患者的不适症状，增强其免疫力及提高其生活质量。

（3）心理治疗：需要贯彻胆囊癌治疗的始终。胆囊癌作为恶性程度十分高的肿瘤，给患者及其家庭带来了巨大的心理压力，解决不好将直接影响患者对治疗的依从性、治疗效果和战胜疾病的信心。

（五）顶层设计及整合管理

关于胆囊癌的治疗，顶层设计非常重要，关系到决策方向是否正确。尽管目前已形成了一些治疗的基本路径和共识，但具体到个案中仍需加强个性化的顶层设计。

目前的一些看法汇集如下。

（1）根治性手术治疗仍是首选方案，但淋巴结清扫范围及手术切除范围仍存在争议。

（2）由于大部分胆囊癌发现即晚期，切除率不足 30%。对于不能切除的胆囊癌，免疫靶向治疗是首选方案。有条件的可考虑行肿瘤活检，明确病理类型，并行基因检测，寻找合适的靶向药物，并根据 TMB、MSI、PD-L1 表达等情况，选择是否行 PD-1 或 PD-L1 抑制剂治疗。

（3）对于部分患者，尤其是检测未发现明确靶向药物者，可考虑使用乐伐替尼、阿帕替尼等多靶点药物。

（4）如果患者既不能手术，又无免疫靶向治疗条件，可考虑根据检测结果选择化疗药物，如无检测，可常规用铂类＋卡培他滨（或替吉奥）或吉西他滨＋卡培他滨的化疗方案，近年来很多中心使用白蛋白紫杉醇治疗胆囊癌。

胆囊癌作为高度恶性的肿瘤，单一治疗往往效果不理想，即使能够完成根治性手术，总体预后仍不佳，这就需要采用多学科整合治疗策略。根治性手术整合术后辅助放化疗是最常用的办法。随着免疫靶向治疗的广泛开展，如果条件允许，部分患者可以术前就用 PD-1 抑制剂免疫治疗，术后再继续使用 3～4 个疗程，效果如何需要进一步的临床试验验证。无法手术患者可整合胆道支架置入、免疫靶向治疗或者放化疗等多种途径治疗。对于生物治疗、中医中药等治疗，部分晚期患者可以考虑。

要点小结

◆ 胆囊癌的治疗要遵循三级预防策略，对于胆囊结石、胆囊息肉等常见病，择期切除胆囊是最佳方案；早期胆囊癌应尽早手术治疗，切除范围视病情而定。

◆ 免疫治疗、靶向治疗是当前唯一可能完全治愈胆囊癌的手段，并且已有治愈病例出现，可能使胆囊癌的治疗取得质的进展。

◆ 化疗、放疗仍然是重要的辅助治疗手段。

◆ 胆囊癌的治疗必须多学科整合，根据不同的个体采取不同的整合治疗手段。

【康复随访及复发预防】

（一）总体目标

随访/监测的主要目的是发现尚可接受以潜在根治为目的的治疗的转移复发，更早发现肿瘤复发或远处转移，并及时干预处理，以提高患者的总生存率，改善生活质量。随访应按照患者个体化和肿瘤分期的原则，为患者制订个体化、人性化的随访/监测方案。

（二）整合调理

1. 营养治疗　胆囊癌患者，尤其是侵犯肝门部伴有梗阻性黄疸的患者，术后营养不良发生率极高，首先需要正确评定每名肿瘤营养状况。

传统的营养评价法包括人体测量学指标（主要包括 BMI、TSF、MAMC、CC 等）、实验室检查指标（Hb、PA、ALB 等）。胆管癌患者恰恰因梗阻性黄疸等导致肝功能减退致蛋白代谢障碍、腹水等原因，影响其评价效度，不能及时、有效、全面评估营养状况。

近几十年来，综合的营养评估方法发展极快，现阶段应用最广泛的恶性肿瘤营养风险筛查工具为 ESPEN 推荐的 NRS-2002，此量表在预测营养不良风险和营养治疗的有效性方面具有其他工具难以比拟的好处，更是中华医学会肠外肠内营养学分会的 A 级证据推荐。为了客观评价营养治疗

的疗效，需要在治疗过程中不断进行再评价，以便及时调整治疗方案。

处理方案如下：①恶性肿瘤患者一旦明确诊断，即应进行营养风险筛查；② NRS 评分＜3 分者虽然没有营养风险，但应在其住院期间每隔 7 天筛查 1 次；③ NRS 评分≥3 分者具有营养风险，需要根据患者的临床情况，制订基于个体化的营养计划，给予营养干预。

询问病史、人体测量学指标及部分实验室检查相结合，更有助于了解恶性肿瘤患者营养不良发生的原因及严重程度，以对患者进行整合营养评定。营养风险筛查及整合营养评定应与抗肿瘤治疗的疗效评价同时进行，以全面评估抗肿瘤治疗的受益。

2. 心理治疗　心理痛苦是心理（即认知、行为、情感）、社会、精神和（或）躯体上的多重因素决定的不愉快的体验，主要包括抑郁、焦虑、恐慌、社会隔绝及存在性危机等，会影响患者应对肿瘤、躯体症状及治疗的能力。

心理痛苦应在疾病的各个阶段及所有环境下及时识别、监测记录和处理，应根据临床实践指南进行心理痛苦的评估和管理。组建 MDT 组对患者及其家属的心理痛苦进行管理和治疗。对胆囊癌生存者定期进行健康行为的辅导。

3. 健康饮食　胆囊癌主要是消化系统病变，因此饮食调理很重要。下面列举提倡和不提倡的一些饮食方式及手术后实施放化疗时应怎样进食，供大家参考。必要时需要转诊至营养师或营养部门进行个体化辅导。

（1）不提倡的饮食方式

1）忌吸烟和饮酒，烟酒只能使疾病进展更快和严重妨碍康复，戒烟是预防所有癌症最有效的方法。

2）忌食肥腻食物，如肥肉、浓汤、浓油等动物性脂肪、内脏及奶油、坚果类；鱼子、蛋黄也不宜多食用。

3）避免过饱或过饥。

4）忌食辛辣的食品，如胡椒、花椒、尖辣椒、香菜、芥末等。

5）避免腌制、烟熏、炭烤及霉变饮食。

6）不宜盲目忌口，忌口应因人而异、因治

疗办法而异，不能笼统规定什么能吃，什么不能吃。饥饿疗法不能抗癌，营养不足会导致免疫力下降，抗癌能力也将削弱，反而有利于癌细胞的生长。

（2）提倡多采纳的饮食

1）合理选择饮食及烹调方法，宜选用优质蛋白、高维生素饮食，补充膳食纤维、摄入足量的水分。最好采用清炖、蒸煮、煨汤的方法，以减轻消化系统的负担。

2）宜多食用具有抗感染、抗癌作用的食物：荞麦、绿豆、黑豆、油菜、苦瓜、虾、各种蘑菇、酸奶、海带、魔芋、薏米、红薯、花菜等。

3）宜食具有利胆通便作用的食物：牛蒡根、无花果、胡桃、芝麻、金针菜、海参。

4）多摄入富含维生素 A 和维生素 C 的蔬菜和水果、鱼类及海产类食物有助于清胆利湿、溶解结石。

5）发热宜食用黄瓜、冬瓜、苦瓜、莴苣、茄子、百合、苋菜、马齿苋。

6）努力提高食欲。食欲缺乏宜食用杨梅、山药、薏米、萝卜、山楂等。如有需要，可在医师指导下服用醋酸甲羟孕酮片、保和丸、大山楂丸等以改善食欲。

（3）胆道肿瘤手术和化疗放疗后的推荐饮食：胆囊癌患者胆囊切除术后会出现一些消化不良的症状，如嗳气、胆汁反流、腹胀、腹泻等，机体要适应这些变化需要 2～3 个月时间，胆囊切除的患者，早期宜控制脂肪含量，即低脂饮食并少食多餐。2 个月以后，根据对食物的反应，也可适当增加一些脂肪食物，由少到多慢慢适应。肿瘤患者应进食适量的糖类食物如蜂蜜、马铃薯等，以补充人体足够的热量；宜多饮牛奶，可减少胆汁酸的形成，还应多食用含维生素丰富的食物，如新鲜蔬菜、水果、芝麻油、豆类及动物内脏等。维生素 A 和维生素 C 能阻止细胞恶变和防止扩散；维生素 B 能增强患者食欲；维生素 E 能促进正常细胞分裂，延缓细胞衰老。

4. 生活管理　根据治疗后遗症（如胆肠吻合口狭窄、反流性胆管炎等）按需调整。采取健康的生活方式，适当参与体力活动，每日进行至少 30min 的中等强度的活动，始终保持一个健康的

体质。

（三）严密随访

目前国内外对患者术后的随访标准尚无统一规定，较权威的最新 NCCN 指南认为随访策略如下。

（1）行胆囊癌切除术的患者在术后 2 年内应每 6 个月进行 1 次影像学检查，术后 2～5 年每年至少复查 1 次；如疾病进展，应考虑重新评估。

（2）随访复查内容主要为腹部彩色多普勒超声检查、CT、MRI 等影像学检查及 CEA、CA19-9 等肿瘤标志物及肝肾功能等。若疾病复发或进展，则要重新评估。

因胆囊癌恶性程度高，中华医学会外科学分会胆道外科学组的《胆囊癌诊断和治疗指南（2015版）》推荐手术切除的患者半年内应每个月复查 1 次，半年后每 3 个月复查 1 次。《CSCO 胆道系统肿瘤诊断治疗专家共识（2019 年版）》则认为一般根据疾病的不同阶段具体安排。

随访内容一般包括以下几方面。

（1）所有患者都要定期做临床检查和血液检测，包括血常规、生化、肿瘤标志物（CEA、CA19-9）及胸腹盆腔 CT 或胸部 CT、腹部 MR 扫描。

（2）根治性术后的患者，2 年以内每 3 个月随访 1 次；2～5 年每 6 个月随访 1 次；5 年后随访时间可以延长至 1 年 1 次。

（3）对术前 CEA 和（或）CA19-9 水平升高的患者，若实验室检查发现二者或单一指标升高，可以随时安排临床检查，包括血液检测，如血常规、生化、肿瘤标志物（CEA、CA19-9 等）及胸腹盆腔 CT 或胸部 CT、腹部 MR 扫描。

（4）晚期患者在接受全身或局部治疗期间，按评价疗效要求或根据并发症，8～12 周随访 1次。CA19-9 和（或）CEA 可用于病情监测。目前各指南均未将 PET/CT 检查列为常规随访 / 监测手段。

（四）常见问题处理

定期的随访复查能够及时发现复发转移病灶，从而进行针对性的早期干预和处理，以提高治疗效果。对于复发转移，需要及时按晚期肿瘤治疗

原则积极处理。

1.**药物治疗的毒性反应** 是不可避免的，每个人反应又不完全相同，主要是由患者个体差异、化疗方案不同造成的。通过一些手段积极处理，大部分的化疗反应可以控制和减轻，绝大多数肿瘤内科医师均已熟练掌握了预防和处理化疗不良反应的技术。如化疗期间出现恶心、呕吐、食欲下降等胃肠道反应，就要少量多餐，饮食宜清淡、易消化，避免辛辣刺激、油腻食物，同时营养要充足，合理膳食搭配，要确保蛋白质、维生素、能量的摄入。又如化疗期间出现白细胞减少、血小板减少、贫血等血液学毒性，临床上已经有成熟的升白细胞、升血小板、补血等治疗措施，就要定期复查血常规，及时处理。

2.**其他症状处理**

（1）便秘：出现便秘时，需评估便秘原因及严重程度，排除梗阻、粪便堵塞、治疗及其他引起的便秘。排除其他原因后，可给予缓泻剂、胃肠动力药物、灌肠等治疗。积极给予预防治疗，如多喝水、适当运动、预防性用药等。

（2）睡眠/觉醒障碍：评估睡眠/觉醒障碍的类型及严重程度，患者对死亡/疾病的恐惧和焦虑，以及治疗相关影响因素。提供睡眠卫生教育；提供认知行为疗法治疗。对于难治性的睡眠/觉醒障碍，应在专业人员的指导下给予药物治疗。

（五）积极预防

三级预防指的是采取积极措施改善患者生活质量，促进患者康复。肿瘤康复的最终目标，严格来讲应是肿瘤的完全缓解，心理、生理和体能完全恢复，并能胜任各项工作。然而由于肿瘤的特殊性，完全达到此目标具有一定难度。在目前条件下，从实际出发，针对肿瘤所致的原发性或继发性功能损伤，通过综合措施和技术，尽可能地使其逐步恢复，从而提高癌症患者及生存者的生活质量，帮助其回归社会显得非常重要。

总体来讲，尽管采取了许多方法，但胆囊癌术后长期生存率依然很低，故对胆囊癌重在预防。尤其对于有症状的胆囊结石患者，特别是符合下列条件的胆囊结石应积极行胆囊切除术，预防胆囊癌的发生。

（1）直径＞3cm 的胆囊结石。

（2）合并胆囊壁不均匀钙化、点状钙化或者多个细小钙化的胆囊炎及瓷性胆囊。

（3）胆囊息肉直径＞10mm。

（4）胆囊息肉直径＜10mm 合并胆囊结石、胆囊炎。

（5）单发或无蒂息肉且迅速增大者（增长速度＞3mm/6 个月）。

（6）合并胆囊结石、胆囊炎的胆囊腺肌症。

（7）胰胆管汇合异常合并胆囊占位性病变。

（8）胆囊结石合并糖尿病。

随着对胆囊癌生物学特性的认知不断深入，开始重视胆囊癌的基础和临床研究越来越多。从胆囊癌目前研究的现状来看，将来要在胆囊癌的预防上付出更多努力。特别是早期及时治疗胆囊的良性病变，减少胆囊癌的发生率。要普及胆囊癌重在预防的认识。同时结合当今先进的分子研究技术，对胆囊癌的遗传学和表观遗传学层面进行深入研究，探索胆囊癌的发病机制，寻找早期诊断标志物和靶向治疗策略。紧跟前沿，积极寻找和筛选免疫治疗新抗原。在胆囊癌的个体化整合诊疗上探索更多方法，以期改善胆囊癌的总体治疗效果。

要点小结

◆ 胆囊癌术后复发率高，重视定期规范的随访是预防复发的重要手段。

◆ 胆囊癌的随访以血清学和影像为主，同时还可以开发动态 ctDNA 检测的手段，预测肿瘤复发转移。

◆ 加强对患者抗肿瘤治疗期间各类不良作用的处理，促进患者的耐受能力，提高抗肿瘤治疗效果。

◆ 重视患者心理康复的锻炼，提高生活质量。

（姜小清　王敬晗　邱智泉　敖建阳
李之帅　吴　越　李　炜　马文聪
陈　勇　杨晓军　戈佳云）

【典型案例】

胆囊癌伴肝和腹腔淋巴结转移整合性诊疗 1 例

（一）病例情况介绍

1.基本情况　患者，女性，72 岁。主因"体检时发现肝内多发占位"入院。外院增强 MRI 提示：胆囊癌伴肝内转移，肝门部胆管侵犯，腹腔区域淋巴结转移（图 7-4-1）。

2.入院查体　一般情况可，精神可，营养中等。皮肤巩膜无黄染。腹部平坦，未触及明显包块，肝下缘未触及。墨菲征阴性。全腹无明显压痛反跳痛。右上腹肝区有轻度叩击痛。肠鸣音正常，2～3 次 / 分。

3.辅助检查

（1）院内肝脏增强 CT 显示胆囊癌伴肝脏侵犯，伴有右侧门静脉侵犯（图 7-4-2），常规手术无法根治性切除。

（2）肝穿刺活检提示腺癌。胆囊癌侵犯肝脏诊断明确。

4.入院诊断　胆囊癌伴肝脏转移，腹腔淋巴结转移。

（二）整合性诊治过程

1.第一次 MDT 讨论

（1）MDT 团队成员：外科、放疗科、介入科、肿瘤内科。

（2）目的：诊断及评估讨论。

外科专家意见：此病例为晚期胆囊癌，伴有肝脏转移和门静脉侵犯，已无手术根治机会。目前只能考虑放化疗和免疫治疗等手段。

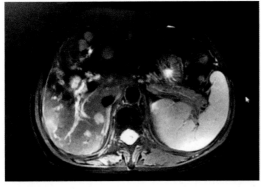
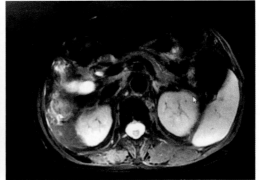

图 7-4-1　治疗前患者 MRI 表现

提示胆囊癌伴肝内多发占位

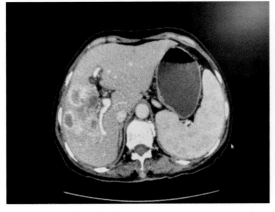
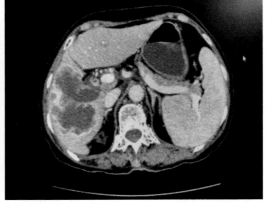

图 7-4-2　治疗前肝脏增强 CT 表现

提示胆囊癌伴肝脏侵犯和腹腔淋巴结转移可能

放疗科专家意见：此病例无手术机会，目前病灶主要集中在胆囊床肝组织附近。可考虑放疗控制肿瘤进展。放疗方式可考虑射波刀。

肿瘤内科专家意见：建议保守化疗联合靶向或者免疫治疗。

结论：结合患者意见，决定先行射波刀放疗和 PD-1 抑制剂治疗。根据疗效决定进一步治疗方案。

（3）关于治疗方案的讨论意见

1）射波刀方案：由放疗科制订个体化具体方法和疗程。

2）免疫治疗方案：采用纳武利尤单抗（O 药）2mg/kg，140mg/ 次，每 2 周 1 次。

患者后续处理：与患者沟通后按计划完成射波刀放疗和 3 次治疗后，复查肝脏增强 CT 评估

疗效，提示胆囊病灶及肝脏侵犯处较前明显缩小（图 7-4-3）。

2. 第二次 MDT 讨论

（1）MDT 团队成员：外科、放疗科、介入科、肿瘤内科。

（2）目的：评估是否可以进行手术。

讨论意见：在重新评估胆囊肿瘤后，认为已经具备了手术根治机会。考虑做胆囊癌切除手术。术后继续维持免疫治疗。

患者后续处理：经患者同意并交换意见后遂行胆囊癌根治术（右半肝 + 左内叶下段切除 + 区域淋巴结清扫术）。术后病理结果示胆囊腺癌，低分化，可见神经及邻近的肝脏侵犯。肝十二指肠韧带区域淋巴结见 2 枚淋巴结转移（图 7-4-4）。

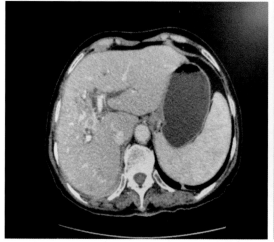 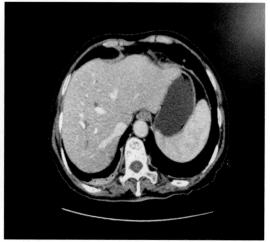

图 7-4-3　经射波刀放疗和 3 次 PD-1 抑制剂治疗后肝脏增强 CT 表现

提示肿瘤原发灶和肝脏病灶均显著缩小

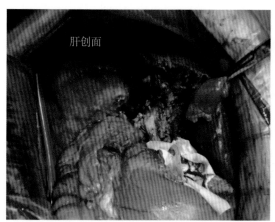 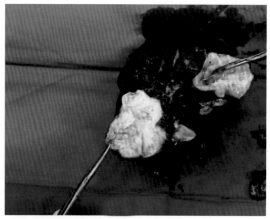

图 7-4-4　胆囊癌根治术时的肝创面及切下来的肿瘤组织

术后诊断明确 TNM 分期：Ⅲ b 期（T3N1M0）。

　　术后患者继续维持原免疫治疗方案，使用 1 年后停药。截至 2020 年 1 月，已对该患者术后

持续追踪随访 22 个月，患者定期复查，肝脏增强 CT 未见肿瘤复发迹象（图 7-4-5）。

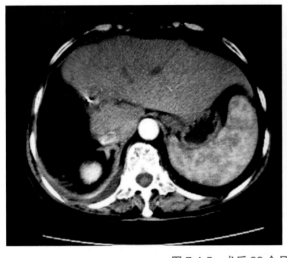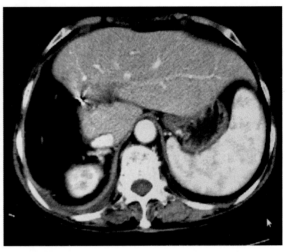

图 7-4-5　术后 22 个月复查肝脏增强 CT 表现

未见肿瘤复发迹象

（三）案例处理体会

　　（1）胆囊癌发现后能直接采用根治性手术切除的机会临床上很少，大多数已届晚期，失去了手术根治机会。根据目前新技术的发展，没有立刻手术机会并不等于放弃治疗，可以结合各种先进的治疗理念和手段考虑合适的整合性治疗，为本无手术机会的患者创造手术机会。本案例遵照这一理念和治疗路径，实践证明确实有效，为患者争取到了根治性手术减瘤的机会，说明结合患者具体情况精准诊断、制订个体化方案、实施整合治理是一条适合的治疗新路。

　　（2）本例的整合治理利用了 MDT 团队讨论这一形式并进行了有效组织，深入整合外科、放疗科及肿瘤内科等多学科的经验和知识，制订术前术后整合治疗方案，从多方面保障了方案的实施到位，从而实现了疗效的最大化。这说明 MDT 团队整合讨论起到了桥梁作用，整合医学思维对处理全身性疾病、临床复杂性问题，特别是晚期转移性肿瘤这类疾病，能调动和整合多科室多种先进技术，使组织更加规范、辐射范围更广、作用发挥最大，无疑是今后医学发展的方向，急需

全面创新发展。

（王敬晗　姜小清）

参考文献

CSCO 胆道肿瘤专家委员会，2019. CSCO 胆道系统肿瘤诊断治疗专家共识（2019 年版）. 临床肿瘤学杂志，24（9）：828-838.

CSCO 肿瘤营养治疗专家委员会，2012. 恶性肿瘤患者的营养治疗专家共识. 临床肿瘤学杂志，17（1）：59-73.

邓平，2018. 内镜光动力微创技术治疗胆管癌的临床效果. 中国当代医药，25（23）：112-114.

冯世杰，万百顺，贺涛，等，2018. 胆囊癌根治术后辅助放射治疗对患者预后的影响. 胃肠病学和肝病学杂志，27（6）：703-705.

高道键，胡冰，2017. 内镜下射频消融术治疗恶性胆道狭窄研究进展. 中国实用外科杂志，37（8）：925-928.

姜海涛，曹景玉，2015. 光动力疗法在胆管癌治疗中的研究进展. 中国普外基础与临床杂志，22（5）：633-636.

于建全，2017. 持续腹腔热灌注化疗治疗胆道恶性肿瘤的临床疗效研究. 上海：第二军医大学.

张亦弛，王许安，刘颖斌，2017. 放射治疗在胆囊癌综合治疗中的应用进展. 肝胆胰外科杂志，29（5）：430-432.

Aune D，Vatten LJ，Boffetta P，2016. Tobacco smoking and the risk of gallbladder disease. Eur J Epidemiol，31（7）：643-653.

Dolscheid-Pommerich RC，Manekeller S，Walgenbach-Brunagel G，et al，2017. Clinical Performance of CEA，CA19-9，CA15-3，CA125 and AFP in Gastrointestinal Cancer Using LOCI-based Assays. Anticancer Res，37（1）：353-359.

Henley SJ，Weir HK，Jim MA，et al，2015. Gallbladder Cancer Incidence and Mortality，United States 1999-2011. Cancer Epidemiol Biomarkers Prev，24（9）：1319-1326.

Hickman L，Contreras C，2019. Gallbladder cancer：Diagnosis，surgical management，and adjuvant therapies. Surg Clin North Am，99（2）：337-355.

Jang JY，Kim SW，Lee SE，et al，2009. Differential diagnostic and staging accuracies of high resolution ultrasonography，endoscopic ultrasonography，and multidetector computed tomography for gall-bladder polypoid lesions and gallbladder cancer. Ann Surg，250（6）：943-949.

Kim B J，Hyung J，Yoo C，et al，2017. Prognostic factors in patients with advanced biliary tract cancer treated with first-line gemcitabine plus cisplatin：retrospective analysis of 740 patients. Cancer Chemother Pharmacol，80（1）：209-215.

Kim SJ，Lee JM，Lee ES，et al，2015. Preoperative staging of gallbladder carcinoma using biliary MR imaging. J Magn Reson Imaging，41（2）：314-321.

Kim SJ，Lee JM，Lee JY，et al，2008. Accuracy of preoperative T-staging of gallbladder carcinoma using MDCT. AJR Am J Roentgenol，190（1）：74-80.

Kondrup J，Rasmussen HH，Hamberg O，et al，2003. Nutritional risk screening（NRS 2002）：a new method based on an analysis of controlled clinical trials. Clin Nutr，22（3）：321-336.

Lochs H，Pichard C，Allison SP，2006. Evidence supports nutritional support. Clin Nutr，25（2）：177-179.

Marrelli D，Caruso S，Pedrazzani C，et al，2009. CA19-9 serum levels in obstructive jaundice：clinical value in benign and malignant conditions. Am J Surg，198（3）：333-339.

Milne R，Vessey M，1991. The association of oral contraception with kidney cancer，colon cancer，gallbladder cancer（including extrahepatic bile duct cancer）and pituitary tumours. Contraception，43（6）：667-693.

Miyazaki M，Ohtsuka M，Miyakawa S，et al，2015. Classification of biliary tract cancers established by the Japanese Society of Hepato-Biliary-Pancreatic Surgery：3（rd）English edition. J Hepatobiliary Pancreat Sci，22（3）：181-196.

Nevin JE，Moran TJ，Kay S，et al，1976. Carcinoma of the gallbladder：staging，treatment，and prognosis. Cancer，37（1）：141-148.

Ottery FD，1994 Rethinking nutritional support of the cancer patient：the new field of nutritional oncology. Semin Oncol，21（6）：770-778.

Ramos-Font C，Gomez-Rio M，Rodriguez-Fernandez A，et al，2014. Ability of FDG-PET/CT in the detection of gallbladder cancer. J Surg Oncol，109（3）：218-224.

Rawla P，Sunkara T，Thandra KC，et al，2019. Epidemiology of gallbladder cancer. Clin Exp Hepatol，5（2）：93-102.

Siegel RL，Miller KD，Jemal A，2020. Cancer statistics，2020. CA Cancer J Clin，70（1）：7-30.

Solano JP，Gomes B，Higginson IJ，2006. A comparison of symptom prevalence in far advanced cancer，AIDS，heart disease，chronic obstructive pulmonary disease and renal disease. J Pain Symptom Manage，31（1）：58-69.

Valle J，Wasan H，Palmer DH，et al，2010. Cisplatin plus gemcitabine versus gemcitabine for biliary tract cancer. N Engl J Med，362（14）：1273-1281.

第五节　肝胆胰肿瘤临床诊疗中整合医学的思考

肝、胆、胰这三个器官在人体解剖和功能上具有复杂性和重要性，发生在这三个器官上的肿瘤发现时多为晚期，且在我国的发病数量多、治疗难度大，长期以来是医学界高度重视的领域。本节就其目前在整合肿瘤学发展中存在的问题和发展前景做一阐述。

一、肝癌整合诊疗的思考

我国肝癌的发生率和死亡率几乎都占世界的一半，在发病背景上与欧美国家有显著不同，因此中国的肝癌具有中国特点，针对肝癌诊疗中的主要问题，从临床诊疗的实际需求出发，应切实立足自身优势，积极开展相关的基础、临床和转化研究，建立原发性肝癌的中国版整合诊疗规范。展望肝癌整合诊疗的未来之路，这里提出一些建议，希望对同行肝癌的整合诊疗有所裨益。

（一）病因预防

我国人口众多，又是乙肝、丙肝发生率很高的大国，乙肝、丙肝是引发肝癌的最主要原因。经过几代人前赴后继的努力，已在我国大力推广了抗乙肝疫苗的使用，在所有新生儿和高危人群中均推荐使用了抗乙肝疫苗，积极对慢性肝炎患者施行抗病毒治疗，维持对慢性乙肝病毒的抑制和对丙肝的持续病毒应答，结果快速降低了乙肝、丙肝病毒的感染人数，阻止了慢性肝炎进展为肝硬化和肝癌的进程，有效遏制了引发肝癌的最主要的临床危险因素，减少了肝癌发生的风险。这是全球有目共睹的整合治理成果。

随着乙肝疫苗的接种及抗病毒治疗的普及，病毒相关性肝癌的发病率正逐渐减少。然而，非病毒相关的肝癌却呈现逐年增加的趋势，如慢性酒精滥用、肥胖和与不良生活方式有关的代谢综合征的增加等也逐步进入了诱发肝癌的高风险因素行列，值得引起高度重视。因此，未来应该加强与个人自律相关的肝癌危险因素宣传和改变不良生活方式的引导，利用我国互联网和大数据技术的优势，将其列入国民素质教育的建设和监测流程，政府卫生政策和研究机构在这方面应给予充分重视。

（二）早诊早治

近年来，新的检查仪器和设备的运用日新月异，如超声造影和普美显增强磁共振等，尽管还没有完全普及，但都在临床得到了应用。遗憾的是，我国肝癌的早期诊断率仍然比较低，多数肝癌患者出现症状就诊时已届中晚期。国家经济发展不充分、不平衡的问题在很长时间内仍是制约我国前进的主要障碍，具体到医疗领域，各地区和各级医院诊断水平的参差不齐短时间内不会马上消除，发达地区和欠发达地区的诊疗水平仍存在较大差距，漏诊误诊现象也不少见。因此应该集中有限医疗资源实施精准预防，主要针对高危人群，如对有乙肝背景和肝炎肝癌家族史的高危患者，每半年进行一次体检筛选，可以明显提高肝癌的早期诊断率，做到早期发现、早期治疗。

要切实贯彻好分级诊疗制度。基层医院一旦发现可疑的肝癌患者，要通过分级诊疗制度，及时将患者转诊到上级医院以明确诊断，及早进行规范化处理。对难以明确诊断的肝占位患者，临床医师有必要和影像科医师一起阅片，甚至建立共同阅片制度，还可以利用远程医疗的方式请教专家，尽可能获得比较一致的诊断，提高诊断率。

对肝癌肿瘤标志物的使用应尽可能普及化、经常化。经典标志物甲胎蛋白（AFP）已在临床应用多年，新型标志物如甲胎蛋白异质体 3（AFP-L3）、异常凝血酶原（DCP/PIVKA-Ⅱ）、高尔基体蛋白 73（GP73）、磷脂酰基醇蛋白聚糖 3（GPC-3）正被广泛接受。近年，以循环微小核糖核酸（miRNA）、循环肿瘤细胞（CTC）、循环肿瘤 DNA（ctDNA）为代表的液体活检技术在肝癌早期诊断中有了飞速发展，临床应用前景广阔。随着基因组学、蛋白质组学及代谢组学等高通量技术的进步，各种潜在的肝癌标志物层出不穷，但哪个最好、最灵敏、最经济实惠还远没有最后的准确答案，基层科室普及率也不高，从实验研究到临床转化之间仍需大量的后续验证，希望基础研究和临床实践相向而行，同心努力，密切配合，使提高诊断可靠性和准确性的那些标志物与早诊技术的优化整合早日问世，以协助早诊早治和规范化治疗。

（三）中国分期和中国规范

国际上公认的经典分期为 BCLC 分期，其将肝癌分为极早期、早期、中期、晚期和终末期 5 个阶段，但该分期主要从生物学行为出发，能够手术治疗的患者仅仅局限在早期，而我国的大多数患者就诊时疾病已届中晚期，如果完全按照这个标准，大多数患者就失去了根治性手术切除机会。因此，我国学者根据自己的临床实践和循证依据，已经建立了中国分期（CNLC），最新版的《原发性肝癌诊疗规范（2019 年版）》中，手术切除的患者不仅局限在早期，部分中晚期如Ⅱb期和Ⅲa期患者，通过术前靶向治疗、手术和术后辅助治疗，明显延长了生存时间，这是不同于欧美诊疗规范的地方。在肿瘤精准个体化治疗的时代，为患者制订合适的整合治疗方案，其前提是先进行合理的分期，中国分期和中国肝癌诊疗指南是对国际肝癌研究的贡献，希望结合我国国情的中国分期和中国规范有越来越多的人关心和参与，对其不断补充、更新、发展，使其成为指导我国肝癌治疗的实用性指南。

（四）多学科整合诊疗

肝癌和其他恶性肿瘤一样，是一种全身性疾病，必须进行整合治疗才能实现疗效最大化，让患者多获益。一定要改变思维定式，树立起整合医学的理念，诊治中既要看到具体的脏器、血管、组织的病变，更要看到整体、精神、免疫的改变，甚至分子层面上出现的个体化变异；既要不断学习用好点、面上的新知识新技术，也要注意全身状态的调理整治；既要在全局上合理整合医疗资源，也要注意想办法补短板，利用好自身优势。目前看来实现这一切，最好也是最容易见效的就是正在进行的 MDT 工作模式。把这一工作模式的优化、固化、规范化提上工作日程，迅速提高多学科整合的水平，是达到上述目标、实现个体化整合治疗、提高肝癌生存率的重要途径。

应该看到，肿瘤的根治，并不是通过外科医师一把刀或者内科医师的各类药就能完全实现的。现行状态下，不同医院和医院内部不同科室都存在竞争，有些医师处于私心，还未建立起规范整合治疗的理念，现状是普遍存在这个问题。例如，一名适合手术的患者，首诊去了内科或介入科，有可能直接进行了介入或局部射频治疗；而一些不适合手术切除患者到了外科，却被扩大入适应证（超适应证）进行了手术切除。这些现象有望通过 MDT 团队合作和强化整合医学的思维和理念得到很好解决。

肝癌治疗目前已进入多种治疗并举的多元化"战国"时代，对于不同的肝癌患者，采取哪些措施是最合适的个体化整合治疗策略，可以通过 MDT 来打破以往肝癌治疗专科化的壁垒，实现患者临床获益的最大化。因此，实现多学科合作，积极规范推行多学科整合诊疗，是进一步改善肝癌治疗效果的有效途径。

（五）外科治疗

不可否认，当前手术切除是提高肝癌生存最主要的手段，但术后复发转移是影响患者生存的最主要原因。肝脏外科的精准治疗除了包括术前精准评估与预测、指导手术方式选择，术中精湛的肝切除手术技巧外，合理使用三维可视化与ICG荧光染色、腹腔镜与机器人等新技术及恰当的术后辅助治疗也是不可或缺的。随着外科技术的发展，肝脏外科向"微创"和"巨创"两端发展，肝脏切除基本做到无手术禁区，腹腔镜肝切除适应证也在逐渐扩大，但单纯为了技术而手术，忽略了肿瘤本身的根治性却是不可取的。

"米兰标准"为国际公认的肝癌肝移植适应证，国内相继出现了"上海复旦标准""杭州标准"等，这些标准在"米兰标准"的基础上，适度扩大了肝癌肝移植的适应证范围，实践证明部分患者治疗后获得了满意的效果，但即使如此，在选择适应证方面仍需要谨慎，对远期疗效尚需继续评估。

还要充分认识的是，至今肝切除术仍是肝癌最重要的治愈性手段，但我国肝癌中晚期患者居多，限制了手术治疗比例，加之肝切除术后复发率高，因此，肝癌治疗的重点研究方向应是在提高手术切除率的基础上开展以降低复发率为目的的新辅助治疗和辅助治疗策略的研究，这也是目前研究的热点课题。

肝癌生物学特征是影响术后复发转移的决定性因素，加强对复发转移机制的深入研究和理解，对于开发新的抗复发转移方案至关重要。现有数据提示，配合手术，新的靶向、免疫治疗和中医药可能有效。针对转移复发的患者，应加强多学科整合治疗，根据不同患者的肝脏情况、全身状况及肿瘤情况遴选针对性的整合治疗方案，提倡"消灭与改造并举"，既要争取早期彻底切除，对晚期患者也要兼顾整合治疗，使肝癌降级，创造治愈性手术机会；即便确实不能手术，也要在减轻痛苦的前提下争取有质量的生存。

（六）药物治疗

近年来，以乐伐替尼和抗 PD-1 抗体为代表的分子靶向药物和免疫治疗发展迅速，新药层出不穷，各种单药或者整合用药的临床试验应接不暇，在给患者带来获益的同时，也出现了药物应用的不规范和超指征等问题。这些药物的使用都有清晰的适应证，需要严格随访，便于跟踪观察疗效及安全性，如根据 2 个月观察肿瘤是否缩小，判断是否出现耐药来调节药物剂量，评估毒性作用是否与药物相关，甚至是否需要更换二线或者三线的药物等，都有明确的标准。

在当前的临床实践中，存在用药方便观察少、对使用药物后不良反应的观察缺乏足够的重视等问题，尤其是一些致命的毒性作用，若不及时干预和处理，可能会危及生命，将好事变成坏事。另外，就诊患者的沟通教育和定时随访非常重要，医师交代了就等于患者做了是不负责任的态度；在用药过程中，未定时进行复查可能会使部分治疗无效的患者继续用药，从而造成患者本人及国家医疗资源的浪费。要深入了解肝癌靶向和免疫治疗药物使用的指南和规范。对一些新辅助和辅助治疗目前还缺乏足够的样本和证据，在一些大的专业诊疗机构，通过临床试验或在患者充分知情同意下，可谨慎探索疗效。鼓励中国本土的自主创新和原创性研究，使其尽快落地并得到正确评估。

（七）中西医整合和心理护理

汤钊猷院士提出，肝癌的抗癌之路，要走出一条有中国特点的治疗之路，中西医整合是未来的方向，其中的关键是"西医学习中医"。肝癌是一种全身性疾病，"头痛医头，脚痛医脚"的思维不可取，中医的阴阳五行理论，其实是一种辩证的思维和理论，扶正和驱邪要并举，局部治疗要整合全身调理，这给当前肝癌从事整合治疗的西医工作者很大启示。在肝癌患者的诊疗过程中，往往重视了治疗忽视了护理，重视了院内忽视了院外家庭的养护。肝癌患者的心理护理尤为重要，应帮助患者树立起生活的信心，鼓励患者参与正常人的生活，参加轻松的工作，适量学习，在工作和学习中重新确立自己的生存价值。

（八）医学研究

在肝癌研究方面，基础和临床脱节是严重阻

碍其发展的核心问题。目前大多研究是为发文章而搞研究，为学位毕业而搞研究，大量的论文都存在模式化问题，无法解决临床的实际问题，基础研究缺乏原创性、结构松散、各自为战，基础研究成果难以转化为临床诊疗技术和产品，有成效但效益低的产品得不到规模化生产或推广等都羁绊着整合医学的发展迈进，造成国家大量资金和资源的浪费。

因此，整合医学基础研究和临床研究的发展方向应该既有明确的分工，又要紧密整合，最好减少中间环节，有一竿子到底的团队协同作战战略，如单纯的肿瘤学基础分子机制研究问题，主要应由专职的基础研究人员来完成，但辅助临床转化才能算研究完成；而临床医师的主要工作是在临床实践中发现问题，提出问题，将问题作为基础研究立项的参考。同时研究型医院的医师更要开展临床转化型研究，虚心学习新知识，和搞基础研究人员通力合作，在肝癌的新型分子标志物诊断和新药的干预治疗随机对照研究方面，认真做出自己应有的贡献。两者相辅相成，才能最终使患者受益。

二、胰腺癌整合诊疗的思考

（一）胰腺癌诊治进展

有关胰腺癌的诊治进展是多方面、多层次的，总的指向还是以手术为主的整合性治疗及其灵活有效的应用，以达到延长患者生存期、改善患者生活质量的目的。

1. 胰腺癌的发病危险因素　直到今天，胰腺癌的具体发病机制仍未阐明，但大量的临床及流行病学研究发现，吸烟、肥胖、慢性胰腺炎及糖尿病史是胰腺癌发病的重要独立危险因素。随着人们生活方式和饮食习惯的改变，质子泵抑制剂在生活中的应用越来越广泛，有研究认为，长期服用质子泵抑制剂是胰腺癌发病的独立危险因素，尤其对年轻患者更是如此。

胰腺癌通常被认为是一种老年病，其中位发病年龄在美国和中国分别为 71 岁和 62 岁，但也有约 10% 的患者发病年龄 < 50 岁。既往有研究显示发病年龄不同的胰腺癌患者临床病理学特征及预后有明显差异。所以提出，胰腺癌的发生与人体衰老密切相关，对衰老机制的研究将有助于了解胰腺癌发生、发展过程，从而为胰腺癌的防治提供新的思路。

2. 胰腺癌的诊断手段　相较于其他许多癌种，胰腺癌的进展较快，早期发现和诊断对胰腺癌患者的预后至关重要。尽管 PET/CT 目前已被广泛用于肿瘤的诊断，但其常规的示踪剂 ^{18}F-FDG 对于发现早期胰腺导管腺癌的结果却收效甚微。高级别上皮内瘤变（PanIN-3）被认为是胰腺导管腺癌的原位癌形式，在 PanIN-3 中 DNA 损伤反应呈高度激活状态。近期来自英国牛津大学的 Knight 等应用胰腺癌转基因小鼠模型，通过 SPECT 显像剂 In- 抗 γH2AX-TAT 与 PanIN-3 中 DNA 损伤修复标志物 γH2AX 结合，以协助早期发现胰腺癌，成效可喜。研究结果表明，转基因小鼠模型中 γH2AX 在 PanIN-3 部位的表达量明显高于正常组织，而胰腺导管腺癌组织中则不存在此现象；并且随着小鼠年龄的增长，其对 In- 抗 γH2AX-TAT 的摄取也显著增加，这与组织中 PanIN-3 的增多一致；而 In-IgGTAT 或 ^{18}F-FDG 的摄取则不变。此项研究表明，抗 γH2AX-TAT 成像技术可以无创地检测浸润前 PanIN 组织中 DNA 损伤修复信号，从而有助于胰腺癌的早期诊断和分期。

3. 胰腺癌的手术切除　到目前为止，外科切除依然是治疗胰腺癌最重要的方式，能够手术切除的胰腺癌患者，其预后明显好于不可切除的患者。随着腹腔镜技术的发展和推广，腹腔镜下胰体尾切除术的安全性和可行性已被证实，因此对于可行胰体尾切除的良性或低度恶性肿瘤患者，行腹腔镜下胰体尾切除术已成为首选术式。然而其对肿瘤学预后的长远影响尚需要更多明确的证据，因此，对于胰腺癌是否可首选或接受腹腔镜下胰体尾切除术临床上仍有争议。2018 年末，来自美国 MD Anderson 癌症中心的两项研究结果表明，腹腔镜下根治性子宫切除术与开放手术相比降低了早期宫颈癌患者的无病生存率和总生存率，更为腹腔镜下恶性肿瘤的手术治疗蒙上了一层阴影。既往有多项研究表明，腹腔镜下胰十二指肠切除术是安全可行的，并在缩短住院时间和控制术中出血量方面存在优势。然而 2019 年来自荷兰的一项临床研究结果却显示，接受腹腔镜下胰十二指肠切除术的患者术后并发症及相关死亡事件明显多于开放胰十二指肠切除术的患者。尽管上述研究中多同时包含胰腺良、恶性肿瘤及壶腹部肿瘤，但资料表明，就目前而言，对胰腺癌患者施行腹腔镜下胰十二指肠切除术的安全性和肿瘤学预后仍有不确定性，需要进一步的前瞻性临床试验加以证实。

4. 胰腺癌治疗方法的新认识　现在术前新辅助化疗被证实在胰头癌中与更好的预后相关，然而在胰体尾癌中新辅助化疗的研究资料较少。近期一项多中心回顾性临床研究发现，新辅助化疗可在一定程度上减少胰体尾癌术后并发症和 B/C 级胰瘘的发生率，但是对总生存期并没有显著影响。同时，越来越多的研究表明，对于接受新辅助治疗后的临界可切除胰腺癌患者，只要影像学提示无进展，不管 CA19-9 水平是否下降，均应接受手术探查以评估其可切除性。而对于局部进展期的胰腺癌患者，当 CA19-9 水平下降 > 50%，并且表现出临床改善（如体力状态、疼痛、腹胀及体重和营养状态等方面的改善），也均应考虑接受手术探查以评估其可切除性。由此可见，随着对新辅助化疗价值认识的进一步加深，未来有越来越多的胰腺癌患者将接受新辅助治疗并获得手术 R0 切除的机会。

与手术治疗和化疗相比，放疗在胰腺癌的治疗中显得无足轻重，主要是由于胰腺癌对放疗极不敏感，其耐辐射的具体分子机制尚不清楚。然而，术中放疗（IORT）在临床上已得到较多的关注与应用。对可切除的胰腺癌患者手术切除时行 IORT 可明显降低胰腺癌的局部复发率，延长患者的术后生存期。随着诊疗技术的不断进步及经验的不断积累，IORT 相关并发症有望得到进一步控制，在大样本前瞻性随机对照研究中针对 IORT 的相关问题若进行充分证实后，它在临床中的应用同样会得到进一步的普及，从而推动胰腺癌临床整合治疗的进展。

还有研究报道紫外线激发的合成分子纳米机器通过单向旋转可在活细胞上产生纳米机械作用，以通过在细胞膜上钻孔的方式来杀死肿瘤细胞。

近期通过技术改进研发了新的可以通过波长较长的可见光激发的合成分子纳米机器，并且在基因工程胰腺癌小鼠模型中取得了良好效果；同时消除了继发性紫外线照射引起的损伤。这种通过机械作用杀死癌细胞的治疗方式不会引起细胞出现抗性，有望在将来应用于临床实际中，为胰腺癌的治疗提供一种新的手段。这些都是临床上在时刻关注并希望加以验证的热点。

（二）整合医学在胰腺癌诊治中的重要意义

1. 分科细化带来的问题　现代医学的发展经历了细化和专科化的必然过程，对医学发展起到了巨大的推动作用，许多新技术、新业务才得以蓬勃发展。然而过于专科化和细化也带来了相应的弊端。首先，过于专科化容易导致医师缺乏整体观念，只注重本科室的器官和病变，而不是从整体上认识和诊治患者的疾病。首先，对于胰腺癌而言，仅仅认为胰腺上长了癌，没有从整体出发，把患者看成患了胰腺癌的人。其次，生物 - 心理 - 社会医学模式认为环境、社会、心理等因素在疾病发生、发展及转归中至关重要。单一专科能力有限，无法彻底治好一种疾病，只重视单科或单项技术的治疗，可能会造成患者生存质量，乃至生存时间大打折扣。比如，胰腺癌的治疗常需要消化内科、肝胆外科、肿瘤科、放射科、营养科等学科的通力合作才能使患者获益最大化。再次，多数疾病的发生发展均涉及多个系统器官，不能简单地将某个疾病视为孤立的疾病。胰腺癌不仅仅是一种胰腺肿瘤性病变的结果，可能与全身免疫、循环、激素分泌的异变有关，还能引发全身多系统损害，包括胰腺内外分泌功能紊乱，引起糖尿病、营养不良等内分泌代谢相关疾病；肿瘤梗阻引起黄疸、肝功能损害等肝胆相关疾病；肿瘤转移到相应器官脏器，引起相应脏器的病变或功能改变。然而当前针对胰腺癌，在系统整合治疗处理方面的数据经验还有待挖掘积累。最后，过细的分科导致专科医师对其他专科疾病的检查方法、诊断和治疗知之甚少，乃至陌生。部分胰腺癌患者往往被最先就诊的专科收入相应专科，接受该专科熟知的方案治疗，没有接受整体评估，其实接受的不是最佳的整合治疗方案。实际上，胰腺癌患者的治疗，需要多个相关学科的医师主动携手合作，只有携手合作才能为患者寻找到最佳的整合治疗方案，所以 MDT 是一种值得探讨和推广的工作模式。

2. 整合医学在肿瘤诊治中的实践意义　整合医学就是将医学各领域最先进的知识理论和临床各专科最有效的实践经验分别加以有机整合，根据社会、环境、心理的现实，以患者全身状况为根本，对治疗方案进行取舍、监控和动态调整，使之成为更加合理、更加适合疾病治疗和人体健康的一种新的医学体系。整合医学是医学的发展和进步，是从专科细化向整体整合化发展的新阶段。它要求我们按照生物 - 心理 - 社会医学模式将生物因素、心理因素、社会因素和环境因素加以整合；要求加大临床医学与基础医学之间的联系，将当今生命科学领域最先进的医学发现加以整合，同时还要求加大各临床专科间的携手合作，将各专科最有效的诊治经验和技术加以推广应用，从而全面、系统、科学地认识和诊治疾病。对于胰腺癌诊治，应主要从以下几方面做起。

（1）开设胰腺癌专病门诊和专病病房，组建相关的科室动态化常更新的多学科整合诊治共同体。将其逐步制度化、规范化和有序化，实现诊疗有机整合；实施中做到集中力量，专病施治，提高诊治水平。这样医师接诊胰腺癌患者后，可根据患者病情，整体把握，决定采取何种治疗方案，不会造成患者耗费过多时间和精力在多个相关专科间来回穿梭，节约了宝贵的治疗时间。

（2）积极有效开展院内会诊，将相关科室专家召集到一起，分专题专病切磋交流，集思广益，弥补专科细化导致的缺陷。针对胰腺癌案例各抒己见，依据讨论意见达成共识，为患者制订一个合理的整合治疗方案。在此基础上，通过经验的积累，可以进一步举办多学科学术论坛和经验交流会，编写胰腺癌治疗的整合医学丛书或专著，开设整合医学教程，将整合的知识播散传承下去。

（3）落实专科轮转制度，对准备从事胰腺癌诊治工作的医师，在消化科、肝胆外科、肿瘤科、放射科、介入科、中医科等相关专科要进行轮转培训，在各专科高级医师指导下开展临床医疗工作，使其对胰腺癌的诊治形成整体观念，成为具有整合分析问题和解决问题能力的医师。通过专科轮转培训，各科室医师可以随时打破专科界限，与相关科室医师联手为胰腺癌患者做出最恰当合理的整合治疗方案，而不是将胰腺癌只简单视为胰腺的肿瘤性病变。

（4）加强基础和临床的联系，鼓励患者参加临床试验，为胰腺癌的治疗寻找新思路、新方案、新靶点，促进基础研究成果向临床应用转化，造福更多的胰腺癌患者。

总之，整合是医学发展的必然趋势，通过整合可以促进医学各专科间相互联系、彼此促进、协同发展，产生质的飞跃。因此，整合医学将会为当前胰腺癌治疗提供新的出路。

三、胆道肿瘤整合诊疗的思考

胆道肿瘤是指起源于各级胆管黏膜上皮的肿瘤，包括壶腹癌、胆囊癌、肝外胆管细胞癌和肝内胆管细胞癌。胆道肿瘤的发病率约占所有消化系统恶性肿瘤的 3%。其在不同地区发病率也不相同，其中东亚地区(中国、日本和韩国)是高发地区。常见的发病诱因有胆石症、肝吸虫感染、原发性硬化性胆管炎、原发性胆汁性肝硬化、胆管先天畸形及病毒性肝炎等。除此之外，近年的研究表明，由遗传突变导致的 Lynch 综合征及 *BRCA1* 和 *BRCA2* 基因变异也是胆道肿瘤的易感因素。

胆道肿瘤患者预后相对较差，5 年生存率仅为 5% ～ 15%。手术仍旧是胆道肿瘤患者可能获得根治的主要治疗手段，然而仅有 10% ～ 40% 的胆道肿瘤患者能获得根治性切除。大部分患者发现时已届进展期，失去了根治性手术的机会。对于无法行根治性手术的胆道肿瘤患者，化疗成为治疗的首选。近年来，随着基因测序技术的不断发展，人们对肿瘤的发病机制也有了更深入的理解。研究发现种系突变、体细胞突变和基因变异都参与了胆道肿瘤的起病和进展过程。例如，肝外胆管细胞癌存在 *KRAS*、*TP53*、*ErbB2* 基因变异，肝内胆管细胞癌存在 *IDH1/2*、*FGFR1/2*、*BAP1* 基因变异，胆囊癌存在 *TP53*、*ErbB2*、*EGFR* 基因变异。这些发现将胆道肿瘤的治疗引入新的领域——分子靶向治疗。此外，肿瘤发病相关免疫机制及免疫微环境的研究，也促进了肿瘤免疫治疗的进展。下面将重点讨论胆道肿瘤化疗、分子靶向治疗和免疫治疗的研究进展，为探讨胆道肿瘤患者整合性取舍，设计最合理的整合治疗提供帮助。

（一）化学治疗

胆道肿瘤的治疗，最有效的细胞毒性化疗药物是吉西他滨和铂类药物。对于可切除的胆道肿瘤，术后是否常规进行化疗或放化疗，目前尚缺乏统一的数据支持。最新的 NCCN 指南对于胆囊癌术后患者，建议行化疗或放化疗。Horgan 等进行了一项 Meta 分析，纳入了 6712 例行手术切除的胆道肿瘤病例。研究结果显示，总体上化疗对于延长生存期的效用并不显著。对伴有淋巴结转移和 R1 手术切除的病例，化疗能够显著延长生存期。在另外一项纳入 22 499 例来自西方和亚洲患者（其中 3967 例为行手术切除后病例）的 Meta 分析结果显示，与单独行手术相比，手术联合任何辅助化疗都能够使患者的总体生存期延长 4.3 个月。

对于不能行手术的晚期或伴随转移的胆道肿瘤患者，一项包含 410 例患者的Ⅲ期临床试验结果表明，相比于单用吉西他滨化疗，顺铂联合吉西他滨能延长患者的总体生存期（11.7 个月 vs. 8.1 个月；$P < 0.01$）。日本的一项Ⅱ期随机对照研究也证实了这一结论。目前吉西他滨 / 顺铂被作为晚期胆道肿瘤的一线化疗方案。关于胆道肿瘤的化疗药物选择，也有一些研究表明 5-FU 能使晚期胆道肿瘤患者生存获益。

综上所述，根据目前的研究结果及证据，对于胆道肿瘤伴淋巴结转移、R1 手术切除的胆道肿瘤及不能行手术切除的胆道肿瘤患者，建议化疗。化疗方案首选吉西他滨和或铂类药物。目前关于胆道肿瘤的二线化疗方案证据尚不充分，需进一步研究。

（二）靶向治疗

1.KRAS-BRAF-MEK-ERK 信号通路　该信号通路异常在胆道肿瘤的发生、发展中起重要作用。在胆道肿瘤中 KRAS 基因是一个常见的突变

位点。研究显示该基因在患者中获得性突变的频率为 9%～40%，并且随着肿瘤解剖部位的不同，以及患者所属地域差异，其突变频率也不尽相同。其中在胆囊癌中突变频率相对较低，约 7.8% 的胆囊癌显示该基因突变。KRAS 基因的突变频率与肿瘤的周围组织侵犯、肿瘤的分期和预后都表现出负相关。尽管 KRAS 基因突变频率较高，但针对这条通路的靶向治疗仍旧充满挑战。在人类癌症中发现的最常见的 BRAF 基因突变是 V600E，而其在胆道肿瘤中的突变频率差异却很大。在最近一项关于维罗非尼（vemurafenib）在 BRAF V600 突变的非黑色素瘤肿瘤中作用的Ⅱ期临床研究中，一名胆管癌患者获得了超过 1 年的部分缓解。在另外一项关于 MEK 抑制剂司美替尼（selumetinib）在晚期胆道肿瘤中治疗作用的研究中，共纳入 29 名患者，其中 3 名患者（10%）表现为部分缓解，总体的无进展生存期为 3.7 个月，中位生存期为 9.8 个月。关于另外一种 MEK 抑制剂曲美替尼（trametinib）对胆管癌治疗作用的研究显示，其在几乎所有病例中都表现出了剂量限制性毒性，总生存时间仅为 6.4 个月。

2. 成纤维细胞生长因子受体（FGFR）　最新的研究发现在 11%～45% 的肝内胆管细胞癌中存在 FGFR2 基因融合。基因组学研究发现，在肿瘤中 FGFR2 基因融合常伴随着 ARID1A、PBRM1 和 TP53 基因突变。研究显示 FGFR2 基因融合与肿瘤的导管内生长存在关联，并且往往预示着更长的生存期。由于在多种肿瘤中都发现了 FGFR 基因异常，这也促进了 FGFR 抑制剂药物的研发。关于 FGFR 抑制剂在胆道肿瘤中的治疗作用研究，最早的药物是英菲格拉替尼（infigratinib，BGJ-398）。在一项关于 BGJ-398 在晚期胆道肿瘤的Ⅱ期临床试验中，共纳入了 34 例具有 FGFR 变异的患者，其中 FGFR2 基因融合 28 例，FGFR2 基因突变 2 例，FGFR2 基因扩增 3 例，患者对治疗的客观反应率为 22%，并且都是具有 FGFR2 基因融合的患者。关于 FGFR 抑制剂在肿瘤中的治疗作用，目前还有很多研究正在进行中。

3. 表皮生长因子受体（EGFR）　约 6% 的胆道肿瘤存在 EGFR 基因扩增，13.6%～15% 的肿瘤存在 EGFR 基因突变，这些突变的生物学意义

尚不明确。有几项Ⅱ期临床试验将 EGFR 的单抗，如西妥昔单抗（cetuximab）、厄洛替尼（erlotinib）、帕尼单抗（panitumumab）与化疗整合应用，研究其对晚期胆道肿瘤的治疗作用。这些试验未能证明 EGFR 的单抗能够使晚期胆道肿瘤患者受益。另外一项包含 4 种胆道肿瘤的Ⅲ期临床试验结果表明，与单纯化疗相比，应用化疗整合厄洛替尼并没有延长总体生存期。因此，对于晚期胆道肿瘤，EGFR 抑制剂可能并不是正确的治疗选择。

4. 血管内皮生长因子（VEGF） 是一种促进血管生长的因子。40% ~ 75% 胆道肿瘤存在该因子的表达，且其表达程度与肿瘤的进展期特征，如肿瘤转移、微血管密度增加等指标存在相关性。而微血管密度增加与胆道肿瘤的预后呈负相关。在各种 VEGF 抑制剂中，贝伐珠单抗（bevacizumab）和西地尼布（cediranib）已被用于胆道肿瘤治疗的研究。在一项针对晚期胆道肿瘤的Ⅱ期临床研究中，应用贝伐珠单抗联合吉西他滨和奥沙利铂，其中 22 例晚期肝内胆管细胞癌患者的中位生存期为 14.2 个月，10 例晚期胆囊癌患者的中位生存期为 8.5 个月。

5. 异柠檬酸脱氢酶（IDH） 是三羧酸循环中的关键酶，IDH 基因突变可导致肿瘤的发生。在胆道肿瘤中，19% ~ 36% 肝内胆管细胞癌患者有 IDH 基因突变，而其他几种胆道肿瘤却鲜有该基因突变。在一项关于 IDH1 抑制剂（AG120）在实体肿瘤中作用的Ⅰ期临床试验中，AG120 表现出了很好的耐受性，并且没有剂量限制性毒性。在应用 AG120 的 20 例晚期肝内胆管细胞癌患者中，有 1 例获得部分缓解，11 例表现为病情稳定。

其他一些分子抑制剂或信号通路抑制剂在胆道肿瘤治疗中的作用也有相关研究或试验，如 PI3K/AKT/mTOR 信号通路、WNT/β-CATENIN 信号通路。目前的研究结果显示，这些抑制剂未能取得令人满意的效果。

（三）免疫治疗

由于胆道肿瘤的发生与慢性炎症和病毒感染相关，因此研究者们目前正试图通过接种疫苗、获得性免疫疗法、免疫检查点抑制剂等方式对胆道肿瘤进行治疗。

关于癌症疫苗在胆道肿瘤中的Ⅰ期临床研究结果表明，其并不能使患者显著获益。而免疫检查点抑制剂目前被用于各种预后不良胆道肿瘤的治疗，取得了良好的效果。这些肿瘤的突变负荷往往很高。基于类似原理，在一项Ⅱ期研究中，检查点抑制剂对 MMR 肿瘤也显示出很好的疗效，达到了 40% 的客观反应率。既往研究显示胆道肿瘤的突变负荷较高。除此之外，MSI 也被认为是评价免疫检查点抑制剂有效性的指标。在胆道肿瘤中，约 5% 的胆囊癌、5% ~ 13% 的肝外胆管细胞癌、10% 的肝内胆管细胞癌表现出 MSI-H 状态。目前美国 FDA 已经批准了检查点抑制剂帕博利珠单抗（pembrolizumab）在 MMR 和 MSI 肿瘤中的应用。因此对于具有 MMR 和 MSI 的胆道肿瘤，可以选择使用免疫检查点抑制剂来治疗。

总之，由于胆道肿瘤特有的生物学特性和对机体各系统均存在影响，采用单一治疗方法是不可取的。应该多层面、多种类、多技术整合评估应用，尤其对于晚期胆道肿瘤，常规治疗，包括辅助化疗和新辅助化疗的作用虽然尚未完全确定，特别是在辅助治疗和二线治疗中，但将它们合理整合到治疗方案中的可行性值得期待。一些分子通路靶向治疗及免疫环境的调节都需要进一步加强研究，以期为胆道肿瘤整合诊疗的实施及提高其治疗效果带来新希望。

（樊 嘉 黄 成 高 强 杨 明
姜小清 王敬晗）

第8章
腹膜及腹膜后肿瘤

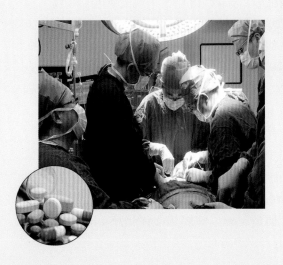

第一节　腹膜癌

腹膜癌（peritoneal carcinomatosis，PC）是指在腹膜上发生、发展的一类恶性肿瘤，包括原发性和继发性两类，前者主要指原发性 PC 和腹膜间皮瘤，后者指各种恶性肿瘤腹膜转移所形成的PC。PC 的主要临床表现有腹胀、中大量腹水、腹部包块，以及因肿瘤侵袭转移而出现的腹痛。原发性 PC 常发生于腹膜间皮，临床上常以此作为与继发性癌症的区别点。继发性 PC 则是指胃肠道恶性肿瘤、腹膜假黏液瘤、卵巢恶性肿瘤或肝胆系恶性肿瘤等种植转移到腹膜从而形成癌灶的一组疾病，特别是当晚期肿瘤穿透浆膜层时，肿瘤细胞容易在特定的条件下脱落后形成癌栓，癌栓进一步扩散，种植转移到腹膜的表面最终形成癌灶造成播散。此外，腹膜假黏液瘤（pseudomyxoma peritonei，PMP）是一种腹膜腔内黏蛋白性腹水聚集然后再分布造成的疾病，其直接成因是腹腔内能分泌黏蛋白的肿瘤破裂。PMP 容易形成种植转移，且常为弥漫性转移，侵犯的部位常为消化道浆膜面、大网膜或壁腹膜。最常见的部位为阑尾，少部分来源于卵巢和结肠。

既往的观点认为，PC 为癌症晚期或终末期表现，通常采取非手术治疗，即使是外科干预，也仅是姑息性减瘤手术。近年来，国际肿瘤学界对这一问题的认识发生了明显转变，原发性 PC 被认为是一种可以治疗的区域性恶性病变，部分继发性 PC 经积极治疗后仍可明显改善预后。

● 发病情况及诊治研究现状概述

中晚期的消化道恶性肿瘤及卵巢癌等容易穿透脏腹膜的包覆，因此发生 PC 的风险很高，据报道，卵巢恶性肿瘤发生腹膜转移位居所有继发性 PC 之首，概率高达 71%。另外，有统计表明全球每年继发性 PC 的患者约 90 万例，因此 PC 在晚期肿瘤中并不少见。以前临床上普遍认为原发性 PC 是一类较为罕见的疾病，但随着现代影像、病理诊断和术前诊疗水平的不断提高，诊断阳性率呈不断上升的趋势，7% ～ 14% 首诊为卵巢恶性肿瘤的患者行病理组织检查后被诊断为原发性PC，传统所认为的原发性 PC 是少见疾病的概念也逐渐在发生改变。

由于受 PC 危害的患者数量多、群体大、问题影响面较广，PC 治疗很早就受到人们关注，但PC 详细的发病机制和临床诊治水平一直以来均未有实质性突破，对于该病产生的难治性腹水、腹痛、肠梗阻等症状亦未有满意的治疗措施。传统观点认为 PC 已经处于疾病的终末期，一般只有不到半年的生存期，只能为这部分患者提供营养支持、镇痛、对症处理等姑息治疗。从 20 世纪后期开始，人们对 PC 的认识不断更新，国际肿瘤学界专家经过 40 余年的研究，逐渐探索出以肿瘤细胞减灭术（cytoreductive surgery，CRS）为主，术后根据患者个体情况施以腹腔热灌注化疗（hyperthermic intraperitoneal chemotherapy，HIPEC）的全新治疗方式。CRS 手术能最大限度切除受肿瘤累及的器官和腹膜，HIPEC 则能分别消灭和过滤掉微小残留肿瘤结节和游离肿瘤细胞，可显著提高 PC 的整合治疗效果，该整合治疗策略目前已经成为 PC 的标准治疗方案。接受 CRS 整合 HIPEC 治疗后，胃恶性肿瘤来源 PC 患者的 5 年存活率可达到 16%；结直肠恶性肿瘤 PC 患者的 3 年存活率明显优于其他治疗方案，可达到 21%～40%；卵巢恶性肿瘤 PC 患者的 2 年存活率达到 55%；PMP 患者的 5 年存活率为 66%～97%，死亡率为 2.7%～13%；恶性腹膜间皮瘤患者的中位生存期为 29.5～100 个月。这些数据均显示 CRS+HIPEC 整合治疗方案在 PC 临床治疗工作中的应用取得了很好的效果。

• 相关诊疗规范、指南和共识

- 中国腹腔热灌注化疗技术临床应用专家共识（2019 版）
- 胃癌根治手术临床路径（2012 年版）
- 肿瘤细胞减灭术加腹腔热灌注化疗的国际建议（2014 年）
- 细胞减灭术加腹腔热灌注化疗治疗腹膜表面肿瘤的专家共识（2015 版）
- 腹腔镜胃癌手术操作指南（2016 版）
- 肝门部胆管癌规范化诊疗专家共识（2015 年）
- 胃癌多学科综合治疗协作组诊疗模式专家共识（2017 年）
- 结直肠癌腹膜转移诊治中国专家意见（2017 年）
- 中国结直肠癌诊疗规范（2017 年）
- 中国结直肠癌诊疗规范（2020 年）
- 中国临床肿瘤学会（CSCO）胃癌诊疗指南（2018.V1）
- 肝门部胆管癌规范化诊治专家共识（2015 年）
- 胃癌腹膜转移防治中国专家共识（2017 年）
- 中国肿瘤热疗临床应用指南 2017.V1.1（2017 年）
- 胰腺癌综合诊治指南（2018 年）

- 结直肠癌腹膜转移预防和治疗腹腔用药中国专家共识（V2019）
- 肿瘤细胞减灭术加腹腔热灌注化疗治疗腹膜假黏液瘤专家共识（标准与规范）（V2019）
- NCCN 临床实践指南：卵巢癌包括输卵管癌和原发性腹膜癌（2020.V1）
- 《FIGO 2018 妇癌报告》——卵巢癌、输卵管癌、腹膜癌诊治指南解读
- 腹腔热灌注化疗技术临床应用专家共识（2016版）

【生物学特点和发病机制】

（一）生物学特点

1. 病例特点　据研究，原发性 PC 的病理类型有 4 大类，分别为透明细胞癌、浆液性腺癌、移行细胞癌及恶性混合性米勒管瘤等，其中又以浆液性腺癌的发生率较高。继发性 PC 的病理特点则详见具体的继发病种。

2. 流行病学特点　PC 在恶性肿瘤中较为常见，近乎 50% 进展期胃癌患者在初次确诊时就已经发生腹膜转移，而术后患者也接近 50% 易发生腹膜转移，其可能的原因为肿瘤侵犯穿透浆膜层，游离癌细胞脱落种植导致 PC。结直肠癌患者较之胃癌患者要好，初次确诊及接受手术后发现腹膜转移的概率分别为 10% 和 4%～19%。卵巢癌 ⅡB 期以上的患者较易发生腹膜转移。继发于阑尾肿瘤的 PC 较其他肿瘤更为少见，但病理较为典型。

（二）发病原因及机制

1. 发病原因

（1）原发性 PC：大多数临床学者较为赞同的观点是第二原发性米勒管瘤系统（secondary Müllerian system，SMS）理论。据该理论分析，胚胎细胞可分化为女性的腹部浆膜和米勒管上皮细胞，认为女性的腹部浆膜与米勒管上皮细胞具有同源性。通过对组织学特征及肿瘤的抗原性进一步分析显示，女性米勒管肿瘤与 PC 在一定程度

上能找到共性,这更加充分证明了上述观点。另外,米勒管在胎儿时期无论在男性还是女性中都会发生,因此该病并不限于女性,男性也有一定的概率,但明显比女性小。

(2)继发性 PC:一般继发于卵巢癌、消化道恶性肿瘤和阑尾黏液癌,继发于肝胆胰肿瘤的患者也有报道。

2. 发病机制 消化道肿瘤腹膜种植转移是一个复杂的肿瘤发生发展过程,该过程受多种因素调控并需要多个步骤衔接。可能分为以下 5 个步骤:

(1)肿瘤细胞脱落,游离癌栓形成:消化道肿瘤在生长过程中局部侵袭穿透胃肠浆膜,肿瘤细胞脱落后形成大量的游离癌栓。医源性操作,包括手术切割或穿刺、肿瘤血管破裂、未完全切除病灶、切除术后淋巴漏等均有一定概率造成肿瘤细胞的脱落。另外,研究证实,细胞黏附分子如 E-钙黏蛋白在消化道肿瘤的转移中也起到了重要的调节作用。

(2)癌栓在腹腔中扩散:任何因素引起腹腔密闭容积的改变均会形成腹腔压力,从而导致癌栓脱落并播散至腹腔各处。

(3)癌栓附着于腹腔浆膜:脱落并播散腹腔的癌栓附着于腹膜,刺激产生炎症,其产生的黏附分子进一步促进着陆的癌细胞"生根发芽"。

(4)侵袭:癌细胞逐步侵袭间皮下层组织。

(5)通过体液循环扩散:侵入间皮下基质的癌细胞可进入体液循环系统,进而发生远处转移。

另外,现在比较流行"种子与土壤"学说。在该学说中,肿瘤细胞被称为腹膜转移的"种子",通常指在特定条件下(手术前与手术中)从癌灶上脱落游离的肿瘤细胞。在此过程中,种子往往起决定性作用。腹膜的微环境则被称为"土壤",由手术过程中腹膜损伤而促进创面愈合释放的生长因子、肿瘤刺激导致的炎性细胞聚集、纤维素的沉积、血液的凝固、间皮组织的裸露等共同造成,凭借良好的发育环境,癌细胞极易种植。腹腔游离癌细胞(free cancer cell,FCC)是腹膜种植转移最为关键的因素,当肿瘤细胞侵犯浆膜层,特别是完全穿透时,肿瘤细胞则较容易脱落,游离于腹膜腔内,最终成为可以广泛播散的腹腔游离癌栓。因此,肿瘤的 T 分期、淋巴结转移和浆膜浸润情况成为腹腔 FCC 形成的决定因素。

【全面检查】

(一)临床表现

1. 原发性 PC 本病的起病症状不明显,早期体征可缺如,但当肿瘤快速生长、消耗营养过高、异常分泌或肿瘤较大足以对邻近脏器进行压迫或者侵犯时,可出现明显症状。中晚期 PC 通常有三大典型症状。

(1)腹胀:腹胀通常为首发症状,肿瘤增大到一定程度压迫肠道或者腹水达到一定量时可能引起腹部胀满感,其出现时间和程度取决于患者自己的主观感觉及敏感度。

(2)腹痛:初期一般表现为隐痛,部分患者可有坠痛,当肿瘤体积增大引起邻近器官受压时可出现腹部剧痛,受压部位常见为胃肠道及尿道。

(3)腹围增大:因肿瘤体积变大及腹水生成增加,出现腹围逐渐增大,可见"蛙腹"。此外,PC 患者可触诊到腹部包块,以及有非特异性全身症状等表现。

2. 继发性 PC 此类患者就诊时已届肿瘤晚期。大部分病例为消化道转移性肿瘤,大多数病例有原发灶症状,可出现恶病质和精神萎靡状态,表现为不同程度的血红蛋白降低、腹水等。部分腹水较多的病例可见蛙腹,同时可触及腹部肿块,移动性浊音检查阳性。小部分原发于妇科肿瘤者,症状则包括腹部轻微疼痛、腹部胀痛不适、月经紊乱、消化功能紊乱及其他消化功能异常,所以病史询问应当尽量详细,以排除患者相关危险因素。同时,诊疗过程中全身的体格检查应尽量完善,直肠指检应特别受到重视。疾病进展时,患者腹腔肿物增大及腹水持续增多,进而促进腹腔内压力的增加,导致腹压增加大于胸腔压力,积液易进入胸腔内形成胸腔积液,呼吸系统的症状可随腹痛、腹胀同时出现。

(二)实验室检查

1. 原发性 PC

(1)血清学检查:原发性 PC 患者的血清

CA125 值增高。腹水 CA125 检查具有一定的意义，当相关检查显示腹部肿块或者存在腹水而卵巢或附件未见明显异常时，腹水中 CA125 明显上升的病例，其原发性 PC 发生的可能性较大。另外，由于在部分结核患者中也能检测到 CA125 升高，因此原发性 PC 应与腹腔结核进一步鉴别，但原发性 PC 增高较结核性腹膜炎显著，结核患者一般 CA125 含量 < 50ng/L，如腹水中找到结核杆菌也可相鉴别。除此之外，其他消化道肿瘤的腹腔转移、宫颈癌、子宫内膜异位症等疾病的患者有部分病例亦可出现 CA125 上升。因此，单纯的 CA125 检测对于原发性 PC 的确诊特异性不高。

（2）腹水的肿瘤细胞检测：通过该检测，不仅可以与大部分非肿瘤疾病相鉴别，还能大致诊断疾病性质，但由于所见癌细胞数量少，且难以与其他癌细胞相鉴别等原因，腹水癌细胞检测的灵敏度较低，但其特异性高，同时具有经济、快速的优点，往往为确诊原发性 PC 的首选检查，必要时可多次送检。

2. 继发性 PC

（1）血清学检查：血清肿瘤标志物的检测应当首选包括 CEA、CA724、CA125 在内的组合检测。胃肠道恶性肿瘤转移常伴 CEA 升高，卵巢癌常表现为 CA125 升高。另外，有研究表明 CEA、CA125 和 CA724 的表达程度分别与肿瘤播散程度、腹水多少、肿瘤负担、腹腔癌细胞的增殖力密切相关。肿瘤指标有助于疾病的确诊以及为下一步诊疗计划的制订提供帮助。

（2）腹水的肿瘤细胞检测：可以协助明确癌细胞的形态、种类等信息，可以为原发病的确诊提供一定依据。

（三）影像学检查

1. 腹膜癌影像特征　不同影像学检测方式在 PC 的诊断中各有优劣，都具有一定的临床价值和意义。

（1）超声：PC 超声的典型表现包括腹水、网膜团块片状影，检查时可见腹膜处有低回声结节、肠系膜不同程度的增厚和肿大的肠系膜淋巴结等。应注意的是，继发性 PC 超声下可有原发病变的不同声像，如卵巢癌 PC 超声下可见中心有血流信号的肿物，瘤体回声强，而继发于胃肠道肿瘤的 PC 常见的征象包括肠管狭窄，严重者可见肠梗阻征象，不同的原发性肿瘤有不同的表现。超声具有限制性，易受肠道气体等影响，且不能定性判断，另外，操作者的水平也很关键。

（2）CT：CT 在 PC 的诊断中占有重要地位，目前临床上 PC 的诊断大多根据 CT 的检查结果。CT 具有扫描迅速、多层次扫描、显像立体、大部分疾病均可应用等优势。原发性 PC 的典型 CT 表现：①腹腔中 - 大量积液；②腹膜不规则增厚；③肿大的腹膜淋巴结，通常可在原发肿瘤灶附近发现；④网膜或肠系膜依次出现脂肪密度增厚、多发粟粒状病变形成，常见于病情进一步发展者，晚期的典型表现为"网膜饼"。相比于原发性 PC，继发性 PC 的 CT 影像上除了上述一般征象外，还可见不同于原发性肿瘤的情况，具体根据原发性肿瘤部位而各异（详见各原发性肿瘤章节）。螺旋 CT 对腹膜小结节（< 1cm）的检出率不尽人意，为了提高对 PC 的阳性预测值及敏感性，多层螺旋 CT（multi-slice CT，MSCT）的扫描层厚和重建层厚推荐为 < 3mm，腹盆腔 MSCT 增强扫描 + 多平面重建诊断 PC 有着高达 92% 特异性，灵敏度则为 78%。但是 CT 检查也有不足之处，它对于腹腔转移瘤灵敏度欠佳，仅为 25% ~ 37%，而对于位于腹膜后的肿瘤及腹部器官的灵敏度则较高。

（3）MRI：原发性 PC 的 MRI 表现与 CT 类似，但 MRI 的优势明显，诊断 PC 的准确率更高，在使用造影剂后可达 80% 以上。弥散加权成像（DWI）是 MRI 的新技术，能够比较清晰地显示水相的运动，同时对腹腔内的软组织及肿瘤有着更好的对比度。MRI 相比 CT 等对于腹水的观察更有优势，结合 DWI 与 MRI 能提高诊断 PC 的敏感性及准确率，明显提高 PC 的发现率。联合 DWI 与 CT 则能更好地评估 PC 的侵犯程度，更好地展示肿瘤形态、各群淋巴结的情况及腹水量等，可见 DWI 在 PC 的诊断方面具有独特优势。一般情况下 PC 如为囊性结节，MRI T_2 显示高信号，DWI 呈现低信号；实性肿瘤结节 MRI T_2 显示低信号，DWI 显示高信号，显示强化则更加支持 PC 的诊断。继发性 PC 的 MRI 检查除了一般的 PC 征象外，还可观察到原发疾病的情况，据原发肿瘤的不同会有不同的表现，这一点跟CT相似。值得注意的是，受技术限制，MRI平扫很难发现1cm以下的癌灶，病灶越小漏诊率越高。因此，当MRI显示阴性时，并不能100%排除PC的存在，应结合其他的检查综合判断。此外，MRI相比于CT需要更长的采集时间，操作也更烦琐，并且易受呼吸运动影响，这些都限制了MRI大范围的临床应用。

（4）PET/CT：较CT能更好地检测到转移瘤，因为PET/CT可以灵敏地发现腹部微小病变组织的代谢增强。PET/CT可根据不同病变组织呈现出的不同的代谢状态，明确肿瘤性质及病变程度，尤其对腹部保持节律性活动的脏器如消化道有较好的显像效果，甚至少许位于腹膜或膈肌上的病变结节也能被及时发现。CT和MRI对腹腔软组织病变常难获得较好的显像效果，但PET/CT可以弥补CT和MRI在这方面的不足。临床论证分析表明，PET/CT对PC的诊断特异性、灵敏度、诊断准确率等都有明显提高。PET/CT结果为阴性时，较难否定PC的发生；但当其为阳性时，一般都能正确诊断PC。但是PET/CT也有自身的不足之处，淋巴结处于炎症状态也能引起高信号影，给临床造成一定程度的误判。另外，由于检查费用昂贵、需要自费及设备紧缺等原因，较少患者使用PET/CT检测相关疾病，仅在CT、MRI仍无法诊断病情时才完善PET/CT检查，进一步评估病情。

2. 腹膜假黏液瘤（PMP）影像特征

（1）超声：对于PMP患者，典型的超声表现是"星芒征"，其形成原理是腹腔中肠道受腹水压迫后向后方、中间聚拢，造成呈高回声的肠道处于中央，低回声的腹水分布于肠管四周，超声上呈现星芒状。另外，超声下还能看到移动性较差、呈低回声的腹水。低回声腹水、实性脏器表面受压呈现的"扇贝征"、腹膜肿块、具有侵袭性的实性结节等表现是PMP的典型超声影像。但总体来说，利用超声检查诊断PMP的精准性不高。

（2）CT：PMP的CT常见表现包括：①腹水，大部分病例表现为大量腹水，且腹水中可见增强扫描强化的分隔；②肿瘤侵犯部位较广，包括膈肌、大小网膜、结肠旁沟和盆腔等部位；③腹水形态较固定，肝、脾等实质器官表面因受腹水压迫呈现扇贝样改变，肠管因受压向后方移位而不能接触前腹壁；④肿瘤分泌的黏液含有类似黏多糖物质，而黏多糖则主要存在于软骨内，因此，CT检查下腹腔内可呈现与软骨类似的钙化，钙化为弧线形时更加支持PMP的诊断；⑤阑尾可见液体填充或软组织肿块等。然而，PMP通常不会侵犯实质性器官，因此较少出现肠腔受肿瘤压迫进而梗阻的征象，晚期PMP患者肠系膜肿瘤种植引起的系膜挛缩是发生肠梗阻的主要原因。另外，PMP也较少通过淋巴液、血液等途径发生转移，因此患者中较难发现腹膜肿物或者肠系膜淋巴结肿大等情况。

（3）MRI：PMP的确诊较少依赖MRI，其呈现的PMP征象与CT及超声所呈现的相符合。大部分病例可见腹水，总体上T_1WI呈低信号，T_2WI呈高信号。但MRI具有其独特的优势，能较好地显示肿瘤对脏腹膜的侵犯情况，PMP可根据病灶的强化程度而进行分级。另外，临床上利用造影剂增强后的MRI延迟成像可以更加明确PMP的术前分期和分级，并且能够评估能否通过手术完全切除PMP。

（4）PET/CT：PET/CT的独特优势在于能较为清晰地显示PMP的糖代谢摄取情况。通常PMP主要产生黏液成分，实性细胞成分较少，因此糖代谢摄取比较低。另外，PET能够区分不同级别的PMP，包含低级别和高级别，其特异度与敏感度分别为77%、90%。PET在评估PMP切除概率上也有指导作用，其结果为阴性时，80%以上的肿瘤能行完全切除。因此，在肿瘤病理分级、评价切除可行性及评估预后等方面，PET/CT具有相当的价值。

（四）消化内镜检查

消化内镜可作为一种补充检查手段。继发性PC继发于不同的原发肿瘤，绝大部分为腹腔器官来源，消化内镜检查无创、操作方便，能够直观地检查消化道病变，与此同时行病理活检，是确诊消化道恶性肿瘤来源PC的有力工具。如为胃肠道肿瘤继发PC，在内镜下则可观察到僵硬、增厚的消化道壁及肿物的明确外观，亦可直观地检查管腔的狭窄、是否有梗阻等情况，有利于原发肿瘤的明确。

（五）脱落细胞学检查与手术探查

病理结果是确诊 PC 的"金标准"。对于未能明确是否有腹腔癌灶的患者，可多次抽取腹水送检或行腹腔冲洗液脱落细胞学检查，不足之处是有时有假阴性。在无禁忌证的情况下，可通过腹腔镜或者开腹直接获取肿瘤组织行病理检测，两者均能直观地评价重要神经血管受肿瘤侵犯情况、腹腔病灶的具体情况等。有时为了鉴别早期表现不明显的 PC，更直观准确地评估腹腔中器官受肿瘤侵犯的情况，更准确地进行术前临床分期或者是评估肿物切除术的可行性，可以考虑对特定的患者群体进行腹腔镜或剖腹探查，尤其是对经各项检查后依然不能进行临床分期或者做出诊断的病例。明确病理能够对患者的情况进行深入评估和确定诊疗方案。

要点小结

- 腹膜癌常见症状：腹胀、腹痛、腹围增大。
- 查体可见腹壁膨隆，部分病例可触及肿物，叩诊有移动性浊音。
- 肿瘤标志物异常对诊断腹膜癌有一定的提示作用。
- B 型超声可发现腹水、网膜团块片状影、腹膜低回声结节、肠系膜增厚。对于腹膜假黏液瘤，典型的表现是"星芒征"。
- CT、MR 和 PET/CT 检查可见腹水，腹膜淋巴结肿大，腹膜增厚；晚期患者的典型表现为"网膜饼"。
- 腹水检查、腹腔镜和剖腹探查能有效明确病理诊断。

【整合评估】

（一）评估主体

MDT 模式在 PC 的治疗中扮演着无可替代的

角色。邀请的核心成员包括肿瘤内科医师、腹部肿瘤外科医师、放疗科及其他辅助科室医师等。另外，可根据病情需要，邀请护理人员、心理科及营养科等重要成员。

（二）分期评估

1. AJCC 的腹膜癌分期　目前沿用的临床分期主要是 AJCC 的腹膜癌 TNM 分期方法，具体见表 8-1-1。

表 8-1-1　AJCC 的腹膜癌分期

TNM		FIGO
T 分期		
Tx		原发肿瘤无法评估
T0		无原发肿瘤证据
T1	I	肿瘤局限于（单侧或双侧）卵巢（输卵管）
T1a	I A	肿瘤局限于一侧卵巢（输卵管），包膜完整，腹水或腹腔冲洗液中无恶性细胞
T1b	I B	肿瘤局限于一侧或两侧卵巢（输卵管），包膜完整，卵巢或输卵管表面无肿瘤，腹水或腹腔冲洗液中无恶性细胞
T1c	I C	肿瘤局限于一侧或两侧卵巢（输卵管），有下列特征之一
T1c1	I C1	术中包膜破裂
T1c2	I C2	术前包膜破裂或者卵巢（输卵管）表面有肿瘤
T1c3	I C3	腹水或腹腔冲洗液中有恶性细胞
T2	II	一侧或两侧卵巢，有盆腔浸润和（或）种植
T2a	II A	直接浸润和（或）种植到子宫和（或）输卵管，和（或）卵巢
T2b	II B	直接浸润和（或）种植到盆腔其他组织
T3	III	一侧或两侧卵巢（输卵管/腹膜癌），伴镜下证实的盆腔以外的腹膜转移，和（或）腹膜后［盆腔和（或）腹主动脉旁］淋巴结转移
T3a	III A	镜下可见的盆腔外腹腔转移，伴或不伴腹膜后淋巴结转移
T3b	III B	肉眼可见的盆腔外腹腔转移，转移灶最大径小于或等于 2cm，伴或不伴腹膜后淋巴结转移
T3c	III C	肉眼可见的盆腔外腹腔转移，转移灶最大径大于 2cm，伴或不伴腹膜后淋巴结转移
N 分期		
Nx		区域淋巴结无法评估
N0		无区域淋巴结转移

续表

TNM		FIGO
N0（i+）		区域淋巴结中发现的肿瘤细胞小于 0.2mm
N1	ⅢA1	有腹膜后淋巴结转移（组织学证实）
	ⅢA1i	转移灶最大径达到 10mm
N1b	ⅢA1ii	转移灶最大径超过 10mm
M 分期		
M0		无远处转移
M1	Ⅳ	远处转移，包括胸腔积液细胞学阳性、肝脏、脾脏实质的转移，腹腔外器官的转移（包括腹股沟淋巴结及腹腔外淋巴结），肠壁受累
M1a	ⅣA	胸腔积液细胞学阳性
M1b	ⅣB	肝脏、脾脏实质的转移，腹腔外器官的转移（包括腹股沟淋巴结及腹腔外淋巴结），肠壁受累

FIGO. 国际妇产科联盟。

2. 病理分期　具体分期见表 8-1-2。

表 8-1-2　腹膜癌的病理分期

分期	T	N	M
Ⅰ			
ⅠA	T1a	N0	M0
ⅠB	T1b	N0	M0
ⅠC	T1c	N0	M0
Ⅱ			

续表

分期	T	N	M
ⅡA	T2a	N0	M0
ⅡB	T2b	N0	M0
Ⅲ			
ⅢA1	T1/T2	N1	M0
ⅢA2	T3a	N0/N1	M0
ⅢB	T3b	N0/N1	M0
ⅢC	T3c	N0/N1	M0
Ⅳ			
ⅣA	AnyT	AnyN	M1a
ⅣB	AnyT	AnyN	M1b

（三）量化评估

腹膜癌指数量化评估：国内外学者通常根据 Sugarbaker P H 创建的腹膜癌指数（peritoneal cancer index，PCI）分区计数法量化评估 PC 累及范围。

Sugarbaker P H 将腹部分成 13 个区，结合每个区内病灶的大小（lesion size，LS）相加计分，尽可能检测所有侵犯腹膜的癌肿数量，评估 PC 累及程度（图 8-1-1）。0～8 区除腹膜外，尚包括该区内相应解剖结构上的癌结节。LS 计分需在分离所有粘连，完全显露腹腔脏层和壁

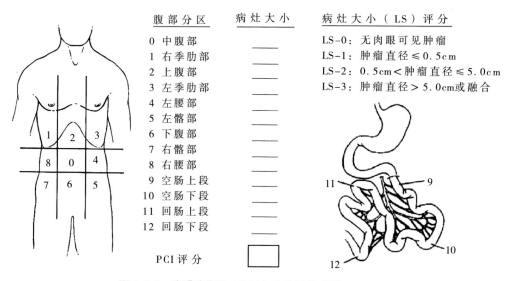

腹 膜 癌 指 数

腹部分区	病灶大小	病灶大小（LS）评分
0　中腹部		LS-0：无肉眼可见肿瘤
1　右季肋部		LS-1：肿瘤直径 ≤ 0.5cm
2　上腹部		LS-2：0.5cm < 肿瘤直径 ≤ 5.0cm
3　左季肋部		LS-3：肿瘤直径 > 5.0cm 或融合
4　左腰部		
5　左髂部		
6　下腹部		
7　右髂部		
8　右腰部		
9　空肠上段		
10　空肠下段		
11　回肠上段		
12　回肠下段		

PCI 评分

图 8-1-1　腹膜癌指数（PCI）的分区模式图

腹膜癌指数（PCI）用于定量评估腹腔内腹膜转移肿瘤负荷程度。九分法将腹腔分为 9 个区域（0～8），将小肠分为 4 个区域：近端空肠、远端空肠及近端回肠和远端回肠。在每个区域，对最大腹膜转移瘤的病变大小进行评分，并将其总数相加作为整个腹膜腔的 PCI 评分（范围为 0～39 分）

腹膜表面后，计数各区域内肿瘤结节的大小。LS评分为 0 ～ 3 分，以肉眼可见最大结节直径作为代表性评分对象。LS-0 表示未发现腹膜病灶，LS-1 表示病灶直径 ≤ 0.5cm，LS-2 表示病灶直径为 0.5 ～ 5 cm，LS-3 表示病灶直径 > 5cm 或融合。原发肿瘤或局部复发肿瘤能被完全切除者则无须计算在内。若肿瘤结节融合成片或与脏器融合在一起，则直接计分为 LS-3，即使薄片状的融合也是如此。各区的 LS 分值累计所得即为 PCI 评分，总评分为 0 ～ 39 分，减瘤术前后分别评估一次PCI 指数。

PCI 指数目前被广泛应用于 PC 的分期，利用PCI 指数能够筛选出适合手术的患者，避免对肿瘤负荷过高的患者行手术治疗。不同癌肿来源的PC，推荐行 CRS 手术的 PCI 数值尚有一定的争议，一般来说 PCI 指数 > 20 时 CRS 难度较大，并发症的发生风险较高，但 PMP 患者即使 PCI 指数高达39 分，也可能通过 CRS 获得满意的减瘤效果，联合 HIPEC 则能获得更长的生存期。研究表明：PCI指数与患者的长期生存率密切相关，不仅对预测PC 患者生存率、并发症发生率和病死率有重要价值，还与 CRS、HIPEC 等治疗的疗效密切相关。尽管检测弥漫性腹膜转移癌数量尚缺乏可操作性，但PCI 指数仍是相对较为合理的一种腹膜肿瘤严重程度的评价方法。

（四）减瘤满意程度评估的判断

PC 患者在行 HIPEC 前应实施肿瘤根治术或完全的 CRS，最大限度地清除肉眼可见肿瘤病灶，再行 HIPEC 则可更好地缩小或清除 CRS 术后残存的微小病灶。目前国际上通常采用 Sugarbaker P H 等制订的细胞减灭程度（completeness of cytoreduction，CC）评分标准来评定术中残余肿瘤大小，判断减瘤满意程度。CC-0 表示 CRS 后整个腹盆腔已无肉眼可见肿瘤结节；CC-1 表示术后残余瘤直径 < 0.25cm；CC-2 表示残余瘤直径为 0.25 ～ 2.5cm；CC-3 表示残余瘤直径 > 2.5cm，或腹盆腔内任何部位存在无法切除的病灶（图 8-1-2）。残余瘤直径不超过 0.25cm（CC-0 和 CC-1）被视为满意的 CRS。

（五）营养代谢状态评估

患者营养评估多使用 PG-SGA 评估方法。

1. 评估内容 PG-SGA 分为患者自评及专业人员评估两种。患者自评包括体重、进食情况、症状、活动和身体功能，是一种主观整体营养评估。专业人员评估包括疾病、应激、体格检查。具体见表 8-1-3。

2. 评分标准

（1）患者自评表评分标准：其中体重（A 评分）评分表见表 8-1-4；患者自评表各项计分方法见表8-1-5。

（2）医务人员评估表计分：合并疾病（B 评分）见表 8-1-6；应激评分（C 评分）见表 8-1-7；体格检查（D 评分）见表 8-1-8。

3. 结果判定 根据 PG-SGA 得分，将肿瘤患者的营养状况分为 4 类，见表 8-1-9。

肿瘤细胞减灭程度评分（CC评分）

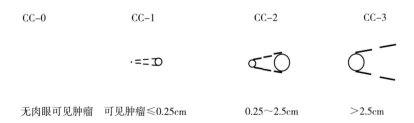

CC-0	CC-1	CC-2	CC-3
无肉眼可见肿瘤	可见肿瘤≤0.25cm	0.25～2.5cm	>2.5cm

图 8-1-2 术后肿瘤细胞减灭程度评分

细胞减灭程度（CC）评分用于定量评估手术后肉眼可见的腹膜残余瘤大小

表 8-1-3　患者营养评估所使用的 PG-SGA 评估表

1. 体重			2. 进食情况

1. 体重

1 个月内体重下降率	评分	6 个月内体重下降率
≥ 10%	4	≥ 20%
5% ～ 9.9%	3	10% ～ 19.9%
3% ～ 4.9%	2	6% ～ 9.9%
2% ～ 2.9%	1	2% ～ 5.9%
0 ～ 1.9%	0	0 ～ 1.9%

2 周内体重无变化	0
2 周内体重下降	1

第 1 项计分：_____

2. 进食情况

在过去的 1 个月里，我的进食情况与平时情况相比：

□ 无变化（0）

□ 大于平常（0）

□ 小于平常（1）

我目前进食：

□ 正常饮食（0）

□ 正常饮食，但比正常情况少（1）

□ 进食少量固体食物（2）

□ 只能进食流质食物（3）

□ 只能口服营养制剂（3）

□ 几乎吃不下食物（4）

□ 只能依赖管饲或静脉营养（0）

第 2 项计分：_____

3. 症状

近 2 周来，我有以下问题，影响我的饮食：

□ 没有饮食问题（0）

□ 恶心（1）

□ 口干（1）

□ 便秘（1）

□ 食物没有味道（1）

□ 食物气味不好（1）

□ 吃一会儿就饱了（1）

□ 其他（如抑郁、经济问题、牙齿问题）（1）

□ 口腔溃疡（2）

□ 吞咽困难（2）

□ 腹泻（3）

□ 呕吐（3）

□ 疼痛（部位）（3）

□ 没有食欲，不想吃饭（3）

第 3 项计分：_____

4. 活动和身体功能

在过去的 1 个月，我的活动：

□ 正常，无限制（0）

□ 与平常相比稍差，但尚能正常活动（1）

□ 多数时候不想起床活动，但卧床或坐着时间不超过 12h（2）

□ 活动很少，一天多数时间卧床或坐着（3）

□ 几乎卧床不起，很少下床（3）

第 4 项计分：_____

第 1 ～ 4 项计分（A 评分）：_____

5. 合并疾病

疾病	评分
肿瘤	1
艾滋病	1
呼吸或心脏疾病恶病质	1
存在开放性伤口或肠瘘或压疮	1
创伤	1

年龄	评分
> 65 岁	1

第 5 项计分（B 评分）：_____

续表

6. 应激

应激	无（0）	轻（1分）	中（2分）	重（3分）
发热	无	37.2～38.3℃	38.3～38.8℃	＞38.8℃
发热持续时间	无	＜72h	72h	＞72h
是否用激素（泼尼松）	无	低剂量（＜10mg/d 泼尼松或相当剂量的其他激素）	中剂量（10～30mg/d 泼尼松或相当剂量的其他激素）	大剂量（＞30mg/d 泼尼松或相当剂量的其他激素）
				第6项计分（C评分）：_____

7. 体格检查

项目	0分	1分	2分	3分
肌肉情况				
颞部（颞肌）				
锁骨部位（胸部三角肌）				
肩部（三角肌）				
肩胛部（背阔肌、斜方肌、三角肌）				
手背骨间肌				
大腿（四头肌）				
小腿（腓肠肌）				
总体肌肉丢失评分				
				第7项计分（D评分）：_____

总分 =A+B+C+D_____

表 8-1-4　患者自评体重评分表使用方法及说明

目前我的体重为　kg	
目前我的身高为　cm	
1 个月前我的体重为　kg	
6 个月前我的体重为　kg	
最近 2 周内我的体重	
无改变（0）	
增加（0）	
下降（1）	

操作说明：患者目前体重为实测体重。任何原因使患者不能自行测量体重时，可抱起患者一起测量，再测量并减去抱起人的体重。

　　1 个月前的体重和 6 个月前的体重患者可能记不清，此时，可采取在目前体重的基础上逐渐加量询问或逐渐减量询问，根据患者本人选定的近似值填写体重。例如，患者目前体重为 50kg，可以询问患者 1 个月前约为 51kg、52kg、53kg、54kg、55kg 或 49kg、48kg、47kg、46kg、45kg，然后根据患者本人选定的数字，作为 1 个月前的体重。

　　体重下降百分率是指下降体重占原体重的百分比。例如，患者 1 个月前体重 50kg，目前体重 46kg，1 个月内体重下降 4kg，则下降百分比为（50-46）/50 ＝ 8%。

　　表 8-1-3 以 1 个月的体重变化情况评分，没有 1 个月体重变化资料时，则以 6 个月体重变化情况评分。2 周内体重下降需另计 1 分，无下降为 0 分。两者相加为体重总分。

　　无法准确了解具体体重时，可根据体重下降程度：无/轻/中/重/极重，自我评分为 0/1/2/3/4 分。

表 8-1-5　患者根据表 8-1-3 进行自评的计分方法

第 1 项	为累计积分
第 2 项	最高分作为本项积分，此为多选
第 3 项	为累计积分
第 4 项	最高分作为本项积分，此为单选计分

表 8-1-6　合并疾病（B评分）方法及说明

合并疾病及其与营养需求的关系
相关诊断（详细说明）：
肿瘤分期：Ⅰ Ⅱ Ⅲ Ⅳ
其他
年龄

操作说明：按表 8-1-3 第 5 项做单项或多项选择，累计计分。如果患者存在表 8-1-3 第 5 项中没有列举出来的疾病，则不予计分。B 评分中的"其他"指分期不确定或不同分期体系。

表 8-1-7　应激评分（C评分）方法及说明

目前体温　℃
如果为发热，发热持续时间　h
是否用糖皮质激素 □是 药名　最大总剂量/ 天（mg/d）□否

操作说明：患者体温为评估当时实测体温。这里的"发热"定义为本次调查时刻的体温升高，而不是病历体温单记录的体温升高。如果调查时体温升高，需了解此刻前 3 天的体温及激素使用情况。如果调查时刻体温不升高，即记录为无发热。

　　发热持续时间为本次发热已经持续的时间。

续表

激素使用是指因为本次发热而使用的激素，如果连续多日使用不同剂量的激素，取其平均值作为激素剂量。其他原因如结缔组织病使用的激素，不作评估。

C评分（见表8-1-3第6项）为累计计分。如患者体温37.5℃，计1分；持续发热已经4天，计3分；每天使用20mg泼尼松，计2分。总计分为6分。

表 8-1-8　体格检查（D评分）方法及说明（检查顺序为依次从上到下）

项目	得分
肌肉	
操作说明：按多数部位情况确定患者肌肉得分，如多数部位肌肉为轻度丢失，则肌肉情况的最终得分计1分；如多数部位肌肉为中度丢失，则肌肉情况的最终得分为2分。	

评分标准

部位	检查要旨	0分	1分	2分	3分
颞部（颞肌）	直接观察，让患者头转向一侧	看不到明显的凹陷	轻度凹陷	凹陷	明显凹陷
锁骨部位（胸部三角肌）	看锁骨部位是否凸出及其程度	青年男性看不到锁骨，女性及成年男性看到但不凸出	部分凸出	凸出	明显凸出
肩部（三角肌）	看肩部是否凸出，形状，手下垂	圆形	肩峰轻度凸出	介于两者之间	肩锁关节方形，骨骼凸出
骨间肌	观察手背，拇指和示指对捏，观察虎口处是否有凹陷	拇指和示指对捏时肌肉凸出，女性可平坦	平坦	平坦或凹陷	明显凹陷
肩胛骨（背阔肌、斜方肌、三角肌）	患者双手前推，看肩胛骨是否凸出	肩胛骨不凸出，肩胛骨内侧不凹陷	肩胛骨轻度凸出，肋、肩胛、肩、脊柱间轻度凹陷	肩胛骨凸出，肋、肩胛、肩、脊柱间凹陷	肩胛骨明显凸出，肋、肩胛、肩、脊柱间显著凹陷

表 8-1-9　肿瘤患者的营养状况分类表

得分	评判结果
0～1分	营养良好
2～3分	可疑或轻度营养不良
4～8分	中度营养不良
≥9分	重度营养不良

4. 营养干预　根据得分情况采取相应的营养干预措施。

0～1分：不需要干预措施，常规随诊及评估即可。

2～3分：由相关人员进行针对性教育。患有一定症状的患者，则根据临床表现及检查结果进行治疗。

4～8分：根据症状的严重程度，对患者进行干预。特别要注重营养支持治疗。

≥9分：急需进行症状改善和（或）同时进行营养干预。

（六）疼痛评估

腹部疼痛是PC常伴发的临床表现之一。临床上需先对患者疼痛进行准确评估，再根据评估结果进行针对性镇痛治疗。具体评估方法如下。

1.WHO的疼痛分级　按此标准进行评估，将疼痛分为4级（表8-1-10）。

表 8-1-10　WHO的疼痛分级标准一览表

分级	分数	表现
0级（无痛）	0分	无
1级（轻度疼痛）	1～3分	平卧时无疼痛，翻身咳嗽时有轻度疼痛，但可以忍受，睡眠不受影响
2级（中度疼痛）	4～6分	静卧时痛，翻身咳嗽时加剧，不能忍受，睡眠受干扰，要求使用镇痛药
3级（重度疼痛）	7～10分	静卧时疼痛剧烈，不能忍受，睡眠严重受干扰，需要使用镇痛药

2. 其他疼痛评估法　按癌痛量化评估通常依据数字评定量表法、面部表情疼痛量表法及言语描述量表法进行综合评定。

（1）数字评定量表法（NRS）：用0～10代表不同程度的疼痛。0：无痛；1～3：轻度疼痛；4～6：中度疼痛；7～9：重度疼痛；10：剧痛。

患者可依据自身疼痛情况给予疼痛标记，此方法在临床较为普遍（图 8-1-3）。

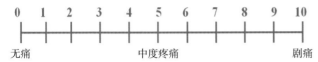

图 8-1-3　数字评定量表法对不同程度的疼痛的评分

（2）面部表情疼痛量表法（FPS）：FPS 较易对患者进行疼痛评估。此方式适用于不能言语和只能通过面部表情评判的患者，特别是婴幼儿患者。

（3）言语描述量表法（VRS）：采用不同级别疼痛等词语来表达疼痛程度，该方法便于医患之间的沟通交流，但不适用于有语言沟通功能障碍的患者（表 8-1-11）。

表 8-1-11　言语描述量表

分级	分数	表现
0 级（无痛）	0 分	无
1 级（轻度疼痛）	1~3 分	平卧时无疼痛，翻身咳嗽时有轻度疼痛，但可以忍受，睡眠不受影响
2 级（中度疼痛）	4~6 分	静卧时痛，翻身咳嗽时加剧，不能忍受，睡眠受干扰，要求使用镇痛药
3 级（重度疼痛）	7~10 分	静卧时疼痛剧烈，不能忍受，睡眠严重受干扰，需要使用镇痛药

3. 疼痛评估的实施频率

（1）疼痛评分 ≤ 3 分，每日常规评估 1 次。

（2）疼痛评分 ≥ 4 分，每日评估 3 次。

4. 特殊评估　指常规评估后需要再次做出疼痛评估或不需要疼痛评估的情况。

（1）镇痛方法、镇痛药品的类型、剂量和给药途径做出更改后必须评估。

（2）患者诉疼痛或新出现疼痛时必须评估。

（3）昏迷、年龄 < 7 岁和患者处于正常睡眠状态时，则无须对其疼痛进行评估。

（七）病理评估

PC 的术语和定义

（1）PC 是一种腹膜原发或继发性恶性肿瘤，位于壁腹膜表面或腹腔脏器表面的恶性肿瘤。PC 主要的临床表现有腹胀、中大量腹水和腹部包块或者晚期由于肿瘤侵袭转移导致的腹痛。PC 分为原发性 PC 和继发性 PC。原发性 PC 是指原发于腹膜间皮的一类肿瘤，此为与继发性 PC 的区别点。继发性 PC 则是指继发于胃肠道恶性肿瘤、PMP、卵巢癌或肝胆胰肿瘤等种植转移到腹膜形成癌灶的一组疾病，特别是晚期肿瘤穿透浆膜层，肿瘤细胞脱落后形成癌栓，癌栓转移种植到腹膜表面造成播散。

（2）病理组织学：依据肿瘤的分化程度将肿瘤分为高分化、中分化、低分化、未分化 4 种类型。

（3）病理分期：依据 AJCC 进行分期。

（4）免疫标记物：免疫标记物具有高度敏感性和特异性。免疫组化可以通过检测结果指导临床用药。

（5）腹膜癌组织学类型：参照 2014 版腹膜肿瘤 WHO 分类（表 8-1-12）。

表 8-1-12　腹膜肿瘤 WHO 分类一览表（2014 版）

组织学类型	ICD-O 编码
间皮肿瘤	
腺瘤样瘤	9054/0
分化好的乳头状间皮瘤	9052/0
恶性间皮瘤	9050/3
Müllerian 型上皮性肿瘤	
浆液性交界性肿瘤 / 非典型增生性浆液肿瘤	8442/1
低级别浆液性癌	8460/3
高级别浆液性癌	8461/3
其他	
平滑肌肿瘤	
腹膜播散性平滑肌瘤病	8890/1
起源未定的肿瘤	
促纤维增生性小圆细胞肿瘤	8806/3
杂类原发性肿瘤	
孤立性纤维性肿瘤	8815/1
恶性孤立性纤维性肿瘤	8815/3
盆腔纤维瘤病	8822/1
炎性肌纤维母细胞肿瘤	8825/1
钙化性纤维性肿瘤	8817/0
胃肠外间质瘤	8936/3

续表

组织学类型	ICD-O 编码
子宫内膜间质肿瘤	
低级别子宫内膜间质肉瘤…………………	8931/3
高级别子宫内膜间质肉瘤…………………	8930/3
瘤样病变	
间皮增生	
腹膜包涵囊肿………………………………	9055/0
移行细胞化生	
子宫内膜异位	
输卵管内膜异位	
组织细胞结节	
异位蜕膜	
异位脾	
其他	
继发性肿瘤	
转性癌	
伴腹膜假黏液瘤的低级别黏液性肿瘤	
转移性肉瘤	
胶质瘤病	

（八）其他评估

静脉血栓栓塞症（VTE）是临床上严重的并发症，特别是长期卧床者，术后及危重患者是其中的高危人群。临床上常使用 Caprini 评分量表和 Padua 评分量表，相应的评估方案可以根据具体临床情况进行调整。

1. Caprini 评分量表　见表 8-1-13。

表 8-1-13　Caprini 评分量表

项目	评分
年龄 41～60 岁	1 分
年龄 61～74 岁	2 分
年龄大于 75 岁	3 分
肥胖（体重指数≥225kg/m^2）	1 分
VTE 病史（深静脉血栓／肺栓塞史）	3 分
妊娠期或产后（1 个月内）	1 分
不明原因或反复自然流产	1 分
口服避孕药或激素替代治疗	1 分

续表

项目	评分
下肢水肿	1 分
静脉曲张	1 分
恶性肿瘤（既往或现患）	2 分
充血性心力衰竭（1 个月内）	1 分
急性心肌梗死	1 分
严重的肺部疾病，含肺炎	1 分
肺功能异常，COPD	1 分
脑卒中（1 个月内）	5 分
髋关节、骨盆或下肢骨折多发性创伤（1 个月内）	5 分
急性脊髓损伤（瘫痪）（1 个月内）	5 分
败血症（1 个月内）	1 分
炎性肠病史	1 分
中心静脉置管	1 分
小手术（＜45min）	1 分
大手术（＞45min）	3 分
腹腔手术（45min）	3 分
关节镜手术	2 分
择期髋关节置换术	5 分
择期膝关节置换术	5 分
卧床的内科患者	1 分
肝素诱导的血小板减少症	3 分
血清同型半胱氨酸酶升高	3 分
其他先天或者获得易栓症	3 分
血栓家族史	3 分

Caprini 血栓风险评估表经常应用于评估外科术后患者发生血栓的风险。入院、转科患者首次评估，长期住院患者每月复评一次，当患者出现评估因素改变时，需复评。手术后患者需复评。按患者实际情况进行勾选。分值对应危险程度及相应措施：

（1）0～1 分：极低危，一般措施预防。

（2）2 分：低危，一般措施预防。

（3）3～4 分：中危，一般措施预防、机械预防。

（4）≥5 分：高危，一般措施预防、机械预防、药物预防。

2. Padua 评分量表　见表 8-1-14。

表 8-1-14　Padua 评分量表

患者因素		临床危险因素		实验室检查	
年龄 ≥ 70 岁	1 分	心力衰竭	1 分	有血栓形成倾向	3 分
肥胖（体重指	2 分	急性心肌梗死	1 分	蛋白 C、蛋白 S	3 分
数 ≥ 30kg/		呼吸衰竭	1 分	缺乏或抗凝血	
m²）		缺血性卒中	1 分	酶缺陷症	
近期（≤ 1 个	2 分	急性感染和	1 分	凝血酶原	3 分
月）创伤或	3 分	（或）风湿		G20210A	
外科手术	1 分	性疾病		或 Leiden V	
既往 VTE 病史	3 分	肾病综合征	1 分	因子突变	
（浅静脉血	1 分	下肢静脉曲张	1 分	抗心磷脂抗体综	3 分
栓除外）		血小板增多症	1 分	合征	
制动，静卧至	3 分	炎性肠病	1 分		
少 3 天		恶性肿瘤活	3 分		
正在进行激素	1 分	动期，有局			
替代治疗		部或远处转			
		移和（或）			
		6 个月内接			
		受过化疗或			
		放疗			

Padua 评分量表较为简易，更倾向用于内科 VTE 风险的评估。入院、转科患者首次评估，长期住院患者每月复评一次，当患者出现评估因素改变时需复评，手术后患者需复评。从患者危险因素、临床危险因素、实验室检查 3 方面进行评估，按患者实际情况进行勾选。分值对应的危险程度及相应措施：

（1）＜ 4 分：低危，一般措施预防、机械预防。

（2）≥ 4 分：高危，一般措施预防、机械预防、药物预防。

（九）精确诊断

1. 诊断要求

（1）定性诊断：PC 是一大类肿瘤的总称，其不像肝癌、胃癌等癌种，要更为复杂，预后较差，治疗难度也相应增加。临床采用病理活检等手段能够进一步明确病变类型、分化程度及特殊分子的表达情况。在确定是原发性 PC 还是继发性 PC 的基础上，进一步明确分期诊断和伴随诊断，将有利于治疗方案的制订及临床治疗的开展，及早地定性诊断能为 PC 患者争取宝贵的治疗时间。

（2）分期诊断：PC 的分期诊断更为复杂，原发性 PC 主要参照 AJCC 第 8 版的分期和 PCI 指数评估腹膜受累的严重程度，继发性 PC 则需与原发肿瘤分期及 PCI 指数整合分析，准确的分期可以让医师在制订整合治疗方案前充分了解疾病的进展程度及侵犯特点等重要信息，同时也是选择治疗方案的重要依据。不同分期的患者应用相对应的标准治疗方案，是具体化、标准化整合治疗的体现，也是合理的整合治疗模式所不可或缺的一环。继发性 PC 患者多处于临床晚期，原发性 PC 则可处于不同的疾病阶段，在临床工作中应选择合适的辅助检查手段以期获得更为准确的分期诊断信息。

（3）伴随诊断：肿瘤患者因长期受疾病影响，免疫力下降、机体营养较差，更易受到损伤，其并发症及伴随疾病较常见，远高于一般的人群。伴随诊断，尽管不能作为诊断 PC 的依据，但在治疗肿瘤的过程中应当兼顾伴随疾病或并发症，做出更优的整合治疗决策，为患者争取更好的治疗效果，同时也应充分考虑到伴随诊断会对 PC 的整合治疗措施产生影响，从而提高患者的生活质量。

2. 诊断流程

早期 PC 症状不典型，直到病情进展到一定阶段始被发觉。PC 有腹胀、腹痛、腹围增大、腹水、腹部包块等症状；患者可有恶病质等全身症状，也可有食欲缺乏、排尿减少、便秘等表现，需行相关检查予以确诊。PC 患者常伴肿瘤标志物异常，需结合影像学等检测，初步明确肿瘤情况。病理学检测始终是明确肿瘤的最佳检查方法。若患者伴腹水，可多次行腹水细胞学检测，进一步明确患者病理类型。在临床就诊中，一般在超声或 CT 指引下行腹部肿瘤病灶穿刺取病理。有时需在腹腔镜辅助或开腹探查的情况下行病理活检，具体视临床情况而定。

3. 诊断方式评价

（1）血液肿瘤标志物检测：对肿瘤的诊断有提示作用。如原发性 PC，可有血清 CA125 表达量升高。血液肿瘤指标在继发性 PC 中也具有较高的诊断价值，如 CEA、CA125、CA724 分别对结肠癌、卵巢癌、胃癌的诊断和病情评估具有较高价值。

（2）B超：为PC患者的初步检查，具有经济、高效的特点，在观察腹水、肠管蠕动、腹膜挛缩、肿瘤占位方面对PC进展程度有一定诊断价值，但缺乏特异性，常作为初筛检测。在PC治疗中常借助B超行腹水定位及穿刺取病理等。

（3）腹部增强CT：特别是PET/CT检查，在临床上对腹部肿瘤诊断具有重要意义。CT检查能更精准地发现腹部小结节，对早发现、早诊断微小的PC具有不可替代的作用。CT检查能诊断出腹膜和肠系膜是否有弥漫性不规则增厚、腹腔是否有多发种植转移以助进一步评估PC病情的发展。部分腹部不适患者入院后，可因一些微小的肿瘤病变难以发现从而耽误治疗，这时PET/CT检查能为此类疑难病例的诊断提供有效检测，但因其费用高昂，广泛推广PET/CT检查具有一定难度。

（4）病理诊断：是明确PC的"金标准"。PC病理的结果获取途径有胃肠镜、腹水细胞学检测、腹腔镜辅助或剖腹探查等。

1）胃肠镜：可明确诊断消化道恶性肿瘤来源的PC，无痛胃肠镜现已普及，具有易操作、无创伤等优点。

2）腹水细胞学检测：具有快速、经济的优点。在临床，通过超声定位引导腹腔穿刺抽液行腹水脱落细胞检测查找肿瘤细胞，同时可以减轻患者腹胀症状。但其灵敏度差，阳性率不高，临床上通常反复送检才能明确诊断。

3）腹腔镜辅助取病理检测：随着腹腔镜技术的不断发展，腹腔镜探查的优势越来越明显。腹腔镜探查具有创伤小、痛苦小、恢复快等优点，可以通过腹腔镜先行探查取病理检测明确诊断，便于制订治疗方案。但在腹腔镜下难辨病灶的性质，腹腔镜下气腹是否影响肿瘤的转移与扩散目前仍存在争议。

4）剖腹探查取病理检测：剖腹探查可直观了解腹腔情况，术中取病理结果后可直接进行最大限度的肿瘤减灭术，如切除消化道、子宫、卵巢、网膜、系膜、阑尾等病变组织。如腹腔粘连严重，剖腹探查还有较大的灵活性。但是，剖腹探查创伤过大，可导致患者术后恢复慢，不能及时进行下一步诊疗方案。

（5）免疫组化检测：经数十年发展，人们已发现大量的肿瘤标志物，有助于病理诊断、预后和疗效评估，对患者后续治疗方案的制订有较高的参考价值。

4. 主要的鉴别诊断

（1）消化道恶性肿瘤伴腹膜转移：消化道恶性肿瘤伴腹膜转移除继发部位症状外，一般均有原发病症状。部分患者原发疾病较为隐匿，很难与原发性PC相鉴别。胃癌患者可行电子胃镜或消化道钡剂检查明确诊断，大便常规检查对消化道肿瘤具有提示作用，如持续检查出隐血阳性。结肠癌患者可伴有排便性状改变等临床表现，行电子结肠镜检查或X线钡剂灌肠可了解肠道有无病变。如仍不能鉴别是否为转移瘤，应尽早进行腹腔探查取病理活检得到病理诊断。

（2）卵巢癌伴腹膜转移：原发性PC误诊为卵巢癌的病例不在少数，其主要原因为组织学与免疫组化标志物检验结果类似。在女性原发性PC患者中，其临床表现与晚期卵巢癌广泛腹膜转移相似，无明显特异性。两者主要区别在于卵巢癌可见明显增大的卵巢肿瘤，而原发性PC卵巢是正常大小，或为良性病变的增大或仅表面有易于剥脱的散在粟粒样结节，未侵犯卵巢实质。可行腹腔镜探查或剖腹探查，根据术中所见进一步明确诊断。

（3）腹膜恶性间皮瘤：腹膜恶性间皮瘤男性发病率较高，既往有石棉接触史者较为多见。腹膜恶性间皮瘤腹水中可检测出透明质酸液，腹膜恶性间皮瘤患者免疫组化检查鉴别意义较大，光镜下，瘤细胞阿辛蓝染色为阳性，D-PAS为阴性。一般腹膜恶性间皮瘤患者CEA不高，CEA的显著升高可排除腹膜恶性间皮瘤诊断。腹膜恶性间皮瘤辅助检查阳性率不高，特异性不强，必要时可腹腔镜探查活检，结合病理形态明确诊断。

（4）阑尾黏液腺癌：多发生于中年男性，为低度恶性肿瘤。阑尾黏液腺癌中分泌黏液的细胞穿破阑尾壁进入腹腔后，在腹腔内种植形成腹膜假黏液瘤。阑尾黏液性肿瘤早期常无症状，部分患者以腹部包块为唯一主诉，形成腹膜假黏液瘤后，可出现黏液性腹水、腹胀、"网膜饼"等症状。

当出现腹部明显膨大症状时，腹部视诊腹外形不
似"蛙腹"，叩诊无移动性浊音。行腹腔穿刺时
腹水通常难以抽出，改用粗针可抽出胶冻样黏稠
液体。B 超检查也具有较高特异性，腹腔可见大
量絮状回声、暗区内有光点、光斑、光环等缓慢
晃动。

（5）结核性腹膜炎：多见于中青年患者，
女性发病率较男性高，常伴有肺结核或体内其他
部位结核病。主要临床表现为长期不明原因发热，
亦可出现腹痛、腹胀、腹水及腹部肿块等症状，
部分患者查体有腹部柔韧感，与缺乏特异性临床
表现的原发灶不明的 PC 鉴别困难。结核性腹膜
炎的腹水腺苷脱氨酶（ADA）活性常增高，腹水
中培养出结核分枝杆菌可明确诊断。结核菌素试
验或 T-SPOT 试验呈强阳性可支持结核性腹膜炎
的诊断。结核性腹膜炎 CA125 也可增高，但不
如 PC 显著，对鉴别结核性腹膜炎有一定帮助。
临床上对高度怀疑为结核性腹膜炎患者可行抗结
核治疗，对于治疗无效及较难鉴别的患者可行腹
腔镜探查病理活检明确诊断。

（6）肝硬化腹水：肝硬化腹水患者常有腹
胀、腹部不适、腹部膨隆等表现，需与 PC 合并
腹水鉴别。肝硬化腹水发生与门静脉高压和肝功
能减退有密切关系，超声、CT 及 MRI 均可发现
肝脏形态变化及脾大表现，实验室检查可发现患
者肝功能异常。肝硬化腹水大多数为漏出液，可
与 PC 渗出液区别，腹水中查出癌细胞可排除肝
硬化腹水。

（7）腹膜炎：急性腹膜炎患者常出现腹痛难
忍、反射性恶心呕吐及全身中毒症状，查体有全
腹压痛及腹膜刺激征，查白细胞及中性粒细胞升
高，抗感染治疗有效。继发性腹膜炎较为多见，
可由外伤或脏器穿孔破裂所致，CT 检查有助于鉴
别腹膜炎和 PC，腹腔穿刺也可辅助诊断。原发性
腹膜炎腹腔脏器内无原发病灶，其中肝硬化失代
偿期引起的自发性腹膜炎较为多见，临床上多出
现腹痛、腹胀等非特异性症状，查肝功能多有减
退，诊断性穿刺腹水白细胞升高，可培养出致病菌，
但其阳性率不高。

要点小结

- 多学科整合诊疗团队（MDT）是治疗评估的重要形式，通过多学科协作，有助于实现最佳、个体、标准化的整合治疗，MDT 是 PC 诊疗规范化的重要组成部分。
- 精确对 PC 患者进行各项评估，可使 PC 的治疗更加规范合理。
- 评估要求全面、动态，在此基础上得出精确的判断，进而选择最佳整合治疗方案，运用最正确的治疗手段，为实现患者的最优化治疗努力。
- 腹膜癌指数 PCI 是评估 PC 严重程度的指标，能够筛选适合的手术患者。
- 肿瘤标志物作为腹膜癌初筛检测，对于疾病的诊断和治疗评估有很大参考价值。
- 影像学检查作为常规检查，在早期腹膜癌病变的发现、整体病情的评估、治疗方式的规划方面有无可替代的价值，也能弥补肿瘤指标假阴性等不足之处。
- 病理诊断是确诊腹膜癌的唯一标准。现多在创伤小的 B 超和 CT 引导下取病理组织活检，但部分因病情在腹腔镜和剖腹情况下进行病理检查。病理诊断的最终确定能决定患者整体病情评估和治疗方式。

【整合决策】

PC 并非一类简单的肿瘤相关疾病，它既有肿瘤的共性，又有其独特性。经过十余年医学发展，尽管其治疗方法还不多，但已逐渐形成 PC 有效的治疗方式。

（一）CRS+HIPEC 治疗

现代医学研究一直在探索肿瘤的治疗方法。PC 的治疗方法和疗效也取得了很大进展，医学界对 PC 有了更深一步的理解，达成了以 CRS+HIPEC 为首选的整合治疗方案的共识，其疗效被不断肯定并逐步获得推广应用。

1. CRS 是通过一些物理手段进行外科手术切除，将腹腔内可见的肿瘤进行最大限度的切除，减少肿瘤对身体的负担。当患者出现消化道急症时，包括消化道大出血及胃肠梗阻、食物无法通过消化道或是出现无法忍受的疼痛，可行姑息性手术治疗。术式有以下几种：姑息性切除术、旁路手术和造口术等。如条件允许，应结合患者的不同情况进行手术治疗，以最大限度行 CRS。

2. HIPEC 通过将含化疗药物的灌注液加热到治疗温度、灌注到肿瘤患者的腹腔内、维持一定的时间，以预防和治疗 PC 及其引起的恶性腹水，是一种新兴的肿瘤化疗方式，对于部分中晚期肿瘤患者预防和治疗腹膜种植转移有显著疗效。

3. CRS 整合 HIPEC 的优势

（1）在仅发生较小的全身毒副反应的同时，增加化疗灌注液体对患者肿瘤的杀伤作用。

（2）由于正常组织和癌对温度有耐受差异性，恒温灌注液可在对正常组织无明显影响的情况下杀灭癌细胞。

（3）新型热灌注装置可利用滤网，在持续大容量腹腔灌洗中剔除腹腔游离癌细胞和碎屑组织。

（4）在灌注中产生的热效应可降低化疗药物对肿瘤细胞起作用的阈值浓度，使其更易渗入肿瘤组织并发挥作用。

PMP 的首选治疗是 CRS 整合 HIPEC，经研究证实，PMP 经 CRS 整合 HIPEC 治疗后，5 年生存率可达到 66% ~ 97%。恶性腹膜间皮瘤的治疗方案也首选 CRS 整合 HIPEC，据多项研究报道经 CRS 整合 HIPEC 治疗后的患者中位生存期为 29.5 ~ 100 个月，较其他同类患者 12 ~ 17 个月的中位生存期有明显提高。CRS 整合 HIPEC 可延长结直肠癌 PC 患者生存期，其治疗效果经证实明显优于全身化疗。在国际上大量实验证明，对有 PC 发展趋势的结直肠癌患者进行 HIPEC 是可行的，可减少发展为 PC 的可能性。胃癌、卵巢癌来源 PC 患者术中行 HIPEC 较之于单纯手术患者，生存期也有明显的延长。2014 年在荷兰阿姆斯特丹召开的国际腹膜癌大会已达成共识：将 CRS 整合 HIPEC 的整合治疗策略作为阑尾黏液癌、结直肠癌、腹膜转移癌、恶性间皮瘤的标准治疗措施，作为卵巢癌、胃癌腹膜转移癌的推荐治疗手段。

（二）化疗

化疗是治疗肿瘤的重要一环，越来越多的研究表明化疗对肿瘤患者的预后及生存期起到了极其重要的作用。对于消化道来源的 PC 患者及卵巢继发的 PC 患者，化疗起着必不可少的作用。胃癌来源的继发性 PC 对化疗有低至中度敏感性，化疗能使晚期肿瘤患者受益。化疗也是肠癌来源的继发性 PC 的有效治疗方式，主要化疗药物有氟尿嘧啶、奥沙利铂、雷替曲塞、伊立替康等。化疗药物对卵巢癌也有部分疗效，晚期卵巢癌伴腹膜转移患者可选用紫杉醇、卡铂或顺铂、吉西他滨等化疗药物治疗。化疗对腹膜恶性间皮瘤有一定疗效，联合用药（如培美曲塞结合铂类）可以收到较为满意的疗效，而单独化疗疗效欠佳，联合手术或行 HIPEC 的整合治疗效果更加显著。

（三）放射治疗

放疗对于大多数 PC 患者为姑息治疗，多用于肿瘤终末期患者。当局部肿瘤即将引起或已产生明显的临床症状时，可考虑使用放疗，目的是控制 PC 引起的症状。但因部分肿瘤对放疗不敏感，临床上不被采用，如胃癌引起的继发性 PC，对此类患者进行放疗的主要目的是减轻癌性疼痛，在行手术姑息切除术后单独行放疗并不能改善预后。

（四）生物疗法

肿瘤生物疗法所涉及的领域已十分广泛，近乎包含化疗外的所有内科治疗，其发展的免疫治疗、基因治疗已形成独立的实践及理论体系。主要包括以下两个方面。

1. 过继性免疫治疗 收集患者或异体腹水，经过筛选、剔除后，留下淋巴细胞，在体外激活其活性后，回输入患者体内，起到消灭肿瘤细胞的作用。这能很好地回避患者免疫状态受到抑制的影响。但由于技术复杂、价格不菲，制约了其在临床上的应用。

2. 非特异性免疫治疗 一类是通过直接刺激

细胞因子实现，如 IL-2 和 α 干扰素；另一类是通过抑制免疫负性调节过程发挥作用，如通常所说的免疫治疗。

肿瘤细胞能诱导特异性 T 细胞产生免疫耐受，进而免遭识别及杀灭。而免疫治疗则是利用药物与程序性细胞死亡蛋白 1（programmed cell death-1，PD-1）和程序性细胞死亡蛋白配体 1（programmed cell death ligand 1，PD-L1）结合，使癌细胞重新被淋巴细胞识别并杀灭，达成抑制肿瘤的目的。PD-1 和 PD-L1 不断被证实对继发性 PC 有确切疗效。有研究表明帕博利珠单抗（pembrolizumab）用于微卫星高度不稳定型转移性结直肠癌具有显著疗效，帕博利珠单抗获得的缓解率、缓解持续时间优于既往的标准治疗。

（五）靶向治疗

随着医学研究的不断进步，人们对于肿瘤微观分子的理解越来越深刻，靶向治疗药物应运而生并逐步普及。肿瘤的分子靶点对某些分子靶向药物具有特异性，这不仅能够抑制肿瘤的生长，也减少了药物对正常组织的非特异性损害。例如，西妥昔单抗和贝伐珠单抗等分子靶向药物的出现给晚期肿瘤患者带来了福音，使患者的生存时间明显延长。分子靶向药物的问世也对结直肠癌腹膜转移的治疗方案产生了一定的影响。贝伐珠单抗以其促进肿瘤血管退缩、降低肿瘤细胞的新陈代谢达到抑制肿瘤发展的独特原理，现被大范围应用于多种肿瘤的治疗并取得了确切疗效。肠癌来源的 PC 的常规治疗中形成了以贝伐珠单抗整合 5-FU 为基础的化疗药物治疗方案。此外，贝伐珠单抗在治疗原发性 PC 中也能够起到一定的疗效，并能延长部分胃癌 PC 患者的生存期。

（六）中药治疗

中医药通过扶正祛邪，可以减轻在肿瘤治疗过程中产生的相关并发症，提高患者的抗癌能力，协同其他治疗，增加其疗效。

（七）基因治疗

现阶段基因治疗有很多种治疗方式，但基因治疗还未应用于人体治疗，仅停留在实验阶段，有望将来在医治肿瘤上展现独特的疗效。

回顾过去，PC 曾被认为是一大类复杂肿瘤疾病集合体，预后不良，生存期仅有短短几个月。难治性腹水、难以忍受的腹痛、不断进展的肠梗阻是降低 PC 患者后期生存质量的三座大山，临床上往往仅能采用姑息疗法缓解及减轻患者症状。随着对 PC 病理机制的深入研究和治疗策略的逐渐完善，患者经过整合治疗后生存期可达 21.8 个月。但是，如今 PC 依然是临床肿瘤学上的一个难点。虽然 CRS+HIPEC 已经被探索出来，在此基础上不少治疗方案也已取得较大的突破，但 PC 的未来之路依然遍布荆棘，还需要付出更多的努力。

要点小结

- ◆ CRS+HIPEC 是 PC 整合治疗的首选治疗方案，普遍在临床应用。
- ◆ 化疗在继发性 PC 和恶性间皮瘤中疗效确切，当患者存在手术禁忌证时，应为首要选择。
- ◆ 放疗对治疗腹膜癌疗效不佳，仅作为控制肿瘤相关临床表现的一种治疗方式。
- ◆ 生物疗法在 PC 的治疗中有很大的潜力和光明的未来。
- ◆ 免疫治疗对于初治或经过多线治疗后的 PC 患者，也能收获确切的治疗效果。
- ◆ 靶向治疗对 PC 有重要的治疗价值，其整合化疗方案应用于晚期 PC 能收获一定的治疗效果。

【康复随访及复发预防】

（一）总体目标

对肿瘤患者保持随访和监测，不仅可以及时发现肿瘤转移复发的征兆、药物的不良作用，还能评估肿瘤整合治疗的疗效，更全方位地对患者进行治疗。PC 的患者发现时多为晚期，由于受 PC 危害的患者数量多、群体大、问题影响面较广，所以随访监测显得尤为重要。目前，PC 患者在完成治疗后，推荐依据标准流程进行观察随访，如发现异常应及时评估并对症处理。继发性 PC 则根据各原发病的随访原则进行随访。

（二）整合管理

无论哪种肿瘤，整合管理都是重要的辅助治疗手段，腹膜癌更是如此。

1. 营养调节　PC 是一种全身性、消耗性疾病，营养不良及消瘦为大部分患者均存在的症状。不仅因为 PC 的高消耗状态，化疗药物的消化道毒性也是其中一个因素。因此，调节肿瘤患者的营养情况有利于减少治疗相关毒性，增加化疗疗效、改善患者的生活质量和延长寿命。患者的营养状态可根据多因素共同判断。饮食上，患者应注重少量多餐，摄入足量优质蛋白、能量和维生素以满足身体需求，同时根据患者的饮食习惯，做到个体化、具体化。

2. 心态调整及人文关怀　大多数患者患 PC 后，心理或多或少产生消极影响，如存在怀疑、焦虑、重度抑郁、明显的心理应激反应，甚至会出现一些对自己及社会产生危害的行为。因此，患者的心理健康需要医患双方共同构建，应耐心询问患者焦虑、恐惧的原因，根据情况予以对应的心理治疗。尽可能帮助患者正确了解 PC，不被疾病所吓倒，建立长期生存的信心。

3. 提升整体抗病能力　PC 患者在经过整合治疗后往往会有身体机能的下降，全身的抗病能力大幅度下降，此时康复治疗及护理成为必不可少的步骤。

（1）促进躯体功能康复。主要措施：①康复护理：对于长期卧床的患者，可辅助其适当活动、翻身叩背，避免压疮、血栓形成等并发症。②运动疗法：适当运动，避免剧烈运动，根据患者的耐受程度及体力调节运动量。③造血功能的康复：骨髓抑制是放化疗后常见的不良作用，可给予药物治疗，必要时可行输血治疗。此外，中药治疗同样有较好的疗效。

（2）部分 PC 患者合并有腹痛症状，常导致患者烦躁不安，拒绝配合治疗，因而癌痛的治疗不可忽视。目前癌痛的主要处理方法：①药物疗法：根据三级阶梯治疗方案对症处理。②放疗：对局部癌性疼痛有较好的镇痛效果。③中医疗法：穴位针灸对于部分患者能缓解一定的疼痛，但应避开肿瘤。

（3）增强免疫力。①可予以适当辅助药物增强免疫力。②规划健康的生活计划，保持积极的生活态度。③劝阻患者吸烟及酗酒。

（三）严密随访

1. 随访频次　PC 患者进行整合治疗后的随访要求比较严格，即前 2 年内每 2～4 个月进行 1 次，接下来每 3～6 个月进行 1 次，5 年后改为每年 1 次。

2. 随访内容　包括：①近期病史询问；②全身体格检查；③实验室检查；④影像学检查；⑤整体病情评估。如出现病情加重等突发特殊情况，可随时进行随访工作。

3. 随访工作重点　主要在于对患者病情做出整体评估，为后续治疗规划最优方案。PC 相关肿瘤指标在疗效评价、术后病情追踪与及时发现肿瘤复发等方面有重要意义。同时，进行 B 超、CT、MRI、PET/CT 等影像学检查也能弥补肿瘤指标的不足，在发现微小转移病灶、评估肿瘤治疗后效果等方面有其不可替代的价值。另外，肿瘤患者易产生多种并发症，需定期进行血液学检测，以便对患者整体病情做出评估。

（四）常见问题的处理

1. 复发的处理　难治性原发性 PC 患者，即在接受不同的两种化疗方案治疗后仍出现肿瘤较前进展，或者在 6 个月内肿瘤复发的患者，往往临床预后很差。对于部分对化疗药物不敏感的患者，可以选择基因检测行针对性用药。对于失去治疗机会的患者给予姑息治疗。对于较长无瘤间期（＞6 个月）后复发的患者，根据患者实际情况可再次行肿瘤细胞减灭术。继发性 PC 即为消化道、卵巢等恶性肿瘤的转移复发，处理原则详见前述。

2. 药物不良作用　化疗是 PC 诊疗计划的重点环节，无论是全身静脉化疗，抑或是腹腔热灌注化疗，使用化疗药物不可避免产生药物毒性，严重时甚至威胁患者的生命安全。治疗 PC 的化疗药物常见的毒性反应如下。

（1）骨髓造血功能抑制：一般为白细胞减少、血小板减少、贫血。临床上对于症状较轻的患者予以促进对应造血细胞因子对症治疗，而对于重症患者可予以输血治疗，治疗后需复查血常规评估疗效。

（2）胃肠道毒性：大多数化疗药物均可使患者产生各种胃肠症状，其中恶心呕吐最为常见，除了使用止吐药物外，可嘱患者适量饮水，治疗前后可食用较清淡的食物，避免电解质紊乱。

（3）脱发：可逆性脱发是化疗期间患者必须面对的现实，可以通过使用温和的洗发水、软毛梳减缓脱发的进程，同时戴帽子可避免寒冷或冻伤。脱发对患者的心理影响很大，甚至可能导致患者对化疗产生心理芥蒂，因此，必要的心理疏导可减少患者的消极态度。

（五）积极预防

三级预防即临床治疗，是对癌症患者发病后所采取的措施，通过系统、正确、有效地治疗抑制肿瘤生长，减少并发症的危害，提高患者生活质量。肿瘤并非单一器官的疾病，需要从身体、心理、康复、饮食等方面对患者进行整合治疗，对于患者产生的各种临床表现及并发症，应当多学科共同努力，为患者提供一个合理的整合诊疗方案。

对于大多数普通人来说，PC似乎很少见。但事实上并非如此，包括原发性PC尤其是继发性PC在内的PC患者在世界范围内非常多见。由于我国肿瘤患者基数大，常见消化道肿瘤的年发患者数和死亡人数各占全世界的50%左右，PC患者更多，因而我国PC的防治形势非常严峻。对于我国的PC防治工作，笔者认为应该做好以下工作：

（1）腹膜转移为肿瘤学的攻坚难点，尽管已发展出以CRS+HIPEC为首选方案的整合治疗措施，近些年也取得了鼓舞人心的成绩，但探索PC的道路仍艰难而漫长。一方面，应进一步通过探索PC的病理生理及深入了解腹腔微环境，为PC的诊治及研究寻找方向。另一方面，应积极开展大样本的前瞻性、随机对照、多中心临床研究，以明确CRS+HIPEC的安全性及有效性，寻找最佳的手术方式和给药途径、治疗方案及药物种类，

让PC的治疗效果更上一层楼。

（2）PC患者因早期临床症状及体征较为隐匿，发现时大部分患者已届晚期甚至终末期，在PC初期通过肿瘤标志物及影像学检测可实现部分PC患者的早期发现。因此，制定一个规范的PC筛查及早诊早治的标准迫在眉睫。在未来，进一步实现PC临床治愈也许不再是难题。

（3）PC为全身性疾病，并非一个专科医师所能解决，治疗过程中需要多个工作团队的整合，不仅限于临床科室、辅助科室，甚至心理科及营养科等科室也要参与。MDT是PC诊疗规范化的重要组成部分，PC的MDT内容包括诊断、病理检测、治疗方案的制订、术后患者的后续治疗及康复等，PC患者应由专业的MDT团队共同制订一系列个体化及专业化的整合诊疗方案。MDT对于优化治疗方式、规范治疗手段都有很好的作用，应大力提倡和推广。

（4）腹腔内加压气溶胶化疗（pressurized intraperitoneal aerosol chemotherapy，PIPAC）是一种在国内研究较少的治疗策略，主要方法是在腹腔镜下从戳卡孔插入喷头，化疗液体在加压的二氧化碳下由液态转变为气态，再经由PIPAC治疗仪，将化疗药物喷洒于肿瘤及腹腔脏器表面，起到腹腔化疗的目的。有研究表明，低剂量顺铂+多柔比星（阿霉素）行PIPAC有望延长胃癌腹膜转移患者的生存期，且安全性高。但PIPAC的疗效仍缺少循证医学的证据，需进一步研究。

（5）我国对PC的研究虽起步较晚，但近年来发展迅速，广州医科大学附属肿瘤医院崔书中教授团队已经研发出中国腹腔热灌注化疗（China hyperthermic intraperitoneal chemotherapy，C-HIPEC）技术，建立了高精度、大容量、持续循环、恒温灌注的C-HIPEC技术方法，制订了C-HIPEC技术标准，提出了精准控温、精准定位和精准清除三大新理念和肿瘤治疗的"C-HIPEC"模式，即预防模式、治疗模式、转化模式和综合模式，并正在开展预防和治疗PC的HIPEC的系列临床研究，期待在国际上发出中国PC防治的好声音。

（崔书中　张相良　唐鸿生　冯金鑫）

【典型案例】

继发性腹膜癌整合性诊疗 1 例

（一）病例情况介绍

1. **基本情况**　男性，50 岁。主诉"下腹部隐痛不适 5 月余，大便带血 2 月余"。既往有车祸钢钉置入史。

2. **入院查体**　腹部柔软，全腹无压痛及反跳痛，腹部未触及包块。肝脏肋下未触及，Murphy 征阴性，肾脏无叩击痛，腹部无移动性浊音。肠鸣音正常，每分钟 4 次，直肠指检未触及肿物，退出指套血染。

3. **辅助检查**

（1）实验室检查：血常规示白细胞 13.01×10^9/L，血红蛋白 95g/L，血小板 488×10^9/L；常规生化示白蛋白 34.9g/L，余指标均正常；凝血功能、尿液分析正常；粪便隐血阳性，肿瘤标志物 CEA 15.22ng/ml，CA125、CA19-9、CA724、CA242、AFP 检查均为阴性。

（2）影像学资料

2017 年 9 月 11 日外院 CT：①乙状结肠壁节段性增厚，周围渗出，右中下腹、直肠周围多发肿大淋巴结；②阑尾可疑肿胀；③肝高密度影，拟钙化灶。

2017 年 9 月 13 日外院肠镜：距肛缘 15cm 直乙交界处见一肿物，呈菜花状，大小约为 4cm×4.5cm，肠镜无法通过。

（3）病理检查：外院病理报告为直肠腺癌（中分化）（图 8-1-4）。

4. **入院诊断**　直肠癌中分化腺癌 cT4aN2aMx Ⅲ C 期。

（二）整合性诊治过程

1. **采用术前新辅助化疗**　患者 2017 年 9 月 30 日入院，恰逢国庆节，故暂未接受手术治疗，肿瘤较大，周围脏器侵犯可能性大，盆腔转移待排除。为防止病情恶化，于 2017 年 10 月 2 日先行术前新辅助化疗。给予 XELOX 方案化疗，即首日静脉滴注奥沙利铂（乐沙定）225mg + 第 1 天至第 14 天每日口服卡培他滨（希罗达）1.5g。

2017 年 10 月 23 日返院治疗时腹痛加剧，排便困难，要求手术治疗。患者既往有车祸钢钉置入史，其后一直采用 CT 检查评估病情。2017 年 10 月 24 日查 CEA 降至 12ng/ml，余指标正常。2017 年 10 月 25 日行 CT 检查，结果报告：①拟直肠、乙状结肠癌并周围侵犯，疑腹膜后、盆腔多发转移瘤，建议结合临床；②拟肝右叶下部钙化灶形成，纵隔多发小淋巴结，部分合并钙化；③下腔静脉内侧脂肪密度结节多考虑下腔静脉旁脂肪瘤，请结合临床（图 8-1-5）。

2. **首次 MDT 讨论**　根据新辅助化疗结果和病情发展，讨论诊断、评估并制订新的治疗方案。

（1）MDT 组成：外科（胃肠外科、肝胆外科）、肿瘤内科、肿瘤放射治疗科、影像科、病理科、内镜室、重症监护室、麻醉科。

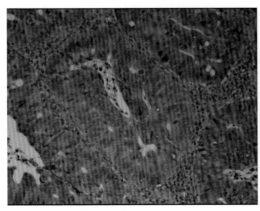
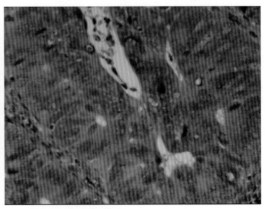

图 8-1-4　病理报告显示中分化直肠腺癌

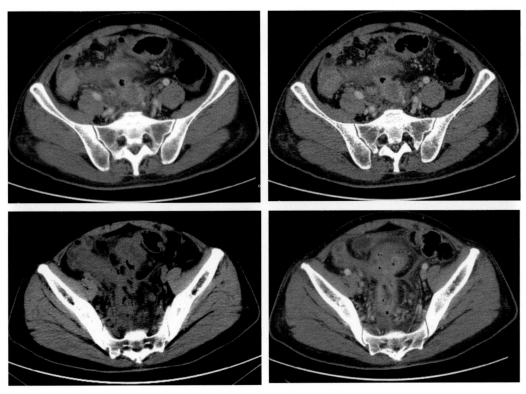

图 8-1-5　患者 2017-10-25 CT 检查结果

（2）讨论意见及共识

1）明确诊断为直肠癌中分化腺癌盆腔转移，ycT4bN2M1x Ⅳ x 期。

2）有明确的肠梗阻表现，排便困难，有手术指征。

3）患者中年，一般情况可，无麻醉和手术禁忌证。

4）病情偏晚，拟先行姑息性手术切除＋降结肠造口术。

5）若腹盆腔转移，考虑腹腔热灌注化疗。

6）后续辅以化疗、靶向和放疗，待病情控制后评估是否有再次手术机会。

患者后续处理：2017 年 10 月 27 日做姑息性手术切除，术中探查见乙状结肠肿物巨大，肿瘤浸润浆膜层，与周围组织粘连固定，盆壁质硬，盆腔骨盆开口处癌性粘连，呈冰冻骨盆改变，回盲部及回肠末端部分小肠与盆腔肿物及盆壁粘连固定，边界不清。术中评估肿瘤无法达到根治性切除，决定行"直肠癌姑息性切除＋右半结肠切除＋降结肠造瘘术＋盆腔肿瘤银夹标记术＋腹腔热灌注化疗（HIPEC）"，先后给予 HIPEC 治疗 3 次（奥沙利铂 250mg、雷替曲塞 4mg、伊立替

康 280mg）。

第一次术后病理（图 8-1-6）：（乙状结肠）黏膜下见腺癌浸润，癌浸润全层，有脉管侵犯。（上、下切缘）净。（右半结肠）黏膜慢性炎症，未见癌。（上、下切缘）净。淋巴结未见癌转移：乙状结肠旁淋巴结 0/5，右半结肠旁淋巴结 0/2，总数淋巴结 0/7。

术后诊断：①直肠癌中分化腺癌盆腔广泛种植转移 ypT4bN0M1c Ⅳ C 期，RAS 和 BRAF 均为野生型，微卫星稳定（MSS）；②降结肠造瘘术后；③右半结肠切除术后。

术后治疗：2017 年 11 月 30 日、2017 年 12 月 15 日、2018 年 1 月 3 日分别给予 mFOLFOX6＋西妥昔单抗 2 周方案：奥沙利铂（乐沙定）85mg/m² 静脉滴注 2h，第 1 天，＋LV400mg/m² 静脉滴注 2h，第 1 天，＋5-FU400mg/m² 静脉推注，第 1 天；然后 1200mg/（m²·d）×2d 持续静脉滴注（总量 2400mg/m²，输注 46～48h）。并予西妥昔单抗 500mg/m²，静脉滴注，第 1 天，静脉滴注超过 2h，每 2 周重复一次，治疗 3 个疗程。具体为予以奥沙利铂（乐沙定）150mg＋亚叶酸钙 0.7g＋氟尿嘧啶 0.75g 静脉推注＋氟尿嘧啶 4g 静脉滴注

48h+ 西妥昔单抗 800mg。考虑患者体力状况佳，耐受力好，适合积极治疗，2017 年 12 月 25 日开始予以盆腔内银夹标记定位处残留病灶实施放疗（50Gy/25F），但患者放疗 12 次后因腹泻拒绝再次放疗。

术后随访：第一次术后，查肿瘤标志物 CEA 等基本均为阴性。2018 年 1 月 19 日复查 CT，报告直肠癌切除术、右半结肠切除术及降结肠造瘘术后改变，考虑盆腔肠吻合口及相邻组织肿瘤残存（图 8-1-7）。

继续接受化疗：于 2018 年 1 月 20 日、2018 年 2 月 24 日、2018 年 3 月 13 日、2018 年 3 月 31 日、

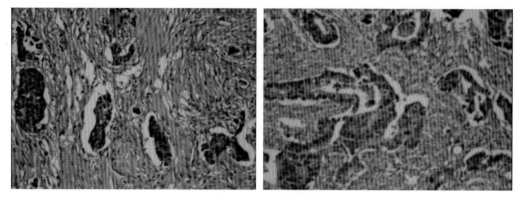

图 8-1-6   第一次术后病理所见

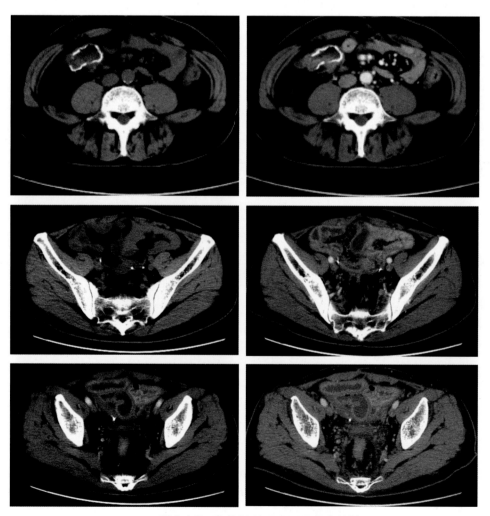

图 8-1-7   患者 2018-1-19 CT 复查结果

2018 年 4 月 22 日、2018 年 5 月 9 日予 mFOLFOX6+西妥昔单抗 2 周方案（剂量同前）治疗 6 个疗程。

随访：经过前述治疗后患者病情明显缓解。为进一步指导后续治疗，2018 年 5 月 7 日再行 PET/CT 复查（图 8-1-8）。与上次 PET/CT（2017 年 12 月 13 日）相比较：①直肠癌术后及左下腹部造瘘术后改变，造瘘口（直肠近端）弥漫糖代谢增高，考虑炎性改变可能性大；②原直肠远端（术区）少量软组织密度影，糖代谢未见增高，考虑转移灶经治疗后肿瘤活性受抑制；③双侧髂血管旁及盆腔肠系膜间多发淋巴结，部分糖代谢轻度增高，考虑为多发淋巴结转移治疗后改变，淋巴结病灶较前缩小，数量减少。不良反应等评估认为患者体力状况好，能够耐受整合治疗的不良作用，放疗后期有腹痛等不适，化疗无明显恶心呕吐及脱发，但后期出现手足麻痹。靶向治疗主要是头面、胸前和后背皮肤粗糙，皮疹严重，皮疹经处理后好转但持续存在。

3. 第二次 MDT 讨论　目的是根据病情变化做再次诊断、评估和讨论下一步整合治疗方案。

（1）MDT 团队组成：胃肠外科、肝胆外科、肿瘤内科、肿瘤放射治疗科、影像科。

（2）讨论意见及共识

1）再次诊断：①直肠癌中分化腺癌盆腔广泛种植转移综合治疗后 ypT4bN0M1c Ⅳ C 期，RAS 和 BRAF 均为野生型，微卫星稳定；②降结肠造瘘术后；③右半结肠切除术后。

2）第二阶段治疗疗效显著，病情控制稳定。

3）患者一般情况良好，习惯造口排便，生活质量明显改善。

4）靶向治疗皮疹不良反应大但可耐受，若放疗不能耐受可予以及时停止放疗。

5）建议再次评估病情，看是否有再次手术机会。

后续处理：与患者沟通了经过第一阶段积极治疗的效果，肯定生活质量明显提高，本人治疗意愿强，要求再次手术切除残余肿瘤。2018 年 5 月 21 日复查盆腔 CTA，结果显示直肠癌切除术、右半结肠切除术及降结肠造瘘术后，右下腹肠管吻合口壁局部增厚，轻度强化，较前明显减轻，周围少许粘连，所示直肠盲端未见增厚，膀胱、前列腺、双侧精囊腺清楚，盆腔未见肿大淋巴结，CTA 示盆腔两侧血管走行如常，未见受压、移位（图 8-1-9）。

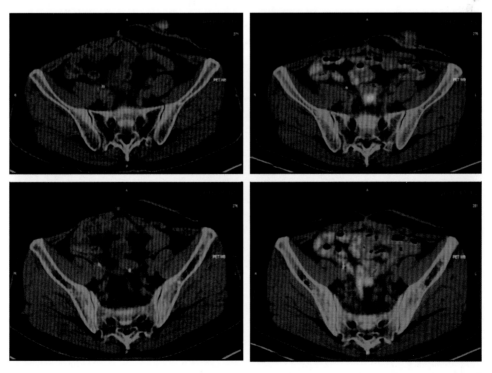

图 8-1-8　患者 2018-5-7 行 PET/CT 复查结果（其中右侧两张图为 2017 年 CT 检查结果，以作对照）

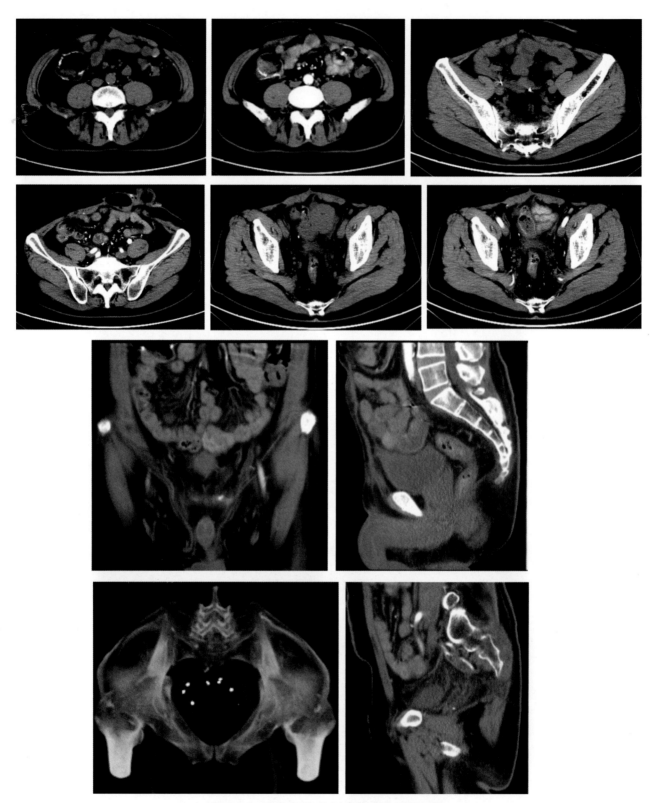

图 8-1-9　患者 2018-5-21 复查盆腔 CTA 结果

4. 第三次 MDT 讨论　目的是为二次手术做准备。

（1）MDT 团队组成：外科（胃肠外科、肝胆外科）、肿瘤内科、肿瘤放射治疗科、影像科、重症监护室、麻醉科。

（2）讨论意见及共识

1）明确诊断：①直肠癌中分化腺癌盆腔广泛种植转移综合治疗后 ypT4bN0M1c Ⅳ C 期，RAS 和 BRAF 均为野生型，微卫星稳定；②降结肠造瘘术后；③右半结肠切除术后。

2）前一阶段治疗疗效显著，病情控制稳定。

3）患者一般情况良好，生活质量明显改善，要求手术切除残留病灶。

4）患者中年，一般情况可，无麻醉和手术禁忌证。

5）对比两次影像检查。2018 年 5 月 7 日查 PET/CT 未见远处转移，直肠癌术后造瘘口（直肠近端）炎性改变；原直肠远端（术区）转移灶经治疗后肿瘤活性受抑制；双侧髂血管旁及盆腔肠系膜间多发淋巴结治疗后改变，淋巴结病灶较前缩小，数量减少。2018 年 5 月 21 日盆腔 CTA：右下腹肠管吻合口壁较前明显减轻，所示直肠盲端未见增厚，膀胱、前列腺、双侧精囊腺清楚，盆腔未见肿大淋巴结；CTA 示盆腔两侧血管走行如常，未见受压、移位。

6）患者评估疗效显著，盆腔脏器间隙清晰，直肠远端肿瘤与周围组织关系明显，边界清楚，有再次手术机会。

7）若腹盆腔转移，考虑腹腔热灌注化疗。

8）后续应辅以化疗、靶向、维持治疗。

后续处理：患者于 2018 年 6 月 7 日再次手术，术中腹腔未见转移病灶，原直肠残端肿瘤萎缩，予以直肠肿物切除＋回肠预防性造瘘术＋HIPEC 治疗，先后予 HIPEC 治疗 2 次（奥沙利铂 200mg、雷替曲塞 2mg）。

第二次术后病理：①（直肠远端肿物）黏膜慢性炎症，未见癌；②（肠系膜根部组织、直肠系膜肿物）纤维脂肪组织，可见多核巨细胞反应，未见癌；③（骶前组织）纤维脂肪组织，未见癌；④（上、下切缘，大网膜）净（图 8-1-10）。

患者二次手术后，因做了回肠预防性造瘘，多次出现腹泻不适，小肠造口排便多，肛门偶有排黏液便，伴全身乏力、电解质紊乱，经对症治疗后可缓解。

5. 第四次 MDT 讨论　主要明确后续随访问题。

（1）MDT 团队组成：胃肠外科、肝胆外科、肿瘤内科、肿瘤放射治疗科、影像科。

（2）讨论意见及共识

1）明确诊断：①直肠癌中分化腺癌盆腔广泛种植转移综合治疗后 ypT4bN0M1c Ⅳ C 期，RAS 和 BRAF 均为野生型，微卫星稳定；②降结肠造瘘术后；③右半结肠切除术后。

2）前一阶段治疗疗效显著，病情控制稳定。

3）患者一般情况良好，习惯造口排便，生活质量明显改善。

4）患者对治疗敏感，建议继续予以 mFOL-FOX6+ 西妥昔单抗 / 贝伐珠单抗维持治疗。

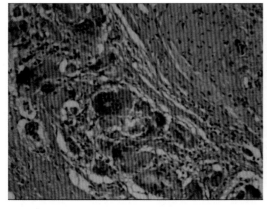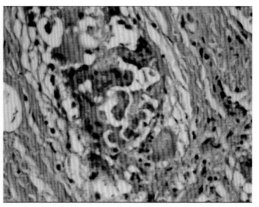

图 8-1-10　患者 2018-6-7 第二次术后病理结果

后续处理：2018 年 7 月 11 日，患者再次接受 mFOLFOX6+ 西妥昔单抗 2 周方案（剂量同前）治疗 1 个疗程。因患者拒绝后续化疗＋靶向治疗，其后续治疗只能随访复查。影像复查情况如下。

2019 年 1 月 24 日复查 CT：报告直肠癌切除术、右半结肠切除术及降结肠造瘘术后，吻合口壁未见明确肿瘤复发征象。

2019 年 4 月 2 日、2019 年 8 月 23 日、2019 年 12 月 2 日复查 CT：均报告直肠癌切除术、右半结肠切除术及降结肠造瘘术后改变，直肠吻合口壁及上部肠管增厚大致如前。

目前治疗后 29 个月，患者按要求返院复查多次均正常，达到临床治愈。

附：患者治疗流程图

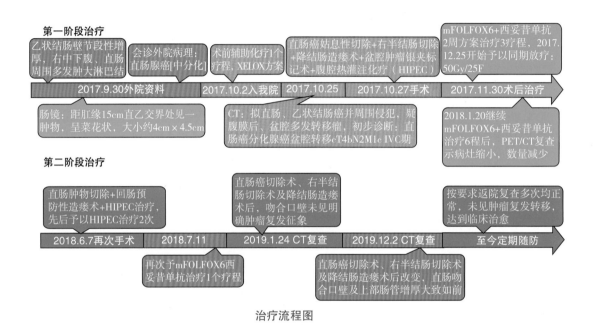

治疗流程图

（崔书中　张相良　唐鸿生　冯金鑫）

参考文献

崔书中，2012. 腹腔热灌注化疗在胃癌治疗中的应用新进展. 消化肿瘤杂志（电子版），4（4）：211-216.

崔书中，于飞洪. 胃癌腹腔热灌注化疗现状与展望. 消化肿瘤杂志（电子版），2014（2）：12-14.

傅志聪，刘剑文，樊敬文，2019. 细胞减灭术联合腹腔热灌注化疗用于结直肠癌腹膜转移的治疗进展. 中华消化外科杂志，18（8）：747-752.

腹腔热灌注化疗技术临床应用专家协作组，2016. 腹腔热灌注化疗技术临床应用专家共识（2016版）.中华胃肠外科杂志，19（2）：121-125.

何裕隆，2019. 外科治疗在胃癌腹膜转移患者整体治疗策略中的作用. 中华肿瘤杂志，41（3）：173-177.

姬忠贺，李鑫宝，刘刚，等，2018. 肿瘤细胞减灭术加腹腔热灌注化疗治疗 110 例胃癌腹膜癌临床分析. 中华医学杂志，98（38）：3079-3083.

姬忠贺，李雁，2019. 胃癌腹膜转移的研究进展. 中华普通外科杂志，34（10）：825-827.

李洋，于海涛，卫宏江，等，2019. 术前 CT 评估腹膜假黏液瘤患者腹膜癌指数与可切除性相关性分析. 临床放射学杂志，38（10）：1881-1885.

李永波，薛旺生，赵泽云，等，2019. 结直肠癌腹膜转移的诊断. 中国实验诊断学，23（7）：1274-1277.

王志龙，肖学红，黄晓星，等，2015. 卵巢癌腹膜转移的 MRI 诊断. 实用放射学杂志，（10）：1657-1660,1679.

杨肖军，熊斌，2019. 腹腔热灌注化疗在胃肠道恶性肿瘤腹膜转移中的应用. 临床外科杂志，27（5）：443-446.

中国抗癌协会腹膜肿瘤专业委员会，广东省抗癌协会肿瘤热疗专业委员会，2020. 中国腹腔热灌注化疗技术临床应用专家共识（2019版），中华医学杂志，100（2）：89-96.

中国抗癌协会胃癌专业委员会，2017. 胃癌腹膜转移防治中国专家共识. 中华胃肠外科杂志，20（5）：481-490.

中国医师协会结直肠肿瘤专业委员会腹膜肿瘤专业委员会 , 2019. 结直
肠癌腹膜转移预防和治疗腹腔用药中国专家共识（V 2019）. 中华
结直肠疾病电子杂志 , 8（4）: 329-335.

朱小坚 , 朱正明 , 2019. 肿瘤微环境在胃癌腹膜转移中的作用及其分子
机制研究 . 中国免疫学杂志 ,35（15）:1916-1921.

Clamp AR, James EC, McNeish IA, et al, 2019. Weekly dose-dense
chemotherapy in first-line epithelial ovarian, fallopian tube, or primary
peritoneal carcinoma treatment （ICON8）: primary progression free
survival analysis results from a GCIG phase 3 randomised controlled
trial. Lancet, 394（10214）:2084–2095.

Mikua-Pietrasik J, Stryczyński , Uruski P, et al, 2018. Procancerogenic
activity of senescent cells: a case of the peritoneal mesothelium. Ageing
Research Reviews, 43: 1-9.

Mikua-Pietrasik J, Uruski P, Tykarski A, et al, 2018. The peritoneal "soil"
for a cancerous "seed": a comprehensive review of the pathogenesis
of intraperitoneal cancer metastases. Cell Mol Life Sci, 75（3）: 509-
525.

Sioulas VD, Schiavone MB, Kadouri D, et al, 2017. Optimal primary
management of bulky stage IIIC ovarian, fallopian tube and peritoneal
carcinoma: Are the only options complete gross resection at primary
debulking surgery or neoadjuvant chemotherapy?Gynecol Oncol,
145（1）: 15-20.

Tewari D, Java JJ, Salani R, et al, 2015. Long-term survival advantage
and prognostic factors associated with intraperitoneal chemotherapy
treatment in advanced ovarian cancer: a gynecologic oncology group
study. J Clin Oncol, 33（13）:1460-1466.

第二节　腹膜间皮瘤

腹膜间皮瘤（peritoneal mesothelioma，PM）是一类多潜能间叶细胞起源的人上皮细胞和腹膜间皮细胞肿瘤，临床上有良恶之分，其中恶性间皮瘤多见。人体的胸膜、腹膜、心包、睾丸鞘膜等是间皮瘤的好发部位，其中 1/5 的病例为腹膜间皮瘤。根据组织来源不同，恶性间皮瘤主要分为 3 种：上皮来源的上皮型、间叶来源的肉瘤型及前两种来源的混合型。早期腹膜间皮瘤主要以弥散或局限包块形式分布于腹膜脏层或壁层，进展期可侵及腹膜内的脏器，或在脏器表面种植，晚期则进一步沿着血管或淋巴管转移至全身组织或器官。

腹膜间皮瘤起病隐袭，临床表现缺乏特异性，容易误诊。目前临床上观察到在这类疾病患者的腹水中透明质酸浓度较高（0.2～0.8g/L），而恶性间皮瘤的透明质酸浓度更高（大于 0.8g/L）。因此，检测患者腹水中透明质酸的浓度有助于判断腹膜间皮瘤的良恶性。间皮瘤组织中缺乏癌胚抗原（CEA），腹水中癌胚抗原含量达 10～15μg/L 对排除恶性间皮瘤有参考意义。

良性腹膜间皮瘤以手术治疗为主，而手术、放疗和化疗等多学科整合诊疗是治疗恶性间皮瘤的主要手段。近年来，有研究发现肿瘤细胞减灭术整合腹腔热灌注化疗能有效控制腹膜间皮瘤，提高患者的总生存率和无瘤生存率，但靶向和免疫治疗在该病中的临床疗效仍需进一步深入探索。总的来说，腹膜间皮瘤患者的总生存期较短，不接受任何治疗的患者中位生存期为 8 个月，而接受整合治疗的患者也仅为 16 个月。

发病情况及诊治研究现状概述

恶性腹膜间皮瘤又称为原发性腹膜间皮瘤，是一类多潜能间叶细胞起源的罕见恶性肿瘤。这类肿瘤细胞形态多样，分化异常，最常见的类型为管状乳头状结构。目前其在全世界的发病率仅为 1/100 万～2/100 万，而中国暂无相关流行病学数据。

腹膜间皮瘤多见于中老年人，初发年龄平均为 54 岁，儿童较少见。男性发病多于女性，男女比例为 2∶1。这类疾病早期较隐匿，可无任何症状，诊断上较困难。中晚期时才出现腹胀、腹痛、腹部包块和腹水等症状，难以与结核性腹膜炎、腹腔转移瘤等症状相鉴别，容易误诊。大多数患者确诊时已为晚期，预后较差，死亡率高。1908 年 Miller 和 Wynn 首先报道了本病，随着诊疗技术的进步，本病的报道逐渐增多，发病率和死亡率的高峰期出现在 21 世纪初始。

经研究发现，石棉接触史与恶性腹膜间皮瘤的高发密切相关。大多数腹膜间皮瘤患者从事过石棉加工工作，潜伏期长达数十年，有石棉接触史者发病率为非接触者的 100～300 倍。接触石棉的时间和严重程度与腹膜间皮瘤的发病率成正比。石棉纤维的种类不同，其致癌能力也不同，危险性依次为青石棉＞铁石棉＞温石棉。石棉的致癌机制较复杂，目前的研究认为石棉粉尘可通

过呼吸道 / 横膈或血液进入腹腔，或者直接通过消化道经肠壁沉积于腹膜，形成石棉小体。石棉引起腹膜间皮瘤的机制可能与其物理及化学特性、细胞毒性、遗传毒性有关。基础研究发现石棉可直接进入细胞核内，或通过诱发活性氧自由基导致核内染色体的畸形，进而激活癌基因和灭活抑癌基因。我国腹膜间皮瘤患者多无石棉接触史，这可能与我国石棉工业发展相对较晚以及部分患者接触史较隐蔽有关。

此外，猿猴病毒 SV40、禽类白细胞增生病毒（MC29）、胶质二氧化钛、云母矿、氟石放射线、接受外辐射、慢性腹膜炎等也是本病的促发因素。

另外，腹膜间皮瘤的发生也可能存在一定的遗传因素。进入 21 世纪，流行病学研究发现腹膜间皮瘤的发病率显著升高，这可能与石棉工业迅速发展和该病临床诊断水平的提高有关。

● 相关诊疗规范、指南和共识

- NCCN 临床实践指南：恶性胸膜间皮瘤（2020 年版）
- 2018 BTS 指南：恶性胸膜间皮瘤的调查和管理
- 2015 ESMO 临床实践指南：恶性胸膜间皮瘤的诊断、治疗和随访
- 2013 ADRI 指南：恶性胸膜间皮瘤的诊断和治疗
- 2013 恶性胸膜间皮瘤的诊断和治疗指南，国外肿瘤科相关专家小组
- 恶性胸膜间皮瘤诊疗共识（试行），浙江省抗癌协会肺癌专业委员会
- 2015 IMIG 指南：上皮样型以及混合型恶性间皮细胞瘤的细胞病理学诊断
- 2010 欧洲呼吸学会和欧洲胸外科医师学会恶性胸膜间皮瘤诊疗指南

【生物学特点和发病机制】

（一）生物学特点

腹膜间皮瘤主要是多潜能的间叶细胞起源，

恶性间皮瘤比良性更多见。根据组织来源不同，恶性间皮瘤主要分为 3 种：上皮来源的上皮型、间叶来源的肉瘤型及两种来源的混合型，其中一半以上为上皮型，预后最好。上皮型肿瘤细胞的上皮有各种不同的结构，如乳头状、管状、管状乳头状、带状、片状。多角形上皮细胞有很多长而纤细、表面有分支的微绒毛，桥粒，成束的弹力细丝和细胞间腔。间叶来源的肉瘤型也称纤维型，细胞类似纺锤状平等构形，有卵形或细长形的细胞核，核仁发育良好。混合型兼有上皮型和纤维型两种组织结构。从整个肿块取活检时，从各个不同的部位取的标本越多，则越像混合型。

腹膜间皮瘤可分为腺瘤样瘤（adenomatoid tumor）、囊性间皮瘤（cystic mesothelioma）及恶性间皮瘤（malignant mesothelioma）。

1. 腺瘤样瘤　临床少见，常发生在输卵管近宫角处、子宫体底部或附睾等处，属良性肿瘤。肿瘤较硬，切面呈实性灰黄或灰粉色。显微镜下肿瘤有一定界限，但无完整包膜，由纤维性间质及许多腺管样腔隙组成。超微结构特征属间皮来源。

2. 囊性间皮瘤　由多发性大小不等的薄壁囊肿组成，与邻近脏器粘连。肿瘤细胞主要由多个管状和小囊状结构组成，立方上皮或扁平上皮位于其上方，两者之间有裂隙，小囊和小管及裂隙之间为疏松结缔组织间质。囊内容物阿辛蓝染色阳性，电镜检查证实为间皮来源。一般认为，囊性间皮瘤是腹膜腺瘤样瘤和恶性间皮瘤两者之间的交界型。

3. 恶性间皮瘤　恶性腹膜间皮瘤呈单个或多个分散生长，同时累及脏腹膜和壁腹膜。显微镜下，恶性腹膜间皮瘤组织学形态多种多样，可归纳为 3 大类：

（1）上皮性间皮瘤是恶性间皮瘤常见的组织学形态，以管状乳头状结构最常见。

（2）纤维性及肉瘤样间皮瘤：①纤维性间皮瘤，肿瘤细胞主要为梭形细胞成分。硬纤维瘤性间皮瘤，大体形态与其上皮性间皮瘤很相似，显微镜下形态若纤维瘤。②肉瘤样间皮瘤，该肿瘤形态与软组织肉瘤极为相似，确诊需通过免疫组化及电镜检查。

（3）混合性间皮瘤，该肿瘤同时存在上皮性及肉瘤样组织成分，或两者的过渡形态。某些恶

性间皮瘤有骨与软骨化生和分化。

（二）发病机制

腹膜间皮瘤的发病与石棉接触有关，有石棉接触史者发病率为非接触者的 100～300 倍。近 20 年来腹膜间皮瘤的发病率逐渐升高，这与石棉工业迅速发展有关，因为欧洲在工业中应用石棉于 1970 年前后达高峰，20 世纪 80 年代初期后应用大大减少，而间皮瘤通常在接触石棉后 25～70 年（平均 42 年）才会发生。我国腹膜间皮瘤患者多无石棉接触史，这可能与我国石棉工业发展相对较晚及部分患者接触史较隐蔽有关。

石棉与胸膜间皮瘤的密切关系已经得到公认。国外研究发现石棉能诱发裸鼠产生胸膜间皮瘤，流行病学观察发现大多数胸膜间皮瘤患者有石棉职业史或肺内可找到石棉小体。不同种类石棉纤维的致病危险性依次为青石棉＞铁石棉＞温石棉。目前的观点认为，石棉粉尘可通过呼吸道/横膈或血液进入腹腔，或者直接通过消化道经肠壁沉积于腹膜，形成石棉小体。石棉引起腹膜间皮瘤的机制可能与其物理及化学特性、细胞毒性、遗传毒性有关。基础研究发现石棉可直接进入细胞核内，或通过诱发活性氧自由基导致核内染色体畸形，进而激活癌基因和灭活抑癌基因。

恶性腹膜间皮瘤虽好发于石棉工人，但也有报道发生于未与石棉接触的患者。国外报道有相当多的间皮瘤患者无石棉接触史，我国腹膜间皮瘤患者中有接触史的比例也很少，而且在这些患者的病理切片中也没有发现石棉小体，提示非石棉致病因素的存在。目前认为，导致腹膜间皮瘤发生的病因包括禽类白细胞增生病毒（MC29）感染、胶质二氧化钍、云母矿、氟石放射线等。慢性复发性腹膜炎、结核性瘢痕也可诱发腹膜间皮瘤。另外，腹膜间皮瘤的发生也可能存在一定的遗传因素。

要点小结

◆ 腹膜间皮瘤来源于多潜能的间叶细胞，分为良性与恶性两种，临床以恶性间皮瘤多见。

◆ 恶性间皮瘤可分为上皮来源的上皮型、肉瘤型和混合型。

◆ 这类疾病早期较隐匿，可无任何症状，诊断上较困难。中晚期时才出现腹胀、腹痛、腹部包块和腹水等症状，难与结核性腹膜炎、腹腔转移瘤等症状相鉴别，容易误诊。

◆ 石棉是恶性腹膜间皮瘤的主要致病因素，猿猴病毒 SV40、禽类白细胞增生病毒（MC29）、胶质二氧化钍、云母矿、氟石放射线、接受外辐射、慢性腹膜炎等也是本病的促发因素。

◆ 导致腹膜间皮瘤发生的病因包括禽类白细胞增生病毒（MC29）感染、胶质二氧化钍、云母矿、氟石放射线等。

【全面检查】

（一）病史特点及体检发现

腹膜间皮瘤多见于中老年人，初发平均年龄为 54 岁，儿童较少见。腹膜间皮瘤临床少见，早期较隐匿，可无任何症状，诊断上较困难，中晚期时才出现腹胀、腹痛、腹部包块和腹水等症状。国内学者统计大量病例后，总结其临床症状依次有体重减轻（42%）、腹痛（51%）、腹胀（35%），体征主要有腹块（84%）、消瘦（47%）及腹水（29%），偶有肠梗阻及外科急症的报道。

常见体征如腹水、腹块等不典型，因此很容易误诊、漏诊。此外，肿瘤侵犯或种植到腹膜表面，容易在壁腹膜及腹腔器官表面形成灰白色或暗红色融合瘤块。

依据临床表现的不同可将恶性腹膜间皮瘤分为 3 种类型：经典型（有腹水、腹块，能引起腹胀、腹痛）；外科型（有肠梗阻、绞窄疝等外科急症）；内科型（类似炎性肠病，伴有发热、腹泻、体重减轻）。

腹膜间皮瘤的临床表现不具有特异性，与结核性腹膜炎、腹腔转移肿瘤等类似，对于以慢性腹痛、腹胀为主诉的患者，尤其有石棉接触史者，寻问病史时应注意其他系统原发肿瘤的症状及结核相关症状。体检时应注意有无腹水及腹部包块体征，并进行直肠指检或三合诊了解有无盆腔包块。如合并大量腹水可以抽放腹水后进行检查，以便了解腹块的情况。在问诊及查体过程中注意腹膜间皮瘤其他相关的症状及体征，为进一步诊断提供线索。

（二）临床表现

腹膜间皮瘤早期较隐匿，可无任何症状，诊断上较困难。中晚期时才出现腹胀、腹痛、腹部包块和腹水等症状。肿瘤侵犯腹膜壁层，腹腔粘连引起肠梗阻、腹水和巨大腹腔包块等可引起腹痛。腹痛的性质主要为持续性胀痛或阵发绞痛或爆发痛。腹痛的部位主要在上腹部，也可能在脐周或下腹部。腹胀的发生与腹腔包块、大量腹水、肠梗阻等因素有关，呼吸困难和进食障碍多见于重症患者。绝大多数患者的腹水为恶性渗出液，黄色或血红色。腹部包块可为单发，也可为多发，最大者可达 20cm×30cm，质地偏硬或硬，表面呈结节状，位于大网膜、肠系膜浆膜面的包块在体格检查时可以移动，腹部包块可有压痛，盆腔包块可通过直肠指检或三合诊发现。

腹膜间皮瘤形成的巨大腹腔包块易引起胃肠道梗阻、腹腔脏器粘连，导致腹胀、腹痛、恶心、呕吐等临床表现。晚期患者常因进食困难出现消瘦、乏力、腹泻或便秘，少数患者可出现恶心、呕吐、消化道出血、尿路梗阻、尿路刺激征、脐疝或斜疝、月经改变及发热、贫血等，个别患者可有低血糖以至昏迷、弥漫性腹部骨化等表现。腹膜间皮瘤可以合并其他部位间皮瘤，也可以通过直接侵犯、淋巴或血行转移至全身各处脏器，如腹壁、肝、胆、胰、泌尿系统、肺、心、肾上腺、骨髓及淋巴系统，并出现相应的临床表现。

（三）实验室检查

1. 血液学检查　血液学检查能发现大多数腹膜间皮瘤患者存在血糖下降、血小板升高、纤维蛋白降解物增加和高免疫球蛋白血症。部分患者 CA125 指标上升，可能与某些间皮细胞分泌 CA125 的能力升高有关。

例如，腹膜间皮瘤伴肝转移或合并慢性肝炎患者因为肝脏清除 CA125 能力下降，可导致 CA125

指标明显增加。但众所周知，CA125 是卵巢癌诊断和疗效判断的重要标志物，其增高也见于胃肠道肿瘤和乳腺癌等。因此，CA125 增高对于腹膜间皮瘤诊断特异性不强。血清透明质酸水平的高低与腹膜间皮瘤瘤体大小密切相关，且硫氧还蛋白 -1、高迁移率族蛋白 B1、血管生成素 - I、II 型肺泡细胞表面抗原等在腹膜间皮瘤患者的血清中均明显升高，也可作为腹膜间皮瘤诊断的潜在肿瘤标志物。

2. 腹水检查　腹膜间皮瘤患者均有不同量的腹水，多为黄色或血性渗出液，抽取腹水后可以进行某些特殊成分的检测以帮助明确恶性腹膜间皮瘤的诊断。

（1）透明质酸：腹膜间皮瘤患者的腹水中含有较高浓度的透明质酸（0.2～0.8g/L，浊度试验）。虽然感染、腹腔转移的恶性肿瘤和心力衰竭引起的腹水中透明质酸浓度也较高，但一般低于 0.8g/L，只有恶性腹膜间皮瘤患者的透明质酸浓度常大于 0.8g/L，故检测腹膜间皮瘤患者腹水中的透明质酸浓度对诊断有一定的参考价值。

（2）肿瘤标志物：各种肿瘤标志物在恶性胸腹水中阳性率从高至低顺序为 SF（铁蛋白）＞ CEA ＞ β_2-MG ＞ CA50 ＞ β-HCG ＞ HCG。β_2-MG 假阳性率较高，对于鉴别良恶性腹水意义不大；β-HCG、HCG 阳性率虽低，但特异性强；腹膜间皮瘤组织中一般缺乏 CEA，如腹水中 CEA 水平升至 10～15μg/L，可考虑排除恶性间皮瘤；CA125 于恶性间皮瘤患者腹水中亦可升高，但特异性不强，可起到一定的参考作用。同时测定腹水中上述肿瘤标志物的变化，如 CEA、CA50、SF 有两项阳性或一项阳性加 β-HCG 或 HCG 阳性，或后两项阳性，而脱落细胞学检查结果为阴性，仍可诊断为恶性腹膜间皮瘤。通过测定腹水中的肿瘤标志物可以帮助对其良恶性进行鉴别。

（3）腹水脱落细胞：若患者腹水脱落细胞学检查发现恶性间皮细胞或大量间皮细胞，可明确恶性腹膜间皮瘤的诊断，但该方法阳性率较低。为提高脱落细胞学检查的阳性率，可建议患者在抽腹水前左右翻转，将腹水从盆底泛起后抽腹水送检。若腹水细胞学检查发现大量肿瘤细胞或非典型的间皮细胞，应排除其他肿瘤（增生间皮细胞、转移性腺癌、肉瘤等）的可能，这需要结合细胞核质比、电镜及免疫组化检查加以鉴别。

（4）其他：有学者发现酸性黏多糖表达增加常见于腹膜间皮瘤患者腹水中，相关抗原也存在于患者血清中。此外，腹水中胶原的存在可以帮助区别间皮瘤与转移性腺癌。

（四）影像学检查

1. 超声检查   超声可发现腹水、腹块，甚至有时能提示肿瘤的组织来源。超声检查可以显示腹膜间皮瘤的大体病理改变，典型声像为腹膜呈大片状增厚及大小不等的不规则结节样肿块，尤其是位于后腹膜腔内肿块，大多形态不规则，以低回声为主，分布不均匀，与腹膜相连，但与脏器无关。超声影像提示广泛的大网膜和肠系膜增厚、盆腹腔多发不规则包块、胃肠道肠壁增厚，但只有少量腹水时，可考虑腹膜间皮瘤可能。因此，对于不能或不耐受手术患者可首先考虑通过超声引导下的组织穿刺活检来确诊腹膜间皮瘤，该方法具有操作简单、安全性高、可重复等优点。

2. CT 扫描   CT 是明确腹膜间皮瘤的重要检查方法。它可以观察肿瘤的部位、大小、与周围组织的关系，也可以观察腹腔内转移结节的大小和形状，腹腔和肠系膜淋巴结的转移，腹膜、肠系膜和大网膜的增厚，腹水量等影像学变化，为肿瘤进展和疗效评价提供依据。典型的腹膜间皮瘤在腹部 CT 上主要表现为腹腔内不规则肿块、腹膜和大网膜广泛增厚和多发转移小结节，合并大量腹水和腹腔淋巴结肿大。

腹水为腹膜间皮瘤最常见的 CT 表现。此外，腹膜间皮瘤较具特征性的 CT 表现为腹膜多发结节，CT 值在 -56 ~ 96HU，肿块多位于右上腹，表面光滑有包膜，增强剂注射后结节内部强化均匀。但大多数患者并没有上述典型影像学征象。CT 上也可以观察到肿瘤侵犯腹膜致腹膜不规则增厚，甚至侵及腹腔内器官致脏器表面不光滑和轮廓变形。肿瘤侵犯肠系膜和大网膜也可导致系膜不规则增厚，结节融合成团块状或饼状，肠系膜广泛粘连成块。肿瘤也容易侵犯肠壁和小肠浆膜，导致小肠与肠系膜和周围组织粘连、增厚和成块。部分患者 CT 检查还可以发现盆腔囊实性或实性肿块，多位于腹膜反折和子宫角区。此外，有时腹

膜间皮瘤患者可合并胸膜病变，进而出现胸膜增厚和钙化、大量胸腔积液等，这类患者常有石棉职业史。如肿瘤转移到身体其他部位脏器，也可以有相应的 CT 表现。借助 CT 引导还可以进行肿物穿刺活检。

3. PET/CT   PET/CT 不是常规检查手段，但它是鉴别良恶性、临床分期、肿瘤监测和疗效判断的重要方法。高脱氧葡萄糖（FDG）摄取提示肿瘤代谢活跃，治疗后肿瘤未控，暗示患者预后不良。因此，PET/CT 检查可作为腹膜间皮瘤早期筛查和确诊的检查手段。

4. 胃肠道造影   腹膜间皮瘤侵及胃肠道时大多仅有浆膜面受累，很少向深部组织浸润，因而消化道除外压及牵拉性改变外，黏膜多保持完整。该检查的主要影像学特点是胃肠道出现外压或移位，肠壁粘连或移位导致肠袢分布异常、扭曲成团；肠壁受压甚至出现肠梗阻征象。腹膜间皮瘤患者一般肠道黏膜没有破坏，消化道内没有占位性病变。肿瘤直接侵及直肠黏膜层并在消化道内占位性病变的现象极为少见。

（五）腹腔镜检查

腹腔镜检查是腹膜间皮瘤简单而有效的诊断技术。腔镜下可观察到肿瘤易侵犯至腹膜、大网膜形成散在多发结节或不规则肿块，也可通过腹腔静脉转移至肝脏、腹腔内的器官。腹腔镜还可以在腹膜、大网膜病变处及病变与正常组织交界处多点活检，直至取得满意的组织。腹腔镜也可以作为腹膜间皮瘤治疗后的随诊手段之一。但对大量腹水、腹盆腔内病变广泛且粘连明显者，腹腔镜的应用受到限制。由于对这一罕见病的认识不足，警惕性不高，临床医师在实施腹腔镜探查时对腹膜间皮瘤的误诊率较高。作为一种微创诊疗方法，腹腔镜下活检是目前确诊腹膜间皮瘤的重要方式之一，此方式不仅可以直接了解病变情况及取活检，还能行粘连松解及肿块切除等治疗，具有简便、创伤性小、安全、准确率高等特点，在临床实践中有很高的推广应用前景。

（六）剖腹探查

目前确诊恶性腹膜间皮瘤的首选方法是剖腹

探查。腹膜间皮瘤分为局限型和弥漫型两种。术中探查时可观察到位于腹膜壁层和脏层的肿瘤易沿着浆膜生长,可形成广泛弥散的结节或结节融合形成巨大的肿块。该类肿瘤向腹腔内组织和器官侵犯的现象较罕见。弥漫型腹膜间皮瘤主要表现为腹膜表面大量散在粟粒样小结节或大小不等的团块,导致肠管粘连,大网膜呈饼状,甚至导致横膈及盆腔封闭。局限型腹膜间皮瘤主要表现为肿瘤在腹腔内单发出现,体积较大(＞10cm),表面灰白或鱼肉状,质地韧,易出血。部分肿瘤呈纤维性、囊性变或广泛粘连,侵犯脏器表面,甚至侵及腹腔脏器组织中。

局限型和弥漫型腹膜间皮瘤皆可形成腹水。恶性腹膜间皮瘤患者的腹水多为血性渗出液,有的蛋白含量很高或很黏稠。剖腹探查术中可以直接观察到腹膜、大网膜、肠系膜及腹腔脏器表面的结节、斑块、肿物,了解脏器受累及淋巴结转移状况,在取得病理诊断同时还可以进行手术治疗。即使在诊断技术迅速发展的今天,剖腹探查仍然是腹膜间皮瘤的重要诊断手段。

(七)病理学检查

1. 大体检查　腹膜间皮瘤分为局限型与弥漫型两种。

2. 光镜检查　光镜下间皮瘤的组织学形态多种多样,可以分为 5 大类。

(1)上皮性:弥漫型为主,光镜下组织形态可呈管状乳头状、上皮样、管状、小细胞样、大细胞样或巨细胞样等,也有印戒细胞样和腺样囊性等形态出现,但较少见。

(2)肉瘤样:局限型较多见,光镜下组织形态与梭形细胞间叶肿瘤相同,少见类型为骨及软骨化生,细胞呈现高分化。

(3)混合上皮肉瘤样或双相性:以弥漫型多见,光镜下组织形态以上皮和肉瘤为主,也可观察到过渡形态的细胞。

(4)硬纤维瘤样:该类型于 20 世纪 80 年代初被发现,也是最难确诊的一种亚型。由于肿瘤侵犯范围广,易误诊为慢性炎症引起的良性增生。

(5)过渡性:是上皮性与肉瘤样间皮瘤的过渡形式。光镜下可观察到大量梭形细胞,偶见巢

状分布,但该类型细胞分化差。

因为后两类很少见,也有将腹膜间皮瘤分为 3 类者,即上皮性、肉瘤样 / 纤维性、混合性间皮瘤。

3. 电镜检查　电镜下间皮瘤细胞的主要特征:

(1)上皮性间皮瘤细胞表面有密集、细长而弯曲的微绒毛,长 2 ～ 3μm 以上,长径与宽径之比为(10 ～ 15):1,大于腺癌(＜ 5:1)。

(2)细胞胞质内有较多的张力微丝、糖原颗粒线粒体和短的粗面内质网,无内分泌颗粒(与腺癌不同)。

(3)细胞间有桥粒连结和紧密连接,间质胶原多少不定,胶原纤维与细长微绒毛交织在一起。

(4)瘤细胞周围有断续的或双层的基底膜。

上述特征主要见于上皮性和混合性间皮瘤细胞。在电镜下可观察到细胞结构与成纤维细胞相似,微丝、细胞间桥粒和基底膜均可见,瘤细胞表面偶尔可观察到微绒毛。

4. 组织化学染色　上皮性间皮细胞产生高酸性黏液物质即透明质酸,阿辛蓝(Alcian blue)及 Hale 胶体铁(colloidal iron)染色阳性,能被透明质酸酶分解而使染色转阴;镜下可观察到 PAS 主要呈细颗粒样分布于胞质内,由于 PAS 易被淀粉酶消化,故 PAS 染色常为阳性,而黏液卡红染色阴性。大量研究认为确诊腹膜间皮瘤还需检测人乳脂球蛋白、CEA、细胞角蛋白等多种相关标志物的表达情况,同时也可用于鉴别间皮瘤和转移性腺癌。通常转移性腺癌可分泌中性及低酸性黏液物质,不分泌透明质酸,故腺癌细胞中 PAS 多为阳性,阿辛蓝染色多为阴性,但黏液卡红染色阳性。也有个别上皮性间皮瘤产生黏液,但局灶黏液卡红染色阳性比例＜ 1%。此外,CEA、角蛋白(keratin)和波形蛋白(vimentin)也可用于鉴别恶性间皮瘤和转移性腺癌。在间皮瘤中角蛋白和波形蛋白为阳性,CEA 为阴性,而在转移性腺癌中三种蛋白均为阴性。因此,免疫组化染色可用于鉴别恶性间皮瘤与转移性或原发性腺癌。

5. 免疫组化染色　近年来新的抗体不断涌现,免疫组化技术不断改进,间皮瘤的确诊开始依赖于酶标染色法。目前用于间皮瘤诊断分类与鉴别诊断的标记可以归纳为两大类。

（1）间皮瘤阳性表达的标志物：常见的包括以下几种。

1）细胞角蛋白（cytokeratin）：为上皮细胞标记。

2）AE1/AE3：为低分子量 HMFG2 与高分子量细胞角蛋白混合物。

3）人乳脂球蛋白（human milk fat globule，HMFG）：该蛋白在上皮或间皮细胞中表达，主要分布在胞质和胞膜中，在腺癌中表达率高，但在间皮瘤中表达率低。

4）上皮膜抗原（epithelial membrane antigen，EMA）：为 HMFG2 提纯后的商品化产物。

5）HBME1：为间皮瘤的单抗。

6）AMAD-2：新近报道的用于标记恶性间皮瘤的抗体。

7）血小板调节素（thrombomodulin，TM）：该糖蛋白正常表达于皮肤角化层和内皮、间皮细胞中，但在腺癌细胞中表达缺失。也有少数报道持不同意见。

8）钙网膜蛋白（calretinin）：一种钙结合蛋白，可表达于正常和增生的间皮瘤细胞中，不表达于上皮细胞。

（2）间皮瘤阴性标志物：常用的有以下几种。

1）CEA：在腺癌中均有表达，间皮瘤细胞一般不表达。

2）Ber-EP4：上皮细胞抗原的一种，可标记除鳞状上皮表层细胞、肝细胞及壁细胞以外所有上皮细胞，不标记间皮细胞。

3）LeuM1：是一种抗 IgM 的单抗，主要识别 RS 细胞，但在部分上皮细胞及活化 B 细胞、T 细胞中也可见少量表达。

4）B72.3：大多数癌均能表达，但间皮瘤、淋巴瘤、间叶细胞瘤、神经系统肿瘤一般不表达。分泌成分（secretory component，SC），在腺癌中阳性表达率高，间皮瘤多不表达。

5）其他：如 CA125、MOC-31、AuA-1 等也应用于腺癌与间皮瘤的鉴别，但其价值尚有待进一步证实。

因上述间皮瘤的标志物敏感性和特异性低，目前常采用多个抗体联合检测并结合病理学检查来确诊间皮瘤。间皮瘤中梭形细胞成分角蛋白阳性可以除外多种肉瘤及假肉瘤反应。多数学者认为鉴别腺癌与间皮瘤，CEA 为最佳选择，但目前也推荐多样抗体联合应用。间皮瘤表现为 HBME1、calretinin、AMAD-2 阳性，CEA、B72.3、Ber-EP4、LeuM1 阴性。

（八）基因检测

随着科技的迅猛发展，对间皮瘤的研究日新月异，目前已经深入到分子生物学水平。众所周知，癌症的发生与原癌基因的激活及抑癌基因的失活有关。大量研究证实大多数人类肿瘤都存在 *p53* 基因高频突变，是肿瘤相关性最强的抑癌基因。通过聚合酶链反应 - 单链构象多态性（PCR-SSCP）方法和免疫组化观察 *p53* 基因在恶性间皮瘤中的突变和表达情况，结果发现 P53 蛋白在恶性间皮瘤细胞中高表达，且存在第 7 外显子突变，故认为 *p53* 基因可作为恶性间皮瘤的潜在标志物。它的表达与进展期肿瘤的侵袭能力有关，而与恶性间皮瘤的组织学类型及生存时间无关。另外，P21 蛋白在恶性间皮瘤中的表达阳性率也明显增加。有研究报道，抑癌基因 *p16* 在恶性和弥漫型间皮瘤组织中的表达显著低于良性和局限型腹膜间皮瘤组织，且与 *p53* 基因点突变呈负相关，这一研究结果提示瘤细胞内 P16 蛋白的低表达或缺失与恶性间皮瘤的进展呈正相关。

要点小结

◆ 恶性腹膜间皮瘤好发于中老年男性。

◆ 恶性腹膜间皮瘤无特征性临床表现，常见症状体征为腹痛、腹胀、腹水、腹部包块。

◆ 肿瘤挤压胃肠道、腹腔或盆腔脏器粘连及肿瘤侵及胃肠壁，可以引起肠梗阻症状。

◆ B 型超声可发现腹水、腹膜结节和肠管壁广泛的增厚。

◆ CT 检查可见腹膜脏层和壁层以及肠系膜弥漫增厚，厚度可达 1.5cm，呈波浪起伏，CT 值高低不一。

◆ 全胃肠道造影检查可观察到腹腔内肠管移位、扭曲等改变，严重者可出现不完全性肠梗阻表现，但无异常的黏膜像。

◆ CA125 升高、CEA 减低或正常，对于诊断腹膜间皮瘤有一定的提示作用。

◆ 腹腔镜检查是观察腹膜间皮瘤简单而有效的诊断技术。

◆ 剖腹探查是明确诊断恶性腹膜间皮瘤的主要手段。

◆ P53 阳性是恶性腹膜间皮瘤的标志，其表达与肿瘤的侵袭能力有关。

◆ P16 在良性和局限型腹膜间皮瘤中的阳性表达率高，在恶性与弥漫型间皮瘤中表达相对较低。

◆ 病理诊断是腹膜间皮瘤的金标准。

【整合评估】

（一）评估主体

由于腹膜间皮瘤在我国发病率低，无典型的临床特征，故临床医师对该病的认识不足，警惕性不高，容易漏诊，因此需要多学科整合诊疗团队（MDT）讨论及评估。MDT 团队组成包括胃肠外科、肿瘤内科、肿瘤放疗科、消化内科、影像科、病理科、内镜科、营养科、护理专家、心理咨询师及社会工作者（临终关怀）等。

1. 医学领域成员（核心成员）　腹部外科医师 2 名，肿瘤内科、肿瘤放疗科、消化内科、影像科、病理科等医师各 1 名，所有参与 MDT 讨论的医师应具有副高级以上职称，有独立诊断和治疗能力，并有一定学识和学术水平。

2. 相关领域成员（扩张成员）　临床护师 1～2 名和协调员 1～2 名。所有 MDT 参与人员应进行相应职能分配，包括牵头人、讨论专家和协调员等。

（二）分期评估

目前临床按 TNM 将腹膜间皮瘤分为 4 期（表 8-2-1）：

I 期，肿瘤仅局限于腹膜。

II 期，肿瘤侵犯腹腔内淋巴结（包括脏器腹膜面、腹腔膈肌面等淋巴结）。

III 期，肿瘤向腹腔以外淋巴结转移。

IV 期，远处血行转移。

分型和分期的明确有助于治疗方案的选择。现有学者提出使用腹膜癌指数（peritoneal carcinomatosis index，PCI）、淋巴结受累和腹外转移作为腹膜间皮瘤新的分期系统（表 8-2-2）。腹膜癌指数即根据病灶大小（0～3 分）和肿瘤分布（0～12 分）组合成数值分数进行评估（0～39 分），按 13 个腹部区域，以每个病灶尺寸（LS-0 为无可见肿瘤，LS-1 为肿瘤结节 ≤ 0.5cm，LS-2 为肿瘤结节 0.5～5cm，LS-3 为肿瘤结节 > 5cm）进行数值评估，已有多家机构依据这种新的分期系统评估出每个分期的存活率，其中 I 期、II 期和 III 期的 5 年存活率分别为 87%、53% 和 29%。

表 8-2-1　弥漫型恶性腹膜间皮瘤肿瘤淋巴结转移（TNM）分期系统

TNM 分期	评估依据
原发肿瘤（T）	
T1	PCI 1～10
T2	PCI 11～20
T3	PCI 21～30
T4	PCI 31～39
淋巴结（N）	
N0	无淋巴结转移
N1	有淋巴结转移
远处转移（M）	
M0	无腹腔外转移病灶
M1	有腹腔外转移病灶

表 8-2-2　弥漫型恶性腹膜间皮瘤肿瘤淋巴结转移临床分期

分期	肿瘤	区域淋巴结	远处转移
I	T1	N0	M0
II	T2～3	N0	M0
	T4	N0/1	M0/1
III	T1～4	N1	M0/1
	T1～4	N0/1	M1

T1，PCI 1～10；T2，PCI 11～20；T3，PCI 21～30；T4，PCI 31～39；N0，无淋巴结转移；N1，有淋巴结转移；M0，无腹腔外转移病灶；M1，腹腔外转移灶。

（三）营养代谢状态评估

推荐使用 PG-SGA 联合 NRS-2002 进行营养风险筛查与评估。

对于 PG-SGA 评分＜8 分或 NRS-2002 评分＞2 分患者给予术前营养支持治疗；而 PG-SGA 评分＞8 分或 NRS-2002 评分＞2 分的择期手术患者，通过 2 周左右的营养支持治疗后行手术治疗。对于开腹大手术患者，均需要接受术前 1 周和术后 1 周的营养支持治疗。免疫增强型肠内营养应同时包含 ω-3PUFA、精氨酸和核苷酸 3 类底物。单独添加上述 3 类营养物中的任 1～2 种，其作用需要进一步研究。首选口服肠内营养支持。

对于中重度营养不良患者，应接受术前 1～2 周的营养支持，即使手术延迟也是值得的。预期术后 1 周以上无法正常进食，或经口进食未达 60% 需要量的患者也应接受术后 1～2 周的营养支持。

术后患者推荐首选肠内营养；鼓励患者尽早恢复经口进食，对于能经口进食的患者推荐口服营养支持；对于不能早期进行口服营养支持的患者，应用管饲喂养，推荐使用鼻空肠管行肠内营养。

补充性肠外营养（SPN）给予时机：NUTRIC 评分＜5 分或 NRS-2002 评分＜3 分的低营养风险患者，若肠内营养不能达到 60% 的需要量，应给予肠外营养治疗；NUTRIC 评分＞6 分或 NRS-2002 评分＞5 分的高营养风险患者，若在 3 日内无法获得 60% 的需要量，建议尽快接受肠外营养，直至肠内营养达到 60% 目标需要量为止。

（四）疼痛评估

患者的主诉是疼痛评估的金标准，镇痛治疗前必须评估患者的疼痛强度。临床常用的疼痛评估方法有以下几种。

1. 数字评价量表（numerical rating scale，NRS）　用 0～10 分代表不同程度的疼痛：0 分为无痛，1～3 分为轻度疼痛（不影响睡眠），4～6 分为中度疼痛，7～9 分为重度疼痛（不能入睡或睡眠中痛醒），10 分为剧痛。

应该询问患者疼痛的严重程度，做出标记，或者让患者自己圈出一个最能代表自身疼痛程度的数字。

2. 语言评价量表（verbalde description scale，VDS）　可分为 4 级。

0 级：无疼痛。

Ⅰ级（轻度）：有疼痛但可忍受，生活正常，睡眠无干扰。

Ⅱ级（中度）：疼痛明显，不能忍受，要求服用镇痛药物，睡眠受干扰。

Ⅲ级（重度）：疼痛剧烈，不能忍受，需用镇痛药物，睡眠受严重干扰，可伴自主神经紊乱或被动体位。

3. 视觉模拟评分（visual analogue scale，VAS）　在纸上画一条 10cm 长线或使用一个长约 10cm 直尺，最左端代表无痛，最右端代表剧痛。请患者在长线或直尺上标记"×"来反映患者目前的疼痛程度。临床医师通过"×"的位置估计患者的疼痛程度。

需要注意的是：在静息和运动状态下均要评估患者的疼痛程度，因为口服镇痛药物后患者运动时疼痛仍能明显减轻，则能减弱镇痛药物的不良反应，促进患者的功能锻炼。VAS 虽在临床广泛使用，但仍存在缺点：

（1）不能用于精神错乱或服用镇静剂的患者。

（2）适用于视觉和运动功能基本正常的患者。

（3）需要由患者估计，医师或护士测定。

（4）如果照相复制长度出现变化，则比较原件和复制品测量距离时有困难。

目前临床上常用数字评价量表评估患者的疼痛程度。此外，临床医师的评估内容还包括疼痛的性质、部位、诱因、对日常生活的影响、药物不良反应等信息，同时要及时处理镇痛期间出现的爆发痛。

（五）病理评估

1. 定义　腹膜间皮瘤是指原发于腹膜间皮细胞的肿瘤，来源于多潜能的间叶细胞，分为良性与恶性两种，临床以恶性间皮瘤多见。

2.间皮瘤发生部位　间皮瘤主要发生于胸膜、腹膜、心包和睾丸鞘膜，其中腹膜间皮瘤约占所有间皮瘤病例的 20%。

3.腹膜间皮瘤分型　腹膜间皮瘤可分为腺瘤样瘤、囊性间皮瘤及恶性间皮瘤。

（1）腺瘤样瘤：此型少见，常发生在输卵管近宫角处、子宫体底部或附睾等处，属良性肿瘤。肿瘤较硬，切面呈实性灰黄或灰粉色。显微镜下肿瘤有一定界线但无包膜，由纤维性间质及许多腺管样腔隙组成。超微结构特征属间皮来源。

（2）囊性间皮瘤：肿瘤由多发性大小不等的薄壁囊肿组成，与邻近脏器粘连。显微镜下发现肿瘤组织主要由管状、小囊状的管腔裂隙组成，立方上皮或扁平上皮覆盖在管腔后囊内，并突向腔隙内，囊和小管及裂隙之间为疏松结缔组织间质。囊内容物阿辛蓝染色阳性。电镜检查证实为间皮来源。一般认为，囊性间皮瘤是腹膜腺瘤样瘤和恶性间皮瘤两者之间的交界型。

（3）恶性间皮瘤：肿瘤呈单个或多个分散生长，同时累及脏腹膜和壁腹膜。

显微镜下，恶性腹膜间皮瘤组织学形态多种多样。可归纳为 3 大类：

1）上皮性间皮瘤：是恶性间皮瘤常见的组织学形态，以管状乳头状结构最常见。

2）纤维性及肉瘤样间皮瘤：①纤维性间皮瘤，肿瘤细胞主要为梭形细胞成分。硬纤维瘤性间皮瘤，大体形态与其上皮性间皮瘤很相似，显微镜下形态如纤维瘤。②肉瘤样间皮瘤，肿瘤细胞形态似纤维肉瘤或平滑肌肉瘤或恶性纤维组织细胞瘤，确切诊断要进行免疫组化染色及电镜检查。

3）混合性间皮瘤：组织学上有上皮性和肉瘤样间皮瘤成分，有时在同一视野下可见两种成分并存或两种成分的过渡形态。某些恶性间皮瘤有骨与软骨化生和分化。

4.组织化学染色　上皮性间皮瘤细胞能分泌透明质酸，阿辛蓝及 Hale 胶体铁染色阳性，透明质酸可被透明质酸酶分解，而使染色转为阴性；间皮瘤的 PAS 阳性物质呈细颗粒样分布于胞质内并能被淀粉酶消化，因而 PAS 染色阳性，而黏液卡红染色阴性。因此，目前认为要确诊腹膜间皮瘤应整合分析肿瘤组织内 CEA、上皮膜抗原、细胞角蛋白、人乳脂球蛋白等标志物的表达情况。一般恶性间皮瘤的 CEA 呈阴性、角蛋白呈阳性、波形蛋白和纤维连接素呈阳性。

5.免疫组化染色　随着免疫组化技术的发展，新抗体不断增多，酶标染色已成为间皮瘤诊断中的重要参考指标。以下物质为间皮瘤阳性表达的标志物：细胞角蛋白、AE1/AE3、人乳脂球蛋白、上皮膜抗原、HBME1、AMAD-2、血小板调节素和 calretinin。

由于目前间皮瘤的诊断尚缺乏高度敏感性和特异性的抗体，通常采用多抗体联合检测并结合其组织学特征来对间皮瘤进行分类。间皮瘤中梭形细胞成分角蛋白阳性可以除外多种肉瘤及假肉瘤反应。多数学者认为鉴别腺癌与间皮瘤，CEA 为最佳选择，但目前也推荐多种抗体的整合应用，间皮瘤表现为 HBME1、calretinin、AMAD-2 阳性，CEA、B72.3、Ber-EP4、LeuM1 阴性。

（六）精确诊断

1.诊断流程　临床上对以顽固性腹痛、腹胀、腹水、腹块就诊的患者，尤其是有石棉接触史者，应首先考虑腹膜间皮瘤的可能性较大。为明确诊断需进一步行 B 超、腹部 CT 等影像学检查，抽取腹水进行脱落细胞学检查和血清中肿瘤标志物检查。如果影像学检查提示有腹膜间皮瘤的征象，腹水脱落细胞学检查发现癌细胞，且无转移性肿瘤的证据时，可考虑行 B 超或 CT 引导下腹腔或腹膜肿物穿刺术，有条件的医院可行腹腔镜下腹腔探查 + 肿瘤活检术，必要时可同时进行手术切除或减瘤。普通病理学检查难以确诊者，应行电镜或组织化学、免疫组化检查。

2.诊断评析

（1）血液学的一般检查：不具有特异性，血中 CA125 的升高提示肿瘤的存在，但缺乏鉴别诊断意义。

（2）腹水检查：具有一定的诊断价值，腹水肿瘤标志物的检查可以帮助鉴别良恶性腹水，CEA 的明显升高可以排除恶性间皮瘤的诊断，透明质酸浓度异常增高则支持恶性间皮瘤的诊断。

另外，腹水中含有大量脱落细胞，可以进行病理学检查，腹水标本的获得相对简便易行，创伤小，因而提倡对有腹水的患者反复抽取腹水进行检查。在抽腹水前让患者变换体位使腹水有形成分从盆底泛起，新鲜标本即刻送检，腹水离心后涂片同时行包埋切片等，均可以提高细胞学检查的阳性率。

（3）超声检查：简便易行，费用低，可以发现腹膜间皮瘤的某些大体病理改变，鉴别囊性、实性占位，发现肿大的腹膜后淋巴结但不具特异性，鉴别诊断意义不大，可以作为腹腔肿瘤的初筛检查。B 超引导下穿刺活检较安全简便。

（4）CT 扫描：没有创伤，成像清晰，对腹膜结节敏感性较超声检查高，可以发现腹膜间皮瘤的某些特征性表现，在诊断中有一定的价值。借助 CT 还可以进行肿物穿刺活检。CT 可以作为治疗后随诊的有效手段。

（5）胃肠道造影检查：可以发现腹膜肿瘤的存在，对排除消化道肿瘤引起的腹膜转移癌有很大帮助。

（6）腹腔镜检查：具有创伤小、直观性强（腹膜、大网膜及盆腹腔器官表面）、易取活检等优点，但价格高昂，检查准确性与外科医师的经验相关。另外，对于腹盆腔广泛粘连患者应用受到限制。

（7）剖腹探查：既可以获得诊断，又能够争取治疗，如果上述检查未能取得满意的结果，或经济条件有限，或腹腔粘连严重不能进行腹腔镜检查，尤其是对于包块局限或有肠梗阻表现，有可能争取到手术治疗机会的患者，尽管手术创伤较大，也仍应该选择。

（8）病理检查：是腹膜间皮瘤诊断的"金标准"。通过腹水脱落细胞学、穿刺活检、腹腔镜活检、剖腹探查获取的标本，进行组织学（光镜、电镜）、组织化学、免疫组化检查，是目前腹膜间皮瘤诊断最主要的方法。

（9）基因诊断：是目前新兴的诊断技术，$p53$ 基因的点突变、P53 蛋白阳性、P21 蛋白阳性、$p16$ 基因的缺失及 P16 蛋白阴性，均支持恶性间皮瘤。但基因诊断尚处于研究阶段。

3. 鉴别诊断

（1）结核性腹膜炎：恶性腹膜间皮瘤误诊为结核性腹膜炎而给予抗结核治疗的病例屡有报道，后因抗结核治疗无效而行剖腹探查确诊。一般来说，结核性腹膜炎以中青年居多，临床上除有腹痛、腹胀、腹水及腹部包块外，常有发热、盗汗、食欲缺乏、消瘦等症状，PPD 阳性、ESR 增快、抗结核抗体阳性支持结核性腹膜炎的诊断。腹水多为渗出液，可见大量单核细胞，ADA 水平高、腹水涂片、培养如发现结核杆菌对鉴别诊断有意义。临床上对高度怀疑结核性腹膜炎的病例可在严密观察下行有效的抗结核治疗，对抗结核治疗无效或两者鉴别诊断有困难时，应争取尽早行腹腔镜检查或手术探查，病理上腹膜间皮瘤与腹膜结核不难鉴别。

（2）腹膜转移性肿瘤：常来自胃癌、卵巢癌、胰腺癌、肝癌及结肠癌等，一般有原发癌相关临床表现。卵巢黏液囊腺瘤破裂、阑尾或胰腺囊肿破裂引起的腹膜种植转移可形成腹膜假黏液瘤，主要临床特点为腹腔内大量胶冻状黏液，合并腹胀和多发腹腔包块。当原发癌的临床表现隐匿时，腹膜转移性肿瘤很难与腹膜间皮瘤鉴别，应详询问病史并仔细体格检查，反复查大便隐血，进行血液中 CEA、CA125、CA153、CA19-9、AFP 等肿瘤标志物检查，也可对腹水进行肿瘤标志物及脱落细胞检查，并借助于消化内镜、消化道造影、腹盆腔超声和 CT 扫描等手段寻找原发癌。如果不能鉴别，应该尽早进行腹腔镜检查或剖腹探查，并应用光镜、电镜、组织化学、免疫组化技术得出病理诊断，尤其应注意将间皮瘤与转移性腺癌和卵巢来源的上皮性肿瘤相区别。

（3）其他原发于腹膜的恶性肿瘤：腹膜浆液性交界性肿瘤，又称原发性乳头状腹膜肿瘤及低度恶性腹膜浆液性小乳头瘤病，是一种少见的原发于腹膜的病变。常发生于 40 岁以下女性，主要症状有腹部或盆部疼痛、慢性炎症症状，甚至肠粘连或闭经。病理上可与腹膜间皮瘤做鉴别诊断，本病预后好。

要点小结

◆ 生化检查、细胞学检查、基因检测都不能明确诊断腹膜间皮瘤，但对于诊断及制订治疗方案有一定帮助。

◆ 影像学检查不能明确诊断腹膜间皮瘤，但对于明确诊断及制订治疗方案有很好的辅助作用。

◆ 剖腹探查既可以获得诊断，又能够争取治疗，但创伤较大。

◆ 恶性腹膜间皮瘤须与结核性腹膜炎、腹膜转移性肿瘤鉴别，但无特异性检查，不易鉴别。

【整合决策】

虽然腹膜间皮瘤暂无标准的治疗方案，但目前的专家共识认为手术及术后放化疗的整合治疗是首推的治疗方法。

（一）手术治疗

1. 外科治疗　是目前治疗腹膜间皮瘤的首选治疗方案。但肿瘤位置一般较深，且常侵犯局部重要的血管脏器，完整切除常较困难，必要时可联合脏器切除。

2. 常用手术治疗方式　包括腹腔减瘤术和腹膜剥脱术。

（1）腹腔减瘤术：按照肿瘤分布的位置，尽可能去除可见的肿瘤，最多时可同时需要多达 8 种腹膜剥离手术，包括：①右上腹象限腹膜剥离术；②巨大子宫切除术；③左上腹腹膜剥离术；④小网膜切除术；⑤胆囊切除术；⑥剥离网膜囊肿；⑦盆腔腹膜切除术；⑧袖状切除乙状结肠切除术等，以使所有腹内表面肿瘤得到切除或剥离。

Ⅰ期和Ⅱ期的患者应优先考虑此手术，对瘤体较小、病变较局限者，应完整切除肿瘤及受累器官；如果病变较广泛，应争取切除主要瘤体（姑息性切除术）。对病变广泛、严重且已造成肠梗阻、手术无法切除者，可考虑行姑息性手术以缓解患者的临床症状。因病变多累及整个腹腔，手术常难以达到根治，还容易导致严重并发症和病死率，且腹腔减瘤术是否彻底是影响治疗后生存率的唯一最主要的因素，可以通过腹腔镜检查来选择合适的手术患者。

（2）腹膜剥脱术：对于病变范围广、无法耐受手术的患者可行腹膜剥脱术。

单纯手术切除因并发症多和死亡率高而临床应用较少。

（二）放射治疗

放疗常以钴 60（Co）和 186kV X 线作为照射源。放疗适用于手术切除不彻底或无法切除的病例，可依病变范围决定全腹照射或局部照射。胸膜间皮瘤放疗所用剂量较大，疗效较腹膜间皮瘤效果好；恶性腹膜间皮瘤在腹膜呈弥漫性分布，但放疗对腹膜间皮瘤仍有一定敏感性。恶性间皮瘤对体外放疗敏感性差，但在控制腹痛和腹水方面有一定的作用。放射剂量 > 40Gy 为姑息治疗，50 ~ 55Gy 的照射能使 67% 的患者病情缓解，生存率超过 5 年的患者罕见，绝大多数患者的死因是局部复发和远处转移。

腔内放疗仅适用于个别恶性间皮瘤患者，具有一定的临床疗效，主要使用的同位素是放射性金，它与覆盖浆膜腔的细胞有亲和性，特别适合于治疗弥漫性肿瘤。其主要治疗机制是由于 β 质粒的放射性，它的穿透力达 2 ~ 3mm，对早期肿瘤最有效，但很难发现早期恶性腹膜间皮瘤的病例。整合治疗和手术中照射或同位素 I、Ir、P 植入腔内及术后体外放疗加化疗等措施，均无远期治愈者。

（三）化疗

恶性腹膜间皮瘤对化疗具有中度敏感性，按照目前的观点，化疗药物的组合、给药途径、是否达到腹膜表面及适宜的温度均可影响化疗疗效。许多化疗的热增强试剂在温度为 40.5 ~

43℃时能实现最大化。此外，术前诱导化疗、术中及术后辅助化疗均可明显减少肿瘤复发，从而提高生存率。

化疗方式可分为全身化疗和局部化疗两种。常用化疗药物有培美曲塞、顺铂、氟尿嘧啶、丝裂霉素等。目前国际公认疗效较好的方式是培美曲塞联合铂类（顺铂或卡铂）的整合化疗方案。培美曲塞能通过多个作用靶点破坏细胞正常的代谢过程，抑制细胞复制，从而抑制肿瘤，因此即使肿瘤复发再使用此方案仍然有效。

单独静脉化疗不仅完全缓解率低、并发症多，且很容易复发，故目前多主张整合用药，尤其是手术与化疗的整合。因腹膜间皮瘤具有易腹腔内广泛转移的特点，原则上在无手术禁忌证的情况下应尽早行腹腔减瘤术治疗，并在术中行腹腔热灌注化疗。常用化疗药物为顺铂，腹腔内温热灌注化疗不仅可以提高局部药物浓度，还可减少腹水的产生和肿瘤负荷。全身化疗不良反应较少，同时对于复发者再次治疗仍然有效。

（四）腹腔热灌注化疗

腹腔热灌注化疗（hyperthermic intraperitoneal chemotherapy，HIPEC）是指通过将含化疗药物的灌注液加热到治疗温度、灌注到肿瘤患者的腹腔内、维持一定的时间，以预防和治疗腹膜肿瘤（PC）及其引起的恶性腹水的一种治疗技术。国内学者在HIPEC基础上研发了中国腹腔热灌注化疗（China hyperthermic intraperitoneal chemotherapy，C-HIPEC）技术，其包含了精准控温、精准定位和精准清除三大新理念，并提出肿瘤治疗的"C-HIPEC"模式，包括以下4个方面。

1. 预防模式 肿瘤根治术（curative intent surgery，CIS）CIS+HIPEC，适用于腹膜转移高风险患者根治性切除术后预防腹膜转移的治疗，经C-HIPEC积极处理，清除游离癌细胞和微小癌结节，预防PC的形成，提高患者的治愈率和无瘤生存期。

2. 治疗模式 肿瘤细胞减灭术（cytoreductive surgery，CRS）CRS+HIPEC，C-HIPEC有可能使细胞减灭程度（completeness of cytoreduction，CC）满意（CC-0和CC-1）的患者达到临床治愈，提高非满意减瘤（CC-2和CC-3）患者的生存期和生活质量。

3. 转化模式 Conversion+HIPEC，对于首诊时已经合并大量腹水或者腹腔广泛转移的患者，可先行C-HIPEC治疗，清除或缩小PC结节，改变癌细胞的生物学特性，抑制恶性腹水的生成，待患者病情明显好转、腹水减少或消失，联合全身治疗使PC及原发病灶缩小的情况下，有可能转变为第二种治疗模式CRS+HIPEC，达到成功转变治疗的目的，以改善患者生存质量，提高长期生存率。

4. 综合模式 即Comprehensive+HIPEC治疗，主要是Chemotherapy+HIPEC或HIPEC+Chemotherapy。对于既往全身化疗后病情进展、出现腹水的患者，C-HIPEC可能提供另一种治疗途径和手段；对于腹水或者腹腔广泛转移的患者，C-HIPEC治疗后病情控制、腹水减少或消失，故以系统化疗为主的综合治疗同样非常重要。C-HIPEC尤其适用于弥漫性腹膜间皮瘤合并大量腹水的患者，甚至可以不通过开腹手术，直接通过腹腔镜探查辅助置管或B超引导下穿刺置管进行C-HIPEC。

C-HIPEC治疗腹膜间皮瘤的药物选择还要考虑药物对腹腔肿瘤的穿透力要强，药物与热疗有协同作用，对腹膜刺激性较小。目前临床上应用较多的化疗药物有丝裂霉素（MMC）、5-氟尿嘧啶（5-FU）、顺铂（DDP）和多柔比星（ADM）等。近年来出现了一些新的化疗药物（奥沙利铂、多西他赛和伊立替康等）出现，它们能显著提高腹腔肿瘤的治疗效果，降低化疗的不良反应。因此，将这些新药应用到腹腔热灌注化疗中必将进一步提高HIPEC治疗腹膜间皮瘤的疗效。基于国内外相关前期临床研究的结果，在选择HIPEC的化疗药物时主要以疗效好、不良反应轻的新药为主，兼顾穿透力强、疗效已经得到肯定的基本药物。

HIPEC 主要适用于腹膜间皮瘤治疗的以下 3 个方面：

（1）根治手术后预防性的 HIPEC，预防腹膜间皮瘤的复发。

（2）细胞减灭术后治疗性的 HIPEC，治疗残存的腹膜间皮瘤。

（3）不能手术患者姑息性的 HIPEC，用于已有腹腔广泛转移或合并大量腹水的腹膜间皮瘤患者。

腹膜间皮瘤确诊时多为晚期，单纯手术常难以切除，且多伴腹水，因此，理论上 HIPEC 适合于腹膜间皮瘤的治疗。

目前有关腹腔热灌注化疗治疗腹膜间皮瘤及其引起的恶性腹水的文献大多只限于临床应用方法及可行性的探讨研究，有关临床疗效的研究也多限于腹腔热灌注化疗对患者长期存活率的影响，缺乏对照组，同时回顾性分析的文章居多，缺乏多中心、大样本、随机、前瞻性研究的循证医学研究资料，使研究结论的可信度大大降低。

（五）生物疗法

生物反应调节剂（biological response modifier，BRM）是指体内自身的一些细胞和分子，其能应答机体对内、外环境的刺激，并参与维持机体内环境的稳定。BRM 通过调动机体固有能力抵御和消灭肿瘤，成为当今治疗肿瘤中一种患者更容易接受的新模式。随着基因工程的进展，BRM 在肿瘤治疗领域前景广阔。

1. 细胞因子　如白细胞介素（IL）、干扰素（IFN）、肿瘤坏死因子（TNF）等细胞因子既能直接清除肿瘤细胞，又能通过激活抑癌蛋白或分泌抗癌分子或增强机体免疫细胞功能来杀死肿瘤细胞，因此有关的研究方兴未艾，逐渐成为一种治疗恶性腹膜间皮瘤的有效措施。

2. 过继转移的免疫细胞　主要指体外培养、扩增来自患者腹水中的淋巴细胞，诱导其中具杀伤活性的淋巴因子活化杀伤细胞（LAK 细胞）并使其增殖，然后再将后者回输到患者体内，达到消灭肿瘤的作用。如果同时给予 IL-2，可提高疗效，还可以再向腹腔内注射 CTL 作为辅助疗法，促使腹水消退，瘤块逐渐缩小消失，从而改善患者的生活质量。这一方法目前也有不少案例尝试使用。

（六）免疫治疗

免疫系统与恶性腹膜间皮瘤的发生、发展有关，为免疫治疗提供了可能。有国外学者提出免疫定位点靶向疗法对治疗间皮瘤的可能，尤其是以程序性死亡蛋白 -1（programmed death-1，PD-1）和细胞毒性 T 淋巴细胞相关抗原 4（cytotoxic T lymphocyte-associated antigen-4，CTLA-4）为靶点的治疗已在其他肿瘤中被证实具有积极的临床效果。分子靶向疗法中所使用的分子靶向治疗药物如 tremelimumab（CTLA-4 抑制剂）已展示出对治疗晚期恶性间皮瘤有良好的临床前景，tremelimumab 作为 CTLA-4 的单克隆靶向抗体，具有强大的抑制 T 细胞活性的功能，能通过活化 CTLA-4，从而消灭肿瘤细胞。IL-2 和 IFN 具有增强免疫细胞功能的作用，在不损伤正常细胞的情况下能抑制肿瘤细胞，可成为恶性腹膜间皮瘤新的治疗选择。此外，使用间皮素重组抗体治疗恶性腹膜间皮瘤也显示了部分良好效果。

总之，目前腹膜间皮瘤的治疗已从外科手术、全身化疗为主的时代过渡到外科手术整合化疗、放疗、腹腔热灌注化疗、靶向治疗、免疫治疗的整合治疗时代，其治疗方式也越来越多元化，特别是肿瘤细胞减灭术联合腹腔热灌注化疗这一全新治疗方案可使恶性腹膜间皮瘤的中位生存期从 1 年左右显著提升至 2.5 ～ 9.0 年。此外，腹膜间皮瘤的 Ⅰ、Ⅱ、Ⅲ 期临床分期指导原则对于规范和指导腹膜间皮瘤的治疗及预后评估均有十分重要的价值。对腹膜间皮瘤生物学行为的深入认识，新治疗靶点的发现及药物的研发，整合治疗模式的发展，都为腹膜间皮瘤治疗水平的提高带来了新的希望。

要点小结

◆ 外科治疗是治疗腹膜间皮瘤的首选治疗方案，常用手术治疗方式包括腹腔减瘤术和腹膜剥脱术。

◆ 恶性间皮瘤对体外放疗不敏感，但大范围体外放疗被认为有效，腔内近距离放疗对个别的恶性间皮瘤有一定的治疗价值，可能带来生存获益。

◆ 恶性腹膜间皮瘤对化疗具有中度敏感性，化疗方式可分为全身化疗和局部化疗两种。

◆ 腹腔热灌注化疗联合减瘤术治疗恶性腹膜间皮瘤疗效较肯定，临床应用较广泛。

◆ 生物反应调节剂是体内自身的一些细胞和分子，能应答机体对内、外环境的刺激，并参与维持机体内环境的稳定，通过调动机体固有能力抵御和消灭肿瘤，成为当今治疗肿瘤的新模式。

◆ 免疫治疗在部分恶性腹膜间皮瘤治疗中显示了良好效果。

【康复随访及复发预防】

（一）总体目标

随访/监测的主要目的是更早发现肿瘤复发，并及时干预处理，以提高患者的总生存，改善生活质量。目前尚无高级别循证医学证据来支持何种随访/监测策略是最佳的。随访应按照患者个体化和肿瘤分期的原则，为患者制订个体化、人性化的随访/监测方案。

（二）整合管理

1. 营养治疗　首先正确评估每个肿瘤患者的营养状况，筛选出适应营养治疗的患者并及时给予治疗；为了客观评价营养治疗的疗效，还需在治疗过程中进行再评价，根据评估情况及时调整治疗方案。处理方案如下：

（1）恶性肿瘤患者一经明确诊断，即应进行营养风险筛查。

（2）现阶段最常用的恶性肿瘤营养风险筛查工具为 NRS-2002 及 PG-SGA。

（3）NRS 评分 < 3 分者虽然没有营养风险，但应在其住院期间每周筛查 1 次。NRS 评分 ≥ 3 分者具有营养风险，需要根据患者的临床情况，制订基于个体化的营养计划，给予营养干预。

（4）PG-SGA 评分 0 ～ 1 分时不需要干预措施，治疗期间保持常规随诊及评价即可，而 PG-SGA 评分 2 ～ 3 分者应由营养师、护师或医师对患者或患者家庭进行教育，并可根据患者存在的症状和实验室检查的结果进行药物干预。PG-SGA 评分 4 ～ 8 分者则要由营养师进行干预，并可根据症状的严重程度与医师和护师联合进行营养干预。PG-SGA 评分在 9 分的患者急需进行症状改善和（或）同时进行营养干预。

（5）询问病史、体格检查及部分实验室检查有助于了解恶性肿瘤患者营养不良发生的原因及严重程度，以对患者进行整体营养评定。

（6）营养风险筛查及整体营养评定应与抗肿瘤治疗的影像学疗效评价同时进行，以全面评估抗肿瘤治疗的受益。

2. 心理治疗

（1）心理痛苦是心理（即认知、行为、情感）、社会、精神和（或）躯体上的多重因素决定的不愉快的体验，可能会影响患者应对肿瘤、躯体症状及治疗的能力。心理痛苦包括抑郁、焦虑、恐慌、社会隔绝及存在性危机。

（2）心理痛苦应在疾病的各个阶段及所有环境下及时识别、监测记录和处理。

（3）应根据临床实践指南进行心理痛苦的评估和管理。组建包括心理治疗师在内的跨学科 MDT 治疗组对患者及其家属的心理痛苦进行整合性的管理和治疗。

（三）严密随访

恶性腹膜间皮瘤患者经手术、化疗、免疫治疗等整合治疗后，须密切随访以监测肿瘤复发情况，一般每 3 个月随访 1 次。检查随访的内容如下。

1. 血液学检查　腹膜间皮瘤患者可有血小板增多、低血糖、血纤维蛋白降解产物增高及高免疫球蛋白血症。部分腹膜间皮瘤患者血中 CA125 水平可升高，血清透明质酸水平的高低与腹膜间皮瘤瘤体大小密切相关；且硫氧还蛋白 -1、高迁移率族蛋白 B1、血管生成素 - Ⅰ、Ⅱ型肺泡细胞表面抗原等在腹膜间皮瘤患者的血清中均明显升高，因此可作为腹膜间皮瘤的潜在肿瘤标志物。

2. 腹水检查　若患者再次出现腹水或腹水增多，可抽取腹水后进行某些特殊成分检测以帮助明确恶性间皮瘤的诊断。

（1）透明质酸：间皮瘤细胞具有分泌透明质酸的功能，浆膜渗出液中透明质酸浓度可达 $0.2 \sim 0.8g/L$，浓度 $> 0.8g/L$ 者基本只见于恶性间皮瘤。

（2）肿瘤标志物：β-HCG、HCG 阳性率虽低，但特异性高；因间皮瘤组织中缺乏癌胚抗原（CEA），如腹水中 CEA 含量达 $10 \sim 15\mu g/L$，对于排除恶性间皮瘤的诊断有一定意义。同时测定腹水中 SF、CEA、CA50、β-HCG、HCG，如 SF、CEA、CA50 有两项阳性或一项阳性加 β-HCG 或 HCG 阳性，或 β-HCG 或 HCG 均阳性，而血液中 β-HCG 与 HCG 水平正常，即使脱落细胞学检查阴性，亦可做出恶性腹水的诊断。

（3）腹水脱落细胞：若腹水中查见大量间皮细胞（75%）及典型的恶性间皮细胞可以明确诊断。若腹水脱落细胞中见到大量异型或非典型的间皮细胞（$> 5\%$）或肿瘤细胞，可以通过测量细胞核质比，结合电镜及免疫组化检查，与增生间皮细胞及转移性腺癌、肉瘤等进行鉴别。

（4）影像学检查：超声可及早发现腹水、腹块并判断腹水量的多少，从而判断肿瘤有无进展可能。CT 不仅能提供是否有腹水，肿瘤的位置、大小、分布及与周围组织的关系，腹膜及肠系膜是否增厚，结节的形状和大小，肠系膜或大网膜浸润淋巴结是否肿大等信息，还能了解病情的进展和治疗的疗效。

（四）常见问题处理

定期的随访复查能够及时发现复发转移病灶，从而进行针对性的早期干预和处理，以提高疗效。对于复发转移，需要及时按晚期肿瘤治疗原则积极处理。

药物治疗的毒性反应是不可避免的，每个人的反应又不太一样，这主要是由患者的个体差异、化疗方案的不同所造成。但是通过一些手段积极处理，大部分的化疗反应是可以控制和减轻的，而且绝大多数肿瘤内科医师均已熟练掌握预防和处理化疗不良反应的技术。如化疗期间出现恶心、呕吐、食欲缺乏等胃肠道反应，就要少食多餐，饮食宜清淡、易消化，避免辛辣刺激、油腻食物，同时营养要充足，合理膳食搭配，确保蛋白质、维生素、能量的摄入。又如化疗期间出现白细胞降低、血小板降低、贫血等血液学毒性反应，临床上已经有成熟的升白细胞、升血小板、补血等治疗措施，要定期复查血常规，及时处理。

（五）积极预防

恶性腹膜间皮瘤是发生于腹膜间皮细胞的恶性肿瘤，临床极为罕见，发病隐匿，近年来发病率有所增加，临床表现多种多样，早期诊断十分困难，治疗效果欠佳，预后较差。因此，对于不明原因的腹块、腹痛及腹水等常见临床表现的患者，在排除相关常见病后，应及时考虑腹膜间皮瘤的可能，尽量做到早诊早治。

对于正在治疗的腹膜间皮瘤患者应采取积极措施改善生活质量，促进患者康复，包括心理、生理和体能的恢复。由于肿瘤的特殊性，完全达到此目标具有一定的难度。在目前条件下，从实际出发，针对肿瘤所导致的原发性或继发性功能损伤，通过综合措施和技术尽可能地使其逐步恢复，从而提高癌症患者生活和生存质量，帮助他们回归社会，这对于患者战胜疾病显得尤为重要。

（六）预后

恶性腹膜间皮瘤提示预后不良的因素包括男性、高龄、身体基础状况差、非上皮组织源性、有淋巴结转移及未行手术治疗等。恶性腹膜间皮瘤发病率低但进展迅速，治疗后容易复发，总体预后较差。有学者指出恶性腹膜间皮瘤恶性程度很高，未经治疗者生存期为 $5 \sim 12$ 个月，经整合治疗者也仅有 16 个月的存活时间。但也有报道个别患者生存期可达 $7 \sim 15$ 年，甚至在出现转移后仍可长时间生存的现象。我们如何有效整合各学科资源，进行科学合理、规范个体的多学科整合诊疗，仍是值得深入研究的临床问题。

随着分子生物学、细胞生物学、组织病理学技术的进步，以及各种新的治疗手段的整合应用，恶性腹膜间皮瘤的早期诊断和治疗已取得一些进步。目前，分子靶向治疗、生物免疫治疗是研究热点，多个临床前试验和Ⅰ期临床试验已经取得令人鼓舞的效果，有望取得进一步突破，相信本病的生存期会更长，前景值得期待。

（崔书中　巴明臣　杨贤子　陈　成
罗嘉莉）

参考文献

陈小兵，苗成利，罗成华，2019. 恶性腹膜间皮瘤治疗及预后研究进展. 中国微创外科杂志,19（7）:630-633.

崔书中，朱正纲，梁寒，等，2020. 中国腹腔热灌注化疗技术临床应用专家共识（2019版）. 中华医学杂志,100（2）:89-96.

胡浩，吴恩福，黄文，等，2017. 腹膜间皮瘤的CT诊断与鉴别诊断. 临床放射学杂志,36（9）:1263-1267.

黄颖秋，2017. 恶性腹膜间皮瘤的诊断和治疗现状. 世界华人消化杂志,25（26）:2329-2340.

李雁，周云峰，梁寒，等，2015. 细胞减灭术加腹腔热灌注化疗治疗腹膜表面肿瘤的专家共识. 中国肿瘤临床,42（4）:198-206.

李娜，陈忠坚，高赟，等，2019. 恶性腹膜间皮瘤的临床特征及预后分析. 浙江医学,41（18）:2000-2002.

李宁宁，白春梅，王颖轶，等，2018. 恶性腹膜间皮瘤25例临床分析. 中国医学科学院学报,40（2）:211-218.

梁育飞，郑国启，李春英，等，2018. 恶性腹膜间皮瘤患者预后影响因素研究. 中国全科医学,21（18）:2196-2200.

刘娟，李智可，勾红峰，等，2019. 培美曲塞联合铂类治疗恶性腹膜间皮瘤诊疗分析. 川北医学院学报,34（1）:88-91.

商功群，王学梅，阚艳红，等，2016. 腹膜恶性间皮瘤超声声像图与CT对比分析（附22例报道）. 中国超声医学杂志,32（7）:659-661.

孙鑫义，郑国启，刘晨第，等，2017. 弥漫型恶性腹膜间皮瘤超声影像学分析. 临床荟萃,32（4）:323-326.

王怡，2019. 盆腔腹膜间皮瘤MR表现1例. 中国医学影像学杂志,27（7）:559-560.

王桢李，邵雪，张倩，等，2017. 恶性腹膜间皮瘤研究进展. 临床荟萃,32（9）:819-823+828.

邢炜，逯红娟，付静，等，2016. 腹膜原发间皮源性恶性肿瘤临床病理观察. 中华临床医师杂志（电子版）,10（11）:1519-1523.

徐龙文，吴晋，张琼，等，2017. 细胞减灭术联合腹腔热灌注化疗治疗恶性腹膜间皮瘤. 现代肿瘤医学,25（3）:402-408.

徐秀芳，许静晶，戴铭，2016. 恶性腹膜间皮瘤二维及彩色多普勒超声

诊断的探讨. 中国现代医生,54（19）:106-108+169.

杨雅淇，薛红元，赵荣梅，2017. 恶性腹膜间皮瘤超声表现1例. 中国超声医学杂志,33（10）:956.

张华，吕荟，陈雪融，2018. 恶性腹膜间皮瘤误诊为结核性腹膜炎一例. 华西医学,33（8）:1051-1052.

Ahmed S T, Barvo M, Kamath N, et al, 2020. Acute popliteal thrombus workup leads to discovery of primary peritoneal mesothelioma in the absence of any known asbestos exposure. BMJ Case Rep, 13（2）: e232812. DOI:10.1136/bcr-2019-232812.

Akahane T, Hirasawa A, Imoto I, et al, 2020. Establishment and characterization of a new malignant peritoneal mesothelioma cell line, KOG-1, from the ascitic fluid of a patient with pemetrexed chemotherapy resistance. Hum Cell, 33（1）: 272-282.

Ali Y M, Sweeney J, Shen P, et al, 2020. Effect of cytoreductive surgery and hyperthermic intraperitoneal chemotherapy on quality of life in patients with peritoneal mesothelioma. Ann Surg Oncol, 27（1）: 117-123.

Belfiore A, Busico A, Bozzi F, et al, 2019. Molecular signatures for combined targeted treatments in diffuse malignant peritoneal mesothelioma. Int J Mol Sci, 20（22）: 5817.

Bijelic L, Darcy K, Stodghill J, et al, 2020. Predictors and outcomes of surgery in peritoneal mesothelioma: an analysis of 2000 patients from the national cancer database. Ann Surg Oncol, 27（8）: 2974-2982.

Boussios S, Moschetta M, Karathanasi A, 2018. Malignant peritoneal mesothelioma: clinical aspects, and therapeutic perspectives. Ann Gastroenterol, 31（6）:659-669.

Brandl A, Westbrook S, Nunn S, et al, 2020. Clinical and surgical outcomes of patients with peritoneal mesothelioma discussed at a monthly national multidisciplinary team video-conference meeting. BJS Open, 4（2）: 260-267.

Broeckx G, Pauwels P, 2018. Malignant peritoneal mesothelioma: a review. Transl Lung Cancer Res, 7（5）: 537-542.

Butnor K J, Rueckert J, Pavlisko E N, et al, 2018. Malignant peritoneal mesothelioma in patients with endometriosis. J Clin Pathol, 71（11）: 971-974.

de Boer N L, van Kooten J P, Damhuis R A M, et al, 2019. Malignant peritoneal mesothelioma: patterns of care and survival in the Netherlands: a population-based study. Ann Surg Oncol, 26（13）: 4222-4228.

Field Z, Zori A, Khullar V, et al, 2018. Malignant peritoneal mesothelioma presenting as mucinous ascites. ACG Case Rep J, 5（1）: e23. DOI:10.14309/crj.2018.23.

Habbel VSA, Mahler EA, Feyerabend B, et al, 2020. Diffuse malignant peritoneal mesothelioma （DMPM）- a rare diagnosis. Z Gastroenterol,58（2）:146-151.

Higashino M, Sugiura R, Sakamoto N, 2020. Endoscopic ultrasound - guided fine - needle biopsy for definitive diagnosis of malignant peritoneal mesothelioma. Digestive Endoscopy,32（3）:e40-e42.

Huang X, Liao XQ, Chen S, 2020. Massive ascites secondary to malignant peritoneal mesothelioma. Clin Gastroenterol Hepatol, 18（13）: A21-A22.

Kim S M, Oh Y, Oh S H, et al, 2016. Primary diffuse malignant peritoneal mesothelioma in a striped skunk （Mephitis mephitis）. J Vet Med Sci, 78（3）: 485-487.

Kindler H L, 2016. The challenge of defining treatment standards for a rare disease: malignant peritoneal mesothelioma. J Oncol Pract, 12（10）: 936-937.

Kodama E, Kodama T, Ichikawa T, et al, 2020.[18]F-FDG uptake of localized malignant peritoneal mesothelioma. Clin Nucl Med, 45（2）: 161-163.

Komaki T, Urata H, Ken M R, et al, 2017. A rare case of biphasic malignant peritoneal mesothelioma with refractory ascites. Intern Med, 56（7）: 861-864.

Levý M, Boublíková L, Büchler T, et al, 2019. Treatment of malignant peritoneal mesothelioma. Klin Onkol, 32（5）:333-337.

Liang Y F, Zheng G Q, Chen Y F, et al, 2016. CT differentiation of diffuse malignant peritoneal mesothelioma and peritoneal carcinomatosis. J Gastroenterol Hepatol, 31（4）: 709-715.

Llanos M D, Sugarbaker P H, 2017. Symptoms, signs and radiologic findings in patients having reoperative surgery for malignant peritoneal mesothelioma. Eur J Surg Oncol, 43（1）: 138-143.

Morita Y, Sugiyama S, Tsuka T, et al, 2019. Diagnostic efficacy of imaging and biopsy methods for peritoneal mesothelioma in a calf. BMC Vet Res, 15（1）: 461.

Nagata Y, Sawada R, Takashima A, et al, 2019. Efficacy and safety of pemetrexed plus cisplatin as first-line chemotherapy in advanced malignant peritoneal mesothelioma. Jpn J Clin Oncol, 49（11）: 1004-1008.

Sugarbaker P H, 2018. Update on the management of malignant peritoneal mesothelioma. Transl Lung Cancer Res, 7（5）: 599-608.

Sugarbaker P H, Chang D, 2017. Long-term regional chemotherapy for patients with epithelial malignant peritoneal mesothelioma results in improved survival. Eur J Surg Oncol，43（7）:1228-1235.

Theresa Ly, Chan R C F, Corey L,2018.Peritoneal mesothelioma. Pathology,50 :S79-S80

Turaga K K, Deraco M, Alexander H R, 2017. Current management strategies for peritoneal mesothelioma. Int J Hyperthermia, 33（5）: 579-581.

Valente K, Blackham A U, Levine E, 等. 恶性腹膜间皮瘤组织学分级系统具有预后意义. 临床与实验病理学杂志,2016,32（11）:1214.

Van Schil P, van Meerbeeck J, 2018. Malignant pleural and peritoneal mesothelioma: clinical update 2018. Transl Lung Cancer Res, 7（5）: 505-506.

Yin W J, Zheng G Q, Yang K N, et al, 2018. Analysis of prognostic factors of patients with malignant peritoneal mesothelioma. World J Surg Oncol, 16（1）: 44.

第三节　腹膜后肿瘤

● 发病情况及诊治研究现状概述

　　原发性腹膜后肿瘤（primary retroperitoneal tumor，PRPT），是指潜伏在腹膜后腔的腔内肿瘤，但不包含腹膜后肝、十二指肠、胰、脾、肾、肾上腺、输尿管、骨骼等处原发性肿瘤及其他器官转移的肿瘤。由于盆部腹膜外（包括腹膜后，腹膜两侧，腹膜下方和前方）的肿瘤与上、下腹腹膜后肿瘤的生物学特性和治疗方法相似，所以临床上也归纳到腹膜后肿瘤的范畴。

　　原发性腹膜后肿瘤的发病率在全身实体肿瘤中的占比不足 0.5%，近年发病率有逐渐上升的趋势。这类肿瘤的位置通常较深、较为隐秘，而且常出现在大的、压迫性或侵袭性明显的肿瘤，或者在邻近器官出现并发症时才被发现。腹膜后肿瘤的组织学形态也多种多样，目前已知的有 50 多种病理类型，良性、交界性及恶性的种类繁多复杂，其中约 80% 为恶性肉瘤，手术是主要治疗方法。手术后复发率高，是当前肿瘤外科领域的一大顽症。随着对这种疾病的认识，治疗也逐渐从简单的手术发展到手术加化疗、放疗、靶向治疗、免疫治疗等多种方法配合的整合性治疗方案，如何科学、合理、规范化地应用个体化多学科整合诊疗，值得深入研究。

● 相关诊疗规范、指南和共识

- 软组织肉瘤诊治中国专家共识（2015 年版），中国抗癌协会肉瘤专业委员会、中国临床肿瘤学会联合发布
- 腹膜后脂肪肉瘤诊断和治疗专家共识（2016），中国研究型医院学会腹膜后与盆底疾病专业委员会
- 中国腹膜后肿瘤诊治专家共识（2019 版），中华医学会肿瘤学分会等学术组织联合发布
- 软组织及内脏肉瘤的诊断、治疗与随访临床诊疗指南（2018），欧洲肿瘤内科学会（ESMO）
- NCCN 临床实践指南：软组织肉瘤（2019.V1），美国国家综合癌症网络（NCCN）

【全面检查】

（一）病史特点

　　1. 腹膜后肿瘤相关危险因素　腹膜后肿瘤明确的致病因素至今还不完全清楚。目前已知的致病因素包括石棉、苯氧乙酸、氯酚等理化因子；暴露于电离辐射；遗传及获得性免疫缺陷。由于

腹膜后肿瘤潜伏期无明显表现且时间较长，接触危险因素还受周期的长度、环境的数量和遗传因素等多因素参与，使得腹膜后肿瘤的病因诊断变得十分困难。不过，由良性肿瘤恶变为腹膜后肉瘤者很罕见。

2. 腹膜后肿瘤的生物学特征　①大多数腹膜后肿瘤呈扩张性生长，少数浸润周围组织或器官。②绝大多数腹膜后肿瘤有完整的包膜。③多数腹膜后肉瘤不易出现远处转移。④易出现局部的复发。

3. 腹膜后肿瘤的早期临床表现　病期无特殊症状，但病情进展可出现各类相应症状，主要有以下几种。

（1）疼痛：包括腹痛、腰背痛、腿痛等各种疼痛，其中44%～75%的患者会出现腹痛或腰痛。疼痛的性质可表现为钝痛、剧痛或是绞痛。疼痛部位多位于肿瘤并发部位，但有时很难找到。腹痛和腰痛通常不会导致活动能力的丧失。

（2）胃肠道症状：如恶心和呕吐、排便习惯改变及便秘等，4%～35%的患者可能出现腹胀症状，其中一些患者可能出现肠梗阻。严重者或晚期患者可有厌食、消瘦和疲乏虚弱等表现。

（3）泌尿生殖系统症状：与肾、输尿管腹膜后肿瘤密切相关。尿路症状可能有血尿、尿频、尿急、尿痛、排尿困难等。这些症状多由尿路受压迫引起，有或没有出现肿瘤直接侵犯尿路。腹膜后肿瘤患者也可能出现双侧输尿管梗死（阻）引起的氮质血症，同时会出现相应的临床症状。

（4）神经系统症状：如腹膜外肿瘤蔓延至盆部，可压迫或入侵一侧或双侧腰骶丛根，导致下肢一侧或双侧放射性的腰背部疼痛。如肿瘤浸润椎间孔，可导致脊髓压迫，造成下肢瘫痪、大小便失禁。

（5）会阴和下肢水肿伴静脉曲张：是肿瘤向盆部扩散的继发症状。盆部部分静脉和淋巴管阻塞可引起单侧下肢水肿，严重者甚至引起双侧下肢水肿。

（6）反复发热：尤指腹膜后复发性肿瘤，与巨大坏死区肿瘤的闭合期相关，肿瘤在切除后的发热症状通常停止较快，腹膜后淋巴瘤也可诱发发热症状。

（7）腹壁静脉曲张和腹水：如腹膜后肿瘤压迫门静脉或肝静脉可导致腹壁静脉曲张和腹水产生，部分患者可能会有呕血症状。

（8）低血糖症状：少部分腹膜后肿瘤患者出现低血糖症状，主要是由于低分化的腹膜后肉瘤中产生的胰腺分泌胰岛素样产物，也可能是因为代谢活跃的巨大肿瘤对脂肪池的加速利用。

（9）肠梗阻、消化道出血穿孔：当腹膜后肿瘤压迫或渗透到肠道时，可引起肠梗阻、肠穿孔等症状，进而导致急性或慢性消化道出血症状。

（二）体检发现

腹膜后肿瘤的临床征象缺乏特异性，在一些患者中最初的临床表现只是腹部出现的肿块，自身未察觉到，通常是体检时发现。到了进展期及晚期可出现如下体征。

（1）腹部出现沉重、饱满、膨大感。

（2）腹膜后肿瘤一般不会随着呼吸上下移动，但是通过检查肿瘤的活动度和硬度，可初步确定肿块是否固定在腹部后壁、盆壁或骨等结构上。

（3）腹膜后肿瘤转移过程中可能发生肝大和受压移位。

（4）出现单侧或双侧下肢水肿，如出现淋巴水肿病症，表现为非凹陷性水肿，如出现静脉性水肿症状，则表现为凹陷性水肿。阴囊精索静脉曲张提示可能有精索静脉阻塞，如发生在左侧，则常提示左肾静脉阻塞；下腔静脉阻塞时表现为腹壁静脉明显曲张。

（5）肾上腺外副神经节瘤患者可出现高血压症状。

（6）血管性肿瘤可由出血倾向引起皮下瘀斑。

（7）其他：出现腹紧张、腹膨隆、脾大、淋巴结肿大、腹腔内大出血、黄疸、恶病质等。

（三）化验检查

1. 常规检测　血常规、尿常规、大便常规、肝肾功能、凝血功能等，通过这些检测可了解患者一般情况，协助制订治疗方案。

2. 血液肿瘤标志物检测　由于腹膜后肿瘤缺乏特异性的血液肿瘤标志，如今暂无可靠的敏感度高特异性强的测试可用作准确的诊断依据。

3.激素水平检测　对部分伴有功能的腹膜后肿瘤，如副神经节瘤，可通过检测血、尿儿茶酚胺及其代谢物帮助诊断。

（四）影像学检查

在选择检查方面，要充分考虑各种检查方法的优缺点，根据检查部位和诊治要求选择合适的检查方法。

1.超声检查　此检查无禁忌证，分辨率高，成本低，属于无创检查。超声检查的作用如下：①能显示肿瘤的位置、大小、肿块的数量和囊实性及与周围组织脏器的关系。②能分辨出腹腔内肿瘤和腹膜后肿瘤，显示出临床难以触及的肿瘤。③超声鉴别脂肪瘤、血管瘤、各种囊肿及动静脉畸形具有较高的诊断价值，但难以明确肿块的组织病理类型。近年来，超声引导下穿刺活检技术越来越成熟，操作简便；超声造影技术在大型医院也得到了广泛的应用，对于辅助定性诊断腹膜后肿瘤有重要价值。④采用类似非侵入性的诊断方法利于腹膜后肿瘤术后长期随访跟进。但超声检查也有其局限性，肥胖、肠袢阻挡或检查者的经验限制等因素会影响超声检查的准确性。

2.CT检查　CT具有理想的定位结果和较好的定性诊断能力，是腹膜后肿瘤最主要、最有用的影像学检查方法。目前广泛应用的螺旋CT具有较高的分辨率和图像质量清晰，能准确显示肿瘤位置、大小、形状、数量、密度等优点，同时增强扫描有助于显示肿瘤周围的器官和血管移位及腹膜后淋巴结转移情况。如有必要，可以同时应用肠腔、尿道和血管造影剂填充，有利于分析腹膜后肿瘤特征和来源，可协助拟订术前手术方案，也能清晰地显示腹膜后肿瘤邻近器官出现的继发性改变，如梗阻、移位和变形等。根据治疗需要可以行CT引导下穿刺活检，拥有损伤小、定位精准度高的特点。腹膜后恶性肿瘤复发率高，CT检查也是术后随访及评估整合治疗效果的常规检查项目。

但CT对软组织检查有局限性，分辨率仍低于MRI，故难以准确测量判断肿瘤对邻近器官的侵袭程度，术前常在CT上看到肿瘤与邻近器官之间有间隙，但术中可见浸润，或术前CT表明肿瘤与邻近器官关系密切，但手术中操作时却容易分离。

CT检查对于鉴别腹膜后肿瘤和起源肾上腺、肾脏、胰腺和其他组织的肿瘤，常难以区分。

3.MRI检查　兼有多平面扫描和多序列检查的特点，能进行横断面、冠状面、矢状面或任何其他断层面的扫描，比CT检查有更高的软组织分辨率，对区分肿瘤和正常组织效果更佳，可精确测定增强扫描肿瘤大小和范围，有助于分辨病变血供及其与邻近脏器的关系，特别是与血管、神经干的关系，可以判断肿瘤是否具有可切除性，为拟定可行的手术方案提供重要依据。MRI的多向扫描利于显示腹膜后解剖关系，可以定位较小的肿瘤并判断来源，但对于较大的肿瘤，也难以判断其来源。与CT比较，MRI能显示血肿、积液、胸腔坏死组织和水肿等特性，对组织物成分的判断有一定优势，在判断腹膜后肿瘤的良恶性方面更有意义。

4.血管造影术　主要用于查明肿瘤对血管的侵犯情况。血管造影术可了解病变及邻近血管病变情况、位置关系，为了判断必要时切除肿瘤，需对肿瘤的供血动脉行术前栓塞以减少术中出血，提高腹膜后肿瘤的切除率。血管造影包括动脉造影和静脉造影。

（1）动脉造影：可以根据肿瘤的位置进行选择性插管及将导管置入肿瘤靠近动脉的近端。血管造影中主要观察如下情况。①腹膜后肿瘤血供来源：上腹部肿瘤可来自肋间动脉，肾上腺肿瘤来自膈下动脉、腰动脉，肾周肿瘤多由肾、肾上腺、肾周的血管提供血供，下腹肿瘤多来自腰动脉、髂动脉、卵巢动脉等。②肿瘤压迫或浸润邻近血管的情况：腹膜后肿瘤对腹部有活动性脉冲的主要作用是将其压迫移位，但实际上没有多少渗透到动脉壁，一般不会影响到肿瘤切除。因为腹腔动脉和肠系膜上下腹主动脉位于主动脉前方，腹膜肿瘤侵犯浸润血管并不多。髂血管受盆腔腹膜后肿瘤浸润很常见，腹膜后肿瘤在包围动脉时很难分离，在血管造影中也可详细观察其是否受累。③肿瘤血管的分布：动脉造影有时可在肿瘤中观察到大的肿瘤血管。

腹膜后肿瘤动脉造影常见的临床征象如下。①动脉移位：以肾动脉移位最常见，其次是肠系膜上动脉和腹主动脉。②血管异常：表现为肿瘤周围血管扩张、拉伸、延长、分离等，或在肿瘤区域血管生长稀少甚至无生长。腹膜后恶性肿瘤常见血管增生、粗细不一、走行不规则，而良性肿瘤很少表现出血管增生。单侧腰动脉扩张是腹膜后肿瘤的早期改变，继发于腹主动脉和髂动脉阻塞后的侧支循环开放。③动脉包裹：腹膜后恶性肿瘤是症状之一，但很少见。④动脉阻塞：常提示该动脉供血的器官被肿瘤侵犯。动脉造影术后可适当栓塞肿瘤供血动脉，栓塞材料常选用明胶海绵颗粒，血管造影术和栓塞应在切除术前24～48h 实施，术中明胶海绵未被吸收分解，循环也尚未完全建立，是手术的最好时机。

（2）静脉造影：主要用于观察邻近肿瘤下腔静脉、肾静脉、门静脉及其属支、髂静脉等有否受累。腹膜后肿瘤对邻近静脉的浸润更多，容易导致压迫、位移而造成闭塞，并造成大量静脉侧建立分支。当静脉严重受累时，手术操作困难，出血风险增高。静脉造影显示下腔静脉闭塞、侵犯或移位时，有助于分析下肢水肿原因，提前设计术中下腔静脉的处理方法。

5. 正电子发射计算机体层显像 /CT（PET/CT）　不同起源和性质的腹膜后肿瘤对 ^{18}F- 脱氧葡萄糖（^{18}F-FDG）的摄入影响不一，至今还没有仅通过最大标准摄入量明确组织起源、良性恶性程度的分级。PET/CT 可以协助寻找到临床上难以找到的原发灶，评估术前肿瘤转移情况，以此来判断肿瘤切除残留、复发和远处转移等情况。腹部 PET/CT 显示膜后肿瘤的大小、范围及其与周围组织之间的局部位置关系不如 CT 和 MRI，且费用较高，通常不作为常规的术前检查。

（五）穿刺细胞学检查

术前穿刺细胞学检查主要是为鉴别腹膜后良恶性肿瘤，同时尽最大可能明确肿瘤的病理类型，协助外科医师评估手术，制订手术方案。若影像评估肿瘤难以切除，或难以鉴别诊断，建议在图像引导下进行穿刺活检。细针穿刺及细胞学检查很少用于腹膜后肿瘤，因难以准确诊断，也因容易误诊导致延迟治疗，较少采用。

对于难以切除的肿瘤，穿刺活检可以指导整合治疗，对术前不能除外的淋巴瘤、胃肠道间质瘤、腹膜后特发性纤维化、尤因肉瘤、转移性肿瘤等不以手术作为首选的肿瘤，建议穿刺活组织病理诊断证实。单凭影像学检查可以诊断的患者，或评估初始较易切除的肿瘤，拒绝进一步治疗的患者，可不进行穿刺活检。由经验丰富的临床医师通过 B 超或 CT 引导穿刺，如有必要，进行多点活检获取病理组织用于诊断和分子检测，建议在 PET/CT 和增强 CT 灌注效果良好的标准摄取值高的区域进行穿刺活检。目前通过与基因测序等技术联合应用，穿刺活检的诊断价值不断提高。腹膜后肿瘤穿刺活检后种植转移的风险很小，不建议因此风险放弃穿刺活检。

（六）病理学检查

1. 标本类型及其固定
（1）标本类型：穿刺活检标本，切除术后标本。
（2）标本固定：可进行组织库存的单位，为保证后期肿瘤分子检测，标本固定前专职人员在不损坏样品的情况下采集新鲜肿瘤组织小样品，液氮或超低温下保存。肿瘤组织切除后应立即或在体外 30min 内完全固定，肿瘤体积较大的需要分层解剖后再固定，并用 10% 中性缓冲福尔马林固定液，固定时间不超过 48h。

2. 取材及标本处理规范　由于不同部位腹膜后肿瘤的异质性有显著差异，应将全部获取的组织送病理学检查，包括肿瘤和各切缘组织，所取材料的数量取决于具体情况，体积较小者全部取，体积较大者尽可能多取肿瘤组织，应含坏死灶和肉眼可见的正常组织的不同区域。肿瘤组织标本送病理科前需准备好标本的定位标记，可涂上染料或缝线等标记各个切缘，贴近肿瘤面切缘需重点标注，方便病理科报告肿瘤标本情况，详细描述送检组织的数目、大小及联合切除脏器的侵犯情况。

注意经细针穿刺获得的活检标本是细胞，缺乏组织完整性，足够样本量的活检标本才可能有助于确定肿瘤性质，否则很难进行病理分型，因此也很难做出准确的判断。空芯针针吸活检是目前常用的一种活检方法，需选择合适的穿刺路径，活检穿刺道应在预手术切除的范围内，但其穿刺量及病理分类有局限性，最后仍有待术后病理诊断证实。

因为腹膜后肿瘤的病理类型较复杂，术中冷冻检查对于病理科医师有较高的要求。术中冷冻病理较难改变术前设计好的切除范围，对临床指导作用不大。但在特殊情况下可能是有帮助的，如怀疑生殖源性肿瘤、淋巴系统肿瘤，或拟确定是否切除神经时。

3. 病理报告内容与规范要求　病理报告内容应详细，格式要规范，通常需要包括标本类型、肿瘤切除位置、大小、数量、组织学类型，大体分型、周围神经血管浸润侵犯等情况。进行免疫组织化学检验，必要时通过分子遗传学基因检测协助诊断。目前通常按照法国国家抗癌中心联合会（FNCLCC）组织学与病理学分级标准进行软组织肉瘤评判分级。

要点小结

◆ 腹膜后肿瘤有自身独特的生物学特点、复杂的临床表现。
◆ 腹膜后肿瘤术前需要利用影像学、穿刺活检等多种方式进行定性诊断、定位诊断和分期诊断，指导制订整合治疗方案。
◆ 腹膜后肿瘤病理类型复杂，不同病理类型诊疗效果差异大，需要准确的病理分型、分级、分期，协助制订个体化整合治疗方案。

【整合评估】

（一）评估主体

腹膜后肿瘤应遵循多学科整合诊疗原则，特别是对于诊断疑难复杂或在治疗上各学科存在争议的患者。

1. MDT 团队组成　包括肿瘤外科、肿瘤内科、放射治疗科、病理科、放射诊断科、超声科、介入治疗科等。依据最有利于患者疾病治疗和改善预后的原则，制订出有计划、有步骤的整体治疗方案，为患者争取最大收益。

2. 人员组成及资质　所有参与 MDT 讨论的医师应具有独立诊断和治疗能力，并有一定学识和学术水平，所有 MDT 参与人员应进行相应的职能

分配，包括牵头人、讨论专家和协调员等。

（二）分期评估

腹膜后肿瘤进行组织学分型、病理学分级、分期的诊断均具有重要的价值，可协助临床医师判断预后。除 TNM 参数外，尚需纳入组织学分级变量。国际上有多种肉瘤的分期系统，Ressel 提出了一种腹膜后肉瘤的分期系统，将腹膜后肉瘤分为 4 期（表 8-3-1）。

表 8-3-1　腹膜后肉瘤的 Ressel 分期

分期	I	G1T1～T2N0M0
	II	G2T1～T2N0M0
	III	G3T1～T2N0M0；任何 G 任何 T N1M0
	IV	任何 G T3N0～N1M0；任何 G 任何 T 任何 N M1
分级（G）	Gx	未能评定级别
	G1	分化好者
	G2	分化较好
	G3	分化差者
	G4	未分化者
原发肿瘤（T）	Tx	未能评定原发瘤
	T1	原发瘤最大径＜5cm
	T2	原发瘤最大径≥5cm
	T3	原发瘤肉眼见侵犯骨、重要血管神经或广泛浸润邻近软组织并固定
区域淋巴结（N）	Nx	未能评定局部淋巴结
	N0	无局部淋巴结受累
	N1	局部淋巴结转移
远处转移（M）	Mx	未能确定远处转移
	M0	无远处转移
	M1	有远处转移

（三）营养代谢状态评估

全面评估患者对手术的承受能力，对患者的心肺肝肾功能和全身营养状况进行全面分析，纠正患者的基础疾病，调整营养状况。推荐使用患者参与的主观全面评定（patient-generated subjective global assessment，PG-SGA）量表、营养风险筛查量表（NRS-2002）量表等进行营养风险的筛查和评估。需要根据患者的临床情况，制订基于个体化的整合营养计划，给予营养干预。

（四）麻醉及疼痛评估

腹膜后肿瘤往往手术复杂、创伤大、时间

长，麻醉医师和手术护士应熟悉腹膜后肉瘤手术，具有联合多脏器切除、血管切除重建等手术配合经验。为预防和减少围术期严重并发症，麻醉管理方案需要详细和规范，内容包括麻醉方式、用药计划、生命体征监测、患者保温、紧急事件处理、术后镇痛等。术前做好药物准备（包括血管活性药、血源、液体等）和监测准备（有创动脉测压、中心静脉置管、体温监测、加温输液仪等）。

术前应详细评估患者，制订全面精细的个体化整合治疗方案，部分腹膜后肿瘤伴有内分泌功能，如嗜铬性副神经节瘤伴有高血压症状者，术前需要口服酚苄明（α受体阻滞剂）使血压得到控制后再行手术；肿瘤巨大、多次手术、联合脏器切除的患者要有长时间麻醉的预案；拟行腹主动脉、下腔静脉阻断手术的患者要注意影响血液循环、回心血量，造成血压大幅度波动的预判。要有大量输血的准备，充分备血，符合条件的患者可以术前采自体血，术前全面分析凝血功能，补充血容量，改善凝血状况，补充维生素 K，术中术后密切监测，防止弥散性血管内凝血（DIC）的发生。

（五）病理评估

腹膜后肿瘤病理类型沿用世界卫生组织（WHO）软组织肉瘤新分类法（2013 版），病理分级可采用 FNCLCC 组织学与病理学分级法（表8-3-2），TNM 分期可参考美国癌症联合委员会/国际抗癌联盟（AJCC/UICC）第 7 版。

表 8-3-2　FNCLCC 软组织肉瘤分级标准

组织学参数	评分（分）
Ⅰ. 肿瘤分化	
肉瘤与正常成人组织极其相似（如分化良好型脂肪肉瘤、低度恶性的纤维肉瘤、恶性周围神经鞘膜瘤、平滑肌肉瘤和软骨肉瘤）	1
组织学类型确定的肉瘤（如黏液性脂肪肉瘤、典型纤维肉瘤和恶性周围神经鞘膜瘤、分化型恶性血管外皮瘤、黏液性和席纹状恶性纤维组织细胞瘤、黏液性软骨肉瘤、经典型血管肉瘤）	2

续表

组织学参数	评分（分）
组织学类型不能确定的肉瘤（如分化差和上皮样恶性周围神经鞘膜瘤、巨细胞和炎症型恶性纤维组织细胞瘤、横纹肌肉瘤、上皮样肉瘤、透明细胞肉瘤、分化差/上皮样血管肉瘤）	3
Ⅱ. 肿瘤性坏死	
无	0
≤ 50%	1
> 50%	2
Ⅲ. 核分裂计数	
（0 ~ 9）/10HPF	1
（10 ~ 19）/10HPF	2
≥ 20/10HPF	3
组织学分级	总分
1 级	2, 3
2 级	4, 5
3 级	6, 7, 8

（六）联合脏器切除的评估

术前考虑可能需要联合脏器切除时，要充分了解预切除脏器的代偿功能，如拟行患侧肾脏切除时，术前需行静脉肾盂造影及同位素肾图，评估双侧肾脏功能，以确保进行一侧肾脏切除时对侧肾脏功能良好。评估怀疑泌尿系受侵犯的患者，要评估肾脏、输尿管与肿瘤之间的关系，术前放置输尿管支架，术中起到指引作用并防止损伤输尿管。评估怀疑血管受侵犯的患者，需行血管影像学重建或 DSA。术中备好血管器械及人造血管材料，做好血管切除、重建、置换的准备，术者需要具备血管外科的基本手术技术与处理经验。常规进行肠道准备，做好联合切除肠管的准备，部分患者需要术前做好预防造口的定位。

（七）其他评估

术前应进行深静脉血栓形成风险评估，利用Caprini 模型 VTE 风险评估表进行静脉血栓评估，对于血栓形成风险较高者给予低分子量肝素治疗，并使用弹力袜或气压泵防止血栓形成，及时行下肢深静脉血管的超声检查，排查血栓的形成并积极对症治疗。

积极进行心理评估，腹膜后肿瘤手术复杂、

风险高，需要术前与患者及其家属充分交代病情和手术风险，取得患者及其家属的理解支持和积极配合，做好术后并发症及长期恢复的准备。

要点小结

◆ 评估通过 MDT 完成，有助于精确评估、制订合理方案、实现个体化整合治疗。

◆ 评估包括肿瘤的临床分期、营养状况、病理分期、麻醉评估、联合脏器切除评估等，保障手术的安全性。

◆ 要平衡保障手术安全性与根治性扩大范围切除之间的矛盾，制订详细的手术方案。

【整合决策】

（一）外科治疗

1. 手术治疗原则　目前腹膜后恶性肿瘤获得根治的最主要途径是手术切除，是否完整切除（R0 或 R1 切除）肿瘤是影响患者能否长期生存的关键预后因素，第一次手术是患者获得可能根治的最佳时机。

（1）根治性手术：原则是完全切除肿瘤及其周围受累的组织和器官，达到肉眼及镜下无肿瘤包膜和肿瘤组织残留，明确手术边界，尽量不破坏肿瘤完整性，即 R0 切除。一般认为腹膜后肉瘤单纯手术切除若配合术后辅助化疗，肿瘤切除范围可控制在肿瘤四周 0.5cm，若不加术后辅助治疗，则肿瘤切除范围至少达到肿瘤四周 1cm。由于腹膜后肉瘤极少出现邻近淋巴结转移，其淋巴引流无恒定规律，故腹膜后肉瘤根治术中局部淋巴结清扫并无重要临床意义。腹膜后肉瘤侵犯邻近重要脏器是术中残留的主要原因，因此，实现根治性切除的关键在于能否联合切除受累脏器。

（2）非根治性手术：指腹膜后肉瘤的不完全切除或包膜手术切除肿瘤边缘视野不全，容易导致术后局部复发，复发率可达 49%～88%。大部分情况下，部分切除肿瘤并不能有效改善患者的预后，但对于分化较好、恶性程度较低和由于肿瘤巨大引起明显压迫症状并危及生命的患者，部分切除肿瘤可能会为患者带来生存质量的改善和生存期的延长，并为进一步整合治疗提供可能。肿瘤部分切除可以降低机体的肿瘤负荷，减轻对周围脏器的压迫，进而缓解梗阻症状。应该在术前充分了解肿瘤的恶性程度，对于部分低度恶性的肿瘤，行部分切除术后再辅以放化疗，仍可以为患者取得长期生存，但对于恶性程度高的肿瘤，如恶性神经鞘瘤、血管肉瘤等，肿瘤部分切除会造成肿瘤早期复发，患者难以获得长期的生存和从该类手术获益。部分肿瘤切除的巨大风险为术中出血，部分低度乏血供的肉瘤创面止血较易，部分血供丰富的肉瘤创面则止血困难，需尽可能术中减少残留肿瘤创面。

2. 手术入路及切除范围的选择　腹膜后肿瘤手术时正确的入路是，进入腹腔后从侧腹打开腹膜后肿瘤附近的腹膜，分离可保留前部的正常脏器，再建立腹膜后肿瘤与腹内主要血管结构间的分离平面，然后增大肿瘤周围游离平面，以完全切除肿瘤。肿瘤位于右侧腹部则应经升结肠外侧打开腹膜，将升结肠及系膜游离出肿瘤并翻向内侧，沿肿瘤四周空间解剖，当结肠及系膜无法分开时，则连同右半结肠一并切除。肿瘤位于腹部左侧应经降结肠外侧打开腹膜，沿间隙分离肿瘤。为了防止结肠系膜血管损伤而破坏肠管血运，进而导致不必要的肠管切除，术中应避免从肿瘤表面直接切开腹膜。

3. 联合脏器切除　腹膜后肿瘤多紧密粘连或侵犯周围组织器官，如强行将其分开，不仅会造成肿瘤残存，还会增加术后并发症，造成实质脏器破裂出血、空腔脏器破裂、腹腔污染，甚至危及生命。因此，如无法分离或分离困难时，尤其是第一次手术，可以行肿瘤联合受侵犯脏器的切除或肿瘤所在的区域性切除。术前对需要联合脏器切除做好充分评估，术中要有计划、有步骤地切除受侵脏器，可以增加肉瘤切除率，减少肿瘤的复发率。常见的联合切除的器官有胃肠、肾脏、胰体尾部、脾脏、部分肝脏、子宫及附件、腰大肌等。多处转移的患者，术中切除脾脏及部分肠管影响较小，但十二指肠、胰腺、腹腔干等重要脏器组织的切除创伤较大，因此多器官切除或腹膜后肿瘤的区域性切除应根据个体情况而定，要避免过度损伤，避免术后严重并发症，术前要仔细评估患者是否耐受。

4. 腹膜后肿瘤术中损伤大血管和大出血的处理　腹膜后肿瘤手术中最常发生和最严重的问题是大血管受损和大出血造成的损伤。由于肿瘤体积大，位置深，外周血管易被推移、挤压，加上操作空间有限，血管移位常处于视野盲区，容易造成血管损伤。腹膜后肿瘤术中大出血的可能情况如下：①腹膜后大血管意外破裂出血，如腹主动脉、髂血管、下腔静脉、肠系膜血管，以及腹膜后器官供应血管；②肿瘤周围的粗大供瘤血管在肿瘤游离过程中破裂出血；③盆腹膜后肿瘤在游离骶前间隙时，骶前血管破裂出血；④凝血机制异常患者肿瘤切除之后瘤床出血不止。

（1）动脉损伤：为了完全切除肿瘤，可分离紧靠肿瘤的动脉外膜，动脉壁较厚，一般不易导致动脉破裂。但有时动脉因长期受压，局部血管壁组织重塑，分离外膜也存在分破血管可能，这种情况最常见于盆腔部位的肿瘤，髂动脉，包括髂总动脉和髂外动脉可被肿瘤挤压、推移成一弓形，有时肿瘤可将部分动脉包绕，个别情况可将整个动脉包绕。遇到这种情况，原则上应先争取将动脉完整地分离出来，不做动脉的切除吻合或移植。但应先将受压动脉的近端及远端游离并加以控制。一旦血管破裂，就可阻断血运，避免大量出血。如动脉壁受损严重，缝合修补时血管壁易撕裂，则须切除该段血管的同时做血管移植术。

（2）静脉损伤：静脉较动脉易受损，应提前将受压静脉的远、近端加以游离控制，一旦分破静脉，能够及时阻断控制出血。容易损伤的静脉包括下腔静脉、肾静脉、髂静脉等。

1）下腔静脉（inferior vena cava，IVC）损伤较常见，肿瘤可将 IVC 严重推移挤压。IVC 较宽较厚，单纯游离及缝合修补并不困难，也不易形成狭窄。肿瘤侵犯 IVC，若周围侧支循环充分且血管网络在术中没有被广泛破坏，可保证肝、肾等重要脏器的回流，则可以切除 IVC 后不做重建，这样既可以缩短手术时间，简化手术过程，也可以免除术中术后的抗凝处理，降低术后出血及静脉血栓的风险，对联合消化道切除重建的患者，

造成术后感染及二次出血的风险也大大降低。

2）肾静脉受挤压时可被肿瘤向远处推移，肾静脉被拉长变异，几乎与 IVC 平行，在分离时易误伤。若 CT 观察到肾脏已明显移位，应尽量先解剖 IVC，沿 IVC 找肾静脉，也是避免损伤肾静脉的一种方法。肾静脉的局部破损多数可直视下修补，如当时修补有困难可以用手指压迫，待肿瘤被切除后再进行修补。左肾静脉与左肾上腺静脉、左腰静脉、左肾被膜静脉、左膈下静脉、左性腺静脉之间有丰富的侧支循环，在左肾静脉段 IVC 受侵犯的情况下，可以尽量紧贴 IVC 结扎左肾静脉，在避免了侧支循环损伤的同时也避免了重建。多数右肾因为没有丰富的静脉侧支，如果切断该段 IVC 后，右肾血液回流受阻会导致右肾慢性淤血并产生大量毒性物质甚至导致死亡，往往需要联合右肾切除。但临床上也有少数右肾静脉被切断未重建，右肾一过性功能障碍继而康复的病例。

3）髂静脉在盆腔肿瘤手术中易受损，单侧髂外静脉或髂总静脉切除可不重新建立，因下肢静脉可经髂内静脉与对侧静脉回流，术后短期的下肢水肿可逐渐消退。

4）肠系膜上静脉和门静脉的损伤较少见，在右上腹的巨大腹膜后肿瘤经常推移和压迫肠系膜上静脉，同时此静脉分支多而难以做充分的游离，损伤后修补有一定困难，故在操作时应尽可能避免伤及此静脉。一旦此静脉被分破，切勿慌乱而二次损伤血管，可连同部分系膜先用无创血管钳一起夹住，待将肿瘤游离开或切除后，再酌情修补。缝合不当常可使血管变窄，易造成术后血栓形成，肠管淤血、坏死。

5. 复发肿瘤治疗原则　尽管多数腹膜后肉瘤肉眼上能实现完全切除，镜下病理切片亦显示切缘无肿瘤残留，但临床上术后复发率还是很高。复发往往与下列因素有关：①因保全腹膜后邻近脏器结构及保障手术安全，术中无法切除足够的切缘；②术中操作如挤压、止血、分块切除等导致肿瘤破溃种植；③分叶状肿瘤术中有遗留，或手术时已存在离开瘤体的腹部种植病灶；④肿瘤沿血管、淋巴管及其周围组织间隙向远隔组织浸润，即使完全切除亦有肿瘤细胞残留。

复发腹膜后肉瘤要通过 MDT 仔细评估，制订

合理的整合治疗方案。一方面，腹膜后肉瘤大多数分化较好，恶性程度低，且多为局部复发和较少远处转移，对放疗、化疗不敏感，这类患者复发后在条件允许的情况下仍首选手术切除，从而达到缓解症状、延长生存期的目的。复发腹膜后肉瘤手术的复杂在于腹部脏器解剖关系和层次不如初次手术时明确，此时要完全切除肿瘤，通常需要关联脏器切除，手术难度增大，血管复杂交错，更易伤及腹膜后器官及大血管，术前应提前做好技术准备和预备好足够的血源。另一方面，对于组织学分级高、进展迅猛、无复发间期短的肉瘤，应慎重考虑再次手术，经过衡量的部分患者可能从放化疗和局部热疗中受益。

经影像学检查发现以下情况时通常不建议手术：①广泛的腹主动脉、腔静脉和（或）髂血管侵犯；②广泛的腹膜种植；③多部位远处转移；④肠系膜根部主要大血管受侵犯；⑤椎体和（或）脊髓受侵犯。

（二）围术期管理

1. 术后监护 腹膜后肿瘤往往切除脏器多、手术时间长、创面大、出血量大，术后并发症危险且复杂，包括腹腔出血、胃肠漏及腹腔感染、尿漏、静脉栓塞形成、呼吸循环功能不全、多脏器衰竭等严重并发症。对于复杂手术患者，建议在 ICU 进一步密切监控和治疗，进行心电、24h出入量、血气分析、中心静脉压、动脉压等实时监测，及时发现并发症并积极处理。

2. 抗生素治疗 腹膜后肿瘤如有长时间手术、联合脏器切除、涉及污染的器官等，需要术中术后使用抗生素，多数患者术后常需长时间携带静脉导管，如出现感染症状，需要积极行血培养及药敏检查，及早发现并积极控制术后感染。

3. 营养支持及电解质调节 患者术中术后输液量大，需要实时观察出入量，调整液体量，防止出现低血容量、血容量过多或电解质紊乱。术后要及时给予营养支持，合理选用肠外营养。在条件允许的情况下，及早让患者进食，预计术后需要长期营养支持的患者，可以在术中预防性放置空肠营养管。

4. 并发症的处理 腹腔出血是最常见的并发症，往往因创面巨大而出现渗血、渗液，因此手术缝合前要详尽检查创面、彻底止血，术后要保持腹腔引流管的通畅，密切监测血红蛋白、血细胞比容等情况，出血时要积极进行输液输血，补充血容量，维持血浆胶体渗透压，适当使用促凝血药物和血管活性药物，补充凝血因子，改善凝血功能，防止 DIC，必要时及时行介入栓塞、手术探查止血等。行联合脏器切除者容易产生相应的并发症，如胰漏、尿瘘、肠瘘、阴道瘘。对于各种瘘的并发症，术中放置双套引流管，术后时刻保持引流管通畅，及早发现各种瘘，早期冲洗，耐心调整引流管，能够改善、治愈该类并发症，减少或避免二次手术的创伤，需要做好发生多种并发症及长期恢复的准备。

5. 预防应激性溃疡 在严重创伤、危重症或严重心理焦虑等应激状态下，容易出现急性胃肠黏膜糜烂、溃疡性病变，甚至导致消化道出血和穿孔，因此对于创伤巨大的腹膜后肉瘤手术，术后需要注意防止应激性溃疡，可使用 PPI 静脉注射治疗，待病情稳定或进食肠内营养后逐渐停药。

6. 预防深静脉血栓及抗凝 腹膜后肉瘤手术耗时长、术后久卧、大型手术后血小板黏聚能力增强；如联合行脾切除，可使血小板急剧增加，血液的凝固性增强；使用止血药物也可使血液出现高凝状态，深静脉血栓形成风险在腹膜后肉瘤相关手术中均较高，要时刻注意预防和监测，防止血栓脱落和引发肺栓塞的风险。

7. 整合护理 这是保障手术顺利恢复的重要环节，包括各种引流管的护理，如胃肠减压、腹腔引流管、胸腔闭式引流管等，要密切观察引流管是否堵塞，详细记载引流量及观察引流液颜色、性状，发现异常时立即予以处理。鼓励患者积极锻炼肺部功能，预防肺部感染；对造口的患者耐心指导，指导其对造口装置的使用；指导患者进行适当的活动锻炼，防止腹壁疝形成，长期卧床的患者下肢感觉或运动出现轻微障碍者较常见，建议行康复训练及神经营养治疗。

（三）内科治疗

1. 化学治疗 目前由于化疗技术的不断发展和各种新型化疗药物的不断涌现，化疗正逐渐成为腹膜后肉瘤整合治疗的重要方法之一。新辅助化疗、化疗联合热疗、体外放疗或者联合放化疗，在慎重选择的腹膜后肉瘤患者中是相对安全的，不会造成致命的并发症。尤其是对临床部分无法或难以手术切除的患者，可以用新辅助治疗方案先缩小肿瘤，提高手术切除的可能性。由于腹膜后肉瘤组织来源不同，不同患者的化疗敏感性差别较大，来源于胚胎组织、淋巴组织和部分间叶组织的腹膜后恶性肿瘤对化疗相对比较敏感，如恶性淋巴瘤、间皮肉瘤、横纹肌肉瘤、恶性畸胎瘤、精原细胞肿瘤、部分滑膜肉瘤及平滑肌肉瘤等。来源于神经组织和部分间叶组织的腹膜后肉瘤则对化疗不敏感，如脂肪肉瘤、神经鞘瘤、恶性纤维组织细胞瘤、神经纤维肉瘤等。

腹膜后肉瘤化疗的方案有新辅助化疗，如术前诊断为化疗敏感型的肿瘤，采用新辅助化疗方案既能有效降低肿瘤负荷和缩小肿瘤，提高 R0 切除率及防止出现早期肉瘤的远处转移，又可根据肿瘤坏死率，或从手术切除标本病理学结果来判断化疗的敏感性，为术后辅助化疗提供依据。对于手术已切除者，可给予术后辅助化疗，清除体内残留肉瘤，预防或延缓肉瘤复发。对于已失去手术机会或术后转移复发者依然可行姑息性化疗。

腹膜后肉瘤化疗给药途径包括全身静脉给药、动脉介入局部给药及腹腔热灌注化疗等，对腹膜后肉瘤有效的化疗药物有很多，如顺铂（DDP）、卡铂（CAB）、长春新碱（VCR）、环磷酰胺（CTX）、异环磷酰胺（IFO）、多柔比星（ADM）、长春碱（VLB）、长春地辛（VDS）、甲氨蝶呤（MTX）、达卡巴嗪（DTIC）、放线菌素 D（ACD）等。其中单药最常用也是最有效的化疗药物有 DTIC、VDS、ADM、IFO 等。对于不同组织类型的腹膜后肉瘤，化疗方案各异，恶性畸胎瘤、生殖细胞肿瘤通常选择 DDP+ADM+CTX 等药物治疗，恶性淋巴瘤一般选择 VCR+ADM+CTX+ 泼尼松等药物治疗，而恶性间皮瘤、横纹肌肉瘤、滑膜肉瘤等则多选择 VAC 方案（VCR+ACD+CTX）。

目前腹腔热灌注化疗（hyperthermic intraperitoneal chemotherapy，HIPEC）技术推广迅速，该技术与手术切除、区域化疗、热疗和大容量液体的灌洗作用整合应用，通过彻底切除肉眼可见肿瘤组织，再应用 HIPEC 的热化疗协同作用清除术后残留的微癌灶，取得了一系列的临床价值，具有较好的临床效果。近年来中国首先开展 HIPEC 在腹膜后肉瘤的应用，且在脂肪肉瘤患者中取得了较好疗效。

2. 分子靶向治疗　目前分子靶向治疗仍无软组织肉瘤辅助和新辅助治疗指征，主要是用于局部晚期无法手术切除或转移性软组织肉瘤的二、三线治疗。以 CD117 为靶向的甲磺酸伊马替尼在治疗腹膜后恶性间质瘤中有效，是目前具有代表性的靶向治疗方法。2012 年 4 月美国 FDA 批准了培唑帕尼（pazopanib）用于治疗既往化疗失败、除脂肪肉瘤和胃肠道间质瘤以外的晚期软组织肉瘤。近些年，安罗替尼等药物在控制肿瘤生长方面取得了较好的临床疗效，盐酸安罗替尼对于蒽环类药物治疗失败的软组织肉瘤（包括脂肪肉瘤）或某些特殊亚型（如腺泡状软组织肉瘤、透明细胞肉瘤）的肉瘤患者，可显著延长无进展生存时间，患者耐受性良好，是进展期腹膜后肉瘤二线治疗的选择方案。

（四）放射治疗

放疗的目的是减少复发，提高肿瘤的局部控制率，提高腹膜后肿瘤患者的生存率及生存质量，包括术前放疗、术中放疗及术后放疗。

1. 术前放疗　对于腹膜后肉瘤较大、位置较深，与周围组织和其他脏器关系密切，术前评估局部切除困难或无法安全切除至边界者，可行术前放疗，其目的一是减少局部复发机会，二是使肿瘤缩小，提高 R0 切除率。一些生长迅速、对放疗敏感的腹膜后肿瘤，术前放疗虽不能代替手术治疗，但可使部分肿瘤缩小，从而使得原来不能切除的腹膜后肿瘤转变为可以手术切除的肿瘤，使切除不彻底的手术转变为较彻底的切除。

腹膜后肉瘤术前放疗的适应证：①肿瘤生长较快；②肿瘤较大，估计手术切除不易彻底；③分化差的复发性肉瘤。

2. 术中放疗　术中放疗是指术中切除或暴露肿瘤后，大剂量照射肿瘤瘤体、肿瘤切除后的瘤床或残存灶、淋巴引流区。

腹膜后肉瘤术中放疗的适应证：①根治性

切除肿瘤，术中预防性照射瘤床、淋巴引流区；②肿瘤因解剖关系无法切除或术中残存瘤灶；③肿瘤对外照射的敏感性差或邻近敏感组织的病例；④心肺功能差或其他原因无法行根治切除的肿瘤；⑤手术加放疗或单纯外照射后复发病例；⑥行探查术未切除肿瘤的病例。

3. 术后放疗　能杀灭术后残存的肿瘤细胞，减少局部复发甚至远处转移的机会，提高生活质量，达到延长患者总生存期的目的。

术后放疗主要的适应证：①局部肿瘤切除且不准备再做更彻底的手术时，均应做术后放疗；②手术切缘阳性或未达到安全外科边界，肿瘤侵犯周围血管、神经，或估计手术切除不彻底者；③广泛切除术后仍有残存肿瘤者；④多次术后复发，或有复发倾向者。

由于腹膜后肿瘤对放疗普遍敏感性低，患者的放疗剂量大、时间长，且放疗期间易受损伤的脏器多，因此放疗并发症发生率高。腹膜后肿瘤放疗后的不良反应主要有恶心、呕吐、乏力、白细胞及血小板减少等，局部反应主要与暴露在放射区域的正常组织器官有关，如肠道受放射损伤后急性期可发生放射性肠炎，严重者可发生肠狭窄、肠穿孔、肠坏死等。其他器官受照射均可发生不同程度的损伤，如放射性肝炎、肾炎、膀胱炎、脊髓炎、截瘫等，并发症的严重程度主要与肿瘤及放疗部位、受照射器官对放射线的敏感性和受照射剂量有关。

（五）其他治疗

1. 对症支持治疗　由于腹膜后肿瘤晚期病情复杂，各种支持对症治疗方案在缓解症状、减轻患者痛苦、处理各种不良反应中能起到重要的作用。

2. 晚期患者解除压迫症状　伴有压迫导致的消化道梗阻、泌尿系梗阻等症状，可通过 MDT 评估后对症处理，包括肠内放置营养管、放置输尿管支架、肾造瘘及其他对症治疗。

3. 镇痛处理　根据世界卫生组织（WHO）三阶梯镇痛原则，晚期患者可进行临床镇痛治疗，同时辅以心理治疗等改善生活质量。

要点小结

◆ 根治性手术是腹膜后肿瘤的首选治疗方式，需 MDT 指导个体化整合治疗，包括根治性手术、联合脏器切除、大血管的处理、复发肿瘤再手术等多种术式，解决各种复杂问题，达到最佳临床效果。

◆ 对于晚期的患者，内科化疗、腹腔热灌注化疗、靶向治疗等具有部分疗效，需要根据肿瘤分化程度、原发部位、功能状态及肿瘤负荷进行个体化选择。

◆ 放疗的适当选择是整合治疗的重要组成部分，选择适当的放疗时机和方式，可提高部分患者的临床疗效。

【康复随访及复发预防】

（一）总体目标

随访及监测的主要目的是能及时发现腹膜后肉瘤的复发或转移。虽然大多数腹膜后恶性肿瘤肉眼上能被完整切除，而且病理切片也显示切缘无残存肿瘤，但其术后复发率仍然很高。大多数复发腹膜后肉瘤的首选治疗是手术切除，对于多次复发的腹膜后肉瘤可以反复进行手术切除，从而达到缓解症状、延长患者生存期的目的。

（二）严密随访

腹膜后肉瘤容易发生局部复发，部分病理类型也易发生远处转移，如肝脏、肺部是腹腔和腹膜后软组织肉瘤常见的转移部位。一旦发现复发、转移征象，应及时进行全面检查，包括相应临床症状的相关检查、原发灶部位和腹盆部种植及可能发生转移组织器官的影像学检查等。临床考虑为术后局部复发者，应首选增强 CT 和（或）MRI 影像学检查，并与术后影像资料进行动态比较。若影像检查无法确诊为局部复发，可在 CT 或超声引导下对可疑病灶进行穿刺活检，无法活检者可行 PET/CT 检查。因为早期缺乏明显临床症状，所以多在常规复查或局部复发后全面检查时才发现远处转移。

完整切除腹膜后肉瘤后，患者的复发无平台期，术后 15～20 年仍可复发，因此腹膜后肉瘤患者需无限期随访。虽然腹膜后肉瘤复发后的生存率较高，但复发后再次 R0 切除率降低。为了提高再切除率，应早发现肿瘤复发，一般在 2 年内每 3 个月行 1 次超声或腹部 CT（MRI）检查，2 年后每 6 个月检查 1 次，5 年后至少每年检查 1 次。

要点小结

◆ 腹膜后肿瘤具有局部复发的临床特点，需要密切随诊。

◆ 早发现、早诊断、早治疗可以有效提高腹膜后肿瘤的治愈率及再手术切除率，提高患者的远期生存。

（罗成华　唐茂盛）

【典型案例】

腹膜后韧带样纤维瘤病术后多次复发整合性诊疗 1 例

（一）病例情况介绍

1. 基本情况　男性，52 岁。因"结肠癌术后 10 余年，确诊韧带样纤维瘤 5 年多"收治入院。患者 10 年前诊断"乙状结肠癌伴结肠多发息肉"在当地医院行"乙状结肠癌根治术"。术后病理提示"乙状结肠溃疡型中分化腺癌，浸润至浆膜"；肠系膜淋巴结 1/15 转移阳性；病理分期：pT3N1M0。术后行 mFOLOX 方案化疗 6 次。4 年后复查发现右侧腹膜后巨大肿物，行"剖腹探查术＋腹膜后巨大肿物切除术＋小肠肠段切除＋阑尾切除术"；术后病理：（腹膜后）梭形细胞肿瘤，大小 17cm×13cm，核分裂象（0～2）/10HP，无坏死，低度恶性。术后定期复查。3 年前检查又发现左腹壁肿瘤及腹膜后巨大肿物（10cm×8cm），

累及胰头和十二指肠；再次行"左腹壁肿瘤切除活检术"，术后病理：左腹壁梭形细胞肿瘤，侵犯横纹肌，考虑韧带样纤维瘤；会诊以前术后病理切片标本，诊断为"腹膜后韧带样纤维瘤术后局部复发伴腹壁转移"；给予多柔比星脂质体＋达卡巴嗪方案化疗 2 次，无明显缩小；遂转肝胆胰外科行"腹膜后肿瘤切除＋小肠肠段切除＋胰十二指肠切除术"；术后病理考虑"腹膜后韧带样纤维瘤术后复发，侵犯胰腺"。本次复查再次发现腹腔巨大肿物，穿刺活检提示"腹腔梭形细胞肿瘤"，结合病史考虑为腹膜后韧带样纤维瘤术后复发，再次入院。

2. 入院查体　BMI 24.3kg/m²，营养风险评分 1 分，ADL 评级 1 级，ECOG 评分 0 分。查体：神清，精神可，双侧锁骨上等浅表淋巴结未及肿大。双肺呼吸音清，未闻及干、湿啰音，律齐，未闻及明显病理性杂音。腹平软，未见胃肠型，腹部有数处手术瘢痕，无压痛及反跳痛，肝脾肋下未及，中腹偏右可及巨大质韧肿物，固定，无触痛，移动性浊音（－）。四肢肌力 V 级，巴宾斯基征阴性。直肠指检：进指 6cm 未触及异常肿块，指套退出无染血。

3. 辅助检查　血、尿、粪三大常规及肝肾功能、凝血谱、肿瘤标志物等检查未见明显异常。

4. 入院诊断　腹膜后韧带样纤维瘤多次术后，结肠癌术后复发。

（二）整合性诊治过程

1. MDT 团队组成　影像科、病理科、肿瘤外科、肿瘤内科、放疗科、HIFU 专科医师、放射介入科。

2. MDT 多学科讨论诊断和治疗

（1）诊断和治疗讨论意见

1）影像科医师意见：患者本院 MR 提示腹腔巨大肿物，最大横截面积 11.5cm×10.3 cm，肿瘤与小肠部分层面分界不清，T_1WI 呈稍高信号，T_2WI、STIR 呈高和等混合信号，肿块内各序列均见不规则分布的条状和带状低信号影；增强扫描病变呈明显不均匀强化；其他部位未见明显病变，结合病史和影像学表现考虑腹膜后间叶组织肿瘤术后复发。

2）病理科医师意见：最新一次穿刺活检的标

本镜下所见，一致性长形纤细的梭形细胞增生，周围有胶原性间质和数量不等的血管。少量细胞核异型，核小、浅染，有 1～3 个小核仁；可见瘢痕瘤样胶原和弥漫性玻璃样变，部分区域间质有弥漫性黏液变；免疫组化结果示：vimentin（＋），SMA（＋），Desmin（－），S100（－）和 Ki-67 为 1%。符合韧带样型纤维瘤病的诊断，这种疾病好发于肩部、胸壁、背部、大腿和头颈部。腹部病变来自腹壁的肌肉腱膜结构，尤其是腹直肌和内斜肌及其表面筋膜；腹腔内病变多起源于盆腔或肠系膜。这个患者可能原发于小肠系膜，侵犯腹膜后累及胰腺和十二指肠；鉴于患者既往有结肠癌和结肠多发息肉的病史，建议做基因检测，排除 Gardner 综合征。Gardner 综合征与常染色体 5q21—q22 的 APC 基因特定区域的突变有关；另一突变的基因是 MYH（1p34.3—p32.1），其中 APC 突变引起的症状更明显。

3）肿瘤外科医师意见：根据影像学和病理表现，目前患者诊断明确，为腹膜后韧带样纤维瘤多次术后复发，手术切除比较困难，风险比较大，而且切除很短时间内会复发，目前暂不考虑手术治疗，除非有压迫致肠梗阻或出血等需要急诊处理的症状。患者既往有结肠癌和结肠多发息肉的病史，建议做基因检测，并行肠镜检查，排除结肠息肉癌变；全身骨骼检查，排除伴随骨瘤；若有结肠息肉、软组织肿瘤和骨瘤三联征为 Gardner 综合征，为常染色体显性遗传性疾病，患者结直肠息肉有高度恶变可能，几乎 100% 会恶变，平均恶变年龄为 36 岁。

4）肿瘤内科医师意见：只有少数药物对腹膜后软组织肉瘤表现出单药抗肿瘤的能力，其有效率为 15%～20%，目前较好的联合化疗方案是 AIM（多柔比星 / 异环磷酰胺 / 美司钠）；另外，可以做基因外显子测序，寻找靶点，尝试应用瑞格非尼、索拉非尼、培唑帕尼、舒尼替尼等药物进行靶向治疗。

5）放疗科医师意见：目前根据患者情况不考虑放疗，该肿瘤对射线不敏感，另外，其周围的小肠也不能耐受高剂量的射线治疗。

6）HIFU 专科医师意见：HIFU 是将高功率超声波聚焦于深部病变组织，通过产生瞬态高温及机械效应使肿瘤组织发生溶解、凝固或变性坏死，从而达到"深部切除"的治疗目的，不灼伤皮肤，不会造成内脏穿孔、出血等并发症，且无免疫抑制。目前已有腹壁和头颈部韧带样纤维瘤的 HIFU 治疗经验，建议行 HIFU 治疗。

7）放射介入科医师意见：此患者也可考虑尝试行超选动脉灌注化疗栓塞治疗。

（2）结论：结合团队专家的意见，认为该患者韧带样纤维瘤术后复发的诊断明确，需做胃肠镜检查排除可能伴随的胃肠道肿瘤，也应考虑 Gardner 综合征的可能性。目前其治疗最好以局部治疗为主，可考虑创伤较小的 HIFU 治疗。

（3）后续治疗情况：患者接受 HIFU 治疗近 4 年，其间每隔 1～6 个月行腹腔肿瘤 HIFU 治疗 1 次，共 11 次，复查结果见图 8-3-1，腹腔肿瘤得到有效控制，无明显不良反应，PFS 近 48 个月。

（三）案例处理体会

韧带样型纤维瘤病又称侵袭性纤维瘤病、肌肉腱膜纤维瘤病或韧带样肿瘤，是成纤维细胞克隆性增生性病变，多位于深部软组织，以浸润性生长和局部复发为特征，但基本上不向远处转移。深部纤维瘤病比表浅纤维瘤病少见，每百万人仅有 2～4 人发病。以无痛性肿物为典型临床表现；典型的腹壁病变见于年轻的妊娠期女性或产后女性，以产后 1 年内更多见。韧带样型纤维瘤病表现为腹膜后或肠系膜病变少见，常伴有 Gardner 综合征。本病病因不明，伴 Gardner 综合征常与 APC（5q21—q22）和 MYH（1p34.3—p32.1）基因特定区域的突变有关。腹部病变经常发生于妊娠期或妊娠后妇女，提示有内分泌因素参与；创伤对发病可能同样有促进作用。

韧带样型纤维瘤治疗以手术切除为主，但容易局部复发，复发后可再次手术切除，但每次复发间期会越来越短，且许多腹膜后软组织肉瘤都表现出此特点；此病对放化疗不敏感。这个病例应用了 HIFU 治疗，长时间得到了局部控制，但对于 HIFU 治疗此类疾病的疗效还有待积累更多的临床数据，此外，靶向治疗和免疫治疗也有待进一步证实疗效。

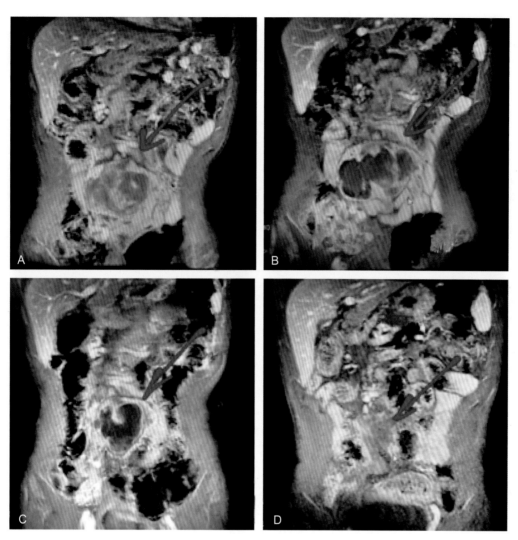

图 8-3-1　患者近 4 年共 11 次 HIFU 的治疗效果

A.2016 年初反复多次手术复发的腹内型韧带样瘤；B. 多次不懈努力的 HIFU 消融灶；C.1 年后肿瘤开始缩小；D. 两年半后肿瘤明显缩小

（孙立峰　胡晓晔　王　健　陈　超

袁　瑛　丁克峰）

参考文献

北京大学肿瘤医院软组织与腹膜后肿瘤中心，2015. 原发性腹膜后软组织肿瘤诊治专家共识（2015）. 中国实用外科杂志，35（11）:1198-1205.

黄晓辉，李沛雨，赵旭东，等，2013. 原发性腹膜后脂肪肉瘤治疗策略. 中国实用外科杂志，33（2）:156-158.

蒋彦永，2006. 原发性腹膜后肿瘤的诊断和治疗. 继续医学教育，20（8）:43-46.

廖代祥，罗成华，2011. 原发性腹膜后肿瘤术后复发的再手术. 中华疝和腹壁外科杂志（电子版），5（1）:17-19.

刘佳勇，樊征夫，李舒，等，2018. 盐酸安罗替尼胶囊治疗晚期软组织肉瘤Ⅱ b 期多中心临床试验的单中心数据分析. 中国肿瘤临床，45（20）:1066-1070.

陆维祺，2016. 腹腔及腹膜后软组织肿瘤的外科治疗：共识与争议. 中国普外基础与临床杂志，23（3）:263-266.

罗成华，2013. 腹膜后肿瘤. 北京：人民卫生出版社.

卫勃，陈凛，李沛雨，等，2009. 腹膜后肿瘤切除术中单纯结扎和切除下腔静脉的可行性. 南方医科大学学报，29（5）:922-924,928.

中国抗癌协会肉瘤专业委员会，中国临床肿瘤学会，2016. 软组织肉瘤诊治中国专家共识（2015 年版）. 中华肿瘤杂志，38（4）:310-320.

中国研究型医院学会腹膜后与盆底疾病专业委员会，2016. 腹膜后脂肪肉瘤诊断和治疗专家共识（2016）. 中国微创外科杂志，16（12）:1057-1063.

中华医学会中华医学会肿瘤学分会，中华医学杂志社，中国医师协会肛肠医师分会腹膜后疾病专业委员会, 等, 2019. 中国腹膜后肿瘤诊治专家共识（2019版）. 中华肿瘤杂志, 41（10）:728-733.

Berger NG, Silva JP, Mogal H, et al, 2018. Overall survival after resection of retroperitoneal sarcoma at academic cancer centers versus community cancer centers: an analysis of the National Cancer Data Base. Surgery, 163（2）: 318-323.

Dangoor A, Seddon B, Gerrand C, et al, 2016. UK guidelines for the management of soft tissue sarcomas. Clin Sarcoma Res, 6（1）: 20.

Macneill AJ, Van Houdt WJ, Swallow CJ, et al, 2018. Management of metastatic retroperitoneal sarcoma: a consensus approach from the Trans-Atlantic Retroperitoneal Sarcoma Working Group（TARPSWG）. Ann Oncol, 29（4）: 857-871.

Matsumoto S, 2018. Changes in the diagnosis and treatment of soft tissue sarcoma in Japan, 1977—2016. J Orthop Sci, 23（3）: 441-448.

McBride SM, Raut CP, Lapidus M, et al, 2013. Locoregional recurrence after preoperative radiation therapy for retroperitoneal sarcoma: adverse impact of multifocal disease and potential implications of dose escalation. Ann Surg Oncol, 20（7）: 2140-2147.

Mohindra P, Neuman HB, Kozak KR, 2013. The role of radiation in retroperitoneal sarcomas. Curr Treat Opt Oncol, 14（3）: 425-441.

Sandrucci S, Ponzetti A, Gianotti C, et al, 2018. Different quality of treatment in retroperitoneal sarcomas（RPS）according to hospital-case volume and surgeon-case volume: a retrospective regional analysis in Italy. Clin Sarcoma Res, 8: 3.

Taguchi S, Kume H, Fukuhara H, et al, 2016. Symptoms at diagnosis as independent prognostic factors in retroperitoneal liposarcoma. Mol Clin Oncol, 4（2）: 255-260.

Toulmonde M, Bonvalot S, Méeus P, et al, 2014. Retroperitoneal sarcomas: patterns of care at diagnosis, prognostic factors and focus on main histological subtypes: a multicenter analysis of the French Sarcoma Group. Ann Oncol, 25（3）: 735-742.

Trans-Atlantic RPS Working Group, 2015. Management of primary retroperitoneal sarcoma（RPS）in the adult: a consensus approach from the Trans-Atlantic RPS Working Group. Ann Surg Oncol, 22（1）:256-263.

Vijay A, Ram L, 2015. Retroperitoneal liposarcoma: a comprehensive review. Am J Clin Oncol, 38（2）: 213-219.

第四节　腹膜及腹膜后肿瘤临床诊疗中整合医学的思考

腹膜及腹膜后肿瘤与肺癌、胃癌、乳腺癌等常见癌种相比，发病率不高，但其危害和给患者带来的痛苦相当严重。发现晚、治疗难度大、预后较差是目前面对的难题。

一、腹膜癌整合诊疗的思考

（一）现行腹膜癌诊疗模式的缺点和建议

腹膜癌分为原发性腹膜癌和继发性腹膜癌，随着医学水平的不断提高，越来越多的腹膜癌患者被确诊并接受相关治疗。但多数患者确诊时已届晚期，往往只能被迫接受姑息治疗。原发性腹膜癌有腹胀、腹痛、腹水、腹块和炎性肠病等不典型表现。因与其他腹腔常见疾病有一定共性，症状及体征不典型，易误诊为其他腹部常见疾病。中国地域广阔，在经济欠发达地区医疗水平比较落后，常有医疗设备欠缺和检测手段不足等问题，更加重了原发性腹膜癌的误诊、漏诊情况。继发性腹膜癌多继发于胃肠道恶性肿瘤、腹膜假黏液瘤、卵巢癌或肝胆胰肿瘤等种植转移。继发性腹膜癌的诊断除有原发肿瘤症状体征外，晚期往往有转移性症状。另外，原发肿瘤未及时得到规范化治疗可导致继发性腹膜癌的发生。因此，除了仍一贯秉持"早发现、早诊断、早治疗"的治疗原则外，有如下 3 点需要特别注意。

1. 原发性腹膜癌　根据患者症状和初步检查结果，若初步判断为原发性腹膜癌疑似病例，基层医院医疗资源欠缺，因发病率较低、经验不足等难以明确诊断时，应将患者及时转至上级或专科医院就诊。

2. 继发性腹膜癌　较为常见，其原发肿瘤被确诊时，应及时行多学科讨论相关的整合治疗方案，阻止其进一步向腹膜转移。

3. 加强随访　无论哪种腹膜癌，在治疗取得阶段性成果后都不应放松警惕，需定期至三甲医院或肿瘤专科医院复诊，如发现进展苗头需要立即治疗。

目前认为，腹膜癌是一大类复杂疾病的集合体，它的治疗不是单一科室可以完成的，常需要肿瘤内科、外科、放射科、影像科及病理科等多学科积极参与。多学科整合诊疗（MDT）在腹膜癌的整合治疗过程中扮演重要角色。MDT 可为腹膜癌患者制订科学、合理、规范的个体化整合诊疗方案，有效避免过度治疗或治疗不足，提高患者的诊断率、治愈率，从而提升医疗质量，节省医疗资源，缩短治疗时间。

经过几十年的探索和发展，减瘤术（CRS）联合腹腔热灌注化疗（HIPEC）已成为腹膜癌患者的首选治疗方案，打开了腹膜癌治疗新思路。由于国内大部分医院该技术并不成熟，CRS+HIPEC 在一定程度上存在技术复杂性，治疗实施时有难度。CRS 需要手术范围准确，肉眼下减瘤彻底，对技术要求较高，且 HIPEC 离不开设备、相关专业技术人员的协助。同时，国内相关专业医生对 HIPEC 在腹膜癌中的使用价值仍认识不足，只有少数医疗机构将 HIPEC 视为具有治愈价值的治疗手段并较好地应用于临床。CRS+HIPEC 的临床操作需要有经验的手术团队及相关专业的技术支持。因此，初期实施该治疗手段的医疗机构需获取相关专业医疗机构的培训资格，以期共同深入研究探讨 HIPEC 在腹膜癌中的预防和疗效，提高腹膜癌的整合治疗水平。

关于推广 CRS+HIPEC 治疗，除了技术设备等方面有大量需要完成的工作外，决不可忽略 CRS+HIPEC 围术期的护理及相应并发症的处理，这也是整合性肿瘤治疗是否成功不可或缺的部分。CRS+HIPEC 术后易出现消化道症状、骨髓抑制及静脉血栓等并发症。处理方式如下。

（1）灌注液中的化疗有效药物成分可通过 HIPEC 治疗过程进入血液循环，导致患者出现食欲减退、恶心、呕吐等消化道症状，可嘱患者少量多次清淡饮食。消化道症状严重者，可予以护胃止呕等对症治疗，并通过静脉输注补充液体及能量。

（2）HIPEC 可导致不同程度的骨髓抑制，尤其在进行多次规范热灌注化疗后，化疗不良作用叠加导致的骨髓抑制更加明显。临床治疗中不可忽视血常规和肝肾功能的复查及对症处理工作。对骨髓抑制严重者，视情况适当延长再次进行灌注的时间甚至停止灌注治疗。

（3）吻合口瘘的治疗，包括尽量减少感染的可能、调节内环境平衡及营养支持。术中动作轻柔可减少吻合口损伤，术后留置腹腔引流管充分引流可以控制感染。同时，封闭式负压引流技术可用于治疗迁延不愈的腹腔吻合口瘘。

（4）完整 CRS+HIPEC 的治疗周期内，腹膜癌患者长期卧床，静脉血栓风险极高，术后早期活动极其重要。患者在无法自主活动时，可由护理人员或家属为其翻身叩背和适当活动四肢，促进下肢血液循环。

在腹膜癌内科治疗方面，随着新兴的分子检测、靶向治疗和免疫治疗的快速发展，各种新药层出不穷并获得广泛临床应用，为腹膜癌患者的治疗带来了福音。但是这些新药的适应证和不良反应并未得到充分了解，很可能在新药治疗受益的同时，由于新药的不规范或超适应证使用，使患者面临潜在的巨大风险甚或因此失去生命。因此，在患者使用新药治疗过程中，应注意治疗前后的相关检查，如有结果异常，可视程度及时做出对应处理，还可据此评估治疗效果，为后续治疗方案做出最佳规划，最终使患者在新的治疗方案中获得最大收益。

近年来，国内外许多学者投入到了腹膜癌的临床和基础研究中，但是大部分仅仅局限于分享临床经验，腹膜癌的研究仍有不足，在前行的道路上仍然存在许多困难。需要不断发现和提高诊治腹膜癌的能力，努力为腹膜癌患者的诊断治疗做出贡献。

（二）对腹膜癌诊疗的思考

1. 腹膜癌个体化诊疗的整合

（1）治疗方案要因人而异：在临床治疗过程中，腹膜癌患者的治疗方案要因人而异。患者的自身状态、药物敏感性、毒性反应等都可影响治疗方案的制订。对于腹膜癌患者，要始终甄选最合适剂量的药物来制订治疗方案，以求达到最佳治疗效果的同时最大限度避免毒副反应。

（2）患者情况要整合评估：具体方案的规划和制订需整合评估患者的全身状态，如白细胞减少、血小板减少、肝肾功能异常、贫血及感染发热等都是影响抗肿瘤治疗的重要因素，甚至可以导致抗肿瘤方案的延缓执行。因化疗药物选择性较差，在对肿瘤细胞杀伤的同时，会无差别地对全身各组织器官产生不同程度的毒性。这无异于对本就处于损伤修复状态的机体造成再次打击，严重时可有生命危险。

（3）免疫组化的必要性：可用于病理诊断、预后评估，还可用于指导治疗方案和预测治疗效果。同一类腹膜癌患者，即使肿瘤部位、大小相同，但其肿瘤相关分子可处于不同表达水平，药物对分子处于不同表达水平的肿瘤会产生较大差异的治疗效果，据此可为腹膜癌患者提供更精确有效的治疗药物。

（4）兼顾新兴技术的应用：基因检测给肿瘤

相关基因做了分子水平的探路。现行的基因检测同时还有药敏检测，可为临床具体靶向治疗用药提供重要参考。临床研究表明，每种化疗方案只有 30%～40% 的患者受益。单纯通过增大药物剂量和增加化疗次数来治疗肿瘤疗效不佳。多程治疗后的患者易产生耐药性，再次使用初期方案也往往不能达到预期的疗效，此时行基因检测可为后续治疗提供切实有效的治疗方案。但即使在医疗水平较高的医院，由于受到医疗条件或费用高昂等因素的限制，也只有不到 1/3 的患者有条件行基因检测。基因检测广泛用于患者精准治疗仍面临挑战。

2. 腹膜癌护理的整合　腹膜癌患者常见症状有腹胀、营养不良、腹痛等。腹膜癌的治疗通常需要医护人员和患者的共同努力，尤其是护理人员要注意知识更新，提高专业水平，当好医师和患者的桥梁，只有三方积极性都发挥出来，才能保证疗效落地。

（1）腹胀：常由胃肠胀气、腹水及腹部肿瘤压迫所致。对于胃肠胀气所致腹胀，可采用灌肠或导泻、使用中药贴剂缓解腹胀，腹胀严重时要嘱患者禁食，排除肠梗阻的可能及插胃管行胃肠减压，同时要注意引流液的性状、量及患者的症状有无缓解。对于有腹水的患者，应记录 24h 出入液量，测量腹围及体重，密切观察尿量及病情变化。使用利尿剂后记录尿量，出现不良反应及时向主管医生报告。对腹水的治疗及检查，可通过腹腔穿刺引流，术后注意观察伤口情况，如敷料被渗液湿透应及时更换，注意监测腹水的性状、量，及时送检腹水。护理方面，要密切注意患者情况，早期发现其他并发症的出现。注射利尿剂的速度不宜过快，利尿剂使用后注意水电解质平衡。腹膜癌晚期患者因长期卧床，可能伴有臀部、会阴部水肿，易受压部位可用柔软布料垫起，同时避免压疮形成，注意勤翻身，多活动，嘱患者及其家属注意加强皮肤清洁，如发生压疮则按压疮原则护理。对于腹腔穿刺引流后的护理，应定期护理引流管，保持畅通，防止脱落、避免感染。

（2）营养不良：是腹膜癌患者常见的并发症，食物选择上应该减少糖类摄入，少食多餐摄入优质蛋白和脂肪，保证足量富含维生素的食物，避免辛辣刺激，进清淡饮食，减少摄入引起胃肠胀气的食物，同时应限制饮水量。晚期患者往往食欲极差，或因病情变化不能进食，通常给予静脉营养，临床上常用白蛋白和脂肪乳，护理人员应在注入白蛋白后密切观察尿量；在输入脂肪乳时因浓度高，极易堵塞输液管，因此应密切注意静脉通道的通畅，尽量使用中心静脉导管，并应在护理中注意避免输液反应发生。

（3）腹痛：可能是腹膜癌患者不适感最强的症状。首先，要与医生一起评估疼痛，确认癌痛的程度。其次，护理人员要针对患者的疼痛级别给予针对性的用药护理，轻度疼痛患者可以进行分散注意力护理，进行音乐疗法及呼吸训练，不必急于用药；针对重度疼痛患者，可以采用三阶梯镇痛法，根据患者的实际疼痛状况阶梯性用药，护理人员要详细记录用药效果，并根据用药效果进行护理计划的调整。同时，要保证病房区域卫生舒适，最好为患者提供热水服务，努力为患者打造一个良好的就医环境。护理人员要解释疼痛发生的原理，在此基础上，告知患者疼痛并不会随着疾病的发展而加重，患者只要遵守医嘱执行，就能减少疼痛。护理人员连同患者家属、朋友共同给予患者支持，引导患者以最佳心态配合护理。另外，由于疼痛导致患者惧怕运动和活动，为减轻患者肌肉的紧张程度，护理人员除了被动训练（按摩、翻身）以外，还要为患者安排适当的有氧运动，增强其免疫力。因此，针对癌痛患者，强化护理干预，提升其舒适感成为一项重要工作。

3. 腹膜癌心理治疗的整合　大多数患者对腹膜癌的认识不深，认为腹膜癌是"绝症"，会产生消极情绪，同时疾病带来的痛苦会使其心理发生相应的变化，如存在怀疑、焦虑、重度抑郁、明显的心理应激反应，甚至会出现一些对自己及社会造成危害的行为。因此，心理治疗不可或缺。首先，应向患者和家属普及腹膜癌的知识，随着现代医疗技术的发展，腹膜癌已绝非"不治之症"。其次，应耐心解释进一步的诊断及治疗方案、预后及应对措施，让患者和家属共同参与治疗的过程，减少不安及心理负担。此外，医护人员在医疗过程中，应以积极乐观的心态感化患者和家属，使其减少紧张及消极的情绪，鼓励患者做力所能及的体力活动，使生活充实、情绪稳定、体质恢复。

4.院外养护与院内治疗的整合　腹膜癌患者的治疗是一个复杂而漫长的过程，在整个治疗过程中，患者并非全程都在医院，有些患者在经过医师的评估后可以回家调养，而院外护理也是整个治疗过程中一个重要的组成部分。

维持干净卫生的生活环境。保持室内通风透气，注意气候冷暖变化，保持光线充足，适当放一些绿植，陶冶情操。减少患者家属、朋友的探视，做好患者身体及床单、衣服的清洁，尤其是头发及分泌物较多的部位，避免患者发生院外感染加重病情。对于术后患者，应注意避开伤口部位，可用软湿毛巾擦洗身体，身体不便的患者由家属帮助完成。

养成良好的生活习惯，适当运动。充足的睡眠时间、规律的生活作息对于腹膜癌患者的身体恢复必不可少。烟酒不利于预后，应该劝阻及监督其戒烟戒酒。避免用力排便，不做重体力活。在病况允许的情况下，适当进行有氧运动，以身体不疲劳为原则。控制体重，防止身体过度肥胖，改善代谢问题，提高免疫功能。防止做剧烈运动，夏日运动后多喝水。

做好康复锻炼。患者术后长期卧床，或因不宜行动卧床，会引起四肢功能障碍、血液循环不良，因此要做好四肢康复运动，尽早下床适度活动，术后肢体功能恢复需要逐步进行，以免适得其反。术后注意伤口无菌原则，定时换药，如有伤口因湿水、渗血及渗液而使伤口纱布湿透，应及时返院处理，如拆线后伤口裂开，及时到医院就诊，伤口还未愈合前尽量不要沾水，不要大力揉搓。

监测患者病情，注意随医嘱复查。要注意观察患者的心率、血压、呼吸及体温，发现异常需及时就诊。术后留置引流管的患者，要注意腹水的量及性状、引流管的通畅。注意查看排便、排尿的次数、量及性状。出院时向主管医师询问复查时间。如果离院后出现不适要随时就诊。

5.临床医学和基础研究的整合　临床医学以疾病的诊断、治疗、预后、病因和预防为主要研究内容，以患者为主要研究对象。基础研究则以现代自然科学理论为基础，研究内容包括细胞学、解剖学、生理学、生物化学、病理生理学等，是现代医学发展动力的引擎。临床医学与基础研究往往具有很深的内在联系。临床上，我们可以诊断和治疗腹膜癌患者，但无法从深层次科学理论解释其中涉及的现象及原理，这时就需要基础研究去探索和解释其中的机制。

在腹膜癌临床治疗中，2014年荷兰阿姆斯特丹共识已将CRS+HIPEC作为腹膜癌的推荐治疗方案，深入开展HIPEC相关的临床研究能够提供更多的循证医学证据。基础研究中，microRNA和lncRNA等在腹膜癌治疗中的表达可能会阐明HIPEC治疗的内在调控机制，从理论上证实HIPEC的临床应用价值。由此可见，基础研究与临床医学有密不可分、相辅相成的关系。腹膜癌治疗的发展以基础研究为根基，基础研究理论为腹膜癌的治疗提供切实可行的发展方向。

现阶段，对腹膜癌内在机制认识不足是制约腹膜癌进一步治疗的关键。从癌细胞转移至腹膜组织，再到腹膜硬化、腹水形成、肿瘤增生，其中的病理机制仍不明确。由于缺乏病理机制层面的依据，腹膜癌的治疗进展缓慢，相信腹膜癌基础研究层面的突破，会为其临床治疗带来革命性的进展。

（三）多学科合作提高腹膜癌诊疗效果

1.早期多学科合作对疗效的影响　腹膜癌在晚期肿瘤患者较为常见。易发生腹膜转移的肿瘤有消化道恶性肿瘤和卵巢恶性肿瘤，随着现代医疗、病理诊断和手术治疗水平的不断提高，其诊断阳性率呈上升趋势。由于受该病危害的患者数量多、群体大、问题影响面较广，腹膜癌治疗很早就受到人们关注。如何更加有效而准确地诊治腹膜癌这一"老、大、难"疾病成为目前医学工作者所探讨的问题之一。

由于中国多数医院体制仍然比较传统，以治疗手段划分科室，虽然这有利于不同学科的深度发展，但限制了学科之间的合作、治疗手段的联合应用，而单靠会诊或者类似会诊的科室合作方式很难弥补这一缺陷，不但无法到达快速诊治患者的要求，而且增加了医疗工作者的工作量。整合医学在此种情况下成为世界医学发展的必然趋势，MDT 模式为整合医学的实现提供了帮助。

MDT 模式有着相对固定的专家团队，由多个学科组成，腹膜癌 MDT 团队一般包括肿瘤内、外科，消化内、外科，放射治疗科及辅助诊断科室等。通过 MDT 专家团队的集体会诊及讨论，根据不同患者的肿瘤生物学行为、患者机体状况、肿瘤发生发展进程、详细的临床分期等，综合有效地应用所拥有的诊疗手段最大限度保证诊疗效率的同时，尽量改善患者的预后及兼顾提高其生活质量，以此来制订符合不同患者的个体化整合治疗方案。MDT 是个体化、规范化、整体化诊疗的具体体现方式。特别是目前包括腹膜癌在内的绝大部分恶性肿瘤强调"早发现、早诊断、早治疗"，MDT 能够有效地对患者病情进行正确分析并施以最合适的整合诊疗策略，能够尽早针对病情进行治疗，降低误诊率，与以往的主要由上级医师决定治疗方案相比，更为科学、规范，为肿瘤的治疗争取了时间，提高了腹膜癌早期治疗的准确性，最大限度避免了漏诊、误诊，有益于整合治疗过程的顺利展开。通过多学科合作共同提高医疗团队的水平，也更加有益于医疗工作的展开。MDT 在国内一部分机构已经开始实践，其成果充分证明多学科合作对于促进医学卫生事业的发展及保证患者的健康利益具有重大意义。

2. 康复期多学科合作对疗效的影响　腹膜癌恶性程度高，一般病情比较危重，尤其是继发性腹膜癌，往往已经是肿瘤晚期，患者病情复杂，治疗手段已经不限于手术治疗，需要联合放疗、化疗、靶向治疗等整合治疗模式。另外，患者需要定期检查来明确病情进展及协助后续整合治疗方案的制订。因此，单一的诊断科室已经远远不能满足患者的病情需求，无论是从专业知识还是从患者的病情需要考虑，多学科整合诊疗在患者康复期或者后续治疗中都不可或缺。

经过 40 余年研究，国际肿瘤学界专家探索出以 CRS 整合 HIPEC 的全新腹膜癌治疗方式。CRS 手术能最大限度切除受肿瘤累及的器官及腹膜，HIPEC 则能分别消灭和过滤掉微小残留肿瘤结节和游离肿瘤细胞，可显著提高腹膜癌的整合治疗效果。目前该种整合治疗策略已经成为治疗腹膜癌的标准方案。而术后的多学科合作能够为下一步的整合治疗提供参考，外科医师能够在放疗科、肿瘤内科、消化内科等科室的帮助下，更加准确地判断患者下一步是否需要进行放化疗、靶向治疗，临床科室及医技科室等专家的共同合作，对超声、MRI、CT、病理检查等辅助检查结果进行精准判断，深入地了解肿瘤进展情况。另外，肿瘤患者无论是因为疾病本身还是药物的影响，并发症及伴随疾病很常见，多学科的探讨更加有益于患者的治疗，提高临床效率，改善患者的生活质量，从而有益反馈于肿瘤的治疗，形成良性循环。

MDT 在对患者的整合治疗上具有重要意义，无论是疾病的早期诊断、治疗、术后还是治疗后的康复期，都离不开 MDT 多学科合作。多学科合作是现代医疗发展的必然趋势，是个体化、整体化、规范化整合医疗不可或缺的重要一环。

（四）腹膜癌预防和治疗的新模式：C-HIPEC 模式

随着近年来医学技术的发展，人们对腹膜癌的认识已经发生了深刻的改变。国内外研究均表明，HIPEC 在治疗胃癌、结直肠癌、卵巢癌、腹膜假黏液瘤、恶性腹膜间皮瘤、胰腺癌、胆管癌和肝癌等腹腔恶性肿瘤腹膜转移所致的腹膜癌及其并发的恶性腹水方面具有独特的疗效。

国内学者在 HIPEC 基础上研发了中国腹腔热灌注化疗（C-HIPEC）技术，建立了高精度、大容量、持续循环、恒温灌注的 C-HIPEC 技术方法，制定了 C-HIPEC 技术标准，提出了精准控温、精准定位和精准清除三大新理念和肿瘤治疗的"C-HIPEC"模式：预防模式、治疗模式、转化模式和综合模式，并正在开展预防和治疗腹膜癌的 C-HIPEC 系列临床研究。作为腹膜癌预防和治疗的新模式，C-HIPEC 模式的提出为腹腔恶性肿瘤的治疗指明了新的方向，将会显著提高腹腔恶性肿瘤的治愈率，延长患者的长期生存期，提高其生活质量。今后将积极围绕腹膜癌的预防和治疗开展 C-HIPEC 的系列临床研究，期待 C-HIPEC 能为腹膜癌的预防和治疗提供更多高级别的循证医学证据，肿瘤治疗的 C-HIPEC 模式将会成为肿瘤整合治疗的主要模式之一。

二、其他腹膜肿瘤整合诊疗的思考

（一）关于腹膜间皮瘤

腹膜间皮瘤是我国罕见的恶性肿瘤，有关其诊疗正在探索中。无论是基础研究领域，还是临床实践领域，甚至是人文关怀领域的医学工作者，都能在整合医学的前提下为腹膜间皮瘤诊疗做以下几方面努力。

（1）组织制定统一规范的腹膜间皮瘤筛查和早诊早治技术指南，试点开展腹膜间皮瘤早期筛查和早诊早治能力提升工程，对合并腹水患者均要考虑腹膜间皮瘤的可能，以提高筛查和早诊早治效果。

（2）加强全国性的腹膜间皮瘤治疗临床大数据收集、分析平台的建设，完善临床标本库的建立，加强多中心临床医疗数据的交流与共建共享。

（3）进一步规范临床工作中 MDT 模式，整合多学科诊疗优势，真正为患者制订个体化整合治疗方案。

（4）进一步研发新药，用好老药，优化药物组合。进一步研发新型分子靶向药物、免疫治疗药物等新的抗癌药物，整合有效治疗药物进行优化治疗是提高疗效的关键。积极参与国际多中心临床试验，在全国有条件的医疗中心更多地开展前瞻性多中心的随机对照研究，探索新的药物、新的治疗方法的疗效，建立中国腹膜间皮瘤患者治疗信息。

（二）关于腹膜后肿瘤

随着影像学、病理学、分子生物学、临床外科学、麻醉学等新技术水平不断发展，当前腹膜后肿瘤的诊断与治疗获得了巨大的飞跃。针对腹膜后肿瘤病理类型复杂、发病率低的临床特点，以及单个诊治中心案件数量有限，规模较大的临床试验难以有效进行等现实情况，国际上普遍认为 MDT 模式是现代腹膜后肿瘤整合诊疗最重要的手段，需要积极实践。

MDT 是一种临床上广受推崇的整合诊疗模式，在肿瘤诊疗上应用广泛。MDT 是一个以患者为中心的个体化整合治疗模式，通过多学科团队讨论，参与制订方案的人员比较稳定，形成了一个较为稳定的体系。与单科室制订诊疗计划相比，MDT 可以充分考虑各学科意见，客观制订更好的整合治疗方案，并可以定期评估该方案的治疗效果，调整治疗方案，总结提高治疗效果。腹膜后肿瘤诊疗的 MDT 团队包括外科、肿瘤内科、影像科、病理科、放疗科等科室专家。腹膜后肿瘤 MDT 模式可促进学科协调发展，将临床资源优化配置，增加 MDT 专家学习交流的机会，在腹膜后肿瘤整合治疗中发挥着重要作用。

2014 年北京大学国际医院成立了中国第一个腹膜后肿瘤专科，自此，我国腹膜后肿瘤学科建设迈进了一个新时期，但腹膜后肿瘤学科的发展任重道远，尚需要在很多方面继续努力。其中主要包括以下几方面。

（1）尚需在全国广泛成立专门的腹膜后肿瘤科室及 MDT 团队，规范整合治疗方案，加强基础科研在腹膜后肿瘤领域的转化能力。

（2）需要制定及完善我国腹膜后肿瘤外科的临床操作规范，整合治疗指导意见及完善临床研究标准化流程。

（3）需要大力推广、普及腹膜后肿瘤专业知识，加强基层医院医师培训及大众教育，避免腹膜后肿瘤的漏诊、误诊、误治、弃治及无效治疗发生。

（崔书中　张相良　唐鸿生）

第9章
泌尿生殖系统肿瘤

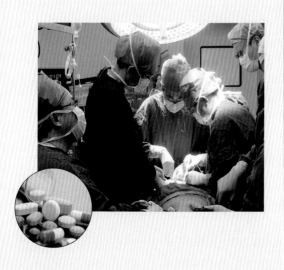

第一节　肾　癌

● 发病情况及诊治研究现状概述

肾细胞癌（renal cell carcinoma，RCC，简称肾癌）是起源于肾实质泌尿小管上皮系统的恶性肿瘤，占肾脏恶性肿瘤的 80% ～ 90%。肾癌的组织病理学类型最常见的为透明细胞癌，其次为乳头状肾细胞癌及嫌色细胞癌。在世界范围内，肾癌的发病率占成人恶性肿瘤的 2% ～ 3%，其分布具明显的地域差异，北美、西欧等西方发达国家发病率最高，非洲及亚洲等发展中国家发病率最低。根据 GLOBOCAN 2018 年世界恶性肿瘤流行病学研究数据，肾癌的全球发病率（4.5/10 万）居恶性肿瘤第 14 位，男女比约为 2 ∶ 1，发病高峰在 60 ～ 70 岁，死亡率（1.8/10 万）居全球恶性肿瘤第 16 位。近几十年来，在大多数国家和地区肾癌的发病率都呈持续增长趋势，包括北美、部分欧洲、亚洲、大洋洲及部分拉丁美洲，但肾癌的死亡率在发达国家中趋于稳定或下降。据中国肿瘤登记年报的资料显示，近年来我国肾癌的发病率呈上升趋势。

肾癌治疗的总体策略是以外科为主的整合治疗。随着医学影像学的发展，早期肾癌的发现率逐渐增长，局限性肾癌经过根治性肾切除术或保留肾单位的肿瘤切除术可获得满意的疗效。据统计，确诊时即已为晚期的患者已由数年前的 30% 出现较大幅度的降低。随着肿瘤多学科协作及规范化治疗的推广应用、肿瘤分子诊断的进步、靶向治疗的持续发展和新型免疫治疗药物的兴起，晚期肾癌的治疗方案逐渐趋向"精准化"及"个体化"，治疗效果也逐步得到改善。如何通过不断开发新型药物、优化治疗策略、精准患者分层，尽可能改善患者总生存并提供更好的生活质量，如降低治疗副损伤及尽可能保留肾功能等，还需进一步深入研究。

● 相关诊疗规范、指南和共识

- 中国肾癌诊疗规范（2018 年版），中华人民共和国国家卫生健康委员会
- NCCN 临床实践指南：肾癌（2019.V2），美国国家综合癌症网络（NCCN）
- 2019 版 EAU 肾细胞癌诊疗指南，欧洲泌尿外科学会 EAU
- 肾癌诊疗指南（2019），中国临床肿瘤学会（CSCO）

【全面检查】

（一）病史特点

1. 肾癌发病相关危险因素　肾癌的病因尚不

明确，其发病与遗传、吸烟、肥胖、高血压及抗高血压药物等有关。吸烟和肥胖是公认的肾癌危险因素。①吸烟：是目前唯一公认的肾癌发病环境危险因素；②肥胖：增加肾癌风险的具体机制还未明，可能和肥胖增加雄激素及雌激素释放，或者脂肪细胞释放的一些细胞因子相关；③遗传因素：大部分肾癌是散发性的，遗传性肾癌占肾癌总数的 2%～4%，多以常染色体显性遗传方式在家族中遗传；④高血压及抗高血压药物：一些大型研究显示，高血压及其相关药物使用可能是肾癌发病因素之一；⑤与终末期肾病长期透析相关的获得性肾囊肿（ARCD）：与普通人相比有终末期肾病患者的肾癌发病率更高；⑥其他：有证据表明，饮酒，职业暴露于三氯乙烯、石棉、多环芳香烃等物质，以及高雌激素的女性等都可能增加患肾癌的风险。

2. 肾癌相关临床表现 肾癌患者的临床表现复杂、多变，有些是肾肿瘤本身直接导致的，有些可能是肾癌细胞所分泌的激素或转移灶所致。由于健康体检越来越普及，绝大多数肾癌患者通常是在影像学检查中无意被发现的，无任何症状，目前无症状肾癌比例已超过 60%。

早期肾癌往往缺乏临床表现，当经典的肾癌"三联征"：血尿、腰痛和腹部包块都出现时，约 60% 的患者至少已达 T3 期；出现发热、红细胞沉降率快、高血钙、红细胞增多症、贫血、体重减轻等症状时，25%～30% 的患者已有区域淋巴结转移；出现左侧精索静脉曲张时，提示可能合并左肾静脉瘤栓。

3. 副瘤综合征 临床表现不是由原发肿瘤或转移灶所在部位直接引起的，而是由肿瘤的产物间接引起的异常免疫反应或其他不明原因引起的机体内分泌、神经、消化、造血、骨关节、肾脏及皮肤等发生病变，并出现相应的临床表现，称为副瘤综合征。肾癌患者副瘤综合征发生率约为 30%，表现为高血压、红细胞沉降率增快、红细胞增多症、肝功能异常、高钙血症、高血糖、神经肌肉病变、淀粉样变性、溢乳症、凝血机制异常等。出现副瘤综合征的患者预后更差。

4. 转移病灶引起的症状 部分肾癌患者是以转移病灶的临床表现为首发症状就诊，如骨痛、骨折、咳嗽、咯血等。在转移性肾癌患者中，常见的转移（及转移发生率）依次为肺转移（48.4%）、骨转移（23.2%）、肝转移（12.9%）、肾上腺转移（5.2%）、皮肤转移（1.9%）、脑转移（1.3%）、其他部位转移（7.1%）。

（二）体检发现

早期肾癌通常缺乏阳性体征，晚期患者体格检查可能发现腹部包块、继发性精索静脉曲张及双下肢水肿等，提示肿瘤分期已晚。

（三）实验室检查

实验室常规检查 目的是了解患者的一般状况及是否适于采取相应的治疗措施，主要包括尿常规、血常规、细胞沉降率、血糖、血钙、肾功能、肝功能等项目。如需进行有创检查或手术治疗，则应进行必要的凝血功能检测。以上项目的检查结果在肾癌患者中通常会表现为血尿、红细胞增多及低血红蛋白（低于正常值下限）、细胞沉降率增快、高血糖、高血钙、肾功能异常及肝功能异常等。目前，尚无公认的用于肾癌早期和辅助诊断的血清肿瘤标志物。

（四）影像学检查

影像学检查在肾癌诊治过程的不同阶段均有重要作用：可用于病灶的发现、定位、定性及分期；术中可辅助定位；术后及非手术治疗过程中是随诊的重要手段。

1. 胸部 X 线检查 肾癌患者应常规行胸部正侧位 X 线片，对胸部 X 线片有可疑结节或临床分期≥Ⅲ期的患者，需做胸部 CT。

2. 超声检查 腹部超声检查是发现肾肿瘤最简便和常用的方法。肾脏超声造影检查有助于鉴别肾肿瘤良、恶性，适用于慢性肾衰竭或碘过敏而不适宜行增强 CT 扫描的肾肿瘤患者。

3. CT 检查 腹部 CT 检查是肾癌术前诊断及术后随访最常用的检查方法。完整的 CT 检查应包括平扫和增强扫描。CT 可对大多数肾肿瘤进行定性诊断，具有较高的诊断敏感度和特异度。在 CT 上肾透明细胞癌多具有较典型的造影剂"快进快出"表现：平扫多呈不均匀等 / 低密度的圆形、椭圆形肿块，增强后皮髓质期呈中高度强化，肾实质期肿瘤密度低于肾实质，呈低密度肿块。肿瘤内坏死、出血常见。但需注意的是，CT检查对部分少见类型肾癌与嗜酸细胞腺瘤和少脂型血管平滑肌脂肪瘤的鉴别仍有一定的困难。

除定性诊断外，CT检查还能为术前患者提供更多的诊断信息，包括肿瘤的侵犯范围、静脉系统是否受侵（T分期）、区域淋巴结是否转移（N分期）、扫描范围邻近器官有无转移（M分期）、有无异常血供（CTA）与双肾形态及功能的粗略评估等。

4.MRI检查　腹部MRI检查是肾癌术前诊断及术后随访的较常用检查方法，可用于对CT造影剂过敏、孕妇或其他不适宜进行CT检查的患者。MRI对肾癌诊断的敏感度和特异度等于或略高于CT。MRI对肾静脉和下腔静脉瘤栓的诊断较CT更为准确，对肾脏囊性病变内结构的显示较CT更为清晰，对于肾癌与出血性肾囊肿的鉴别诊断也比CT更具优势。因此对于上述病变，MRI可能是优于CT的更好选择。

5.PET检查　目前，PET/CT检查临床应用最广泛的显像剂是^{18}FDG，静脉注射后约50%未经代谢直接由肾脏排泄，会影响肾脏病变的显示；此外，I～II级肾透明细胞癌的细胞膜GLUT-1表达较低，且肾癌6-磷酸脱氧葡萄糖（FDG-6-PO$_4$）分解酶过高，导致肾癌原发灶约半数可与正常肾实质摄取无差异。因此，^{18}FDG PET/CT显像对肾癌原发灶的诊断价值有限，不推荐常规使用。其他新型的显像剂研究较多的是^{18}F或^{11}C标记乙酸盐，对分化较好、恶性程度较低的肾癌有良好的显像作用，可弥补单一^{18}FDG显像的不足，但目前还处于研究阶段，没有作为常规检查。多项研究表明，PET/CT显像对肾癌的淋巴结转移和远处转移的诊断敏感度等要优于传统影像学检查方法，而且能够通过葡萄糖代谢变化早期监测疗效、预测患者的预后情况。

6.核素骨显像检查　用于探查是否有骨转移及骨转移灶的治疗随访。有骨痛等骨相关症状或血清碱性磷酸酶升高或临床分期≥III期的肾癌患者，应行骨扫描检查，明确是否有骨转移。全身核素骨显像发现骨转移病变可比X线片早3～6个月，当全身骨显像示可疑骨转移时，应对可疑部位进行局部断层融合显像或进行MRI、CT等检查验证。

7.肾动态显像检查　核素肾动态显像能准确评价肾癌患者术前双肾和分肾功能，并有助于指导手术决策。

（五）病理学检查

1.标本类型及其固定

（1）标本类型：日常工作中常见的标本类型主要是部分肾切除和根治性肾切除术标本，此外，还可见到肾穿刺活检标本。

（2）标本固定

1）应及时、充分固定：采用10%中性缓冲福尔马林固定液立即固定（手术切除标本尽可能在标本离体以后30min之内），固定液应超过标本体积的10倍以上，固定时间为6～72h，固定温度为室温。

2）肾穿刺活检标本：标本离体后，立即取下组织平贴在滤纸上（1条1片），放入固定液中固定。

3）部分肾切除标本：通常是沿肾被膜侧剖开肾及肿瘤，间隔以1cm为宜，完全浸入固定液中。

4）根治性肾癌切除标本：通常是沿肾长轴、肾门对侧剖开肾，随后垂直于肾门方向书页状切开，间隔以1cm为宜，剖开处垫纱布垫以充分固定，用纱布完整包裹后完全浸入固定液中。

2.取材及大体描述规范　取材时，应核对基本信息，如姓名、送检科室、床位号、住院号、标本类型等。

（1）肾穿刺活检标本

1）描述及记录：描述送检组织的大小（长度、直径）及数目。

2）取材：送检穿刺组织全部取材，应将组织包于滤纸中以免丢失，取材时应滴加伊红，利于包埋和切片时技术员辨认。大小相差悬殊的组织要分开放入不同脱水盒，防止小块活检组织漏切或过切。

（2）部分肾切除标本

1）描述及记录：描述送检组织的总大小　＿＿cm×＿＿cm×＿＿cm，切面肿瘤大小＿＿cm×＿＿

cm× ___cm，界线是否清楚，切面性状；肿瘤是否累及肾被膜、肾周脂肪，以及可能存在的肾窦脂肪及肾盂黏膜，肿瘤距最近肾切缘的距离。当遇到标本可能存在肾窦脂肪及肾盂黏膜的情况时，请与手术医师进一步核实术中情况。

2）取材：肿瘤应根据最大径 1cm 取 1 块，至少取 3 块。当肿瘤＜3cm 时，全部取材。当肿瘤＞3cm 时，应 1cm 取 1 块。注意取材肿瘤与肾被膜、肾周脂肪、肾窦脂肪及肾盂黏膜的关系，肿瘤切面呈现不同表现的区域，以及肿瘤与最近肾切缘的关系。

（3）根治性肾（肾癌）切除标本

1）描述及记录：描述侧别，全肾切除标本附输尿管长度和直径，剖开输尿管检查所见。肾脂肪囊有 / 无异常，肾被膜易 / 不易剥离，有 / 无异常。肾大小 ___cm× ___cm× ___cm，切面于上极 / 下极 / 中部见 1 个 / 多个肿瘤（分别描述），肿瘤大小 ___cm× ___cm× ___cm，界线是否清楚，切面性状；肿瘤是否累及肾被膜、肾周脂肪、肾窦脂肪及肾盂；肾门区淋巴结（单 / 数）枚，直径 ___cm 至 ___cm。肾门区血管内是否有瘤栓。是否有肾上腺组织，大小 ___cm× ___cm× ___cm，切面色泽、质地。

2）取材：肿瘤应根据最大径 1cm 取 1 块，至少取 3 块。当肿瘤＜3cm 时，全部取材。当肿瘤＞3cm 时，应 1cm 取 1 块。注意取材肿瘤与肾被膜、肾周脂肪、肾窦脂肪及肾盂黏膜的关系，以及肿瘤切面呈现不同表现的区域。未受累肾实质无特殊发现取 1 块。如果有静脉内瘤栓，要单独取材。如果有肾上腺，要单独取材。取材肾静脉和输尿管切缘。淋巴结全部取材。需要指出的是，当肿瘤与肾被膜紧密粘连时，不能强行剥离，以免破坏肿瘤与肾被膜及肾周脂肪的关系，造成分期困难。

3. 病理报告内容及规范

（1）肾穿刺活检标本：主要明确是否为癌及其病理类型，在组织量足够的情况下，可注明病理分级信息。

（2）肾癌手术切除标本：应包括与患者治疗和预后相关的所有内容，如标本类型、肿瘤部位、大小及数目、组织学类型、分级、坏死、肉瘤样及横纹肌样分化、累及范围和有无静脉瘤栓、脉管和神经侵犯、肿瘤周围肾情况、淋巴结情况、肾静脉和输尿管切缘等。对部分肾切除标本需报告肾切缘情况。根治性肾切缘标本需报告肾静脉及输尿管切缘等情况。推荐报告最后注明 pTNM 分期。

报告要求的基本内容如下。

（1）大体描写：包括标本类型、肿瘤部位、大小（肿瘤大小应量出三维的尺寸）及数目，肉眼累及范围和是否有静脉瘤栓。

（2）主体肿瘤：组织学类型、分级、是否累及肾被膜、肾周脂肪、肾窦脂肪（肾窦脂肪或疏松结缔组织受侵，以及肾窦内大的衬覆血管内皮的脉管受侵均定义为肾窦脂肪受侵）及肾盂黏膜，是否有肾静脉瘤栓（肾静脉及其肌性分支）、脉管侵犯（如果怀疑有淋巴管 / 血管浸润，建议做免疫组化 CD31、D2-40 确定是否有淋巴管 / 血管侵犯，EVG 染色判断有无静脉侵犯）和神经侵犯，是否有坏死及所占百分比，是否有肉瘤样分化和（或）横纹肌样分化及其比例。部分肾切除标本需报告肾切缘情况。根治性肾切除标本则需报告肾静脉和输尿管切缘情况。

（3）如果切除肾上腺，则需报告肿瘤是否累及肾上腺。

（4）淋巴结转移情况：淋巴结总数及转移淋巴结数均需报告。如有肿瘤侵犯淋巴结被膜外的情况，需在报告中注明。

（5）备注：报告内容包括重要的相关病史（如相关肿瘤史和治疗史）等。

（6）pTNM 分期。

要点小结

◆ 肾癌的病因尚不明确，其发病与遗传、吸烟、肥胖、高血压及抗高血压药物等有关。

◆ 早期肾癌往往缺乏临床症状及体征。当经典的肾癌"三联征"——血尿、腰痛和腹部包块都出现时，约 60% 的患者已为中晚期。

◆ 腹部 CT 及 MRI 等影像学检查是肾肿瘤诊断、定位、定性、术前分期，以及术后和非手术治疗过程中随诊等诊疗过程中的重要手段。

◆ 肾癌的诊断主要依赖影像学检查，确诊依赖病理学检查。

【整合评估】

（一）评估主体

肾癌 MDT 的学科组成包括泌尿外科、肿瘤内科、放射治疗科、放射诊断科、病理科、核医学科等（以上为 I 级推荐），胸外科、超声科、骨科、疼痛科、普通内科等（以上为 II 级推荐），营养科、检验科、遗传学专家、其他外科（包括神经、胃肠、介入科等）、护理部、心理学专家、社会工作者（临终关怀）等（以上为 III 级推荐）。

人员组成及资质应符合下列要求。

1. 医学领域成员（核心成员）　泌尿外科医师 2 名、肿瘤内科医师 1 名、放射治疗科医师 1 名、放射诊断医师 1 名、组织病理学医师 1 名、其他专业医师若干名（根据 MDT 需要加入），所有参与 MDT 讨论的医师应具有副高级以上职称，有独立诊断和治疗能力，并有一定学识和学术水平。

2. 相关领域成员（扩张成员）　临床护师 1 ~ 2 名和协调员 1 ~ 2 名。所有 MDT 参与人员应进行相应职能分配，包括牵头人、讨论专家和协调员等。

（二）分期评估

肾癌分期应用最广泛的是美国癌症联合委员会（American Joint Committee on Cancer，AJCC）制定的 TNM 分期系统，目前应用的是 2017 年更新的第 8 版，详见表 9-1-1 及表 9-1-2。

表 9-1-1　2017 年第 8 版 AJCC 肾癌 TNM 分期

分期	标准
原发肿瘤（T）	
Tx	原发肿瘤无法评估
T0	无原发肿瘤的证据
T1	肿瘤最大径 ≤ 7cm，且局限于肾内
T1a	肿瘤最大径 ≤ 4cm，且局限于肾内
T1b	4cm ＜肿瘤最大径 ≤ 7cm，且局限于肾内
T2	肿瘤最大径 ＞ 7cm，且局限于肾内
T2a	7cm ＜肿瘤最大径 ≤ 10cm，且局限于肾内
T2b	肿瘤局限于肾脏，最大径 ＞ 10cm，且局限于肾内

续表

分期	标准
T3	肿瘤侵及主要静脉或肾周围组织，但未侵及同侧肾上腺，未超过肾周围筋膜
T3a	肿瘤侵及肾静脉或其分支的肾段静脉，或侵犯肾盂系统，或侵犯肾周脂肪和（或）肾窦脂肪，但是未超过肾周围筋膜
T3b	肿瘤侵及膈下的腔静脉
T3c	肿瘤侵及膈上的腔静脉或侵及腔静脉壁
T4	肿瘤侵透肾筋膜，包括侵及邻近肿瘤的同侧肾上腺
Nx	区域淋巴结无法评估
N0	区域淋巴结无转移
N1	区域淋巴结有转移
M0	无远处转移
M1	有远处转移

表 9-1-2　肾癌临床分期 / 预后分组

分期	肿瘤情况		
I 期	T1	N0	M0
II 期	T2	N0	M0
III 期	T1/2	N0	M0
	T3	N0/1	M0
IV 期	T4	任何 N	M0
	任何 T	任何 N	M1

（三）营养代谢状态评估

肾癌患者发生营养不良概率较低，如果疾病持续进展，并且处在抗肿瘤治疗过程中，可能出现营养风险或营养不良，需要进行营养诊断和营养治疗。营养诊断包括营养风险筛查和营养评估，根据筛查及评估结果确定是否需要营养治疗及治疗方案。

1. 营养诊断　营养风险筛查推荐应用 NRS-2002 工具，如果评分 ≥ 3 分，表明具有营养风险，则需要进一步实施营养评估。营养评估应包括量表评估（如 PG-SGA）及病史、膳食情况、药物治疗史、人体成分分析、人体测量、实验室检查、器械检查等方面的评估。通过人体测量、实验室检查、病史等可判断患者营养不良的程度，为之后营养治疗方案的制订提供指导。肾癌患者尤其要关注血液生化指标，是否存在贫血、肾功能不全等，需要给予针对性的治疗。通过膳食调查、实验室检查和人体成分分析可确诊患者营养不良的类型，如能量缺乏型、蛋白质缺乏型或蛋白质能量混合缺乏型。针对不同类型，制订合理有效的治疗方案。了解患者疾病进展、消化道症状、膳食情况、治疗手段等，可直接判断患者营养不良的原因，如吞咽障碍、咀嚼困难、消化吸收障碍、恶心呕吐、食欲差、口腔黏膜炎等，给予相应的症状控制及胃肠道功能改善等相关治疗。

2. 营养治疗　营养治疗包括两个步骤：营养治疗方案的制订和营养治疗实施。其中营养治疗手段一共有两大类：营养教育和人工营养。人工营养包括肠内营养（口服营养补充、管饲营养）及肠外营养（补充性肠外营养、全肠外营养）。营养治疗方案的制订基于营养状况评价的结果，具体的方案应包括治疗手段（营养教育 vs. 人工营养）、营养支持途径（如口服、管饲、静脉输入等），若采用人工营养，则需要决定营养配方的选择、配方中各种营养素含量、营养配方输注方式、输注速度等。

3. 营养监测和评价　营养监测贯穿整个营养治疗过程。这种持续性、密切的观察和评估可以帮助医护人员判断患者的营养治疗是否达到了制定的目标，是否满足了患者的营养需求，从而确定营养计划是否需要调整或继续。这样可以规避营养治疗所造成的并发症，并确保营养治疗的安全性和有效性。

（四）疼痛评估

患者的主诉是疼痛评估的金标准，镇痛治疗前必须评估患者的疼痛强度。临床常用的疼痛评估方法有以下几种。

1. 数字评价量表（numerical rating scale，NRS）　用 0～10 代表不同程度的疼痛：0 为无痛，1～3 为轻度疼痛（疼痛尚不影响睡眠），4～6 为中度疼痛，7～9 为重度疼痛（不能入睡或睡眠中痛醒），10 为剧痛。

应该询问患者疼痛的严重程度，做出标记，或者让患者自己圈出一个最能代表自身疼痛程度的数字。

2. 语言评价量表（verbalde description scale，VDS）　可分为四级。

0 级：无疼痛。

Ⅰ 级（轻度）：有疼痛但可忍受，生活正常，睡眠无干扰。

Ⅱ 级（中度）：疼痛明显，不能忍受，要求服用镇静药物，睡眠受干扰。

Ⅲ 级（重度）：疼痛剧烈，不能忍受，需用镇痛药物，睡眠受严重干扰，可伴自主神经紊乱或被动体位。

3. 视觉模拟评分法（visual analogue scale，VAS）　在纸上画一条长线或使用测量尺（长为 10cm），一端代表无痛，另一端代表剧痛。让患者在纸上或尺上最能反映自己疼痛程度的位置画"×"。评估者根据患者画"×"的位置估计患者的疼痛程度。疼痛的评估不但在患者静息时进行，对使用镇痛药物的患者还应在运动时进行，只有运动时疼痛明显减轻，才更有利于患者的功能锻炼和防止并发症。

4. Wong-Baker 面部表情疼痛量表　评价量表采用 6 种面部表情从微笑至哭泣表达疼痛程度，最适用于 3 岁及以上人群，没有特定的文化背景和性别要求，易于掌握（图 6-1-6），尤其适用于急性疼痛者、老年人、小儿、表达能力丧失者、存在语言文化差异者。

5. McGill 调查问卷（MPQ）　主要目的在于评价疼痛的性质，它利用一个身体图像指示疼痛的位置，有 78 个用来描述各种疼痛的形容词，以强度递增的方式排列，分别为感觉类、情感类、评价类和非特异类。此为一种多因素疼痛调查评分方法，它的设计较为精密，重点观察疼痛性质、特点、强度、伴随状态和疼痛治疗后患者所经历的各种复合因素及其相互关系，主要用于临床研究。

疼痛评估首选数字评价量表，评估内容包括 9 项，包括疼痛的病因、特点、性质、加重或缓解因素、疼痛对患者日常生活的影响、镇痛治疗的疗效和不良作用等，评估时还要明确患者是否存在肿瘤急症所致的疼痛，以便立即进行相应治疗。

（五）病理评估

1. 术语和定义　肾细胞癌（RCC，简称肾癌）

是起源于肾实质肾小管上皮系统的恶性肿瘤。

2. 病理诊断分类及分级

（1）分类：临床推荐使用 2016 年 WHO 第 4 版肾脏肿瘤分类标准（表 9-1-3）。

表 9-1-3　2016 年 WHO 肾脏肿瘤病理组织学分类命名

肾细胞癌	ICD-O 编码
透明细胞肾细胞癌	8310/3
低度恶性潜能多房囊性肾肿瘤	8316/1
乳头状肾细胞癌	8260/3
遗传性平滑肌瘤病肾细胞癌综合征相关性肾细胞癌	8311/3
嫌色细胞肾细胞癌	8317/3
集合管癌	8319/3
肾髓质癌	8510/3
MiT 家族易位性肾细胞癌	8311/3
琥珀酸脱氢酶缺陷相关的肾细胞癌（SDH-RCC）	8312/3
黏液性管状和梭形细胞癌	8480/3
管状囊性肾细胞癌	8316/3
获得性囊性肾癌相关性肾细胞癌	8316/3
透明细胞乳头状肾细胞癌	8323/1
未分类肾细胞癌	8312/3
乳头状腺瘤	8260/0
嗜酸细胞瘤	8290/0

（2）分级：病理分级是一个重要的预后相关因素，只适用于透明细胞癌和乳头状肾细胞癌。2016 版病理分级在原 Fuhrman 四级分级系统上做了进一步调整，增加了客观评价标准，形成了 WHO/ISUP 病理分级系统（表 9-1-4）。

表 9-1-4　2016 版 WHO/ISUP 病理分级标准

分级	定义
1 级	400× 镜下核仁缺如或不明显，呈嗜碱性
2 级	400× 镜下可见明显核仁，嗜酸性，但在 100× 镜下不突出
3 级	100× 镜下可见明显核仁，嗜酸性
4 级	可见明显的核多形性，多核瘤巨细胞和（或）横纹肌样和（或）肉瘤样分化

（3）常用免疫标志物分析：透明细胞癌 CK8、CK18、vimentin、CD10 和 EMA 阳性，CAIX 呈胞膜完整阳性。嫌色细胞癌 CK、CK7 弥漫阳性，vimentin 阴性，EnMA 弥漫阳性，凝集素（lectin）和小清蛋白（parvalbumin）阳性。集合管癌和肾髓质癌大体及组织学表现有一定相似性，肾髓质癌需要有镰状细胞贫血的病史。集合管癌属排除性诊断，需除外其他类型肾细胞癌和尿路上皮癌累及肾实质可能。在免疫组化上，两者常表现为 PAX2、PAX8 及高分子量 CK（如 CK34 E12）阳性。此外，嫌色细胞癌对 Hale 胶体铁染色呈阳性。

（4）MiT 家族易位性肾细胞癌的分析：MiT 家族易位性肾细胞癌包括两类，分别与两个转录因子（*TFE3* 和 *TFEB*）出现融合基因相关，即 Xp11 转位造成 *TFE3* 基因的融合；t（6；11）造成 *MALAT1-TFEB* 融合。这一肿瘤在儿童期多见，仅占成人期 RCC 中的 1.6%～4%。t（6；11）转位性肾细胞癌较 Xp11 转位性肾细胞癌少见。镜下 Xp11 转位性肾细胞癌表现为由透明细胞形成的乳头，伴有散在砂粒体沉着；而 t（6；11）转位性肾细胞癌表现为大小细胞组成的细胞巢，其内可见基底膜样物质沉着。免疫组化表现为上皮标志物表达下降，如 CK、EMA；表达 PAX8 及其他肾小管标志物；t（6；11）转位性肾细胞癌恒定表达黑色素标志物，如 HMB45、Melan A 及 cathepsin K、TFEB，而 Xp11 转位性肾细胞癌则部分表达黑色素标志物及 TFE3。

（5）遗传性肾癌：占肾癌总数的 2%～4%，多以常染色体显性遗传方式在家族中遗传，由不同的遗传基因变异造成。已明确的遗传性肾癌包括 VHL（von Hippel-Lindau）综合征（双侧多发的肾透明细胞癌和肾囊肿）、MET 基因相关的遗传性肾乳头状肾细胞癌（HPRC Ⅰ型）、延胡索酸水化酶基因异常引起的遗传性平滑肌瘤病和肾细胞癌（HLRCC 非Ⅰ型肾乳头状肾细胞癌）、BHD（Birt-Hogg-Dube）综合征（多发性肾嫌色细胞癌、杂合性嫌色细胞和嗜酸细胞肾肿瘤、乳头状肾细胞癌）、HRPT2 基因相关的甲状旁腺功能亢进 - 颌骨肿瘤综合征（混合型上皮和基质肿瘤、乳头状肾细胞癌）、TSC1/TSC2 相关的结节硬化病（双侧多发性血管平滑肌脂肪瘤、双侧淋巴血管平滑肌瘤）（表 9-1-5）。

表 9-1-5　常见遗传性肾细胞癌及主要临床表现

疾病名称	突变位点	病理类型	临床表现
VHL 综合征	*VHL*	ccRCC	ccRCC，嗜铬细胞瘤，胰腺肾脏囊肿，神经系统视网膜血管网状细胞瘤，副神经节瘤，胰腺内分泌肿瘤，淋巴囊肿瘤，附睾腺瘤
HPRC	*MET*	PRCC Ⅰ	PRCC Ⅰ
BHD 综合征	*FLCN*	多种 RCC	CHRCC，混合嗜酸细胞瘤，纤维毛囊瘤，皮赘，肺囊肿，气胸
HLRCC	*FH*	PRCC Ⅱ	PRCC，皮肤子宫平滑肌瘤，子宫平滑肌肉瘤
SDH-RCC	*SDHA，SDHB，SDHC，SDHD*	ccRCC，CHRCC	ccRCC，嗜铬细胞瘤 / 副神经节瘤，SDH 缺陷型 GIST
TSC	*TSC1，TSC2*	ccRCC	多发肾血管平滑肌脂肪瘤（AML），罕见的 RCC，心脏横纹肌瘤，神经系统病变，皮肤红斑，视网膜胶质瘤，骨囊肿，甲周纤维瘤（克嫩瘤，Koenen tumor）
Cowden 综合征	*PTEN*	ccRCC	ccRCC，乳腺癌，滤泡性甲状腺癌，子宫内膜癌
MITF	*MITF*	RCC	黑色素瘤，具有血管周上皮样细胞分化的肿瘤（PECOMA）
HPT-JT	*HRPT2*	肾母细胞瘤（Wilms 瘤）	多种 RCC，Wilms 瘤，甲状旁腺功能亢进，甲状腺癌
BAP1 相关	*BAP1*	ccRCC	ccRCC，黑色素瘤（包括葡萄膜黑色素瘤），间皮瘤
Translocation [t（3；8），t（2；6）]	*FHIT/FRA3B，RNF139*	ccRCC	甲状腺乳头状癌

ccRCC. 透明细胞癌；PRCC. 乳头状肾细胞癌；CHRCC. 嫌色细胞癌。

（六）其他评估

常用血栓栓塞评估。每例患者入院时都应进行 VTE 风险评估，特别是 VTE 高风险科室的住院患者。对手术患者建议采用 Caprini 评分量表，对非手术患者建议采用 Padua 评分量表。相应的评估方案可以根据各中心的特点及不同的临床情况进行调整。

（七）精确诊断

1. 影像学诊断　可以为大多数肾脏肿瘤提供良好的定位、定性及分期诊断，为进一步的治疗提供依据。

2. 病理诊断　目前肾肿瘤的确诊仍依赖组织病理诊断。经皮肾穿刺活检包括空芯针活检和细针抽吸活检（FNA），能为影像学不能诊断的肾肿瘤提供病理组织学依据。空芯针活检较 FNA 对诊断恶性肿瘤有更高的准确性，而两者整合可提高诊断准确率。具有实性成分的肾肿瘤首选空芯针活检。同轴技术可以通过同轴套管进行多次活检取材，避免潜在的肿瘤针道种植转移风险。取材应避开坏死区，至少获得两个质量良好的组织标本。若初次活检无结果，但影像学检查怀疑恶性时，则应考虑再次活检或手术探查。囊性肾肿瘤的空芯针活检诊断率和准确性较低，不推荐使用，除非内部有实性成分（Bosniak Ⅳ 型囊肿）。对于复杂囊性肾肿瘤，空芯针活检和细针抽吸活检结果可以相互补充。

穿刺风险及潜在扩散风险尽管较低却不可忽视。经皮肾穿刺活检不适用于危重患者。对于拟手术患者，由于腹部增强影像诊断准确率很高，亦不推荐穿刺活检。不宜手术治疗的（年迈体弱或有手术禁忌）肾癌患者，或不能手术治疗的晚期肾癌患者，全身系统治疗前行肾肿瘤穿刺活检明确病理诊断（包括病理类型）有助于选择治疗用药。选择消融治疗的肾癌患者，应行肾肿瘤穿刺活检获取病理诊断。因此，在实际工作中仍需综合考虑穿刺风险、操作者技术水平，以及是否可能影响到当前的治疗方案。

要点小结

◆ 评估要通过 MDT 合作完成，才可以建立合理的肾癌诊疗流程，有助于实现最佳、个体化的整合治疗。

◆ 评估包括分期、营养状态、疼痛、病理及血栓栓塞等方面，在此基础上得到精确的诊断。
◆ 无论哪一种评估都要求全面、动态，在整合评估基础上更加关注患者的个体特殊性，以选择最佳治疗策略。

【整合决策】

（一）手术治疗

对于局限性和局部进展性肾癌患者，外科手术仍然是首选的可能使患者获得治愈的治疗方式。对于晚期肾癌患者，推荐以药物治疗为主的多学科整合诊疗。

1. 根治性肾切除术　1963 年 Robson 等建立了根治性肾切除术（radical nephrectomy，RN）的基本原则，并将 RN 作为局限性肾癌外科治疗的"金标准"。经典的 RN 切除范围包括患肾、肾周筋膜、肾周脂肪、同侧肾上腺、从膈肌脚到腹主动脉分叉处淋巴结，以及髂血管分叉以上输尿管。当前观念已发生变化，不推荐术中常规行肾上腺切除和区域淋巴结清扫。

（1）RN 适应证：①局限性肾癌无明确转移者；②肾静脉、下腔静脉瘤栓形成，无远处转移者；③肿瘤侵犯相邻器官，无远处转移，估计局部肿瘤可彻底切除者；④肾癌合并局部肺转移，原发灶或转移灶均可彻底切除者。

（2）RN 禁忌证：①晚期肾癌全身广泛转移者；②肿瘤侵犯相邻器官，估计手术无法切除局部肿瘤者；③有严重出血性疾病者；④心、脑、肝、肺及循环系统有严重疾病，估计不能耐受麻醉和手术者。

（3）术后并发症及处理

1）全身性非特异性并发症：RN 后，全身性非特异性并发症包括心肌梗死、脑血管损伤、充血性心力衰竭、肺栓塞、肺不张、肺炎和血栓性静脉炎。充分的术前准备、避免术中低血压、适当补充血液和体液、术后呼吸训练、早期活动、术中及术后双腿的弹性支撑均可减少并发症的发生。

2）胃肠道损伤：在手术过程中应检查有无胃肠道损伤，如有撕裂伤必须修补并引流。其他可能发生的胃肠道并发症包括广泛性肠梗阻和功能性阻塞，后者常由位于肾窝内的结肠局部梗阻引起。梗阻严重的患者需行胃肠减压。

3）胰腺尾部损伤：行根治性左肾切除时可能会损伤胰腺尾部，最好的处理方法是行胰腺部分切除术。术中未能发现的胰腺损伤可导致术后胰瘘的发生。通常术后早期即可发现，表现为急性胰腺炎的症状和体征，可从切口引流出碱性液体。腹部 CT 显示腹膜后间隙有液体积聚。应测定从切口引流出液体的 pH 和淀粉酶含量，并经皮或外科引流积聚液体以免形成胰腺假性囊肿或脓肿。经充分引流后多数瘘管可自行闭合，由于胰腺瘘管的愈合是一个慢性过程，故需给予患者高营养支持治疗。某些需要长期引流的患者应行外科治疗以闭合瘘管，方法为切除瘘管后行胰腺和空肠的 Roux-en-Y 吻合术。

4）继发性出血：RN 后可能会出现继发性出血，表现为疼痛、休克、腹部或腰部肿胀，以及切口或引流处有血液流出。出血可能源自肾上腺或肾蒂，但偶尔也可能是由术中对邻近组织如脾、肝或肠系膜血管的无意损伤造成。患者应根据需要进行输血和补液。大多数情况下，最好的方法是重新打开切口，清除血肿，修补出血部位。因凝血障碍而出现弥散性出血时，可用纱布暂时充填伤口，并于 24 ～ 48h 后将其逐渐去除。

2. 保留肾单位手术　RN 后患者仅剩一侧肾脏，可能会导致肾功能下降，增加慢性肾功能不全和透析的风险，会进一步增加患者发生心血管事件的风险，提高总体死亡率。

对于局限性肾癌患者，如技术上可行，临床分期为 T1a 的肾癌患者推荐行保留肾单位手术（nephron sparing surgery，NSS）。对于 T1b 期甚至 T2 期患者，也可考虑行 NSS。手术中需要切除的肿瘤周围正常肾实质的厚度并非一个关键性的问题，但要保证最终手术标本切缘阴性。尽管肾部分切除术会增加肿瘤局部复发的风险，但患者肿瘤特异性死亡率与 RN 相似。对于肾部分切除术的可行性，肿瘤的位置（外生型还是内生型）比肿瘤大小更为重要。肿瘤过大或位置过深，会增加肾脏热缺血时间，而且术后出血和尿漏的风险也随之上升。保留肾单位手术适应证也在一定程度上取决于外科医师的经验和手术技巧。

（1）NSS 适应证。①绝对适应证：先天性孤立肾、对侧肾功能不全或无功能者，以及双侧肾癌、遗传性肾癌患者，RN 将会导致肾功能不全或尿毒症；②相对适应证：肾癌对侧肾存在某些良性疾病，如肾结石、慢性肾盂肾炎或其他可能导致肾功能恶化的疾病（如高血压、糖尿病、肾动脉狭窄等）患者；③可选择适应证：临床分期 T1a 期（肿瘤 ≤ 4cm）或 T1b 期（肿瘤 ≤ 7cm），肿瘤位于肾脏周边，单发的无症状肾癌，对侧肾功能正常者可选择实施 NSS。

（2）NSS 并发症及处理

1）出血：术中出现明显出血，主要原因是肾动脉阻断不全、肾脏异位动脉未阻断，或肾静脉开放，因此术前血管成像判断肾动脉分支和异位肾血管，术中完全阻断肾动脉，必要时同时阻断肾动、静脉，可以减少术中出血。术后出血主要原因是术中集合系统和肾段动脉开放，又未完全缝合关闭，导致动脉出血至集合系统或肾脏周围。术后出血早期可以采取严密观察，卧床休息，连续观察血红蛋白和血细胞比容，随时监测生命体征和必要时输血。血管造影有助于确定肾段动脉活动性出血，并可通过血管内栓塞控制出血。严重的顽固性出血可能需要二次手术探查，寻找出血原因，并处理活动性出血。

2）漏尿：肾部分切术后可出现引流管引流出尿液，往往在肾集合系统愈合后消失。如出现持续性引流，多提示尿瘘形成。形成尿瘘的主要原因是术中集合系统开放，缝合过程中未完全闭合，或者缝合过深引起集合系统梗阻导致尿流不畅，以及血块堵塞集合系统造成集合系统梗阻。通过检测引流液中的肌酐水平，或血管内注射靛胭脂后观察引流液中是否出现染色可以进一步明确。当尿路引流无明显梗阻时，大多数尿瘘可以自愈。当肾周引流不畅时，可形成尿瘘性尿性囊肿或脓肿。静脉肾盂造影或逆行肾盂造影，可明确集合系统是否出现梗阻。当存在明显的肾积水或持续性尿外漏时，需放置输尿管支架。如无法放置输尿管支架管，需行经皮肾造瘘。多数尿瘘通过适

当的保守治疗，数周内均可自愈，少数需二次手术闭合瘘管或解除梗阻因素。

3）肾功能不全：功能性或解剖性孤立性肾患者肾部分切除容易出现不同程度的肾功能不全。导致肾功能不全的原因包括术中肾缺血及切除了病变组织附近的部分正常肾组织。这种肾功能不全一般比较轻微，通过维持适当的水和电解质平衡可自愈；并且在大多数病例中，残余肾可通过代偿性增生改善肾功能。严重的肾功能不全需行临时或长期血液透析，并在术前告知患者这种可能性的存在。

（3）手术相关问题

1）开放手术 / 腹腔镜手术 / 机器人辅助技术：与传统的开放性手术相比，腹腔镜手术的优点是切口小、损伤小、出血少、术后恢复快、并发症少、住院时间短，近期肿瘤控制率与开放手术无明显差异。缺点是器械昂贵、技术较复杂、熟练掌握的学习曲线较长。随着技术的熟练，手术时间会明显缩短，切除的彻底程度则可达到与开放手术完全相同。达·芬奇机器人的问世，使得腹腔镜手术最难的手术环节——腔内缝合重建被大大简化。这项进步使得腹腔镜肾部分切除术的几个手术关键步骤变得更容易掌握，学习曲线更短。目前，在技术条件允许的情况下，开放手术、腹腔镜手术或机器人辅助技术均可应用于肾癌患者的外科手术治疗，怎样选择很大程度上取决于外科医师的经验。

2）肾上腺切除术：经典的 RN 范围包括同侧肾上腺。但是近年来的研究显示肾癌累及同侧肾上腺的风险很低，因此，推荐仅在术前影像学提示或术中探查发现肾上腺受累时实施同侧肾上腺切除。

3）淋巴结清扫：在行 RN 时是否需要行腹膜后区域淋巴结清扫术也存在争议。当前尚无证据表明淋巴结清扫能够使患者获益。欧洲癌症研究与治疗组织（EORTC）20 年随机对照 III 期临床研究结果显示，对于可切除的局限肾癌（N0M0）行淋巴结清扫与不行淋巴结清扫，2 组无疾病进展生存、疾病进展时间和总生存率差异无统计学意义。因此，肾癌患者在行 RN 时，一般不常规进行区域或广泛淋巴结清扫。若术前影像学检查显示区域

淋巴结肿大或术中触及肿大淋巴结，可行区域淋巴结清扫术以明确病理分期。

4）肿瘤切缘阳性的处理：肾部分切除术患者最担心的是肿瘤复发的问题。肾部分切除术后同侧肾脏肿瘤复发率在 1% ～ 6%，多由原发肾癌的多灶性或切缘阳性所致。目前对于肾部分切除术的手术切缘阳性是否会增加患者肿瘤复发的风险及其对预后的影响仍存在争议。许多研究表明即使肾部分切除术切缘阳性，中期随访结果也未见患者肿瘤复发显著增加。甚至一些研究表明术后立即或后来对患者行补救性 RN 时，绝大多数都未发现肿瘤残留的迹象。文献报道 3% ～ 8% 的 NSS 会出现术后病理切缘阳性，但只有病理分级较高（Ⅲ～Ⅳ级）患者的术后复发风险增高。

5）静脉癌栓的处理：肾癌患者静脉瘤栓的分级法常采用美国 Mayo Clinic 的五级分类法（表 9-1-6）。由于静脉癌栓的外科手术治疗伴随较大的风险及并发症，因此术前需要进行全面评估，制订详细的整合治疗方案，并且需要有经验的团队进行手术。

表 9-1-6　Mayo Clinic 瘤栓五级分类法

分级	标准及内容
0 级	瘤栓局限在肾静脉内
Ⅰ 级	瘤栓侵入下腔静脉内，瘤栓顶端距肾静脉开口处 ≤ 2cm
Ⅱ 级	瘤栓侵入肝静脉水平以下的下腔静脉内，瘤栓顶端距肾静脉开口处 > 2cm
Ⅲ 级	瘤栓生长达肝内下腔静脉水平、膈肌以下
Ⅳ 级	瘤栓侵入膈肌以上下腔静脉内

评估：术前进行增强 MRI 或 CT 及血管成像，了解静脉癌栓的范围及程度、有无静脉管壁侵犯、有无远处转移等，以制订进一步整合治疗方案。

手术：伴有静脉癌栓的局部晚期肾癌的手术方式根据静脉癌栓的程度不同，手术细节有所区别。①局限于肾静脉的癌栓或癌栓刚进入到下腔静脉的肾癌的手术与常规的 RN 类似；②当癌栓处于肾静脉开口与肝静脉之间时，手术时在癌栓上方和下方分别阻断下腔静脉，同时需要阻断对侧肾静脉；③通常情况下，不需要采用血液分流技术。

在下腔静脉前方切开血管，将肾脏及肿瘤、同侧肾静脉和静脉癌栓一并切除。仔细检查及冲洗下腔静脉内壁，避免肿瘤残留。当癌栓处于肝静脉与膈肌之间时，需要采用血液分流技术，多数情况下可以采用简单的闭塞措施。术中经食管超声的使用有助于监测血流动力学和评估血栓。阻断进入肝脏的血流，在静脉癌栓的下方和肝脏的上方阻断下腔静脉，同时阻断对侧肾静脉。在肝下下腔静脉前方切开血管，一并切除肾脏及肿瘤和静脉癌栓。当癌栓达到膈肌上方时，需要同时切开右心房及肝下下腔静脉，以从上下联合切除癌栓。手术时需要采用血液分流技术，根据术中需要阻断下腔静脉的程度及引起的血流动力学改变的状况，决定采用何种分流技术。

预后：静脉癌栓的程度与生存预后的关系目前尚无明确定论。一项纳入 422 例病例的回顾性研究结果显示，伴有下腔静脉癌栓患者的生存预后差于癌栓局限于肾静脉的患者。另一项研究显示，癌栓侵犯肾静脉管壁的预后差于无管壁侵犯的患者。Blute 等报道，没有远处转移及淋巴结转移的静脉癌栓肾癌患者，在未进行术后辅助治疗的情况下，中位生存时间为 3.1 年，5 年生存率为 59%。

6）局部复发肾癌的处理：肾癌术后的局部复发部位包括肾上腺、腹膜后淋巴结及肾窝，其中肾上腺及腹膜后淋巴结复发更倾向为转移性病变。不伴有远处转移的孤立性局部复发通常发生率较低，在根治性肾癌术后出现此种情况的概率为 1% ～ 2%。不伴有远处转移的局部复发肾癌，可在药物治疗的基础上积极采用手术治疗。Esrig 等报道了 10 例局部复发肾癌的手术治疗病例，4 例患者术后获得长期无病生存，其中 1 例患者术后 18 年依然无病生存。Itano 等报道了 30 例局部复发的患者，其中 9 例采取观察，11 例接受非手术治疗，10 例接受手术或手术联合其他治疗，在中位随访 3.3 年时，手术组患者的 5 年疾病特异性生存率为 51%，非手术组患者的 5 年疾病特异性生存率为 18%，而观察组患者的 5 年疾病特异性生存率仅为 13%。Margulist 等报道了 54 例局部复发肾癌采用手术治疗的结果，其中 69% 的患者接受了围术期辅助治疗。研究发现，影响手术预后的

5 个相关因素，包括肿瘤大于 5cm、存在肉瘤样分化、切缘阳性、碱性磷酸酶升高及乳酸脱氢酶升高。当患者没有任何上述 5 个危险因素时，疾病特异性生存时间为 111 个月，当存在超过 1 个危险因素时，疾病特异性生存时间仅为 8 个月。综上所述，对于不伴有远处转移的局部复发肾癌，手术或者手术联合围术期辅助系统治疗，可能是最佳的整合治疗方案。

（二）药物治疗

自 2005 年索拉非尼被批准用于转移性肾癌的治疗以来，转移性肾癌的治疗进入了靶向治疗时代。至今美国 FDA 已先后批准了十余种药物及方案用于转移性肾癌的治疗。这些药物从作用机制方面主要分为如下几类：①抗 VEGF/VEGFR 途径药，主要包括舒尼替尼、培唑帕尼、索拉非尼、阿昔替尼、卡博替尼、乐伐替尼、贝伐珠单抗等；②抑制哺乳动物雷帕霉素靶蛋白（mammalian target of rapamycin，mTOR）途径药，包括依维莫司和替西罗莫司；③免疫检查点抑制剂，包括纳武利尤单抗、帕博利珠单抗及伊匹木单抗等；④其他，包括细胞因子（IL-2 和 IFN-α）及化疗（吉西他滨和多柔比星）。

整合用药方案主要包括帕博利珠单抗整合阿昔替尼、纳武利尤单抗整合伊匹木单抗（适用于中高风险晚期透明细胞为主型肾癌）、贝伐珠单抗整合 IFN-α、乐伐替尼整合依维莫司（适用于晚期透明细胞为主型肾癌的二线治疗）、贝伐珠单抗整合厄洛替尼（适用于部分进展性乳头状肾细胞癌，包括 HLRCC 患者）、贝伐珠单抗整合依维莫司（适用于部分进展性乳头状肾细胞癌，包括 HLRCC 患者）等。

目前国内已批准用于晚期肾癌治疗的药物包括培唑帕尼、舒尼替尼、阿昔替尼、索拉非尼、依维莫司、IL-2、IFN-α 等。

（1）透明细胞为主型肾癌的一线治疗

1）舒尼替尼（sunitinib）：是多靶点受体酪氨酸激酶抑制剂（tyrosine kinase inhibitor，TKI），主要作用靶点为血管内皮生长因子受体（VEGFR1、VEGFR2）、血小板衍生生长因子受体（PDGFR-α，PDGFR-β）、干细胞生长因子受体（c-kit）及 FMS 样酪氨酸激酶 3（FLT-3），具有抗肿瘤血管生成、抑制肿瘤细胞增殖的作用。2007 年《新英格兰医学杂志》报道舒尼替尼与 α 干扰素 1∶1 对比一线治疗转移性肾透明细胞癌 III 期临床研究，共入组 750 例，90% 的患者为 MSKCC 中低度风险，中位 PFS 分别为 11 个月和 5 个月（HR 0.42；95%CI 0.32 ～ 0.54；P ＜ 0.001），客观缓解率分别为 31% 和 6%（P ＜ 0.001），中位生存期分别为 26.4 个月和 21.8 个月（P=0.051），从而奠定了舒尼替尼一线治疗肾透明细胞癌的地位。中国舒尼替尼一线治疗转移性肾细胞癌患者的多中心、IV 期临床研究结果显示，客观有效率为 31.1%，中位 PFS 为 14.2 个月，中位 OS 为 30.7 个月。基于这些临床数据，推荐舒尼替尼用于晚期透明细胞肾细胞癌的一线治疗，用法为 50mg，每日 1 次，口服，4/2 方案（服药 4 周，停药 2 周）给药。考虑舒尼替尼 4/2 给药方案血液学毒性不良反应发生率高，可选择 2/1 方案（服药 2 周，停药 1 周），耐受性提高，疗效未受影响。

2）索拉非尼（sorafenib）：是最早上市用于转移性肾癌的多靶点受体酪氨酸激酶抑制剂，具有双重抗肿瘤作用，一方面抑制 RAF/MEK/ERK 信号转导通路，另一方面作用于 VEGFR、PDGFR 及 c-kit、FLT-3、MET 等靶点，抑制肿瘤生长。2009 年《临床肿瘤学杂志》报道了一项索拉非尼与 α 干扰素 1∶1 对比一线治疗转移性肾透明细胞癌的 II 期临床研究，共入组 189 例患者，索拉非尼 400mg 每日 2 次，α 干扰素 900 万 U 每周 3 次，索拉非尼组进展后可以加量至 600mg 每日 2 次，干扰素组进展后可以交叉到索拉非尼组。索拉非尼与 α 干扰素中位 PFS 分别为 5.7 个月和 5.6 个月，两组出现肿瘤缩小的比例分别为 68.2% 和 39.0%，索拉非尼组有着更好的生活质量评分，耐受性更好。后续一项将索拉非尼作为对照用于转移性肾癌一线治疗的国际多中心 III 期临床试验（TIVO-1 研究）显示索拉非尼客观有效率为 24%，中位 PFS 为 9.1 个月，中位 OS 为 29.3 个月。国内索拉非尼的注册临床研究为一项来自研究者发起的多中心临床研究（IIT 研究），共纳入 62 例患者，结果显示客观有效率为 19.4%，疾病控制率为 77.4%，中位 PFS 为 9.6 个月。由于索拉非尼一线治疗缺乏有效的大型研究结果且替代药物越来越多，目前 NCCN 指南不推荐索拉非尼作为一线治疗肾透明细胞癌。近年一项国内多中心研究对 845 例晚期肾癌患者一线索拉非尼或舒尼替尼治疗后的生存和预后因素进行了回顾性分析，结果显示索拉非尼组与舒尼替尼组的中位 PFS 分别为 11.1 个月和 10.0 个月（$P = 0.028$），两组的中位 OS 无差异，均为 24 个月。由于索拉非尼具有良好的耐受性及在亚洲人群显示了较高的有效率，因此，目前在国内推荐仍索拉非尼作为部分肾癌患者的一线治疗方案。

3）培唑帕尼（pazopanib）：是多靶点受体酪氨酸激酶抑制剂，其主要作用靶点为 VEGFR1 ～ VEGFR3、PDGFR-α、PDGFR-β 和 c-kit。培唑帕尼治疗转移性肾癌的临床数据来源于国际多中心Ⅲ期临床研究，结果显示培唑帕尼的中位 PFS 为 11.1 个月，客观缓解率为 30%，显著优于安慰剂对照组，最终生存分析显示中位 OS 为 22.6 个月。另外一项培唑帕尼与舒尼替尼对照用于转移性肾癌一线治疗的国际多中心Ⅲ期临床研究（COMPARZ 研究）中，国内多家中心参与了该临床试验，独立评估显示培唑帕尼与舒尼替尼的中位 PFS 分别为 8.4 个月与 9.5 个月，统计学达到非劣效；次要研究终点方面，客观缓解率分别为 31% 与 25%，中位 OS 分别为 28.4 个月与 29.3 个月，生活质量评分培唑帕尼优于舒尼替尼。该研究共纳入包含中国受试者在内共计 367 例的亚洲患者，亚组分析显示亚洲患者培唑帕尼治疗组中位无进展生存时间为 8.4 个月，与欧美人群无显著性差异。

基于上述临床数据，EAU、NCCN 等各大指南均推荐培唑帕尼用于晚期透明细胞肾细胞癌的一线治疗，用法为 800mg，每日 1 次。

4）阿昔替尼（axitinib）：为新一代 VEGFR1 ～ VEGFR3 的受体多靶点酪氨酸激酶抑制剂。2013 年《柳叶刀》（Lancet）杂志报道了一项随机对照Ⅲ期临床研究，288 例晚期肾透明细胞癌患者按照 2 : 1 的比例接受阿昔替尼和索拉非尼一线治疗，中位 PFS 分别为 10.1 个月和 6.5 个月（HR 0.77，95%CI 0.56 ～ 1.05）。尽管 PFS 延长了 3.6 个月，由于入组例数偏少，统计学无显著性差异，但仍表现出阿昔替尼一线治疗肾透明细胞癌的有效性。基于临床研究数据，可以推荐阿昔替尼作为晚期肾透明细胞癌患者的一线治疗，具体用法为 5mg，每日 2 次。

5）卡博替尼（cabozantinib）：是针对 VEGFR、MET、AXL 等靶点的口服小分子激酶抑制剂。一项Ⅱ期多中心随机研究（CABOSUN）比较了卡博替尼和舒尼替尼一线治疗中危或高危（Heng 评分）肾透明细胞癌患者的疗效。157 例患者按照 1 : 1 的比例随机接受一线卡博替尼（60mg，每日 1 次）或者舒尼替尼（50mg，4/2 方案）治疗，结果显示卡博替尼组 PFS 显著优于舒尼替尼治疗组，两组中位 PFS 分别为 8.2 个月与 5.6 个月（$P = 0.012$），客观缓解率分别为 46% 和 18%，OS 分别为 30.3 个月与 21.8 个月。

基于国外临床研究数据，推荐卡博替尼可以作为中高危晚期肾透明细胞癌患者的一线治疗，具体用法为 60mg，每日 1 次。

6）贝伐珠单抗整合干扰素：贝伐珠单抗（bevacizumab）为抗血管生成的抗 VEGF 单抗，其与 IFN-α 整合用于转移性肾癌的一线治疗，主要的Ⅲ期临床数据来自国外的 AVOREN 研究及 CALGB90206 研究，均证实了其临床疗效。AVOREN 研究结果显示贝伐珠单抗整合 IFN-α 一线治疗获得的中位 PFS 为 10.2 个月，客观有效率为 30.6%，中位 OS 达到 23.3 个月，均优于单纯干扰素对照组。另一项大宗临床试验 CALGB 90206 研究也获得了类似的结果。国内贝伐珠单抗的适应证是转移性结直肠癌，尚缺乏治疗转移性肾癌的相关临床数据。

基于上述临床数据，推荐贝伐珠单抗联合 IFN-α 用于晚期肾透明细胞癌的一线治疗，具体用法为贝伐珠单抗 10mg/kg，每 2 周 1 次，IFN-α 9MIU，每周 3 次。

7）替西罗莫司（temsirolimus，CCI-779）：为 mTOR 抑制剂，除了通过抑制 mTOR 信号发挥抗肿瘤作用，还具有抑制血管生成作用，主要抑制缺氧诱导因子 HIF-1 的转录，减少对血管相关生长因子如 VEGF/PDGF/TGF 等的刺激，从而达到抑制肿瘤血管生成的作用。

替西罗莫司一线治疗转移性肾癌的Ⅲ期临床数据来自国际多中心随机对照Ⅲ期临床研究（ARCC 研究），入组患者均为预后评分为高危的患者，结果显示替西罗莫司单药治疗的中位 OS 为 10.9 个月，中位 PFS 为 5.5 个月，明显优于 IFN-α 治疗组。一项替西罗莫司治疗亚洲人群非随机单臂开放性Ⅱ期临床研究，入组了来自中国、日本及韩国的 82 例转移性肾癌患者，结果显示临床获益率为 48%，客观有效率为 11%，中位 PFS 为 7.3 个月。

替西罗莫司未在中国批准上市，但基于上述临床数据，推荐替西罗莫司可以用于晚期透明细胞肾细胞癌高危患者的一线治疗，具体用法为 25mg，每周 1 次。

8）帕博利珠单抗整合阿昔替尼：帕博利珠单抗是一种结合于 PD-1 的单抗，属于免疫检查点抑制剂。2019 年《新英格兰医学杂志》报道的一项随机、对照Ⅲ期临床研究（KEYNOTE-426），评估了帕博利珠单抗整合阿昔替尼对比舒尼替尼一线治疗转移性肾癌的有效性和安全性。试验组：帕博利珠单抗 200mg 静脉注射，每 3 周 1 次，最多接受 35 个周期，阿昔替尼 5mg 口服，每日 2 次，入组 432 例；对照组：舒尼替尼 5mg 口服，每日 1 次，用药 4 周 / 停药 2 周，入组 429 例。结果显示试验组患者的总生存（18 个月 OS：82.3% vs. 72.1%，P ＜ 0.0001）、无进展生存（PFS：15.1 个月 vs. 11.1 个月，P=0.0001）显著改善，客观缓解率（59.3% vs. 35.7%，P ＜ 0.0001）显著提高，且总体耐受性良好。帕博利珠单抗整合阿昔替尼已成为转移性肾透明细胞癌患者新的标准整合治疗方案。

9）纳武利尤单抗整合伊匹木单抗：纳武利尤单抗（nivolumab，NIVO）是一种抗 PD-1 抗体。伊匹木单抗（ipilimumab，IPI）是一种人类细胞毒性 T 淋巴细胞抗原 4（CTLA-4）的单抗，两者均属于免疫检查点抑制剂。CheckMate214 研究是一项多中心、随机对照Ⅲ期临床研究，评估纳武利尤单抗整合伊匹木单抗对比舒尼替尼一线治疗晚期 / 转移性中高危肾癌（1082 例）的效果。试验组：NIVO，3mg/kg，静脉注射；IPI，1mg/

kg，静脉注射，每 3 周 1 次，共 4 次，随后序贯 NIVO 3mg/kg，每 2 周 1 次，维持治疗（547 例）；对照组：舒尼替尼 5mg，口服，每日 1 次，用药 4 周 / 停药 2 周（535 例）。结果显示，在 IMDC 中高危晚期肾癌的一线治疗中，整合治疗组与舒尼替尼组在客观缓解率（42% vs. 27%，P ＜ 0.0001）及中位总生存期（未达到 vs. 26 个月，P ＜ 0.001）方面均有明显获益，且耐受性良好。基于此研究结果，2018 年 4 月 FDA 批准纳武利尤单抗整合伊匹木单抗作为 IMDC 中高危晚期肾癌的标准一线治疗。

10）阿维鲁单抗（avelumab）整合阿昔替尼：阿维鲁单抗是一种结合于 PD-L1 的单抗，属于免疫检查点抑制剂。JAVELIN Renal 101 研究是一项随机对照Ⅲ期临床研究，共有 886 例晚期或转移性肾癌患者按 1 : 1 随机分组。试验组：阿维鲁单抗 10mg/kg，静脉注射，每 2 周 1 次，整合阿昔替尼 5mg，口服，每日 2 次，入组 442 例；对照组：舒尼替尼 5mg，口服，每日 1 次，用药 4 周 / 停药 2 周，入组 444 例。结果显示：在 PD-L1 阳性肿瘤患者（63.2%）中，阿维鲁单抗整合阿昔替尼组的中位 PFS（13.8 个月 vs. 7.2 个月，P ＜ 0.001）及客观缓解率（55.2% vs. 25.5%）均显著优于舒尼替尼组。在总体人群中，整合治疗组的中位 PFS（13.8 个月 vs. 8.4 个月，P ＜ 0.001）及客观缓解率（51.4% vs. 25.7%，P ＜ 0.001）也均显著优于舒尼替尼组。无论 PD-L1 表达如何，与舒尼替尼相比，阿维鲁单抗整合阿昔替尼组死亡风险降低了 31%。2019 年 5 月 FDA 批准 PD-L1 抗体阿维鲁单抗整合阿昔替尼用于晚期肾癌的一线治疗。

11）细胞因子治疗：多集中于早年的研究，主要为 IFN-α 和 IL-2。2002 年 *J Clin Oncol* 杂志报道了经 IFN-α 治疗的 463 例晚期肾癌患者的回顾性分析，中位生存期为 13 个月，中位 TTP 为 4.7 个月，其中高危、中危和低危患者生存期分别为 5 个月、14 个月和 30 个月。2003 年 *Cancer* 杂志报道了 173 例转移性肾细胞癌患者经 IL-2 为基础治疗的回顾性分析，中位生存期 13 个月，1 年、3 年和 5 年生存率分别为 92%、61% 和 41%。目前细胞因子一般不作为一线首选治疗。结合我国具体情况，认为对于不能接受靶向药物治疗的转移性肾透明细胞癌患者，可以推荐细胞因子治疗作为替代治疗，其中大剂量 IL-2 可用于一般情况较好、心肺功能正常的转移性肾透明细胞患者治疗，用法为 18MIU/d，皮下注射，每周 5 次，共 1 周，9MIU 每 12 小时 1 次，第 1～2 天，9MIU 每日 1 次，第 3～5 天，共 3 周，休 1 周后重复。但高剂量 IL-2 治疗严重不良反应发生率高，需严密监测。IFN-α 的用法为每次 9MIU，皮下注射，每周 3 次，共 12 周。

（2）透明细胞为主型肾癌的后续治疗

1）阿昔替尼：2011 年 Lancet 杂志报道了一项随机对照Ⅲ期临床研究（AXIS 研究），为针对一线治疗失败（绝大部分为细胞因子或舒尼替尼）的晚期肾癌的二线治疗，共 723 例患者按照 1：1 分别接受阿昔替尼和索拉非尼整合治疗，中位 PFS 分别为 6.7 个月和 4.7 个月（HR 0.665；95% CI 0.544～0.812；$P < 0.0001$），有效率分别为 19% 和 9%（$P=0.0001$），一线为细胞因子治疗的中位 PFS 分别为 12.1 个月和 6.5 个月（$P < 0.0001$），一线为舒尼替尼的中位 PFS 分别为 4.8 个月和 3.4 个月（$P=0.01$），中位生存期分别为 20.1 个月和 19.3 个月。一项亚洲转移性肾癌患者二线接受阿昔替尼治疗的注册临床研究中大部分为中国患者，结果显示阿昔替尼中位 PFS 为 6.5 个月，客观有效率为 23.7%。亚组分析显示既往接受舒尼替尼治疗患者二线接受阿昔替尼的中位 PFS 为 4.7 个月。基于上述临床试验结果，推荐阿昔替尼作为转移性肾癌的二线治疗，具体用法为阿昔替尼 5mg，每日 2 次。

2）依维莫司（everolimus）：为口服给药的 mTOR 抑制剂，用于转移性肾癌的临床数据主要来自 2008 年 Lancet 杂志报道的一项国际多中心随机对照Ⅲ期临床研究（RECORD-1 研究）。经舒尼替尼或索拉非尼治疗后进展的晚期肾癌患者按照 2：1 比例分别接受依维莫司和安慰剂治疗，最终统计中位 PFS 分别为 4.9 个月和 1.9 个月（HR 0.33，$P < 0.001$），安慰剂组患者进展后有 80% 交叉到依维莫司组，故两组中位生存期无明显差异，分别为 14.8 个月和 14.4 个月。依维莫司常见的不良反应为胃炎、皮疹和乏力。一项

国内患者接受依维莫司治疗的多中心注册临床研究（L2101 研究），证实了依维莫司作为 TKI 治疗失败后二线靶向治疗的疗效及安全性，疾病控制率为 61%，中位 PFS 为 6.9 个月，临床获益率为 66%，1 年生存率为 56%，1 年无进展生存率为 36%。

基于上述临床试验结果，推荐依维莫司作为转移性肾癌 TKI 治疗失败后的二线治疗药物，具体用法为依维莫司 10mg，每日 1 次。

3）索拉非尼：2009 年《临床肿瘤学杂志》报道了一项Ⅲ期随机对照临床研究，针对一线治疗失败（绝大部分为细胞因子）的晚期肾透明细胞癌患者，一线治疗至少持续 8 个月，ECOG 0～1 分，共 903 例患者分别接受索拉非尼和安慰剂治疗，两组的 PFS 分别为 5.5 个月和 2.8 个月，中位生存期分别为 17.8 个月和 14.3 个月（HR 0.78，$P=0.029$）。

4）舒尼替尼：针对经细胞因子二线治疗后进展的转移性肾细胞癌患者同样表现出一定的有效性。2006 年 J Clin Oncol 报道了一项回顾性研究，63 例经细胞因子治疗后进展的肾细胞癌患者二线接受舒尼替尼治疗，有效率达 40%，中位 PFS 为 8.7 个月。同样，2006 年 JAMA 杂志报道了一项 106 例患者的回顾性研究，有效率 34%，中位 PFS 为 8.3 个月。

5）卡博替尼：与依维莫司比较，卡博替尼二线治疗晚期肾透明细胞癌有明显的生存优势。2016 年 Lancet Oncol 报道了 METEOR 研究的最终结果，一线接受 VEGFR-TKI 治疗后进展的肾透明细胞癌患者按照 1：1 比例接受卡博替尼与依维莫司治疗，中位生存期分别为 21.4 个月和 16.5 个月（HR 0.66，95%CI 0.53～0.83；$P=0.000\,26$），同样 PFS 获得明显延长，有效率分别为 17% 和 3%。卡博替尼尚未在中国批准上市，但基于上述国外临床试验结果，推荐卡博替尼作为转移性肾癌 TKI 治疗失败后的二线治疗药物，具体用法为卡博替尼 60mg，每日 1 次。

6）纳武利尤单抗：2015 年 CheckMate 025 研究结果显示，接受过 1～2 种治疗后进展的肾透明细胞癌患者按照 1：1 比例接受纳武利尤单抗和依维莫司治疗，中位生存期分别为 25.0 个月和

19.6 个月，有效率分别为 25% 和 5%，中位 PFS 分别为 4.6 个月和 4.4 个月。3/4 度不良反应发生率分别为 19% 和 37%。

7）乐伐替尼 + 依维莫司：乐伐替尼（lenvatinib）为一种新型受体酪氨酸激酶抑制剂，主要靶点为 VEGFR1 ～ VEGFR3、成纤维细胞生长因子受体（FGFR）1 ～ FGFR4、PDGFR-α、RET 及 KIT。2016 年 Lancet Oncol 报道了乐伐替尼整合依维莫司二线治疗肾透明细胞癌的 II 期临床研究结果，153 例患者随机接受乐伐替尼与依维莫司整合治疗、乐伐替尼单药治疗和依维莫司单药治疗，整合组与依维莫司组中位 PFS 分别为 14.6 个月和 5.5 个月，中位生存期分别为 25.5 个月和 15.4 个月，乐伐替尼单药组中位生存期 18.4 个月。

8）培唑帕尼：一线治疗的 III 期试验中有 202 例患者为细胞因子治疗后进展的患者，培唑帕尼组与安慰剂组的中位 PFS 分别为 7.4 个月和 4.2 个月。另一项 56 例患者的 II 期研究显示，针对舒尼替尼或贝伐珠单抗治疗后失败患者，培唑帕尼治疗有效率 27%，中位 PFS 为 7.5 个月，2 年生存率为 43%。

9）替西罗莫司：作为舒尼替尼治疗失败的肾细胞癌患者的二线治疗，中位 PFS 为 4.28 个月，中位生存期 12.27 个月。

10）靶向药物的序贯应用：2006 年 8 月至 2011 年 6 月意大利的一项回顾性研究中，收集了 mRCC 患者接受三线靶向治疗的数据，旨在比较 2 种治疗顺序：TKI—TKI—抗 mTOR vs. TKI—抗 mTOR—TKI 的效果。其中临床上最常用的 3 种方案为舒尼替尼—索拉非尼—依维莫司（SuSoEv）、索拉非尼—舒尼替尼—依维莫司（SoSuEv）、舒尼替尼—依维莫司—索拉非尼（SuEvSo）。TKI—TKI—抗 mTOR 与 TKI—抗 mTOR—TKI 比较，中位 PFS 分别为 36.5 个月和 29.3 个月（P=0.059），中位生存期分别为 50.7 个月和 37.8 个月（P=0.004），从而提示 TKI—TKI—mTOR 的治疗顺序可能更加合理。

11）靶向药物的整合应用：2016 年 Lancet Oncol 报道了一项乐伐替尼整合依维莫司二线治疗肾透明细胞癌的 II 期临床研究结果，153 例患者随机接受乐伐替尼联合依维莫司治疗、乐伐替尼单药治疗和依维莫司单药治疗，联合组与依维莫司组中位 PFS 分别为 14.6 个月和 5.5 个月，中位生存期分别为 25.5 个月和 15.4 个月，乐伐替尼单药组中位生存期 18.4 个月。

12）靶向药物与免疫制剂的整合应用：2017 年 ESMO 会议报道了乐伐替尼与帕博利珠单抗整合治疗肾细胞癌的 II 期研究结果，一线治疗组有效率高达 83%（10/12），二线以上治疗组有效率也达到了 50%（9/18）。

（3）非透明细胞肾细胞癌的整合治疗：晚期非透明细胞癌患者由于样本量少，缺乏相应的大宗随机对照临床试验。舒尼替尼、索拉非尼及依维莫司的扩大临床研究及小样本的 II 期研究显示这些靶向药物治疗非透明细胞肾细胞癌有效，但其疗效要差于透明细胞肾细胞癌。

1）舒尼替尼：对于非透明细胞肾细胞癌的研究目前多为 II 期临床研究，一项涉及 31 例患者的研究中，对于非透明细胞癌舒尼替尼的有效率为 36%，中位 PFS 为 6.4 个月；另一项包括 53 例患者的研究中，舒尼替尼 / 索拉非尼的有效率为 23%，中位 PFS 为 10.6 个月。

ASPEN 研究中，108 例非透明细胞癌初治患者随机接受舒尼替尼和依维莫司整合治疗，中位 PFS 分别为 8.3 个月和 5.6 个月，低危和中危组中位 PFS 分别为 14.0 个月与 5.7 个月、6.5 个月与 4.9 个月；在高危组中依维莫司略占优势，但差异无统计学意义（4.0 个月与 6.1 个月）。

ESPN 研究中，68 例患者随机接受舒尼替尼和依维莫司整合治疗，一线治疗中，两组中位 PFS 分别为 6.1 个月和 4.1 个月（P=0.6），中位生存期分别为 16.2 个月和 14.9 个月（P=0.18）。

2）阿昔替尼：目前阿昔替尼针对非透明细胞肾细胞癌患者的治疗疗效和安全性并不明确，相关研究正在进行中。

3）索拉非尼：一项回顾性 II 期临床研究显示，53 例非透明细胞肾细胞癌患者接受舒尼替尼或索拉非尼治疗，有效率 10%，中位 PFS 为 8.6 个月，中位生存期 19.6 个月。

4）贝伐珠单抗：一项 II 期临床研究显示，41 例肾乳头状癌患者接受贝伐珠单抗 + 厄洛替尼整合治疗，其中 19 例患者至少接受过一次系统治疗，HLRCC 有效率 60%，散发乳头状癌有效率 29%，中位 PFS 分别为 24.2 个月和 7.4 个月。另一项 Ⅱ 期临床研究显示，34 例初治的非透明细胞癌患者接受贝伐珠单抗 + 依维莫司整合治疗，中位 PFS 和 OS 分别为 11.0 个月和 18.5 个月，有效率 29%。

5）卡博替尼：目前卡博替尼针对非透明细胞肾细胞癌患者的治疗疗效和安全性并不明确，相关研究正在进行中。

6）厄洛替尼：一项 Ⅱ 期临床研究显示，41 例肾乳头状癌患者接受贝伐珠单抗 + 厄洛替尼整合治疗，其中 19 例患者至少接受过一次系统治疗，HLRCC 有效率 60%，散发乳头状癌有效率 29%，中位 PFS 分别为 24.2 个月和 7.4 个月。

7）依维莫司：一项 Ⅱ 期临床研究显示，34 例初治的非透明细胞癌患者接受贝伐珠单抗 + 依维莫司整合治疗，中位 PFS 和 OS 分别为 11.0 个月和 18.5 个月，有效率 29%。

8）乐伐替尼 + 依维莫司：目前乐伐替尼 + 依维莫司针对非透明细胞肾细胞癌患者的整合治疗疗效和安全性并不明确，相关研究正在进行中。

9）纳武利尤单抗：目前纳武利尤单抗针对非透明细胞肾细胞癌患者的治疗疗效和安全性并不明确，相关研究正在进行中。

10）培唑帕尼：一项意大利的回顾性研究中，37 例非透明细胞肾细胞癌患者一线接受培唑帕尼治疗，疾病控制率 81%，有效率 27%，中位 PFS 和 OS 分别为 15.9 个月和 17.3 个月。

11）替西罗莫司：一项回顾性的 ARCC 试验显示替西罗莫司治疗非透明细胞癌，患者中位生存期 11.6 个月，针对 MSKCC 评分替西罗莫司为高危组 Ⅰ 类推荐。

12）化疗：2018 年 NCCN 肾癌指南推荐在肉瘤样和快速进展的肾细胞癌中使用吉西他滨和多柔比星的整合方案可能是一种选择，具体为多柔比星（50mg/m²）和吉西他滨（1500mg/m² 或 2000mg/m²）30min，每 2～3 周 1 次，给予粒细胞集落刺激因子支持治疗。

（三）放射治疗

肾癌是一种对常规放疗不敏感的肿瘤。以往针对高危肾癌术后放疗的临床研究显示辅助放疗没有生存获益，因此不建议根治术后做辅助性放疗。

放疗主要用于肾癌的姑息治疗，如对局部瘤床复发，区域或远处淋巴结转移，骨骼、脑或肺转移患者做姑息性放疗，达到缓解疼痛、改善生存质量的目的。

近 10 多年来放疗技术迅速发展，体部立体定向放射治疗（stereotactic body radiotherapy，SBRT），即单次大剂量照射一次或数次的分割照射模式技术逐渐用于治疗肾癌。回顾性分析显示：SBRT 可以取得优于常规放疗的治疗效果。在一些回顾性和临床 Ⅰ 期或 Ⅱ 期的研究中，SBRT 取得了很好的近期局控率，并具有良好的治疗安全性，但报道的病例数均较少，且缺乏长期随访的结果。所以在有精准放疗技术支持的和具备丰富放疗经验的医师及物理师的医疗中心，SBRT 可作为可供选择的一种肾癌姑息治疗的手段，或开展相关的临床研究。

（四）其他治疗

1. 介入治疗

（1）栓塞治疗

1）肾动脉栓塞：可用于肾肿瘤的姑息治疗，以缓解临床症状、提高生存质量。

适应证：①肾肿瘤所致疼痛；②肾肿瘤相关出血性事件，如肾肿瘤破裂出血、血尿等；③部分巨大、富血供肾脏肿瘤的外科术前栓塞。由于其在延长患者生存时间、减少术中出血及降低术后并发症等方面获益尚不明确，因此不推荐常规使用。

禁忌证：①无法纠正的凝血功能障碍；②严重感染；③外周血白细胞和血小板显著减少（非绝对禁忌，如脾功能亢进者），白细胞 < 3.0×10^9/L，血小板 < 50×10^9/L；④严重肾功能障碍。

2）肺转移灶栓塞：肺是肾肿瘤最常见的转移部位，部分患者以咯血为首发症状。支气管动脉栓塞术可用于治疗肺转移灶，防治肺转移灶相关并发症，提高生存质量。

适应证：①肺转移灶所致疼痛，如胸膜转移等；②肺转移灶所致呼吸困难，如气道受压狭窄等；③肺转移灶相关出血性事件，如咯血、血胸等。

禁忌证：①无法纠正的凝血功能障碍；②严重感染；③外周血白细胞和血小板显著减少（非绝对禁忌，如脾功能亢进者），白细胞 $< 3.0 \times 10^9/L$，血小板 $< 50 \times 10^9/L$；④严重肾功能障碍。

3）肝转移灶栓塞：肝脏也是肾肿瘤的常见转移器官之一。选择性肝动脉栓塞术可用于治疗肝转移灶，防止肝功能恶化，提高生存质量。

禁忌证：①无法纠正的凝血功能障碍；②严重感染；③外周血白细胞和血小板显著减少（非绝对禁忌，如脾功能亢进者）：白细胞 $< 3.0 \times 10^9/L$，血小板 $< 50 \times 10^9/L$；④严重肾功能障碍；⑤严重肝功能障碍（Child-Pugh C 级），包括黄疸、肝性脑病、难治性腹水或肝肾综合征。

（2）消融治疗：近年来广泛应用的消融治疗，具有创伤小、疗效确切的特点，使一些不接受或不耐受手术切除的肾癌患者亦可获得根治的机会。消融治疗是借助医学影像技术的引导对肿瘤靶向定位，局部采用物理或化学的方法直接杀灭肿瘤组织的一类治疗手段。肾肿瘤及寡转移灶的消融手段主要包括射频消融和冷冻消融。消融治疗最常用超声引导，具有方便、实时、高效的特点。CT 及 MRI 整合多模态影像系统可用于观察超声无法探及的病灶。CT 及 MRI 引导技术还可应用于肺、肝脏、肾上腺、骨等转移灶的消融等。

1）射频消融：根据路径通常分为经皮消融和经腹腔镜消融，在 T1a 期肾肿瘤患者中，二者术后并发症发生率、复发率及肿瘤特异性生存率没有差异。在 T1a 期肾肿瘤患者中，射频消融与部分肾切除术相比较，总生存率及肿瘤特异性生存率均没有差异，射频消融的并发症发生率及输血率均低于部分肾切除术，射频消融的局部复发率高于部分肾切除术，但二者远处转移率没有差异。

2）冷冻消融：根据路径通常分为经皮消融和经腹腔镜消融，二者总生存率、肿瘤特异性生存率、无复发生存率及并发症发生率上没有差异，部分研究显示以上指标肾部分切除术优于冷冻消融，经皮消融住院时间短于经腹腔镜消融。

射频消融与冷冻消融在总生存率、肿瘤特异性生存率、无复发生存率及并发症发生率上没有差异。

消融治疗适应证：① T1a 期高龄或伴有并发症者；②Ⅳ期原发病灶潜在切除可能伴寡转移，不可手术者；③复发或Ⅳ期不可切除者，在一线治疗基础上可联合寡转移灶消融术；④不接受或不耐受外科手术者；⑤需尽可能保留肾单位者；⑥肾功能不全者；⑦存在全身麻醉禁忌者。

消融治疗禁忌证：①无法纠正的凝血功能障碍；②严重感染；③外周血白细胞和血小板显著减少（非绝对禁忌，如脾功能亢进者），白细胞 $< 3.0 \times 10^9/L$，血小板 $< 50 \times 10^9/L$。

操作程序要点：①消融前需穿刺活检，为后续治疗及随访提供支撑；②治疗前应全面充分地评估肿瘤的大小、位置、数目等，要注意肿瘤与邻近器官的关系，制订合理的穿刺路径及消融范围，在保证安全的前提下，达到足够的安全范围；③根据肿瘤的大小、位置，选择适合的影像引导技术（超声或 CT）和消融手段（射频或冷冻）；④消融范围应包括 5mm 的癌旁组织，以获得"安全边缘"，彻底杀灭肿瘤，对于边界不清晰、形状不规则的浸润型癌或转移癌灶，在邻近肝组织及结构条件许可的情况下，建议适当扩大消融范围。

术后并发症：发热、疼痛、出血、感染等，大部分为轻度。经对症治疗后大多数患者可以完全恢复。

3）其他技术：其他肾脏肿瘤消融治疗方法主要包括微波消融、高强度超声聚焦消融、不可逆电穿孔及高低温复合式消融等。以上方法在肾癌的消融治疗中也得到了逐步应用。

2. 主动监测（active surveillance，AS） 是指通过定期进行腹部影像学检查，监测肾肿瘤的大小变化，在随诊期间一旦出现肿瘤进展，则接受延迟的干预治疗。主动监测与过去常用的等待观察（watchful waiting，WW）是不同的。后者是指患者具有较严重的并发症，不适合主动治疗，等待观察直到出现相关症状再对症处理，不需要定期影像学检查。

一项针对小的肾肿瘤的多中心前瞻性注册研究 DISSRM（Delayed Intervention and Surveillance for Small Renal Masses）显示：主动监测与主动治疗相比，小肾肿瘤患者的 2 年总生存率相似，分别为 98% 和 96%；5 年总生存率主动监测组略低，分别为 92% 和 75%（P=0.06）；7 年总生存率主动监测组较差，分别为 91.7% 和 65.9%（P=0.01）。但在肿瘤特异性生存率方面，主动监测与主动治疗相比在 5 年总生存率（99% vs. 100%，P=0.3）及 7 年总生存率（99% vs. 100%，P=0.5）上均无差异；但主动监测组患者的年龄更大，ECOG 评分更差，并发症更严重，肿瘤更小，多发及双肾肿瘤比例更高。

对于大多数小肾肿瘤（small renal mass，SRM，肿瘤最大径 ≤ 4cm）中高龄及并发症多的患者来说，手术麻醉及其他并发症所带来的风险往往高于肿瘤本身。前瞻性研究显示：主动监测组小肾肿瘤患者的 5 年总生存率为 53% ～ 90%，5 年肿瘤特异性死亡率为 0.2% ～ 1.9%，5 年无进展生存率为 97% ～ 99%。主动监测是老年或体弱小肾肿瘤患者的可行选择。美国泌尿外科学会（AUA）在 2009 年发布的关于 T1 期肾脏肿瘤诊疗指南中便提出主动监测可作为存在高危手术因素及并发症者的整合治疗方案。2017 年美国临床肿瘤学会（ASCO）推荐主动监测可作为存在高危因素及预期寿命不佳的小肾肿瘤患者的首选治疗方案，并明确了其适用范围。①绝对适应证：存在较高手术麻醉风险或预期寿命 < 5 年；②相对适应证：如治疗可致终末期肾病风险，小肾肿瘤 < 1cm 或预期寿命 < 10 年。但对于年轻无合并其他疾病的小肾肿瘤患者不主张行长期主动监测。

3. 中医中药治疗　中医药有助于促进肾癌术后机体功能恢复，减少免疫治疗及靶向药物治疗的毒副反应，缓解患者症状，改善患者生活质量，可以作为肾癌治疗的手段之一，可单独应用或与其他抗肿瘤药物整合应用。

我国药监部门批准的治疗肾癌的现代中药制剂不多，目前上市的中药制剂治疗适应证多针对多种肿瘤，其中也包括治疗肾癌，但是这些药物已上市多年，早期的实验和临床研究比较薄弱，需要积极进行深入研究。

除了这些上市的中成药外，遵从中医辨证论

治原则采用中药复方制剂是中医最常用的方法之一，可根据患者个体差异，开展个体化治疗，具有一定优势；在减轻肿瘤相关并发症，改善患者生活质量及生存方面有一定的疗效。

4. 姑息治疗　肾癌姑息治疗目的在于缓解症状、减轻痛苦、改善生活质量、处理治疗相关不良反应、提高抗肿瘤治疗的依从性。肾癌患者应接受支持治疗的症状筛查、评估和治疗，既包括出血、疼痛等常见躯体症状，也包括睡眠障碍、焦虑抑郁等心理问题。同时，应对癌症生存者加强相关的康复指导与随访。

（五）顶层设计及整合管理

1. 局限性肾癌的治疗　局限性肾癌（localized renal cell carcinoma）是指肿瘤局限于肾脏被膜内，包括 TNM 分期为 T1 ～ 2N0M0 期，临床分期为 Ⅰ、Ⅱ 期的肾癌。随着影像学技术的提高和健康体检的普及，局限性肾癌所占的比例已经超过 50%。越来越多的研究显示在大多数 T1 期、部分 T2 期，甚至少部分 T3a 期肾细胞癌中，肾部分切除术与根治性肾切除术具有相似的肿瘤学结果，但具有更好的肾功能保护效果。

（1）T1a 期肾癌患者：在技术允许的情况下均推荐首选保留肾单位手术，对于解剖结构复杂难以实行肾部分切除术且对侧肾功能正常者可行根治性肾切除术。开放手术、腹腔镜或机器人等辅助技术均可用于肾部分切除术或根治性肾切除术。对于不能接受或耐受手术的 T1a 期肿瘤患者可以选择消融治疗，存在高危因素及预期寿命不佳者可推荐主动监测。

（2）T1b 期肾癌患者：推荐采用保留肾单位手术或根治性肾切除术，在手术方式的选取上仍旧需要考虑肿瘤的复杂性，如肿瘤大小、位置、深度及患者的个体差异等。T2 期肾癌患者首选根治性肾切除术，部分有临床需求的合适患者也可以选择保留肾单位手术。

（3）术后辅助治疗：局限性肾癌手术后辅助的放化疗、免疫治疗及靶向治疗均不能降低肿瘤的复发率和转移率。因此，T1 ～ 2N0M0 期肾癌患者术后以随诊观察为主，不常规使用辅助治疗。

2. 局部进展性肾癌的治疗　局部进展性肾癌

（locally advanced renal cell carcinoma）是指肿瘤突破肾脏被膜，累及肾周脂肪或肾窦脂肪但仍局限于 Gerota 筋膜内，可伴有区域淋巴结转移和（或）静脉瘤栓，无远处转移的肾癌，包括 TNM 分期为 T1 ～ 2N1M0/ T3N0 ～ 1M0 期的肾癌，临床分期为Ⅲ期。

局部进展性肾癌首选根治性肾切除术，肾部分切除术仅在技术上可行且有临床需求的特定患者中施行。近来的一些回顾性或前瞻性Ⅱ期研究显示 T2 ～ T3 期肾癌行术前新辅助靶向治疗，具有一定的缩瘤效果，可试用于局部切除困难的 cT3 期肿瘤，但尚缺乏高水平的研究证实。

（1）手术处理：根据病变程度和患者的身体状况选择是否切除区域淋巴结或血管瘤栓。处理原则如下：①淋巴结清扫术。局部进展性肾癌患者行区域或扩大淋巴结清扫术，对影像淋巴结阴性者（cN0）只对判定肿瘤的分期有意义，并不提高患者的生存率。而对淋巴结阳性（cN+）的患者，可行淋巴结清扫术，但淋巴结清扫术只对少部分患者有益，且清扫的范围仍有争议。②肾静脉和（或）腔静脉瘤栓的外科治疗。对于没有远处转移的肾癌合并静脉瘤栓患者，如技术上可行，应争取手术切除患肾及瘤栓。肾癌静脉瘤栓的长度及瘤栓是否浸润腔静脉壁与患者的预后密切相关。肾静脉或腔静脉瘤栓取出术死亡率约为 9%。③对于术前影像学或术中探查发现肾上腺受累的患者应一并切除患侧肾上腺。

（2）术后辅助治疗：对于此类患者目前首先推荐加入临床试验，否则给予观察随诊。目前报道了多项针对局部进展性肾癌术后辅助靶向或细胞因子治疗的研究，结果均未改善患者总生存。目前仅有一项Ⅲ期临床研究（S-TRAC trial）显示，在局限高危的肾透明细胞癌患者，术后服用舒尼替尼（50mg/d，4/2）持续 1 年，与安慰剂相比可以延长患者的无病生存期（DFS 6.8 年 vs. 5.6 年，HR 0.76，*P*=0.03），但未改善总生存。治疗前应充分告知患者可能带来的不良反应与其可能的获益。

3. 转移性 / 不可切除性肾癌的治疗　转移性 / 不可切除性肾癌指肿瘤已突破 Gerota 筋膜，伴区域外淋巴结转移或远处转移，包括 TNM 分期为 T4N0 ～ 1M0/ T1 ～ 4N0 ～ 1M1 期、临床分期为Ⅳ期的肾癌。

治疗应采取多学科整合诊疗模式，以全身药物治疗为主，辅以原发灶或转移灶的姑息性手术或放疗。转移性肾癌的整合治疗需全面考虑原发灶及转移灶的情况、肿瘤危险因素评分及患者的体能状况评分，以此判定或选择恰当的整合治疗方案。

（1）外科治疗：作为转移性肾癌的辅助性治疗手段，外科手术应在有效的整合治疗基础上进行，包括原发灶的减瘤手术及转移灶的姑息性切除。少数患者可通过外科手术获得较长期生存。

1）肾原发病灶的外科治疗：目前减瘤性肾切除术更适用于体能状态良好的患者，即一般情况良好（ECOG 评分＜ 2 分）、转移负荷低、手术能显著降低肿瘤负荷的低危险因素患者。此外，对肾肿瘤引起严重血尿或疼痛的患者，可行姑息性肾切除术或肾动脉栓塞，以缓解症状、提高患者的生存质量。合并脑转移者预后差，通常不建议整合治疗前接受减瘤性肾切除。

2）转移灶的外科治疗：对孤立性转移瘤，尤其是异时性转移灶，若患者的行为状态良好，可手术切除转移瘤。肺是肾癌最常见的转移部位，单发肺转移或转移灶位于一叶肺，手术切除可能有助于延长患者的生存期。骨也是肾癌常见的转移部位，外科手术可用于切除转移灶，或预防和治疗骨相关事件。对原发病灶已切除或可切除，且只有单一骨转移的患者，应进行积极的外科治疗。承重骨伴有骨折风险的患者首选外科治疗，应进行预防性内固定，避免骨相关事件的出现。已出现病理性骨折或脊髓压迫症状的患者，若预计患者存活期＞ 3 个月、体能状态良好、手术能改善生活质量，也应行手术治疗。转移灶切除的有利因素包括肾切除至转移灶发现≥ 1 年、单发转移、转移灶能完全切除、单纯肺转移、年龄≤ 60 岁。

（2）对症治疗

1）临床试验：参加临床试验仍是晚期肾癌患者的优先选择。

2）转移性或不可切除性透明细胞为主型肾细胞癌的药物治疗：见表 9-1-7。

表 9-1-7　转移性或不可切除性透明细胞肾细胞癌的药物治疗策略

（推荐在下述任何情况首选参加临床研究）

治疗状态	分层	Ⅰ级专家推荐	Ⅱ级专家推荐	Ⅲ级专家推荐
一线治疗	低危	帕博利珠单抗+阿昔替尼	纳武利尤单抗联合伊匹木单抗	严密监测
		培唑帕尼	阿维鲁单抗+阿昔替尼	贝伐珠单抗+IFN
		舒尼替尼	阿昔替尼	
		索拉非尼	卡博替尼	
	中高危	纳武利尤单抗联合伊匹木单抗	培唑帕尼	阿昔替尼
		帕博利珠单抗+阿昔替尼	舒尼替尼	大剂量 IL-2
		卡博替尼	阿维鲁单抗+阿昔替尼	替西罗莫司
二线治疗		卡博替尼	阿昔替尼	索拉非尼
			乐伐替尼+依维莫司	
			帕博利珠单抗+阿昔替尼	
		纳武利尤单抗	依维莫司	大剂量 IL-2
		纳武利尤单抗联合伊匹木单抗	培唑帕尼舒尼替尼	替西罗莫司

3）转移性或不可切除性非透明细胞肾细胞癌的药物治疗策略：见表 9-1-8。

表 9-1-8　转移性或不可切除性非透明细胞肾细胞癌的药物治疗策略

（推荐在下述任何情况首选参加临床研究）

治疗状态	分层	Ⅰ级专家推荐	Ⅱ级专家推荐	Ⅲ级专家推荐
一线治疗	非集合管癌	临床研究舒尼替尼	卡博替尼依维莫司	阿昔替尼培唑帕尼索拉非尼乐伐替尼+依维莫司纳武利尤单抗替西罗莫司
	集合管癌	临床研究	临床研究	吉西他滨+顺铂索拉非尼+吉西他滨+顺铂

要点小结

◆ 治疗的总体原则应遵循尽可能提高治疗效果、延长患者生存期的同时，最大限度保留患者功能，降低治疗并发症，改善患者生存质量。

◆ 局限性肾癌应以手术治疗为主，在技术可行的前提下，保留肾单位手术可以取得与根治性肾切除术相似的肿瘤学结果和更好的肾功能保护效果。

◆ 对于不适合保留肾单位手术的早期肾肿瘤，主动监测、消融治疗及根治性肾切除术也是可选择的治疗方案。

◆ 局部进展性肾癌的治疗以根治性肾切除手术为主，肾部分切除术仅在技术上可行且有临床需求的特定患者施行。

◆ 局部进展性肾癌术后辅助治疗首先推荐加入临床试验，否则给予观察随诊。实施辅助治疗应充分告知患者可能带来的不良反应和可能的获益。

◆ 转移性/不可切除性肾癌采取多学科诊疗协作，以全身药物治疗为主，辅以原发灶或转移灶的姑息性手术或放疗等。根据肿瘤危险因素评分及患者的体能状况评分等分层，选择恰当的整合治疗方案。

【康复随访及复发预防】

（一）总体目标

随访/监测的主要目的是发现尚可接受潜在根治的转移复发肿瘤，更早发现肿瘤复发或第二原发癌，以便及时干预处理，提高患者的总生存，改善生活质量。目前尚无高级别循证医学证据来支持何种随访/监测策略是最佳的。随访应按照患者个体化和肿瘤分期的原则，为患者制订个体化、人性化的随访/监测方案。

（二）整合管理

1. 营养治疗　首先需要正确评定每名肿瘤患者的营养状况，筛选出具备营养治疗适应证的患者，及时给予治疗；为了客观评价营养治疗的疗效，需要在治疗过程中不断进行再评价，以便及时调整治疗方案。处理方案如下。

（1）恶性肿瘤患者诊断明确，应进行营养风险筛查。

（2）现阶段应用最广泛的恶性肿瘤营养风险筛查工具为营养风险筛查量表（NRS-2002）及患者参与的主观全面评定（PG-SGA）。

（3）NRS 评分 < 3 分者虽然没有营养风险，但应在其住院期间每周筛查 1 次。NRS 评分 ≥ 3 分者具有营养风险，需要根据患者的临床情况，制订基于个体化的营养计划，给予营养干预。

（4）PG-SGA 评分 0 ~ 1 分时不需要干预措施，治疗期间保持常规随诊及评价。PG-SGA 评分 2 ~ 3 分时由营养师、护师或医师进行患者或患者家庭教育，并可根据患者存在的症状和实验室检查的结果进行药物干预。PG-SGA 评分 4 ~ 8 分时由营养师进行干预，并可根据症状的严重程度，与医师和护师联合进行营养干预。PG-SGA 评分 9 分时急需进行症状改善和（或）同时进行营养干预。

（5）定期询问病史、体格检查及部分实验室检查，这有助于了解恶性肿瘤患者营养不良发生的原因及严重程度，以对患者进行综合营养评定。

（6）营养风险筛查及综合营养评定应与抗肿瘤治疗的影像学疗效评价同时进行，以全面评估抗肿瘤治疗的受益。

2. 心理治疗

（1）心理痛苦是心理（即认知、行为、情感）、社会、精神和（或）躯体上的多重因素决定的不愉快体验，可能会影响患者应对肿瘤、躯体症状及治疗的能力。

（2）心理痛苦应在疾病的各个阶段及所有环境下及时识别、监测记录和处理。

（3）应根据临床实践指南进行心理痛苦的评估和管理。组建包括心理治疗师、社区服务者等在内的 MDT 治疗组，对患者及家属的心理痛苦进行管理和治疗。

3. 生存者健康行为的辅导

（1）终生保持健康的体重，定期监测体重，必要时转诊至营养师或营养部门进行个体化辅导，

关注并积极评估、处理引起体重减轻的医疗和（或）心理社会的因素。

（2）采取健康的生活方式，适当参与体力活动。目标是尽量每日进行至少 30min 的中等强度的活动。

（3）限制饮酒。

（4）积极戒烟。

（三）严密随访

常规随访内容：①病史询问。②体格检查。③实验室检查，包括尿常规、血常规、尿素氮、肌酐、肾小球滤过率、乳酸脱氢酶、肝功能、碱性磷酸酶和血清钙。如果有碱性磷酸酶异常升高和（或）骨转移症状，如骨痛等，需要进行骨扫描检查。④胸部 CT 平扫。⑤肾肿瘤伴有急性神经系统迹象或症状的患者须即刻进行头部神经系统横断面 CT 或 MRI 或基于相应节段症状的脊髓扫描。

1. 术后随访　对接受手术治疗的 pT1N0/NxM0 期肾癌患者应在术后 3 ~ 12 个月做腹部 CT 或 MRI 检查作为基线片，以后每年进行 1 次，连续 3 年进行腹部影像学超声、CT 或 MRI 检查，每年 1 次，连续 3 年行胸部 CT 以确定是否有肺转移。接受手术治疗的 pT2 ~ 4N0/NxM0 期肾癌患者的影像学检查时限改为每 6 个月 1 次，至少持续 3 年，此后为每年 1 次（表 9-1-9）。

2. 局部治疗患者的随访　对接受冷冻消融和射频消融等局部治疗的 pT1aN0/NxM0 期肾癌患者，应在术后 3 ~ 6 个月做腹部 CT 或 MRI 检查作为基线片，以后每年进行 1 次（包括腹部和胸部影像学检查）；如果随访中发现原肾脏病灶增大、出现新的强化或新病灶，则需要对病灶进行穿刺活检（表 9-1-9）。

3. 晚期患者的随访　对接受全身整合治疗的复发/转移性Ⅳ期肾癌患者，应尽可能在整合治疗前对全身所有可评价病灶（病灶最大径 > 1cm）进行 CT 或 MRI 的影像学检查作为基线片，以后应根据病情和治疗方案需要，每 6 ~ 16 周进行相同的影像学检查比较病灶大小、数量的变化以评价整合治疗的效果（表 9-1-9）。

总之，对于肾癌诊疗所有专业人员都应明确以下目标。

表 9-1-9　肾癌患者的随访策略

治疗方式	I 级推荐		II 级推荐		III 推荐	
	随访内容	频次	随访内容	频次	随访内容	频次
肾部分切除（T1 期）	病史询问 + 体格检查 实验室检查（包括血生化和尿常规） 基线腹部 CT 或 MRI 胸部 CT 平扫	首次为术后 1 个月，以后每年复查 1 次	骨扫描 头颅 CT 或 MRI 盆腔 CT 或 MRI 全身 PET/CT	同 I 级推荐或更频繁		
根治性肾切除（T2 ～ T4 期）	病史询问 + 体格检查 实验室检查（包括血生化和尿常规） 腹部 CT 或 MRI 肺部 CT 平扫	首次为术后 3 个月，如无异常，以后每 6 个月复查 1 次，3 年后每年复查 1 次	头颅 CT 或 MRI 盆腔 CT 或 MRI 全身 PET/CT	同 I 级推荐或更频繁		
消融治疗（T1a 期）	病史询问 + 体格检查 实验室检查（包括血生化和尿常规） 腹部 CT 或 MRI 肺部 CT 平扫	首次为术后 3 个月，如无异常，以后每年复查 1 次	骨扫描 头颅 CT 或 MRI 盆腔 CT 或 MRI 全身 PET/CT	同 I 级推荐或更频繁		
全身系统治疗（IV 期）	病史询问 + 体格检查 实验室检查（包括血生化、尿常规、甲状腺功能） 可测量病灶部位 CT 或 MRI 头颅增强 CT 或 MRI（脑转移患者） 骨扫描（骨转移患者） 心脏超声	系统治疗前对所有可测量病灶进行影像学检查，以后每 6 ～ 12 周进行复查评价疗效	其他部位 CT 或 MRI PET/CT 乙肝病毒检测	同 I 级推荐或更频繁		

（1）实施肾癌危险因素控制行动，降低肾癌患病风险。开展全民健康促进，利用互联网远程医疗、健康大数据、人工智能、云计算等将助力肾癌危险因素控制和筛查。

（2）加强全国性的肾癌治疗临床大数据收集、分析平台的建设，完善临床标本库的建立，加强多中心临床医疗数据的交流与共建共享。

（3）进一步规范临床工作中多学科整合诊疗模式，整合多学科诊疗优势，真正为患者制订个体化整合治疗方案。

（4）影像学、分子生物学及基因检测技术的发展使得疾病的风险分层更加细化更加精准，对疾病的诊断、治疗选择、疗效预测、预后判断、不良反应预测等方面更加个体化。

（5）进一步研发新药，用好老药，优化药物组合。应积极参与国际多中心临床试验，在全国有条件的医疗中心更多地开展前瞻性多中心的随机对照研究，探索新药物、新治疗方法的疗效，建立中国肾癌患者治疗信息。

相信随着基础研究、转化研究与临床研究的不断深入，肾癌的整合诊疗将会取得更大的突破。

要点小结

◆ 随访 / 监测的主要目的是发现尚可接受以潜在根治为目的的治疗的转移复发，更早发现肿瘤复发或第二原发癌，并及时干预处理，以改善患者的总生存，提高生活质量。具体操作应个体化实施。

（韩苏军　郑闪　梁晶　丛明华
王栋　陈立军　张爱莉　齐隽
李响　李长岭）

【典型案例】

右肾肿瘤双肺转移性整合性诊疗1例

（一）病例情况介绍

1. 基本情况　男性，45岁。因"间歇性肉眼血尿伴腰痛3月余，消瘦伴乏力1个月，体重减轻约3kg"入院。患者发现间歇性肉眼血尿伴腰痛3个月，血尿呈鲜红色，伴条状血块。无明显发热，自服镇痛药物可缓解。近1个月出现消瘦伴乏力、食欲缺乏。自发病来，无尿频、尿急、尿痛、无发热，为进一步诊治来院就诊。精神、食欲缺乏，大便如常，体重减轻约3kg。既往有高血压史5年，规律服用硝苯地平缓释片10mg，每日2次，血压控制平稳；否认冠心病及糖尿病病史；否认食物及药物过敏史；否认疫区疫水接触史；吸烟20余年，10余支/天，否认饮酒嗜好。

2. 入院查体　ECOG 1级。神志清楚，查体合作。全身浅表淋巴结未触及明确肿大。双侧锁骨上未触及肿物。右上腹部可触及包块，约10cm，质地硬，活动差，无明显压痛，无反跳痛。外生殖器检查未见异常。

3. 辅助检查

（1）血常规：白细胞计数（WBC）6.19×10⁹/L［（4～10）×10⁹/L］，中性粒细胞百分比（NE%）60%（51%～75%），红细胞计数（RBC）4.4×10¹²/L［（3.5～5.0）×10⁹/L］，血红蛋白（Hb）102g/L（110～150g/L），血小板计数（PLT）239×10⁹/L［（100～300）×10⁹/L］。

（2）生化全项：ALT 17U/L（7～40U/L），AST 20U/L（13～35U/L），血肌酐（CRE）74μmol/L（41～73μmol/L），血尿素氮（BUN）4.7mmol/L（2.6～7.5mmol/L），血钙2.4mmol/L（2.11～2.52mmol/L），血清乳酸脱氢酶（LDH）280U/L（120～250U/L）。

（3）影像学检查

CT检查：①右肾巨大高血供占位，约10cm×12cm，肿瘤与胰腺、十二指肠及下腔静脉

关系密切；②双肺多发小结节影，考虑为转移可能（图9-1-1～图9-1-4）。

4. 入院诊断　①右肾肿瘤，cT3NxM1；②双肺转移；③IMDC中危型；④高血压。

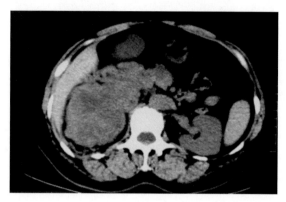

图9-1-1　腹部CT平扫

示右肾巨大高血供占位，约10cm×12cm，肿瘤与胰腺、十二指肠及下腔静脉关系密切

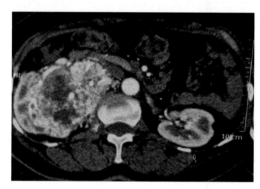

图9-1-2　腹部CT增强扫描动脉期

示右肾巨大高血供占位，约10cm×12cm，肿瘤与胰腺、十二指肠及下腔静脉关系密切，肿瘤内部血供丰富，密度不均，可见多发坏死区，肿瘤周边可见多发迂曲增粗的血管影

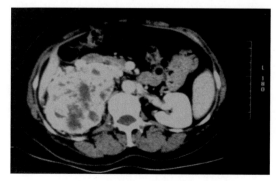

图9-1-3　腹部CT增强扫描实质期

示右肾巨大高血供占位，约10cm×12cm，肿瘤与胰腺、十二指肠及下腔静脉关系密切，肿瘤内部血供丰富，密度不均，可见多发坏死区，肿瘤周边可见多发纤曲增粗的血管影

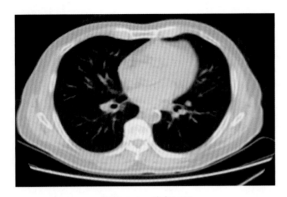

图 9-1-4　胸部 CT

示双肺多发小结节影，考虑为转移可能。箭头所示为左肺结节

（二）整合性诊治过程

1. MDT 团队组成　泌尿外科、肿瘤内科、放射治疗科、影像诊断科、病理科、疼痛科。共针对病情发展和治疗情况做了多次 MDT 讨论。

2. 讨论情况　部分专家认为，该病例为中年男性、晚期肾癌患者，有局部（肉眼血尿伴腰痛）及全身（消瘦、乏力、体重减轻）不良症状，有轻度贫血，IMDC 分级为中危型。Mejean 等 2018年发表在《新英格兰医学杂志》上的 CARMENA研究结果显示：中高危转移性肾透明细胞癌患者，接受单纯舒尼替尼靶向治疗患者的生存期不低于先行减瘤性肾切除术再整合舒尼替尼靶向治疗的生存期（中位 OS：18.4 个月 vs. 13.9 个月）。该研究中一组患者先行舒尼替尼靶向治疗后再行减瘤性肾切除术，此组患者的中位 OS 达到了最高的48.5 个月。另一项研究（SURTIME 研究）也显示延迟手术组（先行药物治疗）较立即手术组的 OS显著延长（32.4 个月 vs. 15.0 个月，P=0.032）。因此本例患者考虑先不直接手术，先行全身药物治疗，再决定是否行减瘤性肾切除术。

3. MDT 团队意见　建议行肾肿瘤穿刺活检，获取病理诊断，以指导进一步治疗。同时，患者有腰痛及较严重的肉眼血尿，并已出现轻度贫血，可给予右肾动脉造影加右肾动脉栓塞术，改善症状。

后续处理：先行右肾肿物穿刺活检，病理示肾透明细胞癌。再行右肾动脉造影（图 9-1-5）加右肾动脉栓塞术（图 9-1-6 和图 9-1-7）。术后肉眼血尿缓解，但腰痛无明显缓解。

右肾动脉栓塞术后复查 CT 示右肾巨大肿物，最大截面约 10.5cm×8.6cm，伴坏死及碘油沉积，

肿瘤仍有血供，但较前减低，考虑右肾癌治疗后改变（图 9-1-8 ～图 9-1-10）。

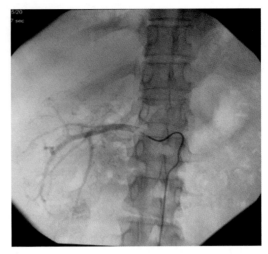

图 9-1-5　右肾动脉造影

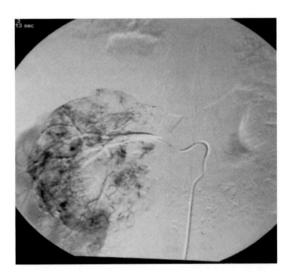

图 9-1-6　右肾动脉栓塞术

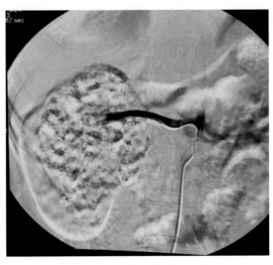

图 9-1-7　右肾动脉栓塞术后

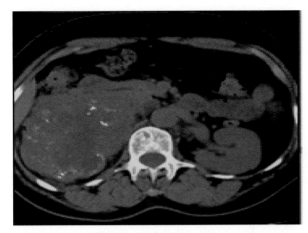

图 9-1-8　腹部 CT 平扫

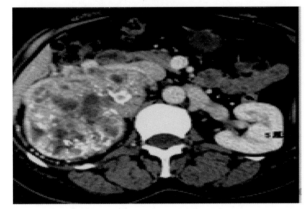

图 9-1-9　腹部 CT 增强扫描动脉期

使用具有较好的客观缓解率及良好的耐受性，并且阿昔替尼半衰期短，短期停药后即可接受手术治疗。但具体应用前需和患者及其家属充分探讨治疗有效性及不良反应，以达成共识。

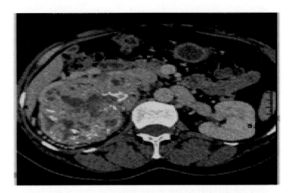

图 9-1-10　腹部 CT 增强扫描静脉期

后续处理：选择服用阿昔替尼 5mg，每日 2 次，治疗期间患者耐受性良好，腰痛逐渐缓解。发生Ⅱ度手足皮肤反应，腹泻 2 ～ 3 次 / 天，无明显血压增高。服药 3 个月后复查 CT 发现：①右肾巨大肿物较前缩小，现最大截面约 6.5cm×5.2cm，内部可见大片状坏死及碘油沉积，考虑治疗后改变；②右肺中叶、左肺下叶结节较前减少、好转（图 9-1-11 ～图 9-1-13）。

复查实验室检查结果如下。

（1）血常规：WBC 4.9×10⁹/L［（4 ～ 10）×10^9/L］，NE% 56%（51% ～ 75%），RBC 5.4×10^{12}/L［（3.5 ～ 5.0）×10^{12}/L］，Hb 122g/L（110 ～ 150g/L），PLT 282×10^9/L［（100 ～ 300）×10^9/L］。

4. MDT 团队二次讨论意见　右肾肿瘤穿刺活检病理为"肾透明细胞癌"，应先接受全身药物治疗，首选 TKI 类靶向药物治疗，目前国内可选的药物包括舒尼替尼、培唑帕尼、阿昔替尼及索拉非尼。已有研究显示阿昔替尼在肾癌患者术前

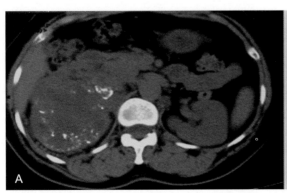

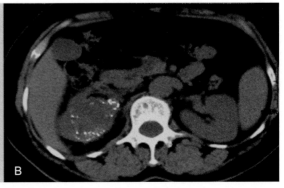

图 9-1-11　腹部 CT 平扫

A. 服药前；B. 服药 3 个月后。显示右肾巨大肿物较前缩小，现最大截面约 6.5cm×5.2cm，内部可见大片状坏死及碘油沉积，考虑治疗后改变

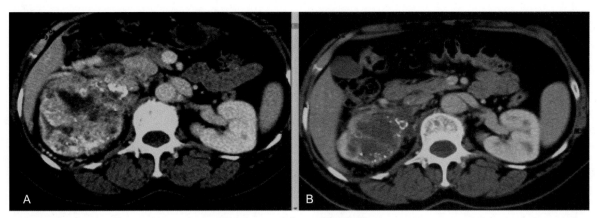

图 9-1-12　腹部 CT 增强扫描

A. 服药前；B. 服药 3 个月后。显示右肾巨大肿物，较前缩小，现最大截面约 6.5cm×5.2cm，内部可见大片状坏死及碘油沉积，肿瘤密度降低，坏死范围增大，考虑治疗后改变

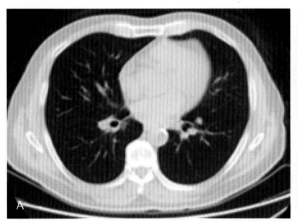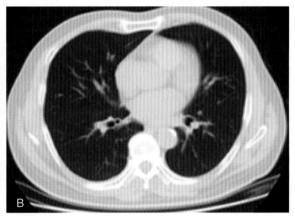

图 9-1-13　胸部 CT

A. 服药前；B. 服药 3 个月后。显示右肺中叶、左肺下叶结节较前减少

（2）生化全项：ALT 41U/L（7～40U/L），AST 35U/L（13～35U/L），CRE 68μmol/L（41～73μmol/L），BUN 6.0mmol/L（2.6～7.5mmol/L），血钙 2.27mmol/L（2.11～2.52mmol/L），LDH 210U/L（120～250U/L）。

5.MDT 团队三次讨论意见　目前患者一般状态良好，全身用药后，右肾肿瘤局部及转移病灶均控制良好。减瘤性肾切除术可能给患者带来更大生存获益，但应向患者及其家属充分交代手术风险，权衡利弊，达成共识。

患者后续处理：于全身麻醉下行腹腔镜下减瘤性右肾切除术，大体标本显示肿瘤与周边组织粘连较紧密，肿瘤呈分叶状，切面不均，呈多彩状实性组织（图 9-1-14）。病理示肾透明细胞肾细胞癌 pT3（2016WHO G2），伴坏死，未见血管及神经侵犯。肿瘤大小 7.5cm×7.0cm×4.0cm，累

及肾被膜及肾周脂肪，未累及肾盂黏膜、肾窦脂肪及肾上腺。输尿管切缘未见癌。周围肾组织见灶状淋巴细胞浸润。

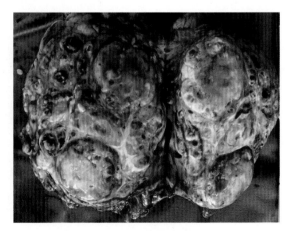

图 9-1-14　肿瘤大体标本

6. 对术后治疗 MDT 的讨论意见　患者前期对阿昔替尼治疗敏感，术后可继续使用阿昔替尼

治疗，并定期随诊。

患者后续处理：继续服用阿昔替尼 5mg，每日 2 次。术后复查 CT，结果显示：①右肾术后缺如，局部未见复发征象（图 9-1-15）；②肺部结节较前继续缩小（图 9-1-16）。

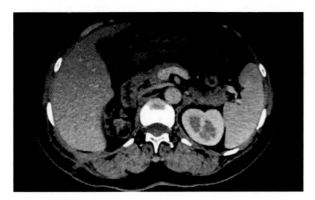

图 9-1-15　腹部 CT

示右肾术后缺如，局部未见复发征象

7. 对继续随访 MDT 的意见　患者目前治疗结果良好，诊疗可选择：①继续服用阿昔替尼，定期随诊；②行 PET/CT 检查，了解肺部病灶具体数量及有无代谢活性，决定是否可进一步行立体定向放疗或外科手术切除。具体利弊需向患者充分告知。

（三）案例处理体会

（1）本案例诊疗组织了跨学科的 MDT 团队进行充分讨论，没有采用先手术再化疗的传统方案，而是根据最新研究资料，全面衡量，经过讨论找出最利于患者的整合治疗方案，最后采用"穿刺栓塞→病理定性→给予药物→有效后实施减瘤手术治疗→术后继续治疗和随访"的流程，获得了较好的整合治疗效果。这说明通过 MDT 实现学科的整合，根据病情变化和治疗效果及时调整治疗方案很有必要。

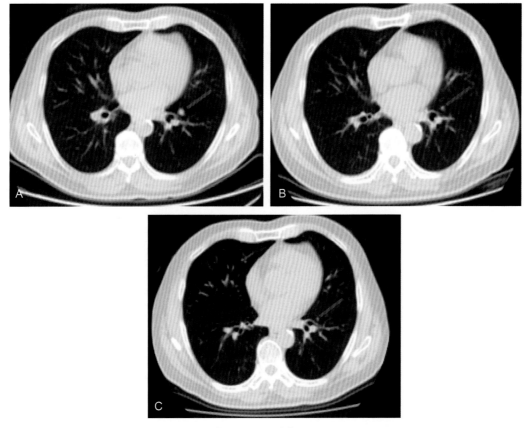

图 9-1-16　胸部 CT

A. 服药前；B. 服药 3 个月后（手术前）；C. 服药 6 个月后（手术后 3 个月）。显示服药 6 个月后，肺部结节较前继续缩小

（2）资料收集记录尚有欠缺，学科整合还只是局限于相关医疗专业技术领域，而且广度与深度还有待提高。另外，与患者的沟通配合及心理疏导的作用没有体现出来。

（韩苏军）

参考文献

Amin MB, Edge SB, Greene FL, et al, 2017. AJCC cancer staging manual. 8th ed. New York: Springer:739-747.

Bray F, Ferlay J, Soerjomataram I, et al, 2018. Global cancer statistics 2018: GLOBOCAN estimates of incidence and mortality worldwide for 36 cancers in 185 countries. CA Cancer J Clin, 68（6）: 394-424.

Campbell S, Uzzo RG, Allaf ME, et al, 2017. Renal mass and localized renal cancer: AUA guideline. J Urol , 198（3）: 520-529.

Choueiri T K, Halabi S, Sanford BL, et al, 2017. Cabozantinib versus sunitinib as initial targeted therapy for patients with metastatic renal cell carcinoma of poor or intermediate risk: the alliance A031203 CABOSUN trial. J Clin Oncol , 35（6）: 591-597.

Donat SM, Diaz M, Bishoff JT, et al, 2013. Follow-up for clinically localized renal neoplasms: AUA guideline. J Urol , 190（2）: 407-416.

Escudier B, Pluzanska A, Koralewski P, et al, 2007. Bevacizumab plus interferon Alfa-2a for treatment of metastatic renal cell carcinoma: a randomised, double-blind phase Ⅲ trial. Lancet, 370（9605）: 2103-2111.

Gupta M, Alam R, Patel HD, et al, 2019. Use of delayed intervention for small renal masses initially managed with active surveillance. Urol Oncol, 37（1）: 18-25.

Hudes G, Carducci M, Tomczak P, et al, 2007. Temsirolimus, interferon Alfa, or both for advanced renal-cell carcinoma. N Engl J Med, 356（22）: 2271-2281.

Motzer RJ, Escudier B, McDermott DF, et al, 2015. Nivolumab versus everolimus in advanced renal-cell carcinoma. N Engl J Med, 373（19）: 1803-1813.

Motzer RJ, Escudier B, Oudard S, et al, 2008. Efficacy of everolimus in advanced renal cell carcinoma: a double-blind, randomised, placebo-controlled phase Ⅲ trial. Lancet, 372（9637）: 449-456.

Motzer RJ, Hutson TE, Cella D, et al, 2013. Pazopanib versus sunitinib in metastatic renal-cell carcinoma. N Engl J Med, 369（8）: 722-731.

Motzer RJ, Hutson TE, Tomczak P, et al, 2007. Sunitinib versus interferon Alfa in metastatic renal-cell carcinoma. N Engl J Med, 356（2）: 115-124.

Choueiri TK, Rini BI, Cosgriff T, et al, 2016. JAVELIN renal 101: a randomized, phase 3 study of avelumab + axitinib vs sunitinib as first-line treatment of advanced renal cell carcinoma（aRCC）. 15th International kidney Cancer Symposium.

Motzer RJ,Tannir NM, Mcdermott DF，et al，2018. Nivolumab plus ipilimumab versus sunitinib in advanced renal-cell carcinoma. N Engl J Med，378（14）:1277-1290.

Pierorazio PM, Johnson MH, Patel HD, et al, 2016. Management of renal masses and localized renal cancer: systematic review and meta-analysis. J Urol , 196（4）: 989-999.

Powles T, Plimack ER, Stus V, et al, 2019. Pembrolizumab（pembro）plus axitinib（axi）versus sunitinib as first-line therapy for locally advanced or metastatic renal cell carcinoma（mRCC）: phase Ⅲ KEYNOTE-426 study. J Clin Oncol , 37（7_suppl）: 543.

Ravaud A, Motzer RJ, Pandha HS, et al, 2016. Adjuvant sunitinib in high-risk renal-cell carcinoma after nephrectomy. N Engl J Med, 375（23）: 2246-2254.

Rini BI, Escudier B, Tomczak P, et al, 2011. Comparative effectiveness of axitinib versus sorafenib in advanced renal cell carcinoma（AXIS）: a randomised phase 3 trial. Lancet, 378（9807）: 1931-1939.

Shannon BA, Cohen RJ, de Bruto H, et al, 2008. The value of preoperative needle core biopsy for diagnosing benign lesions among small, incidentally detected renal masses. J Urol , 180（4）: 1257-1261.

Sternberg CN, Davis ID, Mardiak J, et al, 2010. Pazopanib in locally advanced or metastatic renal cell carcinoma: results of a randomized phase Ⅲ trial. J Clin Oncol , 28（6）: 1061-1068.

第二节　膀胱癌

● 发病情况及诊治研究现状概述

　　膀胱癌是泌尿系统最常见的恶性肿瘤之一，严重威胁患者生存。全球范围内膀胱癌发病情况：发病率位居所有恶性肿瘤的第 11 位，其中男性为 9.0/10 万，位列男性恶性肿瘤第 7 位；女性发病率为 2.2/10 万，位列女性恶性肿瘤第 10 位之后；死亡率位居所有肿瘤的第 13 位，男性及女性死亡率分别为 3.2/10 万和 0.9/10 万，死亡率位列男性恶性肿瘤第 9 位。在美国，膀胱癌的发病率在恶性肿瘤中排在第 6 位。

　　据全国肿瘤登记中心统计，2009 年膀胱癌发病率为 6.61/10 万，人口标准化率为 3.03/10 万。男、女发病率分别为 11.41/10 万和 3.51/10 万，男性是女性的 3.3 倍；死亡率为 2.60/10 万，男、女膀胱癌的死亡率分别为 3.75/10 万和 1.24/10 万，男、女之比为 2.97：1。2016 年预测数据显示我国新发膀胱癌 8.05 万例，其中男性 6.21 万例（列男性恶性肿瘤第 6 位）、女性 1.84 万例；死亡 3.29 万例，其中男性 2.51 万例（列男性恶性肿瘤第 11 位）、女性 0.78 万例。膀胱癌高发年龄为 50 ～ 70 岁，且随年龄增长，发病率也逐渐增加。根据 2010 ～ 2014 年美国 SEER 数据库统计，膀胱癌确诊时的中位年龄为 73 岁，中位死亡年龄为 79 岁。发病存在地区性、种族性及性别差异。

　　不断进步的外科技术、放疗技术和越来越多

的药物选择，是膀胱癌的主要治疗手段。膀胱癌是严重威胁人群健康的恶性肿瘤之一，规范和提高膀胱癌的诊断及治疗水平具有重要意义。

● 相关诊疗规范、指南和共识

- 膀胱癌诊疗规范（2018 年版），中华人民共和国国家卫生健康委员会
- 膀胱癌诊断治疗指南（2014 年版），中华医学会泌尿外科学分会（CUA）
- 非肌层浸润性膀胱癌二次电切中国专家共识（2017 年版），中华医学会泌尿外科学分会（CUA），中国膀胱癌联盟
- 膀胱内灌注治疗操作规范（2015 年版），中华医学会泌尿外科学分会（CUA）
- NCCN 临床实践指南：膀胱癌（2020.V2），美国国家综合癌症网络（NCCN）
- 肌层浸润性膀胱癌诊疗指南（2020 年版），欧洲泌尿外科学会（EAU）
- 非肌层浸润性膀胱癌诊疗指南（2020 年版），欧洲泌尿外科学会（EAU）
- 肌层浸润性膀胱癌诊疗指南（2019 年版），加拿大泌尿外科协会（Canadian Urological Association）

【全面检查】

（一）病史特点

1. *血尿*　是膀胱癌最常见的症状，尤其是间歇全程无痛性血尿。约 85% 的膀胱癌患者以无痛性血尿为首发症状，尿色可从淡红色至鲜红色不等，多为洗肉水样外观。血尿出现时间及出血量与肿瘤恶性程度、分期、大小、数目、形态并不一致。病变在膀胱颈部的患者表现为初始血尿。病变位于膀胱三角区、膀胱颈部或后尿道则可表现为终末血尿。出血量大的患者可出现血凝块甚至膀胱填塞。出血少的患者仅表现为镜下血尿。血尿持续时间也各有不同。有些仅为 1 次血尿，有些可持续数天至数周，间隔数天或数月甚至 1～2 年后再次出现。

2. *泌尿系统刺激症状*　约有 10% 的膀胱癌患者以尿频、尿急、排尿困难和盆腔疼痛为首发症状，常与弥漫性原位癌或浸润性膀胱癌相关。另外，还有少数患者是体检或因其他疾病进行检查时发现膀胱癌。

3. *肿瘤浸润症状*　膀胱肿瘤广泛浸润盆腔或转移时，可出现腰骶部疼痛、下肢水肿；阻塞输尿管可致肾积水、肾功能不全、贫血、体重减轻及衰弱等症状。

（二）体检发现

膀胱癌患者通常无任何临床体征，但当肿瘤侵及膀胱颈部、尿道时可引起尿潴留，在耻骨上可触及充盈的膀胱，排尿或导尿后可缩小或消失；晚期膀胱前壁浸润性癌，可在耻骨上区触及坚硬固定的盆腔包块，排尿后肿块不消失；肿瘤侵及双侧输尿管可引起双侧肾积水、肾功能不全，导致下肢或全身水肿。

（三）实验室检查

1. *尿脱落细胞学检查*　是诊断膀胱癌及术后随诊的重要方法。细胞学或病理医师通过显微镜对尿脱落细胞进行形态学描述，以检测出癌细胞作为肾盂癌、输尿管癌和膀胱癌的定性诊断。尿标本的采集通过自然排尿或者膀胱冲洗进行，后者可以得到更多的癌细胞，有助于提高诊断率。

尿细胞学阳性意味着尿路系统，包括肾盏、肾盂、输尿管、膀胱和尿道存在尿路上皮癌。

尿脱落细胞学检查的敏感度约为 34%、特异度为 95%～99%。敏感度与癌细胞恶性分级密切相关，高级别尿路上皮癌及原位癌者阳性率可高达 80%～90%。留取晨尿时，由于在尿液中长时间浸泡，可能会造成脱落细胞溶解、退变，因此推荐留取晨起第二次小便的尿液。

2. *尿液肿瘤标志物检查*　为了提高无创检测膀胱癌的水平，尿液膀胱癌标志物的研究受到很大关注。美国 FDA 批准的膀胱癌尿液标志物检测方法包括核基质蛋白 22（nuclear matrix protein 22，NMP22）、膀胱肿瘤抗原（bladder tumour antigen，BTA）和荧光原位杂交（fluorescence *in situ* hybridization，FISH），在检测膀胱癌的研究中显示了较高的敏感度和特异度。大部分尿液膀胱癌标志物具有较高的敏感度，然而其特异度却普遍低于尿细胞学检查。目前仍然没有一种理想的标志物可以取代膀胱镜和尿细胞学检查。

（四）影像学检查

影像学检查的主要目的是了解膀胱病变、腹盆腔脏器、腹膜后及盆腔淋巴结和上尿路情况，以利于判断膀胱癌临床分期。影像学检查主要包括超声检查、静脉尿路造影（intravenous urography，IVU）、CT 及 CT 尿路造影（computed tomography urography，CTU）、MRI 及磁共振尿路造影（magnetic resonance urography，MRU）、胸部 X 线摄片 /CT、骨扫描、PET/CT 等。

1. *超声检查*　是膀胱癌检查的常规项目，可通过三种途径（经腹、经直肠、经尿道）进行。超声检查不仅可以发现膀胱癌，还有助于膀胱癌分期，了解有无局部淋巴结转移及周围脏器侵犯。为获得较好的检查效果，检查前 1～2h 喝水或饮料 1000～1500ml 后憋尿，使膀胱充分充盈。声像图表现为膀胱壁上异常的局限性突起，不随体位移动，膀胱壁表面不规整，层次结构中断消失，或显示为强回声或混合回声结节或肿块，呈乳头状或菜花状，有蒂或无蒂。经直肠或经阴道超声检查只需少量尿量即可进行，适合于不能憋尿的老年患者，有助于近距离观测肿瘤基底部，判断肿瘤浸润深度。经尿道超声检查因需在尿道表面麻醉下进行，应用局限，但影像清晰，分期准确性高。

2.IVU 是膀胱癌的常规检查项目之一。其目的是了解上尿路是否存在肿瘤。当有上尿路肿瘤时，IVU 显示为输尿管或肾盂内的充盈缺损、病变以上输尿管或肾盂积水，或者病变侧尿路系统不显影。IVU 检查阳性率较低，且容易漏诊较小肿瘤。因其获得的信息量少，现在许多医院已经用 CTU、MRU 代替了传统的 IVU，以提供更多的检查信息。

3.CT（平扫＋增强扫描） 对诊断膀胱肿瘤有一定的价值，多排螺旋 CT（64 ～ 128）分辨率高，可以发现较小肿瘤（1 ～ 5mm），不但可以判断淋巴结及邻近器官的情况，还可与血块鉴别，但无法发现原位癌。膀胱癌 CT 征象为膀胱壁局部增厚或向腔内突出的肿块，形态可为乳头状、菜花状或不规则形。小肿瘤呈乳头状或结节状，大肿瘤呈菜花状或不规则状，一般外缘光滑，肿瘤向壁外侵犯时外缘毛糙。肿块内缘常见砂粒状钙化影，浅表片状肿瘤多使膀胱轮廓改变。肿块平扫 CT 值 30 ～ 40HU，增强后明显强化，CT 值 70 ～ 100HU，较大的肿块增强后其内可见坏死。肿瘤向壁外生长时，CT 显示膀胱轮廓不清，膀胱周围脂肪层消失，还可累及邻近的组织器官，如盆壁、腹壁、肠道、输尿管、前列腺、精囊、子宫及宫旁组织等。当出现转移时，可见盆腔或腹膜后淋巴结肿大。

4.膀胱癌 MRI 检查 T_1WI 尿液呈极低信号强度，膀胱壁为低至中度信号，而膀胱周围脂肪为高信号。T_1WI 有助于检查邻近肿瘤的脂肪、淋巴结转移受侵犯的情况。T_2WI 表现为中等信号强度，略高于膀胱壁肌层信号，但低于尿液的高信号。MRI 有助于肿瘤分期，多参数 MRI（multiparametric MRI，mp MRI）在术前有助于区分非肌层浸润性肿瘤与肌层浸润性肿瘤及确定浸润深度，对晚期肿瘤的分期准确率优于 CT。

MRU 在不使用造影剂的情况下，可以显示整个尿路，提示上尿路梗阻部位，诊断上尿路肿瘤，特别是在 IVU 不显影或伴有肾盂输尿管积水时，MRU 优势明显。

5.胸部 X 线摄片 也是膀胱癌患者常规检查项目之一，用于术前了解胸部情况，判定肿瘤临床分期，同时也作为术后随访的检查项目。膀胱癌肺转移瘤在胸部 X 线片上可表现为单个、多发或大量弥漫分布的圆形结节性病灶。对肺部有结节者推荐行胸部 CT 检查来鉴别是否存在转移。

6.全身骨扫描（whole-body bone scan） 不是膀胱癌的常规检查项目。当患者出现骨痛或血清碱性磷酸酶升高而怀疑有骨转移时应进行检查。骨扫描是目前临床上检测骨转移最常用的方法，敏感度高，可以对全身骨骼进行观察，敏感地反映骨骼代谢状况，能比 X 线片提前 3 ～ 6 个月发现骨转移病灶。膀胱癌骨转移病灶为溶骨性改变，骨转移病灶表现为异常放射性浓聚，部分表现为放射性缺损、稀疏。脊柱是骨转移的最常见部位，其次为盆骨、肋骨、颅骨及股骨、肱骨的近端。需要注意的是骨折、局部损伤、退行性病变也会呈现放射性摄取增加，对于单发或少发病灶的鉴别尚需 X 线片、CT 或 MRI 检查对比确认。

7.PET/CT 不属于膀胱癌常规检查项目，因其示踪剂 FDG（氟脱氧葡萄糖）经肾脏排泄进入膀胱，可能掩盖膀胱内小肿瘤及周围区域淋巴结的显影，并且检查费用高。目前仅应用于肌层浸润性膀胱癌术前分期、了解晚期膀胱转移情况及疗效评价。

（五）病理学检查

膀胱镜检查和病理活检是目前诊断膀胱癌最重要的方法，同时也是膀胱癌术后复发监测的主要手段。术后病理诊断是尿路上皮癌诊断的金标准。膀胱镜检查通常在尿道表面麻醉下于门诊进行。通过膀胱镜检查可以明确膀胱是否有肿瘤，明确肿瘤的部位、数目、大小、形态和生长方式。肿瘤的形态可分为地毯状、菜花状、乳头状和溃疡状，生长方式为有蒂或浸润性生长。肿瘤最常见于侧壁和后壁，其次为三角区和顶部。原位癌有隐秘性及多发性的特点，其黏膜表现为浅红色或苍白色天鹅绒样改变。通过膀胱镜检查可以对肿瘤和可疑病变部位进行活检以明确病理类型及癌细胞的分化程度。

膀胱镜检查可引发感染、尿道及膀胱出血、

尿道损伤和尿道狭窄等并发症。严重尿道狭窄者属膀胱镜检查禁忌证。此外，膀胱内出血或有大量血块时检查效果差，影响诊断。

荧光膀胱镜检查能够发现普通膀胱镜难以发现的小肿瘤、原位癌。检查时通过向膀胱内灌注光敏剂，如 5- 氨基酮戊酸（5-ALA）、氨基酮戊酸己酯（hexaminolaevulinate，HAL），光敏剂非特异性凝聚于病灶组织上，在特定波长的激光照射下病灶部位发出红色荧光，正常膀胱黏膜显示蓝色荧光，与红光形成鲜明对比，可以提高病灶检出率。在怀疑有膀胱原位癌（Tis）或尿细胞学检查阳性而普通膀胱镜检查正常时，推荐行荧光膀胱镜检查。其缺点是特异度不高，局部损伤、炎症均可导致假阳性。

要点小结

◆ 间歇性无痛肉眼血尿是膀胱肿瘤患者最具特征性的症状。

◆ 膀胱镜检查及病理活检是诊断膀胱癌的主要方法，术后病理是诊断的金标准。

◆ 利用超声、IVU、CT 或 MRI 等影像学检查可以明确膀胱病变的性质、范围并判断膀胱癌的临床分期，同时了解上尿路情况。MRI 对于判断肿瘤是否侵犯膀胱肌层的价值高于其他检查。

◆ 尿脱落细胞及相关尿液肿瘤标志物等无创检测，可作为膀胱癌诊断、随访的补充手段，但无法替代膀胱镜检查。

【整合评估】

（一）评估主体

膀胱癌 MDT 团队的组成包括泌尿外科、肿瘤内科、放射治疗科、病理科、放射诊断科、超声科、核医学科、介入科、护理部、心理学专家、营养支持及社会工作者（临终关怀）等。

1. 人员组成及资质

（1）召集人（首席专家）：全权负责膀胱癌的 MDT 评估和讨论，主持并参与讨论，合理分配讨论时间，协调组织讨论。当意见不一致时，要反复细致充分讨论，最终总结并形成建议，审核医疗记录并签名负责。

（2）医学领域成员（核心成员）：泌尿外科医师 2 名、肿瘤内科医师 1 名、放射治疗科医师 1 名、放射诊断科医师 1 名、组织病理学医师 1 名，其他专业医师若干名（根据 MDT 需要加入细胞病理学医师 1 名、核医学科医师 1 名、介入科医师 1 名）。泌尿外科医师推荐由专业从事膀胱癌临床诊治的泌尿肿瘤外科医师担任。所有参与 MDT 讨论的核心医师应具有高年资主治医师及以上职称，有膀胱癌独立诊治的经验，具有一定学术水平，对膀胱癌的临床诊治进展较为熟悉。

（3）相关领域成员（扩充成员）：临床护师 1～2 名，秘书 1 名，心理学专家、营养支持及社会工作者 1～2 名。所有 MDT 参与人员应进行相应职能分配，包括牵头人、讨论专家和秘书等。

2. MDT 工作流程　以复旦大学附属肿瘤医院为例，MDT 评估或讨论包含以下流程，即预约准备、病情汇报、病情分析、专家讨论、决定方案、方案实施和随访评估。

患者可以通过专家、专科门诊预约，也可以通过其他科室或医院转诊。在 MDT 讨论前，患者需要尽可能完成必要的实验室、影像学及病理学检查，经由高年资主治及以上职称医师的审核，报请 MDT 会诊秘书统一安排。会诊秘书可提前将当次 MDT 讨论需求通过电子邮件、微信或院内 MDT 信息系统等发送给 MDT 专家成员，以便提前准备。

MDT 一般选择在具有独立空间的会诊室进行，讨论当天，由会诊秘书汇报患者的病历资料，提请 MDT 讨论的目的和理由，必要时还需说明患者的疗效期望、经济状况及依从性等。放射诊断科、病理科、核医学科、超声科等诊断医师现场分析资料，解答临床其他科室医师的疑问，并提出各自诊断意见及建议。在 MDT 召集人的主持下，由相关专科的专家提出各自学科的治疗策略，阐述各种治疗手段对该患者的适应证、禁忌证、预期疗效、可能的并发症和风险。结合患者的个体情况，综合 MDT 的共识意见，由 MDT 召集人最终确定合理的个体化整合治疗方案，并交由相关的专科或特定的专家及医疗机构完成。

治疗方案实施期间，MDT 成员发现疗效不满意、疾病进展等情况，需要及时反馈，再次提请 MDT 讨论，修正治疗方案。治疗方案实施完成后，召集人定期组织专人对患者进行随访，定期向 MDT 成员反馈治疗疗效和预后，不断提高诊治水平。

根据膀胱癌不同的临床分期，MDT 决策的关键成员可以有所侧重。非肌层浸润性膀胱癌主要是以手术治疗为主，因此，泌尿外科医师、病理科医师（包括组织病理学医师、细胞病理学医师）及放射诊断科医师应在 MDT 决策中起关键作用。局限期的肌层浸润性膀胱癌提倡以手术为主的整合治疗，泌尿外科医师、组织病理科医师、肿瘤内科医师、放射治疗科医师、放射诊断科医师、核医学科医师、介入科医师、临床护师等均应在其中发挥各自作用。而转移性膀胱癌一般采取以内科治疗为主的姑息治疗，肿瘤内科医师在抗肿瘤治疗方面应发挥关键作用，泌尿外科医师、放射治疗科医师、放射诊断科医师、介入科医师、临床护师等提出各自领域的诊治意见，以期最大可能延长患者生命，提高其生活质量。

（二）分期评估

膀胱癌分期推荐采用国际抗癌联盟（UICC）和美国癌症联合委员会（AJCC）于 2017 年制定的第 8 版 TNM 分期系统（表 9-2-1），以及 AJCC 的临床和病理分期（表 9-2-2）。

表 9-2-1　2017 年第 8 版膀胱癌 TNM 分期系统

原发肿瘤（T）	
Tx	原发肿瘤无法评估
T0	无原发肿瘤证据
Ta	非浸润性乳头状癌
Tis	原位癌
T1	肿瘤浸润至黏膜下结缔组织
T2	肿瘤浸润至固有肌层
T2a	肿瘤浸润至浅肌层（肌层内 1/2）
T2b	肿瘤浸润至深肌层（肌层外 1/2）
T3	肿瘤浸润至膀胱周围组织
T3a	显微镜下可见
T3b	肉眼可见（膀胱外肿块）

续表

T4	肿瘤累及以下器官：前列腺间质、精囊腺、子宫、阴道、盆壁、腹壁
T4a	肿瘤累及前列腺间质、精囊腺、子宫、阴道
T4b	肿瘤累及盆壁、腹壁
区域淋巴结（N）	
Nx	区域淋巴结无法评价
N0	区域淋巴结无转移
N1	真骨盆范围内单个区域淋巴结转移（闭孔区、髂外区、髂内区、骶前区）
N2	真骨盆范围内多个区域淋巴结转移（闭孔区、髂外区、髂内区、骶前区）
N3	髂总淋巴结单个或多个转移
远处转移（M）	
M0	无远处转移
M1	远处转移
M1a	非区域淋巴结转移
M1b	其他部位的远处转移

表 9-2-2　膀胱癌的临床和病理分期（cTNM 或 pTNM）

0a 期	Ta	N0	M0
0is 期	Tis	N0	M0
Ⅰ 期	T1	N0	M0
Ⅱ 期	T2a	N0	M0
	T2b	N0	M0
Ⅲ A 期	T3a	N0	M0
	T3b	N0	M0
	T4a	N0	M0
	T1 ~ 4a	N1	M0
Ⅲ B 期	T1 ~ 4a	N2 ~ 3	M0
Ⅳ A 期	T4b	任何 N	M0
	任何 T	任何 N	M1a
Ⅳ B 期	任何 T	任何 N	M1b

膀胱憩室因为没有固有肌层，T 分期系统没有 T2 期（表 9-2-3）。

表 9-2-3　膀胱憩室癌 TNM 分期系统

原发肿瘤（T）	
Tx	原发肿瘤无法评估
T0	无原发肿瘤证据
Ta	非浸润性乳头状癌
Tis	原位癌

续表

T1	肿瘤浸润至黏膜下结缔组织
T2	无
T3	肿瘤浸润至膀胱周围组织
T3a	显微镜下可见
T3b	肉眼可见（膀胱外肿块）
T4	肿瘤累及以下器官：前列腺间质、精囊腺、子宫、阴道、盆壁、腹壁
T4a	肿瘤累及前列腺间质、精囊腺、子宫、阴道
T4b	肿瘤累及盆壁、腹壁
区域淋巴结（N）	
Nx	区域淋巴结无法评价
N0	区域淋巴结无转移
N1	真骨盆范围内单个区域淋巴结转移（闭孔区、髂外区、髂内区、骶前区）
N2	真骨盆范围内多个区域淋巴结转移（闭孔区、髂外区、髂内区、骶前区）
N3	髂总淋巴结单个或多个转移
远处转移（M）	
M0	无远处转移
M1	远处转移
M1a	非区域淋巴结转移
M1b	其他部位的远处转移

AJCC 第 8 版的膀胱癌分期系统没有包含来源于脐尿管的恶性肿瘤，目前通常采用以下几个分期系统，其中 Mayo 分期系统更常用（表 9-2-4）。

表 9-2-4　脐尿管癌分期系统

	Sheldon 系统	Mayo 系统	Ontario 系统
肿瘤局限于脐尿管、膀胱和膀胱周围软组织	Ⅰ. 局限于脐尿管黏膜 Ⅱ. 脐尿管内浸润 ⅢA. 侵犯膀胱	Ⅰ. 局限于脐尿管和（或）膀胱	T1. 浸润限于黏膜下层
		Ⅱ. 脐尿管和(或)膀胱外侵犯	T2. 浸润至脐尿管和（或）膀胱的固有肌层
肿瘤突破脐尿管、膀胱和膀胱周围软组织	ⅢB. 侵犯腹壁 ⅢC. 侵犯腹膜 ⅢD. 侵犯膀胱以外的内脏 ⅣA. 区域淋巴结转移 ⅣB. 远处转移	Ⅲ. 区域淋巴结转移 Ⅳ. 非区域淋巴结和（或）远处转移	T3. 侵犯至脐尿管周围或膀胱周围软组织 T4. 侵犯包括腹壁在内的相邻器官

（三）营养代谢状态评估

膀胱癌作为慢性消耗性疾病，会引起患者出现血尿、疼痛、恶病质、贫血、凝血功能异常等一系列不良结局，影响患者生存质量及预后，而这些均与患者营养状况息息相关。营养状况需要通过营养筛查及评估来进行，对存在营养风险的肿瘤患者，提高其营养状态可改善患者预后的免疫功能、生存率及生活质量。同时，早期营养干预可以减少患者营养不足的发病率、病死率及治疗费用。

目前，临床针对恶性肿瘤患者，包括膀胱癌患者进行营养筛查评估的方法有主观全面评定（SGA）、患者参与的主观全面评定（PG-SGA）、营养风险筛查量表（NRS-2002）、营养不良通用筛查工具（malnutrition universal screening took，MUST）、微型营养评定(mini-nutritional assessment，MNA）等。虽然目前有多种营养评估方法，但尚无 "金标准"。国内应用比较广泛的营养筛查评估方法是 PG-SGA 和 NRS-2002。我国中华医学会肠外肠内营养学分会推荐 NRS-2002 作为我国住院患者的营养风险筛查工具（表 9-2-5），主要评分指标如下：①疾病的严重程度评分（0～3分）；②营养状况受损评分（0～3分）；③年龄评分（年龄≥70 岁者加1分）。总分为 0～7 分。评分≥3 分提示具有营养风险，需要给予营养干预。而评分＜3 分的患者应在其住院期间每周筛查一次。

表 9-2-5　营养风险筛查 NRS-2002 评估量表

	评分（分）
1. 疾病状态	
骨盆骨折、慢性病合并有并发症、肝硬化、慢性阻塞性肺疾病、血液透析、糖尿病、一般恶性肿瘤	1
腹部重大手术、脑卒中、重症肺炎、血液系统恶性肿瘤	2
颅脑损伤、骨髓移植、ICU 患者（APACHE＞10 分）	3
2. 营养状态	
正常营养状态	0
3 个月内体重减轻＞5% 或最近 1 周进食量（与需要量相比）减少 25%～50%	1
2 个月内体重减轻＞5% 或体重指数（BMI）18.5～20.5kg/m² 或最近 1 周进食量（与需要量相比）减少 50%～75%	2

续表

	评分（分）
1个月内体重减轻＞5%（或3个月内减轻＞15%） 或BMI＜18.5kg/m²（因严重胸腔积液、腹水、水 肿得不到准确BMI值时，无严重肝肾功能异常者， 用白蛋白替代：血清白蛋白＜30g/L）或最近1周 进食量（与需要量相比）减少75%～100%	3
3. 年龄	
≥70岁	1

（四）疼痛评估

膀胱癌患者可出现各种各样的疼痛，常见的有尿痛、腹痛、骨痛等，如何做好疼痛的评估，使评估更精准，这就需要有疼痛评估量表。常见的疼痛评估量表主要有一维量表，包括数字分级评分法、视觉模拟评分法、Wong-Baker 面部表情疼痛量表、语言评价量表；多维量表，如 McGill 调查问卷。疼痛的评估是一个非常复杂的过程，医护人员需要根据患者的年龄、基本情况、诊断、疼痛特点等来选择对患者最合适的疼痛量表。目前在"癌痛规范化治疗示范病房"中推荐使用的有视觉模拟评分法、数字分级评分法、语言评价量表和 Wong-Baker 面部表情疼痛量表，这些量表都很简单、方便、快捷，患者和医护人员都容易接受。

为了达到统一的评价标准，推荐使用数字分级评分法进行疼痛评估，评估内容包括疼痛的病因、特点、性质、加重或缓解因素、疼痛对患者日常生活的影响、镇痛治疗的疗效和不良作用等，评估时还要明确患者是否存在肿瘤急症所致的疼痛，以便立即进行相应治疗。

1. 数字分级评分法（numerical rating scale，NRS） 用 0～10 代表不同程度的疼痛：0 为无痛，1～3 为轻度疼痛（疼痛尚不影响睡眠），4～6 为中度疼痛，7～9 为重度疼痛（不能入睡或睡眠中痛醒），10 为剧痛。应该询问患者疼痛的严重程度，做出标记，或者让患者自己圈出一个最能代表自身疼痛程度的数字。

2. 语言评价量表（verbal description scale，VDS） 0级：无疼痛。Ⅰ级（轻度）：有疼痛但可忍受，生活正常，睡眠无干扰。Ⅱ级（中度）：疼痛明显，不能忍受，要求服用镇静药物，睡眠受干扰。Ⅲ级（重度）：疼痛剧烈，不能忍受，需用镇痛药物，睡眠受严重干扰，可伴自主神经紊乱或被动体位。

3. 视觉模拟评分法（visual analogue scale，VAS） 在纸上画一条长线或使用测量尺（长为10cm），一端代表无痛，另一端代表剧痛。让患者在纸上或尺上最能反映自己疼痛程度的位置画"×"。评估者根据患者画"×"的位置估计患者的疼痛程度。疼痛的评估不但在患者静息时进行，对使用镇痛药物的患者还应在运动时进行，只有运动时疼痛明显减轻，才更有利于患者的功能锻炼和防止并发症。VAS 虽在临床广泛使用，但仍存在以下缺点。

（1）不能用于精神错乱或服用镇静剂的患者。

（2）适用于视觉和运动功能基本正常的患者。

（3）需要由患者估计、医师或护士测定。

（4）如果照相复制长度出现变化，则比较原件和复制品测量距离时有困难。

4. Wong-Baker 面部表情疼痛量表 采用 6 种面部表情从微笑至哭泣表达疼痛程度，最适用于 3 岁及以上人群，没有特定的文化背景和性别要求，易于掌握。尤其适用于急性疼痛者、老年人、小儿、表达能力丧失者、存在语言文化差异者。

5. McGill 调查问卷（MPQ） 主要目的在于评价疼痛的性质，它包括一个身体图像指示疼痛的位置，有 78 个用来描述各种疼痛的形容词汇，以强度递增的方式排列，分别为感觉类、情感类、评价类和非特异类。MPQ 为一种多因素疼痛调查评分方法，它的设计较为精密，重点观察疼痛的性质、特点、强度、伴随状态和疼痛治疗后患者所经历的各种复合因素及其相互关系，主要用于临床研究。

（五）病理评估

1. 膀胱癌的组织学分型 推荐使用 2016 年 WHO《泌尿系统及男性生殖器官肿瘤分类》分类标准第 4 版（表 9-2-6）。①膀胱尿路上皮癌：又称膀胱移行细胞癌，系最常见的膀胱癌组织学类型，占全部膀胱癌的 90% 以上；②膀胱鳞状细胞癌：占膀胱癌的 3%～7%；③膀胱腺癌：所占比例不足 2%；④其他：脐尿管癌、神经内分泌肿瘤、黑色素细胞肿瘤、间叶来源肿瘤等。

表 9-2-6　第 4 版 WHO 尿路上皮癌组织学分型

非浸润性膀胱尿路上皮癌
尿路上皮原位癌
低级别尿路上皮乳头状癌
高级别尿路上皮乳头状癌
尿路上皮乳头状癌伴内翻性结构
低度恶性潜能的尿路上皮乳头状瘤
尿路上皮乳头状瘤
内翻性尿路上皮乳头状瘤
恶性潜能未定的尿路上皮增生
尿路上皮异型增生
浸润性膀胱尿路上皮癌
浸润性尿路上皮癌伴多向分化（包括鳞样分化、腺样分化和滋养层分化等）
巢状尿路上皮癌亚型（包括大巢状型）
微囊尿路上皮癌亚型
微乳头尿路上皮癌亚型
淋巴上皮瘤样尿路上皮癌亚型
弥漫性／浆细胞样／印戒细胞样尿路上皮癌亚型
肉瘤样尿路上皮癌亚型
巨细胞尿路上皮癌亚型
低分化型尿路上皮癌亚型
富含脂质尿路上皮癌亚型
透明细胞尿路上皮癌亚型

2. 膀胱癌的组织学分级　膀胱癌的组织学分级与其复发、侵袭等行为密切相关，推荐采用 WHO 分级法。1973 年 WHO 分级标准根据癌细胞的分化程度将膀胱癌分为高分化、中分化和低分化 3 级，分别用 Grade 1、2、3 来表示。2004 年 WHO 分级标准将尿路上皮癌分为乳头状瘤、低度恶性潜能尿路上皮乳头状瘤、低级别（low grade）尿路上皮乳头状癌和高级别（high grade）乳头状尿路上皮癌，以更好地反映肿瘤的危险程度。推荐同时使用以上两种分级标准。

3. 膀胱癌的分子分型及免疫标志物　尿路上皮癌的分子分型根据 CK5/6、CD44、CK20 和 P53 表达情况分为基底样型（basal）、管腔样型（luminal）和野生型 P53 样型，与预后相关，基底样型预后最差，野生型 P53 样型预后最好。此外，根据国际泌尿病理协会（ISUP）推荐，膀胱癌常用的免疫标志物有 GATA3、CK7、CK20、Uroplakin Ⅲ、Uroplakin Ⅱ、P63、S100P 等；但 14% 的高级别尿路上皮癌不表达 CK7 和 CK20，而 CK34βE12 可作为高级别尿路上皮癌标志物。近年来，FGFR3、TERT 等分子也被推荐作为膀胱癌的免疫标志物。此外，CTLA4、PD-L1 和 PD-1 在膀胱癌组织中的表达情况也与其临床病理特征及免疫治疗相关。

（六）其他评估

1. 血栓栓塞评估　既往研究证明，肿瘤细胞可促进血液凝固，显著增加肿瘤患者发生静脉血栓栓塞症（VTE）的风险。据报道，约 15% 的患者会发生 VTE，VTE 已成为目前仅次于肿瘤本身导致患者死亡的第二大原因。膀胱癌手术患者，尤其是进行全膀胱切除术的患者，术后发生 VTE 的风险也非常高。因此，对膀胱癌住院患者进行 VTE 风险评估显得尤为重要。目前对于手术患者建议采用 Caprini 评分量表来评估膀胱癌围术期 VTE 风险。Caprini 模型由 39 个危险因素组成，是一种综合性的血栓预测模型，可有效地个体化评估患者 VTE 风险。对于非手术患者，则建议采用 Padua 评分量表，其对内科住院患者发生 VET 具有较好的预测性。

2. 脏器功能与恢复评估　外科手术在膀胱癌治疗中占主导地位，但其在治疗疾病的同时也会给患者的身体造成不同程度的损伤。在手术过程中及术后恢复过程中，患者有一定概率出现并发症甚至死亡。因此，必须认真考虑术前脏器功能和恢复的评估。手术给患者带来的益处是否大于可能带来的弊处？患者在术后是否能够存活到预期的时间？手术是否能安全地进行？这些问题都应在考虑范畴。

推荐使用美国麻醉医师协会推荐的手术风险评估表来协助判断患者的脏器功能和恢复能力（表 9-2-7）。评估为高风险的患者往往不能耐受手术，此外，患者年龄、营养状况也需要纳入术前评估中。

表 9-2-7 手术风险评估表

	低风险	中风险	高风险
贫血（血红蛋白）	110～120g/L	80～100g/L	＜80g/L
肌酐	可逆转	—	不可逆转
脑血管意外	＞6个月	3～6个月	＜3个月
糖尿病	轻	重	未控制
高血压	150/90mmHg	200/120mmHg	280/150mmHg
心脏传导阻滞	不完全性	—	起搏器
心肌梗死	＞6个月	3～6个月	＜3个月
呼吸困难	重体力活动时	一般体力活动时	休息时

（七）精确诊断

1. 疾病诊断 采用超声和膀胱镜检查初步评估膀胱肿瘤的数目、大小、形态、部位、生长方式及周围膀胱黏膜的异常情况；同时可以进行病灶活检以明确病变是否为癌、肿瘤的病理类型及分化程度，以及相关免疫标志物的表达情况。膀胱镜作为定性诊断最可靠的方法，同时也是术后复发监测的主要手段之一。

2. 分期诊断 运用 CT、MRI、全身骨扫描及 PET/CT 等检查手段初步评估膀胱癌的分期。如前文所述，目前主要通过局部浸润深度、淋巴结转移程度及远处转移存在与否这 3 个方面来评估膀胱癌的期别。膀胱癌期别越晚，疾病的严重程度越高，患者的预后越差。分期诊断对于膀胱癌患者治疗方案的选择至关重要。

3. 功能诊断 评估患者是否存在并发症和伴随疾病，如高血压、糖尿病及心脏病等。伴随诊断虽然不作为膀胱癌诊断的依据，但作为术前评估重要的一环，会对膀胱癌患者治疗措施的制订及患者的预后产生重要影响。

要点小结

◆ 膀胱癌多学科整合诊疗团队在膀胱癌的诊断评估和治疗中占有举足轻重的地位，具体流程包含预约准备、病情汇报、病情分析、专家讨论、决定方案、方案实施和随访评估。

◆ 评估内容包括分期、营养状态、疼痛、病理、血栓栓塞、脏器功能等方面，在此基础上得到疾病、分期和功能的精确诊断。

【整合决策】

（一）外科治疗

1. 非肌层浸润性膀胱癌（NMIBC，Ta、T1 和 Tis）的治疗

（1）经尿道膀胱肿瘤切除术（TURBT）：是一种诊断性治疗，既能对非肌层浸润性膀胱癌进行手术切除，同时也是重要的诊断方法。通过首次 TURBT 后的病理结果可以确定膀胱肿瘤确切的病理类型、分级、分期。

肿瘤完全切除的方式包括分块切除（包括肿瘤、膀胱壁基底及切除区域边缘）或整块切除（用单极或双极电切、铥激光或钬激光整块切除肿瘤是可行的，96%～100% 的患者切除标本中有逼尿肌）。

如果肿瘤较小（＜1cm），可将肿瘤与其基底的部分膀胱壁一起切除送病理学检查；如果肿瘤较大，则行分块切除，先切除肿瘤的突起部分，然后切除肿瘤的基底部分，直至露出正常的膀胱壁肌层，标本中需包含膀胱肌层成分。在所有可见肿瘤被切除完毕后，应用电切环多切一片基底组织或用活检钳钳取小块基底组织送病理学检查，这利于确定病理分期及下一步治疗方案。TURBT 时尽量避免烧灼，以减少对标本组织的破坏。有研究显示，采用荧光引导下的电切或 NBI 引导下TURBT，能提高肿瘤的发现率，但能否提高患者总体疗效尚待进一步证实。

TURBT 术后并发症：最常见的并发症是少量血尿和膀胱刺激症状，一般能自行缓解，主要并发症包括膀胱穿孔、持续性出血和尿道狭窄。

（2）非肌层浸润性膀胱癌二次电切

1）适应证：①首次 TURBT 未彻底切除肿瘤；②首次电切标本中没有肌层组织，无法判断肌层浸润情况，TaG1（低级别）肿瘤和单纯原位癌除外；③T1 期肿瘤；④G3（高级别）肿瘤，单纯原位癌除外。

2）时机：首次 TURBT 术后间隔时间过长会影响后期灌注化疗，过短则会因膀胱黏膜炎性水肿等影响术中判断。目前一般推荐首次术后 2～6 周行二次电切手术。

3）TURBT 手术要点：依次切除原肿瘤基底

部位（包括周围黏膜炎性水肿区域）、其他镜下可疑的部位，切除深度要达深肌层。建议切除肿瘤之后进行基底部活检，必要时行膀胱多点随机活检。

（3）经尿道膀胱肿瘤激光手术：目前激光在膀胱癌的外科治疗中应用很广，包括2μm连续激光、钬激光、绿激光及铥激光等。激光手术可以凝固、汽化切割组织，优势是术中出血和发生闭孔神经反射的概率低。适合非肌层浸润性膀胱尿路上皮癌的治疗。经尿道膀胱肿瘤激光手术的疗效与TURBT相似。

（4）膀胱部分切除术：较少采用，适用于孤立的、低级别的膀胱憩室内肿瘤。

（5）光动力学治疗（photodynamic therapy，PDT）：是可选择的治疗手段。光动力学治疗是利用膀胱镜将激光与光敏剂相整合的治疗方法。肿瘤细胞摄取光敏剂后，在激光作用下产生单态氧，使肿瘤细胞变性坏死。膀胱原位癌、反复复发、不能耐受手术、卡介苗（BCG）灌注治疗失败患者可尝试选择光动力学治疗。常用膀胱内灌注的光敏剂包括5-氨基酮戊酸（5-ALA）、氨基酮戊酸己酯（HAL）。其确切疗效尚待多中心大样本的临床研究证实。

（6）根治性膀胱切除术：对于多发及反复复发的高级别肿瘤、高级别T1期肿瘤，高级别肿瘤伴有原位癌、淋巴血管浸润、微乳头亚型或BCG灌注失败的非肌层浸润性膀胱癌患者，推荐行根治性膀胱切除术。对不接受膀胱切除的患者可选择同步放化疗或TURBT+BCG膀胱灌注。对于此类患者，建议无论选择膀胱全切还是选择保留膀胱治疗，均应详细告知患者各个治疗方式的利弊，进行充分沟通。

（7）膀胱原位癌的治疗：膀胱原位癌（Tis）归类于非肌层浸润性膀胱癌，但是原位癌分化差、恶性度高，发生肌层浸润的风险高于Ta、T1期膀胱癌。Tis常与Ta、T1期膀胱癌或肌层浸润性膀胱癌同时存在，有Tis提示预后不佳。Tis的标准治疗方案是TURBT+术后辅助BCG膀胱灌注治疗。若患者无法耐受BCG灌注，也可选择灌注化疗。有10%～20%的完全缓解者最终进展为肌层浸润性膀胱癌，而无应答者占66%。BCG治疗期间，应密切随诊，推荐每3个月行膀胱镜及尿脱落细胞学检查，若治疗9个月时未达到完全缓解或发生肿瘤复发、进展，推荐行根治性膀胱切除术。当Tis合并有肌层浸润性膀胱癌时，推荐行根治性膀胱切除术。

2. 肌层浸润性膀胱癌（MIBC）的外科治疗

（1）膀胱部分切除术：已经在肌层浸润性膀胱癌的治疗中应用了很长时间，也取得了一定的疗效。该术式最大的风险是可能造成切口肿瘤种植，并且会给以后做全膀胱切除术带来极大困难（解剖层次不清楚，粘连严重），所以一定要严格筛选适合的病例，一般要掌握如下标准：位于膀胱憩室内的肿瘤或某些特殊类型的膀胱癌（如脐尿管癌等）；位于膀胱顶部的单发肌层浸润性膀胱肿瘤（cT2）、远离膀胱颈部及三角区并有足够手术切缘的肿瘤（其他部位的膀胱壁无原位癌）。

（2）根治性膀胱切除术：同时行盆腔淋巴结清扫术，是肌层浸润性膀胱癌的标准治疗方案，是提高患者生存率、避免局部复发和远处转移的有效治疗方法。近年，大量研究证实术前新辅助化疗继之根治性膀胱切除的整合治疗，可进一步提高膀胱尿路上皮癌患者的生存率。虽然外科技术不断进步，但根治性膀胱切除术仍属高风险手术，围术期并发症可达20%～60%，围术期死亡率为1%～3%，主要死亡原因有心血管并发症、败血症、肺栓塞、肝衰竭和大出血。

1）适应证：① T2～4aN0～Nx，M0期肌层浸润性膀胱癌；② BCG治疗无效的Tis，高危非肌层浸润性膀胱癌T1G3（高级别）肿瘤；③反复复发的非肌层浸润性膀胱癌；④腺癌、鳞癌等特殊病理类型；⑤单靠经尿道电切手术无法控制的广泛乳头状病变。有以上指征者，推荐行根治性膀胱切除术。

2）挽救性（姑息性）膀胱切除术的指征：非手术治疗无效、保留膀胱治疗后肿瘤复发，也可采用姑息性干预，比如为了缓解疼痛和严重血尿的症状。除有严重并发症（心、肺、肝、脑、肾等疾病）不能耐受手术者外，有以上指征者，可选择行挽救性膀胱切除术。

3）禁忌证：①有严重出血倾向者；②有严重并发症（心、肺、肝、脑、肾等疾病）及体质虚弱不能耐受手术者。

4）手术范围：经典根治性膀胱切除术的手术范围包括膀胱及周围脂肪组织、输尿管远端，并行盆腔淋巴结清扫术；男性应包括前列腺、精囊，女性应包括子宫、部分阴道前壁、附件。如果肿瘤侵犯尿道、女性膀胱颈部或男性前列腺部，或术中冷冻发现切缘阳性，则需行全尿道切除。

对于病变局限相对低危的患者，在保证肿瘤彻底切除及良好瘤控的前提下，可选择保留性功能的膀胱切除术（SPC）；女性保留神经血管束及子宫、阴道。对于选择原位新膀胱作为尿流改道的患者，尽可能保留支配尿道的自主神经，有助于改善术后尿控。阴道前壁可酌情保留，年轻女性若卵巢未受侵犯可以保留。保留性功能膀胱切除术不是肌层浸润性膀胱癌的标准治疗手段，术后需更严密的随访。

5）手术方式：根治性膀胱切除术可以分为开放手术和腹腔镜手术两种，腹腔镜手术包括常规腹腔镜手术和机器人辅助腹腔镜手术。一般来说，腹腔镜手术总体手术效果与开放手术相似，但具有失血量少、副损伤小、术后疼痛轻、恢复快的优点。机器人辅助腹腔镜根治性膀胱切除术更精细和更有利于手术操作。术者可根据自己的经验和习惯选择适合的手术方式。

3. 盆腔淋巴结清扫术　不仅是一种治疗手段，也能提供准确的分期，从而有利于更好地判断预后。研究显示：肌层浸润性膀胱癌出现淋巴转移风险达 24% 以上，并与肿瘤浸润深度相关（pT2a 9% ～ 18%、pT2b 22% ～ 41%、pT3 41% ～ 50%、pT4 41% ～ 63%）。因此，根治性膀胱切除术常规要做盆腔淋巴结清扫。

（1）淋巴结清扫术式：主要有标准淋巴结清扫和扩大淋巴结清扫两种。对于大部分患者，推荐行标准盆腔淋巴清扫。术前或术中怀疑淋巴结转移者应考虑扩大淋巴结清扫。

（2）标准淋巴结清扫的范围：近端至髂总血管分叉处，外侧至生殖股神经外侧，远端至旋髂静脉和 Cloquet 淋巴结，后方至髂内血管，包括闭孔、髂内及髂外淋巴结及骶骨前淋巴结。

（3）扩大淋巴结清扫的范围：在标准淋巴结清扫的基础上向上扩展至腹主动脉分叉处，包括腹主动脉分叉区域的所有淋巴结，骶前和髂血管交叉输尿管内侧，髂总血管、腹主动脉远端及下腔静脉周围淋巴脂肪组织。

另外，也有学者主张行超大范围的淋巴结清扫，即将清扫范围延伸到肠系膜下动脉的水平，认为这样可使患者获得更好的生存期，但手术本身会给患者带来更大的损伤和更多的并发症。

4. 全膀胱切除术后的尿流改道方式　尿流改道术尚无标准治疗方案。目前有多种方法可选，包括不可控尿流改道、可控尿流改道及肠代膀胱手术等。目前广泛应用于临床的主要有以下几种尿流改道术式。

（1）回肠尿道术（ileal conduit）：是一种经典的简单、安全、有效的不可控尿流改道的术式，也是最常用的尿流改道方式之一。主要缺点是需腹壁造口、终身佩戴集尿袋。术后早期并发症可达 48%，包括尿路感染、肾盂肾炎、输尿管回肠吻合口漏或狭窄。主要远期并发症是造口相关并发症（24%）、上尿路的功能和形态学上的改变（30%）。各种形式的肠道尿流改道中，回肠尿道术的晚期并发症要少于可控贮尿囊术或原位新膀胱术。此术式不适用于伴有短肠综合征、小肠炎性疾病、回肠受到广泛射线照射的患者。

（2）输尿管皮肤造口术（ureterocutaneos-tomy）：是一种简单、安全的术式，适用于预期寿命短、有远处转移、姑息性膀胱切除、肠道疾病无法利用肠管进行尿流改道或全身状态不能耐受手术者。输尿管皮肤造口术后出现造口狭窄和逆行泌尿系感染的风险比回肠尿道术高。

（3）原位新膀胱术（orthotopic neobladder）：由于患者不需要腹壁造口，保持了生活质量和自身形象，已逐渐成为根治性膀胱切除术后尿流改道的重要手术方式。首选末段回肠去管化制作的回肠新膀胱，如 Studer 膀胱、M 形回肠膀胱等。缺点是可能出现尿失禁和排尿困难，部分患者需要长期导尿或间歇性自我导尿。应用原位新膀胱术应满足以下条件：①尿道完整无损和外括约肌功能良好；②术中尿道切缘阴性；③肾脏功能良好；④肠道无明显病变。禁忌证：高剂量术前放疗、复杂的尿道狭窄、生活不能自理患者、肿瘤侵犯膀胱颈及尿道。

（4）其他尿流改道方法：如经皮可控尿流改道术和利用肛门控尿术式，目前临床应用已经较少。

无论采用何种尿流改道方式，患者术后均应定期复查，了解是否存在上尿路梗阻、感染及结石等情况，及时治疗以保护肾功能。

（二）内科治疗

1.膀胱灌注治疗　膀胱内药物灌注治疗是非肌层浸润性膀胱癌（non muscle-invasive bladder cancer，NMIBC）患者行经尿道膀胱肿瘤切除术（transurethral resection of the bladder tumor，TURBT）后的常规治疗方案，主要分为膀胱内灌注化疗和膀胱内灌注免疫治疗，目的是降低肿瘤复发的概率并消除术中播散或残留的肿瘤细胞。

根据患者的肿瘤分期和预后评估结果的差异，可将NMIBC患者分为低危、中危、高危3组，不同预后组的患者灌注化疗选用的药物和治疗时长都不同。低危患者术后可仅行单次膀胱灌注化疗；中高危患者在术后行即刻单剂量膀胱化疗后，还需在术后4～8周行早期膀胱灌注化疗（诱导灌注），之后继续每月1次的维持灌注。膀胱内灌注治疗使用的药物包括卡介苗（BCG）、丝裂霉素、表柔比星、吉西他滨、多柔比星、吡柔比星等，其中BCG、吉西他滨和丝裂霉素使用较多。在灌注治疗中应密切关注患者的一般情况，出现不良反应要及时处理，可根据患者的耐受情况调整药物剂量和用法。

（1）术后即刻膀胱内灌注治疗：禁忌证是术中膀胱穿孔、术后严重肉眼血尿及化疗药物过敏。在无禁忌证的情况下，所有NMIBA患者术后24h内均应行即刻膀胱灌注化疗，最好在术后6h内实施。研究表明，即刻膀胱灌注化疗可将患者术后5年的复发率降低约35%，但是在减缓肿瘤进展和降低死亡率方面的效果不明显。即刻灌注治疗推荐使用的药物是吉西他滨和丝裂霉素。低危患者可仅在术后行单次灌注化疗，中高危患者后续还需实施诱导灌注或BCG免疫治疗。

（2）术后诱导性膀胱内灌注治疗：适用于复发风险为中高危的NMIBA患者，在术后即刻灌注治疗后开始实施，免疫治疗和化疗所需的时间不同。诱导灌注最常使用的药物是BCG、丝裂霉素和吉西他滨，其中BCG为最优选择，患者无禁忌证时优先考虑BCG灌注免疫治疗。BCG使用的禁忌证如下：①活动性结核；②先天性或获得性免疫缺陷患者；③膀胱术后2周内或有新鲜创面者；④肉眼血尿；⑤泌尿道感染或损伤；⑥有创伤性导尿史。BCG灌注治疗建议从术后3～4周开始实施，每周1次，约6周为1个周期，患者未出现严重不良反应时最多连续应用2个周期。BCG治疗中患者若出现膀胱刺激症状或全身不良反应，应及时停止给药并调整治疗方案。除了BCG外，一些化疗药物也可用于诱导灌注，包括吉西他滨、丝裂霉素、表柔比星等。国内指南建议在安全范围内尽量选用高剂量、高浓度的化疗药物，减少肿瘤复发的效果更为明显。

（3）术后维持性膀胱内灌注治疗：中高危的NMIBC患者都应考虑在诱导治疗后继续行1～3年的维持灌注治疗，这一阶段BCG对于无禁忌证的患者仍是首选药物。目前推荐采用的方案是在6周的诱导灌注治疗后，在第3个月、6个月、12个月、18个月、24个月、30个月、36个月进行连续3周、每周1次的BCG灌注治疗。中危患者最少进行1年的维持灌注，高危患者的维持灌注需持续3年，具体治疗时间和用药剂量可结合患者的恢复情况进行调整。在BCG来源有限的情况下，建议给高风险患者优先使用该药物进行灌注治疗。

2.全身化疗　包括新辅助化疗和辅助化疗。需要行全身化疗的主要是肌层浸润性膀胱癌（muscle-invasive bladder cancer，MIBC）患者，常与根治性切除手术或放疗整合使用以控制肿瘤进展和复发。具体的化疗时机及方案的选择应在充分考虑患者的一般情况、肿瘤分期、术后复查结果、预后和复发风险等相关因素后做出选择。

（1）新辅助化疗：指在手术或放疗前实施的化疗，其作用是降低肿瘤分期、缩小手术范围及减轻远处转移的风险。术前或放疗前的新辅助化疗已被证实能明显改善MIBC患者的预后，常用药物包括顺铂、甲氨蝶呤、长春碱和多柔比星等。新辅助化疗最先采用的是MVAC方案，使用的药物包括甲氨蝶呤、长春碱、多柔比星和顺铂，但这一方案的缺点是患者的不良反应明显，难以耐受，因此现在已被改良方案DDMVAC所代替，即密集剂量的 MVAC 方案，指南建议在生长因子的支持下实施 DDMVAC 方案 3 个周期或 4 个周期。新方案的不良作用明显减少，也缩短了用药时间，患者对该方案的耐受性也较高。研究表明，对于晚期膀胱癌患者，DDMVAC 方案的治疗效果较 MVAC 更明显。另一常用于新辅助化疗的是 GC 方案，即吉西他滨整合顺铂治疗 4 个周期的化疗方案，该方案在提高患者生存率方面与 MVAC 方案效果相近，但不良反应较少，患者更易接受。此外，一些指南中还提到其他的推荐方案，如 CMV 方案，使用的药物包括顺铂、甲氨蝶呤和长春新碱。但目前该方案临床应用较少，缺乏可靠的证据支持，一般治疗时仍优先选择 DDMVAC 和 CG 方案。

（2）辅助化疗：指在手术后实施的化疗，MIBC 未在术前行新辅助化疗者，均建议在术后实施辅助化疗，术后的全身化疗能进一步消灭可能残留的微小病灶，提高患者的生存率。辅助化疗的推荐方案与新辅助化疗相同，包括 DDMVAC 和 GC 两种。目前有研究结果显示，对于病理分期为 T3、T4 或淋巴结转移阳性的 MIBC 患者，如果术前未接受过类似方案的新辅助化疗，在膀胱切除术后接受以顺铂为基础的辅助化疗能够改善患者的生存率。

3. 晚期膀胱癌的内科治疗　局部晚期或已出现转移的Ⅵ期膀胱癌患者（包括 T4b 和有淋巴结转移或远处转移的患者）多无手术机会，以化疗为主的全身治疗是晚期患者的首选，这一期患者进行化疗的目的是使肿瘤缩小，减轻肿瘤生长和转移引起的症状，延长患者生存时间和提高生活质量。

晚期膀胱癌患者治疗药物的选择与手术患者略有差异，除了几种使用较多的传统化疗药物以外，多种免疫检查点抑制剂类药物和靶向药物也逐渐开始被纳入到晚期患者的治疗方案中。在患者能耐受顺铂的情况下，首选的一线化疗方案仍是 GC 和 DDMVAC 方案；若患者不能耐受顺铂，建议使用吉西他滨与卡铂的整合化疗方案代替，或选择免疫治疗药物如阿特珠单抗（atezolizumab）和帕博利珠单抗（pembrolizumab）单药治疗，但这些免疫治疗药物仅建议用于肿瘤

表达 PD-L1 或完全不耐受含铂类药物化疗的患者。除了上述治疗外，其他推荐用于不耐受顺铂患者一线治疗的还有吉西他滨单药或吉西他滨整合紫杉醇的方案，尤其是对于一般情况不佳或肾功能受损的患者，更适合用紫杉醇作为铂类的替代药物。晚期患者在接受一线治疗后仍出现进展时，需要考虑选用二线治疗药物。二线治疗方案多为单药治疗，首要推荐的药物是帕博利珠单抗，也可选择靶向药物厄达替尼（erdafitinib）或其他免疫检查点抑制剂作为替代，可选择的免疫治疗药物包括阿特珠单抗、纳武利尤单抗（nivolumab）、度伐利尤单抗（durvalumab）和阿维鲁单抗（avelumab）。化疗药物中可用于二线治疗的有紫杉醇、多西他赛和吉西他滨，这些药物单药使用时都对晚期膀胱癌有一定治疗效果。

（三）放射治疗

在乳腺癌和头颈部肿瘤保留器官功能多学科整合治疗获得长足进步的影响下，膀胱癌保留膀胱的多学科整合治疗 TMT（tri-modality therapy）新模式已在全球各地进行临床研究（图 9-2-1）。TMT 新模式主要为肌层浸润性膀胱癌 TURBT 后行根治性同步放化疗。在国内部分放疗技术水平较高、多学科整合治疗开展较好的单位也开始尝试膀胱癌 TMT 治疗。关于新辅助放疗的文献陈旧，且多为非随机回顾性研究，所有文献均未发现新辅助放疗的生存优势，考虑为当时放疗设备落后、放疗技术单一，放疗效果欠佳。随着放疗的飞速发展及同步化疗药的更新，膀胱癌新辅助放化疗将会是今后的研究热点。局部进展期膀胱癌根治术后盆腔复发率高达 20% ～ 45%，5 年生存率仅为 10% ～ 50%。术后辅助放疗能够降低盆腔复发率，进而提高患者的生存期。对于膀胱癌晚期盆腔复发或远处转移的患者，可以考虑通过姑息性放疗控制肿瘤，减轻疼痛或出血症状，提高患者生存质量。

1. 放疗指征

（1）TMT 治疗适应证：肿瘤单发、体积小、cT2 ～ 4a、无肿瘤引起的肾盂积水、尽可能 TURBT 完全切除、无广泛和多灶 CIS、无盆腔淋

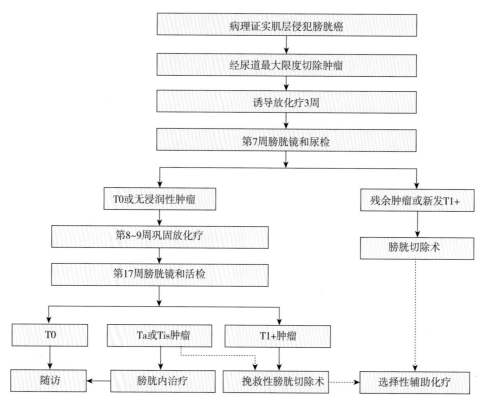

图 9-2-1　膀胱癌 TMT 治疗流程

巴结转移和膀胱功能良好。

（2）新辅助放疗主要用于潜在可切除膀胱癌新辅助化疗耐药的患者。

（3）术后辅助放疗适应证：pT3～4，pN0～2，术后切缘阳性或盆腔淋巴结阳性的患者。对于 cT2 部分膀胱切除术的患者，如果术后病理淋巴结阳性、阳性切缘、高级别病变或 pT3～4 可考虑术后辅助放疗。

（4）单纯根治性放化疗主要用于 cT4b 和（或）盆腔淋巴结转移的患者，也可用于复发 Ta～T1、未合并广泛 Tis 的膀胱癌患者；对于部分 T4b 患者可以考虑术中放疗。

（5）对于膀胱癌晚期盆腔肿瘤复发或远处转移的患者，可考虑姑息性放疗。

2. 放疗技术　膀胱癌根治术后会造成大量小肠坠落到盆腔，因其对放疗特别敏感，使得膀胱癌术后放疗难度增加。建议应用容积旋转调强放疗（VMAT）和螺旋断层调强放疗（TOMO）等调强放疗技术，其比三维适形放疗（3D-CRT）拥有更好的剂量分布适形性和均匀性。对于肿瘤残余区域或高危区域术中置入金标，可以行靶中靶同

步加量（SIB）放疗模式，可在不增加正常组织受照射前提下，提高局部控制率。

（1）放疗靶区：TMT 放疗靶区包括整个膀胱和所有可见肿瘤，加或不加高危盆腔淋巴引流区，高危盆腔淋巴引流区主要包括下腹、闭孔、髂内外和膀胱周淋巴引流区。对于盆腔淋巴结转移患者，建议把髂总淋巴引流区包括在放疗射野内。定义膀胱外壁外放 1.5cm 加肿瘤外放 2cm 合成计划靶区（PTV）进行照射，淋巴引流区血管周围外扩 7cm，再扩 5cm 形成 PTV。

膀胱癌根治术后靶区主要包括高危复发区域、瘤床和盆腔淋巴引流区。

姑息性放疗患者可仅照射原发灶及引起症状的转移病灶。

（2）放疗剂量：膀胱癌放疗剂量一般为 1.8～2.0Gy/f。膀胱癌 TMT 放疗时全膀胱加或不加盆腔淋巴引流区，放疗剂量为 39.6～50.4Gy，后全膀胱或部分膀胱加量放疗至 60～66Gy，受累阳性淋巴结给予 56～66Gy。或者采用大分割放疗模式，全膀胱放疗剂量 55Gy/20f，膀胱肿瘤和受累阳性淋巴结行靶中靶同步加量至 60～66Gy。

膀胱癌根治术后放疗剂量一般为 45 ～ 50.4Gy，对于阳性切缘和结外淋巴结区域可加量至 56 ～ 60Gy。

对于姑息性放疗患者原发灶和转移灶可以给予放疗剂量 60 ～ 66Gy，也可以行大分割放疗。

（3）照射技术：膀胱癌放疗时由于膀胱充盈和排空时体积相差较大，其放疗技术与其他实质器官放疗有些区别。在进行放疗时要注意靶区随膀胱充盈程度的不同而发生变化，建议使用三维适形放疗和调强放疗等精确放疗技术，更好地保护周围正常组织，同时防止肿瘤脱靶漏照。

膀胱癌应用原则如下。

1）TMT 放疗定位时建议患者仰卧位，可以提高摆位重复性和精确性。但是，对于根治术后放疗定位建议采用俯卧位，避免小肠受到过多的照射。

2）定位 CT 扫面建议 3 ～ 5mm 层厚，扫描范围从坐骨结节到膀胱顶部上 3cm。

3）不建议常规口服或静脉注射造影剂，会影响膀胱肿瘤，尤其是小肿瘤的显示。

4）全膀胱放疗时建议排空膀胱，这样不但重复性好，且靶区小，可减轻对周围正常组织的损伤；对部分膀胱加量放疗时建议充盈膀胱，以减轻对周围正常膀胱黏膜的放疗损伤，同时注意放疗时监测膀胱的体积，避免肿瘤脱靶，有条件的建议应用图像引导放疗（IGRT）技术。

5）建议 TURBT 时膀胱壁瘤床植入金标或其他标记，以有利于放疗靶区的勾画。

6）对于转移淋巴结，放疗要求给予较高剂量，但是不要超过周围正常组织的限量，如周围小肠的照射剂量等。对于盆腔阴性淋巴结，文献显示预防性放疗后复发率仅为 3% ～ 6%，所以不建议局部加量放疗。

7）对于合并肾积水或广泛膀胱原位癌的患者建议行根治术，术后根据病理再决定是否给予术后放疗。

8）TMT 全膀胱放疗后也可以通过开放手术或内镜置入软管至瘤床进行后装治疗。

（4）同步化疗和免疫治疗：主要要求如下。

1）TMT 同步化疗方案建议联合应用顺铂 +5-FU、紫杉醇或丝裂霉素或顺铂单药。

2）局部复发或转移灶建议姑息性放疗同步应用顺铂、紫杉醇、多西他赛、5-FU 和丝裂霉素。

3）同步化疗建议整合用药，如顺铂整合 5-FU、紫杉醇或丝裂霉素等。

4）对于肾功能不全的患者建议应用 5-FU、紫杉醇、丝裂霉素或低剂量吉西他滨代替含铂方案。

5）采用大分割放疗（＞ 3Gy/f）时，不建议加用同步化疗。

6）放疗整合免疫治疗能够提高局部控制率，延长生存期，但仅限小样本研究，尚需进一步临床研究。

（四）其他治疗

1. 介入治疗　膀胱癌介入治疗主要包括针对膀胱癌、盆腔转移瘤、膀胱癌相关出血、输尿管梗阻、髂血管狭窄或闭塞的微创介入治疗。

（1）膀胱癌的介入治疗：经导管动脉栓塞化疗（transcatheter arterial chemoembolization，TACE）或经导管动脉灌注化疗（transcatheter arterial infusion，TAI）可应用于中晚期膀胱癌和膀胱癌术后复发的姑息治疗或辅助治疗，其疗效尚不确切，需大样本、前瞻性研究进一步证实。

（2）膀胱癌盆腔转移瘤的介入治疗：介入治疗可作为膀胱癌盆腔转移瘤放疗后的补救性局部治疗。主要包括 TACE 或放射性粒子植入内照射术等。

（3）膀胱癌相关出血的介入治疗：介入治疗对膀胱癌相关的血尿具有独特的优势，通过选择性或超选择性髂内动脉造影明确出血位置，并选用合适的栓塞材料进行封堵，可迅速、高效地完成止血，缓解出血相关症状。一般推荐行两侧髂内动脉超选择栓塞，栓塞材料可选择 PVA 颗粒、明胶海绵颗粒、弹簧圈等。

（4）输尿管梗阻的介入治疗：累及膀胱三角区的肿瘤可导致输尿管梗阻、肾盂积水、肾功能损害。对于输尿管梗阻患者，可行经皮穿刺肾盂引流术或输尿管支架置入等方式，达到缓解梗阻相关症状、改善患者生活质量的目的。

（5）髂血管狭窄或闭塞性疾病处理：膀胱癌的盆腔转移或淋巴结转移常造成髂静脉的狭窄或闭塞，导致下肢肿胀，严重者不能行走，生活质量受到严重影响。可给予血管支架成形术，解除狭窄或闭塞，改善静脉回流，缓解症状。

2. 膀胱热灌注化疗（CHT） 主要用于非肌层浸润性膀胱癌的术后辅助治疗，丝裂霉素 C 是使用最广的 CHT 药物。其用法是将 40mg 的丝裂霉素 C 溶于 50ml 蒸馏水，分为 20mg 剂量的两轮，每轮在膀胱内热灌注持续 30min，共 60min，该治疗每周 1 次，持续 6～8 周。目前膀胱 CHT 应用的系统主要包括 3 种：①膀胱内微波热效应系统；②基于传导热的热疗系统；③相控阵聚焦热疗系统。它们各自均具有优缺点，目前应用较广泛的为膀胱内微波热效应系统，其中 Synergo 系统是目前应用和研究最广泛且美国 FDA 认证的可用于 CHT 的系统。近期来自欧洲和以色列的 11 个中心随机对照研究证实，应用 Synergo 系统进行膀胱 CHT，可在降低癌症复发风险的同时，最大限度地保留患者的膀胱功能，因此，其在某种程度上可替代 BCG 灌注。

3. 心理治疗 膀胱癌好发于老年男性，膀胱全切并尿道改道是最常用的整合手术方式，手术后会改变患者的排尿方式及腹部形态，并需要随身携带尿袋，这会严重损害患者对自我形象的评价，而较差的自我形象评价又会影响患者的生活质量，多数患者会出现一定的心理健康问题，如焦虑、抑郁、强迫症状、躯体化及人际关系敏感等。部分严重患者会出现自我效能的改变及消极应对疾病等情况，术后出现悲观、绝望的情绪，从而排斥正常的社会活动，甚至自暴自弃，放弃后续治疗，从而影响手术治疗效果，生存质量降低。因此，对膀胱癌术后患者采取有效的心理干预措施，提高患者自我效能及积极应对能力，减轻患者负性情绪的出现是改善患者预后的关键。

要点小结

◆ 非肌层浸润性膀胱癌患者的常规治疗方案是经尿道膀胱肿瘤切除术，为了降低复发风险，需在术后辅以膀胱内灌注治疗。

◆ 在行膀胱内灌注治疗前应严格排除禁忌证，结合患者的一般情况和预后评估选择适合的整合治疗方案。

◆ 对于肌层浸润性膀胱癌患者，目前多采用根治性膀胱切除术并整合放化疗的整合治疗，化疗可在术前或术后进行，选择合适的化疗方案能明显改善患者预后。

◆ 晚期膀胱癌患者以全身治疗为主，除了常规的化疗药物以外，一些免疫治疗药物和靶向药物也被批准用于晚期膀胱癌的二线治疗。

◆ 鼓励一线药物治疗后无效的晚期膀胱癌患者参与正在进行的新药临床试验。

【康复随访及复发预防】

（一）总体目标

定期规范随访，延长生存期，提升患者生活质量。随访/监测的主要目的是检查有无复发（原发肿瘤部位重新出现肿瘤）或转移（癌症扩散到其他部位），更早发现肿瘤复发灶及转移灶，解决肿瘤本身或肿瘤治疗引起的持续性问题，并及时干预处理，以改善患者的总生存，提高生活质量。随访应根据患者膀胱肿瘤病理、生物学行为及治疗方案的不同，为患者制订个体化、人性化的随访/监测方案。

（二）整合管理

（1）建立和完善患者的健康档案。

（2）MDT 协作开展持续性管理。

（3）心理治疗：通常包括以下五个方面。

1）信息披露：在诊疗的早期，应根据患者的个性特征与应对方式，选择适当的时机及方式将有关诊断与治疗的信息告诉患者，这有利于患者充分了解自己的病情和进入相应的疾病角色，对主动参与或积极配合治疗有充分准备，也有利于良好医患关系的建立。

2）情感支持：医师借助理解、共情、鼓励等咨询技术表达对患者的关切和支持，让患者意识到在与癌症做斗争的过程中其并不是在孤军奋战。

3）技术支持：在诊疗的整个过程中给予患者提供全方位的技术支持，包括对患者提出的医学问题给予耐心、详细而且通俗易懂的解答，对治疗过程中随时出现的不适或并发症给予正确、及时的处理，同时帮助患者了解并提高对医学技术资源的利用能力。

4）社会支持：动员一切可以动员的社会力量，为患者提供患癌后的生活支持，包括帮助患者重新定位自己的生活目标，解决其生活及工作上所面临的困境，协助其实现未了的心愿等，以消除其后顾之忧。

5）死亡教育：帮助患者正确认识自我之死和他人之死，理解生与死乃人类自然生命历程的必然组成部分，树立坦荡、科学、健康的死亡观，并将这种认识转化为珍惜生命、珍爱健康的强大动力，从而消除对死亡的恐惧。

（三）严密随访

膀胱癌患者的随访主要包括膀胱镜检查、影像学检查、血液检查和尿液检查四个方面。膀胱癌是一种治疗后易复发的肿瘤，规范的随访非常重要，但没有适用于所有患者的单一性随访方案。随访的表格只用于提供指导，还应根据病变的部位、肿瘤的生物学和治疗时间长度进行个体化调整。对于出现新发或恶化的肿瘤相关症状或体征的患者，无论先前检查的时间间隔如何，都应重新评估肿瘤的危险程度与活性（表9-2-8）。需要进一步的研究来确定最佳的随访持续时间。不同肿瘤随访的具体方法及频率详见表9-2-9～表9-2-14。

表 9-2-8　非肌层浸润性膀胱癌的 AUA 风险分层

低危组	中危组	高危组
·LG（低级别）孤立性 ·Ta ≤ 3cm ·低恶性潜能的尿路上皮乳头状肿瘤	·1年内复发，LG Ta ·孤立性 LG Ta，> 3cm ·LG Ta 多灶性 ·高级别（HG）Ta，≤ 3cm ·LG T1	·HG（高级别）T1 ·任何时刻复发，HG Ta ·HG Ta，> 3cm（或多灶性） ·任何原位癌 ·任何卡介苗（BCG）治疗失败的高级别肿瘤 ·任何组织学变异类型 ·任何淋巴脉管浸润 ·任何尿道前列腺部受累的高级别肿瘤

表 9-2-9　低危组非肌层浸润性膀胱癌的随访

检查	年						
	1	2	3	4	5	5～10	> 10
膀胱镜检查	第3个月、12个月	每年1次					根据临床指征
上尿路和腹部/盆腔影像学检查	基线影像学检查	根据临床指征					
血液检验	N/A						
尿液检验	N/A						

上尿路影像学检查包括 CT 尿路造影（CTU）、磁共振尿路造影（MRU）、静脉肾盂造影（IVP）、逆行肾盂造影、输尿管镜检查术；腹部/盆腔影像学检查包括 CT 或 MRI。N/A，not applicable，不适用。

表 9-2-10　中危组非肌层浸润性膀胱癌的随访

检查	年						
	1	2	3	4	5	5～10	> 10
膀胱镜检查	第3个月、6个月、12个月	每6个月1次	每年1次				根据临床指征
上尿路和腹部/盆腔影像学检查	基线影像学检查	根据临床指征					
血液检验	N/A						
尿液检验	尿液细胞学检查，第3个月、6个月、12个月	尿液细胞学检查，每6个月1次	每年1次				根据临床指征

表 9-2-11　高危组非肌层浸润性膀胱癌的随访

检查	年						
	1	2	3	4	5	5～10	> 10
膀胱镜检查	每3个月1次			每6个月1次		每年1次	根据临床指征
上尿路和腹部/盆腔影像学检查	基线影像学检查，第12个月		每1～2年1次				根据临床指征
血液检验	N/A						
尿液检验	尿液细胞学检查，每3个月1次 考虑查尿路上皮肿瘤标志物（2B类证据）		尿液细胞学检查每6个月1次			每年1次	根据临床指征

表 9-2-12　非浸润性膀胱癌行膀胱切除术后的随访

检查	年						
	1	2	3	4	5	5～10	> 10
膀胱镜检查	N/A						
上尿路和腹部/盆腔影像学检查	CTU 或 MRU（上尿路成像+腹部/盆腔轴向成像）第3个月、12个月		CTU 或 MRU（上尿路成像+腹部/盆腔轴向成像）每年1次			肾脏超声每年1次	根据临床指征
血液检验	肾功能检查（电解质和肌酐），每3～6个月1次 LFT，每3～6个月1次 CBC、CMP，如果接受化疗每3～6个月1次		肾功能检查（电解质和肌酐），每年1次 LFT，每年1次 维生素 B_{12} 检测，每年1次			维生素 B_{12} 检测，每年1次	
尿液检验	尿液细胞学检查，每3～6个月1次 考虑行尿道冲洗细胞学检查，每6～12个月1次		根据临床指征行尿液细胞学检查 根据临床指征行尿道冲洗细胞学检查				

注：LFT 即肝功能检测，指标包括 AST、ALT、胆红素和碱性磷酸酶；CBC 指全血细胞计数；CMP 指血液生化检查，包括肝肾功能及电解质等检查。

表 9-2-13　浸润性膀胱癌行膀胱切除术后的随访

检查	年						
	1	2	3	4	5	5～10	> 10
膀胱镜检查	N/A						
上尿路和腹部/盆腔影像学检查	CTU 或 MRU（上尿路成像+腹部/盆腔轴向成像），每3～6个月1次 胸部 X 线或胸部 CT，每3～6个月1次或 PET/CT（2B类证据），仅在疑是远处转移时检查		腹部/盆腔 CT 或 MRI，每年1次 胸部 X 线或胸部 CT，每年1次或 PET/CT（2B类证据），仅在疑是远处转移时检查			肾脏超声每年1次	根据临床指征
血液检验	肾功能检查（电解质和肌酐），每3～6个月1次 LFT，每3～6个月1次 CBC、CMP，如果接受化疗每3～6个月1次		肾功能检查（电解质和肌酐），每年1次 LFT，每年1次 维生素 B_{12} 检测，每年1次			维生素 B_{12} 检测，每年1次	
尿液检验	尿液细胞学检查，每6～12个月1次 考虑行尿道冲洗细胞学检查，每6～12个月1次		根据临床指征行尿液细胞学检查 根据临床指征行尿道冲洗细胞学检查				

表 9-2-14　接受保留膀胱治疗（如部分膀胱切除或放化疗）后的随访

检查	年						
	1	2	3	4	5	5～10	＞10
膀胱镜检查	每3个月1次		每6个月1次		每年1次		根据临床指征
上尿路和腹部/盆腔影像学检查	对于肌层浸润性膀胱癌（MIBC），行CTU或MRU（上尿路成像＋腹部/盆腔轴向成像），每3～6个月1次		腹部/盆腔CT或MRI，每年1次			根据临床特征	
	对于MIBC，行胸部X线或胸部CT，每3～6个月1次或PET/CT（2B类证据），仅在疑是远处转移时检查		胸部X线或胸部CT，每年1次 PET/CT（2B类证据），仅在疑是远处转移时检查				
血液检验	肾功能检查（电解质和肌酐），每3～6个月1次 LFT，每3～6个月1次 CBC、CMP，如果接受化疗每3～6个月1次		根据临床特征，行肾功能检查（电解质和肌酐） 根据临床特征，行肝功能检查，每年1次				
尿液检验	尿液细胞学检查，每6～12个月1次		根据临床指征行尿液细胞学检查				

（四）常见问题处理

膀胱肿瘤异质性较高，因此对于膀胱肿瘤复发、耐药和药物不良作用的处理，临床医师需充分了解患者的肿瘤起源部位、肿瘤负荷、生长速度及现有治疗手段后，才能为患者量体裁衣。尿流改道术式繁多，并发症发生率高，如何改进技术从而减少并发症，还有待不断改进。

（五）积极预防

膀胱癌的确切病因不清楚，但流行病学研究发现它与许多因素有关，如长期吸烟和接触工业化学品。吸烟的强度和时间与发生膀胱癌的危险成正比。职业因素包括从事橡胶化学、药物制剂和油漆皮革生产，慢性感染（细菌、血吸虫及HPV感染等），应用化疗药物如环磷酰胺，滥用含有非那西汀的镇痛药，盆腔放疗，长期饮用砷含量高的水等也会增加发生膀胱癌的风险。

应贯彻"三级预防"理念。一级预防膀胱癌最重要的措施为戒烟。二级预防为加强长期接触化学物品的高危行业的职业防护。对高危人群尽早行膀胱癌筛查，以便能够早期发现膀胱癌和早期治疗。三级预防要求对患者提供规范化诊治方案和康复指导，并进行生理、心理、营养和锻炼指导；对晚期患者开展姑息和镇痛疗法，提高晚期患者生存质量，帮助他们回归社会。

综上所述，膀胱癌诊疗技术在过去20年中取得飞速发展，越来越多的新技术被整合到膀胱癌的常规诊疗中，多学科整合诊疗已渐成常规。荧光、窄光谱等光学技术与传统光学膀胱内镜等技术的整合，提高了微小病灶和原位癌的诊出率。各种激光技术的引进，推动了经尿道根治性膀胱肿瘤切除术、膀胱肿瘤整块切除术等新概念的进步，降低了早期膀胱癌术后进展风险，提高了膀胱保留率。根治性膀胱切除术从开放性手术到腹腔镜手术不断过渡，机器人辅助腹腔镜手术也在很多医疗中心成为常规手术。2009～2019年，5种不同机制的膀胱癌治疗药物被FDA批准临床应用，而更多机制药物的临床研究还在如火如荼地进行中。近几年，组织基因检测、液态活检技术等在早期诊断、风险分层、治疗选择和预后评估等方面的价值越来越得到认可。显而易见，个体化、多学科整合诊疗模式一定是未来膀胱癌临床研究的热点方向。

仅以肌层浸润性膀胱癌（MIBC）为例。根治性膀胱切除术一直是MIBC的标准外科治疗，腹腔镜和机器人辅助腹腔镜等微创技术的推广，尽管缩短了住院时间，提高了患者生活满意度，但对整体生存预后并无改善。2003年，《新英格兰医学杂志》发表了首个膀胱癌术前新辅助化疗的随机对照临床研究，以顺铂为基础的联合新辅助化疗将 MIBC 患者术后 5 年生存率由 43% 提高到 57%，中位生存时间延长了 31 个月。因此，自 2018 年，国际主要的临床指南将新辅助化疗 – 根治性膀胱切除手术作为 MIBC 标准推荐治疗。但是，受术前肾功能和组织病理分类等的限制，只有 50%～70% 的患者可以接受术前的新辅助化疗。2019 年，2 项免疫检查点抑制剂单药术前新辅助治疗的 II 期临床研究结果显示，29%～42% 的患者经新辅助治疗后肿瘤完全消失（pT0），而且在肾功能不全和非单纯尿路上皮癌的患者中，体现了相似的耐受性和有效率。最近 3 年，多项借鉴乳腺癌分子分型的膀胱癌新辅助治疗的回顾性分析显示，分子分型可以预测新辅助治疗的缩瘤效果和生存获益。Basal 亚型和厄达替尼浸润型表现出对化疗和免疫治疗不同的预后效果；而以 FGFR 突变为标志的 Luminal 乳头亚型对上述治疗都不理想。2019 年，FGFR 抑制剂厄达替尼治疗晚期尿路上皮癌的临床研究获得了"令人惊艳"的 76% 的客观有效率。此外，免疫与化疗、免疫与酪氨酸激酶抑制剂联合等多项整合新辅助治疗的临床研究也正在进行中。

尽管 MIBC 术后辅助化疗临床价值颇多争议，但同步放化疗得到了越来越多的认可。放疗技术的进步，使保留膀胱的 MIBC 多学科整合诊疗策略重获青睐。循环肿瘤细胞、ctDNA、外泌体等液态活检技术，在辅助治疗选择、疗效早期评估等方面的价值也逐渐显现出来。

非肌层浸润性膀胱癌、晚期转移性膀胱癌和上尿路肿瘤研究，也多具相似之处。可以预见，不断进步的外科技术、放疗技术和越来越多的药物选择，仍将是未来膀胱癌的主体治疗手段。如何整合、优化，提高总体生存率、降低治疗不良反应、改善患者生活满意度，则是未来膀胱癌研究的主要方向。而基于影像、病理，特别是新兴生物学诊断技术的个体化诊疗，必将是多学科整合医疗时代研究热点。

要点小结

◆ 膀胱癌根据病理可大致分为非肌层浸润性膀胱癌和肌层浸润性膀胱癌两类，两者的治疗方案和预后明显不同。

◆ 手术与药物治疗、放疗整合是膀胱癌的主要整合治疗手段。

◆ 患者手术后需定期进行复查，这对于非肌层浸润性膀胱癌提高疗效尤其重要。重视肿瘤的三级预防，整体提高膀胱癌的诊断和治疗效果。

（陈煜峰　田军　肖泽均　尧凯
姚欣　沈益君　朱一平　陈旭升
司同国　陈忠杰　牟迪　韩颖）

【典型案例】

膀胱癌整合性诊疗 1 例

（一）病史特点

1. 基本情况　男性，59 岁，主因"血尿 3 月余"入院。患者 3 个月前无明显诱因出现全程无痛肉眼血尿，不伴尿频、尿急、尿痛，未诊治，血尿间断出现，外院彩超检查提示膀胱内多发肿物，最大 2.6cm×1.6cm，考虑恶性，盆腔未见肿大淋巴结，其余脏器未见明显异常。既往有糖尿病病史。

2. 入院查体　体温（T）36.5℃；脉搏（P）78 次/分；呼吸（R）18 次/分；血压（BP）125/70mmHg；体表面积（body surface area，BSA）1.8m²。生命体征平稳，双肺未闻及干、湿啰音，心率 78 次/分，律齐。腹软，无压痛及反跳痛，肝脾未触及。双侧肾区无压痛，无叩击痛，外生殖器无异常。

3. 辅助检查

（1）实验室检查：血常规正常，Hb130g/L，白蛋白 38g/L，肝肾功能正常。

（2）影像学检查：腹部彩超示膀胱内多发强回声及低回声凸起，最大 2.6cm×1.6cm，考虑恶性。

（3）盆腔 MRI：膀胱内多发肿物，考虑恶性，右侧壁较大肿物，范围约 3.5cm×2.2cm，侵犯膀胱肌层，盆腔淋巴结未见增大（图 9-2-2）。

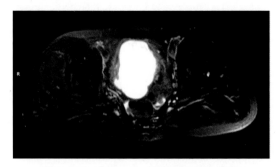

图 9-2-2　盆腔 MRI 见右侧壁较大肿物

（4）病理学检查：入院后诊断考虑膀胱肿瘤，但肿瘤性质不明，取病理明确诊断及分期。行诊断性经尿道膀胱肿物电切术，术中可见膀胱内多发肿物，右侧壁较大菜花状肿物，直径约 3cm，广基底，后壁、左侧壁、前壁多发乳头状肿物，考虑微创手术不能完全切除肿物，切除部分肿物送病理检查，病理回报"膀胱尿路上皮癌，高级别，浸润黏膜固有层，未见膀胱固有肌层组织"。

4. 入院诊断　①膀胱癌（cT2N0M0）；② 2型糖尿病。

（二）整合性诊治过程

1. 关于下一步治疗方案

（1）MDT 团队成员：泌尿外科、病理科、放射科、肿瘤内科。

（2）讨论意见

泌尿外科意见：此患者为肌层浸润性膀胱癌，膀胱内多发肿瘤，应行全膀胱切除术。患者一般情况好，可耐受手术，肿瘤尚未侵犯膀胱外组织，膀胱可手术切除。

病理科意见：病理明确诊断为膀胱高级别尿路上皮癌，未见肌层侵犯，因标本为切检标本，未见肌层组织可能与取材有关。高级别尿路上皮癌复发转移风险高。

放射科意见：结合 MRI 影像检查提示膀胱右侧壁广基肿物，膀胱肌层受累，膀胱外膜结构完整，与周围组织界线清楚，考虑肿瘤侵犯膀胱肌层，盆腔淋巴结未见增大，临床分期 cT2N0M0。

肿瘤内科意见：患者临床诊断为肌层浸润性膀胱癌，有全膀胱切除指征。根据目前 NCCN 指南建议肌层浸润性膀胱癌先行膀胱癌新辅助化疗，可以降低复发率，延长患者生存时间。

整合评估：患者身体状态良好，无肿瘤相关症状，诊断性电切后血尿缓解，近期无尿道堵塞风险，各项化验检查正常。患者依从性良好，可规律接受随访复查，考虑接受新辅助化疗。

（3）第 1 次讨论后治疗方案：GC 方案（吉西他滨 1800mg 第 1 天、第 8 天 + 顺铂 40mg 第 2～4 天）新辅助化疗，预定三周期化疗方案。每周期化疗结束后影像检查评估化疗效果，若肿瘤增大，及时行膀胱癌根治性全切手术。若肿瘤缩小或稳定，完成三周期辅助化疗后行膀胱癌根治性全切手术。

患者后续治疗经过：予以 GC 方案（吉西他滨 1800mg 第 1 天、第 8 天 + 顺铂 40mg 第 2～4 天）新辅助化疗。第 1 周期化疗后评估肿瘤明显缩小（PR）（图 9-2-3）。

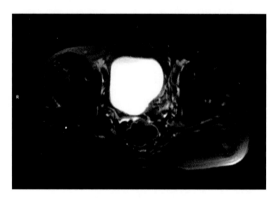

图 9-2-3　第 1 周期化疗后肿瘤明显缩小

由于患者对化疗耐受性好，完成新辅助化疗 3 个周期。第 3 周期化疗结束后评估为 CR，结果见图 9-2-4。

（4）第 2 次讨论治疗方案：根据药物化疗结果，患者可以接受手术治疗。

后续处理：第 3 周期化疗结束后 3 周患者接受手术治疗（膀胱根治性全切 + 盆腔淋巴结清扫 + 回肠导管 + 阑尾切除术），术后恢复好。术后病理示（膀胱电切术后、新辅助化疗后）膀胱局部黏膜粗糙，局灶可见高级别尿路上皮癌，浸润黏膜固有层，膀胱固有肌层未见癌累及，双侧输尿管断端（−），尿道断端（−），前列腺（−），盆腔淋巴结 0/25。

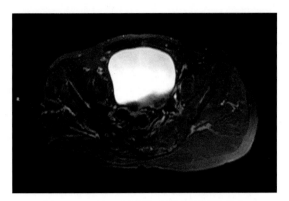

图 9-2-4　第 3 周期化疗后肿瘤继续缩小

2. 术后评估

（1）MDT 团队成员：泌尿外科、病理科、肿瘤内科。

（2）讨论意见

泌尿外科意见：患者手术后恢复好，化疗后肿瘤降期为 T1N0M0，临床诊断为 ypT1N0M0，术后不需要进一步辅助放化疗，规律门诊复查即可。

病理科意见：患者化疗后，膀胱内未见明显突起肿瘤病变，肿瘤缩小至肉眼不可见肿块，局灶存在高级别尿路上皮癌，但膀胱肌层未见肿瘤，可能为化疗后肿瘤分期下降。

肿瘤内科：同意泌尿外科意见，术后定期复查即可，不用再辅助治疗。

结论：目前治疗有效，继续随访复查。

（三）案例处理体会

本案例的处理经过 MDT 团队讨论，给出了清晰的诊治路径并付诸实践，取得了较好的疗效。此处我们认为对于所有的膀胱肿瘤患者，诊疗过程前需要明确肿瘤的分级及分期，病理及影像检查对于制订治疗方案必不可少。麻醉下的诊断性电切手术相对于局部麻醉下咬检对于初发患者更为适合。对于可微创电切肿瘤可一次完成诊断及切除的电切手术。对于微创不能切除患者，电切取得的病理组织更多，相比咬检组织可以获得更精准病理信息，有助于确定整合治疗方案。

MDT 贯穿全程整合诊疗方案中，对于肌层浸润性膀胱癌，目前各大指南均推荐膀胱根治性切除术前新辅助化疗，但患者能否耐受新辅助化疗

需要整合评估患者的身体状态、营养状况、患者依从性，对于化疗效果要及时评估更改。这些有赖于病理科、影像科、肿瘤内科的整合性密切合作。

（廖文峰）

参考文献

那彦群，叶章群，孙颖浩，2014. 中国泌尿外科疾病诊断治疗指南手册（2014 版）. 北京：人民卫生出版社 .

赵继明，祝筠，2017. 膀胱癌患者手术前后生命质量变化及影响因素分析 . 中华肿瘤防治杂志，24（15）：1030-1034.

赵言廷，郭晓慧，白晶，等，2016. 荧光原位杂交技术在尿路上皮癌辅助诊断中的应用价值 . 中国实验诊断学，20（9）：1522-1524.

中国抗癌协会泌尿男生殖系统肿瘤专业委员会，中国肿瘤医院泌尿肿瘤协作组，2017. 泌尿男生殖系统肿瘤多学科团队综合诊治组织与实施规范中国专家共识 . 中国癌症杂志，27（11）：917-920.

朱丽娜，李飞宇，2017. MRI 评估膀胱癌 T 分期及预测其组织学分级的探讨 . 放射学实践，32（10）：1075-1078.

Arends TJ, Nativ O, Maffezzini M, et al, 2016. Results of a randomised controlled trial comparing intravesical chemohyperthermia with mitomycin C versus Bacillus Calmette-Guérin for adjuvant treatment of patients with intermediate- and high-risk non-muscle-invasive bladder cancer. Eur Urol, 69（6）:1046-1052.

Beukers W, van der Keur KA, Kandimalla R, et al, 2017. FGFR3, TERT and OTX1 as a urinary biomarker combination for surveillance of patients with bladder cancer in a large prospective multicenter study. J Urol, 197（6）：1410-1418.

Bilgi K, Muthusamy A, Subair M, et al, 2016. Assessing the risk for development of venous thromboembolism（VTE）in surgical patients using adapted Caprini scoring system. Int J Surg, 30: 68-73.

Casey R G, Catto JWF, Cheng L, et al, 2015. Diagnosis and management of urothelial carcinoma in situ of the lower urinary tract: a systematic review. Eur Urol, 67（5）: 876-888.

Coen JJ, Zhang P, Saylor PJ, et al,2019. Bladder preservation with twice-a-day radiation plus fluorouracil/cisplatin or once daily radiation plus gemcitabine for muscle-invasive bladder cancer: NRG/RTOG 0712-A randomized phase Ⅱ trial. J Clin Oncol, 37（1）: 44-51.

Colombo R, Salonia A, Leib Z, et al, 2011. Long-term outcomes of a randomized controlled trial comparing thermochemotherapy with mitomycin-C alone as adjuvant treatment for non-muscle-invasive bladder cancer（NMIBC）. BJU Int, 107（6）: 912-918.

Di Stasi S M, De Carlo F, Pagliarulo V, et al, 2015. Hexaminolevulinate hydrochloride in the detection of nonmuscle invasive cancer of the bladder. The Adv Urol, 7（6）: 339-350.

Giacalone NJ, Shipley WU, Clayman RH, et al, 2017. Long-term outcomes after bladder-preserving tri-modality therapy for patients with muscle-invasive bladder cancer: an updated analysis of the Massachusetts general hospital experience. Eur Urol, 71（6）: 952-960.

Huddart RA, Hall E, Lewis R, et al, 2020. Patient-reported quality of life outcomes in patients treated for muscle-invasive bladder cancer with radiotherapy ± chemotherapy in the BC2001 phase Ⅲ randomised controlled trial. Eur Urol, 77（2）: 260-268.

Humphrey PA, Moch H, Cubilla AL, et al, 2016. The 2016 WHO classification of tumours of the urinary system and male genital organs: part B: prostate and bladder tumours. Eur Urol, 70（1）: 106-119.

Korkmaz M, Şanal B, Aras B, et al, 2016. The short- and long-term effectiveness of transcatheter arterial embolization in patients with intractable hematuria. Diagn Interv Imaging, 97（2）: 197-201.

Magers M J, Lopez-Beltran A, Montironi R, et al, 2019. Staging of bladder cancer. Histopathology, 74（1）: 112-134.

Miyake M, Morizawa Y, Hori S, et al, 2017. Diagnostic and prognostic role of urinary collagens in primary human bladder cancer. Cancer Sic, 108（11）: 2221-2228.

Mudumbai SC, Pershing S, Bowe T, et al, 2019. Development and validation of a predictive model for American Society of Anesthesiologists Physical Status. BMC Health Ser Res, 19（1）: 859.

Rose JB, Armstrong S, Hermann GG, et al, 2016. Budget impact of incorporating one instillation of hexaminolevulinate hydrochloride blue-light cytoscopy in transurethral bladder tumour resection for patients with non-muscle-invasive bladder cancer in Sweden. BJU Int, 117（6B）: E102-E113.

Rouanne M, Roumiguié M, Houédé N, et al, 2018. Development of immunotherapy in bladder cancer: present and future on targeting PD（L）1 and CTLA-4 pathways. World J Urol, 36（11）: 1727-1740.

Schmid SC, Koll FJ, Rödel C, et al, 2020. Radiation therapy before radical cystectomy combined with immunotherapy in locally advanced bladder cancer - study protocol of a prospective, single arm, multicenter phase Ⅱ trial（RACE IT）. BMC Cancer, 20（1）: 8.

Soukup V, Čapoun O, Cohen D, et al, 2017. Prognostic performance and reproducibility of the 1973 and 2004/2016 world health organization grading classification systems in non-muscle-invasive bladder cancer: a European association of urology non-muscle invasive bladder cancer guidelines panel systematic review. Eur Urol, 72（5）: 801-813.

Todenhöfer T, Hennenlotter J, Guttenberg P, et al, 2015. Prognostic relevance of positive urine markers in patients with negative cystoscopy during surveillance of bladder cancer. BMC Cancer, 15: 155.

Woo S, Suh CH, Kim SY, et al, 2017. Diagnostic performance of MRI for prediction of muscle-invasiveness of bladder cancer: a systematic review and meta-analysis. Eur J Radiol, 95: 46-55.

Yamamoto K, Yamamoto K, Nakai G, et al, 2016. Novel software-assisted hemodynamic evaluation of pelvic flow during chemoperfusion of pelvic arteries for bladder cancer: double- versus single-balloon technique. Cardiovasc Intervent Radiol, 39（6）: 824-830.

Zaghloul MS, Christodouleas JP, Smith A, et al, 2018. Adjuvant sandwich chemotherapy plus radiotherapy vs adjuvant chemotherapy alone for locally advanced bladder cancer after radical cystectomy: a randomized phase 2 trial. JAMA Surg, 153（1）: e174591.

第三节　前列腺癌

● 发病情况及诊治研究现状概述

前列腺癌（prostate cancer）是指发生在前列腺的上皮性恶性肿瘤。按世界卫生组织（WHO）2018 年 GLOBOCAN 统计，在世界范围内，前列腺癌发病率在男性所有恶性肿瘤中位居第二。我国前列腺癌的发病率远远低于欧美国家，但近年来呈现上升趋势，且增长比欧美发达国家更为迅速。据估计，2015 年我国前列腺癌新发病例有 60 300 例，死亡病例约 26 600 例。

前列腺癌在老年男性中发病率极高，50 岁前该病发病率处于较低水平，随着年龄的增长发病率逐渐升高，80% 的病例发生在 65 岁以上的男性。我国前列腺癌患者的分期构成与西方发达国家存在巨大差别。以美国为例，在其确诊的新发前列腺癌病例中，接近 91% 的患者为临床局限型前列腺癌，患者的一线治疗为根治性手术或根治性放疗，接受标准治疗后预后较好，5 年生存率接近 100%。而我国的新发病例在确诊时仅 30% 为临床局限型患者，余者均为局部晚期或广泛转移的患者，无法接受局部的根治性治疗，预后较差。

早期前列腺癌患者可通过根治性手术或根治性放疗等方式，达到良好的治疗效果，甚至得以治愈。由于肿瘤本身生长缓慢，部分低危、高龄患者也可根据情况选择主动监测，待病情进展再进一步治疗。局部进展期和转移性前列腺癌，一般选择雄激素去除治疗，以延长患者生存期，改善生活质量；部分患者可选择手术切除，或在放疗基础上进行多手段的整合性治疗。近些年来，随着对晚期前列腺癌、去势抵抗性前列腺癌研究的深入，新型内分泌药物、化疗、靶向治疗、免疫治疗等以整合治疗模式开启了新的时代。基因检测指导下的精准治疗，MDT 模式下的个体化、精准的整合治疗方式将成为未来治疗的方向。

● 相关诊疗规范、指南和共识

- 中国前列腺癌诊断治疗指南（2019 版），中华医学会泌尿外科专业委员会
- 前列腺癌诊疗规范（2018 年版），中华人民共和国国家卫生健康委员会
- 中国泌尿外科疾病诊断治疗指南（2014 版），人民卫生出版社
- NCCN 临床实践指南：前列腺癌（2019. V4），美国国家综合癌症网络（NCCN）
- EAU/EANM/ESTRO/ESUR，1SIOG 指南：前列腺癌（2019 版），欧洲泌尿外科学会（EAU）
- 2019 ESTRO-ACROP 共识指南：影像学指导局限性前列腺癌的放射治疗，欧洲放射治疗与肿瘤学会（ESTRO）
- 2019 APCCC 报告：晚期前列腺癌患者的管理，国外肿瘤科相关专家小组

- 转移性前列腺癌化疗中国专家共识（2019 版），中华医学会泌尿外科学分会，中国前列腺癌联盟
- 中国前列腺癌患者基因检测专家共识（2019 年版），中国抗癌协会泌尿男生殖系肿瘤专业委员会，中国临床肿瘤学会前列腺癌专家委员会
- 2018 版转移性前列腺癌诊治中国专家共识，中国抗癌协会泌尿男生殖系肿瘤专业委员会
- 前列腺特异性膜抗原靶向分子影像检查在前列腺癌患者中应用的中国专家共识（2018 版），中国抗癌协会泌尿男生殖系肿瘤专业委员会

【全面检查】

（一）病史特点

1. 高危人群的筛查　对前列腺癌高危人群要尽早开展血清前列腺特异性抗原（prostate specific antigen，PSA）检测，高危人群包括年龄 > 50 岁的男性；年龄 > 45 岁且有前列腺癌家族史的男性；年龄 > 40 岁且基线 PSA > 1μg/L 的男性。

2. 临床表现　早期前列腺癌通常没有症状，当肿瘤阻塞尿道或侵犯膀胱颈时，会产生下尿路症状，严重者可能出现急性尿潴留、血尿、尿失禁。骨转移时会引起骨骼疼痛、病理性骨折、贫血、脊髓压迫等症状，甚至导致下肢瘫痪。直肠指检异常和（或）PSA 水平升高时需考虑前列腺癌可能。确诊依赖于对穿刺活检组织或经尿道前列腺切除组织标本进行组织病理学检查。

（二）体检发现

（1）直肠指检（digital rectal examination，DRE）：大多数前列腺癌起源于前列腺的外周带，肿瘤体积 ≥ 0.2ml 时可通过 DRE 发现。约 18% 的前列腺癌因单纯 DRE 异常而被检出。

（2）穿刺活检：DRE 异常是穿刺活检的指征，并与更高的 ISUP 分级相关。考虑到 DRE 可能影响 PSA 值，应在抽血检查 PSA 后进行 DRE。DRE 的敏感度和特异度分别均不足 60%，因此，DRE 正常并不能排除前列腺癌风险。

（三）化验检查

1. 血清肿瘤标志物检测

（1）PSA 检查：是前列腺腺泡和导管上皮细胞合成分泌的一种具有丝氨酸蛋白酶活性的单链糖蛋白，主要存在于精液中，参与精液的液化过程。正常生理条件下，PSA 主要局限于前列腺组织中，血清中 PSA 维持在低浓度水平。血清中 PSA 有两种存在形式，一部分为游离 PSA（fPSA）；一部分以 α_1-抗糜蛋白酶（PSA-ACT）、少量与 α_2-巨球蛋白等结合，称为结合型 PSA（cPSA）。通常 fPSA 与 cPSA 的总和称为血清总 PSA（tPSA）。当前列腺发生癌变时，正常组织被破坏后，大量 PSA 进入血液循环使血清中 PSA 水平升高。PSA 半衰期为 2 ～ 3 天。PSA 为一个连续性参数，PSA 数值越高，罹患前列腺癌的风险越大。

（2）PSA 结果的判定标准：血清 tPSA > 4.0ng/ml 为异常，初次 PSA 异常者需要复查。患者血清 PSA 水平受年龄和前列腺大小等因素的影响。血清 tPSA 在 4 ～ 10ng/ml 时，fPSA 具有一定的辅助诊断价值。因为患者外周血 fPSA 水平与前列腺癌的发生呈负相关，fPSA/tPSA < 0.1，患前列腺癌的概率为 56%，而当 fPSA/tPSA > 0.25 时，其概率仅为 8%。因此，我国推荐 fPSA/tPSA > 0.16 作为正常参考值。若患者 tPSA 水平在 4 ～ 10ng/ml 而 fPSA/tPSA < 0.16，应建议进行前列腺穿刺活检。此外，PSA 密度（PSA density，PSAD）即血清总 PSA 值与前列腺体积的比值，正常值 ≤ 0.15，有助于区分前列腺增生症和前列腺癌造成的 PSA 水平升高，可以在 PSA 10.1 ～ 20.0ng/ml 区间提高 PSA 检测准确度，有助于决定是否进行活检或随访。PSA 速率（PSA velocity，PSAV）即连续观察血清 PSA 水平的变化，其正常值（每年）为 < 0.75ng/ml。前列腺癌的 PSAV 显著高于前列腺增生者和正常人，如果 PSAV > 0.75ng/ml，应怀疑前列腺癌的可能。PSAV 比较适用于 PSA 值较低的年轻患者。在 2 年内至少检测 3 次 PSA。PSAV 计算公式：[（PSA2-PSA1）+（PSA3-PSA2）]/2。

2. 其他新型分析标志物　尿液沉渣中的一种

长链非编码 RNAPCA3 已被美国 FDA 批准作为诊断前列腺癌的标志物。在 PSA 水平升高的患者中，使用 PCA3 作为诊断标志物比使用 tPSA、fPSA 比值等更能提高前列腺癌的诊断准确率。

（四）影像学检查

1. 磁共振（MRI/MRS）　MRI 检查可以显示前列腺包膜的完整性、肿瘤是否侵犯前列腺周围组织及器官，也可以显示盆腔淋巴结受侵犯的情况及骨转移病灶，在临床分期上有较重要的作用。磁共振波谱（MRS）检查是基于前列腺癌组织中枸橼酸盐、胆碱和肌酐的代谢与前列腺增生和正常组织中的差异呈现出不同的波谱线，在前列腺癌诊断中具有一定的价值。

多参数磁共振（mpMRI）相比其他影像学检查在前列腺癌的诊断中有较高的特异度和敏感度。目前最常用的前列腺影像报告和数据评分系统为 PI-RADS 系统。该系统适用于前列腺癌的定位、诊断、特征和危险分层。

PI-RADS 2019 V2.1 中根据前列腺 T_2WI、DWI 及 DCE 的 mpMRI 综合表现，对出现有临床意义前列腺癌的可能性给出了评分方法，具体如下。①1 分：非常低（极不可能出现）；②2 分：低（不太可能出现）；③3 分：中等（可疑存在）；④4 分：高（可能存在）；⑤5 分：非常高（极有可能出现）。

PI-RADS 4～5 分应考虑进行靶向和系统性活检；PI-RADS 1～2 分不建议进行临床干预，但必须考虑实验室检查、临床病史、局部情况等其他因素；PI-RADS 3 分是否进行前列腺穿刺取决于 mpMRI 之外的因素。

2. 全身核素骨显像检查　前列腺癌最常见的远处转移部位是骨骼，锝（^{99m}Tc）MDP 放射性核素骨显像是评价前列腺癌骨转移最常用的方法，可比常规 X 线检查提前 3～6 个月发现骨转移灶，敏感度较高但特异度较差。^{99m}Tc-MDP 单光子发射计算机断层成像（SPECT）的敏感度及特异度均较传统骨显像提高，其矢状位、横断位及冠状位显像有助于确定病灶的具体位置，有效避免组织结构重叠的干扰。^{99m}Tc-MDP-SPECT/CT 是将 SPECT 与 CT 整合在一起的成像系统，能显示早期 CT 上检查无异常的病灶，能有效区分多种骨质改变。一旦前列腺癌诊断明确，建议进行全身核素骨显像检查。

3. 正电子发射计算机体层显像（PET）　常规肿瘤显像剂 ^{18}F-脱氧葡萄糖（^{18}F-fludeoxy-glucose，^{18}F-FDG）在前列腺癌代谢中存在局限性，并不常用于前列腺癌的诊疗。正电子核素标记胆碱（^{18}F-胆碱、^{11}C-胆碱）可用于探测肿瘤细胞的增殖状态，在 PSA 水平较低时，对一部分复发病灶也有一定检测能力，而在原发前列腺癌的检测和定位中的应用受限。^{18}F-NaF-PET/CT 在早期、轻微的骨转移病灶诊断方面，有较高的敏感度及特异度。

近年来，用 ^{68}Ga 和 ^{18}F 标记 PET 显像剂靶向前列腺特异性膜抗原（PSMA）逐渐受到重视。PSMA 是一种前列腺上皮细胞分泌的糖蛋白，在几乎所有前列腺癌类型中呈高表达并随肿瘤分期和分级的增加而增加，而在正常人体细胞中几乎无表达，因而成为诊断治疗前列腺癌的一个理想靶点。PSMA 靶向核素分子影像检查在检测前列腺转移灶及确定肿瘤分期方面的敏感度和特异度高于 CT 或胆碱 PET/CT。PSMA 靶向核素分子影像检查检测淋巴结的敏感度和特异度分别为 84% 和 82%，高于 CT 的 65% 和 76%。对于生化复发前列腺患者转移淋巴结的检测，尽管 PSMA 靶向核素分子影像检查和常规影像检查（CT 或 MRI）的特异度相似，但敏感度更高（42%～77.9% vs. 20%～26.9%）。PSMA 靶向核素分子影像检查所发现的淋巴结转移阳性患者中，72%～78% 的转移淋巴结无法通过常规影像学检查识别，且平均最大径 < 8mm。PSMA-PET/CT 为前列腺癌患者诊断决策提供了新的选择，逐渐成为前列腺癌分期、生化复发检测的关键检查技术。

PET/MRI 是近几年新兴的分子影像学方法，将 MRI 高软组织分辨率、多参数、多序列成像的优势与 PET 高敏感度的优势整合，可以更好地显示腺体及前列腺外受累情况，提高转移灶的检出率，特别是当患者的活检结果为阴性时，PSMA-PET/MRI 能更好地发挥排疑作用。

4. CT 检查　对于早期前列腺癌诊断的敏感度低于 MRI，前列腺癌患者进行 CT 检查的目的主要是协助临床医师进行肿瘤的临床分期，了解前列腺邻近组织和器官有无肿瘤侵犯及盆腔淋有无肿大淋巴结。

（五）前列腺穿刺活检

前列腺穿刺活检是诊断前列腺癌最可靠的检查。由于前列腺穿刺可导致出血，可能影响影像学评价临床分期，因此前列腺穿刺活检应在 MRI 检查后进行。

1. 适应证

（1）直肠指检发现前列腺结节，任何 PSA 值。

（2）B 超、CT 或 MRI 发现异常影像，任何 PSA 值。

（3）PSA > 10ng/ml，任何 fPSA/tPSA 和 PSAD 值。

（4）PSA 4 ～ 10ng/ml，任何 fPSA/tPSA 值和 PSAD 值。

注意：PSA 4 ～ 10ng/ml，如 fPSA/tPSA、PSAD 值、影像学正常，也应严密随访。

2. 重复穿刺指征　第一次前列腺穿刺阴性结果，在以下（1）～（4）种情况下需要重复穿刺。

（1）第一次穿刺病理发现非典型性增生或高级别前列腺上皮内瘤变（PIN）。

（2）PSA > 10ng/ml，任何 fPSA/tPSA 或 PSAD。

（3）PSA 4 ～ 10ng/ml，复查 fPSA/tPSA 或 PSAD 值异常或直肠指检或影像学异常。

（4）PSA 4 ～ 10ng/ml，复查 fPSA/tPSA、PSAD、直肠指检、影像学均正常。严密随访，每 3 个月复查 PSA。如 PSA 连续 2 次 > 10ng/ml 或 PSAV（每年）> 0.75/ml，应再穿刺。

3. 重复穿刺的时机　2 次穿刺间隔时间尚有争议，目前多为 1 ～ 3 个月。

4. 重复穿刺次数　对 2 次穿刺阴性结果，属上述（1）～（4）情况者，推荐进行 2 次以上穿刺。有研究显示 3 次、4 次穿刺阳性率仅 5%、3%，而且近一半是非临床意义的前列腺癌，因此，3 次以上穿刺应慎重。

如果 2 次穿刺阴性，并存在前列腺增生导致的严重排尿症状，可行经尿道前列腺切除术，对标本进行病理切片检查。

5. 禁忌证

（1）处于急性感染期。

（2）处于心脏功能不全失代偿期。

（3）有严重出血倾向的疾病。

（4）高血压、糖尿病等并发症控制不良。

（5）合并严重的内、外痔，外周或直肠病变者不宜经直肠途径穿刺。

6. 前列腺穿刺活检术的实施要点

（1）穿刺术前常规检查：因前列腺穿刺活检术会引起前列腺局部 MRI 影像的改变，故如需通过 MRI 评估临床分期，通常建议在前列腺穿刺活检前进行。

（2）预防性抗菌药物的应用：经直肠超声引导下前列腺穿刺活检术之前，应常规口服或静脉预防性应用抗菌药物，喹诺酮类抗菌药物是首选，经会阴前列腺穿刺前不需要预防性应用抗菌药物。

（3）肠道准备：经直肠前列腺穿刺活检前清洁肠道是常规操作，开塞露可代替灌肠，建议穿刺前碘伏清洁肠道。

（4）围术期抗凝及抗血小板药物的使用：对于有心脑血管病风险、支架置入病史的长期口服抗凝或抗血小板药物的患者，围术期应整合评估出血风险及心脑血管疾病风险，慎重决定相关药物的使用。

（5）穿刺针数和部位：建议前列腺体积为 30 ～ 40ml 的患者，需接受不少于 8 针的穿刺活检，推荐 10 ～ 12 针系统穿刺作为基线（初次）前列腺穿刺策略。穿刺针数的增加不显著增加并发症的发生率。饱和穿刺可作为一种穿刺策略。

7. 前列腺穿刺入路及比较

（1）超声引导下经直肠穿刺活检（TRBx）：优点是手术时间短、重复穿刺次数少、疼痛轻。缺点为增加了并发症发生率。经直肠前列腺穿刺术前通常需要预防性口服抗生素 3 天，并进行肠道准备。

（2）超声引导下经会阴穿刺活检（TPBx）：优点是方便取到周边和根尖区域组织，并发症发生率低。缺点为疼痛感增加、手术时间延长、重复穿刺次数和麻醉程度增加。TPBx 和 TRBx 的癌症检出率是等效的，对于已知的痔疮、抗生素耐药或其他可能增加直肠出血或感染风险的患者，TPBx 可能是一种更安全的选择。

8. 系统穿刺（含饱和穿刺）及靶向穿刺

（1）系统穿刺：超声引导下前列腺系统穿刺是标准的穿刺方法，可分为经直肠和经会阴途径。前列腺活检的穿刺针数为 6 针时，检出率仅为 20%～30%，不作为初次穿刺首选。穿刺针数为 10～12 针时，可提高检出率且不增加并发症的发生率，可常规应用。穿刺针数大于 20 针为饱和穿刺，前列腺癌检出率达 30%～43%，经会阴途径穿刺可额外增加 38% 的检出率，但尿潴留风险会增加 10%。根据患者 PSA 值、DRE、MRI 或经直肠前列腺超声（TRUS）结果，在传统的 10 针、12 针、13 针穿刺基础上对可疑病灶进行靶向穿刺可提高检出率。

（2）靶向穿刺：目前基于 mpMRI 的靶向穿刺既能减少穿刺针数，又能有效地提高穿刺准确性，也提高了 Gleason 评分 ≥ 7 的前列腺癌的检出率，减轻患者痛苦并减少术后并发症。目前靶向穿刺的方式有多参数磁共振直接引导下前列腺靶向穿刺、多参数磁共振与经直肠超声影像（软件）融合靶向穿刺、认知融合靶向穿刺和机器人辅助靶向穿刺。

（六）病理评估

前列腺癌主要好发于前列腺外周带，约占 70%，15%～25% 起源于移行带，其余 5%～10% 起源于中央带，其中 85% 的前列腺癌呈多灶性生长特点。前列腺癌的病理类型目前主要依据 2016 年 WHO 出版的《泌尿系统及男性生殖器官肿瘤病理学和遗传学》中，前列腺癌病理类型包括腺癌（腺泡腺癌）、导管内癌、导管腺癌、尿路上皮癌、鳞状细胞癌、基底细胞癌及神经内分泌肿瘤。其中，腺癌占主要部分，因此通常所说的前列腺癌是指前列腺腺癌。Gleason 评分仅适用于腺泡腺癌和导管腺癌。

前列腺腺癌的病理分级推荐使用 Gleason 评分系统。该评分系统把前列腺癌组织分为主要分级区和次要分级区，每区按 5 级评分，主要分级区和次要分级区的 Gleason 分级值相加得到的总评分即为其分化程度，具体如下。

1.Gleason 评分系统的分级标准

（1）Gleason 1 级：由密集排列但相互分离的腺体构成境界清楚的肿瘤结节。

（2）Gleason 2 级：肿瘤结节有向周围正常组织的微浸润，且腺体排列疏松，异型性大于 1 级。

（3）Gleason 3 级：肿瘤性腺体大小不等，形态不规则，有明显的浸润性生长，但每个腺体均独立不融合，有清楚的管腔。

（4）Gleason 4 级：肿瘤性腺体相互融合，形成筛孔状，或细胞环形排列中间无腺腔形成。

（5）Gleason 5 级：呈低分化癌表现，不形成明显的腺管，排列成实性细胞巢或单排及双排的细胞条索。

2.Gleason 评分原则

（1）Gleason 评分 2～5 分不适用于穿刺活检标本诊断中，且在其他方式切除标本中也应慎用。

（2）筛状腺体归为 Gleason 4 级。

（3）肾小球样结构的腺体应为 Gleason 4 级。

（4）黏液腺癌的分级应根据其生长方式进行判断，而不是均归为 Gleason 4 级。

（5）Gleason 4 级除包括筛状结构和肾小球样结构外，一些分化较差的腺体和融合的腺体也应归为 Gleason 4 级。

（6）出现粉刺样坏死即可为 Gleason 5 级。

（7）导管腺癌中的筛状和乳头状为 Gleason 4 级，前列腺上皮内瘤（PIN）样导管腺癌则归入 Gleason 3 级，伴有坏死者为 Gleason 5 级。

（8）在高级别腺癌中，如果低级别成分＜5% 则可以被忽视。相反，在穿刺活检标本中，若有高级别成分存在，无论其比例多少，均应计入评分。

（9）在根治标本中，如按之前标准在 Gleason 评分为 7 分（4 分 +3 分）的组织中发现＞5% 的 Gleason 5 级的成分，最终评分应为 Gleason 9 分（4 分 +5 分）；仅出现少量 5 级成分时，报第三位评分为 5 级。

（10）经治后的肿瘤形态改变明显，可以不评分。

3. 前列腺癌分级分组系统　为了更好地评估患者的预后，2014 年国际泌尿病理协会（International Society of Urological Pathology,

ISUP）专家共识会议还提出了一套以预后区别为基础的新的分级系统，并称之为前列腺癌分级分组（Grading Groups）系统，该系统根据 Gleason 总评分和疾病危险度的不同将前列腺癌分为 5 个不同的组别。

（1）分级分组 1 级：Gleason 评分≤ 6，仅由单个分离的、形态完好的腺体组成。

（2）分级分组 2 级：Gleason 评分 3 分 +4 分 = 7 分，主要由形态完好的腺体组成，伴有较少的形态发育不良腺体 / 融合腺体 / 筛状腺体组成。

（3）分级分组 3 级：Gleason 评分 4 分 +3 分 = 7 分，主要由发育不良的腺体 / 融合腺体 / 筛状腺体组成，伴少量形态完好的腺体。

（4）分级分组 4 级：Gleason 评分 4 分 +4 分 = 8 分；3 分 +5 分 =8 分；5 分 +3 分 =8 分，仅由发育不良的腺体 / 融合腺体 / 筛状腺体组成；或者由以形态完好的腺体为主伴少量缺乏腺体分化的成分组成；或者由以缺少腺体分化的成分为主伴少量形态完好的腺体组成。

（5）分级分组 5 级：Gleason 评分 9 ～ 10 分，缺乏腺体形成结构（或伴坏死），伴或不伴腺体形态发育不良或融合腺体或筛状腺体。

（七）精确诊断

1. 前列腺癌早期诊断相关的生物标志物的整合诊断　随着 PSA、PCA3 的相继发现，生物标志物整合的风险分数被逐渐认可，如前列腺健康指数（PHI）、4Kscore（4- 激肽释放酶标志物整合：tPSA、fPSA、intactPSA 和人激肽释放酶相关肽酶 2）等。其中，纳入以 PHI 为基础的多变量风险预测模型，可以显著改善进展期前列腺癌的检测，潜在降低不必要的穿刺活检和过度诊断带来的危害；尿液沉渣中的一种长链非编码 RNA PCA3 已被美国 FDA 批准作为前列腺癌诊断标志物。在 PSA 水平升高的患者中，使用 PCA3 作为诊断标志物比使用 tPSA、fPSA 比值等更能提高前列腺癌的诊断正确率。欧美前列腺癌人群中融合基因 *TMPRSS2-ERG* 同样可提高前列腺癌的诊断正确率。研究表明，由 TMPRSS2：ERG-PSA-PAC3 构建的诊断回归模型准确率优于 PSA-PCA3 诊断模型。SelectMDx 检测借助反转录 PCR 方法测定尿液中 DLX1 和 HOXC6

mRNA 表达水平，为前列腺癌患者提供风险评估。

2. 新型影像技术（mpMRI、MRI-TRUS 融合、PSMA 等）的整合诊断

（1）MRI 在前列腺癌的诊断中有着较高的特异度和敏感度。mpMRI 在包膜外是否受侵（T 分期）等方面可以提供帮助，在低风险患者中有较高的阴性预测值，其结果可为保留性神经手术方面的决策提供信息。mpMRI 在盆腔淋巴结评估方面与 CT 相当。此外，对于骨转移的检测，mpMRI 优于骨扫描和 CT，具有 98% ～ 100% 的敏感度和 98% ～ 100% 的特异度。

（2）新的 MRI/US 融合靶向穿刺可以将 mpMRI 的准确定位与经直肠超声的实时显像整合起来，在超声实时三维立体显像指导下，追踪探针对 mpMRI 准确定位的病灶实行操作。与标准活检对比，高风险前列腺癌诊断比例可提高 30%，低风险前列腺癌诊断比例可减少 17%。

（3）PSMA-PET/CT 可用于复发前列腺癌肿瘤组织的定位，以及计划行根治性治疗前列腺癌患者的精准初始分期。前列腺癌淋巴结清扫前，^{68}Ga-PSMA PET/CT 有助于淋巴结转移的确诊。

（4）引入临床 – 基因组学分组，可以提供更精准的前列腺癌整合诊断。高通量测序等新兴技术的应用有利于前列腺癌的分子分型，并为精准治疗的发展提供了依据。目前的研究主要集中在雄激素信号通路、PI3K 通路激活及 Ets 基因家族重排。这些分子分型为基础的基因组学的深入开展，为后续开展临床试验、寻找新的靶向药物治疗提供了理论依据。

【整合评估】

（一）评估主体

前列腺癌非常需要且适合 MDT 模式。

1. MDT 的学科组成　包括泌尿外科、肿瘤内科、放射治疗科、诊断科室（病理科、影像科、超声科、核医学科等）、护理部等。

2. 人员组成及资质

（1）医学领域成员（核心成员）：泌尿外科医师 2 名、肿瘤内科医师 1 名、放射治疗医师 1

名、组织病理学医师 1 名、影像诊断医师 1 名、其他专业医师若干名（根据 MDT 需要加入），所有参与 MDT 讨论的医师应具有副高级以上职称，有独立诊断和治疗能力，并有一定学识和学术水平。

（2）相关领域成员（扩张成员）：临床护师 1～2 名和协调员 1～2 名。所有 MDT 参与人员应进行相应职能分配，包括牵头人、讨论专家和协调员等。

（二）分期评估

1. 前列腺癌临床分期　临床分期实际上是对肿瘤病理生理演变过程的量化评价，能够反映疾病的真实情况，为患者和医师提供有价值的信息。它对于制订恰当的整合治疗方案、观察疗效、评估预后等临床循证医学研究有重要意义。通过 DRE、CT、MRI、骨扫描及淋巴结切除来明确分期，推荐采用 2002 年 AJCC 的 TNM 分期系统，将前列腺瘤分为 4 期（表 9-3-1）。

表 9-3-1　AJCC 前列腺癌 TNM 分期（2002 年）

原发肿瘤（T）

临床	病理（pT）*
Tx　原发肿瘤不能评价	pT2*　局限于前列腺
T0　无原发肿瘤证据	pT2a　肿瘤限于单叶的 1/2
T1　不能被扪及和影像学难以发现的临床隐匿肿瘤	pT2b　肿瘤超过单叶的 1/2 但限于该单叶
T1a　偶发肿瘤，体积＜所切除组织体积的 5%	pT2c　肿瘤侵犯两叶
T1b　偶发肿瘤，体积＞所切除组织体积的 5%	pT3　突破前列腺
T1c　穿刺活检发现的肿瘤（如由于 PSA 水平升高）	pT3a　突破前列腺
	pT3b　侵犯精囊
T2　局限于前列腺内的肿瘤	
T2a　肿瘤限于单叶的 1/2（≤1/2）	pT4　侵犯膀胱和直肠
T2b　肿瘤超过单叶的 1/2 但限于该单叶	
T2c　肿瘤侵犯两叶	
T3　肿瘤突破前列腺包膜**	
T3a　肿瘤侵犯包膜外（单侧或双侧）	
T3b　肿瘤侵犯精囊	
T4　肿瘤固定或侵犯除精囊外其他邻近组织结构，如膀胱颈、尿道外括约肌、直肠、肛提肌和（或）盆壁	

区域淋巴结（N）***

临床	病理
Nx　区域淋巴结不能评价	PNx　无区域淋巴结取材标本
N0　无区域淋巴结转移	pN0　无区域淋巴结转移
N1　区域淋巴结转移	pN1　区域淋巴结转移

远处转移（M）****

Mx　远处转移无法评估	
M0　无远处转移	
M1	
M1a　有区域淋巴结以外的淋巴结转移	
M1b　骨转移	
M1c　其他器官组织转移	

*穿刺活检发现的单叶或两叶肿瘤但临床无法扪及或影像学不能发现的定为 T1c；** 侵犯前列腺尖部或前列腺包膜但未突破包膜的定为 T2，非 T3；***＜0.2cm 的转移定为 pN1mi；**** 当转移多于一处时，为最晚的分期。

（1）T 分期：表示原发肿瘤的局部情况，主要通过 DRE、MRI 和前列腺穿刺阳性活检数目和部位来确定，肿瘤病理分级和 PSA 可协助分期。PSA 已被证明与肿瘤体积和病理分期相关，甚至可以预测前列腺包膜是否受累。

（2）N 分期：表示淋巴结情况，只有通过淋巴结切除才能准确了解淋巴结转移情况。CT、MRI 和 B 超可协助 N 分期。N 分期对准备采用治愈性疗法的患者十分重要。分期低于 T2、PSA＞20ng/ml 和 Gleason 评分≤6 分的患者淋巴结转移的概率＜10%。N 分期的金标准是开放性或腹腔镜淋巴结切除术。

（3）M 分期：指远处淋巴结转移、骨骼转移及其他脏器和组织转移，主要针对骨骼转移。MRI、X 线检查是主要的检查方法。一旦前列腺癌诊断确立，建议进行全身核素骨显像检查。核素骨显像发现可疑病灶又不能明确诊断者，可选择 MRI 等检查明确诊断。

2.TNM 分期与病理分级结合的组群　见表 9-3-2。

表 9-3-2　TNM 分期与病理分级结合一览表

Ⅰ期	T1a	N0	M0	G1
Ⅱ期	T1a	N0	M0	G2，G3～4
	T1b	N0	M0	任何 G
	T1c	N0	M0	任何 G

续表

T1	N0	M0	任何 G
T2	N0	M0	任何 G
Ⅲ期	T3	N0	M0	任何 G
Ⅳ期	T4	N0	M0	任何 G
任何 T	N1	M0	任何 G
任何 T	任何 N	M1	任何 G

3. 前列腺癌的病理分级评估

（1）Gx：病理分级不能评价。

（2）G1：分化良好（轻度异型）（Gleason 2 ～ 4 分）。

（3）G2：分化中等（中度异型）（Gleason 5 ～ 6 分）。

（4）G3 ～ 4：分化差或未分化（重度异型）（Gleason 7 ～ 10 分）。

4. 前列腺癌危险因素分级评估　前列腺癌危险分类的目的是对具体患者进行具体的综合分析，指导医师选择适当的治疗方法和判断预后。具体包括前列腺癌早期诊断、淋巴结转移预测、术前对预后的判断、术后对生化复发的判断、复发后的治疗选择等。根据血清 PSA、Gleason 评分和临床分期整合分析将前列腺癌分为低危、中危、高危 3 个等级（表 9-3-3）。

表 9-3-3　前列腺癌危险因素分级

	低危	中危	高危
PSA（ng/ml）	< 10	10 ～ 20	> 20
Gleason 评分（分）	≤ 6	7	≥ 8
临床分期	≤ T2a	T2b	≥ T2c

（三）诊断评估及鉴别要点

目前前列腺癌诊断的金标准为前列腺系统性穿刺活检，可获得组织病理学诊断。对于可疑前列腺癌患者通常进行前列腺直肠指检或 PSA 检查后再确定是否进一步前列腺穿刺活检。直肠指检整合 PSA 检查是目前公认发现早期前列腺癌的最佳方法。少数患者是在前列腺增生术后病理中偶然发现前列腺癌。

1. 诊断的基本要求　根据相应的临床表现、肿瘤标志物检测、影像学检查及病理学检查就可进行前列腺肿瘤的诊断。定性诊断采用前列腺系统性穿刺活检进行病变部位活检及病理检查等方法明确病变是否为癌、肿瘤的分化程度及特殊分子表达情况等与前列腺癌自身性质和生物行为学特点密切相关的属性及特征。

2. 当前前列腺癌推荐的诊断方法

（1）直肠指检（digital rectal examination，DRE）：大多数前列腺癌起源于前列腺的外周带，DRE 对前列腺癌的早期诊断和分期都有重要价值。

（2）前列腺特异性抗原（prostate-specific antigen，PSA）检查：广泛应用于临床，PSA 是前列腺癌最重要的肿瘤标志物，PSA 检查改变了前列腺癌的整合诊疗模式。与 DRE、经直肠前列腺超声（transrectal ultrasonography，TRUS）比较，它具有更高的前列腺癌阳性诊断预测率，尤其能提高局限性前列腺癌诊断率，明显提高前列腺癌根治性治疗的概率，极大改善患者的预后。

（3）前列腺特异性膜抗原（prostate-specific membrane antigen，PSMA）检查：以往前列腺癌的诊断基于骨扫描、CT、MRI 等影像学检查，但这些检查并非前列腺癌特有，诊断的敏感度和特异度不高。PSMA 的应用使前列腺癌复发病灶检出的敏感度有了明显提升。基于 PSMA 的检测结果，许多"生化复发"患者被确诊为临床复发，有机会接受更及时的治疗，而非一概的挽救性放疗。PSMA 还能更好地反映前列腺癌转移灶治疗后的改变，同时还可识别 PSA 水平下降背景下仍然存在的活性病灶。PSMA 打开了前列腺癌整合诊断的大门，相信其在提高检测分辨率、影像生物学关联、异质性影像剂等方面也会有良好的应用前景。

（4）前列腺穿刺活检：前列腺系统性穿刺活检是诊断前列腺癌最可靠的检查，是诊断前列腺癌的金标准。

（5）CT 检查：CT 对早期前列腺癌诊断的敏感度低于 MRI，前列腺癌患者进行 CT 检查的主要目的是协助临床医师进行肿瘤的临床分期，了解前列腺邻近组织和器官有无肿瘤侵犯及盆腔内有无肿大淋巴结。

（6）MRI/MRS：MRI 可以显示前列腺包膜的完整性、肿瘤是否侵犯前列腺周围组织及器官，

MRI 也可以显示盆腔淋巴结受侵犯的情况及骨转移的病灶。在临床分期上有较重要的作用。

mpMRI 目前在前列腺癌诊断中越来越受到重视，除了用于早期前列腺癌监测，也可用于接受主动监测的低危的、身体状况差、无法耐受手术、放疗的患者，可在随访过程中通过 mpMRI 检测来尽量避免穿刺活检。

（7）全身核素骨显像检查（ECT）：前列腺癌的最常见远处转移部位是骨骼。全身核素骨显像检查可比常规 X 线片提前 3～6 个月发现骨转移灶，敏感度较高但特异度较差。一旦前列腺癌诊断成立，建议进行全身核素骨显像检查（特别是在 PSA > 20ng/ml，Gleason 评分 > 7 分的病例），有助于判断前列腺癌准确的临床分期。

（8）病理诊断：前列腺癌的组织学分级是根据腺体分化程度和肿瘤生长的形式来评估其恶性程度，Gleason 分级系统应用普遍，推荐使用。

3. 主要鉴别思路　目前，前列腺癌鉴别诊断的基本思路是与良性前列腺增生症相鉴别，由于前列腺癌和前列腺增生都属于老年性疾病，初始临床症状有重叠，早期均会出现尿频、尿急、夜尿增多甚至血尿症状，通过症状很难区分前列腺癌和良性前列腺增生症，需进一步行直肠指检、PSA 和影像学检查。前列腺癌的鉴别仍以病理组织活检或术后病理为主要手段，还可通过前列腺肿瘤和其他肿瘤相对特异性免疫组化标志物相鉴别。

要点小结

◆ 评估要通过 MDT 合作完成，以建立合理的前列腺癌整合诊疗流程，有助于实现最佳、个体化的整合治疗。

◆ 前列腺癌分期评估的主要目的是在制订整合治疗方案之前充分了解疾病的严重程度及特点，以便为选择合理的整合治疗模式提供充分的依据。前列腺癌的严重程度可集中体现在肿瘤局部侵犯、淋巴结转移程度及远处转移 3 个方面，在临床工作中应选择合适的辅助检查方法以期获得更为准确的分期诊断信息。

◆ 完整的诊断内容包括肿瘤部位、分级、分期及 Gleason 评分。诊断评估要求全面、动态，在整合评估基础上更加关注患者的个体特殊性，以制订最佳个体化的整合治疗策略。

【整合决策】

（一）观察等待和主动监测

对于诊断为前列腺癌的患者，肿瘤无疑是一个致死因素，然而从前列腺癌患者长期的自然病程来看很多患者实际最终并不死于前列腺癌。根据 2020 年 CA 公布的肿瘤数据，2020 年美国预计前列腺癌新发病例数可达 191 930 例，而只有 33 330 例患者最终会死于前列腺癌。从长期病程来看，每 6 例前列腺癌患者中有 1 例死于该疾病，而且这一比例在过去几十年中基本保持稳定，这意味着对于前列腺癌这种疾病，其生物学行为存在较大差异。当前由于 PSA 筛查的推广及系统前列腺穿刺的广泛应用，早期前列腺癌被发现的概率大大增加。尽管当前局部治疗技术成熟、可靠且肿瘤控制较满意，但结合患者治疗获益评估、预期寿命及治疗后长期对患者生活质量的影响，为了防止过度治疗，在考虑患者意愿的前提下，学界提出了针对前列腺癌治疗的"观察等待"及"主动监测"两种治疗理念。

1. 观察等待　是指对于临床上已经确诊的前列腺癌患者及临床上认为不适合接受治愈性治疗的患者采取保守治疗，直到患者出现局部或全身疾病进展的症状，针对症状采取姑息治疗从而改善患者生存质量的治疗方式。在几项随访时间较长的临床研究中，接受观察等待的患者 10 年肿瘤特异性生存率（cancer specific survival，CSS）为 82%～87%，对于临床 T1/T2 期及 ISUP 分级 ≤ 2 级的患者 10 年 CSS 为 80%～95%。因此，EAU 指南推荐对于因伴随疾病而预期寿命 < 10 年的无症状的前列腺癌患者可以选择观察等待，在观察等待期间针对症状及疾病进展采用非治愈性治疗。对于 M0 没有症状的患者，PSA 倍增时间 > 12 个月，PSA < 50ng/ml 且分化良好，在不

接受任何形式的局部治疗的情况下可以单独采用雄激素剥夺治疗（ADT）的延迟治疗方案。

2. **主动监测** 同样是针对临床上已经确诊的前列腺癌患者，但是其针对的对象为有治愈性治疗适应证的患者，但由于担心治愈性治疗对生活质量的影响或手术的风险等因素，暂时不选择治愈性治疗而是按计划定期严密随访，直至肿瘤进展达到预先设定的疾病进展阈值时再给予治愈性治疗。主动监测的目的在于避免对于部分临床局限性前列腺癌的过度治疗，同时对于最终要接受治愈性治疗的患者监测到合适的治疗时间。因此，主动监测主要适用于临床有根治性治疗机会的低危前列腺癌患者，具体公认的指征包括 ISUP 分级为 1 级，同时前列腺穿刺 <（2 ~ 3）针阳性并且每针肿瘤含量 ≤ 50%；临床 T1c 或 T2a，PSA < 10ng/ml 且 PSA 密度 < 0.15ng/ml。另外，病理学的共识认为在以上标准基础上应该排除穿刺主要成分为导管腺癌（包括纯粹的导管内癌）、肉瘤样癌、小细胞癌，穿刺标本提示前列腺外侵犯或淋巴血管侵犯及会阴侵犯的病例。

对于接受主动监测的患者，应在 6 ~ 12 个月内再次行前列腺穿刺。如果患者在首次穿刺时没有做 mpMRI，再次穿刺时可以建议做 mpMRI 协助判断。随访监测的内容包括直肠指检（至少 1 年 1 次）、PSA（至少每 6 个月 1 次）、重复穿刺（间隔 3 ~ 5 年）。主动监测转为积极治疗主要依据再次穿刺的结果（ISUP 分级、穿刺阳性针数、穿刺肿瘤含量）或 T 分期进展。同时，PSA 改变也可作为一个参考指标，特别是 PSA 倍增时间 < 3 年时。另外，患者个人的意愿也是决定是否继续主动监测的重要参考。总体而言，对于低危的前列腺癌患者，当患者预期寿命 > 10 年时，应更加推荐患者接受治愈性治疗（根治性前列腺切除术或根治性放疗）。

（二）手术治疗

手术治疗是前列腺癌的主要治疗手段，前列腺癌手术目前包括根治性前列腺切除术和双侧睾丸切除术。根治性前列腺切除术是以达到根治效果为目的的手术方式。随着近年减瘤概念的提出，根治性前列腺切除术也作为减瘤治疗中的重要环节。双侧睾丸切除是 ADT 中使前列腺癌患者达到去势水平的方法之一。

1. **根治性前列腺切除术**（radical prostatectomy, RP） 是局限性前列腺癌的最主要的治疗方法之一，其切除范围包括完整的前列腺、双侧精囊，双侧输精管壶腹部及膀胱颈部。

RP 的目的是完整切除病灶同时保留尿控功能并尽可能地保留患者的勃起功能。其主要的术式包括经会阴、经耻骨后前列腺癌根治术。随着技术的进步和发展，腹腔镜前列腺癌根治术及机器人辅助前列腺癌根治术因其损伤小，术中出血少，术野及解剖清晰，同时术后并发症少的特点，应用越来越广泛。当前认为高龄并不是 RP 的禁忌证，但是患者预期生存时间应当 ≥ 10 年。同时手术应考虑肿瘤的临床分期及总体健康状况。

（1）低危前列腺癌：一项随访 10 年的 ProtecT 研究，其中 60% 的患者为低危前列腺癌，最终与放疗及主动监测相比，接受 RP 治疗的患者在无转移生存及 PFS 方面明显获益。在另外一项随访了 18 年的研究 SPCG-4 中，发现 RP 组患者前列腺癌特异性死亡率没有降低，总体死亡率及远处转移风险有所降低。因此，对于这类患者，应当结合肿瘤进展、术后并发症、生存获益及患者意愿综合考虑。对于低危前列腺癌患者，盆腔淋巴结转移风险 < 5%，因此，在实行 RP 时可以不进行盆腔淋巴结清扫。

（2）中危前列腺癌：在 SPCG-4 研究中，中危前列腺癌患者 RP 治疗后总体生存时间、前列腺癌特异性生存时间均明显延长。对于中危患者，淋巴结阳性概率为 3.7% ~ 20.1%。因此对于估计淋巴结阳性率 > 5% 的患者，应当建议施行扩大淋巴结清扫术。

（3）高危前列腺癌：对于这部分患者，PSA 有很大控制失败的风险，因此需要整合辅助治疗。对于这部分患者目前尚缺乏统一的治疗共识。临床上认为只要肿瘤没有固定在盆壁或没有侵犯到尿道括约肌，对一些肿瘤体积较小的患者可行 RP。由于这部分患者淋巴结转移风险较大，因此应对这部分患者施行扩大淋巴结清扫，而术中无须对淋巴结做快速冷冻。应当引起重视的是对于这部分患者，手术仅仅是整合治疗的一部分。

（4）局部晚期前列腺癌：目前对于局部晚期前列腺癌的治疗标准并不统一，但在患者身体条件可以接受的情况下，局部治疗整合全身治疗可以取得最优的疗效。尽管当前并没有前瞻性随机对照研究的结果公布，但是回顾性研究显示对于 cT3b～T4 期患者，RP 整合全身治疗后 10 年肿瘤特异性生存率可以＞87%，总体生存率为 65%。对于局部淋巴结转移的患者，RP 整合辅助内分泌治疗 10 年肿瘤特异性生存率可高达 80%。

（5）寡转移前列腺癌：当前 ADT 仍然是目前治疗转移性前列腺癌患者的主要手段。但越来越多的研究证实，对于寡转移前列腺癌（在前列腺原发灶以外出现≤5 个转移灶，包括骨或软组织），针对原发病灶的治疗有助于疾病控制和减缓疾病进一步发展，在回顾性分析美国国立癌症研究所监测、流行病学和结果数据库（Surveillance，Epidemiology，and End Results，SEER）后发现，仅接受全身治疗的患者 5 年 CSS 和 OS 分别为 48.7% 和 22.5%，但接受 RP 整合全身治疗的患者 CSS 和 OS 分别为 75.8% 和 67.4%。在后续公布的多项回顾性研究中也得到了类似的结论，因此对于低转移负荷的前列腺癌患者，在患者身体条件允许的情况下可以考虑实行减瘤性 RP 并 ADT 及辅助放疗的整合治疗手段。

（6）挽救性根治性前列腺切除术：放疗、冷冻治疗、高能聚焦超声治疗前列腺癌原发病灶后，发生局部复发的患者可行挽救性 RP，这是达到局部控制肿瘤的有效治疗方法，但在行 RP 时需考虑到放疗后局部纤维化及愈合延迟引起的并发症。与 RP 相比，挽救性 RP 中发生直肠损伤、术后尿潴留、尿漏、脓肿的风险均较高，术后尿失禁发生率为 21%～90%，并且几乎所有患者均丧失勃起功能。总体而言，对于前列腺癌患者放疗后行挽救性 RP，应综合考虑肿瘤控制及术中术后并发症。

2. 盆腔淋巴结清扫　一般所说的盆腔区域淋巴结是指真骨盆内的盆腔淋巴结，在解剖学上对应的是髂总动脉分叉以下的盆腔淋巴结，因此，盆腔区域淋巴结是指闭孔、髂外及髂内区域淋巴结，这一区域的淋巴结分期上属于 N1，髂总及骶前区域淋巴结属于盆腔区域以外的淋巴结，分期

上属于 M1a。局限性淋巴结清扫一般是指清扫闭孔区域淋巴结，扩大淋巴结清扫一般指闭孔、髂内、髂外淋巴结，超扩大淋巴结清扫包括闭孔、髂内、髂外、髂总、骶前淋巴结等。

3. 双侧睾丸切除术　手术去势仍然是 ADT 治疗的主要方法之一，可以将睾酮快速、持续降至极低水平。尽管当前临床上将＜50ng/dl 定义为达到去势水平，但有研究证实将血清睾酮降低至＜20ng/dl，前列腺癌患者更能够从中获益，而手术去势甚至可以＜15ng/dl。另外，去势手术操作简单，几乎没有并发症，其主要的不良反应是对患者心理的影响及治疗中无灵活的调节方案等问题，有少数患者内分泌治疗无效，因此目前临床上一般首先考虑药物去势。

要点小结

◆ 手术治疗是前列腺癌的主要治疗手段。

◆ 对于由于伴随疾病而预期寿命＜10 年的无症状前列腺癌患者，可以选择观察等待。主动监测可以适用于预期寿命＞10 年的极低危前列腺癌患者，但要结合患者个人意愿，临床上更推荐患者接受治愈性治疗。

◆ 对于局限性前列腺癌，根治性前列腺切除术与盆腔淋巴结清扫术是主要的整合治疗手段。

（三）围术期处理

1. 术前处理

（1）术前准备：除完善常规手术评估检查，血、尿、粪三大常规检查，胸部 X 线片、肺功能及心电图检查评估患者是否耐受手术外，还应关注患者心理活动，与患者积极交流手术的目的、方法、安全性及术后恢复过程和预后等，以减轻患者对手术的恐惧和焦虑心理。吸烟者术前 2 周应停止吸烟，长期服用阿司匹林等非甾体抗炎药的患者术前 10 天停药。术前 1 天指导患者流质饮食，术前 12h 禁食禁水，术晨清洁灌肠。

（2）抗菌药物：根治性前列腺切除术切口属于 Ⅱ 类切口，可以术前 2h 预防性应用抗生素。抗生素一般选择对肾功能没有影响或者影响较小的抗生素，如头孢类和喹诺酮类抗生素，原则上首

选价格便宜、低级别的抗生素，如第二代头孢，只有在上述抗生素无效的情况下才选用更高级的抗生素，如第三代头孢。术中如果手术时间过长或超过抗生素的半衰期或是出血较多，则可以重复 1 个剂量抗生素。

2. 术后一般处理　术后可短期给予静脉营养支持，一般术后排气或肠鸣音恢复后即可逐步开始流质饮食，若术中有直肠损伤，则应暂时严格禁食。为预防术后下肢静脉血栓形成，鼓励患者术后早日主动或被动活动下肢。术后一般使用 3 ～ 5 天抗生素，若手术中有直肠损伤，则需要大剂量应用抗厌氧菌和需氧菌的药物。

3. 术后并发症的处理和预防

（1）直肠损伤：术中处理前列腺尖部及 Denonvilliers 筋膜可能会出现直肠损伤。一旦发生直肠损伤，术中应在清除伤口边缘的污染组织后分两层缝合直肠破口，术后保持引流的通畅并应用广谱抗生素预防感染，一般不需做近端结肠造口。术后适当延迟进食及导尿管拔除时间，保持导尿通畅。

（2）尿漏：术后 24h 内引流管中有尿液比较常见，但是引流尿液超过 6 天则可以诊断为尿漏。在这种情况下应当延长导尿管留置时间并保持尿液引流通畅，绝大部分病例在吻合口周围引流 2 周左右自动愈合。

（3）尿失禁：术后早期常有尿失禁发生，多数为轻、中度的尿失禁，如果术中没有外括约肌损伤，通常术后半年内有所好转，应指导此类患者进行规范的提肛训练，有条件的可以整合生物反馈治疗，加快尿控恢复。术后 12 个月后仍然有尿失禁的患者通常为完全性尿失禁，需要施行抗尿失禁手术或者植入人工括约肌假体治疗。

（4）勃起功能障碍：这是前列腺癌术后最常见的并发症。前列腺根治术的保神经手术大大降低了术后勃起功能障碍，但是当前列腺癌侵犯血管神经时，由于完整切除肿瘤的需要，术后出现勃起功能障碍往往不可避免，可以采用药物治疗配合负压真空吸引，如果药物治疗失败或患者不满意，则可行阴茎假体植入。

（5）吻合口狭窄及尿潴留：吻合口狭窄发生率不高，多数为吻合口瘢痕挛缩引起，可以通过尿道扩张术进行治疗，如果无效可行经尿道吻合口狭窄切开术，但是应当注意术后尿失禁的发生。

（四）内科治疗

1. 内分泌治疗　基于前列腺癌细胞的雄激素依赖特性，内分泌治疗是应用时间最长、沿用至今且不断更新发展的一种治疗方法，在肿瘤整合治疗中占重要地位。内分泌治疗可分为经典内分泌治疗和新型内分泌治疗。需严格掌握临床适应证与禁忌证，并在泌尿外科医师或肿瘤内科医师指导下施行。

明确治疗方案前，应当全面、系统、准确地评估患者的基线状态和疾病状态，充分考虑患者的肿瘤负荷、体能状态、基础疾病、治疗风险和患者意愿等，采用安全合理的个体化整合治疗方案。重视患者的教育和管理，及时进行疗效评估并定期随访，密切关注和防治不良反应。评价疗效参考前列腺癌临床试验工作组 3（Prostate Cancer Clinical Trials Working Group 3，PCWG3）标准，应根据血液学指标（PSA 水平）、影像学结果和患者报告临床结局（patient-reported outcome，PRO，包括疼痛缓解、生活质量改善等）进行整合评估。参照"不再临床获益（no longer clinically benefiting，NLCB）"标准评判患者停药时机，不良事件评估标准参照 NCI-CTC 标准。

（1）经典内分泌治疗：包括抑制睾酮分泌（去势治疗）、阻断雄激素与其受体的结合（抗雄激素治疗）、抑制肾上腺来源的雄激素合成及抑制睾酮转化为双氢睾酮等方式，可降低雄激素激活其受体的能力。内分泌治疗有多种不良作用，包括潮热、性欲减退、勃起功能障碍、阴茎和睾丸萎缩、肌肉质量和强度减弱、疲劳、贫血、乳房发育和胀痛、抑郁和情绪波动、脱发、骨质疏松、临床骨折、肥胖、胰岛素抵抗、血脂改变的发生率更高及糖尿病和心血管疾病的风险更高，长期可引起认知能力下降。这些不良反应发生的类别和严重程度波动较大，许多为可逆的或可避免和可减轻的，需告知患者相关不良作用及其风险，并进行早期筛查、防治及管理。注意健康的生活饮食习惯及适当的体育锻炼；定期监测血糖和血脂水平，必要时预防性使用他汀类药物；补充钙和维生素 D，定期监测骨密度变化，同时对 ADT 期间骨折风险高的非转移性前列腺癌患者进行预防性应用地诺单抗（denosumab）。

1）去势治疗（castration）：分为手术去势和药物去势，两者疗效大致相同。标准去势水平为血清睾酮 < 50ng/dl（1.7nmol/L），20ng/dl（1nmol/L）有望成为更合适的临界值。具体做法和评价如下。①双侧睾丸切除术：简单、安全且经济高效，可快速降低睾酮水平，迅速缓解晚期骨转移性前列腺癌的骨痛症状。不足之处为手术不可逆，无法做到间歇性治疗，同时睾丸缺如对部分患者造成心理影响，可采用包膜下睾丸切除术或双侧睾丸切除后行睾丸假体植入。手术去势不能消除 10% 的肾上腺来源的雄激素，同时对雄激素难治性前列腺癌无效。②雌激素及其类似物：具有抑制睾酮分泌、阻断雄激素与其受体结合及细胞毒性作用。代表药物己烯雌酚（diethylstilbestrol，DES）去势作用快速高效，且研究提示对部分雄激素难治性前列腺癌仍有一定疗效。标准剂量 5mg/d，口服，不良反应明显，小剂量 1 ~ 3mg/d 的疗效同手术去势，但始终存在的心血管毒性作用如血栓栓塞等并发症，严重限制了其临床应用。现 DES 不被推荐为一线去势药物，仅在去势抵抗性前列腺癌（CRPC）治疗中作为二线激素治疗的选择。③黄体生成素释放激素类似物（LHRH-α）：通过持续作用于垂体的 LHRH 受体使其出现脱敏现象而功能低下，进而抑制睾酮分泌，多在 2 ~ 4 周达到持续稳定的去势水平，是雄激素剥夺治疗的主要方法。临床应用制剂包括亮丙瑞林（leuprorelin，商品名为抑那通。1 个月和 3 个月的剂型、用法分别为 3.75mg，每 4 周 1 次；11.75mg，每 12 周 1 次，皮下注射）、戈舍瑞林（goserelin，商品名为诺雷得。1 个月和 3 个月剂型、用法分别为 3.6mg，每 4 周 1 次；10.8mg，每 12 周 1 次，皮下注射）；曲普瑞林（triptorelin，商品名为达菲林，1 个月剂型 3.75mg，每 4 周 1 次，肌内注射），3 种药物疗效基本相似。需注意一过性升高（flare-up）现象，即初始应用 LHRH-α 后出现 LH 的大量释放，促使睾酮水平连带前列腺酸性磷酸酶（prostatic acid phosphatase，PAP）和 PSA 水平一过性升高，造成晚期前列腺癌患者

症状加重（骨痛、急性尿潴留等）、疾病进展及恶化，严重者出现肾衰竭、病理性骨折、脊髓压迫及血液高凝状态导致的致命性的心血管事件。应该在应用 LHRH-α 之前或联合使用抗雄激素药物至少 7 天以减少与雄激素受体的配体结合，必要时监测睾酮水平。同手术去势相同，约 10% 的患者对 LHRH-α 不敏感，他们需采用其他治疗手段如 DES、抗雄激素药物、LHRH 拮抗剂或类固醇等来降低睾酮水平。④ LHRH- 拮抗剂：竞争性结合腺垂体 LHRH 受体，快速降低血清睾酮水平而不引起一过性升高现象。代表药物地加瑞克（degarelix）为 1 个月剂型，首月标准剂量为 240mg，持续剂量为 80mg，皮下注射。大多数患者治疗第 3 天就达到去势水平，临床获益似乎优于 LHRH-α，但尚缺乏长期生存数据的支持。非激素相关不良作用主要为突发的严重过敏反应。

2）第一代抗雄激素治疗：单药抗雄激素治疗效果不及去势治疗，现多已不推荐，仅用于去势治疗失败后的二线内分泌治疗。根据分子结构不同，分为甾体类和非甾体类抗雄激素药物（non-steroidal anti-androgen，NSAA），前者包括醋酸环丙孕酮（cyproterone acetete，CPA）、醋酸甲地孕酮（megestrol aceteta，MA）和醋酸甲羟孕酮（medroxyprogesterone acetate，MPA），它们均为羟孕酮的合成衍生物，有糖皮质激素和孕激素活性，可通过血脑屏障而抑制中枢神经。非甾体类抗雄激素药物为单纯雄激素拮抗剂，不抑制睾酮分泌而保持患者的性欲和性功能，多联合手术或药物去势用于联合雄激素阻断治疗，常见不良反应为男性乳腺发育及乳房胀痛、潮红、肝脏毒性等，但疗效及不良反应具有可逆性。常见药物为氟他胺（flutamide）、尼鲁米特（nilutamide）和比卡鲁胺（bicalutamide）。① CPA：是经典的类固醇类抗雄激素药物，推荐剂量为 100mg 口服，每日 2 ~ 3 次，其疗效与雌激素类似，单药治疗的生存获益劣于 LHRH-α。CPA 可用于潮热治疗，使用剂量为 50 ~ 100mg/d。治疗相关不良反应包括性腺功能减退，如性欲缺乏、勃起功能障碍和精神不振，部分患者会出现心血管并发症和肝脏毒性。②尼鲁米特：单药很少应用于临床，首月诱导剂量为 300mg/d，口服，后维持剂量 150mg/d，

可单次或分次服用。其他不良反应为视觉障碍（暗适应延迟）、间质性肺炎等。③氟他胺：单一疗法在临床试验中用于晚期 CRPC 患者的二线激素治疗，但生存获益不及 DES，可与比卡鲁胺进行替换治疗。标准剂量为 250mg 口服，每日 3 次，常见不良反应有恶心、呕吐、腹泻等。④比卡鲁胺：在安全性和耐受性方面较氟他胺和尼鲁米特更有优势。联合去势治疗的推荐剂量为 50mg 口服，每日 1 次；单药 50mg/d 疗效劣于去势治疗；随机试验中单独使用大剂量 150mg/d 比卡鲁胺治疗局部晚期或转移性前列腺癌的疗效与 LHRH-α/ 拮抗剂相同而骨保护作用更明显，但在局限性前列腺癌中无生存优势。因此，大剂量单药比卡鲁胺治疗局部进展或转移性前列腺癌仍存在一定争议。

抗雄激素撤退综合征（antiandrogen withdrawal syndrome，AWS），即长期应用联合抗雄治疗后出现去势抵抗的患者停用抗雄激素药物一段时间（4～6 周），15%～30% 的患者出现 PSA 下降＞50%，伴或不伴临床症状改善的现象。可能与雄激素受体突变有关，具体作用机制有待进一步研究。目前在各种抗雄激素药物如比卡鲁胺、氟他胺、尼鲁米特、CPA、DES 等应用时均观察到此现象，平均 PSA 应答可持续 4 个月，但很少出现实体肿瘤病灶的客观缓解，总体生存预后较无 AWS 患者未见明显改善。抗雄激素撤退治疗可作为 CRPC 患者的二线内分泌治疗方式，但能否使 CRPC 患者最终受益仍有待进一步研究和探索。

3）联合雄激素阻断（combined androgen blockade，CAB）治疗：又称最大雄激素阻断（maximal androgen blockade，MAB）治疗，指同时去除或阻断睾丸来源和肾上腺来源的雄激素，以期最大限度地降低雄激素对前列腺癌细胞的作用。主要方法包括手术去势或其他阻断睾丸雄激素产生的治疗，整合阻断肾上腺雄激素的产生，或在靶细胞中阻断雄激素的整合治疗。常见治疗方案为去势与一代抗雄激素药物的整合应用，后者常选择以比卡鲁胺为主的 NSAA。在所有的研究中 CAB 都是用于持续性 ADT。荟萃分析显示与单纯去势治疗相比，CAB 可延长总体生存时间 3～6 个月，但同时增加了 NSAA 相关的毒性反应和经济压力，导致患者生活质量下降并最终都

不可避免地进入到去势抵抗状态，因此其微弱的生存优势在临床应用中的价值有待进一步考量。

4）间歇性内分泌治疗（intermittent hormonal therapy，IHT）：指前列腺癌患者经过内分泌治疗一段时间后血清睾酮和 PSA 分别降至去势水平和正常水平以下，此时停止内分泌治疗，根据病情发展再重新开始下一个治疗周期，如此循环直至前列腺癌进展至雄激素难治性阶段期。诱导期至少持续 6～9 个月且只有在患者有明确的 PSA 反应后才能停止治疗，国内推荐停药标准为 PSA＜0.2ng/ml，当 PSA＞4ng/ml 时开始新一轮治疗。IHT 的提出有望改善生活质量，减少经济负担，但间歇期可能增加疾病进展风险且需要更频繁和更准确的检测手段。

IHT 适用于局部晚期、生化复发及转移性前列腺癌，但与 CHT 的疗效对比还需大量的临床研究来探索并寻找到 IHT 的最佳适用人群。既往研究结果显示，在局部晚期或局部治疗失败后的非转移性前列腺癌中，IHT 在不良反应和生活质量方面有优势，且在疾病进展和生存预后方面与持续内分泌治疗无明显差异，期待进一步前瞻性研究的验证；在转移性前列腺癌的治疗中，治疗初期 IHT 显著降低了心血管事件和病理性骨折的发生率，但在长期随访结局中与持续内分泌治疗并无统计学差异，反而增加了缺血和血栓事件的发生率。因此，转移性前列腺癌患者 IHT 治疗的选择应当慎重及个体化。对于疾病进展风险较低的患者且内分泌治疗相关不良反应比较明显的患者可以考虑 IHT，但治疗期间需密切监测并且在疾病出现进展前及时改用持续内分泌治疗。

5）单纯雄激素剥夺治疗：任何抑制睾丸雄激素分泌和（或）抑制雄激素活性的治疗方法统称为雄激素剥夺治疗（androgen deprivation therapy，ADT）。常规治疗方案包括 LHRH-α、LHRH-α 联合一代抗雄激素药物、LHRH 拮抗剂或双侧睾丸切除术，没有证据支持其中一种治疗类型是最好的，除非脊髓压迫风险极高或即将发生时首选 LHRH 拮抗剂或手术去势。单纯 ADT 治疗主要应用于转移性前列腺癌的标准治疗、去势抵抗性前列腺癌的二线激素治疗、局部治疗后疾病复发的挽救性治疗及姑息治疗。

　　注意点如下：①ADT不应作为单一疗法用于临床局限性（N0M0）前列腺癌，除非有明确的局部治疗禁忌证如预期寿命＜5年和存在并发症，且疾病风险为高危或极高危的患者可以接受单纯的ADT作为姑息治疗。②姑息性ADT可用于预期寿命≤5年的高危、极高危、局部晚期（包括N1）或转移性前列腺癌患者。对接受观察等待（watchful waiting，WW）的患者定期复查出现疾病进展时也可以给予姑息性ADT，此时选择单一去势治疗，目的是缓解疾病相关症状或预防疾病进展而即将出现的症状。③治愈性治疗后生化复发（biochemical recurrence，BCR）的患者可以选择挽救性内分泌治疗，但其临床疗效存在相互矛盾的结果。ADT是否应用及应用的时机和时间受PSA倍增时间（PSA-DT）、疾病病理分期、患者意愿、ADT长期和短期不良作用及潜在的并发症影响。在RT后或RP后接受挽救性RT（SRT）后PSA持续可测量或复升的非转移性前列腺癌患者中，疾病快速进展（PSA-DT＜6～12个月或初始ISUP分级＞2/3级）且预期寿命较长的患者推荐早期ADT；PSA-DT＞12个月无远处转移的患者不推荐ADT。同时，选择ADT的患者可以优先考虑IHT。④对于有症状的初诊转移性前列腺癌患者，应立即给予ADT以缓解症状并降低晚期疾病可能出现的严重并发症风险。此时可优先选择LHRH拮抗剂，应用LHRH-α时需短期应用或联合一代抗雄激素药物，避免一过性升高现象。对依从性较好的无症状患者，可以选择延迟ADT并密切随访以期降低治疗相关的不良作用。IHT的选择如上所述。⑤进展至去势抵抗性前列腺癌的患者需要继续使用LHRH-α或LHRL拮抗剂来维持去势状态，即血清睾酮水平＜50ng/dl，并在此基础上根据是否转移及是否有症状选用其他药物治疗。传统的二线内分泌治疗包括第一代抗雄激素、抗雄激素撤退治疗、酮康唑（肾上腺酶抑制剂）单药或联合氢化可的松、皮质类固醇、DES等。这些现因临床获益有限而应用较少，但其治疗成本相对较低，可用于不愿接受主动监测且体能状态较差的无症状CRPC患者。

　　6）ADT结合根治性前列腺癌切除术：当前对于高危局限性或局部晚期前列腺癌的最佳诊疗策略尚处于探索阶段，RP仅作为整合模式治疗中的一部分。ADT可在RP之前、期间和（或）之后作为新辅助、联合和（或）辅助治疗，以期改善临床治疗结局。理由如下：①多项Ⅲ期研究结果发现3个月的新辅助内分泌治疗（NHT）与RP后的病理降期（pT3率降低）、切缘阳性率和淋巴结阳性率降低有关，但疾病的远期生存预后未见明显改善。因RP前的NHT仅应用于临床试验而不被推荐为标准的临床治疗方法。同时有关NHT的最佳获益人群、药物类型及治疗时间方面的研究正在不断探索。②术前影像学评估存在淋巴结阳性的局部晚期患者可选择局部治疗如PR或RT联合长期ADT，但以上结论是基于非随机对照研究的数据，需进一步的前瞻性研究来验证。③RP后病理提示盆腔淋巴结阳性（pN+）患者接受辅助ADT或联合局部放疗可显著改善疾病预后，且即刻ADT的生存获益优于延迟治疗，多选择至少2年的长期ADT。接受ADT或联合放疗的同时均可加入醋酸阿比特龙联合泼尼松治疗。但对于扩大盆腔淋巴结清扫术（extended pelvic lymph node dissection，ePLND）后提示镜下淋巴结受累数目≤2个、术后PSA＜0.1ng/ml且无结外侵犯的疾病进展风险较低的患者可以选择观察。④近年来的前瞻性研究及既往大量的回顾性研究分析发现寡转移性前列腺癌原发灶的局部治疗（RP或RT）能带来生存获益，可能延迟开始全身治疗的时间，同时根治性前列腺癌切除术加ePLND联合辅助ADT有望成为寡转移性前列腺癌整合治疗的选择之一，但需对患者进行严格的筛选和评估并进行更多的Ⅲ期临床试验来验证。

　　7）ADT联合放疗：在放疗之前、期间和（或）之后给予ADT作为新辅助、联合和（或）辅助内分泌治疗可以改善部分前列腺癌患者的生存预后，主要适应证包括中、高危局限性、局部晚期和RP后生化复发的前列腺癌及肿瘤负荷较低的转移性激素敏感性前列腺癌（metastatic hormone-sensitive prostate cancer，mHSPC）或寡转移性前列腺癌。主要依据：①中危局限性前列腺癌患者接受外照射放疗（EBRT）结合4～6个月的短期ADT可以延长患者的总体生存时间。内分泌治疗多选择 CAB 方案，但实际是否有必要添加抗雄激素药物有待进一步研究。对于不愿接受 ADT 的患者可选择剂量增加的 EBRT 或联合近距离放疗，但不能为无法接受局部治疗的无症状患者进行单纯 ADT。②高危局限性和局部晚期（包括 cN1）疾病在 EBRT 基础上结合长期 ADT 的生存预后均优于单纯放疗或内分泌治疗。ADT 的持续时间须考虑患者的体能状态、并发症及疾病复发风险等，推荐至少 2～3 年雄激素阻断治疗。③术后 pN1 疾病接受辅助放疗联合持续性 ADT 的获益人群包括淋巴结低容量转移（＜3 个淋巴结）、ISUP 分级为 2～5 级且病理分期为 T3～4 或切缘阳性（R1）的患者，以及盆腔淋巴结转移数目为 3～4 个的患者。前列腺窝及盆腔淋巴结区域放疗的时机为术后 6 个月内，ADT 多在明确病理后即刻进行，同时可以联合阿比特龙增加疗效。④RP 后生化复发的患者可进行早期 SRT 或联合 ADT。是否联合 ADT 及 ADT 时间的选择需根据疾病不良预后的相关预测因素如 PSA 速率（PSA-DT）、SRT 前 PSA 水平、术后病理分期、ISUP 分级、手术切缘情况等开展个体化整合治疗。对于风险较低的 BCR 患者推荐 RT 结合 6 个月的短期 ADT；高风险患者推荐长期 ADT，具体风险分层尚未明确和统一。⑤ADT 联合原发灶的放疗适合肿瘤负荷较低的初诊转移性前列腺癌患者，同时有望提高口咽鳞癌患者的生存预后，但需更进一步的前瞻性研究来验证。

8）ADT 联合其他药物治疗：ADT 与多西他赛化疗或与其他新型内分泌药物的整合治疗主要应用于转移和（或）非转移 CRPC，以及初诊转移性激素敏感性前列腺癌，详见后述及化疗章节。近年来，通过实现睾酮水平骤升骤降、快速交替的双极雄激素治疗（bipolar androgen therapy，BAT），有望改善晚期转移性去势抵抗性前列腺癌（mCRPC）患者的生存预后，具体治疗方案为在持续 ADT 基础上联合外源性雄激素如环戊丙酸睾酮 400mg，每 4 周 1 次，肌内注射，此时 ADT 的选择应为 LHRH-α 或 LHRH 拮抗剂。

（2）新型内分泌治疗：接受 ADT 的患者最终都不可避免地发展到去势抵抗状态，其发生机制主要分为雄激素受体（androgen receptor，AR）依赖性和非依赖性两条途径，其中雄激素受体信号通路的异常活化（包括 AR 基因扩增、AR 突变、AR 剪切变异体及异常 AR 激活引起的肿瘤内源性雄激素的异常合成等）在 CRPC 的发生初期扮演重要角色。这个阶段的肿瘤对传统抗雄激素药物治疗出现抵抗，但仍然可能依赖于 AR 的信号通路。近年来，新型内分泌治疗药物如雄激素合成抑制剂阿比特龙（国内已上市），以及新型 AR 拮抗剂如恩杂鲁胺、阿帕他胺和达罗他胺（国内均未上市）显著改善了晚期前列腺癌患者的总体生存预后。

1）阿比特龙（abiraterone）：是胆固醇代谢途径中雄激素合成关键酶——CYP17A1（17-α 羟化酶和 C17，20- 裂解酶）的选择性抑制剂，可以抑制睾丸、肾上腺及肿瘤细胞自身雄激素的合成，达到对机体雄激素合成的全面阻断。阿比特龙的主要适应证为 mCRPC 和 mHSPC。基于高质量临床研究结果，阿比特龙先后被 FDA 批准用于治疗多西他赛化疗之后和之前的 mCRPC，2018 年 FDA 再次批准阿比特龙用于 mHSPC 的标准一线治疗。对于术后 pN1 患者，阿比特龙可以在 EBRT 的基础上加用到 2～3 年的新辅助 / 联合 / 辅助 ADT 中，或者可以在单纯 ADT 时联合应用。RP 前接受 LHRH-α 与阿比特龙的新辅助内分泌的整合治疗还处于探索阶段。醋酸阿比特龙必须与类固醇激素整合使用预防醛固酮增多症，同时在治疗期间应避免使用酮康唑等 CYP3A4 抑制剂或诱导剂。针对 mCRPC 患者，推荐醋酸阿比特龙 1000mg，口服，每日 1 次联合泼尼松 5mg，口服，每日 2 次。针对 mHSPC 患者，推荐醋酸阿比特龙 1000mg，口服，每日 1 次，联合泼尼松 5mg，口服，每日 1 次。主要不良反应包括肝功能异常和盐皮质激素堆积相关不良事件即高血压、低钾血症和体液潴留。针对治疗前合并心血管基础疾病的患者，在使用新型内分泌药物之前及期间必须用药物控制血压、纠正低钾血症；在治疗期间还必须密切监测循环系统及内环境的稳定。

需要注意：①新型内分泌药物恩杂鲁胺同样作为 mCRPC 和 mHSPC 的标准一线治疗与阿比特龙之间存在交叉耐药，且目前尚缺乏两者疗效与安全性直接比较的临床证据，应当整合考虑患者基础疾病状态、体力状态、疗效相关分子或病理表型、经济状况及患者意愿等进行个体化选择。②新药物配方——细颗粒阿比特龙制剂500mg，口服，每日2次，联合甲泼尼龙4mg，口服，每日2次，被批准用于治疗mCRPC患者。其有望代替原来的阿比特龙制剂应用于临床实践，但不建议在疾病进展时进行更换。③雄激素受体剪接变异体-7（androgen receptor splice variant-7，AR-V7）作为潜在的生物标志物，有助于帮助指导治疗并推动临床精准治疗的实施。多项研究提示循环肿瘤细胞（circulating tumor cell，CTC）中AR-V7阳性表达的mCRPC患者不能从阿比特龙和恩杂鲁胺的治疗中获益。

2）恩杂鲁胺（enzalutamide）：是一种新型的非甾体类抗雄激素药物，不仅能竞争性抑制雄激素与受体结合，还可以抑制活化AR的核转运及抑制AR与DNA的结合，与AR的亲和力是比卡鲁胺的5～8倍。适应证包括mCRPC、高危非转移性CRPC（nmCRPC）和mHSPC。继阿比特龙之后，恩杂鲁胺也先后获FDA批准用于多西他赛治疗后及治疗前的mCRPC患者，且能显著改善PSA-DT≤10个月的高危nmCRPC患者的生存预后。同时，ADT治疗早期联合恩杂鲁胺显著改善了mHSPC患者的总体生存时间，且在高瘤及低瘤负荷中均有获益。多种标准治疗药物之间的选择需根据患者体能状态、基础疾病、治疗意愿等进行个体化整合治疗，其他更合理的序贯或整合治疗也有待进一步探索。恩杂鲁胺标准剂量为160mg，口服，每日1次。常见不良反应有疲劳、高血压、严重心血管不良事件和精神障碍等，发生癫痫的概率为0.9%，主要发生于既往有癫痫病史的患者。

3）阿帕他胺（apalutamide）：是一种新型的非甾体类抗雄激素药物，具有与恩杂鲁胺相似的特性和作用机制且疗效更强，与AR的亲和力是比卡鲁胺的7～10倍。阿帕他胺是FDA批准的第一种用于治疗CRPC的药物，能改善PSA-DT为≤10个月的高危nmCRPC患者的疾病无进展生存时间。最新指南推荐阿帕他胺作为mHSPC的标准一线治疗方案。标准剂量为240mg，口服，每日1次。常见不良事件包括皮疹、甲状腺功能减退和缺血性心肌病。目前，有关阿帕他胺在mCRPC、高危局限性或局部晚期及生化复发等不同阶段前列腺癌中作用的临床研究正在逐步开展。

4）达罗他胺（darolutamide）：是一种新型的非甾体类抗雄激素药物，与其他新型AR拮抗剂相比具有独特的结构药动学特点。它对AR具有高亲和力而对GABA受体的亲和力较低，且不穿过血脑屏障，因此具有较低的毒性作用。2019年7月达罗他胺获FDA批准用于治疗mCRPC，尤其是在PSA-DT≤10个月的高危前列腺癌的患者中生存获益显著。标准剂量为600mg，口服，每日2次。常见不良反应发生率低于恩杂鲁胺和阿帕他胺，主要包括疲乏、骨折、高血压、精神障碍、头晕、癫痫发作和认知障碍等。

要点小结

◆ ADT是药物治疗最常用的手段，可单一用药或与其他各种治疗手段整合成新辅助、联合和（或）辅助治疗模式应用于中晚期前列腺癌。

◆ 新型内分泌治疗主要应用于去势抵抗性前列腺癌及初诊转移性前列腺癌，且有望与其他药物整合用于早期的前列腺癌。

◆ 严格掌握经典内分泌治疗和新型内分泌治疗的临床适应证，排除禁忌证，充分考虑患者疾病分期、体能状况、治疗不良作用和风险及患者意愿等，并在专业肿瘤内科或泌尿科医师指导下施行。

2. 化学治疗 化疗在晚期前列腺癌治疗中占有重要地位。早期常见的化疗药物包括环磷酰胺、氟尿嘧啶、雌莫司汀、依托泊苷、长春瑞滨、多柔比星、顺铂、卡铂等，但没有一项研究证实以上单药或联合用药可以改善mCRPC的生存预后。近年来一系列临床试验取得了重要成果，化疗从最初的姑息性作用到如今明确的生存优势，已经成为前列腺癌整合治疗的重要手段。

应当严格掌握化疗的临床适应证和禁忌证，充分考虑肿瘤负荷及患者意愿和体能状况，及时进行疗效评估，密切监测及防治化疗相关毒性和不良作用，并酌情调整药物和（或）剂量。化疗相关不良事件评估标准参照 NCI-CTC 标准；除骨转移灶外可测量病灶的客观反映评价采用 RECIST 标准，骨病变根据 PCWG3 标准推荐的"2+2"原则进行单独评估。常用的化疗药物如下，其中以多西他赛为主。

（1）米托蒽醌（mitoxantrone）：是一种蒽环类衍生物，属于抗生素类抗肿瘤药。其抗癌作用类似或优于多柔比星，主要通过抑制 II 型拓扑异构酶干扰癌细胞的 DNA 复制与转录，阻碍核酸合成而导致肿瘤细胞死亡。同时它能够嵌入 DNA 双链的碱基之间，导致 DNA 单链与双链断裂，进而阻碍癌细胞的分裂增殖。米托蒽醌是第一个被美国 FDA 批准的用于有症状的去势抵抗性前列腺癌的化疗药物，主要作用是缓解骨转移灶引起的疼痛症状（骨痛缓解率约 30%），提高患者生活质量，但在总体生存预后方面并无获益。后期研究结果显示多西他赛的总体疗效优于米托蒽醌，已成为 mCRPC 的标准治疗，且在多西他赛化疗后进展的二线治疗中，米托蒽醌的预后不及卡巴他赛，现已退居二线或三线疗法，主要用于姑息治疗。治疗方案为米托蒽醌（12mg/m²，静脉滴注，每 3 周 1 次）联合小剂量泼尼松（10mg/d，口服，第 1～21 天），根据疾病严重程度、患者体能状况和药物不良反应等适当调节剂量和治疗周期。米托蒽醌的不良反应相对较轻且可控，主要为恶心、呕吐、脱发、血液学毒性和心血管毒性等。

（2）多西他赛（docetaxel）：与紫杉醇同属于紫杉烷类药物，其抗癌活性是后者的 10 倍，主要通过可逆性结合游离微管蛋白抑制微管解聚，使细胞停留于有丝分裂 M 期而抑制肿瘤细胞增殖；同时抑制抗细胞凋亡基因 *Bcl-2* 和 *Bcl-xL* 的表达，使 Bcl-2/Bax 二聚体增加而促进癌细胞凋亡，还可以直接作用于 AR 信号通路来影响 PSA 表达的水平。多西他赛化疗适应证为晚期前列腺癌（mCRPC 和 mHSPC），在高危进展性和（或）局部晚期前列腺癌中的新辅助化疗及根治性治疗后辅助治疗的作用进一步扩大了其应用范围，但尚缺乏有效的前瞻性临床研究证据。化疗相关不良反应以血液学毒性为主，最常见为中性粒细胞减少症，应预防性使用粒细胞集落刺激因子（granulocyte colony stimulating factor，G-CSF）治疗；非血液学毒性发生率低，包括过敏反应、体液潴留、脱发、疲劳和神经毒性等。

1）转移性去势抵抗性前列腺癌：III 期临床研究结果已经证实多西他赛与泼尼松的整合应用（DP 方案）可显著改善 mCRPC 患者的 OS。国外指南及中国共识推荐符合以下条件的 mCRPC 患者为多西他赛化疗的最佳适应证：①未经化疗无症状或轻微症状且身体状况良好（ECOG 评分 0～2 分）；②未经化疗有症状但身体状况良好（ECOG 评分 0～2 分）；③未经化疗，与疾病进展直接相关的有症状和体能状态较差（ECOG 评分 3～4 分）；④既往多西他赛化疗有效，目前身体状况良好，可再次应用。标准方案为持续 ADT（手术或药物去势，联合或不联合抗雄治疗）基础上联合多西他赛（75mg/m²，静脉滴注，每 3 周 1 次）加泼尼松（5mg，口服，每日 2 次，第 1～21 天），治疗周期以疗效和毒性评估为基础，最多达 10 个。存在激素相关禁忌证或无化疗不良反应的患者可行单药多西他赛化疗，不能耐受者可采用 2 周 1 次的替代方案（50mg/m²）。定期监测疗效和疾病进展情况，每个化疗周期进行临床评估，至少每 6～8 周进行 1 次生化评估，约 3 个月后行 1 次胸腹部及盆腔 CT 和全身骨显像检查，完成化疗后根据临床和生化评估结果再次进行影像学评估。疗效评价应整合评估 PSA 水平改变、影像学结果和患者报告临床结局。

注意事项：①及时辨别"PSA 闪烁现象"，即在化疗初期出现一过性 PSA 水平升高，随着化疗的进程 PSA 下降至基线以下。它在 mCRPC 化疗中的发生率为 8%～20%，但不影响疾病的生存预后，因此，建议在治疗 12 周内避免仅因 PSA 水平升高而停止治疗，需在治疗 12 周后根据以上几项指标中至少 2 项出现进展来判断多西他赛化疗失效。②存在内脏转移或肿瘤负荷与 PSA 水平不一致的患者可行穿刺活检，排除合并有或以神经内分泌分化、小细胞癌样为主的前列腺癌，前者可继续多西他赛化疗，后者推荐以铂类为基础的化疗方案。③未经化疗无症状或轻微症状且身体状况良好、无内脏转移的 mCRPC 患者可采取其他一线治疗方案如阿比特龙、恩杂鲁胺、Sipuleucel-T 等。④多西他赛治疗失败、身体状况良好的 mCRPC 患者，可选择进一步延长生命的治疗方案如阿比特龙、卡巴他赛、恩杂鲁胺、镭-223、米托蒽醌等，有条件者可参加临床试验。二线治疗决策应基于患者治疗前体能状态、症状、并发症、治疗意愿和疾病状况等，需要多学科整合诊疗团队为 mCRPC 患者提供相应的咨询、管理和治疗。⑤必要时行生物标志物检测帮助指导治疗方案的决策。研究显示循环肿瘤细胞中 AR-V7 阳性患者较阴性患者有更低的 PSA 反应率和更差的生存预后，但均不影响多西他赛化疗的疗效。存在 DNA 同源重组修复基因缺陷的 mCRPC 患者可以选择以铂类为基础的化疗方案或参加临床试验。靶向治疗如聚(ADP-核糖)聚合酶 [poly（ADP-ribose）polymerase，PARP] 抑制剂奥拉帕利（olaparib）在有体细胞同源重组缺陷（homologous recombination deficiency，HRD）的 mCRPC 患者中显示出高应答率；PD-1 抑制剂帕博利珠单抗（pembrolizumab）已被批准用于确定有高度微卫星不稳定（microsatellite instability-high，MSI-H）或错配修复基因缺陷（defective mismatch repair，dMMR）的不可切除的或转移性前列腺癌患者。

2）转移性激素敏感性前列腺癌：近年来，多项Ⅲ期临床研究证实传统内分泌治疗与多西他赛化疗相整合的治疗模式可显著延长患者总体生存时间。EAU/NCCN 等指南均强烈推荐内分泌治疗与多西他赛化疗相整合作为首次治疗、能耐受化疗的 mHSPC 患者的一线治疗。优先选择高肿瘤负荷（high volume disease，HVD）患者，低肿瘤负荷（low volume disease，LVD）患者可联合使用多西他赛化疗，但其生存获益尚待进一步研究证实。高瘤负荷定义为内脏转移或≥4个骨转移灶，其中至少有 1 处骨盆或脊柱外的骨转移灶。标准治疗方案为 ADT 开始后 3 个月内进行多西他赛化疗，标准剂量为 $75mg/m^2$，静脉滴注，每 3 周 1 次，共 6 个周期，联合或不联合糖皮质激素口服治疗。每个治疗周期行临床评估，至少第 3 个和第 6 个周期行生化评估，且在化疗结束时行影像学评估（胸腹部及盆腔 CT 和全身骨显像检查），后至少每 3 个月进行 1 次临床和生化评估，并根据两者结果进行影像学复查。疗效评价应整合评估 PSA 水平改变、影像学结果和患者报告临床结局。

注意事项：①ADT 联合多醋酸阿比特龙与泼尼松的整合应用也被指南推荐为 mHSPC 的一线治疗，且没有头对头的研究比较早期联合多西他赛和醋酸阿比特龙孰优孰劣，治疗选择基于患者意愿、药物相关不良反应和经济成本等。②Ⅲ期研究显示其他新型内分泌治疗恩杂鲁胺或阿帕他胺与 ADT 的整合治疗均可延缓疾病进展，延长患者 OS。去势与原发灶放疗相整合可成为低肿瘤负荷患者的另一治疗选择。③区分寡转移性前列腺癌，即指肿瘤介于器官局限性疾病和广泛转移之间的一个特殊阶段，通常指转移灶个数不多于 5 个。回顾性研究结果提示寡转移性前列腺癌接受原发灶治疗（包括 RP 或 RT）和转移灶定向疗法（metastasis-directed therapy）可能获益，但需要警惕治疗带来的毒副反应，避免过度治疗，故多在有条件的医院作为临床试验开展。④CHAARTED 研究和 LATITUDE 研究分别对患者进行了肿瘤负荷和疾病风险的分层分析。高风险疾病至少满足以下 3 个条件中的 2 项：Gleason 评分≥8 分；骨扫描存在≥3 处病灶；存在可测量的内脏病变。研究显示两种定义对应人群的疾病特点具有良好的一致性。⑤对于不适合或不愿接受去势联合多西他赛或醋酸阿比特龙加泼尼松或前列腺放疗的患者，可行单独去势或联合抗雄治疗。同时，在化疗和（或）内分泌治疗期间需要对患者进行定期随访，做好全程管理。

3）局部高危前列腺癌：高危局限性前列腺癌（基线 PSA > 20ng/ml，穿刺病理 Gleason 评分≥8 分或 cT3 及以上）超过 50% 的病例在根治性局部治疗后会出现肿瘤复发，这可能与存在无法根治的微小转移灶及缺乏全身治疗有关。因此，结合局部和系统治疗的多模式整合治疗策略可能对患者生存预后更有利。目前各大指南尚未就局部高危前列腺癌患者的最佳治疗策略达成共识，一般选择 RP 加扩大淋巴结清扫或 RT 联合 ADT。辅助化疗及新辅助化疗的相关研究在不断探索，有望改善高危、局部晚期前列腺癌的治疗结局。

辅助化疗注意事项：①辅助化疗在各大实体肿瘤中为常规治疗，但至今尚无循证学证据证明对前列腺癌有效。②辅助化疗在局部高危前列腺癌中的相关研究主要包括 RP 和 RT 后辅助化疗，多在 RP 后 3 个月内及 RT 后 4 周进行，常规剂量为 75mg/m², 静脉滴注，每 3 周 1 次，共 6 个周期。③Ⅲ期研究结果提示，在 RT 联合长期 ADT 基础上加用多西他赛辅助化疗的预后较好，有望成为特定患者的治疗选择。不推荐应用 2 种及以上化疗药物联合治疗，多西他赛联合依托泊苷和（或）雌莫司汀等毒性及不良作用较大而疗效不明确。④多项研究显示 RP 术后辅助化疗并无生存获益且增加不良反应风险，因此仅考虑应用于临床试验。⑤RP 后肿瘤进展风险高（切缘阳性、包膜或精囊侵犯、盆腔淋巴结阳性等）的患者行 SRT 联合 ADT 和多西他赛化疗较单纯 SRT 改善无生化复发生存时间，但仍有待进一步验证。

新辅助化疗优点：①能对远处亚临床病灶提供早期的系统治疗；②提高局部病变的控制率，抑制肿瘤的生长，缩小瘤体体积，降低肿瘤病理分期，为本来无法得到手术根治的患者提供外科干预的机会；③通过新辅助治疗的肿瘤反应评估疾病治疗的有效性，有助于后续治疗方案的选择，并提供一些预后信息。

新辅助化疗注意事项：①目前尚缺乏有利的Ⅲ期临床研究证实新辅助化疗可以改善患者生存预后，EAU/NCCN 等指南均不推荐局部晚期前列腺癌患者术前或放疗前行新辅助内分泌治疗。②多数Ⅱ期临床研究支持新辅助化疗在高危、局部晚期前列腺癌治疗中的安全性和有效性，但很少观察到病理完全缓解，生存获益仍有待更进一步前瞻性研究的探索与验证。③常见新辅助化疗方案包括多西他赛单药化疗、多西他赛联合 ADT、多西他赛联合米托蒽醌、雌莫司汀、依托泊苷、卡培他滨、卡铂等二联或三联化疗，其中多西他赛联合 ADT 的疗效较好。多西他赛剂量一般选择 75mg/m², 静脉滴注，每 3 周 1 次，共 4 个周期或 36mg/m², 静脉滴注，每周 1 次，共 6 个月，联合或不联合泼尼松。④高危疾病中微转移灶的识别受到影像学成像技术的限制，观察发现寡转移性前列腺癌患者接受局部原发灶的治疗可能获益，因此，新辅助化疗在寡转移性前列腺癌的应用前景有待更多的前瞻性研究揭示。

（3）卡巴他赛（cabazitaxel）：是一种新型紫杉烷类抗肿瘤药物，作用机制与多西他赛类似，主要通过靶向微管蛋白起到抗肿瘤效果，对多西他赛耐药的肿瘤也显示较好的抗肿瘤活性。Ⅲ期研究结果已经证实卡巴他赛在 mCRPC 一线治疗中的疗效不优于多西他赛，但在多西他赛化疗失败的 mCRPC 治疗中与米托蒽醌相比有较好的生存获益，因此，2010 年 6 月美国 FDA 优先审批程序批准了卡巴他赛联合泼尼松用于多西他赛化疗后耐药的 mCRPC 患者的二线治疗。近期一项Ⅰ～Ⅱ期临床研究显示卡巴他赛联合卡铂方案在晚期 mCRPC 治疗中有临床获益，另一项Ⅲ期研究结果支持对于多西他赛和一种新型抗雄药物（阿比特龙或恩杂鲁胺）治疗失败的 mCRPC 患者接受卡巴他赛的生存获益优于接受另一种新型抗雄药物，这可能与 2 种新型药物的交叉耐药有关。卡巴他赛常规剂量为 25mg/m², 静脉滴注，每 3 周 1 次，最多 10 个周期，也可选择较低剂量 20mg/m², 后者疗效相近且毒副作用较轻，适用于已有轻度周围神经病变的患者。不良反应包括中性粒细胞减少、贫血、血小板减少等血液学毒性，以及疲劳、胃肠道功能紊乱、过敏反应和肾衰竭等非血液学毒性。卡巴他赛的中粒细胞减少发生风险较高，最好与预防性粒细胞集落刺激因子联用，同时由处理严重不良反应经验丰富的医师进行治疗与监管。

（4）雌莫司汀（estramustine）：雌莫司汀磷酸钠（estramustine phosphate，EMP）是一种 17-β 雌莫司汀磷酸钠衍生物，具有烷化剂和雌激素的双重作用，一方面通过代谢产物雌莫司汀和雌酮氮芥烷化构成细胞骨架的微管和微丝，并结合微管相关蛋白而抑制肿瘤细胞有丝分裂；另一方面通过雌莫司汀水解后产生的雌二醇和雌酮诱导垂体性腺轴负反馈调节作用，抑制雄激素分泌，导致血清睾酮水平降低而达到去势作用。研究发现，EMP 还可以通过影响某些基因的表达抑制前列腺癌细胞增殖和转移，具体作用机制不详。雌莫司汀主要应用于晚期前列腺癌患者，单药对雄激素非依赖性前列腺癌有中度抗癌活性，可联合去势治疗，常作为基础药物配合其他化疗药物如多西他赛、依托泊苷、长春新碱等起到协同抗肿瘤作用，但因毒性和不良作用较多而限制了其在前列腺癌中的应用，新辅助联合化疗仅在临床试验中进行。

雌莫司汀常规剂量为 280mg，口服或静脉滴注，每日 2 次，第 1～5 天，21 天为 1 个周期，或第 1～21天，28 天为 1 个周期，共 3 个疗程，也可选择 2次 140mg 剂量或根据患者对药物的敏感性和耐受性进行适当调节。同时，治疗期间需限制钙摄入量，防止与钙离子结合影响药物的吸收和作用。常见不良反应包括胃肠道症状、水钠潴留、骨髓抑制、神经毒性、心血管疾病、肝功能损害和性功能障碍等，有创静脉注射较口服可降低心血管及胃肠道疾病的发生率。因此，医师需密切关注病情变化及不良反应，定期随访，行血液学和影像学等检查。

要点小结

◆ 对于晚期高风险进展或出现 M1 的前列腺癌患者，目前公认应采取以全身药物治疗为主的整合治疗。

◆ 化疗是最常用手段之一，多西他赛与 ADT整合治疗被公认为 mCRPC 和 mHSPC 患者的一线整合治疗方法。

◆ 严格掌握化疗相关临床适应证，排除禁忌，在专业肿瘤内科或泌尿科医师指导下施行。

◆ 化疗前应充分考虑患者疾病分期、体能状况、治疗风险及患者意愿等，避免过度治疗或治疗不足。化疗后及时进行疗效评估，密切监测及防治化疗相关不良反应，并酌情调整药物和（或）剂量。疗效评价标准参照 RECIST 标准和 PCWG3 标准，化疗相关不良事件评估标准参照 NCI-CTC 标准。

3. 免疫治疗　近年来，针对肿瘤疫苗、免疫检查点抑制剂（immune checkpoint inhibition，ICI）、嵌合抗原受体 T 细胞（chimeric antigen receptor T cell，CAR-T）、免疫调节剂等大量免疫治疗相关的研究正在逐步开展，治疗方法主要包括诱导肿瘤靶向的细胞毒性淋巴细胞，破坏免疫调节和改变肿瘤微环境。目前免疫治疗仍局限于 mCRPC 阶段且面临许多难题与挑战——寻找免疫治疗的最大获益人群、相关预测标志物及疗效评估指标等。联合治疗模式可能成为以后的研究与治疗方向。

（1）细胞因子免疫：前列腺癌免疫治疗的最初尝试是通过细胞因子的传递来实现的。IL-2 治疗的耐受性较好，但无论采用何种剂型或给药方式，或是否联合 IFN-α 等其他细胞因子均未取得满意的治疗效果。同样，试用 IFN-α、TNF-α 及 IFN-α 2b 三者的整合治疗均不能观察到 PSA 水平的下降及生存率的提高，仅在粒细胞巨噬细胞集落刺激因子（granulocyte-macrophage colony-stimulating factor，GM-CSF）单药或联合免疫调节剂沙利度胺（thalidomide）时显示出对疾病进展的有效控制。

（2）肿瘤疫苗：属于主动免疫疗法，采用自体或同种异体的、活的或灭活的肿瘤细胞或其提取物接种机体，激发机体的特异性抗肿瘤免疫反应。Sipuleucel-T 是第一个获得 FDA 批准的新型癌症免疫治疗药物，给无症状或症状轻微的 mCRPC 患者带来生存获益。具体治疗方法为采集患者外周血抗原呈递细胞（antigen-presenting cell，APC）并与重组 GM-CSF、PAP 在体外共同孵育，待肿瘤抗原呈递至 APC 后回输至患者体内。治疗相关的不良反应主要为轻至中度寒战、发热和头痛等，常为一过性表现，药物耐受性较好。GVAX 疫苗是一种 GM-CSF 转基因疫苗，来源于照射过的前列腺癌细胞株。导入 GM-CSF 基因后能够使 GM-CSF 分泌并刺激巨噬细胞、粒细胞等的活性，进而诱导免疫系统消灭肿瘤细胞。GVAX 单药治疗的临床疗效不佳且会增加死亡率，一项 GVAX、环磷酰胺与 LHRH 拮抗剂地加瑞克整合用于高危前列腺癌根治术前新辅助治疗早期研究的初步结果显示，三药整合较地加瑞克单药治疗可能有延缓生化复发的趋势。此外，其他肿瘤疫苗如多肽疫苗 PROSTVAC-VF、核酸疫苗 CV9103、全细胞疫苗和自体树突状细胞疫苗等正在持续研发中，有望在Ⅲ期临床试验中揭晓相关治疗前景。

（3）免疫检查点抑制剂（ICI）：免疫检查点是免疫系统中的刺激性或抑制性分子，能够阻止宿主免疫系统对癌细胞做出反应。免疫检查点抑制剂通过阻断免疫检查点活性，使识别肿瘤相关特异性抗原的 T 细胞活化并增强免疫应答。目前在其他癌种已经上市的免疫检查点抑制剂主要包括 CTLA-4 抑制剂伊匹木单抗，以及 PD-1/L1

抑制剂纳武利尤单抗、帕博利珠单抗、阿特珠单抗、度伐利尤单抗等。

在前列腺癌中率先开展研究的免疫检查点抑制剂为伊匹木单抗。早期 I / II 期研究结果显示伊匹木单抗单药或联合放疗可降低 mCRPC 患者的 PSA 水平，但在后续 III 期临床试验中均未能显著改善患者总体生存预后。2019 年，ASCO 公布的伊匹木单抗 与 纳武利尤单抗相整合治疗 mCRPC 随访 6 个月后的 II 期研究分析结果显示，整合治疗对未经化疗的 mCRPC 患者疗效较好，且在 PD-L1 ≥ 1%、DDR、同源重组缺陷阳性或高肿瘤突变负荷患者中 ORR 较高。2017 年帕博利珠单抗获 FDA 批准用于治疗 MSI-H 或 dMMR 的不可切除或转移性实体瘤而不针对肿瘤类型后便开始应用于 mCRPC 治疗的相关研究。根据 I b 期研究结果帕博利珠单抗单药治疗 mCRPC 有较好的疾病控制率，II 期研究 KEYNOTE-199 进一步探讨帕博利珠单抗在 mCRPC 中的疗效，该研究纳入的患者为具有可测量软组织病灶和仅骨转移或以骨转移为主的包括未经化疗的 mCRPC 患者，2019 年公布的中期观察结果显示，在恩杂鲁胺耐药后再加帕博利珠单抗显示适度的抗肿瘤活性和良好的安全性。同时，帕博利珠单抗与化疗或新型内分泌药物相整合治疗 mCRPC 的 I b/ II 期临床试验（KEYNOTE-365），以及帕博利珠单抗与奥拉帕利（olaparib）相整合治疗未行多西他赛化疗的 mCRPC 患者的安全性试验正在开展。此外，还有其他如 PD-1/L1 整合治疗的临床试验包括度伐利尤单抗与奥拉帕利、阿特珠单抗与恩杂鲁胺整合治疗 mCRPC 的研究等。免疫相关不良事件（immune-related adverse event，irAE）可涉及皮肤、消化道、肝脏、内分泌、肺等多个器官和系统，常见乏力、瘙痒、皮疹、腹泻、内分泌病变（甲状腺功能减退、1 型糖尿病等）、肌肉骨骼疼痛、肺炎和肾炎等。目前仍没有针对 irAE 的特定分级标准，其分类及分级仍遵循 NCI-CTC 标准。约有 40% 的患者在接受伊匹木单抗治疗时出现 3 ～ 4 级不良反应，PD-1/L1 抑制剂的不良事件发生率为 20% ～ 30%，需早期应用免疫抑制剂如高剂量类固醇、TNF-α 抑制剂（如 Inflectra），以及内分泌疾病的激素替代治疗。

（4）其他形式的免疫治疗：CAR-T 与双特异性抗体（bispecific antibody，BsAb）、免疫调节剂及干扰肿瘤免疫微环境的药物是前列腺癌免疫治疗研究的另一方向。CAR-T 治疗是通过特异性识别肿瘤相关抗原（tumor associated antigen，TAA）如 PSMA、PSA、PAP 等，使 T 细胞激活增殖后起到良好的肿瘤杀伤作用。部分研究团队正针对靶向 PSMA 的 CAR-T 治疗展开临床研究。BsAb 是连接效应细胞与肿瘤细胞的桥梁，可以同时结合两个抗原。目前研究较多的 BiTE 双特异性抗体可靶向肿瘤细胞上 PSMA 和 T 细胞上的 CD3 来招募和结合免疫细胞，发挥高效肿瘤杀伤作用，相关临床试验正在进行。他喹莫德（tasquinimod）是一种喹啉 -3- 甲酰胺亚胺类似物，临床前研究显示具有抑制血管生成、抗肿瘤和免疫调节功能；舒尼替尼是一种多靶点酪氨酸激酶抑制剂（tyrosine kinase inhibitor，TKI），相关研究显示其可增加肿瘤微环境 T 细胞浸润和 APC 的成熟并减少髓源性抑制细胞（myeloid-derived suppressor cell，MDSC）的浸润。但以上两种作用于免疫微环境的药物在后期临床试验中均未被证实可改善前列腺癌患者的 OS。此外，MDSC 也被证实可浸润至多种肿瘤组织，并直接或间接抑制抗肿瘤免疫反应。

要点小结

◆ 目前免疫治疗在前列腺癌治疗中的作用有限，Sipuleucel-T 是唯一获 FDA 批准治疗无症状或轻微症状的患者。

◆ 整合治疗可能是以后的研究方向，需进一步解决免疫治疗受益者的预测标志物、疗效评估指标及药物安全性等问题。

（五）放射治疗

放疗是利用不同放射线来治疗恶性肿瘤的方法，包括各类加速器产生的 X 射线、电子线、质子束及其他粒子束，以及放射性核素产生的 α 射线、β 射线、γ 射线等。放疗在前列腺癌的治疗中占有重要地位。根据治疗方式主要有外放疗和近距离放疗，放射性核素治疗也属于一种特殊类型的放疗。根据治疗目的可分为根治性放疗、辅助放疗、挽救性放疗、姑息性放疗等。

1. 外放疗

（1）外放疗的方式：近年来放疗技术有了很大进步，常规放疗（EBRT）已被三维适形放疗（three-dimensional conformal radiotherapy，3D-CRT）、调强放疗（intensity-modulated external-beam radio-therapy，IMRT）、图像引导调强放疗（image guided radiation therapy，IG-IMRT）、立体定向放疗（stereotactic body radiotherapy，SBRT）等新技术替代，质子束治疗等新技术也开始显示出良好的应用前景。

调强放疗和容积旋转调强放疗（VMAT）使用动态、多叶扫描仪，射线可自动、连续与靶标匹配，产生复杂的剂量分布效应，有效避开直肠。VMAT 较 IMRT 治疗时间更短，仅需 2～3min 即可完成。与传统放疗不同，调强放疗需要具有"反向计划"能力的计算机系统和专门的放射物理师。治疗计划必须遵守预先设定的关键器官组织剂量限制规定和常规质量控制标准。为了解决 IMRT 照射剂量增加，在提高肿瘤控制效果的同时，毒副反应风险也会增加的问题，IG-IMRT 技术应运而生，较好地解决了治疗过程中器官移动带来的影响。螺旋断层放疗（tomotherapy）将线性加速器与类似螺旋 CT 的环状装置结合在一起，进行实时扫描，能获得更精准的治疗效果。这些新型放疗技术在提高肿瘤治疗效果的同时，有效减少了周围正常组织器官的照射剂量，降低了放疗并发症的发生率。重离子治疗在理论上具有 Bragg 峰的特性，绝大多数质子束能量作用于靶区后急剧衰减，对周围正常组织影响极少，但是目前还缺乏充足证据证明质子治疗优于 IMRT，甚至有报道质子治疗长期胃肠道并发症发生率高于 IG-IMRT，因此，质子治疗只能作为一种具有良好前景、试验性的方法。目前，调强放疗（结合或者不结合影像引导）仍然是前列腺癌外放疗的"金标准"方法。

前列腺癌的治疗有其特殊性，需要通过 MDT 进行充分讨论。对于决定采取放疗的患者，制订放疗方案时应根据肿瘤的临床和病理分期、肿瘤局部、淋巴结及远处转移的情况、PSA 水平、Gleason 分级、预期寿命、对治疗方式的接受程度、是否有并发症、既往治疗方式等整合考虑。EAU/NCCN 指南可作为前列腺癌放疗的主要参考。2019 年中国医促会泌尿健康促进分会、中国研究型医院学会泌尿外科学专业委员会组织国内放疗专家编写了《前列腺癌放射治疗安全共识》，对指导临床工作有较大参考价值。

（2）根治性放疗

1）适应证：对 T1～4N0～1M0 期患者均可行根治性放疗。对预期寿命 ≥ 20 年的极低危患者和预期寿命 ≥ 10 年的低危患者、预后良好中危患者，可行单纯根治性外放疗。对预后不良的中危患者、高危、极高危及区域淋巴结转移患者，推荐根治性外放疗与内分泌治疗相整合。RT 与 ADT 相整合的疗效优于单纯 RT 治疗，中危组进行 ADT6 个月，高危组 ADT 应持续 3 年。

2）靶区勾画：主要依据 CT 图像，MRI 与定位 CT 整合可进一步提高靶区勾画准确性。低危患者放疗靶区只包括前列腺，不包括精囊腺；中危患者包括前列腺和 1cm 精囊根部；高危患者包含前列腺外 0.5cm 组织及紧邻前列腺约 2cm 的精囊腺范围；如果精囊受侵，则需要包括全部的精囊腺。计划靶区（planning target volume，PTV）为临床靶区（clinical target volume，CTV）向各方向外放 5～10mm，但向后方向仅外放 5～6mm 以减少直肠照射。对于有条件每天做 IGRT 的单位，PTV 外扩范围可缩小至 3～5mm，可以进一步减少直肠反应发生率。对于有多个高危因素、根据 Roach 公式或 Partin 表推断盆腔淋巴结转移率 > 15% 的前列腺癌，建议行盆腔淋巴引流区预防照射。盆腔淋巴引流区应包括髂外淋巴结、髂内淋巴结、$S_{1～3}$ 椎体水平骶前淋巴结和闭孔淋巴结；对于髂内外区域淋巴结转移的患者，可酌情包括部分髂总淋巴结。

正常组织和结构勾画包括直肠、膀胱、股骨头、小肠、结肠、肛管和阴茎球。

3）剂量方案：采用常规分割方案或低分割方案。在常规分割模式下，低危、中危、高危/极高危患者推荐剂量分别为 75.6～79.2Gy、

76～81Gy 和≥81Gy。适度大分割方案包括 70Gy/28f、60Gy/20f 及 70.2Gy/26f 等。对于极低危、低危和预后良好的中危患者,有条件的单位可以尝试超大分割方案:51.6Gy/12f、37Gy/5f、40Gy/5f 和 36.25Gy/5f 等,但必须在精准的影像引导和严格的质控条件下实施。对于不具备上述条件的单位,建议采用常规分割放疗。对于需要进行盆腔淋巴结引流区照射的患者,预防剂量为 45～50Gy;对于影像学证实的盆腔转移淋巴结,推荐剂量为 50～70Gy,在保证正常组织安全前提下尽可能提高剂量。

(3)术后辅助放疗和挽救性放疗

1)适应证:有以下高危复发因素之一的患者推荐辅助放疗,包括切缘阳性、pT3～4 期、盆腔淋巴结转移。切缘阳性的患者是术后辅助放疗最主要的获益人群。对于术后生化复发(术后血清 PSA 检测连续 2 次≥0.2ng/ml)且无远处转移的患者,推荐即刻进行挽救放疗,可考虑同时给予 6 个月至 1.5 年的内分泌治疗。通常在前列腺癌根治术后 1 年内,并且手术相关不良作用改善或稳定后进行辅助放疗。

如果出现生化复发,排除远处转移,推荐尽早进行挽救放疗。一些回顾性文献发现 PSA 水平升高但≤0.5ng/ml 时进行挽救性放疗,可以获得较好的长期疾病控制,被称为早期挽救性放疗。推迟挽救放疗将可能降低疗效。

2)靶区勾画:前列腺癌术后瘤床 CTV 应包括吻合口、膀胱颈和直肠膀胱间隙。具体勾画范围如下:从输精管残端勾画至膀胱尿道吻合口下 8～12mm 或阴茎球上缘水平,上界除非有明确精囊腺受侵和肿瘤残存,一般上界限制在耻骨联合上 3～4cm;在耻骨联合以下水平前界在耻骨联合后方,后界达直肠前壁前,侧界延伸至肛提肌;在耻骨联合以上前界包括膀胱后 1～2cm,后界达直肠系膜,侧界至邻近筋膜;如果病理提示精囊腺受侵,应将精囊腺残端包全,如果无精囊腺受侵则不必包全精囊腺残端。对于 pN+ 和术后区域淋巴结复发的患者,推荐进行盆腔淋巴结引流区照射;对于术中未行充分淋巴结清扫的高危患者,可考虑进行盆腔淋巴结引流区照射。照射区域包括髂外淋巴结、髂内淋巴结、闭孔淋巴结及 S$_{1\sim3}$ 骶前淋巴结;对于髂内外区域淋巴结转移的患者,可酌情包括部分髂总淋巴结。

3)剂量方案:采用 3D-CRT 或 IMRT 技术。对于有条件的单位,建议使用每日 IGRT,常规分割方案。在保证正常组织安全前提下,瘤床推荐剂量为 64～72Gy;若存在临床局部复发,放疗剂量需进一步提高。对于需要进行盆腔淋巴结引流区照射的患者,预防剂量为 45～50Gy;对于影像学证实的复发盆腔淋巴结,推荐剂量为 60～70Gy,在保证正常组织安全前提下尽可能提高剂量。

(4)姑息性放疗

1)适应证:原发灶引起尿频、尿急、尿痛、尿道梗阻、血尿和直肠压迫症状,以及转移灶引起脊髓压迫、压缩性骨折和疼痛的转移性前列腺癌患者,行原发灶和(或)转移灶姑息放疗,可有效改善症状。对于无转移的去势抵抗性前列腺癌(CRPC),针对未接受过根治性治疗的原发灶进行放疗,可能延缓疾病进展。基于 HORRARD 和 STAMPEDE 等研究结果,对于寡转移前列腺癌,除了对转移灶进行姑息性放疗外,针对原发灶的放疗可延缓疾病发展,延长患者生存时间。对于不伴有紧急状况的激素敏感型高瘤负荷转移性前列腺癌,建议先行全身治疗(包括内分泌治疗和化疗);在全身治疗有效的前提下,可考虑对主瘤荷部位和个别疗效欠佳的病灶行局部补充放疗。对于伴有严重脊髓压迫、肿瘤引起的严重血尿等紧急状况的 HSPC,全身治疗未能快速有效地控制症状者,建议全身治疗同时尽快进行姑息性减症放疗,必要时可联合手术减压、椎体局部固定及介入栓塞止血等治疗。对于耐药的高瘤负荷转移性前列腺癌(mHRPC),建议更改全身治疗方案,在排除放疗禁忌证的前提下,仅针对引起明显症状的病灶选择性进行姑息性减症放疗。对于原发灶未经根治性治疗或原发灶经治疗后复发的 M0 CRPC,建议换用二线内分泌治疗联合局部放疗。对于寡转移前列腺癌,在内分泌治疗取得良好疗效的基础上,推荐对原发灶和(或)转移灶进行减瘤性放疗。

2)靶区勾画:原发灶的姑息性放疗靶区勾画参考根治性放疗靶区,但原则上仅针对影像学可见病灶进行治疗，不推荐预防性照射。转移灶的靶区认定，需要整合MRI、CT、骨扫描等影像资料；对于寡转移病灶的认定，推荐参考前列腺特异性膜抗原（PSMA）PET/CT。

3）剂量方案：可参考根治性放疗。对于局部肿瘤巨大、一般情况较差的患者，可酌情降低剂量。在患者可耐受的前提下，以减瘤为目的的原发灶放疗，剂量建议不低于70Gy/35f；以减症为目的的原发灶放疗，剂量建议不低于（50～60）Gy/（25～30）f。转移灶的姑息性放疗，根据治疗范围及治疗单位条件，可选择SBRT或者常规分割方案放疗。在具备相应技术条件的治疗单位，推荐SBRT用于治疗范围较小的转移灶。采用的方案包括50Gy/10f、30Gy/5f、（24～30）Gy/3f、（16～20）Gy/f等，可以达到较常规分割方案起效更快、局部控制更持久的效果。对于不适合SBRT或不具备实施条件的情况，建议采用常规分割放疗。常用方案包括30Gy/10f、40Gy/20f、20Gy/5f、37.5Gy/15f等，也可以获得较好的镇痛、减瘤效果。

2.近距离放疗（粒子植入）　是将放射源植入前列腺组织内进行照射的放疗方法。由于放射源位于肿瘤组织内，使得肿瘤组织能得到有效的杀伤剂量，邻近正常组织由于辐射剂量随着距离增加迅速减少，因此受照射剂量低，损伤较小。

（1）近距离放疗的方式：近距离放疗有低剂量率（low-dose rate，LDR）和高剂量率（high-dose rate，HDR）两种方式。LDR近距离放疗是将放射性粒子永久性植入前列腺内实施放疗，HDR近距离放疗是将放射源短暂插植到前列腺内实施放疗。

（2）适应证：单纯LDR粒子植入治疗的适应证：cT1b～2aN0M0，ISUP1级肿瘤成分<50%或2级<33%，初始PSA<10ng/ml，前列腺体积<50ml，IPSS评分<12，最大尿流率>15ml/min。ISUP1级患者5年和10年无生化复发生存率分别达到71%～95%和65%～85%。粒子植入联合外放疗可用于高危前列腺癌的治疗。

美国近距离照射治疗协会（American Brachytherapy Society，ABS）推荐，符合以下任一条件为近距离照射治疗联合外放疗的适应证：①临床分期为T2b、T2c；②Gleason评分8～10

分；③PSA>20ng/ml；④周围神经受侵；⑤多点活检病理结果阳性，双侧活检病理结果阳性；⑥MRI检查明确有前列腺包膜外侵犯。多数学者建议先行外放疗再行近距离照射疗以减少放疗并发症。Gleason评分为7分或PSA为10～20ng/ml者则要根据具体情况决定是否联合外放疗。前列腺体积>60ml时，可行新辅助内分泌治疗使前列腺缩小。HDR近距离放疗通常与外放疗联合，用于中高危前列腺癌外放疗之后局部加量。

（3）近距离放疗技术流程：包括模拟定位、术前计划、粒子植入和术后验证4个环节。必须在有近距离放疗三维计划系统和严格的质控体系的治疗单位，由有经验的近距离放射治疗医师实施。

（4）处方剂量：^{125}I粒子、^{103}Pd粒子和^{131}Cs粒子植入作为单一治疗，推荐的处方剂量分别为140～160Gy、110～125Gy和115Gy。LDR与外放疗联合，推荐前列腺及其周围外放疗剂量为45～50.4Gy，粒子植入的处方剂量为^{125}I粒子100～110Gy、^{103}Pd粒子80～110Gy、^{131}Cs粒子85Gy。HDR单一治疗的推荐剂量为27Gy/13.5Gy/2f/2d、38Gy/9.5Gy/4f/2d。HDR与外放疗联合治疗，HDR推荐剂量为21.5Gy/10.5Gy/2f/2d、12～15Gy/f/d。

3.放射性核素治疗　是将具有亲骨性的核素经静脉注入患者体内，放射性核素与转移灶骨组织结合并释放低能量射线照射肿瘤组织，从而起到治疗作用。目前常用的放射性核素有^{89}Sr、^{153}Sm、^{223}Ra、^{32}P、^{177}Lu等。^{89}Sr是一种亲骨性放射性核素，半衰期为50.5天，可以发射最大能量为1.46MeV的纯β射线，其生物化学性质与钙相似。经过静脉注射后，在骨转移病灶上进行直接定向聚集，利用其发射的β射线持续照射和集中照射病变组织，产生辐射效应，起到杀灭肿瘤细胞、实现有效治疗的目的。^{223}Ra是一种发射α射线的放射性药物，已证明能延长有骨转移症状但没有内脏转移的CRPC患者的生存期。单用^{223}Ra尚未显示能延长有内脏转移或巨块型（>3～4cm）淋巴结转移患者的生存期。^{223}Ra不同于β粒子发射药物（如^{89}Sr、^{153}Sm），后者仅用于姑息治疗，且没有生存优势。^{223}Ra可引起双链DNA断裂，活性半径小，3～4级血液学毒性发生率低。

目前 NCCN 和 EAU 指南只推荐 [223]Ra 用于 mCRPC 患者的治疗。

4.质子治疗 质子重离子放疗由于其优越的物理剂量分布，理论上可以更好地保护肿瘤周围正常组织，临床应用中应结合功能性成像技术，提高肿瘤靶区确定精度。由于质子重离子治疗时其剂量分布的高剂量区和低剂量区界限比光子更明确，因此，对靶区勾画、放疗计划设计、体位固定、质量控制和质量保证等要求均需更为严格，在治疗时应采用图像引导技术提高摆位精度。目前有条件开展质子和（或）重离子治疗的单位不多，且价格高昂，其在前列腺癌治疗中的作用尚需进一步观察和研究。

（六）其他治疗

局限性前列腺癌除了手术、放疗和粒子植入之外，近年来出现了诸如冷冻、高能聚焦超声、光动力、射频、电穿孔等新方法。治疗可以针对整个腺体，也可以仅行局灶或者靶向病灶治疗。开发这些新型治疗方法的目的在于在同等肿瘤控制效果基础上，达到安全性更好，不良作用更低，功能保护更佳。

1.冷冻治疗 原理是利用冷冻装置使局部组织温度降低到一定程度（-40℃），引起细胞脱水，蛋白变性；冰球形成造成细胞膜破裂；微血栓形成，微循环障碍，导致细胞缺血性凋亡。前列腺癌冷冻治疗时一般使用 17 号冷冻针，在直肠超声监视下经会阴穿刺入前列腺组织，在直肠壁和尿道外括约肌水平放置温控仪，尿道内留置保温器。经过两个冻融周期的处理，使前列腺各个区域的温度都能降到-40℃，以保证对肿瘤细胞的完全破坏。

前列腺癌冷冻治疗主要适用于：①身体条件不允许或拒绝行根治性治疗的中低危的局限性前列腺癌患者。预期寿命＞10 年，PSA＜20μg/L，临床分期≤T2b，穿刺活检 Gleason 评分≤7 分，且穿刺或影像学检查无肿瘤包膜外或精囊腺侵犯，前列腺体积＜40ml，或经内分泌治疗后减小至40ml 以内，以避免冷冻探针置入困难并保证有效的冷冻范围及一致的冷冻温度。不推荐初始冷冻治疗前常规使用新辅助内分泌治疗。②根治术后

或放疗后，或者首次冷冻治疗后局部复发的挽救性治疗。挽救性冷冻治疗并发症发生率高，治疗前应充分评估患者能否在治疗中获益。全腺体冷冻治疗即根治性冷冻治疗，冷冻范围包括整个腺体组织。普遍观点认为冷冻治疗更适合中低危的前列腺癌患者。Bahn 等对 590 例前列腺患者行初始冷冻治疗，以 PSA＜0.5μg/L 为标准，无生化复发生存率在低危、中危、高危组分别为 61%、68% 和 61%，差异无统计学意义，证实不同危险程度的前列腺癌的冷冻治疗效果并无明显差异。采用针对肿瘤的局灶冷冻治疗来杀灭病变组织，冷冻范围更精确，创伤更小且并发症发生率更低。一项针对 897 例中危前列腺癌患者行局灶冷冻和全腺体冷冻治疗的比较研究中，中位随访 31 个月，两组的无生化进展生存率差异无统计学意义，而局灶冷冻治疗对性功能的影响更小。

前列腺癌冷冻治疗的常见并发症有性功能障碍（18%）、尿失禁（2%～20%）、尿道组织脱落（0～38%）、直肠疼痛和出血（3%）、尿道直肠瘘（0～6%）。

2.高能聚焦超声（high-intensity focused ultrasound，HIFU） 是利用超声波聚焦后，使肿瘤组织内的温度在短时间内上升至 60℃以上，导致细胞凝固性坏死，加上惯性空化效应和机械效应对肿瘤细胞的损伤，从而达到杀伤肿瘤细胞的目的。HIFU 目前已用于前列腺癌的初始治疗和放疗后复发的治疗。HIFU 单独应用于局限性前列腺癌治疗的适应证：①年龄＞70 岁；② Gleason 评分≤7 分；③ PSA≤15μg/L；④拒绝手术或者因并发症不适合手术；⑤ TNM 分期 T1～2Nx～0M0。有研究报道，63 例 T1c～2bN0M0 期的局部早期前列腺癌患者进行单独应用 HIFU 治疗，并且将 PSA 治疗水平分为＜10μg/L、10～20μg/L 和＞20μg/L 三组，结果显示全部患者整体无瘤生存率为 75%（47 例），而 PSA 水平三组患者的无瘤生存率分别为 82%、62% 和 20%，血清 PSA 水平与决定单独使用 HIFU 的治疗效果有密切关系。一项前瞻性研究显示，111 例局限性前列腺癌患者采用 HIFU 治疗，2 年无其他根治性治疗的生存率为 89%，12 个月时保留控尿功能和勃起功能的比例分别是 97% 和

78%。中位随访 64 个月，48% 的患者避免使用 ADT。

HIFU 也可用于放疗后复发的患者。研究显示，HIFU 治疗后，中位无复发生存期为 63 个月，5 年总生存率为 88%，肿瘤特异性生存率达 94%。

HIFU 可以在全身麻醉或硬膜外麻醉下进行，患者采用侧卧或仰卧位。不良反应包括急性尿潴留（10%）、勃起功能障碍（23%）、尿道狭窄（8%）、直肠疼痛和出血（11%）、尿道直肠瘘（0～5%）、尿失禁（10%）。其不足之处在于很难达到完全的前列腺消融，特别是前列腺体积 > 40ml 时，前列腺前区也很难精确处理。与冷冻治疗相似，HIFU 也缺少与其他标准治愈性治疗的前瞻性对照研究。

【康复随访及复发预防】

（一）总体目标

定期随访、主动监测前列腺癌患者的主要目标是及早发现癌症有无复发或转移并及时进行治疗，延长患者的无进展生存期和总生存期，提高其生活质量。评估近期和远期的肿瘤学结果，保证患者的规律治疗，更加及时地调整治疗方案。监测各种治疗的不良反应和并发症，以及为前列腺癌患者提供一定的心理指导，从而在各方面保证患者的生活质量。

（二）整合管理

1. 心理治疗　是必须高度重视的治理手段。
（1）心理治疗方法
1）支持性心理治疗：倾听患者的叙述，观察其表现，帮助分析，给予疏导、安慰和鼓励，使之得到心理支持，能乐观面对现实，渡过心理危机。
2）行为疗法：针对患者的病态心理、异常表现和不良行为，通过强化良好行为、抑制不良行为，建立正确的行为。
（2）各阶段的心理治疗
1）确诊前后：分析纠正患者对恶性肿瘤不正确的认识，使其能正确认识和对待疾病，迅速通过心理休克期、冲突期，进入适应期。同时动员

患者的家属和同事，配合医务人员消除患者的顾虑，解决实际困难，达到心理康复。
2）治疗前后：治疗癌症前使患者了解治疗的目的、方法，以及可能出现的不良作用、功能障碍、残疾及其处理、康复治疗方法，使患者在治疗后能很快适应和正确对待。对有严重功能障碍和复发者更应加强心理康复，使其尽快通过再次的心理休克期、冲突期。必要时请同类病情的病友来现身说法，可能会有现实的引导作用。
3）终末期：对能正确对待疾病的晚期患者要给予最大的帮助和支持，使其尽可能完全实现其最后的心愿。对悲观绝望的患者要保证安静舒适的环境，给予细致周到的护理及充分的关怀和安慰，也可配合采用放松技术和必要的药物。对有剧烈癌痛的患者给予镇痛治疗和精神支持，减轻其身心痛苦，直到临终。

2. 癌痛治疗　是减轻患者病痛、体现人文关怀最重要的手段。
（1）药物疗法：是最常用的镇痛措施。应遵循世界卫生组织推荐的癌症三级镇痛阶梯疗法指导原则。
1）轻度至中度疼痛：应用非阿片类镇痛剂，可先用阿司匹林、对乙酰氨基酚等解热镇痛药，效果不明显时改用布洛芬、吲哚美辛等非甾体抗炎药。
2）中度至较重疼痛：应用弱阿片类镇痛剂，如可待因、芬太尼等。
3）严重疼痛：应用强阿片类镇痛药，如吗啡、哌替啶、美沙酮等。

在上述各阶梯给药时适当辅以非甾体抗炎药、三环类抗抑郁药、抗组胺药、抗痉挛剂、肌肉松弛剂及破坏神经的药物和激素类药物，整合用药治疗可增强镇痛效果，降低麻醉性镇痛剂的级别，减少用药剂量。

进行药物治疗时要注意药物特性（镇痛强度、效应时间、控制能力等）、应用途径（口服、皮下注射、肌内注射、植入式可控微量注射泵等）、剂量合理（从小剂量开始，逐步加量，以"需要"为基础，规律给药，维持血药有效浓度），尽量减少毒性不良作用的产生，避免耐药性和成瘾性。
（2）放疗：有较好的缓解效果，可在数日内

缓解疼痛，同时还有控制癌症的作用。

（3）中医疗法：针刺远离的相关腧穴有一定的镇痛效果，但禁止在肿瘤局部针刺。

（4）注射治疗：可应用末梢神经阻滞、神经根阻滞、交感神经阻滞、蛛网膜下腔阻滞、硬膜外腔阻滞等方法。阻滞剂可选用局部麻醉药、6% 苯酚（石炭酸）、10% 苯酚甘油、无水酒精等，也可进行脊神经后根冷冻或射频凝固。

（5）手术治疗：对于顽固的严重疼痛可进行神经松解术、神经切断术等。

（6）康复护理：将患者安排在安静、光线柔和、室温和湿度适宜、无刺激性气体的环境内，医护人员与家属亲友对患者温和体贴，可使患者平静。

3.躯体功能康复

（1）康复护理：长期卧床的患者需要定时翻身，保持适当的体位，防止皮肤受压摩擦，清洁皮肤，防止压疮。叩打震动背部，促使排痰。还要做好口腔护理、二便护理等基础护理。

（2）营养支持：根据患者的全身情况和消化系统的功能，给予合理的肠内或肠外营养。

（3）运动疗法：进行适合患者全身情况的运动。体质较弱的卧床患者可在床上进行呼吸体操、肢体躯干运动，防止坠积性肺炎、肌肉萎缩、关节挛缩、下肢深静脉血栓形成等并发症的发生。能下床活动者可进行健身操、步行、上下楼、健身跑、骑自行车等较低强度的耐力运动，运动的强度和时间循序渐增，逐步增强心肺功能，增强体力。贫血及心肺功能下降者需控制运动强度，注意监测疲劳水平。血小板计数低下者需要谨慎运动，过低者禁忌运动。白细胞计数降低者只能做轻度活动，并应注意适当的消毒隔离。伴有严重骨质疏松者应谨慎运动或使用适当的辅助用具，注意防护，防止跌倒。已发生病理性骨折者禁忌患部运动。

（4）作业治疗：进行日常生活活动能力训练，提高生活自理能力。

（5）职业康复：对处于就业年龄、病情稳定、全身状况恢复较好的患者可根据其功能状况、劳动能力进行职业技能训练，以恢复原来的工作或更换其他合适的工作。

4.器官功能康复　鼓励患者锻炼排尿功能，时常按摩小腹并用温毛巾热敷。

5.物理因子治疗　手术、放疗、化疗、免疫疗法、中医疗法等都是治疗恶性肿瘤的重要手段。为了进一步提高疗效，国内外对物理因子治癌技术及其临床应用进行了研究，常规物理因子对组织细胞有修复作用，但达到一定强度、剂量时，可以破坏细胞而产生杀灭癌细胞的作用，如高频电（短波、超短波、分米波、厘米波）的高热疗法、高频电（射频、厘米波）的组织凝固疗法等，可与放疗、化疗、手术相整合。治疗时可在体外局部一次治疗，亦可在体腔内或在术中经内镜治疗。与其他治癌方法相比，物理因子治癌的操作相对简便易行，对患者的损伤小，全身不良反应小或无不良反应，易为患者所接受，并有利于健康的恢复和功能的康复。但有些治疗技术、测温技术等还有待进一步改进，癌症多处转移的全身性治疗方法也需要继续探索和研究。

（三）严密随访

1.前列腺癌治愈性治疗后的随访　前列腺癌的治愈性治疗（curative treatment）指根治性的前列腺切除术和根治性放疗（包括外照射或近距离照射）或者这些治疗方法的联合应用。

（1）治愈性治疗后随访的指标

1）血清 PSA 水平的变化：监测血清 PSA 水平的变化是前列腺癌随访的基本内容。①根治性前列腺切除术后 PSA 的监测：成功的根治性前列腺切除术 6 周后应该检测不到 PSA。PSA 水平仍然升高说明体内有产生 PSA 的组织，即残留的前列腺癌病灶。在根治性前列腺切除术后，因为 PSA 存在清除期，第一次 PSA 检查应该在术后 6 周至 3 个月，发现 PSA 水平升高时应该再次检查以排除实验室检查的误差。血清 PSA 值 < 0.2ng/ml 时可认为无临床或生化进展，在 0.2 ～ 0.4ng/ml 的某个数值可能是最合适的生化复发标准，选择较低的数值可以提高发现临床复发的敏感度，但是较高的数值可以提高特异度。目前认为连续两次血清 PSA 水平 > 0.2ng/ml 提示前列腺癌生化复发。血清 PSA 值快速升高（PSA 升高速率快，PSA 倍增时间短）提示可能存在远处转移，而较慢升高时很可能是有局部复发。局部复发或远处转移极少检测不出血清 PSA，这种情况可见于低分化肿瘤。相对低危前列腺癌患者（＜ pT3，pN0，Gleason 评分＜ 8 分），血清 PSA 值可作为前列腺癌根治术后预后的检测指标。②放疗后 PSA 的监测：放疗后腺体仍然存在，PSA 水平下降缓慢，可能在放疗超过 3 年后达到最低值。放疗后 PSA 最低值是生化治愈的标志，也是一个重要的预后判断因素。总体来说，值越低治愈率越高，一般认为在 3 ～ 5 年 PSA 水平最低值达到 0.5ng/m1 者预后较好，放疗后 10 年生存者中 80% 的 PSA 水平最低值＜ 1 ng/ml。不论是否同时应用了内分泌治疗，放疗后至 PSA 水平升高超过 2ng/ml 以上被认为有生化复发，这个标准对于临床复发的预测具有更高的敏感度和特异度，而且是远处转移、癌症特异性死亡率和总体生存率的良好预测指标。

以往放疗后生化复发标准需要追溯生化复发时间，造成 Kaplan-Meier 曲线出现早期下降和后期变平的伪像，而且它和临床预后没有密切联系。由于在雄激素分泌恢复后有 PSA 水平的自然升高，放疗后部分前列腺癌患者的 PSA 水平会暂时升高，但并不表示复发，临床将这种现象称为 PSA 反跳。以往的标准会造成在上述患者中假性生化复发的增多。生化复发只是一个定义，并不意味着需要开始补救性治疗，辅助性或补救性治疗的应用应根据患者的总体风险因素个体化，需要根据治疗的益处和风险进行整合判断。

研究提示 PSA 动力学可能是重要的预后判断指标。血清 PSA 倍增时间（PSA doubling time，PSA-DT）较短被认为与前列腺癌放疗后局部复发和远处转移有关。在根治性前列腺切除术和放疗后，PSA-DT ＜ 3 个月与前列腺癌特异性死亡率密切相关，对这样的患者可以考虑行补救性内分泌治疗。对于内照射的患者，PSAT ＜ 12 个月的患者可能需要积极的补救性治疗。

2）直肠指检（DRE）：被用于判断是否存在前列腺癌局部复发，在治愈性治疗后如果前列腺区有新出现的结节，应该怀疑局部复发。在根治性前列腺切除术和根治性放疗后不必进行常规 DRE，只需规律检测血清 PSA，判断有无复发。

如血清 PSA 升高则需要进一步检查，包括 DRE。对于不分泌 PSA 的肿瘤患者，如 Gleason 评分 8 ～ 10 分、恶性程度较高的肿瘤有时可不分泌 PSA，这样的患者应常规进行 DRE。

3）经直肠超声和活检：检查的目的是发现局部复发的组织学证据，前列腺活检不作为常规的随访手段。放疗后，如果不考虑补救性前列腺切除术和其他治疗方法，则不推荐进行前列腺活检。如需活检，应该在放疗 18 个月以后进行。生化复发者前列腺活检阳性率为 54%，DRE 异常者前列腺活检阳性率为 78%。根治术后如果 PSA ＞ 0.5ng/ml、DRE 发现局部结节或经直肠超声检查发现局部低回声病变，则建议进行前列腺窝活检。

4）骨扫描与腹部 CT/MRI 及 PET/CT 扫描：生化复发并不意味着局部复发，一些患者可能存在远处转移。为进一步进行挽救性局部治疗，需要敏感的影像学方法检测局部和远处病灶。活检阴性不能排除局部复发，活检阳性也不能排除转移，活检的意义仍不能确定。这些检查的目的是发现前列腺癌的转移灶，对于没有症状和无生化复发证据的患者不推荐作为常规的随访手段。MRI 和 PET/CT 在前列腺癌复发病灶检测中的作用越来越受到重视。MRI，尤其是动态增强 MRI，在 PSA ＜ 2ng/ml 的患者中能够早期发现局部复发病灶，有助于选择前列腺活检的患者并提高敏感度、缩小放疗的范围，提高治疗的耐受性。PET/CT 能够发现局部和远隔转移，^{11}C- 胆碱 PET/CT 敏感度最好。有骨骼症状的患者可以进行骨扫描检查，不必考虑血清 PSA 水平。骨扫描可以用于 PSA 水平＞ 20ng/ml、PSA-DT ＜ 6 个月或 PSA 速率（每月）＞ 0.5ng/ml 者。

（2）随访方案

1）第一次随访：主要检查与治疗相关的并发症，如有无尿失禁、肠道症状及性功能状态等，可以根据肿瘤或患者的特点对随访计划做出相应修改。例如，与肿瘤高分化和局限在包膜内的患者相比，低分化、局部进展的肿瘤或手术切缘阳性的患者应该随访更加严密。

2）对于无症状患者的监测：前列腺癌有关的临床表现、血清 PSA 水平的检测和（或）DRE 为常规随访方法，在治疗后前 2 年之内应该每 3 个月随访 1 次，2 年后每 6 个月随访 1 次，3 年后每年随访 1 次。必要时缩短随访间隔时间。

治愈性治疗后随访指南见表 9-3-4。

表 9-3-4　治愈性治疗后随访表

治疗后每 3 个月进行 PSA 检测和（或）DRE，2 年后每 6 个月检测，5 年后每年进行检测；无特殊症状的患者骨扫描与其他影像学检查不推荐作为常规的随访手段 →	如 DRE 阳性，血清 PSA 水平持续升高，行骨盆 CT/MRI 及骨扫描；存在骨痛，不论 PSA 水平如何，应行骨扫描。放疗后行补救性根治术者应用经直肠超声和活检

2. 前列腺癌内分泌治疗后的随访

（1）随访项目

1）PSA 的监测：根据治疗前 PSA 水平和治疗初期 3～6 个月 PSA 水平下降情况，判断内分泌治疗的敏感性和反应的持续时间。文献中对治疗前 PSA 水平的预后判断价值尚有争议，因此 PSA 水平不可以用于预测内分泌治疗反应的持续时间。

内分泌治疗后 3 个月和 6 个月的 PSA 水平与预后相关。PSA 水平越低，治疗反应的持续时间可能更长。然而患病个体不同，这个标准并没有绝对价值。

内分泌治疗的早期阶段，应对患者进行有规律的监测。对于无症状患者进行规律的 PSA 监控可以更早发现生化复发，PSA 水平升高通常早于临床症状数月。然而必须强调 PSA 水平并非一个可靠的逃逸标志物，不可以单独作为随访检查。有 15%～34% 的患者发生临床进展，其 PSA 水平可正常。

2）肌酐、血红蛋白、肝功能的监测：在进展肿瘤中监测肌酐是有价值的，因为可以发现上尿路梗阻。肝功能检查可能提示治疗毒性，但很少提示疾病进展。ADT 3 个月后可导致 Hb 水平的下降，从而导致患者疲劳症状。

3）骨扫描、超声和胸部 X 线检查：PSA 水平稳定正常的无症状患者不需进行影像学检查。对内分泌治疗过程中出现 PSA 水平升高、骨痛等症状者应行骨扫描检查。前列腺癌临床试验工作组

2（Prostate Cancer Clinical Trials Working Group，PCWG2）定义骨转移进展为出现 2 处或 2 处以上骨转移新发病灶。有临床症状或实验室检查怀疑进展的患者可行胸部 X 线片或腹部 B 超检查，无症状的患者不推荐例行检查。在长时间雄激素剥夺治疗中，根据初始 T 值选择常规骨密度检测方案，初始 T 值＜1，每 2 年检测 1 次骨密度；1＜初始 T 值＜2.5，每年检测 1 次骨密度。

4）血清睾酮水平监测：有文献报道，少数患者 LHRH 类似物不能使血中睾酮降至手术趋势水平（＜50ng/dl）。因此，接受药物去势的患者，有必要进行定期的血液睾酮水平监测。目前尚无规范化的睾酮监测方案，建议使用 LHRH 药物去势后 1 个月复查睾酮，6 个月后复查睾酮可进一步明确药物去势有效性，若不能维持去势状态，可换用其他 LHRH 药物或手术去势。血清 PSA 水平升高和（或）出现疾病进展症状时必须复查睾酮，明确去势状态。

5）代谢并发症监测：去雄激素治疗可以因为血中睾酮水平的显著降低而引发一系列相应并发症，包括潮热、性欲减退、勃起功能障碍、男性乳腺发育和骨骼矿物质密度丢失。除此之外，血中睾酮水平降低还可以引起胰岛素抵抗、动脉僵硬（arterial stiffness）、糖尿病和代谢综合征等发生率升高，成为前列腺癌最主要的致死原因，超过前列腺癌特异性死亡率。

因此，建议既往有心血管病史的年龄＞65 岁的患者接受去雄激素治疗前请心血管内科医师给予评估；所有患者都应该在接受去雄激素治疗开始、治疗后每 3 个月进行糖尿病筛查和糖化血红蛋白（HbA1c）检测，可疑患者应进行糖耐量试验，必要时请内分泌科医师会诊；对所有接受去雄激素治疗的患者都应该进行生活及行为方式指导，如饮食、锻炼、戒烟等。检测骨骼检测也很重要，特别是血清维生素 D 和钙浓度，必要时可每天摄取 1200mg 钙和 1000IU 维生素 D。

（2）随访时机：推荐在内分泌治疗开始后每第 3 个月和第 6 个月进行初步随访评估。对于 M0 期患者中治疗反应良好者，如症状改善、心理状况良好、治疗依从性好、PSA 水平＜4ng/ml，可每 6 个月随访一次。对于 M1 期患者中治疗反应

良好者，如症状改善、心理状况良好、治疗依从性好、PSA 水平＜4ng/ml，可每3～6个月随访一次。疾病进展时，随访间期应缩短，因为此时停止抗雄激素治疗对患者有益。若内分泌治疗抵抗的患者发生疾病进展、按标准治疗无反应，可行个体化随访方案。

内分泌治疗随访见表9-3-5。

表9-3-5　内分泌治疗后随访表

治疗后每3个月进行PSA检测，抗雄激素治疗应注意肝功能情况，治疗开始后前3个月应每月检查肝功能，以后每3～6个月检查1次。病情稳定者不推荐行常规影像学检查	→	血清PSA水平持续升高，或者出现骨痛，需要行骨扫描。疾病进展时随访间期应更短

（四）常见问题处理

1.前列腺癌治愈性治疗后的常见问题及处理方法

（1）性功能障碍：多学科康复治疗可改善患者的性功能。对患有器质性疾病的患者要积极治疗原发病，药物引起者停用药物。①性教育及心理治疗：加强性知识指导，消除对性问题的顾虑和恐惧，纠正错误性观念及性交方法，使夫妻性生活协调。心理治疗强调个体化治疗方案，常用的有精神分析法、厌恶疗法、系统脱敏疗法、家庭疗法等。②性行为治疗：主要是通过性感集中训练，使患者逐渐适应、熟悉性交过程，提高患者对性反应的自身感觉，充分享受性交的快感，减轻对性交的焦虑和恐惧。治疗过程中对方应避免对患者性体验、性自尊心和性幻想的不良刺激，避免有害的性引诱活动。③药物治疗：治疗勃起功能障碍，首选 PDE5 抑制剂，如西地那非、伐地那非、他达拉非等。早泄可选用选择性 5-羟色胺再摄取抑制剂。口服左旋多巴、麻黄碱等有促进射精作用。三环类抗抑郁药是治疗性恐惧症和抑郁的首选药物。对于有焦虑情绪或抑郁症等心理疾病者进行相应的药物治疗。④物理治疗：电动按摩器可以促进男性射精。⑤手术治疗：主要是针对阴茎本身疾病，如伴有包皮口狭窄的包皮过长和包茎患者，可采用手术治疗，有利于阴茎的充分勃起，同时切除包皮显露龟头可增加其对刺激的敏感性，有利于射精。⑥中医治疗：中药治疗和针灸治疗对性功能障碍有一定的效果，可辨证施治。

（2）尿失禁：主要采用一些保守的治疗方法，如盆底肌肉训练、电刺激、体外磁刺激、阴茎夹夹闭阴茎。

（3）持续性腹泻：禁忌生冷、坚硬、辛辣刺激性食物。多卧床休息，进食以易消化、营养丰富食物为主，限制纤维素的摄入。应用十六角蒙脱石（思密达）、金双歧等止泻药物，也可中药灌肠并配合坐浴。必要时静脉营养支持治疗。

（4）直肠出血：抗感染止血治疗，也可将止血及抗感染药物灌入直肠。必要时可手术或内镜下止血。

（5）放射性膀胱炎：可行尿常规及尿培养检查后对症治疗，膀胱内灌注药物可缓解症状。出血严重者，可行膀胱冲洗及膀胱镜下止血。

2.前列腺癌内分泌治疗后的常见问题及处理方法

（1）排尿困难：应首先积极鼓励患者自主锻炼排尿反射，时常按摩小腹，并用温毛巾热敷，在排尿前辅以流水声。对于顽固性排尿困难，采用导尿术、注射器抽尿法等。另外，膀胱训练是恢复膀胱功能、达到自行排尿的常用方法。但对于膀胱输尿管反流、肾积水、肾盂肾炎患者要禁用；尿路感染、尿路结石、高血压、糖尿病和冠心病患者慎用。训练时应采用循序渐进、逐渐增加的方法，每2～5h训练1次，每次10～15min。

（2）疼痛：参照上述整合管理的疼痛治疗。

（3）便秘：鼓励患者坚持锻炼，如散步、走路或每日双手按摩腹部肌肉数次，以增强胃肠蠕动能力。对长期卧床患者应勤翻身，并环形按摩腹部或进行热敷。培养良好的排便习惯。合理饮食，应多摄入含粗纤维的粮食和蔬菜、瓜果，多饮水，食用一些具有润肠通便作用的食物，如黑芝麻、蜂蜜、香蕉等。

（4）恶心呕吐：应多以清淡食物为主，注意饮食规律，合理饮食。多种药物有引起恶心与呕吐的不良反应，一般而言，只要立即停止应用引起呕吐的药物，呕吐症状就会减轻直至消失，因此并不需要应用镇吐类药物。目前临床上对某些恶性肿瘤或血液系统的恶性疾病（如白血病、恶性淋巴瘤、多发性骨髓瘤、恶性组织细胞病等）常采取联合化疗或放疗，或对某些恶性肿瘤采用抗癌药物行介入治疗。但无论在治疗过程中或治疗之后，均可引起较严重的胃肠道不良反应，最突出的表现是恶心与呕吐。为了预防或减轻此不良反应，常可应用镇吐药物进行治疗。必须指出，应用这些作用强的镇吐药物之后，也会产生中枢神经系统、心血管系统或胃肠道的不良反应，故应严格控制药物的剂量及间隔时间。

（5）骨质疏松、骨折：日常补充钙及维生素D，使用伊班膦酸钠等药物防止骨相关事件的发生。①运动：对于成年人，多种类型的运动有助于骨量的维持。运动还能提高身体的灵敏度及平衡能力。②营养：良好的营养对预防骨质疏松症具有重要意义，包括足量的钙、维生素 D、维生素 C 及蛋白质。从儿童时期起，日常饮食应有足够的钙摄入，因为钙影响骨峰值的获得。欧美学者们主张钙摄入量成人为 800 ～ 1000mg，65 岁以后男性及其他具有骨质疏松症危险因素的患者，推荐钙的摄入量为 1500mg/d。维生素 D 的摄入量为 400 ～ 800U/d。③预防摔跤。④药物治疗：有效的药物治疗能阻止和治疗骨质疏松症，包括雌激素代替疗法、降钙素、选择性雌激素受体调节剂及双膦酸盐，这些药物可以阻止骨吸收但对骨形成的作用特别小。用于治疗和阻止骨质疏松症发展的药物分为两大类，第一类为抑制骨吸收药，包括钙剂、维生素 D 及活性维生素 D、降钙素、双膦酸盐、雌激素及异黄酮；第二类为促进骨形成药，包括氟化物、合成类固醇、甲状旁腺激素及异黄酮。

（6）潮热：如症状不明显，可观察随访，症状可逐渐减轻甚至消失。如明显影响生活质量，可应用孕激素、黄体酮等药物降低潮热发生率。

（7）性功能障碍：多学科康复治疗可改善患者的性功能。

（8）心血管事件：ADT 期间积极检测心血管功能，及早防止不良事件的发生。

（五）积极预防

积极贯彻"三级预防"理念，培养良好的生活饮食习惯、适度运动、定期体检等。

（1）前列腺癌的诱发因素有多种，其中种族、遗传倾向无法回避，但是环境、食物（如过多的动物脂肪摄入可能促进前列腺癌的发展）、肥胖和性激素等需要在日常生活中引起高度注意。

（2）多食用富含植物蛋白的大豆类食物、多食用洋葱、饮用中国绿茶、适当提高饮食中微量元素硒和维生素 E 的含量、坚持锻炼、增强身体抵抗力，也可以预防前列腺癌的发生。

1）豆类食物：经胃肠道消化、吸收后，会产生牛尿酚，它是一种植物雌激素混合物，可有效抑制雄激素双氢睾酮，对前列腺起保护作用，能有效抑制癌细胞产生。如大豆、花生等食物，均含有益前列腺健康的"植物雌激素"。建议做成汤汁饮用，具有清热、导赤的效果。

2）洋葱：含有一种被称为"槲皮黄素"的化合物，它能防止前列腺细胞的生物化学机制出现变异，而且洋葱含微量元素硒，有较强的抗氧化作用，能增强细胞代谢能力，从而发挥预防前列腺细胞癌化的作用。

3）南瓜子：富含脂肪酸，而脂肪酸可以促进前列腺正常分泌激素，维护前列腺良好的功能，使细胞处于正常代谢状态。

4）番茄：含有番茄红素，具有独特的抗氧化功效，能帮助清除体内自由基，对有害游离基有较强的抑制作用，能降低男性患前列腺癌的风险。建议每天食用 50 ～ 100g 新鲜番茄。

5）猕猴桃：富含氨基酸，尤其是"抗突变成分"谷胱甘肽，对前列腺癌细胞突变有一定的抑制作用。建议将鲜猕猴桃 50g，去皮，捣烂，加温开水 250ml，搅匀后饮服，每日 2 次。

（3）戒烟戒酒：烟酒对前列腺的刺激很强烈，能引起前列腺血管扩张，使其充血、水肿。长期烟酒刺激，可使前列腺的抵抗力降低，形成慢性炎症，而长期的慢性炎症刺激会增加癌变的风险。

（4）性生活：性生活或手淫过度都会造成前列腺过度充血，相反，长期禁欲、性冲动无处宣泄也会造成前列腺的充血肿胀，亦对前列腺不利，因此男性应保持规律的性生活，定期排放前列腺液。

（5）多喝水、不憋尿。水是生命之源，多喝水可以预防众多疾病。喝水少或者不喝水会使尿液浓缩，排尿次数减少，加之有些人有憋尿的习惯，进一步加重尿液浓缩，甚至发生尿液反流，这对前列腺是极其不利的。

（6）养成规律运动的习惯。前列腺的生理位置决定了男人在很大程度上是"坐"在了前列腺上的，长期的压迫刺激会让前列腺产生慢性炎症。办公室族、电脑族、开车族男性应该加强体育锻炼，久坐期间也要注意起身活动一下，给前列腺减减压。

（7）适量喝红酒：美国国家癌症研究院的一项研究表明，每天 1 ～ 2 杯红酒可抑制前列腺癌细胞的生长。

（8）游泳可以预防前列腺癌：男性如果每天游泳 30min，能提高抗病能力，促进前列腺局部血液和淋巴循环，使前列腺液分泌更旺盛，有助于前列腺炎症的消退，患晚期前列腺癌的可能性会大大降低。而从事骑自行车和体操等运动强度相对较大的男性，患前列腺癌的概率要比其他人高出 30%。这是因为剧烈运动会造成前列腺的充血、水肿，诱发前列腺疾病。

（9）核桃可以预防前列腺癌：核桃富含 ω-3 脂肪酸，已经被证实可以延缓乳腺癌和心脏病的病程，甚至比某些化学药物更有效。加利福尼亚大学的科研人员将具有前列腺癌的老鼠作为研究对象，在 2 个月内，在它们的食物中添加核桃，可有效降低其前列腺癌的发生率。

（10）定期体检：建议患者保持愉快的心情，明确生化检查有无异常，合理用药进行身体调养，患者需要每 3 个月完善泌尿系彩超检查。定期检测血清 PSA 水平，如果其超过正常值，再做直肠指检或超声等，以有效查出早期局限性前列腺癌并及早进行治疗。

目前，前列腺癌是我国男性发病率和死亡率上升最快的恶性肿瘤，年增长率分别为 4.7% 和 5.5%。我国的多中心数据显示，初诊时 60% 的前列腺癌已经存在转移，早诊率低，多数患者确诊

时已届晚期，失去了根治手术的机会，预后差。面对严峻的发病趋势，急需优化前列腺癌的诊疗方案。

近年来随着人们对前列腺癌认识程度的不断提高，尤其在分子生物学水平上，不仅使前列腺癌的诊断水平获得了很大的进步，同时也指导着前列腺癌的整合治疗。今后，仍需借助临床诊断、基因分析及影像学方面的技术进步，加深对这些疾病的生物学认识，进一步探索前列腺癌的最佳治疗模式和个体化整合治疗方法，改善此类疾病的预后。相信随着基础研究、转化研究与临床研究的不断深入，前列腺癌的整合诊疗将会取得更大的突破。

（叶定伟　朱绍兴　张爱莉　邹　青

戴　波）

【典型案例】

膀胱癌合并前列腺癌整合性诊疗 1 例

（一）病例情况介绍

1. 基本情况　男性，64 岁。主诉"无痛性肉眼血尿 2 周余"就诊。2015 年 9 月无明显诱因出现终末肉眼血尿，无排尿困难，无尿频、尿急、尿痛。当地医院 B 超示①前列腺增生（46mm×33mm×34mm）伴钙化；②膀胱右侧壁占位（13mm×9mm）。膀胱镜检查右侧壁多发水草样新生物，活检病理为低级别尿路上皮癌。MRI：①前列腺左侧外周带异常信号；②膀胱右侧壁占位（13mm×7mm）；③左侧髂血管旁占位，考虑转移瘤。实验室检查 PSA 52.73ng/ml。当地未治疗。发病以来精神佳，饮食睡眠好，无消瘦，大便正常。

既往无传染病史、手术外伤史、输血史、药物过敏史；否认高血压、糖尿病等慢性疾病史；有吸烟史 40 年，每天 20 根；饮酒 30 年，每天 2.5

两左右白酒。退休前系铸造工人。30 岁结婚,配偶健在,育有 1 女;否认肿瘤家族史及其他家族遗传病史。

2. 入院查体　一般情况可,生命体征平稳,全身浅表淋巴结未扪及增大。腹部平坦,无压痛、浊音界无;外生殖器无异常;直肠指检:前列腺大小 35mm×45mm,质硬,表面不光滑,中央沟变浅,表面结节感,无压痛,与直肠分界欠清。

3. 辅助检查　PSA 58.83ng/ml,fPSA/tPSA 0.11;心电图:窦性心律不齐;胸部 X 线片:未见明显异常;B 超:双肾未见异常,膀胱右后壁占位 14mm×9mm,表面菜花状,宽基底,盆腔未见占位,前列腺 45mm×28mm×34mm,左侧缘见 10mm×8mm 低回声结节。门诊局部麻醉下行经直肠超声引导下的前列腺穿刺活检术,病理诊断:前列腺腺泡腺癌;Gleason 评分:4 分 +4 分 =8 分,穿刺 10 针其中 7 针阳性。骨扫描:未见明显异常。

4. 入院诊断　膀胱癌(cTaNxM0);前列腺癌(cT3aNxM0)。

(二)整合性诊治过程

1. MDT 团队组成　放射诊断科、病理科、核医学科、放疗科、泌尿外科、肿瘤内科。

2. 第一次 MDT 讨论　对膀胱癌和前列腺癌双原发肿瘤的发生有何认识?外院 MRI 示"左侧髂血管旁占位,考虑转移瘤",该转移病灶来源是哪?该患者进一步治疗措施有何选择?

放射诊断科意见:患者盆腔 MRI 可见膀胱充盈良好,T_2WI 中见膀胱右后壁黏膜层局部低信号中断,表面菜花状,宽基底,大小为 15mm×10mm,肿瘤基底低信号光滑连续,临床分期可以为 cTaNxM0。前列腺大小为 45mm×31mm×35mm,前列腺左侧外周带可见片状的 T_1WI 等信号、T_2WI 稍低信号,增强扫描可见不均匀早期强化,前列腺左侧包膜似有不连续,提示可能有累及,病灶与神经血管分界不清晰,双侧精囊腺对称,大小形态正常,直肠肠壁未见明显增厚及异常信号,周围脂肪组织间隙正常,左侧盆腔髂外血管旁可看到 1 枚肿大淋巴结,未见积液,右侧盆腔未见肿大淋巴结。MRI 影像所示骨盆及各骨未

见明显异常信号,临床分期可以为 cT3aNxM0。

病理科意见:膀胱癌并发前列腺癌的诊断可分 3 种情况。①两种肿瘤同时被诊断。②在一种肿瘤诊断的过程中发现了另外一种肿瘤。③在一种肿瘤得到诊断后 6 个月内发现第 2 种肿瘤。基于首发症状,多数首先确诊膀胱癌,诊疗过程中发现前列腺癌,本例属于第二种。在既往研究中膀胱癌合并前列腺癌国外报道发生率为 20%～50%,亚洲人群中低于西方人群,在 10% 左右。膀胱癌患者中前列腺癌的发病率为正常人的 19 倍,而前列腺癌患者中膀胱癌的发病率为正常人群的 18 倍。由于膀胱癌的发病通常伴有血尿症状,而前列腺癌发病隐匿,可以没有下尿路相关症状,因此,在膀胱癌患者中进行前列腺癌的筛查具有重要的意义。针对双原发癌的发生机制,目前有研究认为 DNA 修复和 N- 乙酰转移酶的多态性可能与双原发前列腺和膀胱癌风险相关,导致这部分患者容易同时罹患两种癌。

核医学科意见:当前为明确局部淋巴结转移来源,除采用传统评估方法外,还可以结合 PSMA-PET/CT 进行判断。影像学上当前评估前列腺癌患者局部或远处转移主要通过 CT 或 MRI,以及全身骨扫描,但是这些检测手段对转移病灶的检出率并不高。前列腺特异性膜抗原(prostate specific membrane antigen,PSMA)是一种细胞 Ⅱ 型跨膜蛋白,与正常前列腺、肾组织、膀胱组织等相比,其在前列腺癌尤其是低分化、转移性和雄激素非依赖型前列腺癌细胞中的表达明显升高。与 PSMA 结合的配体等物质能被有效转运到前列腺癌细胞内,因此也可以使放射性示踪剂积聚在肿瘤细胞中,进而使影像学成像效果极大提升。目前 PSMA 多采用 ^{123}I、^{111}In、^{99m}Tc、^{18}F、^{68}Ga 等进行标记。之前国外有对 130 例中高危前列腺癌患者 CT、MRI 及 PSMA-PET/CT 进行对比,以术后病理结果为标准,发现 PSMA-PET/CT 诊断前列腺癌盆腔淋巴结转移的准确率可以达到 95.2%,远高于单一的盆腔 CT、MRI 检查。目前在 EAU 指南中推荐 PSMA-PET/CT 应用于生化复发且有意向并适合接受治愈性治疗的前列腺癌患者。本病例中由于膀胱癌及前列腺癌盆腔淋巴结

引流区域的重复性难以通过 MRI 判断转移灶来源，而转移灶来源直接决定了进一步的治疗方式，因此，可以建议患者完善 PSMA-PET/CT 检查协助做出判断。

放疗科意见：对于膀胱癌目前没有放疗指征，手术治疗应该为首选。对于前列腺癌的治疗，如果后续选择放疗，需明确转移灶来源以确定放疗方案。与传统的影像学检测方法相比，PSMA-PET/CT 对于前列腺癌病灶的诊断更加准确，在放疗中更适用于前列腺癌外放疗前的定位，并可优化部分患者放疗方案的选择，尤其在根治术后的辅助放疗和挽救性放疗中有重要意义。之前有研究证实以 ^{111}In 标记的 PSMA 配体作为示踪剂，配合 γ 探针可以检测示踪剂在病灶中的摄取程度，可以实现在诊断病灶的同时对病灶进行放疗。当然该治疗尚处于研究阶段，但是 PSMA 标记的影像学检查对于前列腺癌诊断分期及后续放疗方案制订的价值值得肯定。

泌尿外科意见：对于转移淋巴结来源的，分析患者当前的临床信息考虑来源于前列腺的可能性更大。来自意大利 5274 例前列腺癌，大盆腔淋巴结清扫的数据显示：低危前列腺癌，淋巴结转移风险为 2%～6%；中危前列腺癌，淋巴结转移风险为 6%～14%；高危前列腺癌，淋巴结转移风险为 25%～44%。结合患者目前 PSA 为 58.83ng/ml，前列腺腺泡腺癌，Gleason 评分 4 分 +4 分 =8 分，穿刺 10 针中 7 针阳性，骨扫描为阴性，在指南中属于局部高危前列腺癌，因此局部淋巴结转移风险可能性很大。为进一步确定转移灶来源，可以推荐患者进行 PSMA-PET/CT 检测，当然目前患者前列腺癌诊断明确，可以先行内分泌治疗，治疗一段时间后再行影像学检查，与之前盆腔 MRI 进行对比，观察盆腔淋巴结有无变化以协助判断转移淋巴结来源。从影像的准确性及治疗的及时性角度更推荐患者首选完善 PSMA-PET/CT 检测。

对于非浸润性膀胱癌，首选经尿道膀胱肿瘤切除术（TURBT），可以明确膀胱癌临床、病理分期，同时对于下一步患者选择根治性前列腺切除术（RP）治疗也不会有影响。另外，行 TURBT 术的同时可了解前列腺、尿道、膀胱颈及输尿管口位置等，利于 RP 手术操作。如果怀疑浸润性膀胱癌，也可在诊断性电切明确分期后选择适宜的手术方式，如浸润性膀胱癌可行根治性膀胱前列腺切除术，可以同时治疗双原发肿瘤。目前患者外院膀胱镜活检示低级别尿路上皮癌，同时既往有血尿病史，结合影像学表现倾向于非肌层浸润性膀胱癌，在当前阶段认为 TURBT 应该为首选治疗手段。

结论：该患者目前双原发肿瘤诊断明确，下一步 TURBT 术应该为首选。为进一步明确盆腔转移淋巴结来源，推荐患者进一步完善 PSMA-PET/CT 检查。

后续处理：全身麻醉下行膀胱镜检查术 + TURBT 术，术中见膀胱右后壁 1 枚宽基底菜花样肿瘤，大小 2.5cm×2cm，予以完整切除。术后病理：（膀胱肿瘤，TURBT）低级别尿路上皮癌，部分呈内翻性生长，部分呈外翻性（乳头状）生长，送检组织未见浸润。术后即刻表柔比星膀胱灌注化疗一次，术后患者恢复可。患者同时行 ^{99m}Tc-PSMA-SPECT/CT 检查：①前列腺左侧外周带局灶性放射性摄取增高，为 MT，左侧髂外血管旁淋巴结转移，PSMA 均为高表达。②膀胱癌术后，结合其他检查。

3. 第二次 MDT 讨论　该患者进一步治疗措施有何选择？

核医学科意见：该患者 ^{99m}Tc-PSMA-SPECT/CT 检查中可见前列腺内有少量钙化灶，前列腺左侧外周带局灶性放射性摄取异常增高，同时左侧髂外血管旁可以看到 1 枚肿大淋巴结，放射性摄取异常增高（图 9-3-1）。右侧髂血管旁、两侧腹股沟、腹膜后等其余部位均未见放射性异常增高灶，其余肝、脾、肠道等均为生理性放射摄取。全身骨骼也未见放射性摄取增高灶。根据目前检查结果可以认为转移淋巴结来源于前列腺癌，因此分期为 cT3aN1M0。

病理科意见：患者行 TURBT 术后病理提示低级别尿路上皮癌，送检组织未见浸润。最终分期为 pTaN0M0。既往文献报道临床非浸润性尿路上皮癌淋巴结转移率在 6%～15%，其主要集中在 T1、Tis；而 Ta 发生淋巴结转移概率非常低。结合 ^{99m}Tc-PSMA-SPECT/CT 表现可以确定淋巴结转

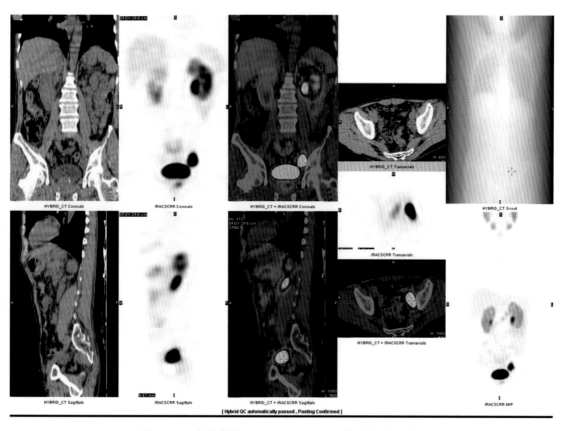

图 9-3-1　该患者的 PSMA-SPECT/CT 盆腔转移灶图像

移来源于前列腺癌。

放疗科意见：患者目前为局部晚期前列腺癌，近年来几项随机对照临床试验证实，局部放疗与 ADT 相整合的治疗比单纯 ADT 或单纯局部放疗能起到更好的肿瘤控制效果，患者预后可以明显改善。对于临床或病理诊断为淋巴结阳性的前列腺癌，单纯局部放疗与更差的临床预后相关，建议在局部放疗的基础上加长期 ADT 的整合治疗。为达到最大程度的局部肿瘤控制效果，局部放疗也可作为 RP 后的辅助治疗手段，多项回顾性多中心队列研究均证实了患者可以从早期局部辅助放疗中获益。但是早期辅助放疗会影响术后尿控并增加尿道、直肠损伤等风险，在临床操作中应整合考虑。

泌尿外科意见：对于盆腔淋巴结转移的前列腺癌，除了选择盆腔放疗外，手术治疗也可作为治疗选择。有研究对 1413 例有淋巴结转移的患者分析后发现，接受 RP 治疗的患者 5 年和 10 年总生存率分别为 84% 和 64%，而另外一组拒绝了 RP 的患者 5 年和 10 年总生存率分别仅为 60% 和

28%。同时相对存活率（对肿瘤特异性生存的估计）在 RP 组分别为 95% 和 86%，而在非 RP 组仅为 70% 和 40%。EAU 指南中指出，对于高危局限性前列腺癌患者，临床上认为只要肿瘤没有固定在盆壁或没有侵犯到尿道括约肌，对肿瘤体积合适的患者均可以考虑进行 RP 治疗。患者可考虑先进行 3 个月内分泌治疗，使局部肿瘤体积缩小，并增加手术安全性，降低术后并发症发生率，然后再行 RP。

对于术中淋巴结清扫范围，推荐行扩大淋巴结清扫术。大量回顾性研究表明，扩大淋巴结清扫有助于提高病理上前列腺癌分期的准确性，对于指导术后辅助治疗判断进而改善预后有重要临床价值。因此，在 EAU 指南中对于中危、高危前列腺癌如果选择手术治疗，术中应进行扩大盆腔淋巴结清扫，清扫范围包括闭孔、髂内、髂外淋巴结。本病例根据 MRI 及 ^{99m}Tc-PSMA-SPECT/CT 影像结果可以看到肿瘤转移淋巴结位于左侧髂外血管旁，扩大淋巴结清扫应该可以将可疑病灶清除。

肿瘤内科意见：当前对于局部高危前列腺癌的治疗并没有统一的标准，但是治疗的共识是局部治疗和全身治疗相整合。全身治疗过去认为主要是局部治疗加内分泌治疗，但近来有研究证实作为辅助治疗手段，四周期多西他赛化疗整合内分泌治疗相比单纯内分泌治疗可以明显延长局部高危前列腺癌的无进展生存时间。但当前循证医学证据等级并不高，因此暂时还是推荐局部治疗整合内分泌治疗。

结论：患者盆腔转移淋巴结考虑来源于前列腺癌，临床分期为 cT3aN1M0，下一步可以推荐患者行 ADT 与局部放疗相整合或新辅助内分泌治疗与 RP 相整合，术后是否辅助放疗需结合术中情况及术后可能出现的并发症综合考虑。

患者后续处理及进一步治疗及随访：详细告知患者及其家属现阶段病情及泌尿肿瘤 MDT 团队给出的下一步可供选择的治疗方案。患者及其家属考虑后选择新辅助内分泌治疗+手术治疗，暂予以出院，给予曲普瑞林 3 个月剂型+比卡鲁胺新辅助内分泌治疗，嘱定期随访肝功能、肿瘤标志物。出院诊断为膀胱癌（pTaN0M0）、前列腺癌（cT3aN1M0）。3 个月后入院查 PSA 0.03ng/ml，fPSA 0.01ng/ml。2016 年 4 月 1 日在全身麻醉下行腹腔镜下前列腺癌根治术+扩大盆腔淋巴结清扫术，术中见前列腺约 4cm×4cm×3cm，包膜似有累及，精囊输精管尚完整，双侧盆腔淋巴结肿大。术后病理：见少量前列腺腺泡腺癌，符合内分泌治疗后改变，不宜行 Gleason 评分。盆腔淋巴结 16 枚，其中 2 枚阳性（见大量泡沫样细胞聚集，符合前列腺癌淋巴结转移内分泌治疗后改变）。补充报告：结合免疫组化标记结果，符合少量高级别前列腺腺泡腺癌残留伴神经内分泌分化，符合内分泌治疗后改变；免疫组化：肿瘤示 Syn（部分+），AR（部分+），PSAP（+），CgA（−），Ki-67（个别+），P504S（小灶+），P63（−）。术后 1 周患者顺利康复出院，术后未行辅助治疗，定期随访肿瘤标志物，出院诊断：前列腺癌（pT3aN1M0）、膀胱癌电切术后（pTaN0M0）。术后 6 周复查 PSA ＜ 0.003ng/ml，fPSA ＜ 0.01ng/ml。术后 1 年复查 PSA ＜ 0.003ng/ml，fPSA ＜ 0.01ng/ml。

现患者仍在随访中。

（叶定伟　戴　波　常　坤）

参考文献

中国抗癌协会泌尿男生殖系肿瘤专业委员会，中国临床肿瘤学会前列腺癌专家委员会，2019. 中国前列腺癌患者基因检测专家共识（2019 年版）. 中国癌症杂志，29（7）：553-560.

中华医学会泌尿外科学分会，中国前列腺癌联盟，2019. 转移性前列腺癌化疗中国专家共识（2019 版）. 中华泌尿外科杂志，40：721-725.

Ahlgren GM, Flodgren P, Tammela TLJ, et al, 2018. Docetaxel versus surveillance after radical prostatectomy for high-risk prostate cancer: results from the prospective randomised, open-label phase 3 Scandinavian prostate cancer group 12 trial. Eur Urol, 73（6）：870-876.

Armstrong AJ, Szmulewitz RZ, Petrylak DP, et al, 2019. ARCHES: a randomized, phase Ⅲ study of androgen deprivation therapy with enzalutamide or placebo in men with metastatic hormone-sensitive prostate cancer. J Clin Oncol, 37（32）：2974-2986.

Beer TM, Kwon ED, Drake CG, et al, 2017. Randomized, double-blind, phase Ⅲ trial of ipilimumab versus placebo in asymptomatic or minimally symptomatic patients with metastatic chemotherapy-naive castration-resistant prostate cancer. J Clin Oncol, 35:40-47.

Boevé LMS, Hulshof MCCM, Vis AN, et al, 2019. Effect on survival of androgen deprivation therapy alone compared to androgen deprivation therapy combined with concurrent radiation therapy to the prostate in patients with primary bone metastatic prostate cancer in a prospective randomised clinical trial: data from the HORRAD trial. Eur Urol, 75: 410-418.

Bolla M, Maingon P, Carrie C, et al, 2016. Short androgen suppression and radiation dose escalation for intermediate- and high-risk localized prostate cancer: results of EORTC trial 22991. J Clin Oncol, 34（15）：1748-1756.

Bray F, Ferlay J, Soerjomataram I, et al, 2018. Global cancer statistics 2018: GLOBOCAN estimates of incidence and mortality worldwide for 36 cancers in 185 countries. CA Cancer J Clin, 68（6）：394-424.

Carrie C, Magné N, Burban-Provost P, et al, 2019. Short-term androgen deprivation therapy combined with radiotherapy as salvage treatment after radical prostatectomy for prostate cancer （GETUG-AFU 16）: a 112-month follow-up of a phase 3, randomised trial. Lancet Oncol, 20（12）：1740-1749.

Chen WQ, Zheng RS, Baade PD, et al, 2016. Cancer statistics in China, 2015. CA Cancer J Clin, 66（2）：115-132.

Chi KN, Agarwal N, Bjartell A, et al, 2019. Apalutamide for metastatic, castration-sensitive prostate cancer. N Engl J Med, 381（1）：13-24.

Culig Z, 2018. Innovative therapies to overcome resistance to enzalutamide: perspective on the use of darolutamide. Eur Urol, 73（1）：9-10.

de Wit R, de Bono J, Sternberg CN, et al, 2019. Cabazitaxel versus abiraterone or enzalutamide in metastatic prostate cancer. N Engl J Med, 381（26）: 2506-2518.

Efstathiou E, Davis JW, Pisters L, et al, 2019. Clinical and biological characterisation of localised high-risk prostate cancer: results of a randomised preoperative study of a luteinising hormone-releasing hormone agonist with or without abiraterone acetate plus prednisone. Eur Urol, 76（4）: 418-424.

Fizazi K, Tran N, Fein L, et al, 2017. Abiraterone plus prednisone in metastatic, castration-sensitive prostate cancer. N Engl J Med, 377（4）: 352-360.

Fizazi K, Tran N, Fein L, et al, 2019. Abiraterone acetate plus prednisone in patients with newly diagnosed high-risk metastatic castration-sensitive prostate cancer（LATITUDE）: final overall survival analysis of a randomised, double-blind, phase 3 trial. Lancet Oncol, 20（5）: 686-700.

Francini E, Sweeney C J, 2016. Docetaxel activity in the era of life-prolonging hormonal therapies for metastatic castration-resistant prostate cancer. Eur Urol, 70（3）: 410-412.

Gibney GT, Weiner LM, Atkins MB, 2016. Predictive biomarkers for checkpoint inhibitor-based immunotherapy. Lancet Oncol, 17（12）: e542-e551.

Gratzke C, Engel J, Stief CG, 2014. Role of radical prostatectomy in metastatic prostate cancer: data from the Munich Cancer Registry. Eur Urol, 66（3）: 602-603.

Gravis G, Boher JM, Joly F, et al, 2016. Androgen deprivation therapy（ADT）plus docetaxel versus ADT alone in metastatic non castrate prostate cancer: impact of metastatic burden and long-term survival analysis of the randomized phase 3 GETUG-AFU15 trial. Eur Urol, 70（2）: 256-262.

Hamdy FC, Donovan JL, Lane JA, et al, 2016. 10-year outcomes after monitoring, surgery, or radiotherapy for localized prostate cancer. N Engl J Med,375（15）:1415-1424.

Hussain M, Fizazi K, Saad F, et al, 2018. Enzalutamide in men with nonmetastatic, castration-resistant prostate cancer. N Engl J Med, 378（26）: 2465-2474.

Hussain M, Tangen CM, Thompson IM Jr, et al, 2018. Phase Ⅲ intergroup trial of adjuvant androgen deprivation with or without mitoxantrone plus prednisone in patients with high-risk prostate cancer after radical prostatectomy: SWOG S9921. J Clin Oncol, 36（15）: 1498-1504.

James ND, Sydes MR,Clarke NW, et al, 2016. Addition of docetaxel, zoledronic acid, or both to first-line long-term hormone therapy in prostate cancer（STAMPEDE）: survival results from an adaptive, multiarm, multistage, platform randomised controlled trial. Lancet, 387: 1163-1177.

Kantoff PW, Gulley JL, Pico-Navarro C, 2017. Revised overall survival analysis of a phase Ⅱ, randomized, double-blind, controlled study of PROSTVAC in men with metastatic castration-resistant prostate cancer. J Clin Oncol, 35（1）: 124-125.

Kretschmer A, Tilki D, 2017. Biomarkers in prostate cancer-current clinical utility and future perspectives. Crit Rev Oncol Hematol, 120: 180-193.

Kuji I, Yamane T, Seto A, et al, 2017. Skeletal standardized uptake values obtained by quantitative SPECT/CT as an osteoblastic biomarker for the discrimination of active bone metastasis in prostate cancer. Eur J Hybrid Imaging, 1（1）: 2.

Kwon ED, Drake cG, Scher HI, et a1, 2014. Ipilimumab versus placebo after radiotherapy in patients with metastatic castration-resistant prostate cancer that had progressed after docetaxel chemotherapy（CAI 84-043）: a muhicentre, randomised, double-blind, phase 3 trial. Lancet Oncol, 15:700-712.

Kyriakopoulos CE, Chen YH, Carducci MA, et al, 2018. Chemohormonal therapy in metastatic hormone-sensitive prostate cancer: long-term survival analysis of the randomized phase Ⅲ E3805 CHAARTED trial. J Clin Oncol, 36（11）: 1080-1087.

Le DT, Uram JN, Wang H, et al, 2015. PD-1 blockade in tumors with mismatch-repair deficiency. N Engl J Med, 372: 2509-2520.

liu B, pan TJ, 2014. Role of PSA-related variables in improving positive ratio of biopsy of prostate cancer within serum PSA gray zone. Urologia, 81（3）: 173-176.

Lu-Yao GL, Albertsen PC, Moore DF, et al, 2009. Outcomes of localized prostate cancer following conservative management. JAMA, 302（11）: 1202-1209.

Mateo J, Carreira S, Sandhu S, et al, 2015. DNA-repair defects and olaparib in metastatic prostate cancer. N Engl J Med, 373: 1697-1708.

Motzer RJ, Tannir NM, McDermott DF, et a1, 2018. Nivolumab plus Ipilimumab versus sunitinib in advanced renal.cell carcinomal. New Engl J Med, 378:1277-1290.

Parker CC, James ND, Brawley CD, et al, 2018. Radiotherapy to the primary tumour for newly diagnosed, metastatic prostate cancer（STAMPEDE）: a randomised controlled phase 3 trial. Lancet, 392（10162）: 2353-2366.

Peeters STH, Heemsbergen WD, Koper PCM, et al, 2006. Dose-response in radiotherapy for localized prostate cancer: results of the Dutch multicenter randomized phase Ⅲ trial comparing 68 Gy of radiotherapy with 78 Gy. J Clin Oncol, 24（13）: 1990-1996.

Puente J, Grande E, Medina A, et al, 2017. Docetaxel in prostate cancer: a familiar face as the new standard in a hormone-sensitive setting. Ther Adv Med Oncol, 9（5）: 307-318.

Rosenthal SA, Hu C, Sartor O, et al, 2019. Effect of chemotherapy with docetaxel with androgen suppression and radiotherapy for localized high-risk prostate cancer: the randomized phase Ⅲ NRG oncology RTOG 0521 trial. J Clin Oncol, 37（14）: 1159-1168.

Sandblom G, Dufmats M, Varenhorst E, 2000. Long-term survival in a Swedish population-based cohort of men with prostate cancer. Urology, 56（3）:442-447.

Scher HI, Morris MJ, Stadler WM, et al, 2016. Trial Design and Objectives for Castration-Resistant Prostate Cancer: Updated Recommendations From the Prostate Cancer Clinical Trials Working Group 3. J Clin Oncol, 34: 1402-1418.

Siegel RL, Miller KD, Jemal A, 2017. Cancer statistics, 2017. CA Cancer J Clin, 67（1）: 7-30.

Smith MR, Saad F, Chowdhury S, et al, 2018. Apalutamide treatment and metastasis-free survival in prostate cancer. N Engl J Med, 378（15）: 1408-1418.

Smith TJ, Bohlke K, Lyman GH, et al, 2015. Recommendations for the Use of WBC Growth Factors: American Society of Clinical Oncology Clinical Practice Guideline Update.J Clin Oncol, 33: 3199-3212.

Studer UE, Collette L, Whelan P, et al, 2008. Using PSA to guide timing of androgen deprivation in patients with T0-4 N0-2 M0 prostate cancer not suitable for local curative treatment（EORTC 30891）. Eur Urol, 53(5): 941-949.

Tombal B, Saad F, Penson D, et al, 2019. Patient-reported outcomes following enzalutamide or placebo in men with non-metastatic, castration-resistant prostate cancer （PROSPER）: a multicentre, randomised, double-blind, phase 3 trial. Lancet Oncol, 20（4）: 556-569.

Tomlins SA, Aubin SM, Siddiqui J, et al, 2011. Urine TMPRSS2:ERG fusion transcript stratifies prostate cancer risk in men with elevated serum PSA. Sci Transl Med, 3（94）:72r-94r.

Tucci M, Bertaglia V, Vignani F, et al, 2016. Addition of docetaxel to androgen deprivation therapy for patients with hormone-sensitive metastatic prostate cancer: a systematic review and meta-analysis. Eur Urol, 69（4）: 563-573.

van den Bergh RCN, van Casteren NJ, van den Broeck T, et al, 2016. Role of hormonal treatment in prostate cancer patients with nonmetastatic disease recurrence after local curative treatment: a systematic review. Eur Urol, 69（5）: 802-820.

Ward JF, Slezak JM, Blute ML, et al, 2005. Radical prostatectomy for clinically advanced（cT3）prostate cancer since the advent of prostate-specific antigen testing: 15-year outcome. BJU Int, 95（6）:751-756.

Wei Y, Wu JL, Gu WJ, et al, 2019. Germline DNA repair gene mutation landscape in Chinese prostate cancer patients. Eur Urol, 76(3):280-283.

第四节　泌尿系统肿瘤临床诊疗中整合医学的思考

目前，泌尿系统肿瘤是在我国男性中发病率和死亡率上升最快的恶性肿瘤。我国的多中心数据显示，大部分肿瘤患者在就诊时已届晚期，早诊率低，多数患者失去根治手术机会。面对严峻的发病趋势，急需对泌尿系统肿瘤的诊疗方案进行更加深入的思考，寻找让患者受益最大、痛苦最少的整合诊疗路径。

我国现有医学水平、医院水平、学科水平、医务从业人员水平有较大的不平衡、不充分等问题，尽管制定了一些专业共识和指南，但疾病的发生发展及其复杂程度与相关单位人员重要医学信息占有的不匹配程度仍然很高，因此具体到每个患有泌尿系肿瘤的患者来说，并不一定能享受到最优的个体化整合治疗。随着现代信息的快速传播，远程医疗的飞速发展，大数据参数不断涌现，这种单位和个人的不平衡、不充分的差距正在日益缩小。我们应该借整合肿瘤学这一席之地，加强对泌尿系统肿瘤的诊疗力度，使更多的资源和人才整合到一起，形成新的整合诊疗模式。我们希望能站在医患一体、先进技术和个体调理相整合的高度，用整合性医学思维总结工作并做出改进，实现深入探索的初衷。

一、关于现行泌尿系统肿瘤诊疗模式的思考

目前泌尿系肿瘤的诊疗存在以下问题。

（一）单学科独为的模式影响了最佳的诊治策略

泌尿男性生殖系统肿瘤生物学行为各不相同，对于系统治疗的敏感性也存在很大差异，有些肿瘤即使是晚期也能获得长期控制，可有些肿瘤最多只能获得姑息效果，所以单靠一个学科的介入，只依赖接诊医师的个人临床经验及其对于专业领域内诊治进展的把握，很难保证在有限的时效内给予患者最有效的诊治策略；即使是早期的肿瘤，不同的首诊医师也可能给予不同的但未必是最优化的诊疗措施，传统单学科独为的"1 对 1"的医疗模式难以解决患者的最优诊疗问题。

（二）不同学科间的水平差异限制了学科间的协作

在特定的疾病发展阶段，同时需要不同学科的介入和特点的整合，如功能影像（骨扫描、PET/CT 等）与结构影像（CT、MRI 等）的整合，新辅助放疗与化疗的整合；在疾病不同的发展阶段，需要不同的学科来主导治疗，如根治性手术后，对于高危患者，可能需要辅助性放疗或化疗。包括参与临床研究，涉及很多相关学科整合性或序贯性的合作。对于同一种泌尿男性生殖系统肿瘤，各学科之间对发生发展机制的认知程度和临床实践水平存在客观的巨大差异，诊疗技术也受到不

同学科进展的影响，很难保证各学科间的协作是建立在平衡发展的基础上，故很难在均一水平上给出相应的整合诊疗。

（三）不同区域间的水平差异影响了泌尿系肿瘤诊治服务的均一性

学科水平的差异不仅存在于同一地区、同一医疗机构内部，更加常见于不同的地理区域之间。各区域间的经济、文化、医疗水平等差异直接或间接地影响了泌尿系统肿瘤诊治服务的均一性，导致不同区域间泌尿系统肿瘤的预后存在明显的差异，如城乡差异、大城市与小城市之间的差异。对于之前在国内广泛存在的关于"看病难""看病贵"的问题，其实更准确的表述应该是找到有水平的医师/医院看病的"难"和"贵"。这种难和贵不光是由医疗本身引起的，也是由区域间医疗水平不均衡导致的医疗及医疗以外投入的增加，如交通成本、餐饮成本、误工成本、机会成本等。

（四）泌尿系统肿瘤诊治服务受到时间和空间的客观限制

随着医疗技术水平的提高和肿瘤防控理念的革新，越来越多的泌尿男性生殖系统肿瘤患者能够获得长期生存，从而使防癌抗癌工作的需求从单维度的疾病诊治上升到全流程的健康管理。人民群众对于泌尿肿瘤诊治服务的需求是持续的，但这种服务的提供方——泌尿肿瘤专业从业者及其所在的医疗机构必然受到时间和空间的客观限制，这就构成了供求两侧不平衡的矛盾，供求的矛盾可能带来一些后续的问题，可能触发或加剧医患矛盾。

因此，我们认为，国家指出的解决我国各地区、各领域发展的不充分不平衡问题的方法也为我们解决医疗问题指明了方向。我们要和其他专业的同行们一起通过专业水平的提升、学科建设的优化、医疗政策的完善、医疗制度的改革、社会保障的匹配，促进泌尿系统肿瘤诊治各相关学科的发展，同时利用一切可能利用的形势和资源加强多学科之间的协作，改善区域间医疗水平不平衡的局面，突破泌尿肿瘤诊治服务的时空限制瓶颈，

为泌尿系统肿瘤的整合诊疗贡献自己的力量。

二、有关泌尿系统肿瘤整合诊疗发展的设想

根据上述存在的问题，目前正在开展的 MDT 整合诊疗模式应该是当今泌尿系统肿瘤诊治整合发展的优化选择，也是学科整合资源和人才，保证患者治疗尽可能精准和个体化的一个突破口。

近年来，随着 MDT 整合诊疗模式的推广应用，泌尿男性生殖系统肿瘤的治疗效果得以显著提升，广大民众的健康管理需求也得到了初步满足。然而，由于国内医疗资源和诊治水平在区域间仍然存在不均衡局面，高水平、均质化、广覆盖的泌尿肿瘤 MDT 服务在全国各地的开展依然存在着技术、模式、政策、制度等各个方面的挑战。

MDT 即相对固定的多个临床专科医师定时、定点针对某一种疾病的患者坐在一起进行讨论，制订对患者最适合、最优的整合诊疗方案，然后由一个临床专科予以执行。MDT 除了由一个医院的不同专家构成外，还能借助新兴技术，如"互联网+""5G""人工智能"等，克服个体患者所受的条件限制，为泌尿生殖肿瘤患者提供全流程的医疗决策和健康管理方案，包括早期诊断、对疾病各阶段制订治疗计划、随访、预防和管理诊疗相关的并发症，最终改善患者生存预后和生活质量。同时，采用 MDT 这一方式还将大大促进不同学科、不同医院的医师之间的学习交流，有助于提高专业水平，改善区域间医疗水平不均衡的局面，突破时空限制，助力本地服务的提升。

MDT 整合诊疗模式有如下优势。

（一）多学科整合诊疗模式的引入促进单学科的发展及整体医疗水平的提升

当今泌尿肿瘤诊治的整合发展涉及的专科一般应包括泌尿外科、放疗科、肿瘤内科、病理科、放射诊断科、核医学科、超声诊断科及介入科等；特殊病例根据需要可邀请相关科室参加，如泌尿生殖肿瘤精准医疗专家团队、免疫相关的不良事件管理小组。各科专家一般应具有副主任医师以上的资格，在本单位开设泌尿生殖肿瘤专家门诊

或以上级别的门诊。如相应学科尚不具备以上级别医师或人员不足的，应推荐本学科从事泌尿生殖肿瘤诊治的高年资主治医师暂行替代，并督促相应学科落实核心团队代表的培养。

通过 MDT 整合诊疗模式实现多学科整合诊疗、一站式的医疗服务，可避免单一学科诊疗的局限性，合理的多学科整合治疗可以降低费用。促进不同学科交流有利于提高泌尿生殖肿瘤相关各学科的诊治水平，并以 MDT 为平台开展高质量的临床研究。由 MDT 共同商讨制订诊疗原则，并定期修订更合理、客观且操作性较强的临床指南，促进泌尿肿瘤诊治水平的整体提升。

（二）新技术背景下多学科整合诊疗服务和模式的进化

当前，在线下多学科整合诊疗服务能力提升的同时，要看到全球正不断涌现出许多创新性技术，计算机、人工智能、5G 通信、电子技术、环境保护、生物芯片等各方面都有大量新的科技问世。这些技术在医药卫生领域的应用推开了一扇又一扇进取的大门，也为肿瘤治疗的整合发展打下了基础。

尤其是线上 MDT 技术，其已成为有机整合的"排头兵"，也是一块待开垦的肥沃"处女地"。一方面，其可以帮助建立区域性的诊疗中心和人才培养基地，推广肿瘤 MDT 整合诊疗模式；另一方面，其可以参与全国性的 MDT 整合诊疗网络和服务模式的构建，与国际先进诊治服务及模式接轨，并将高水平的诊治服务落实到本地化的实施层面，反哺本地多学科的整合服务。

当然，除了 MDT 整合诊疗理念的推广实施，还要就泌尿系肿瘤这个具体瘤种做学术研讨的努力。

1. 实施泌尿系统肿瘤危险因素控制行动，降低患癌风险。继续开展全民健康促进活动，积极科普有关泌尿系统肿瘤防治的核心知识，建立各种形式的公众号，提高知晓率。利用互联网远程医疗、健康大数据、人工智能、云计算等助力前列腺癌危险因素的控制和筛查。

2. 组织制定统一规范的泌尿系统肿瘤筛查和早诊早治技术指南，试点向基层社区开展早期筛查和早诊早治能力提升的培训工程，支持开展区域筛查，加强筛查后后续诊疗的连续性工作，提高筛查和早诊早治的效果。

3. 加强全国性的泌尿系统肿瘤诊治临床大数据收集、分析平台的建设工作，完善临床标本库的建立，加强多中心临床医疗数据的交流与共建共享。

4. 进一步规范临床工作中的多学科整合诊疗模式，整合多学科诊疗优势，真正为患者制订个体化整合诊疗方案。多学科整合诊疗的核心是以患者为中心、整合多个学科的优势，实施以长期视角为出发点的全程管理，以实现患者的长期获益。

5. 积极优化和完善现有的治疗方案是亟待我们去进行的工作。目前，泌尿系统肿瘤的治疗方法越来越多，如手术、放疗、化疗、靶向治疗、介入治疗等。就拿前列腺癌的治疗来说，目前的治疗方法除了传统的手术、放疗外，还有多西他赛或卡巴他赛化疗、恩杂鲁胺或阿比特龙内分泌治疗、免疫治疗等方法。近来有大量的实验数据表明免疫疗法可以显著改善患者生存期及生活质量。此外，多西他赛、恩杂鲁胺、阿比特龙、阿帕鲁胺、sipuleucel-T、卡巴他赛、镭-223 等许多新药的出现，也给晚期前列腺癌患者的生存带来了希望的曙光。但是，关于最佳用药顺序和组合策略，以及交叉耐药性，都还有大量的工作要做，如何整合有效治疗药物进行优化治疗更是疗效能否进一步提高的关键，所以更加需要我们积极参与评估不同药物整合的安全性和疗效的前瞻性随机临床试验，积极参与国际多中心临床试验，在全国有条件的医疗中心更多地开展前瞻性多中心的随机对照研究，这样才能有助于对治疗方式选择进行优化，选择最佳治疗策略，找到个体化的最佳整合方案。

6. 从分子学的角度进一步审视泌尿系统肿瘤的新技术转化问题。目前，面对百年未有的机遇和挑战，泌尿系统肿瘤的整合诊疗应从理念、人员和研究层面进一步深化。未来的泌尿系统肿瘤整合诊疗研究热点可能包括更多新技术、新发现、新理论的临床转化，如前列腺特异性膜抗原 PSMA 的应用使前列腺癌复发病灶检出的敏感度有了明显提升；基于 PSMA 的检测结果，许多"生化复发"患者被确诊为临床复发，有机会接受更精准的治疗；此外，通过 PSMA 早期识别耐药病灶而采取个体化治疗也颇具前景，为我们打开了前列腺癌精准诊断的大门，相信在其他方面也会有良好的应用前景。此外，应继续寻找优势通路和有驱动作用的靶点，进一步优化前列腺癌的分子分型研究以完成精准治疗，根据肿瘤细胞的表型特征及生物学标志进一步制订个体化优化方案，以指导治疗决策，改善临床预后。还应根据不同病情和治疗阶段患者的基因突变特征，基于肿瘤临床实践及药物研发现状，对于高风险、极高风险、局部进展及转移性前列腺癌患者，推荐进行 DNA 损伤修复基因测定，建立疗效更加精准的预测模型等都显示出令人鼓舞的整合诊疗前景。

总之，正确的认识论是获得正确方法的先导，整合医学的思维方式是解决当前许多问题的助推器和法宝，不容置疑，泌尿系统肿瘤的整合性诊疗将在很长一段时间内引领整个学科实现可持续发展。

（叶定伟　秦晓健）

第 10 章
妇科系统肿瘤

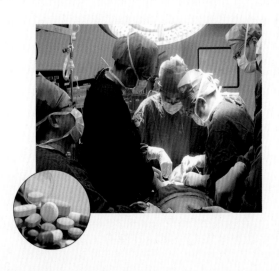

第一节　宫颈癌

● 发病情况及诊治研究现状概述

宫颈癌是全世界第四大女性最常见的恶性肿瘤，仅次于乳腺癌、结直肠癌及肺癌。85%的病例发生在发展中国家，占所有女性癌症死亡人数的7.5%。2012年全世界约有宫颈癌新发病例527 600例，其中265 700人死亡。

在欠发达国家，宫颈癌是第二常见的癌症，也是导致女性癌症死亡的第三大原因。发病率最高的地区分别是撒哈拉以南的非洲、拉丁美洲、加勒比海地区及美拉尼西亚，发病率最低的地区为西亚、澳大利亚、新西兰和北美洲。近90%的宫颈癌死亡病例发生在发展中国家和地区：非洲每年约有60 100人因宫颈癌死亡，拉丁美洲和加勒比地区每年有28 600人因宫颈癌死亡，亚洲每年有144 400人因宫颈癌死亡。印度是世界上人口第二多的国家，其宫颈癌死亡病例约占宫颈癌病例数的25%（67 500人死亡）。在非洲东部、中部和南部，以及美拉尼西亚，宫颈癌是女性癌症死亡的主要原因。宫颈癌发病率的巨大地理差异也侧面反映了筛查有效性的差异。

我国自20世纪50年代末期就积极开展了宫颈癌的防治工作，全国宫颈癌的死亡率由20世纪70年代的10.28/10万降到20世纪90年代的3.25/10万，下降了69%。但是宫颈癌的发病率近年来仍有上升趋势，且年轻宫颈癌的患者比例逐年升高。据全球疾病负担研究数据库（Global Burden of Disease，GBD）统计，1990～2017年，中国宫颈癌发病率在35～69岁及95岁以上人群中呈上升趋势，其中在35～39岁、50～54岁及60～69岁这些年龄人群中的发病率有统计学意义（$P < 0.05$），平均每年上升幅度范围为0.4%～1.5%。其他年龄人群宫颈癌发病率呈下降趋势，平均每年下降的幅度为0.5%～2.7%。

宫颈癌是目前少数已找到明确病因的肿瘤之一，其发生主要由HPV感染引起。通过对宫颈癌患者的病例研究发现，HPV高危型、中国人常见亚型及低危型的感染率分别为73.96%、3.41%及1.65%。无论在宫颈癌的年轻组（≤35岁）还是对照组（>35岁），HPV感染的常见亚型均为HPV16，其感染率分别为58.97%和46.03%（$P=0.01$）。

目前，宫颈细胞学检查与HPV检查相整合的筛查是检测早期宫颈癌的主要研究手段。2016年，美国妇产科医师学会（ACOG）发布的宫颈癌筛查和预防指南中指出，宫颈癌筛查应从21岁开始。过早进行筛查可能增加患者焦虑、患病率和费用，并导致过度随诊。对于<21岁的女性，预防宫颈癌的重要策略包括HPV疫苗接种和有关安全性行为的咨询。21～29岁女性行单独细胞学检查，每3年1次。<30岁的女性不建议行联合筛查。30～65岁女性推荐每5年行细胞学和HPV联合筛查，或每3年行单独细胞学检查。对于既往筛查结果充分阴性且没有CIN2或更高

级别癌变的患者而言，65 岁以后应停止任何形式的筛查。

宫颈癌的治疗方案是包括手术、放疗、化疗及免疫治疗的整合性治疗。治疗方案的选择需要临床判断，除了少数患者的最佳方案只能是对症治疗以外，大多数患者的治疗选择主要是手术、放疗或放化疗。对于局部进展患者的初始治疗，大多学者建议选择放化疗。晚期患者多以化疗为主。近年来，免疫治疗作为一项新型的治疗技术，也已开始用于部分宫颈癌患者。

● 相关诊疗规范、指南和共识

目前国际上对于宫颈癌的诊疗规范、指南与共识等主要包括以下几项。

- FIGO 宫颈癌指南（2018 版），国际妇产科联盟
- NCCN 宫颈癌临床实践指南（2020.V2），美国国家综合癌症网络
- 宫颈癌诊断与治疗指南（第四版），中国抗癌协会妇科肿瘤专业委员会
- 宫颈癌诊疗规范（2018 年版），中华人民共和国国家卫生健康委员会
- 宫颈癌临床实践指南：诊断、治疗和随访，欧洲肿瘤内科学会
- JSGO 指南：宫颈癌的治疗（2017 版），日本妇科肿瘤学会

【全面检查】

（一）病史特点

1. 宫颈癌发病高危因素　人乳头状瘤病毒（human papilloma virus，HPV）是宫颈癌发生的必要条件，而性行为是传播病毒最为密切的方式。性活跃的女性一生感染 HPV 的机会 > 70%，但大多为一过性感染，通常在感染的数月至两年内消退，仅 15% 左右人群呈持续感染状态。即便如此，也仅有极少数最后才发展为宫颈癌。此外，研究者也发现宫颈癌发生有一些共同高危因素。

（1）吸烟。

（2）生殖道其他微生物的感染，如单纯疱疹病毒、淋球菌、衣原体和真菌等。

（3）性激素影响：长期的激素替代和口服避孕药等。

（4）内源或外源性因素引起免疫功能低下，如感染 HIV 等。

2. 宫颈癌的常见临床表现　原位癌与微小浸润癌常无任何症状。大部分宫颈癌患者表现的症状是阴道分泌物增多或阴道出血，晚期患者可同时表现为骨盆疼痛、下肢水肿、肠道膀胱压迫等症状，其表现的形式和程度取决于临床期别、组织学类型、肿块大小和生长方式等。

（1）阴道分泌物增多：是宫颈癌最早出现的症状。分泌物大多稀薄、可混有淡血性液体。若合并感染，可有恶臭的气味。部分患者以此为主要症状。

（2）异常阴道出血：对于大多数患者，不规则的阴道出血是最常见的症状。早期患者可表现为间歇性、无痛性阴道出血，或表现为性生活后及排便后少量阴道出血。晚期患者可表现为长期反复的阴道出血，出血量较多。由于长期反复出血，患者常可合并贫血症状，当急性出血且严重时可致命。

（3）疼痛：晚期患者会出现骨盆疼痛，产生疼痛的原因主要是癌肿侵犯或压迫周围脏器、组织或神经。

（4）其他症状：主要取决于癌灶的广泛程度及其所侵犯的脏器。如肿瘤压迫髂淋巴、髂血管使回流受阻，可出现下肢水肿。如肿瘤侵犯膀胱时，可引起尿频、尿痛或血尿，甚至发生膀胱阴道瘘。如肿瘤压迫或侵犯直肠时，会出现里急后重、便血或排便困难，甚至形成直肠阴道瘘。

（二）体检发现

1. 盆腔检查　对判断病情非常重要，可决定患者的临床期别。具体包括以下几种。

（1）阴道、宫颈视诊：窥阴器检查暴露宫颈、阴道穹及阴道壁全貌，应缓慢扩张并深入暴露的宫颈和阴道，以免损伤病灶而导致大出血。阴道检查时应主要观察宫颈外形和病灶的位置、形态、大小及有无溃疡等。阴道指检时应用手指触摸全

部阴道壁至穹窿部及宫颈外口，进一步了解病灶的质地、形状、波及范围等，并注意有无接触性出血；部分内生型肿瘤的宫颈外观无异常，或仅表现为宫颈肥大或宫颈管增粗。

（2）双合诊：主要了解子宫体的位置、活动度、形状大小和质地，以及双附件区域、宫旁结缔组织有无包块和结节状增厚；部分老年女性或阴道狭窄妇女无法通过扩阴器暴露，因而触诊极为关键。

（3）三合诊：是明确宫颈癌临床期别不可缺少的临床检查，主要了解阴道后壁有无肿瘤病灶的浸润、宫颈大小及形态、宫旁组织情况，应同时注意有无肿大的盆腔淋巴结可能。

2. 全身检查　需评估患者的营养状况，ECOG评分，有无贫血。触诊肝脏、全身浅表淋巴结（包括锁骨上、腹股沟淋巴结），排除全身转移病灶。

（三）化验检查

除常规检测外，应包括生育功能或卵巢功能评估的相关检查。

1. 常规检测　指为全面了解患者一般情况，需进行的一系列检测。通常包括血常规、尿常规、粪常规、肝功能、肾功能、电解质、常见免疫项目（乙肝、丙肝、梅毒、HIV）、凝血功能等。年轻育龄女性建议行血液 HCG 检测；老年或心功能有潜在异常的患者，建议行心肌酶谱相关检测。这是制订后续整合诊疗方案所必备的前置检测内容。

2. 血液肿瘤标志物检测　主要是宫颈癌相关肿瘤标志物的联合检测和动态检测，这对于宫颈癌的早期筛查、辅助诊断、预后判断及疾病的复发监控等均有重要意义。对于宫颈癌来说，不同病理类型对应的肿瘤标志物并不完全相同。

（1）鳞状细胞癌：常规检测 SCCA、CEA、CA19-9 等，其中 SCCA 是从宫颈鳞状上皮中分离出来的鳞状上皮细胞相关抗原 TA-4 的亚单位，是宫颈鳞癌较特异的肿瘤标志物，其检测已被广泛应用于临床。

（2）腺癌：可检测 CA125、CEA、CA19-9、CA153 等，但 CA125 在许多良、恶性的病变中均可升高，缺乏一定特异度。

（3）其他病理类型：NSE 在宫颈神经内分泌肿瘤中常有升高，有一定预后及复发检测的价值。

但是没有任何指标具有 100% 的特异度，且大部分标志物在非肿瘤疾病下亦可检出，所以肿瘤标志物必须要整合其他临床证据来判断实际病情。

3. 生育功能检测　对于少部分年轻且希望保留生育功能的宫颈癌患者，治疗前卵巢功能的评估非常重要。如果本身卵巢功能较差，即便实施保留生育功能的治疗方案，患者也很难生育。常见的血液检测项目包括雌激素、孕激素、FSH（卵泡刺激素）、LH（黄体生成素）等，FSH/LH 的比值是反映卵巢功能的一个常用指标。此外，基础抑制素 B 和抗米勒管激素也能有效反映卵巢储备水平。

（四）影像学检查

宫颈癌临床分期通常只能初步判断肿瘤的范围，无法判断淋巴结的转移情况。但在新的宫颈癌分期中，淋巴结是否转移的重要性尤为凸显。因此必须要采用准确的影像学诊断方法，如 CT 扫描、MRI 及 PET，用于更准确地确定病灶范围，以便确定治疗计划。

1.MRI　MRI 具有高对比度的分辨率和多方位的断层成像能力，对宫颈癌分期的准确率较高，因此 MRI 是目前宫颈癌影像学检查方法中的最优推荐。ⅠA 期的宫颈癌不能用 MRI 判断。而ⅠB 及以上分期的宫颈癌，在 MRI 上典型表现为 T_1 加权像上呈等信号，肿瘤如有坏死可为低信号，在 T_2 加权像上呈中、高信号。增强时，肿瘤呈轻度或中等强化。MRI 在宫颈癌的术前分期中极具价值，表现在以下几方面。

（1）可以通过宫颈本身信号改变直接观察肿瘤的有无及侵犯宫颈的深度。

（2）可以判断宫旁侵犯的程度、宫颈周围器官（膀胱或直肠）是否受侵，以及宫颈癌是否向上或向下侵及宫体或阴道。

（3）可以提示肿大淋巴结的存在，进一步判断淋巴结转移的可能。

（4）MRI 对胎儿影响极小，所以对于妊娠患者来说，MRI 也可作为一种诊断方法。

2.CT　CT 检查作为常见的影像学检测手段，已在宫颈癌的肿瘤分期中普及应用，特别适合用于胸、腹、盆腔联合的大范围扫描。在无 CT 增强造影剂禁忌情况下均采用增强扫描，CT 平扫诊断价值不大，增强 CT 能准确判断进展期或晚期的宫颈癌，进行术前分期和治疗后随访。早期宫颈癌的检测中，MRI 的准确度明显高于 CT，所以一般不推荐使用 CT 作为宫颈癌初诊的首选诊断方法。但在部分放置节育环或不能配合 MRI 检查的患者中，可考虑行 CT 代替 MRI 检查。

3.PET　PET 所采用的放射性核素能在衰变过程中发射出正电子。因为癌细胞对于葡萄糖的利用率可高于周边的正常组织，利用放射性核素标记的葡萄糖可被癌细胞大量摄取，再通过测定糖代谢增高的位点对肿瘤进行定位。PET 能精确描绘原发灶和淋巴结转移病灶的作用，尤其可以检测出直径不大的淋巴结转移灶，在这一方面优于 MRI 和 CT。目前临床上常将 PET 与 CT 联用，这样能同时提供肿瘤的解剖结构和代谢图像，不受局部解剖位置改变的影响，具有较高的特异度。随着研究的不断深入，更多特异性示踪剂会被用于定位肿瘤，因而这种基于肿瘤代谢组学的影像检测将有更多的应用前景，有助于肿瘤的早期诊断、预后评估和治疗方案的制订。

4.B 超　主要指经阴道超声检查，不过它对早期宫颈癌的诊断价值不大，进展期的宫颈癌则可见一些异常，如宫颈增大变形、宫颈出现不均匀的回声、宫颈管位置偏移等。但无论从准确度还是检测范围来看，B 超的作用均不如其他影像学检查。

（五）其他相关检查

除上述检查外，宫颈癌的分期还包括一些其他检查，如膀胱镜、乙状结肠镜等，子宫颈因其特殊的解剖学位置较容易进行细胞学检查、HPV 检测、组织活检及病理学检查。宫颈癌的发生发展过程相对缓慢，从正常的宫颈组织到癌前病变，再变成宫颈癌，通常需 5～10 年，甚至更长时间。常规的宫颈筛查有充足时间发现绝大多数的癌变过程，因此宫颈癌目前有三阶梯的诊断规范流程，即细胞学—阴道镜—组织病理学。组织病理学是确诊宫颈癌的金标准。

1.宫颈细胞学检查　是目前宫颈癌筛查的主要手段，取材应在宫颈的移行带处，此处为宫颈鳞状上皮与柱状上皮交界地带。传统的巴氏细胞涂片存在敏感性低、假阴性率高的缺点，因此薄层液基细胞学涂片针对巴氏涂片的缺点进行了改进，这一方法取材量充足、涂片背景清晰，有利于阅片诊断，同时取材标本也可进行 HPV 检查。目前已广泛采用液基细胞学技术替代传统的巴氏涂片。随着自动分析技术和人工智能的不断进展，液基细胞学的运用将更加普及。

2.HPV 检查　绝大多数的宫颈癌发病与 HPV 感染有关联，所以 HPV 的检测也是宫颈癌主要筛查的手段之一，但是 HPV 阳性并不能作为宫颈癌的诊断依据。

3.阴道镜检查　主要观察宫颈阴道病变上皮血管及组织变化。对肉眼病灶不明显的癌前病变或早期宫颈癌病例，可通过阴道镜协助发现宫颈鳞状上皮与柱状上皮交界部位有无异型上皮变化，并根据检查结果进行定位活检及组织学检查，以提高宫颈活检的准确率。

4.宫颈活组织病理检查　从宫颈上夹取组织送病理检查是诊断宫颈癌最可靠的依据，适用于阴道镜检查可疑或阳性、临床表现可疑宫颈癌或宫颈其他疾病不易与子宫颈癌鉴别时的患者。宫颈活检应注意在靠近宫颈上鳞状上皮与柱状上皮交界的区域钳取标本，因为这常是病变最严重的区域。溃疡的活检则必须包括毗邻溃疡周边的异常上皮，因为坏死组织往往占据溃疡的中心。活检的数量取决于病变面积的大小和严重程度，一般采用多点活检，至少需要采集 4 个活检标本，分瓶送病理检查。一般宫颈活检的组织仅需在 2～3mm 深度处采集，约绿豆大小即可。若怀疑浸润癌时，则活检应更深些。当怀疑内生型肿瘤时，表面的活检并不一定能取到实际病灶。

5.宫颈锥形切除术（锥切）　是将宫颈外口部分作为圆锥底部，在颈管及宫颈组织上做锥形切除。主要应用于宫颈细胞学检查多次异常而宫颈活组织学结果为阴性的患者，或活组织学结果为癌前病变但不能排除浸润癌的患者。宫颈锥切不仅能帮助明确诊断，同时亦可达到治疗早期病变的目的。按照使用的切割器械不同，可分为电刀锥切、冷刀锥切、激光锥切和环形电切术（loop electro-surgical excisional procedure，LEEP）几种。锥切术的手术范围应根据病变的大小和累及的部位决定。在保证全部完整地切除宫颈病变的前提下，应尽可能多地保留宫颈管组织，这对未生育而又有强烈生育愿望的年轻患者尤为重要。

6. 其他　明确分期需根据全身检查结果，如怀疑肿瘤累及盆壁，导致肾积水或无功能肾，除 B 超、CT、MRI 外，可行静脉肾盂造影。对初诊即为局部晚期的宫颈癌患者，为了明确临床分期，可采用膀胱镜或直肠镜检查的方法。当发现镜下活检的膀胱黏膜或直肠黏膜受肿瘤累及时方可判断为 Ⅳa 期，仅有影像学判断的膀胱或直肠黏膜侵犯并不足以作为分期依据。下尿道瘘或不明原因的血尿患者应当进行膀胱镜的检查。

（六）病理学检查

1. 标本类型　日常工作中常见的标本类型包括宫颈活检标本、宫颈锥切或 LEEP 术标本和根治切除术标本（根治性宫颈切除术、改良根治性子宫切除术及根治性子宫切除术）。

2. 标本取材

（1）宫颈活检标本：宫颈活检需包括上皮表面及其下不等量的间质，取材时应选取与表面垂直的切面，并恰当保存标本。理论上所有活检标本都应送检，并进行多个水平切片的检查。

（2）宫颈锥切或 LEEP 术标本：沿颈管轴方向切取所有标本，至少按顺时针于 1 ～ 12 点方向处取 12 块，每块组织包括宫颈外口、移行区，另外，颈管黏膜、颈管侧切缘与基底侧切缘均需标记。

（3）根治切除术标本

1）宫颈：同锥切标本，按顺时针于 1 ～ 12 点方向处取材 12 块。阴道切缘如果较小，可不与宫颈分开，若阴道组织过大，则代表性地于 3 点、6 点、9 点、12 点处各取材一块。如果肿瘤接近或累及阴道切缘，阴道切缘需按顺时针 1 ～ 12 点处取材。如果肿瘤扩散超出宫颈达宫旁或子宫下段，需取材邻近宫体的浆膜。

2）子宫下段：前后壁各取一块，若肿瘤累及，于所有病变处取材。

3）宫体：前后壁各取一块。浆膜层若未能包括在内，则另取一块浆膜。

4）输卵管：双侧输卵管的近端、中部、伞端各取一块。

5）卵巢：双侧卵巢各代表性地取一块，应包含卵巢包膜，可与同侧输卵管包埋在一起。

6）宫旁：将宫旁所有组织间隔 0.3cm 切开送检。

7）其他病变：如子宫内膜息肉或平滑肌瘤也应取材。

8）淋巴结：按切取部位分别取材送检。

3. 病理报告内容及规范　病理报告应包括的基本内容有患者信息、标本类型、取样时间、报告时间、肿瘤部位及具体病变情况等。宫颈癌根治性手术标本报告内容如下。

（1）标本类型。

（2）肿瘤部位。

（3）肿瘤大体类型。

（4）肿瘤大小：包括最大径及其他两径线。

（5）病理类型。

（6）病理分级。

（7）浸润深度：间质浸润，包括浸润深度（mm）、浸润宽度或浸润宫颈肌层深度。

（8）脉管癌栓、神经侵犯。

（9）宫旁组织。

（10）手术切缘（阴道切缘）：如切缘阴性，需报告切缘距肿瘤的距离。如切缘阳性，需报告切缘位置。

（11）其他组织 / 器官：如宫体、输卵管、卵巢、腹膜、大网膜等。

（12）淋巴结（转移数目 / 切除淋巴结数目）。

要点小结

◆ 宫颈癌治疗前的基本诊断手段主要是病理活检和影像学检查，可用于宫颈癌的定性诊断和分期诊断。

◆ 宫颈组织病理学诊断是宫颈癌确诊和治疗的依据；术后的组织病理学诊断可为明确宫颈癌的组织学类型、全面评估肿瘤进展情况和判断预后、制订有针对性的个体化整合性方案提供必要的组织病理学依据。

◆ 盆腔 MRI 及胸腹部 CT 检查是治疗前明确肿瘤范围的基本手段。PET/CT 可作为转移灶诊断的备选手段。

【整合评估】

（一）评估主体

1. 主要组成科室　宫颈癌的治疗需依靠 MDT 共同完成，成熟的 MDT 组成包括妇瘤科、肿瘤内科、放疗科、诊断科室（病理科、影像科、超声科、核医学科等）、护理部、心理学专家、营养支持及社会工作者（临终关怀）等。

2. 人员组成及资质

（1）临床治疗成员：宫颈癌的治疗主要由手术、化疗及放疗组成，因此需要手术及放化疗医师共同协助完成。手术医师一般需要 3～4 名，其中包括具有副高及以上职称的主刀医师 1 名，具有主治及以上职称的助手 1 名，具有住院医师及以上资质的助理医师 1～2 名。化疗一般需要具有副高及以上职称的肿瘤内科医师即可。放疗一般需要具有主治及以上资质的医师 1 名，具有副高及以上资质的医师 1 名，物理师 1 名及技师 1 名。所有医师均应具有独立诊断和治疗的能力，并有一定的学识和学术水平。

（2）诊断科室成员：临床诊断科室主要由病理科、影像科、超声科及核医学科组成。主要根据患者所做的检查来决定参与 MDT 讨论的专家成员。所有参与 MDT 讨论的医师均应具有副高级以上职称，有独立诊断和治疗的能力，并有一定的学识和学术水平。

（3）其他领域成员：肿瘤的治疗需要各科室的配合，除临床医师及诊断医师外，还需要护理部成员、心理学专家、营养支持及社会工作者等各个领域全方位的支持与参与。临床护师可协助临床医师完成医师下达的医嘱。心理学家负责对有心理障碍的患者进行心理疏导工作，营养科医师负责患者的营养支持治疗，社会工作者负责对患者进行社会关爱。各科室配合可保障患者获得全方位整合性的治疗及关爱。

（二）分期评估

宫颈癌常见的分期系统包括 FIGO（国际妇产科联盟）分期系统及 AJCC 的 TNM 分期。宫颈癌 FIGO 分期最新的版本于 2018 年发布，而 AJCC 的 TNM 分期于 2017 年发布。老版的 FIGO 分期（2009 版）和 TNM 分期（2017 版）对同一个宫颈癌患者的分期是一样的，但新版 FIGO 分期（2018 版）和 TNM 分期（2017 版）略有差别。

TNM 分期（2017 版）适用于所有原发于宫颈的恶性肿瘤（表 10-1-1）。

表 10-1-1　宫颈癌 TNM 分期（2017 AJCC 第 8 版）

T	原发肿瘤
Tx	原发肿瘤无法评价
T0	无原发肿瘤证据
T1	肿瘤局限于宫颈
T1a	镜下可见的浸润性癌，浸润深度≤5mm，宽度≤7mm
T1a1	浸润深度≤3mm，宽度≤7mm
T1a2	3mm＜浸润深度≤5mm，宽度≤7mm
T1b	镜下可见的超出 T1a 范围的或临床可见的局限于宫颈的肿瘤
T1b1	镜下可见的超出 T1a 范围的或临床可见的，病变大小≤4cm
T1b2	临床可见的，病变大小＞4cm
T2	肿瘤侵犯超过子宫颈，但未达到盆壁，或者阴道下 1/3
T2a	无宫旁浸润
T2a1	临床可见的，病变最大径≤4cm
T2a2	临床可见的，病变大小＞4cm
T2b	有宫旁浸润
T3	肿瘤扩展至盆壁，和（或）阴道下 1/3，和（或）引起肾积水或无功能肾
T3a	肿瘤侵及阴道下 1/3，但未侵及盆壁
T3b	肿瘤侵及盆壁和（或）引起肾积水或无功能肾
T4	肿瘤侵犯超出骨盆，侵及膀胱或直肠黏膜（不包括泡状水肿）
N	区域淋巴结
Nx	区域淋巴结无法评估
N0	无区域淋巴结转移
N0（i+）	区域淋巴结中孤立的肿瘤细胞群≤0.2mm
N1	区域淋巴结转移
M	远处转移
M0	无远处转移
M1	远处转移（包括腹腔内播散，锁骨上、纵隔或远处淋巴结、肺肝骨转移）

续表

分期	T	N	M
Ⅰ	T1	任何 N	M0
ⅠA	T1a		
ⅠA1	T1a1		
ⅠA2	T1a2		
ⅠB	T1b		
ⅠB1	T1b1		
ⅠB2	T1b2		
Ⅱ	T2		
ⅡA	T2a		
ⅡA1	T2a1		
ⅡA2	T2a2		
ⅡB	T2b		
Ⅲ	T3		
ⅢA	T3a		
ⅢB	T3b		
ⅣA	T4		
ⅣB	任何 T		M1

在 TNM 分期系统中，医师使用体格检查、活检和影像检查等的结果来回答 TNM 分期中的 3 个关键问题。

1. T 描述原发肿瘤在宫颈内的生长距离，以及是否已侵及邻近组织。

2. N 表示任何癌症扩散到宫颈附近的淋巴结。淋巴结是豆样大小的免疫系统细胞的集合，癌症通常首先向淋巴结扩散转移。

3. M 表示癌症是否已扩散（转移）到远处，如远离宫颈的其他器官或淋巴结。

出现在 T、N 和 M 之后的数字或字母提供了关于这些因素的更多细节：数字从 0 到 4，表明严重程度逐步上升。T0 是没有原发肿瘤的证据，N0 是区域淋巴结没有转移，M0 是没有远处转移。字母 x 表示"无法评估"，因为没有可用的信息。字母"Tis"指原位癌，即肿瘤仅位于黏膜细胞的顶层，尚未侵入更深层次的组织。一旦确定了一个人的 T、N 和 M 类别，这个信息就被整合在一个称为分期分组的过程中，以分配一个整合分期。

最新版本的宫颈癌 FIGO 分期见表 10-1-2。

表 10-1-2 宫颈癌 FIGO 分期

分期	描述
Ⅰ期	肿瘤局限于宫颈
ⅠA	镜下可见的浸润性癌，浸润深度 < 5mm
ⅠA1	浸润深度 < 3mm
ⅠA2	3mm ≤浸润深度 < 5mm
ⅠB	浸润深度 ≥ 5mm, 病灶局限在宫颈
ⅠB1	浸润深度 ≥ 5mm, 最大径 < 2cm
ⅠB2	2cm ≤最大径 < 4cm
ⅠB3	最大径 ≥ 4cm
Ⅱ期	肿瘤侵犯超出子宫颈，但未达到盆壁，或者阴道下 1/3
ⅡA	侵犯阴道上 2/3，无宫旁浸润
ⅡA1	病变最大径 < 4cm
ⅡA2	病变最大径 ≥ 4cm
ⅡB	有宫旁浸润，未达盆壁
Ⅲ期	肿瘤扩展至盆壁，和（或）阴道下 1/3，和（或）引起肾积水或无功能肾，和（或）累及盆腔，和（或）累及主动脉旁淋巴结
ⅢA	肿瘤侵及阴道下 1/3，但未侵及盆壁
ⅢB	肿瘤侵及盆壁和（或）引起肾积水或无功能肾
ⅢC	不论肿瘤大小和扩展程度，累及盆腔和（或）主动脉旁淋巴结
ⅢC1	仅累及盆腔淋巴结
ⅢC2	累及主动脉旁淋巴结
Ⅳ期	肿瘤侵犯膀胱黏膜或直肠黏膜（活检证实），和（或）超出真骨盆（泡状水肿不分为Ⅳ期）
ⅣA	侵犯盆腔邻近器官
ⅣB	远处转移

如分期存在争议，应归为更早的一期。

使用 FIGO 分期系统时应注意以下几点。

1. 可利用影像学和病理学结果对临床检查的肿瘤大小和扩展程度进行补充，用于分期。

2. 淋巴脉管间隙浸润（LVSI）不改变分期，不再考虑病灶浸润宽度。

3. 需注明Ⅲ C 期的影像和病理发现。例如，影像学发现盆腔淋巴结转移，则分期为Ⅲ C1r，病理发现则记为Ⅲ C1p，需记录影像学和病理技术的类型。

不管是 FIGO 分期系统，还是 TNM 分期系统，对于宫颈癌，临床分期是根据医师的体格检查、活检、影像学检查和一些其他检查的结果整合进行的。在某些情况下，也会根据需要让一些患者接受一些其他的检查，如膀胱镜检查和直肠镜检查、影像诊断，以辅助分期。需要强调的是，分期可依据手术中的发现而制订，而患者的治疗计划是基于分期而制订的。如果接受了手术，获得了病理分期，可以改变之前根据检查制订的分期。需要强调的是，术后病理分期如果比临床分期要晚，则可能需要调整术后的治疗方案。

（三）营养代谢状态评估

宫颈癌患者大多需要经历手术和（或）放化疗，肿瘤治疗导致的消化道不良反应及肿瘤本身的消耗均可使患者的营养状况恶化。因此，及早对宫颈癌患者进行营养评估、及时发现患者的营养不良风险、识别营养不良的患者、在治疗过程中采取适当的营养支持措施等对于患者疾病的康复至关重要。

常见的营养评估量表为营养风险筛查 2002（Nutritional Risk Screening 2002，NRS-2002），这是欧洲肠外肠内营养学会和中华医学会肠外肠内营养学分会推荐的营养评估量表，它分为三部分评分：①营养状况受损评分（0～3分）；②疾病严重程度评分（0～3分）；③年龄评分（0～1分）。三项评分相加为最后总分。若临床营养筛查总分≥3分，表明有营养风险，应结合患者的临床状况制订营养支持治疗计划。若临床营养筛查总分＜3分，表明目前没有营养风险，应每周重复进行筛查。具体评分见表 10-1-3。

表 10-1-3　临床营养风险筛查的评分

评分内容	评分分值			
	0 分	1 分	2 分	3 分
营养状况受损评分（0～3分）	BMI ≥ 18.5	-	-	-
	近 1～3 个月内体重无下降*	近 3 个月内体重下降＞5%	近 2 个月内体重下降＞5%	近 1 个月内体重下降＞5% 或近 3 个月内体重下降＞15%
	近 1 周进食量无变化	近 1 周进食量减少25%～50%	近 1 周进食量减少51%～75%	近 1 周进食量减少76%及以上

（续表）

评分内容	评分分值			
	0 分	1 分	2 分	3 分
疾病严重程度评分（0～3分）	-	髋骨折、慢性疾病急性发作或有并发症、慢性阻塞性肺疾病、血液透析、肝硬化、一般恶性肿瘤患者、糖尿病	腹部大手术、脑卒中、重度肺炎、血液恶性疾病	颅脑损伤、骨髓移植、APACHE-Ⅱ评分＞10分的ICU患者
年龄评分（0～1分）	18～69 岁	70 岁及以上	-	-

每项评分内容的最后得分为该项最高评分分值，临床营养筛查总分（0～7分）=上述三项评分之和。

* 由经过培训的实施人员询问筛查对象后判断。

除营养风险筛查 2002 外，常见的营养评估量表还包括患者参与的主观全面评定量表（Scored Patient-Generated Subjective Global Assessment，PG-SGA），该量表是一项肿瘤特异性的营养状态评分方法，广泛应用于各种肿瘤患者的营养状况评估。PG-SGA 分为体重丢失评分、疾病状态评分、代谢应激评分、体格检查部分评分及 PG-SGA 总体评估分级五个项目的评分，根据各项目的评分总和给予患者营养建议。①0～1 分：目前不需要营养支持，在未来治疗中常规再评估。②2～3分：营养师、护士或其他医护人员依据症状调查与实验室检查，对患者及家属进行药物治疗指导。③4～8 分：需要营养师进行营养支持，依据症状调查表与护士或医师联系。④≥9 分：急切需要改善不适应证和（或）营养支持治疗。

肿瘤患者合并营养不良可引起贫血、影响机体免疫功能、增加术后并发症的发生率、延长住院时间、增加医疗费用。采取合理的营养支持措施能够明显改善恶性肿瘤患者的营养状况，改善患者的预后，减少因营养不良所导致的额外治疗费用。因此，对患者在治疗前后实施营养评估，及时发现患者的营养不良状况并加以纠正，可对治疗起到事半功倍的效果。

（四）疼痛评估

对于肿瘤患者，需要定期进行疼痛自我报告，这是疼痛症状有效性、个性化整合治疗的第一步。可供参考的疼痛评估指南如表10-1-4所示。

表 10-1-4　疼痛评估指南

1. 疼痛的评估和再评估
病因、症状、类型、位点、辐射疼痛是否存在、持续时间、强度、疼痛缓解和时间模式、暴发性疼痛的次数、疼痛综合征、推断病理生理学、休息/移动性疼痛
疼痛的触发因素及疼痛相关的症状和体征
疼痛的缓解因素
镇痛药物的使用及其疗效和耐受性
疼痛程度的描述
疼痛、悸动、压迫：通常伴有皮肤、肌肉和骨骼等躯体疼痛
疼痛、抽筋、阵痛、刺痛：通常伴有内脏疼痛
刺痛、酸麻：通常伴有神经损伤引起的神经性疼痛
2. 患者的评估和再评估
通过全身或局部体检及放射性或生化检查评估患者的临床情况
影响患者疼痛的日常活动、社交生活、睡眠、食欲、性功能、情绪等因素
疼痛、疾病和治疗对心理和社会环境的影响
护理人员的心理状况，对疾病的认知程度、焦虑、抑郁和自杀意念、社会环境、生活质量、精神问题、需求、问题沟通、人格障碍等
癌症相关疼痛综合征相关的迹象、程度、体格和（或）情感症状的存在
并发症的存在
功能状态
错觉相关疼痛的存在
乙醇和（或）药物滥用
3. 与患者及其家属沟通能力的评估和再评估
了解患者及其家属的需求

常见的疼痛量表包括以下几类。

1. 数字分级评分（numerical rating scale，NRS） 此法是由0到10共11个数字组成。请患者用0～10这11个数字描述疼痛强度，数字越大表示疼痛程度越来越严重。①0，无痛；②1～3，轻度疼痛（疼痛不影响睡眠）；③4～6，中度疼痛；④7～9，重度疼痛（不能入睡或者在睡眠中痛醒）；⑤10，剧痛。应该询问患者疼痛的程度，做出标记，或者让患者自己写出一个最能代表自身疼痛程度的数字。此方法在临床上较为常用。

2. 语言描述评分（verbal rating scale，VRS） 可分为4级。①0级：无疼痛；②Ⅰ级（轻度）：有疼痛但可忍受，生活正常，睡眠无干扰；③Ⅱ级（中度）：疼痛明显，不能忍受，要求服用镇静药物，睡眠受干扰；④Ⅲ级（重度）：疼痛剧烈，不能忍受，需用镇痛药物，睡眠受到严重干扰，可伴自主神经紊乱或被动体位。

3. 面部疼痛表情量表（faces pain scale-revised，FPS-R） 此法较为客观且方便，是在模拟法的基础上发展而来的，使用从快乐、悲伤及哭泣等6个不同表现的面容来评价患者的疼痛状况。特别适用于急性疼痛者、老年人、儿童、文化程度低、表达能力丧失及认知障碍者。疼痛评估时要求患者选择一张最能表达其疼痛的脸谱。该量表简单、直观、形象、易于掌握，不需要任何附加设备。

4. 视觉模拟评分法（visual analogue scale，VAS） 该量表在中国临床使用较为广泛，基本的方法是使用一条长约10cm的游动标尺，一面标有10个刻度，两端分别为0分端和10分端，0分表示无痛，10分代表难以忍受的最剧烈的疼痛。临床使用时将有刻度的一面背向患者，让患者在直尺上标出能代表自己疼痛程度的相应位置，医师根据患者标出的位置为其评出分数。临床评定：①0～2分为优；②3～5分为良；③6～8分为可；④>8分为差。临床治疗前后使用同样的方法可较为客观地评分，从而对疼痛治疗的效果进行评价。此方法简单易行，相对比较客观且敏感。

（五）病理评估

1. 病理类型 宫颈癌为来源于宫颈上皮细胞的恶性肿瘤，2014年宫颈癌及癌前病变的WHO分类如下。

（1）鳞状细胞癌及癌前病变

1）鳞状细胞癌，非特殊类型　　8070/3

　●角化型　　　　　　　　　　8071/3

　●非角化型　　　　　　　　　8072/3

　●基底细胞样　　　　　　　　8083/3

　●疣状　　　　　　　　　　　8051/3

　●湿疣状　　　　　　　　　　8051/3

　●乳头状　　　　　　　　　　8052/3

- 淋巴上皮瘤样 8082/3
- 鳞状上皮移行细胞癌 8120/3

2）早期浸润（微小浸润）鳞状细胞癌

8076/3

3）鳞状上皮内肿瘤

- 宫颈上皮内肿瘤（CIN）3 级 8077/2
- 原位鳞状细胞癌 8070/2

（2）腺癌级癌前病变

1）腺癌 8140/3

- 黏液腺癌 8480/3
- 宫颈管内膜样腺癌 8482/3
- 肠型腺癌 8144/3
- 印戒细胞癌 8490/3
- 微偏腺癌 8480/3
- 绒毛管状腺癌 8262/3
- 内膜样腺癌 8380/3
- 透明细胞癌 8310/3
- 浆液性腺癌 8441/3
- 中肾管型腺癌 9110/3

2）早期浸润性腺癌 8140/3

3）原位腺癌 8140/2

（3）其他上皮性肿瘤

1）腺鳞癌 8560/3

- 毛玻璃细胞亚型 8015/3

2）腺样囊性癌 8200/3

3）腺样基底细胞癌 8098/3

4）神经内分泌肿瘤

- 类癌 8240/3
- 非典型类癌 8249/3
- 小细胞癌 8041/3
- 大细胞神经内分泌癌 8013/3

5）未分化癌 8020/3

2. 术后病理危险因素　宫颈癌术后病理高危因素包括切缘阳性、宫旁浸润及淋巴结转移。对于此类患者需行术后辅助放化疗。中危因素包括肿瘤 > 4cm、脉管阳性及深肌层浸润。根据 Sedlis 标准（详见"放射治疗"部分）决定是否进行术后辅助放化疗。

（六）其他评估

1. 护理评估　护理是宫颈癌治疗必不可少的要素，常见护理中需要注意以下几点。

（1）病因：是否有早婚、早育、多产、性生活紊乱、慢性宫颈炎、病毒感染、有害物质的刺激、吸烟、其他感染等。

（2）主要症状体征：有无阴道出血、阴道流液、疼痛、恶病质，如消瘦、发热等。

（3）精神心理状况：评估心理反应的阶段，如否认、愤怒、妥协、忧郁、接受。

（4）其他：评估各项辅助检查结果。

2. 生存质量评估　主要使用健康调查简表（the MOS item short from health survey，SF-36），该表是在 1988 年 Stewartse 研制的医疗结局研究量表（medical outcomes study-short from，MOS SF）基础上，由美国波士顿大学健康研究发展而来。

SF-36 是美国波士顿健康研究所研制的简明健康调查问卷，被广泛应用于普通人群的生存质量测定、临床试验效果评价及卫生政策评估等领域。SF-36 作为简明健康调查问卷，从以下 8 个方面全面概括了被调查者的生存质量。

（1）生理功能（PF，physical function）：测量健康状况是否妨碍了正常的生理活动。用第 3 个问题来询问 PF。

（2）生理职能（RP，role physical）：测量由生理健康问题造成的职能限制。

（3）躯体疼痛（BP，bodily pain）：测量疼痛程度及疼痛对日常活动的影响。

（4）一般健康状况（GH，general health）：测量个体对自身健康状况及其发展趋势的评价。

（5）精力（VT，vitality）：测量个体对自身精力和疲劳程度的主观感受。

（6）社会功能（SF，social function）：测量生理和心理问题对社会活动的数量和质量所造成的影响，用于评价健康对社会活动的效应。

（7）情感职能（RE，role emotional）：测量由情感问题造成的职能限制。

（8）精神健康（MH，mental health）：测量 4 类精神健康项目，包括激励、压抑、行为或情感失控、心理主观感受。

除了以上 8 个方面外，SF-36 还包含另一项健康指标，即健康变化（HT，health transition），用于评价过去一年内健康状况的总体变化情况。

3. 癌症治疗功能评估　主要使用癌症治疗功能评价共性量表（Functional Assessment of Cancer Therapy General，FACT-G），该量表可评价各种癌症患者生命质量的共性部分。由 27 个条目组成，分 4 个维度，每个条目评分为 0～4 分，其中包括生理状况维度（PWB）7 个条目、社会状况维度（SWB）7 个条目、情感状况维度（EWB）6 个条目、功能状况维度（FWB）7 个条目。FACT-G 量表可计算每个维度的得分，各维度得分相加即为 FACT-G 量表总得分，除情感状况维度得分为 0～24 分以外，其他维度得分均为 0～28 分，得分越高表明生命质量越好。

4. 痛苦情况评估　《NCCN 癌症临床指南：心理痛苦的处理》建议临床医师对所有的肿瘤患者都要进行痛苦筛查。筛查的时间点要选择癌症病程中的关键点，如获得诊断时、治疗开始时、治疗过程中及治疗结束后等。除此之外，在患者患病过程中出现的一些人生的转折点也要进行测量，如出现家庭危机的时候，或者家人去世时等。

目前临床上通常使用的筛查工具有以下几种。

（1）心理痛苦温度计（distress thermometer，DT）。

（2）Edmonton 症状评估量表（Edmonton symptom assessment scale，ESAS）。

（3）M.D. Anderson 症状调查表（M.D. Anderson symptom inventory，MDASI）。

（4）Memorial 症状评估量表（Memorial symptom assessment scale，MSAS）。

（5）Rotterdam 症状对照表（Rotterdam symptom checklist，RSC）。

（七）精确诊断

1. 定性诊断　宫颈癌的诊断依赖于临床表现、体格检查、影像学检查，最终由病理学检查来明确。常见的临床表现包括阴道不规则出血、阴道分泌物增多、疼痛及对周围器官的压迫症状，早期宫颈癌可不出现任何症状，而是在体检中发现。妇科检查不仅对诊断有帮助，还可决定患者的临床期别。盆腔增强 MRI、CT 及超声检查有助于发现宫颈癌，PET/CT 检查及全身 CT、MRI 检查有助于协助疾病分期及鉴别诊断。宫颈癌的诊

断最后根据病理组织学检查确诊。常见的病理学检查方法包括宫颈细胞学检查、阴道镜检查、宫颈活组织病理检查、宫颈锥形切除术及宫颈管搔刮术。

2. 分期诊断　宫颈癌的分期主要依靠妇科检查来判断，极早期宫颈癌需要通过病理学检查来明确，晚期伴有其他部位转移的宫颈癌需要依靠影像学检查查明转移部位。妇科检查时应主要观察宫颈外形和病灶的位置、形态、大小及对周围组织的侵犯程度。阴道指检时应用手指触摸全部阴道壁至穹窿部及宫颈外口，进一步了解病灶的质地、形状、波及的范围等，并注意有无接触性出血。同时通过双合诊及三合诊相结合，进一步明确肿瘤对宫旁组织及周围组织的侵犯程度。根据 FIGO 2018 分期标准，允许根据影像学检查和手术病理制订分期。

3. 伴随诊断　通过全身检查观察患者的营养状况，有无贫血、有无全身浅表淋巴结的肿大，以及肝大、脾大情况。

4. 鉴别诊断　常见宫颈癌的鉴别诊断包括以下几种。

（1）子宫颈糜烂：可有月经间期出血，或接触性出血，阴道分泌物增多，检查时宫颈外口周围有鲜红色小颗粒，擦拭后也可以出血，故难以与早期宫颈癌相鉴别。可做阴道脱落细胞学检查或活体组织检查，以明确诊断。

（2）子宫体恶性肿瘤累及宫颈：包括子宫内膜癌、子宫体肉瘤等。有阴道不规则出血，阴道分泌物增多。若肿瘤累及宫颈，检查时宫颈管内可见有癌组织堵塞，影像学检查可协助诊断。

（3）原发性输卵管癌：可伴有阴道排液、阴道出血和下腹痛，阴道涂片可能找到癌细胞。输卵管癌宫内膜活检阴性，宫旁可扪及肿块。如包块小而触诊不到者，可通过腹腔镜检查确诊。

（4）功能失调性子宫出血：常发生月经紊乱，尤其子宫出血较频发者，不论子宫大小是否正常，必须首先做诊断性刮宫，明确性质后再进行治疗。

（5）其他宫颈良性病变：子宫颈结核、阿米巴性宫颈炎等，可借助活检与宫颈癌相鉴别。

要点小结

◆ 评估需要通过包括影像、病理、麻醉、放疗、手术等的 MDT 合作完成，有助于建立合理的宫颈癌诊疗流程，有助于实现最佳、个体化、精确化的整合诊疗。

◆ 评估包括分期、营养状态、疼痛、病理及影像学等方面，有助于精确诊断。

◆ 无论哪一种评估，都要求全面、动态，在整合评估基础上更加关注患者的个体特殊性，以选择最佳的整合治疗策略。

【整合决策】

（一）外科治疗

1. 手术治疗原则　手术治疗是早期宫颈癌首选的治疗手段之一，也是晚期及某些复发性宫颈癌整合治疗的重要组成部分。目前宫颈癌手术主要分为根治性手术与非根治性手术。根治性手术应当完整切除原发病灶及周围已经或可能受累的组织，并且彻底清扫区域淋巴结。根据病情不同可有不同的式式，其原则是既要彻底清除病灶，又要尽最大可能保护周围的正常组织和重要器官，尽量减少手术并发症，提高生存质量；非根治性手术主要指姑息手术，以减轻患者痛苦、缓解症状、尽量延长生存时间为主要原则。

（1）根治性手术：主要适用于早期宫颈癌，也可用于部分局部晚期宫颈癌或中央型复发宫颈癌，包括原发灶的切除和区域淋巴结的清扫，不同分期的宫颈癌有不同的切除范围。根据切除范围的不同，将宫颈癌根治性手术分成不同的类型。目前主要有两种不同的分型方式。最早的一种是 1974 年 Piver 提出的 5 分型法，应用也最为广泛。随着时代变迁，以及人们对生活质量要求提高的理念等变化，Piver 手术分型的切除范围显得过大，实际应用的 Piver 手术分型已经和原文献不同了，这使得各个肿瘤中心在相同类型的患者中的手术切除范围并不统一，因此，2008 年，Denis Querleu 和 C. Paul Morrow 在参考和咨询了世界各国的解剖学和宫颈癌手术医师的意见后，综合完成了宫颈癌根治术的新分型，这种基于三维解剖结构的分型也称为 Q-M 分型，将在后面的内容里详细介绍。

（2）非根治性手术：宫颈癌的姑息手术主要针对出现肿瘤并发症的患者（出血、梗阻、肠瘘、尿瘘等），主要的手术方式包括肠造瘘、输尿管支架置入、输尿管膀胱种植等。

2. 宫颈癌根治性手术的分型

（1）Piver 分型：应用较为久远且广泛，但较为粗糙，手术切除范围过大，如 $1/2 \sim 3/4$ 的阴道切除、韧带切除过多等（表 10-1-5）。

（2）Q-M 分型：主要基于三维解剖结构，因此更加清晰和细致，对临床手术医师更有指导意义，有利于树立一个统一的标准（表 10-1-6）。该分型主要包含两部分——子宫切除的手术分型及淋巴结清扫分级。其中手术分型仅与宫旁切除范围有关，以固定解剖结构为分界。阴道切除仅用于病灶累及阴道时，不影响手术分型。

表 10-1-5　宫颈癌手术 Piver 分型

类别	手术范围	适用范围
Ⅰ型（筋膜外全子宫切除术）	切开耻骨宫颈韧带，使输尿管向外侧绕行，但不必游离输尿管	Ⅰ A1 期
Ⅱ型（改良根治性子宫切除术）	在子宫动脉与输尿管交叉处切断结扎子宫动脉，切除 1/2 主韧带和宫骶韧带；切除阴道上 1/3	Ⅰ A2 期
Ⅲ型（根治性子宫切除术）	在髂内动脉分出子宫动脉的起始部切断并结扎子宫动脉，切除全部主韧带、宫骶韧带及阴道上 1/2	Ⅰ B ～ Ⅱ A 期
Ⅳ型（超根治性子宫切除术）	切除输尿管周围的所有组织（包括膀胱子宫韧带）、膀胱上动脉；切除阴道上 3/4（此处仍可以保留膀胱）	发生在宫颈前唇的中央型复发，且病灶较小
Ⅴ型（盆腔脏器廓清术）	根据患者情况，切除部分末段输尿管及膀胱，输尿管可重新种植于膀胱，切除直肠	中央型复发累及部分末段输尿管或膀胱

表 10-1-6　宫颈癌手术 Q-M 分型

	A 型（筋膜外子宫切除术）	B 型（改良根治性子宫切除术）	C 型（根治性子宫切除术）	D 型（扩大根治术）
关键点	最小切除宫旁组织	B 型 – 宫颈旁组织在输尿管隧道水平被切除	髂血管系统旁横断宫颈旁组织	结扎髂内外动静脉及其所有分支，切除可能的肌肉或筋膜
适应证	ⅠA1	ⅠA1 期 +LVSI ⅠA2 期	ⅠB1～2 期及部分 ⅠB3- ⅡA1 期	局部晚期宫颈癌或中央型复发
子宫	切除	切除	切除	切除
卵巢	可切除	可切除	可切除	可切除
宫颈	切除	切除	切除	切除
阴道切缘	尽量少，一般在 1cm 以内，不切除阴道旁组织	1～2cm	切除距肿瘤 1.5～2cm 的阴道及阴道旁组织，阴道上 1/4～1/3	根据病变及阴道情况，保证切缘阴性
输尿管	不用游离，以直视或触诊方式确定其位置及走行	打开输尿管隧道，暴露输尿管，向外侧牵拉	完全游离	完全游离
主韧带	不用切除，贴子宫和宫颈处切断	垂直输尿管隧道切除，1～2cm	切除至输尿管外侧，盆腔侧壁处切断	向盆壁延伸切除范围
宫骶韧带	贴宫颈边缘处切断	部分切除，1～2cm	直肠旁切断，近骶骨起点处切断	必要时切除部分肠段
膀胱宫颈韧带	贴子宫和宫颈处切断	部分切除，输尿管上方切除	膀胱旁切断	必要时切除输尿管远端，再植入膀胱
膀胱	分离至宫颈外口	分离至阴道上部	分离至阴道中部	至少分离至阴道中部，必要时可切除
直肠	不用游离	游离至宫颈下	游离至阴道中部下	至少游离至阴道中部下，必要时可切除

1）子宫切除的手术分型

A 类手术：筋膜外全子宫切除术，与 Piver Ⅰ类手术相同。不需要显露输尿管；不需要切除宫旁组织；需完整保留盆丛神经。

B 类手术：改良根治性子宫切除的手术，同 Piver Ⅱ类手术。这类手术的特点是要切除膀胱宫颈韧带和宫骶韧带。注意保护位于输尿管下方的腹下神经丛。阴道切缘至少距离肿瘤 1cm。需打开输尿管隧道，显露输尿管。宫颈向膀胱方向（主要为膀胱宫颈韧带）：需切除靠近宫颈的膀胱宫颈韧带中叶。宫颈向侧盆壁方向（主要为宫旁组织及主韧带）：将子宫动脉的跨过输尿管部分切断，显露输尿管下方及内侧的宫旁组织，主韧带切除 1～1.5cm。深部切缘与阴道切缘平齐。宫颈向骶尾骨方向（主要为宫骶韧带）：切除范围为靠近宫颈侧 1～2cm，深部切缘与阴道切缘平齐。输尿管走行部位深面的组织内有盆腔内脏神经，不予切除。阴道切缘距离肿瘤或宫颈至少 1cm。根据淋巴清扫范围分为两类，①B1：只切除闭孔神经内侧的宫旁淋巴结；②B2：切除包括闭孔神经外侧的盆腔淋巴结。

C 类手术：相当于各种经典的根治性子宫切除术。输尿管完全游离，切除髂内动脉内侧的全部宫旁组织，主韧带在靠近盆壁处切除，宫骶韧带在直肠旁切断，宫颈膀胱韧带在靠近膀胱处切断。阴道切缘距肿瘤下缘或宫颈 1.5～2cm。

C1 类：保留神经。沿输尿管走行方向为 C1 手术切缘，输尿管下方为盆内脏神经膀胱支。输尿管：完全游离，但在宫颈向膀胱方向的宫旁组织中，只分离输尿管 1～2cm，不游离至膀胱。宫颈向膀胱方向：C1 手术中，由于输尿管游离 1～2cm，可以切除该部分的 1～2cm 宫旁组织。宫颈向侧盆壁方向：横向切除范围至髂内动静脉水平，包括子宫动脉在髂内动脉起始处切断。C1 类手术以子宫深静脉为解剖标志，切除至子宫深静脉显露，保留子宫深静脉及其深面的神经。宫颈向直肠方向：分为直肠子宫和直肠宫颈韧带，其外侧部包绕输尿管，也称为输尿管旁组织，其内有盆内脏神经丛。切除输尿管上方的直肠子宫韧带和直肠宫颈韧带，保留输尿管下方的盆内脏神经丛。直肠子宫韧带于直肠旁切断。下方切缘平阴道切缘。

C2 类：不保留神经，相当于 Piver Ⅲ 类手术。手术切缘紧贴盆壁及阴道切缘，需切除子宫深静脉及其深面神经直至显露骨盆，切除全部的宫旁和阴道旁组织。输尿管：完全游离输尿管至膀胱壁。宫颈向膀胱方向：C2 类手术切缘紧贴膀胱表面，切除所有腹侧面宫旁组织。宫颈向盆壁方向：切除髂内动静脉至宫颈间的所有宫旁组织。C2 类手术需切除子宫深静脉及其深面神经直至显露骨盆及骶骨。直肠旁间隙与膀胱旁间隙完全贯通。宫颈向直肠方向：于直肠旁切断直肠子宫韧带，其外侧包绕输尿管部分的输尿管旁组织完全切净，使输尿管完全游离悬空在盆腔内。沿盆壁表面切除所有的宫旁组织，直至与阴道切缘平齐。

D 类：相当于扩大根治术，与 C2 类手术的区别是更大范围的宫旁切除范围，输尿管完全游离悬空于盆腔内（同 C2 手术）。向盆壁方向：需结扎和切除髂内动静脉及其所有分支，包括臀内支、阴部内和闭孔支。包括 D1 类和 D2 类手术。

D1 类：宫颈向盆壁方向，结扎髂内外动静脉，切除包括其所有分支在内的盆腔内容物，显露至坐骨神经根部。切缘为骶神经丛、梨状肌和闭孔内肌。

D2 类：手术范围是 D1 手术及其切除组织相关的筋膜和肌肉组织。这一术式相当于扩大盆腔内侧壁切除术（laterally extended endopelvic resection，LEER），盆腔廓清术。切除全部的直肠、子宫和膀胱周围组织，若肿瘤侵犯固定于盆壁，则切除固定的盆壁及部分盆底肌肉，如闭孔内肌等。

2）淋巴结清扫分级：腹膜后淋巴结切除的范围，以动脉为解剖标志分为 4 级。闭孔淋巴结默认为常规切除。① 1 级：切除髂内外动脉周围淋巴结，与 2 级分界标志为髂内、外动脉分叉处；② 2 级：切除髂总动脉周围淋巴结，与 3 级分界标志为腹主动脉分叉处；③ 3 级：切除腹主动脉旁淋巴结至肠系膜下动脉水平；④ 4 级：淋巴结切除至腹主动脉左肾静脉下水平。

另需注意的是：在部分早期宫颈癌手术中，前哨淋巴结成像及活检手术切除可以取代盆腔淋巴结清扫术，以降低并发症发生率（如下肢水肿、淋巴囊肿等）。目前大多研究报道提示前哨淋巴结在肿瘤 < 2cm 的患者中得到了最好的检出率和显影图像，但在肿瘤 2 ~ 4cm 患者中的应用仍有争议。另外，施行前哨淋巴结成像及活检术切除的必须是有经验的医师，这样才能得到较好的检出率；若手术中前哨淋巴结不能显影，则必须清扫该侧盆腔淋巴结。

（3）Piver 分型与 Q-M 分型的比较与总结：Q-M 分型与 Piver 分型相比，整体的宫旁切除范围缩小，与广泛与次广泛切除粗略的宫旁切除范围 2cm 和 3cm 相比，C 类手术切除 1.5 ~ 2cm，范围缩小，且对切缘有了具体的解剖结构的定义，描述更准确。Q-M 分型是基于解剖结构的分型，对于左、右两侧宫旁浸润程度不同的患者，可以在两侧采取不同型别的手术。保留单侧神经的广泛性子宫切除术就是一侧行 C1 型手术、另一侧行 C2 型手术。同样，对于左右两侧的淋巴结切除情况，也可分开描述。

3. 根据临床分期选择不同的宫颈癌根治性手术　虽然 Piver 手术分类和 Q-M 手术分型都有广泛应用，但 NCCN 指南仍一直使用改良根治性子宫切除术和根治性子宫切除术作为推荐术式。与广泛和次广泛切除术一样，这种称谓更多的是一个手术广泛程度的理念。手术分类和分型只是参考意见和实用工具，具体治疗时仍然需要根据患者的具体情况（如年龄、分期、保育意愿等）整合考虑，以保障肿瘤安全性为首要前提，制订合适的手术方案。一般根据不同的临床 FIGO 分期，可考虑开展以下手术方案。

（1）ⅠA1 期且无脉管癌栓：可行宫颈锥切术或筋膜外全子宫切除术或改良根治性子宫切除术。这类患者发生淋巴结转移的风险低（< 1%），因此一般不行盆腔淋巴结清扫手术。

（2）ⅠA1 期伴脉管癌栓或ⅠA2 期：建议行改良根治性子宫切除术，如患者需要保留生育功能，可选择宫颈锥切术或根治性宫颈切除术。这类患者均需行盆腔淋巴结清扫术或前哨淋巴结成像及活检手术 ± 腹主动脉旁淋巴结取样。

（3）ⅠB1 ~ ⅡA2 期：可行根治性子宫切除术 + 盆腔淋巴结清扫 ± 腹主动脉旁淋巴结取样。

ⅠB1 及ⅡA1 期患者可行前哨淋巴结成像及活检手术，以代替淋巴结清扫手术。有生育要求的ⅠB1 期及部分ⅠB2 期宫颈癌患者可行根治性宫颈切除术（阴式或开腹）+ 盆腔淋巴结清扫（或前哨淋巴结成像及活检手术切除）± 腹主动脉旁淋巴结取样。

（4）晚期宫颈癌及部分放疗后中央型复发患者：部分晚期宫颈癌，如病理类型为透明细胞癌、黏液性腺癌等对放疗不敏感的宫颈癌，可考虑行扩大的子宫根治性切除或盆腔脏器廓清术（指 Piver V 型或 Q-M D 型手术）。部分ⅣB 期宫颈癌患者诊断时已经发生肺、肝、骨等远处器官转移，在全身治疗的基础上，为缓解宫颈局部症状，也可行手术治疗切除子宫。宫颈癌行根治性放疗后如出现中央型复发，可考虑行盆腔脏器廓清术。

4. 早期宫颈癌保留生育功能的手术　对于早期宫颈癌（ⅠA1～ⅠB2 期）患者，若其有强烈的生育要求，且生育功能没有受损，可充分评估病情及肿瘤情况，选择是否行保留生育功能治疗，包括宫颈锥切或根治性宫颈切除术 ± 盆腔淋巴结切除术。对保育术患者必须进行严格的随访检测，包括定期行宫颈细胞学检查、阴道镜检查和宫颈管搔刮等。需注意保育手术不适用于宫颈小细胞神经内分泌癌、微偏腺癌等少见病理类型。根据不同的分期，宫颈癌保育手术主要分为以下 3 种。

（1）宫颈锥切：对于ⅠA1 期无脉管癌栓的年轻宫颈癌患者，因为宫旁侵犯和淋巴结转移的风险很低，几乎可以忽略，一般认为在保证安全切缘 3mm 的前提下，锥切治疗就可以了。而对于ⅠA1 期有脉管癌栓的患者和ⅠA2 期患者，在保证安全切缘的前提下也可以考虑行宫颈锥切术 + 盆腔淋巴结清扫（或前哨淋巴结成像及活检术）。

（2）阴式根治性宫颈切除术（vaginal radical trachelectomy，VRT）：1987 年，Dargent 为ⅠA2 期和某些ⅠB1 期宫颈癌患者设计了一种保留患者生育功能的手术。VRT 是经典 Shauta 阴式根治性子宫切除术的一种变化式式，之前应先行腹腔镜下双侧盆腔淋巴结切除术，再行 VRT 术，即在子宫峡部下方将子宫离断，在手术结束时，再将子宫与阴道缝起来。从肿瘤的角度看，这种手术技术可以在病灶周围切除足够宽的组织，后者包含了宫旁组织和阴道上部，而子宫体被原位保留。术中必须对淋巴结组织和宫颈切除标本的上切缘行冷冻切片检查。

有学者认为，VRT 对于经过良好选择的早期宫颈癌患者在肿瘤学上是安全的，但术者必须有良好的手术技巧和足够的阴式手术经验，必须保证足够的安全切缘。通过对 61 例 VRT 标本的回顾阅片，Tanguay 等建议，当肿瘤已经侵犯距离手术切缘 5mm 以内时，应在根治性宫颈切除术的基础上补充行根治性子宫切除术，他们还认为，当存在肉眼可见的病灶时，纵切比横切的冷冻切片好，因为纵切的冷冻切片可以测量肿瘤与宫颈内膜边缘之间的距离。Plante 等回顾性分析了他们中心的 125 例 VRT 患者，平均随访 93 个月，6 例（4.8%）复发，2 例（1.6%）死亡，80% 的患者可有能力生育，作者认为病灶 > 2cm 的患者存在较高的复发风险（$P=0.001$）。因此，对于病灶 > 2cm 但有强烈保育意愿的患者，建议放弃 VRT。这是因为 VRT 手术与腹式宫颈根治术相比，手术范围相对较小，因此需选择宫颈肿瘤病灶较小（≤ 2cm 为宜）的患者，但也有明显的优势，行该术式的大多数女性无须辅助生育技术就能够妊娠。Nezhat 等对 65 个研究进行系统分析，3044 例宫颈癌保育患者在有生育计划的患者中临床妊娠率约为 55.4%，有 20% 的患者需辅助生殖技术支持。肿瘤学结局提示，保育患者平均复发率约为 3.2%，死亡率约为 0.6%，VRT 较经腹根治性宫颈切除术患者有更好的妊娠结局。

（3）经腹根治性宫颈切除术（abdominal radical trachelectomy，ART）：ART 的潜在优点包括可以实现较广的宫旁切除范围、相对较低的术中并发症发生率、妇科肿瘤医师对这种手术技术较为熟悉等。复旦大学附属肿瘤医院妇瘤科根据多年的临床工作经验，提出了 ART 的手术标准，即"复旦标准"，具体如下：①术前打算保留生育功能且没有明确的生育功能损伤；② FIGO 分期为ⅠA1（合并脉管癌栓、切缘阳性或再次锥切困难）～ⅠB2 期；③肿瘤最大径 ≤ 4cm；④病理学类型为鳞癌、腺癌、腺鳞癌；⑤影像学检查证实肿瘤局限于宫颈，且没有其他部位的转移；

⑥不适合做阴式手术；⑦年龄≤ 45 岁。

ART 手术步骤要点如下。

1）进腹后先切除前哨淋巴结或盆腔淋巴结。

2）在宫颈内口以下距离肿瘤至少 1cm 处切断宫颈及宫旁组织，以及阴道上段组织（宫颈内口的保留被认为对保留生育能力有重要意义），切除的宫颈组织及淋巴结送冷冻切片，确认距宫颈上切缘至少 0.8cm 处（最好为 1cm）有无癌细胞浸润。

3）若冷冻病理结果均提示阴性，才能考虑继续保留生育功能手术；若有任何一项病理阳性，则建议放弃该术式，行子宫根治性切除。

4）最后剩余宫颈处或子宫下段开口处行环扎术，再与阴道穹吻合，以后再以剖宫产分娩。

Li X. 等对笔者所在中心 107 例 ART 患者进行总结，在平衡肿瘤病理特征等因素条件下与 141 例经腹根治性子宫切除术（ARH）患者比较，中位随访时间分别为 30 个月和 49 个月，其中 61 例 ART 和 82 例 ARH 患者肿瘤直径≥ 2cm，5 年 RFS 分别为 96.5% 和 94.8%，5 年 OS 分别为 100% 和 94.8%，均没有统计学意义。从中可以看出，对于≥ 2cm 宫颈癌拟保育患者，ART 手术并没有降低其肿瘤学结局。Pareja R. 等总结了 485 例 ART 患者，复发率为 3.8%，死亡率为 0.4%，38% 的患者尝试妊娠，其中 59.3% 的患者最后成功妊娠，因此认为 ART 手术是较安全的保育手术方式。

（4）新辅助化疗在宫颈癌保育治疗中的应用探索：近年来有很多研究报道新辅助化疗在宫颈癌保育治疗中的应用。例如，病灶较小的ⅠB1 期患者新辅助化疗后行宫颈锥切术的探讨、部分不符合保育要求如肿瘤累及颈管且距宫颈内口过近的患者可在新辅助化疗后行根治性宫颈切除术等，以期在保证肿瘤学结局较好的前提下，更多地为患者保留生育功能，更好地改善妊娠结局等。

特别是对于肿瘤直径 > 2cm 的患者，虽然 ART 手术可以保证更好的肿瘤学结局，但妊娠率不高，因此近几年有些学者尝试应用新辅助化疗（NACT）与 VRT 整合治疗ⅠB2 期宫颈癌保育患者。Zusterzeel 等总结了该中心 18 例ⅠB2 期保育患者，中位肿瘤直径 32mm，经过 6 周紫杉醇联合卡铂 / 顺铂的治疗后，若肿瘤退缩至≤ 2cm，则行 VRT 加盆腔淋巴结清扫，中位随访 49.7 个月，4 例患者化疗反应较差，3 例行根治性子宫切除，1 例淋巴结清扫后病理检查示淋巴结转移行同步放化疗，最后 14 例患者接受 NACT+VRT 治疗。最后总共 4 例复发，1 例为行 RH 患者，3 例为 VRT 患者，中位复发时间为 20.8 个月，其中 3 例复发患者为宫颈腺癌伴脉管癌栓患者；最后 4 名女性妊娠，共成功分娩 3 个婴儿。van Kol KGG 等系统性回顾总结比较了 2 ～ 4cm 宫颈癌保育患者直接 ART 和 NACT 联合 VRT 的肿瘤学和妊娠结局，纳入 10 个研究中的 338 例保育患者。NACT 后 VRT 患者中 39% 的女性计划生育，其中 70% 妊娠，63% 成功分娩。总复发率约 10%，死亡率 2.9%。直接 ART 组 40% 女性计划生育，21% 妊娠，其中 42% 成功分娩。总复发率约 6.9%，死亡率 3.4%，因此作者认为，NACT 联合 VRT 方案的肿瘤学结局是较为安全的，且有较好的妊娠率。

新辅助化疗可使一部分不符合保育条件的患者成功保留生育功能，另外也可缩小手术范围，增加妊娠成功率。但其适应证、治疗方案的选择及复发率等相关问题仍需进一步研究探讨，希望越来越多的女性在保证安全的前提下能有更好的保育效果。

5. 关于宫颈癌手术的一些探讨

（1）微创技术在宫颈癌中的应用：随着腹腔镜及机器人手术技术的日益成熟，且其具有并发症少、住院时间短等特点，既往回顾性研究分析认为，腹腔镜 / 机器人与经腹宫颈癌根治术的肿瘤学安全性相仿，故腹腔镜 / 机器人宫颈癌根治术的相关研究在国内外蓬勃开展。

1989 年，法国的 Querleu 等完成了世界第一例腹腔镜辅助经阴道广泛子宫切除术。1992 年，美国 Nezhat 等报道了首例完全腹腔镜下根治性子宫切除术和盆腔淋巴结切除术。至此拉开了宫颈癌腹腔镜手术治疗的帷幕，并在欧美国家迅速发展。2006 年，Abeler 等发表了第一个达·芬奇系统下的宫颈癌根治术的相关研究。随着大量腹腔镜 / 机器人宫颈癌根治术的开展，大量的回顾性研究分析认为腹腔镜 / 机器人下根治性子宫切除术 + 盆腔淋巴结切除术安全可行，并发症少，可作为宫颈癌手术治疗的可选择方式。但 LACC 临床试验的提前终止给广大妇科肿瘤医师敲响了警钟。LACC 是目前唯一一个比较宫颈癌微创（腹腔镜或机器人）和开腹术式的随机对照多中心Ⅲ期临床试验。该试验以早期宫颈癌（ⅠA1～ⅠB1 期）患者为目标人群，将患者随机分为开腹组（312 例）和微创组（319 例），其中微创组 84.4% 患者行腹腔镜手术，15.6% 患者行机器人手术，结果显示，微创组和开腹组的 4.5 年 DFS 分别为 86.0% 和 96.5%，3 年 OS 分别为 93.8% 和 99.0%，差异均有统计学意义。LACC 临床试验中微创组复发率高、生存率明显降低，提醒广大开展微创技术的妇瘤科医师应重视这些结果。到底什么样的宫颈癌患者适合行腹腔镜 / 机器人手术，或者是否有腹腔镜手术经验与技巧的不足等因素造成了试验结果的明显差异，抑或是腹腔镜 / 机器人技术本身就不适合用于宫颈癌患者等，期待该试验的分层分析结果及更多的循证医学证据来指导我们的临床工作。

尽管微创技术在我国妇科肿瘤领域中广泛开展，但腹腔镜或机器人手术仍然不是根治性子宫切除术的标准术式，微创技术能否安全地应用于宫颈癌的治疗中，其适应证范围的确立需要更多循证医学证据的积累。

（2）宫颈癌患者的卵巢保留与否：目前普遍认为，早期的宫颈癌卵巢转移率很低，腺癌卵巢转移率较鳞癌高。Jiao 等系统分析比较了早期宫颈鳞癌与腺癌的卵巢转移率，共纳入 5 个研究，发现早期宫颈鳞癌与腺癌卵巢转移率分别为 0.4% 和 2%。且在 1427 例 CIS-ⅡA 期宫颈癌保留单侧 / 双侧卵巢的患者中，随访 30～68 个月，无宫颈腺癌患者卵巢复发，因此认为对于早期宫颈癌，无论是鳞癌还是腺癌，保留卵巢均是安全的。Touhami 等也总结发现类似结论，认为早期宫颈腺癌保留卵巢是安全可行的，但对于具体危险因素，如 FIGO 分期ⅠB2 期以上、淋巴结转移、深肌层侵犯、脉管癌栓、宫体累及、宫旁侵犯的宫颈腺癌患者，保留卵巢需慎重。日本多中心回顾性研究了 5697 例宫颈癌手术（根治性子宫 + 双附件切除）患者（ⅠB～ⅡB），共 70 例（1.2%）发生卵巢转移。卵巢转移的独立危险因素为腺癌、LVSI、宫旁侵犯、宫体累及、淋巴结转移。若无上述 5 项危险因素（占 < 50 岁患者的 46.1%），卵巢转移率为 0.14%，故对于这些女性，可以考虑保留卵巢，若仅有腺癌一个危险因素，卵巢转移率为 0.17%，保留卵巢也是较安全的。

由于卵巢对射线极为敏感，故对于可能需要放疗的年轻宫颈癌患者，可将卵巢移位于放射野之外，避免卵巢功能损伤。目前国外多采用结肠旁沟外侧卵巢移位术。具体方法如下：游离卵巢动静脉，将卵巢移位并固定于结肠旁沟腹膜处，使两侧卵巢高于腹主动脉分叉水平，并各用一枚金属钛夹固定于卵巢上，作为卵巢标志，以便术后放疗定位。

（3）保留神经的根治性子宫切除术（nerve sparing radical hysterectomy，NSRH）：根治性子宫切除术是治疗宫颈癌的主要方式，但一味强调切除的广泛性会致盆腔自主神经损伤，引起术后膀胱、直肠功能紊乱及性功能障碍。有报道称，根治性子宫切除术术后膀胱功能障碍的发生率高达 70%～85%。如何在保证切除范围提高生存率的同时提高患者的生活质量越来越受到妇科肿瘤专家的关注。特别是在宫颈癌发病年轻化的趋势下，保留神经功能是进一步优化根治性子宫切除术术式的一大挑战。子宫、阴道、膀胱、直肠由自主神经支配，既有交感神经，又有副交感神经。自主神经对维持盆腔脏器正常生理功能起着重要作用，根治性子宫切除术术中保留自主神经手术技巧的发展有望减少术后相应的并发症。许多研究通过不同的术式来达到保留神经功能的目的，而 Q-M 分型中的 C1 术式（详见 Q-M 分型部分）明确了保留神经功能的关键操作点。

van Gent MD 等系统性回顾分析比较了 NSRH 和传统 RH 术后患者的生存和生活质量，纳入 41 个研究，27 个研究纳入 Meta 分析，发现两组 2 年、3 年、5 年 DFS 和 OS 均相仿，但 NSRH 组术后恢复时间较 RH 组明显缩短。因此推荐早期宫颈癌患者均行 NSRH 术。

然而，需要注意的是，保留神经必须建立在能够切净肿瘤且保证肿瘤学安全性的基础上。在保留神经的手术中，有部分远端和外侧的宫旁组织未能完全切尽，因此需严格选择适应证，否则有增加复发率的可能。总之，NSRH 术能保留宫颈癌患者术后的膀胱、直肠和性功能，所以备受关注。但此术式仍有许多亟待完善的地方。主要如下：①肿瘤安全性问题。C1 手术的适应证仍有一定的争论，还需要进一步明确。复旦大学肿瘤医院选择保留神经的根治性子宫切除术病例均为肿瘤直径＜3cm 的患者；②只有经验丰富的医师且具备良好设备的条件下才能开展此类手术，因而限制了手术在发展中国家的应用，而这些国家恰恰是宫颈癌的高发区；③尚无规范的方法和评价标准。

要点小结

◆ 手术切除是早期宫颈癌的主要治疗手段。

◆ 对于局限早期宫颈癌，标准治疗方式是根治性手术，根据不同危险因素选择术后辅助放化疗。

◆ 对于年轻且有保留生育功能意愿的早期宫颈癌患者，有选择性地开展宫颈癌保留生育功能手术能使患者预后及生育获益。

（二）围术期药物治疗

1. 阴道冲洗　目前，手术仍是早期宫颈癌的首选治疗方法，但宫颈癌根治术的手术范围广、创伤大，容易出现多种并发症。因此，术前进行阴道清洁及消毒准备对预防患者术后感染特别是阴道残端感染至关重要。常用的冲洗药物包括 3% 过氧化氢溶液、0.125% 聚维酮碘、肥皂水、洁净温水等。缓慢冲洗阴道前、后、左、右及穹窿处，反复数次，直至冲洗液清亮、透明。冲洗过程中，避免液柱直接冲洗宫颈口，导致冲洗液进入宫腔。冲洗时由里向外，边冲洗边后退，同时转动窥器，充分冲洗阴道及宫颈。

2. 使用抗菌药物

（1）预防性使用：宫颈癌手术的切口属于 Ⅱ 类切口，可能污染的细菌为革兰氏阴性杆菌、肠球菌属、B 组链球菌及厌氧菌，推荐选择的抗菌药物种类为第一、二代头孢菌素（经阴道手术加用甲硝唑），或头孢菌素类；对 β- 内酰胺类抗菌

药物过敏者，可用克林霉素＋氨基糖苷类，或氨基糖苷类＋甲硝唑。根据《抗菌药物临床应用指导原则（2015 年版）》，应在皮肤切开前 0.5～1h 或麻醉开始时静脉滴注，在输注完毕后开始手术，保证手术部位显露时局部组织中的抗菌药物已达到足以杀灭手术过程中沾染细菌的药物浓度。抗菌药物的有效覆盖时间应包括整个手术过程。如手术时间较短（＜2h），术前给药一次即可。若手术时间＞3h 或超过所用药物半衰期的 2 倍以上，或出血量＞1500ml，术中应追加 1 次。预防用药时间为 24h，必要时可延长至 48h。过度延长用药时间并不能进一步提高预防效果，且预防用药时间超过 48h，耐药菌感染机会增加。

（2）治疗使用：根据病原菌、感染部位、感染严重程度和患者的生理、病理情况，以及抗菌药物药效学和药动学证据制订抗菌治疗方案，包括抗菌药物的选用品种、剂量、给药频次、给药途径、疗程及联合用药等。一般疗程宜用至体温正常、症状消退后 72～96h。

据文献报道，宫颈癌术后感染率为 21.6%～30.67%，感染主要部位是泌尿道和手术切口等，宫颈癌切除术患者的年龄、住院时间、引流管留置时间、手术操作方法是术后发生医院感染的相关危险因素。李媛等报道 308 例宫颈癌根治术后医院感染患者，感染主要部位是泌尿道及手术切口。革兰氏阴性菌（G^- 菌）占 59.30%；革兰氏阳性菌（G^+ 菌）占 35.89%；真菌占 4.81%。对病原菌做药敏试验，G^- 菌中的大肠埃希菌对头孢吡肟、氨苄西林等 8 种抗菌药物的耐药率为 29.70%～97.03%，对替考拉宁和亚胺培南敏感；肺炎克雷伯菌对阿米卡星、氨苄西林等 8 种抗菌药物的耐药率为 19.74%～86.84%，对替考拉宁、亚胺培南、头孢吡肟的耐药率为 0～9.21%；铜绿假单胞菌对氨曲南、阿米卡星的耐药率为 17.85%～69.64%，对替考拉宁、氨苄西林等 6 种抗菌药物的耐药率为 0～8.93%。G^+ 菌中的金黄色葡萄球菌、粪肠球菌对青霉素 G、红霉素、克林霉素、四环素、左氧氟沙星的耐药率为 10.00%～96.97%，对氨苄西林、利奈唑胺、万古霉素、亚胺培南的耐药率为 0～8.51%。

3. 使用预防静脉血栓的药物　妇科肿瘤患者

是罹患静脉血栓栓塞（venous thromboembolism, VTE）的高危人群，风险贯穿围术期始终，其在子宫颈癌中的发生率达 3%～4%。因此对实施宫颈癌手术的患者要重视预防性抗凝治疗。

药物预防措施主要包括低分子量肝素（low molecular weight heparin，LMWH）、低剂量肝素（low-dose unfractionated heparin，LDUH）、剂量调节皮下注射肝素和口服抗凝剂华法林等。术后 6～10 天的 LMWH 预防后 VTE 的发生率为 12.0%，持续 4 周的 LMWH 预防后 VTE 的发生率为 4.8%，其预防效果可持续 3 个月。

由于术后 VTE 多发生于 24h 内，并考虑到抗凝药物可能导致的出血，相关的国内专家共识及 2020 版的 NCCN 宫颈癌临床实践指南建议药物预防于术后 6～12h 开始使用，并推荐药物预防至术后 4 周，但与 LMWH 用于预防的剂量有不同，具体需参考药物说明书；为了取得良好的预防效果，不宜减量（预防剂量为每天那屈肝素 0.3ml，皮下注射 1 次）。

4. 围术期血糖异常处理　大量证据表明，围术期血糖异常（包括高血糖、低血糖和血糖波动）会增加手术患者的死亡率，增加感染、伤口不愈合及心脑血管事件等并发症的发生率，延长住院时间，影响远期预后。合理的血糖监测和调控是围术期管理的重要组成部分，应当得到重视。

（1）围术期血糖控制目标：中华医学会麻醉学分会推荐围术期血糖控制在 140～180mg/dl（7.8～10.0mmol/L），不建议控制过严。正常饮食的患者控制餐前血糖＜140mg/dl（7.8mmol/L），餐后血糖＜180mg/dl（10.0mmol/L）。

（2）高血糖：①糖尿病患者围术期需要输注葡萄糖者，建议液体中按糖（g）：胰岛素（U）=（3～4）:1 的比例加用胰岛素中和。肠内外营养的患者应注意营养液中的糖负荷，选用糖尿病专用型制剂，适当降低糖与脂肪的比例，缓慢输注，通过降低糖类总量、减慢吸收速度来降低血糖峰值，减少血糖波动。②尽量避免引起血糖升高的其他因素，如使用糖皮质激素、儿茶酚胺类药物、生长抑素和免疫抑制剂也可能造成血糖增高。③血糖＞180mg/dl（10.0mmol/L）时开始胰岛素治疗。术中和术后期间适宜静脉给药。

（3）低血糖：静脉输注胰岛素的患者血糖＜100mg/dl（5.6mmol/L）应重新评估，调整泵速。血糖＜70mg/dl（3.9mmol/L）时立即停用胰岛素，开始升血糖处理。可进食的清醒患者立即口服 10～25g 快速吸收的碳水化合物（如含糖饮料），不能口服的静脉注射 50% 葡萄糖 20～50ml，之后持续静脉滴注 5% 或 10% 葡萄糖维持血糖，每 5～15min 监测一次，直至血糖＞100mg/dl（5.6mmol/L）。同时仔细筛查引起低血糖的可能原因。

5. 围术期高血压处理　围术期高血压是指从确定手术治疗到与本手术有关的治疗基本结束期间内，患者的血压升高幅度大于基础血压的 30%，或收缩压≥140mmHg 和（或）舒张压≥90mmHg。

（1）围术期高血压的控制原则：围术期控制高血压的目的是保证重要脏器的灌注，降低心脏后负荷，维护心功能。

（2）围术期高血压患者的血压控制目标：年龄≥60 岁，血压＜150/90mmHg；年龄＜60 岁，糖尿病和慢性肾病患者，血压皆为＜140/90mmHg；术中血压波动幅度不超过基础血压的 30%。

（3）围术期高血压的静脉用药原则

1）无 β 受体阻滞剂禁忌证者首选艾司洛尔，还可选择拉贝洛尔。如用药后心率下降但仍≥70 次/分，可重复静脉注射或静脉滴注逐渐增加剂量；如用药后心率下降至＜70 次/分，可继续慎重使用 β 受体阻滞剂，或选用其他药物。

2）不能应用 β 受体阻滞剂且肌酐清除率≥60ml/min，不合并冠心病、心功能不全者，可任意选择硝普钠、硝酸甘油、尼卡地平或静脉 ACEI 类药物。如合并冠心病或心功能不全，首选硝普钠、硝酸甘油或静脉 ACEI 类药物。如肌酐清除率＜60ml/min，则选用静脉钙通道阻滞剂如尼卡地平。禁忌舌下含服硝苯地平，因其引起的反射性心动过速可诱发心肌缺血或血压骤降，从而导致重要器官灌注不足。

（4）术后高血压的处理原则：术后 2～3 天的高血压应考虑与停用抗高血压药物后的血压反跳有关。由于 30% 的术后高血压是特发性的，且可在 3h 内恢复，故在去除可能因素前暂不用抗高血压药。当继发性因素不能解释血压升高的原因时，应该给予药物治疗，并做好长期降压治疗的准备。

6. 术后镇痛的相关药物使用　术后疼痛可使患者活动受限，增加静脉血栓、肠梗阻等并发症的发生率，延长住院时间，甚至发展为长期慢性疼痛，影响患者的生命质量。

常用的阿片类镇痛药物易引发术后恶心、疲乏、眩晕及增加成瘾风险，因此，强调减少单一阿片类药物的使用，代之以联合应用非甾体抗炎药、加巴喷丁、塞来昔布等非阿片类药物，发挥多模式镇痛效应，同时最大限度地降低药物的不良反应。

术后镇痛以口服用药为主，不推荐静脉滴注作为常规。丁丙诺啡作为阿片类受体拮抗剂，可明显削弱镇痛效果，且半衰期较长，因此术前 3 ～ 7 天应注意停药。

多模式镇痛还包括口服对乙酰氨基酚、切口局部浸润注射罗哌卡因或联合中胸段硬膜外镇痛等。由于阿片类药物不良反应较大，包括影响胃肠功能恢复、呼吸抑制、头晕、恶心、呕吐等，应尽量避免或减少阿片类镇痛药物的应用。

7. 术后止血药的应用　提倡术前、术中应用止血药，防止术后出血最关键的是术中彻底止血。术后原则上不用药，在排除手术止血不彻底的因素后根据药物的药理性质、止血的作用机制，严格掌握适应证，合理使用止血药。

临床常用止血药的作用特点及注意事项如下。

（1）血凝酶：又称蛇凝血素酶或巴曲酶，可促进出血部位的血栓形成和止血。注射用血凝酶仅促进出血部位的血小板凝集，并不使血液处于高凝状态，因此对手术患者的血小板功能和凝血功能无明显影响。血凝酶用于手术预防出血时应于术前 1h 肌内注射或术前 15min 静脉注射 1kU。缺乏血小板或凝血因子（如纤维蛋白原等）的出血患者宜在补充所缺成分的基础上应用。原发纤溶亢进的出血患者宜配合应用抗纤溶药物。本品虽无血栓形成风险，但仍应防止用药过量，否则疗效会下降。

（2）维生素 K 作为羧化酶的辅酶参与凝血因子 14 Ⅱ、Ⅶ、Ⅸ、Ⅹ 的合成，主要用于维生素 K

缺乏症及低凝血酶原血症。维生素 K_1 迅速静脉注射可出现面部潮红、出汗、胸闷等，甚至可致血压剧降而死亡。对红细胞中缺乏葡萄糖 -6- 磷酸脱氢酶的特异质患者，维生素 K_2、维生素 K_3、维生素 K_4 可诱发溶血性贫血。

（3）酚磺乙胺：又称止血敏或止血定，是作用于血管的止血药，能增强毛细血管抵抗力，降低毛细血管通透性，并能增强血小板黏附功能。应于术前 15 ～ 30min 静脉滴注或肌内注射 0.25 ～ 0.5g，必要时 2h 后再注射 0.25g，有血栓形成史者慎用。不要在使用前应用高分子量的血浆扩充剂，也不要与氨基己酸混合注射。

（4）去氨加压素：本品对某些疾病，如肝硬化、尿毒症、药物所致血小板功能障碍导致的出血有效。但要注意此药的不良反应，如尿量减少，少数病例可出现轻度血压升高，长时间使用应注意水、钠潴留情况，偶见短暂血压下降、心率加快、头痛、恶心。对血小板减少而致的出血，本药无效。

（5）抗纤维蛋白溶解药：临床上主要将该类药物用于术后渗血、原发性纤溶症出血、晚期弥散性血管内凝血等情况。该类药物主要包括止血芳酸（即氨甲苯酸）、止血环酸（即氨甲环酸、凝血酸、抗血纤溶环酸）、6- 氨基己酸、二乙酰氨乙酸乙二胺等。使用该类药物时剂量要准确合理，如过量应用会诱发血栓形成，甚至造成心肌梗死；肾功能不良者、有血栓形成倾向的患者应禁用或慎用此类药物。

（6）降低毛细血管通透性药：主要用于毛细血管出血，对凝血过程无明显影响。目前临床上常用的该类药物主要有卡巴克洛。应缓慢静脉滴注本品。用药后如果出现面色苍白、出汗、心悸、胸闷、腹痛、过敏性休克等不良反应应立即停药。患有冠心病、心力衰竭、肺心病、高血压及动脉硬化的患者应禁用此类药物。

8. 术后恶心呕吐的相关药物应用　术后恶心呕吐（postoperative nausea and vomiting，PONV）是手术后常见的并发症之一，也是围术期困扰医患双方的严重不良反应，明显影响患者就医满意度。PONV 主要发生在手术后 6h（早期 PONV）或 24h 内（晚期 PONV），但也可能持续达 5 天甚至更久。在未预防性应用止吐药物的患者中，PONV 的发生率约为 30%，而对一些具有高危因素的患者，发生率甚至高达 80%。

Apfel 等归纳简化了 PONV 风险评分因素，包括女性、PONV 史或晕动史、非吸烟者及术后应用阿片类药物，当出现风险因素的个数为 0、1、2、3、4 时，对应的 PONV 发生率分别为 10%、21%、39%、61%、79%。

（1）防治药物作用特点及注意事项

1）5-HT$_3$ 受体拮抗剂：已广泛用于 PONV 的预防和治疗。其中，昂丹司琼是经典的止吐药物，可用于预防或治疗 PONV，推荐剂量为 4mg。帕洛诺司琼作为第二代 5-HT$_3$ 受体拮抗剂，其半衰期为 40h，推荐剂量为 0.075mg。5-HT$_3$ 受体拮抗剂的不良反应一般为头痛、头晕、肝酶增加及便秘等。

2）P 物质：是一种哺乳动物的速激肽。阿瑞匹坦是 NK-1 受体拮抗剂，半衰期为 40h，可阻断 P 物质的致吐作用。与昂丹司琼比较，阿瑞匹坦具有更强的止吐作用。但目前阿瑞匹坦的临床应用经验有限且价格昂贵，尚未纳入预防 PONV 的一线用药。

3）地塞米松：为预防 PONV 的常用药物，常用剂量为 4mg，一般于麻醉诱导时给药。氟哌利多是丁酰苯类的代表药物，其抗恶心作用大于抗呕吐作用。推荐剂量为 0.625 ～ 1.250mg，通常于术毕给药，疗效与昂丹司琼相当。

4）甲氧氯普胺：又称胃复安，是苯酰胺类的代表药物，半衰期为 35 ～ 45min，通常于术毕给药。胃复安可拮抗 5-HT$_3$ 及多巴胺受体，增加胃肠运动，促进胃的正向排空。胃复安剂量在 40 ～ 50mg 时有止吐作用，可用于治疗 PONV，但锥体外系反应的发生率增加。

（2）PONV 预防

1）PONV 防治原则：①无 PONV 危险因素的患者，不需要预防用药。PONV 中度风险的患者应采用 1 ～ 2 种药物进行预防。对于 PONV 高风险患者，建议采用联合治疗（≥ 2 种干预措施）和（或）多模式治疗或预防。②对于未接受预防性药物治疗或者预防性治疗失败的 PONV 患者，应给予止吐药治疗。

2）具体使用方法：①应先进行床旁检查，排除药物刺激或机械性因素，包括患者自控镇痛（使用阿片类药物）、咽喉部的血液引流和腹部受压或梗阻等。②若无预防性用药，则从小剂量 5-HT$_3$ 受体拮抗剂开始，通常治疗剂量约为预防剂量的 1/4，如昂丹司琼 1mg、格拉司琼 0.1mg、托烷司琼 0.5mg。③对于使用地塞米松失败的病例，推荐小剂量 5-HT$_3$ 受体拮抗剂，但 6h 内不推荐重复给予 5-HT$_3$ 受体拮抗剂。④当联合使用地塞米松和 5-HT$_3$ 受体拮抗剂预防失败时，应使用其他类药物，如氟哌利多或异丙嗪。如果仍然无效，则在 6h 内不推荐重复给予同类药物，而应更换其他药物。⑤PONV 在术后 6h 发生，可给予 5-HT$_3$ 受体拮抗剂和氟哌利多，而地塞米松的间隔时间不应少于 8h。目前最常见的组合是多巴胺拮抗剂或皮质类固醇（地塞米松）联合 5-HT$_3$ 受体拮抗剂。

9. 应激性溃疡的预防　应激性溃疡是指机体在各类严重创伤、危重症或严重心理疾病等应激状态下发生的急性胃肠道黏膜糜烂、溃疡病变，严重者可并发消化道出血，甚至穿孔，可使原有疾病程度加重及恶化，增加病死率。

重症患者质子泵抑制剂类药（PPI）优于 H$_2$ 受体拮抗剂，推荐标准剂量 PPI 静脉滴注，每 12h 1 次，至少连续 3 天，当患者病情稳定可耐受肠内营养或已进食、临床症状开始好转或转入普通病房后可改为口服用药或逐渐停药。对于非重症患者术后应激性溃疡的预防，不做一致性推荐。

用药应限于有高危因素的危重患者，对无指征患者，应避免使用预防药物。一旦危重症患者病情好转或进食，应及时停用应激性溃疡预防药物；严格按照药品说明书选择具有应激性溃疡适应证的药物。

10. 围术期液体管理　围术期液体平衡要避免因低血容量导致的组织灌注不足和器官功能损害，也应注意容量负荷过多所致的组织水肿和心脏负荷增加。

术中应采用"目标导向液体治疗"策略，即建立有创血流动力学监测（包括每搏输出量、心排血量、收缩压变异率、脉压变异率及每搏输出量变异率等），动态监测和调整补液量，以维持患者合适的循环容量和组织供氧。术后早期进食不会增加肠瘘、肺部感染的发生率，并且能够促进肠道功能的恢复，减少围术期并发症。对于妇科恶性肿瘤患者，包括接受肠切除吻合术的患者，建议术后 24h 内开始饮食过渡。当经口摄入能量＜推荐摄入量的 60% 时，应补充碳水化合物、蛋白质、维生素和微量元素。

11.围术期气道管理　其可有效减少并发症、缩短住院时间、降低再入院率及死亡风险、改善患者预后、减少医疗费用。围术期气道管理常用治疗药物包括抗菌药物、糖皮质激素、支气管舒张剂（β$_2$ 受体激动剂和抗胆碱能药物）和黏液溶解剂。患者术后肺炎等感染发生率增加，若发生术后肺炎，需根据细菌培养及药敏试验选用敏感抗生素。糖皮质激素、支气管舒张剂多联合使用，预防性给予吸入性糖皮质激素和支气管舒张剂能降低术中支气管痉挛的发生率。选择性 β$_2$ 受体激动剂（如特布他林和沙丁胺醇）及胆碱能受体拮抗剂（如异丙托溴铵）是目前临床常用的雾化吸入制剂，每天 2 ～ 3 次，疗程 7 ～ 14 天。围术期常用黏液溶解剂为盐酸氨溴索，可减少手术时机械损伤造成的肺表面活性物质下降、减少肺不张等肺部并发症的发生。对于合并术后肺部并发症高危因素的患者，应术前给予预防性静脉输注直至患者恢复出院。

（三）内科治疗

1.化学治疗

（1）放疗同期化疗增敏：1999 年，基于 5 项Ⅲ期大型随机对照研究的临床证据，美国国家癌症研究所（National Cancer Institute，NCI）发表声明，推荐以顺铂为基础的同期放化疗替代单纯放疗用于宫颈癌的根治性放疗及根治术后高危患者的辅助放疗。在这些研究中，有 3 项并没有采用顺铂 40mg/m^2，每周 1 次，作为同步放化疗（CCRT）的同期化疗方案。在 RTOG90-01 研究、SWOG8797/RTOG/GOG109 组间研究和 GOG85 研究中，采用的同期化疗方案为顺铂 50 ～ 75mg/m^2，联合 5-FU 持续输注 4 天，每 3 周为 1 个周期。在与 GOG85 研究采用了相同入组标准的 GOG120 研究中，顺铂单药每周给药方案与顺铂 /5-FU/HU 联合方案在改善无病生存期和总生存期方面同样有效，且顺铂单药治疗比三药联合方案毒性更小。此外，GOG85 研究中顺铂 /5-FU 联合组 6 年无进展生存率与 GOG120 研究中顺铂单药组的 4 年无进展生存率相当。多药联合方案在不改善疗效的情况下反而增加了毒性反应，因此，顺铂单药周疗已成为晚期宫颈癌放疗同期化疗增敏治疗的最佳方案（表 10-1-7）。

表 10-1-7　根治性放疗与顺铂为基础的同期放化疗对比的随机临床试验

研究	分期	入组数	对比	化疗方案	OS 的 HR（CCRT vs. RT+/-HU）
Eifel, et al, 2004	ⅠB ～ⅡA（＞5cm），ⅡB ～ⅣA	389	RT vs. CCRT	DDP 75mg/m^2 第 1 天 + 5-FU 4000mg/m^2 第 1 ～ 5 天，每 3 周 1 次	0.49（95%CI 0.36 ～ 0.66）
Peters, et al, 2000	ⅠA2 - ⅡA	243	RT vs. CCRT	DDP 70mg/m^2 第 1 天 + 5-FU 4000mg/m^2 第 1 ～ 4 天，每 3 周 1 次	1.96（RT vs. CCRT）
Whitney, et al, 1999	ⅡB ～ⅣA	368	RT+HU vs. CCRT	DDP 50mg/m^2 第 1 天 +5-FU 4000mg/m^2 第 2 ～ 5 天，每 3 周 4 次；或 HU 80mg/m^2，每周 2 次	0.74（95%CI 0.58 ～ 0.95）
Rose, et al, 1999, 2007	ⅡB ～ⅣA	575	RT+HU vs. CCRT	Arm A: DDP 40mg/m^2 每周 1 次，Arm B: DDP 50mg/m^2 第 1 天 + 5-FU 4000mg/m^2 第 2 ～ 5 天，每 4 周 1 次 + HU 2g/m^2，每周 2 次，Arm C: HU 3 g/m^2 每周 2 次	Arm A vs. Arm C: 0.57（95%CI 0.43 ～ 0.75）和 Arm Arm B Arm vs. C: 0.51（95%CI 0.38 ～ 0.67）
Keys, et al, 1999	ⅠB	374	RT vs. CCRT	DDP 40mg/m^2，每周 1 次	0.54（95%CI 0.34 ～ 0.86）
Morris, et al, 1999	ⅡB ～ⅣA	403	RT vs. CCRT	DDP 75mg/m^2 第 1 天 + 5-FU 4000mg/m^2 第 1 ～ 5 天，每 3 周 1 次	0.48（95%CI 0.35 ～ 0.67）
Shrivastava, et al, 2018	ⅢB	850	RT vs. CCRT	DDP 40mg/m^2，每周 1 次	0.82（95%CI 0.68 ～ 0.98）

到目前为止，除了 GOG165 研究之外，没有其他的Ⅲ期研究将顺铂单药周疗与其他含铂联合方案或其他化疗增敏方案进行对比。GOG165 研究入选Ⅱb～Ⅳa 期接受同期放化疗的宫颈癌患者，化疗增敏方案分别为顺铂 40mg/m² 每周 1 次或 5-FU 225mg/（m²·d）× 每周 5 次持续输注，该研究因为中期分析时 5-FU 持续输注组复发率高而提前关闭。尽管上述研究支持顺铂单药周疗作为 CCRT 化疗增敏剂的最佳选择，但这一观点在后来的研究中受到质疑，因为一些涉及非铂类方案作为放疗增敏剂的随机对照研究显示非铂类同期化疗增敏的 CCRT 优于单纯放疗。一项基于随机对照试验单个患者资料的 Meta 分析显示，相比于单纯放疗，CCRT 的获益并不仅限于铂类增敏药物。尽管这一结论并非基于直接比较，但提示相比于单纯放疗，非铂类药物为基础的 CCRT 也能带来获益，并且可以作为不能够耐受顺铂治疗患者的备选药物。

一些小型研究对不同临床应用场景下 CCRT 的最佳方案进行了探索。例如，对于已经接受宫颈癌根治手术的ⅠB～ⅡB 期患者，3 周一次的顺铂同期放化疗并不会优于顺铂每周给药方案。而连续 5 天给药的 3 周方案在局控率方面要优于顺铂每周给药方案。在另一个小型随机对照研究中，在ⅡB～ⅣA 期局部晚期宫颈癌患者中，每 3 周一次顺铂 75mg/m² 给药相比顺铂周疗疗效更好。其他的铂类药物也在一些研究中被应用，如卡铂及奈达铂在一些研究中显示出令人鼓舞的临床疗效，值得进一步在Ⅲ期临床试验中进一步验证。

（2）局部晚期宫颈癌（ⅡB～ⅣA 期）的辅助化疗：局部晚期宫颈癌同步放化疗后辅助化疗的作用目前未阐明。局部晚期宫颈癌即便接受了 CCRT 治疗，约 40% 的患者仍会复发，CCRT 后的辅助化疗可能能够改善对亚临床微转移灶的控制，降低患者的死亡风险。迄今为止，仅有一项Ⅲ期随机对照研究的试验组在 CCRT 结束后采用了辅助治疗的方案。在该研究中，515 名ⅡB～ⅣA 期宫颈癌患者随机接受每周一次的顺铂联合吉西他滨同期放化疗 ×6 周 + 后装治疗，随后接受 2 周期的顺铂 + 吉西他滨辅助化疗或

者顺铂同期放化疗序贯后装治疗。与标准治疗组相比，试验组的 3 年 PFS 为 74.4% vs. 65.0%，$P=0.029$，OS（HR 0.68，95% CI 0.49～0.95，$P=0.0224$）及疾病进展时间（time to progressive disease，TTP）（HR 0.54，95%CI 0.37～0.79，$P=0.0012$）均显著延长。相比对照组，试验组的 3 级及 4 级毒性反应更为常见（86.5% vs. 46.3%，$P < 0.001$），并且试验组有 4 例患者死于毒性反应。即便如此，该研究仍不能解释生存结局的改善是源于辅助化疗、放疗同期双药化疗抑或同时采用两者带来的影响，所以在此之后辅助化疗并没有被广泛应用。

目前，进一步评价同步放化疗后辅助化疗作用的 OUTBACK 试验（GOG274，NCT01414608）正在进行中。该研究的主要目的是评价顺铂为基础的同期放化疗后额外 4 周期的卡铂联合紫杉醇辅助化疗是否能够延长宫颈癌患者的 OS。

（3）新辅助化疗：其理论优势主要包括缩小肿瘤体积以利于手术的进行，杀灭肿瘤中的乏氧细胞，提高肿瘤的放疗敏感性，消除远处微转移灶，有效降低远处复发转移风险，最终达到改善患者生存预后的效果。早在 1999 年，基于 5 项宫颈癌同期放化疗的前瞻性研究证据，美国国立癌症研究所推荐同步放化疗作为局部晚期宫颈癌患者的标准治疗方案。与此同时，放疗前新辅助化疗则被证明不能够改善患者预后，反而可能对患者治疗结局造成不利的影响。此外，目前高质量的研究证据显示根治术前新辅助化疗亦不能改善局部晚期宫颈癌患者的预后。

近期，来自印度的一项单中心前瞻性随机对照研究显示，相比于ⅠB2～ⅡB 期宫颈鳞癌患者的标准的 CCRT，3 周期的紫杉醇联合卡铂新辅助化疗并不能改善预后，反而，新辅助化疗组患者具有更短的 PFS（HR1.38；95%CI 1.02～1.87，$P=0.038$）。另外一项欧洲的前瞻性多中心研究 EORTC55994 则仍在进行中，目前尚未有生存结果发布。

同样，比较新辅助化疗 + 根治性手术与直接行根治性手术的大型前瞻性随机对照临床试验并未证实新辅助化疗能够为宫颈癌患者带来生存获益。GOG141 研究采用了顺铂联合长春新碱的方

案，由于患者招募缓慢，并且约 10% 的患者违反方案接受辅助放疗，于 2001 年被迫提前终止。GOG141 研究并未证实新辅助化疗具有改善巨块型 I B 期患者无进展生存率及总生存率的优势（5 年 PFS：新辅助化疗组为 56.2%，而直接手术组为 53.8%，$P > 0.05$；5 年 OS：新辅助化疗组 63.3% vs. 直接手术组 60.7%，$P > 0.05$）。同样，日本临床肿瘤研究组的 JCOG0102 研究因中期分析中新辅助化疗组的生存预后差于直接手术组而被提前终止。截至文献发表时，共计 134 例 I B2 期、II A2 期或 II B 期宫颈鳞癌患者入组，随机接受 2 ～ 4 周期 BOMP 方案（博来霉素、顺铂、长春新碱和丝裂霉素）的新辅助化疗 + 根治性手术或直接行根治性手术治疗。尽管新辅助化疗组患者接受术后放疗的比例（58%）显著低于直接手术组（80%）（$P=0.015$），但新辅助化疗组的 5 年总生存率 70.0% 低于直接手术组的 74.4%（$P=0.85$）。Kim 等发表的一项 Meta 分析也证实，尽管新辅助化疗能够缩小肿瘤大小、减少淋巴结及远处转移率而降低术后辅助放疗的比例，但与直接手术相比，并不能改善 I B1 ～ II A 期宫颈癌患者的生存。

基于目前的研究证据，美国国家综合癌症网络（NCCN）宫颈癌临床实践指南中明确指出目前不推荐在临床试验之外使用新辅助化疗。宫颈癌的新辅助化疗虽然能够有效地缩小肿瘤，提高手术切除率，但不能改善患者的生存结局，甚至会对患者的生存预后带来不利的影响。

（4）挽救性化疗：表 10-1-8 展示了目前指南推荐的挽救化疗方案。尽管宫颈筛查及其相关疫苗已在世界范围内得到广泛应用，但约 6% 的宫颈癌患者在确诊时已经出现转移病灶。此外，约 1/3 接受根治性治疗的局部晚期患者会出现复发。II 期临床试验 GOG26 研究奠定了顺铂 50mg/m^2 每 3 周 1 次单药治疗作为晚期或复发患者的标准治疗。在 GOG26 开展的时代，局部晚期宫颈癌的标准治疗是单纯放疗。因此，GOG26 研究中纳入的大多数患者既往均未接受过化疗，对于未曾接受过化疗的患者，顺铂治疗的反应率高达 50%。而这一研究中，包括既往接受过化疗患者的总反应率也达到了 38%，且毒性反应可以耐受。随后，陆续开展的一些临床试验评估了不同的顺铂给药方案和剂量的疗效。这些研究中，顺铂单药治疗的缓解率为 17% ～ 38%，但相比标准剂量的顺铂单药，并未见到 PFS 及 OS 的改善。其他毒性反应较低的铂类药物，如卡铂及异丙铂（iproplatin）也被尝试用于晚期复发宫颈癌的治疗，但临床疗效劣于顺铂。

表 10-1-8 复发或转移性宫颈癌的系统治疗

一线联合方案	一线单药方案	二线方案
首选方案	首选方案	首选方案
◆ 顺铂 / 紫杉醇 / 贝伐珠单抗	◆ 顺铂	◆ 帕博利珠单抗（PD-L1 阳性或 MSI-H/dMMR）
◆ 卡铂 / 紫杉醇 / 贝伐珠单抗	其他推荐方案	其他推荐方案
其他推荐方案	◆ 卡铂	◆ 贝伐珠单抗
◆ 顺铂 / 紫杉醇	◆ 紫杉醇	◆ 白蛋白结合型紫杉醇
◆ 卡铂 / 紫杉醇		◆ 多西他赛
◆ 拓扑替康 / 紫杉醇 / 贝伐珠单抗		◆ 氟尿嘧啶
◆ 拓扑替康 / 紫杉醇		◆ 吉西他滨
◆ 顺铂 / 拓扑替康		◆ 异环磷酰胺
		◆ 伊立替康
		◆ 丝裂霉素
		◆ 培美曲塞
		◆ 拓扑替康
		◆ 长春瑞滨
		某些情况下有效
		◆ 拉罗替尼或恩曲替尼（NTRK 基因融合检测阳性）

早期证实顺铂缓解率较高的Ⅱ期临床试验主要入选了既往未接受过化疗的患者。但姑息化疗对于晚期复发宫颈癌生存期的改善有限，且顺铂为基础的同步放化疗已逐步成为局部晚期宫颈癌的初始治疗，这些因素均促使了非铂类药物在宫颈癌中的研究。在Ⅱ期临床试验中，紫杉醇、伊立替康、拓扑替康、长春瑞滨和异环磷酰胺在曾经接受过顺铂治疗的患者中显示出一定的活性。Ⅱ期研究的阳性结果，促使这些药物与顺铂组成整合性方案，如紫杉醇与顺铂整合、异环磷酰胺与顺铂整合，以及拓扑替康与顺铂整合。与顺铂单药化疗进行对比，上述三种整合方案均显著延长PFS，但仅有拓扑替康与顺铂，双药整合能够显著延长OS。在GOG179中，拓扑替康0.75mg/m² 第1～3天联合顺铂50mg/m² 每3周1次，与单药顺铂50mg/m² 比较，中位OS显著延长2.9个月（9.4个月 vs. 6.5个月，$P=0.017$）。因此，随后开展的四臂研究GOG204旨在对四种含铂整合方案进行对比，即紫杉醇与顺铂、拓扑替康与顺铂、吉西他滨与顺铂及长春瑞滨与顺铂分别整合，此研究因无法证明任何一种方案更有优势而被提前终止。但中期分期中，紫杉醇与顺铂整合在所有终点事件显示出更优的趋势。至于毒性反应，吉西他滨与顺铂整合方案的骨髓抑制反应更轻。因此，即便该研究因中期分析达到无效阈值被提前终止，但仍提供了有价值的信息，这对于预期寿命在一年左右的患者选择最适合自己的个体化整合治疗提供了重要的参考。

另外，既往接受过放化疗的患者，在复发或进展时可能对铂类耐药。为了解决这一难题，研究者进一步评价了铂类为基础的三药及四药整合方案或非铂类整合方案。虽然在Ⅱ期研究中，这些多药整合方案显示出显著的疗效，但在Ⅲ期研究中疗效优势并未得到证实。最后，鉴于体外实验中喜树碱衍生物与微管抑制剂之间的协同作用，GOG240研究对紫杉醇整合拓扑替康与紫杉醇整合顺铂方案进行了对比，结果中期分析显示，非铂联合方案并不优于紫杉醇联合顺铂方案。

虽然紫杉醇联合顺铂在晚期复发宫颈癌患者中具有显著的临床疗效，但顺铂相关的不良反应使得许多患者并不能够耐受该方案。JCOG0505

研究证实了紫杉醇联合卡铂方案与紫杉醇联合顺铂方案相比具有非劣效性。该研究入选既往接受过最多一次含有顺铂方案的化疗（包括同期放化疗）且没有接受过紫杉类药物的患者，比较紫杉醇整合卡铂与紫杉醇整合顺铂方案的有效性。结果显示紫杉醇整合卡铂与紫杉醇整合顺铂的无进展生存期为6.2个月 vs. 6.9个月（HR 1.041；95%CI 0.803～1.351），总生存期为17.5个月 vs. 18.3个月（HR 0.994；90%CI 0.789～1.253）。紫杉醇整合顺铂在既往未曾接受过顺铂治疗的患者中更为有效（卡铂组 vs. 顺铂组：13.0个月 vs. 23.2个月；HR1.571；95%CI 1.06～2.32），而在既往接受过顺铂治疗的患者中，紫杉醇整合卡铂却是一种更好的选择。

要点小结

◆ 对于局部晚期宫颈癌患者的根治性放疗及接受根治术后高危患者的辅助放疗，同期铂类为基础的化疗增敏可显著改善疗效，首选方案为顺铂单药周疗。

◆ 局部晚期宫颈癌同步放化疗后辅助化疗的作用仍未阐明，补充辅助化疗有可能会进一步增进疗效，但仍待前瞻性研究验证。

◆ 新辅助化疗并不会改善局部晚期宫颈癌患者的预后。

◆ 顺铂为基础的化疗是复发或转移性宫颈癌的标准化疗方案，但对于此前接受过顺铂治疗的患者，卡铂整合紫杉醇是更好的选择。

2. 抗血管靶向治疗 贝伐珠单抗是一种针对血管内皮生长因子的单抗，在曾接受1～2种化疗方案后复发性宫颈癌患者中进行过此药的评估。GOG 227C是一项有46名患者参与的试验，其中大多数（74%）只接受了一线化疗和放疗（83%），11名患者（23.9%）在接受贝伐珠单抗单药治疗后无进展生存期超过6个月。GOG227C中，贝伐珠单抗单药令人鼓舞的疗效促使了GOG240试验的开展，该研究评估贝伐珠单抗联合细胞毒性药物化疗的有效性及安全性。此外，鉴于GOG169及GOG179中观察到对铂类化疗缓解率的下降，该研究还将进一步对非铂整合方案与紫杉醇整合顺铂的标准化疗方案进行对比。GOG240 研究是一项 Ⅲ 期随机对照临床试验，采用 2×2 析因设计，452 例患者随机接受以下化疗方案中的一种作为基础治疗：紫杉醇 135mg/m² 或 175mg/m² 联合顺铂 50mg/m² 或非铂类双药联合紫杉醇 175mg/m²，第 1 天，联合拓扑替康 0.75 mg/m²，第 1～3 天。此外，进行的第二项随机化研究将患者再分为联用或不联用贝伐珠单抗 1mg/kg，每 3 周 1 次。联用贝伐珠单抗的患者获得了更高的临床缓解率（48%vs. 36%，*P*=0.008），并且 OS 也得到明显改善（17.0 个月 vs. 13.3 个月；HR 0.71，98% CI 0.54～0.95，*P*=0.004）。OS 的改善在最终分析中再次得到确认，贝伐珠单抗组与单纯化疗组分别为 16.8 个月 vs. 13.3 个月（HR 0.77，95% CI 0.62～0.95，*P*=0.007）。GOG240 研究证实在铂类化疗基础上联合贝伐珠单抗能够将转移性、持续性、复发性宫颈癌患者的 OS 延长 3.5 个月。尽管贝伐珠单抗能够给这些患者带来临床获益，但昂贵的价格妨碍了其在低收入水平国家的广泛应用。

3. 免疫检查点抑制剂治疗　最近，免疫检查点 PD-1 抑制剂帕博利珠单抗获得美国 FDA 批准用于 PD-L1（CPS ≥ 1）晚期宫颈癌的二线治疗。这一药物适应证的批准是基于 KEYNOTE-158 及 KEYNOTE-028 试验。KEYNOTE-028 是一项 Ⅰb 期研究，在 24 例 PD-L1 阳性表达的宫颈鳞癌患者中，17% 的患者出现了疾病持续缓解。KEYNOTE-158 则是一项 Ⅱ 期篮子试验，以评估在 11 个癌种中使用帕博利珠单抗单药治疗的疗效，该研究入选时对受试者 PD-L1 的表达没有做出要求。宫颈癌队列入选了 98 例既往接受过至少一项系统治疗的患者，ORR 为 13.3%，其中 3 例患者达到了 CR。绝大多数缓解的患者，缓解期持久，中位 OS 达到了 9.4 个月。在该研究中，未在 PD-L1 表达阴性（CPS＜1）的患者中观测到疾病缓解。另外，PD-1 抑制剂纳武利尤单抗亦在宫颈癌患者中显示出不错的疗效。CheckMate358 是一项 Ⅰ～Ⅱ 期研究，19 例宫颈癌患者接受纳武利尤单抗治疗后的 ORR 为 26.3%（95% CI 9.1～51.2），疾病控制率（disease control rate，DCR）达到 68.4%。

此外，宫颈癌中免疫检查点抑制剂单药或与化疗及抗血管靶向治疗整合应用的研究仍在开展中。GOG 3016（NCT03257267）EMPOWER-Cervical 1 是宫颈癌中第一项针对免疫检查点抑制剂的 Ⅲ 期随机对照研究，主要比较复发性、持续性或转移性宫颈癌患者中 PD-1 抑制剂 cemiplimab 与研究者选择的化疗方案在疗效及安全性方面的差异。BEATcc 研究（NCT03556839）也是一项随机对照 Ⅲ 期临床试验，目的是在转移性、持续性或复发性宫颈癌患者中，比较在铂类紫杉醇化疗联合贝伐珠单抗的基础上合用 PD-L1 抑制剂阿特珠单抗与标准的铂类紫杉醇化疗联合贝伐珠单抗之间的优劣。

要点小结

- 免疫治疗药物如 PD-1 单抗，目前已被 FDA 批准用于复发/转移宫颈癌的二线治疗。
- 对于晚期整合治疗失败的宫颈癌患者，鼓励其积极参加相关挽救性靶向/化疗药物的临床研究。

（四）放射治疗

1. 放疗原则　得益于技术的不断进步，放疗已经成为与根治性手术一样重要的一种治疗恶性肿瘤的方法。宫颈癌病灶对放疗普遍敏感，目前已有大量的证据表明放疗能消除原发病灶和淋巴结的转移灶。近年来，许多中心仍用根治性子宫切除术治疗相对比较年轻的、消瘦的、健康状况良好的患者。对于早期宫颈癌患者，手术和放疗这两种治疗手段都具有相对的安全性和较高的治愈率。而对于局部晚期宫颈癌，根治性放疗成为其治疗的有效手段。对于晚期伴有远处转移的宫颈癌患者，放疗也可以成为个体化治疗的方式之一。

宫颈癌的放疗原则与其他治疗手段一样，要最大限度地杀灭癌细胞，尽最大可能保护正常组织和重要器官，即提高治疗效果，降低并发症。因此，适当的治疗工具、适宜的照射范围、足够的照射剂量、均匀的剂量分布、合理的照射体积、个体化治疗是放疗的基本要求。为了达到更好的疗效和生活质量，应有足够的肿瘤组织剂量，以保证疗效，与此同时也需要最大限度地保护邻近正常组织。对于年轻的早期宫颈癌患者，考虑对卵巢功能的保护，建议主要采用手术治疗或卵巢移位以后的盆腔放疗。治疗前需要根据患者一般状况、肿瘤扩散范围及治疗单位放疗设备条件、患者经济能力等整合评估。体外放疗可选择二维等中心照射，如前后二野或四野照射，或精确放疗技术，如三维适形放疗（3-dimensional conformal radiation therapy，3D-CRT）、调强放疗（intensity modulated radiation therapy，IMRT）及体部立体定向放疗（stereotactic body radiotherapy，SBRT）等技术。腔内照射可选择二维或三维技术。腔内治疗除传统腔内治疗外，目前尚有针对局部复发病灶进行的组织间插植放疗（interstitial brachytherapy），均为宫颈癌实施放疗提供了多种选择。

2. 宫颈癌放疗的适应证与禁忌证

（1）适应证：宫颈癌各期别均可行放疗，但ⅠA、ⅠB及ⅡA期的患者可以通过根治性手术治愈，手术治疗有保留卵巢、保持阴道弹性等优点，对于年轻患者，医师及患者均倾向于选择手术治疗。单纯放疗常常只用于那些不具备手术条件及不愿意接受手术治疗的患者，ⅡB期以上为放疗的适应证。孤立性远处转移的病灶或手术后局部复发也为放疗适应证。另外，早期患者术后若发现具有高危因素，应接受辅助性放疗或放化疗。

（2）禁忌证：包括患有骨髓抑制疾病、白细胞 $< 3 \times 10^9$/L 及血小板 $< 70 \times 10^9$/L 者，急性或亚急性盆腔炎症未被控制者，已出现尿毒症或恶病质的晚期患者，肝炎急性期、精神病发作期及心血管疾病未被控制者。

3. 放疗的方式　宫颈癌的转移方式以直接蔓延及淋巴转移为主，其盆腔淋巴结受累的概率ⅠB期为 15% 左右，Ⅱ期为 30%，Ⅲ期为 45% 左右。故放疗范围应包括原发灶及转移灶。由于宫颈所处的解剖位置适合于腔内放射源容器的安置，放射源所给予组织的放射剂量与组织距放射源的距离的平方成反比，故腔内治疗所能给予宫颈的放射剂量远远超过体外放疗。不过一般所给予盆腔淋巴结的剂量却不足，所以宫颈癌的放疗应包括

体外与腔内放疗的整合性治疗。单纯体外放疗难以做到既达到根治剂量又不产生严重的放射性损伤，治疗效果远不如整合放疗。

（1）参考点及其意义：在宫颈癌的腔内治疗中，盆腔各点距放射源的距离不同，所获得的放射剂量各异，且差异梯度很大，计算困难，只能选择有实际临床意义的点作为评估剂量的参考点，称为 A 点和 B 点。A 点定位于宫腔放射源的末端上方 2cm 及放射源旁 2cm 的交叉点，代表宫旁血管区的正常组织受量。B 点为 A 点线外侧 3cm 处，相当于闭孔区，代表盆壁淋巴结的受量。因受肿瘤形态及解剖变异的影响，定位不是十分确切，A、B 两点的定义几经争议及修订，仍不完善。然而尽管有不足之处，迄今仍沿用其来评估及比较剂量。目前临床上对于宫颈癌的放疗大多通过内外照射，推荐 A 点总剂量需达到 80 ～ 85Gy。

（2）盆腔外照射放疗（EBRT）：对于接受常规外照射的患者，通常以骨性标记为基础在常规 CT 模拟机下定位。MRI 是用于评价肿瘤浸润周围软组织和宫旁的最佳辅助检查。对于无法手术的宫颈癌患者，PET 有助于确定转移淋巴结受侵的范围，而且有助于对术后残留阳性的淋巴结及肿瘤做出诊断。

常规外照射计划上界一般位于 $L_4 \sim L_5$，下界在闭孔下缘，靶区需要包括大体肿瘤区（如果存在）、宫旁、骶子宫韧带、骶前淋巴结及其他可能受累淋巴结和足够的阴道组织（距离肿瘤至少 3cm，阴道累及范围由妇科检查确定，不能应用影像学检查确定阴道受侵下界，ⅢA 期患者包括全部阴道）。如手术或影像学检查未发现阳性淋巴结，照射范围需包括髂外淋巴结、髂内淋巴结、闭孔淋巴结和骶前淋巴结群。如淋巴结转移的风险较大（如肿瘤体积大，可疑或确定低位真骨盆内淋巴结转移），照射范围还需要增加髂总淋巴结区。如已发生髂总或腹主动脉旁淋巴结转移，则需进行盆腔延伸野及腹主动脉旁淋巴结照射，射野上界应达肾血管水平或根据淋巴结范围继续向头侧延伸，如病变已侵犯阴道下 1/3，双侧腹股沟淋巴结也应包括在照射范围内。

4. 放疗剂量　目前临床上使用 IMRT 计划给淋巴结等肿瘤病灶提供更高剂量，同时给予其他

目标病灶区域低剂量以控制微小转移灶，称之为同步加量（SIB）。使用 IMRT 和 SIB 的整合可以在较短的时间内对较大的阳性淋巴结给予较高剂量，同时保护正常组织。

（1）照射野设定：采用 X 线模拟定位机或 CT/MRI 模拟定位机定位。

1）盆腔等中心照射：一般包括下腹及盆腔，设前后野等中心垂直照射。上界在 L_4、L_5 间隙，下界在闭孔下缘或肿瘤下界以下至少 2～3cm，侧界在真骨盆最宽处向外 1.5～2cm。同时，应用铅块或多叶光栅技术（multi-leaf collimators，MLC）遮挡正常器官。每次盆腔中平面处方剂量 1.8～2.0Gy，每周 4～5 次。盆腔等中心照射建议分两阶段完成，第一阶段为全盆腔等中心照射，DT 量 20～30Gy，2～3 周完成；第二阶段为中间遮挡照射，全盆中间遮挡 4cm×（8～12）cm，应根据 CT 或 MRI 遮挡宫颈宫体，以降低危及器官膀胱和直肠的受量，因宫旁累及，宫颈宫体往往偏离一次盆壁，如不根据 CT 或 MRI，则遮挡常不能获得保护直肠膀胱的目的，应给后装治疗提供剂量空间，DT 量 20～25Gy，2～3 周完成。

2）四野箱式照射：即盆腔前后两野照射加两个侧野照射，主要适用于特别肥胖的患者，以增加宫旁或淋巴引流区的剂量。上界在 L_4、L_5 间隙，下界在闭孔下缘或肿瘤下界以下至少 2～3cm，侧界在真骨盆最宽处向外 1.5～2cm。两侧野前缘达耻骨联合（包括髂外淋巴引流区），后缘在 S_2、S_3 交界水平（包括骶前淋巴引流区），如宫颈原发灶大，宫骶韧带受侵，后缘可达 S_3～S_4 水平，可结合矢状位 CT 或 MRI 片确定肿瘤的后界，确定照射野的后界，应用铅块或 MLC 技术遮挡正常器官。每日四野同时照射，一般给予"B"点 DT 量 45～50Gy，4～5 周完成。目前临床上已较少使用。

3）腹主动脉旁野（延伸野）照射：髂总或主动脉旁淋巴结转移时需行延伸野照射，照射野的宽度一般为 6～8cm，长度上界依据淋巴结转移的范围给予个体化设计，下界与盆腔野连续，侧界为横突边缘，侧野前界位于椎体前缘 2cm，侧野后界则位于椎体中间。建议 DT 量 40～45Gy，

4～5 周，每日每次 1.8～2.0Gy，照射时要注意保护肾脏和脊髓。对腹主动脉旁淋巴引流区的照射，建议采用适形或调强精确放疗技术。

4）宫旁加量野：在盆腔照射 45～50Gy 后，若宫旁区域残留肿瘤，近距离照射的剂量不能覆盖残留肿瘤，需外照射进行加量放疗，常见于肿瘤消退不满意的大肿块或宫旁累及达盆壁的ⅢB 期肿瘤。宫旁加量野通常采用前后对穿野照射。上界是骶髂关节下缘上 1cm，外侧界及下界同盆腔照射野的前后野，内侧界 4cm 挡铅的外缘。宫旁加量至总剂量达 55～60Gy。

5）淋巴结加量野：转移淋巴结应根据 CT 及 MR 片进行加量，至总加量达 60Gy 左右。

（2）宫颈癌的靶区：包括大体肿瘤区、临床靶区和计划靶区等。

1）大体肿瘤区（gross tumor volume，GTV）：指临床可见的肿瘤灶，为一般的诊断手段（包括妇科检查和 CT、MRI、PET/CT）能够确定的、可见的，具有一定形状和大小的病变范围，包括原发病灶、转移的淋巴结和其他转移的病灶。理论上，宫颈癌行广泛子宫切除＋淋巴清扫术后患者没有 GTV。未行手术切除者，GTV 包括宫颈和受累的阴道、宫体、宫旁、转移淋巴结及其他转移病灶。

2）临床靶区（clinical target volume，CTV）：包括肿瘤的临床灶、亚临床灶及肿瘤可能侵犯的范围。宫颈癌临床靶区主要包括盆腔原发肿瘤区和淋巴引流区。盆腔原发肿瘤区指未行子宫切除者的包括肿瘤、全子宫（宫颈＋宫体）、部分阴道、宫旁／阴道旁软组织。已行子宫切除者包括残存肿瘤、阴道残端、上段阴道（30～40mm）、阴道旁／瘤床软组织。淋巴引流区，包括闭孔、髂内、髂外、髂总 ± 腹主动脉旁淋巴结引流区。如果髂总淋巴结、腹主动脉旁淋巴结有转移则需行腹主动脉旁淋巴引流区照射，其靶区上界要求达肾血管水平，如果转移淋巴结超过肾血管水平，靶区达 T_{10}；肿瘤侵及达阴道下 1/3 时，靶区需包括全阴道及双腹股沟淋巴引流区。特别指出应建立考虑膀胱体积变化的内靶区（ITV），若在制订计划时发现直肠过度扩张，则应考虑再次行 CT/MRI 模拟定位。

3）计划靶区（planning target volume，PTV）：确定计划靶区的目的是确保临床靶区得到规定的治疗剂量。计划靶区应包括临床靶区、照射中患者器官运动，以及由于日常摆位、治疗中靶位置和靶体积变化等因素引起的扩大照射的范围。宫颈癌体外照射由 CTV 外放一定距离形成 PTV，目前没有统一标准。对已行子宫切除术的患者，尤其是腹主动脉旁淋巴结需要照射者，调强放疗或其他高适形度的放疗方法可以减少肠道和其他重要器官的放疗剂量，调强放疗对局部需要高剂量照射的肿大淋巴结患者也具有优势。但是对于初治中心性病变的宫颈癌患者而言，精确放疗如调强放疗和体部立体定向放疗（SBRT）不能常规取代近距离放疗。在使用调强放疗等适形放疗技术时，应仔细考虑细节和治疗的重复性，以及靶区和正常组织的界定，重视患者和内脏器官的运动及软组织形变对重复性的影响，并进行严格的剂量和物理的质量控制。建议有条件的单位每天进行图像引导，如锥形 CT（CBCT）检查，以明确软组织的移位。多数患者在外照射期间，都辅助以铂类为基础的同期化疗，化疗方案为顺铂单药或顺铂 +5-FU。

（3）近距离放疗：是宫颈癌根治性放疗的重要治疗手段。目前多应用 HDR 后装照射。根据患者及肿瘤的解剖特点选择不同的腔内施源器（串列宫腔管和阴道施源器）。阴道施源器通常有卵圆形施源器、环状形施源器和柱状体施源器。在患者接受 EBRT 时，近距离放疗通常于放疗后期进行，以便施源器放置的部位能够达到近距离治疗的理想几何形状。对部分极早期患者（如ⅠA2 期），也可选择单纯近距离放疗。少数情况下，由于患者解剖因素或肿瘤形状无法进行近距离放疗时，可以选择组织间插植放疗，但是这种方法只能在有经验的单位由专家开展，如没有条件，尽早转诊也是确保疗效的重要途径。

1）剂量率：根据后装治疗时放射源对 A 点剂量的贡献速率分为低剂量率、中剂量率和高剂量率。目前，国内多使用高剂量率后装治疗机。

A 点剂量是以传统剂量分割及低剂量率（low dose rate，LDR）近距离治疗为依据。对于近距离放疗，A 点剂量设定为一个 0.4 ～ 0.7Gy/h 的

LDR。应用高剂量率（HDR）近距离放疗应当依据线性二次模型将 HDR 的 A 点剂量转化成生物等效的 LDR 的 A 点剂量。例如，30Gy 的 HDR A 点剂量被分割为 5 次照射，等同于采用 LDR 的 A 点的 40Gy 剂量。

2）腔内放疗剂量：应与体外照射剂量结合考虑，多采用二维高剂量率后装治疗，A 点剂量 40 ～ 45Gy，每次 5 ～ 6Gy，每周 1 次，腔内后装治疗当天不进行体外照射。体外照射联合腔内治疗 A 点的总剂量以期别而异，ⅠA2 期患者应达到 75 ～ 80Gy，ⅠB1 期和ⅡA1 期患者达80 ～ 85Gy，ⅠB2 期、ⅡA2 期和ⅡB ～ⅣA 期患者≥ 85Gy，采用不同剂量率后装机治疗时，应进行等效生物剂量转换（腔内剂量以体外常规分割等效生物剂量换算），同时注意对膀胱及直肠剂量的监测，避免膀胱及直肠的过高受量。

3）后装治疗时机：通常在外照射开始后、宫颈口便于显露时进行，宫颈条件允许时原则上应尽早进行，最好与体外照射同步进行，以缩短总放疗时间。最常用的传统二维后装治疗采用剂量参数系统包括 A 点、B 点、膀胱和直肠点的剂量。

4）三维后装治疗：宫颈癌的三维近距离治疗是一种先进的内照射技术，是近距离治疗发展的方向。目前的三维影像技术引导下的后装治疗有助于寻求对肿瘤的最佳剂量覆盖，可减少对邻近的膀胱、直肠和小肠的受量。目前临床实践中的二维后装技术均基于 A 点剂量系统。二维后装技术虽然可以涵盖肿瘤区域的照射剂量，但对于直肠、膀胱和小肠的剂量难以准确估计及限量。三维后装技术可以补其短板。此外，组织间插植三维近距离治疗也为局部病灶的治疗提供了一种有效方式。

目前，临床上三维后装建议采用 ICRU89 号文件推荐的三维后装治疗的 GTV 和 CTV 概念。应用 MRI 图像勾画靶区，以 T_2WI 序列所示的肿瘤范围为 GTV。将 CTV 按照肿瘤负荷和复发的危险程度分为 3 类：①高危 CTV（CTV-T$_{HR}$）。肿瘤高危临床靶区，包括外照射治疗后残余肿瘤（GTV-T$_{res}$）、病变组织（pathologic tissue）和全部宫颈。其中病变组织是指 MRI 影像上肿瘤周围灰区、水肿及纤维化的部分，还包括查体触

及的残余肿瘤；肉眼可见的残余黏膜改变。②中危 CTV（CTV-T$_{IR}$）。肿瘤中危临床靶区，包括 GTV-T$_{init}$ 的范围在近距离治疗时的映射，在 CTV-T$_{HR}$ 基础上参考 GTV-T$_{init}$ 的缩小进行的外扩，建议左右及头脚方向外扩 10mm，前后方向外扩 5mm。③低危 CTV（CTV-T$_{LR}$）。代表潜在的相邻或非连续的原发肿瘤的镜下扩散。在局部晚期宫颈癌中，CTV-T$_{LR}$ 包括整个宫颈、子宫、阴道上部、膀胱和直肠的前后间隙，剂量的给予主要依靠体外放疗，近距离放疗时不做评估要求。

对于无法行 MRI 定位的患者，以 CT 模拟定位为基础的宫颈癌三维适形近距离治疗可以接受，但宫体、宫旁受侵及宫颈局部肿瘤显示欠佳，因而靶区勾画的准确性降低，对于ⅠB1 期的患者，将宫体的 1/2 勾画于 CTV-T$_{HR}$；对于ⅠB2、ⅡA2、ⅡB～ⅣA 期的患者，至少将宫体的 2/3，甚至是全部子宫勾画于 CTV-T$_{HR}$ 内，以保证靶区的准确性。对于某些早期宫颈癌患者可以先开始或同时开始近距离放疗。ICRU89 号文件中首次提出 CTV-T$_{1, 2, 3}$ 的概念，即 CTV-T$_1$ 为全部的宫颈、查体或影像上发现的宫颈及周围的肿瘤；CTV-T$_2$ 则为在 CTV-T$_1$ 基础上进行相应的外扩，膀胱、直肠方向外扩 0.5cm，左右、头脚方向外扩 1.0cm；CTV-T$_3$ 则包括 CTV-T$_1$、CTV-T$_2$ 在内，还包括全部子宫、全部宫旁及阴道上 1/2 或 1/3，以及直肠子宫陷凹和膀胱子宫陷凹。CTV-T$_{1, 2, 3}$ 可相应的以初始 CTV-T$_{HR}$、初始 CTV-T$_{IR}$ 和初始 CTV-T$_{LR}$ 来表示。

剂量评估方面建议以 D90、D100 评估 GTV、CTV-T$_{HR}$ 和 CTV-T$_{IR}$ 的剂量，以 V150、V200 评估高剂量体积；以 D1cc、D2cc 评估危及器官（organs at risk，OAR）受量。A 点剂量仍需报告，作为评价靶区剂量的参考。以高危 CTV 确定处方剂量，每次 4～7Gy，每周 1～2 次，共 4～7 次。推荐高危 CTV 靶区剂量达到 80Gy，对于肿瘤体积大或退缩不佳的病灶，剂量应该≥ 87Gy。根据已公布的指南，正常组织的限定剂量如下：直肠 2cc ≤ 65～75Gy；乙状结肠 2cc ≤ 70～75Gy；膀胱 2cc ≤ 80～90Gy。2009 年，美国近距离放疗协会（American Brachytherapy Society，ABS）的调查显示，目前 A 点剂量常

与剂量 – 体积直方图（DVH）参数一起报告，便于与传统的二维近距离放疗相比较。如果三维腔内后装治疗仍达不到参数要求，应该考虑增加组织间插植技术来提高剂量。

三维近距离治疗是一项较新的技术，具有剂量精确性高、能较准确地估算靶区和危及器官剂量、针对不同期别的肿瘤可以给予不同的剂量等优势，进而降低局部失败率，降低胃肠道、泌尿生殖系并发症的发生率，实现真正意义上的个体化整合治疗。

5）特殊情况后装治疗：对于子宫切除术后患者，尤其是阴道切缘阳性或肿瘤近切缘者，可采用阴道施源器后装治疗作为体外放疗的辅助。以阴道表面或阴道黏膜下 0.5cm 为剂量参考点，高剂量率：黏膜表面，6Gy×3f，黏膜下 0.5cm，5.5Gy×2f。对于宫颈外生型大肿瘤，特别是出血较多者，体外放疗前可先给予后装治疗消瘤止血，以源旁 1cm 为参考点，一般给予 10～20Gy/（1～2）次，可不计入 A 点量。

（4）体外与腔内放疗的配合：合并感染、空洞型、宫旁侵犯或因肿瘤浸润而阴道狭窄的患者应以全盆大野照射开始治疗。随着放疗的进行，肿瘤逐渐消退，阴道的伸展性可能改善，允许腔内治疗的进行。全盆照射的剂量可适当增加，但要相应调整腔内照射的剂量。腔内放疗与体外放疗所给予 A 点的总剂量在 70Gy 左右，可根据患者及肿瘤情况进行个体化调整。

大菜花型宫颈癌或局部呈现外突性大结节者则以腔内治疗开始，适当增加局部剂量或给予消除量，有条件者先给予外突性肿瘤间质插植放疗，使肿瘤最大限度地脱落及消退，改善局部解剖，有利于腔内放疗的进行，改善治疗效果。

常规放疗结束后，可针对残余病灶适当补充三维适形照射。手术中发现不可切除的受累淋巴结，亦应以银夹标记，常规治疗结束后，适当补充适形放疗。适形放疗为一种治疗技术，可使得高剂量区分布的形状在三维方向上与靶区的形状一致，以物理手段改善靶区与周围正常组织和器官的剂量分布，有效地提高治疗增益。但三维适形照射是一种局部治疗措施，不能作为宫颈癌的常规治疗。

总之，宫颈癌的放疗有其原则，但不应机械套用，而应根据患者及肿瘤情况，个体化设计整合放疗计划。

5. 不同期别宫颈癌的放疗

（1）放疗原则（以 FIGO 2018 分期为准）

1）ⅠA 期以手术为首选，不能手术者可选择放疗。

2）ⅠB1、ⅠB2、ⅡA1 期：可选择根治性手术（1 类证据）或根治性放疗（外照射和内照射结合），两者疗效基本相同。术后病理显示有高危因素者需要术后接受辅助放化疗，有中危因素者需要术后辅助放疗。

3）ⅠB3、ⅡA2 期：可选择根治性同步放化疗（1 类证据）或根治性手术（2B 类证据）。

4）ⅡB～ⅣA 期：选择根治性同步放化疗。

5）ⅣB 期：经病理证实后可选择全身化疗和个体化的放疗。

（2）各期别宫颈癌的放疗。所有期别的宫颈癌均可用放疗，根治性放疗需要外照射和内照射整合进行有效治疗。

1）原位癌：对由于其他原因不能手术或者为多中心原位癌者，可单纯腔内放疗，一般需要 A 点等效剂量达到 45～50Gy。

2）ⅠA 期：A 点等效剂量需达到 75～80Gy，因ⅠA1 期且 LVSI（-）的患者淋巴结转移罕见，可单纯使用腔内放疗而不用外照射。

3）ⅠB1 期、ⅠB2 期、ⅠB3 期、ⅡA1 期和ⅡA2 期：可以行根治性手术或根治性放疗，依据患者身体情况、患者意愿和病灶特点决定。根治性手术后病理有高危因素者需要术后补充放疗或放化疗。

（3）根治性放化疗：根治性放疗 EBRT 的总剂量多为 45Gy（40～50Gy），同期予以顺铂周疗增加放疗敏感性。放疗靶区应根据手术或影像学检查确定的淋巴结状态而定。近距离放疗配合外照射进行推量照射时，A 点一般增加 30～40Gy（LDR 等效剂量），此时 A 点总剂量在体积小的肿瘤要达到 80Gy。存在明显增大且未切除的淋巴结，需要使用高适形度的 EBRT 追加放疗，额外给予 10～15Gy。高剂量照射尤其是使用 EBRT 时，需要特别注意正常组织的放疗耐受

剂量，严格控制位于高剂量区内正常器官的照射剂量，避免过量照射。

1）术后辅助放化疗：术后病理高危因素包括淋巴结转移、切缘阳性、宫旁组织阳性。有高危因素者术后需要接受同步放化疗。如果没有以上高危因素，但有下列危险因素，如原发肿瘤大、浸润宫颈深度超过 1/2、脉管瘤栓（根据 Sedlis 标准，见表 10-1-9）者则需术后盆腔放疗，可根据患者情况选择性同步化疗。既往研究提示，病理类型为腺癌者的预后较鳞癌和腺鳞癌者更差，提示腺癌是预后不良的独立因素，且腺癌合并淋巴结转移的患者预后更差。因此，提出宫颈腺癌辅助放疗的"四因素"模型理论，即①肿瘤直径＞3cm；②LVSI（+）；③宫颈外 1/3 间质浸润；④病理类型为腺癌。指南建议凡存在上述任何两个因素时，辅助放疗对患者生存预后均有益。术后辅助放疗推荐外照射应用调强放疗技术，CTV处方剂量 45～50Gy，宫旁阳性者可采用外照射局部瘤床加量至 60Gy。对于有阴道受侵、阴道切缘阳性或近切缘等情况的患者，采用近距离后装腔内放疗对阴道残端予以补量，阴道残端内照射剂量具体为 10～20Gy/（2～4）次，参考点位于阴道黏膜下 5mm 处。若术后病理显示髂总淋巴结转移和（或）腹主动脉旁淋巴结转移，则需用盆腔延伸野外照射。

表 10-1-9　Sedlis 标准

淋巴脉管间质浸润（LVSI）	宫颈间质浸润	肿瘤大小（cm）
+	深 1/3	任意肿瘤大小
+	中 1/3	≥2
+	浅 1/3	≥5
-	中或深 1/3	≥4

2）ⅡB、Ⅲ期：选择根治性放疗（内外照射联合）和同步增敏化疗。也可于放疗前行腹腔镜下肿大淋巴结切除术（2B 类证据）。外照射和内照射方法同上。参考点 A 点总剂量 85Gy，采用三维腔内放疗时，较大病灶（肿瘤＞3～4cm）的ⅡB、ⅢA、ⅢB，高危 CTV 需要内外照射剂量在 85Gy 以上。治疗前需要仔细进行影像学评估，若髂总淋巴结和（或）腹主动脉旁淋巴结转

移，需行延伸野外照射，肿大淋巴结区剂量达到 60Gy；对于阴道下 1/3 受侵的ⅢA 期者，建议行腹股沟淋巴引流区预防性外照射，剂量为 45～50Gy，用阴道柱状施源器行阴道补量。此外，ⅢB 期者因肿瘤侵犯盆壁考虑后装有效治疗距离难以到达盆壁区域，建议外照射宫旁同步补量至 60Gy。病理为腺癌或对其他放疗敏感度不佳的肿瘤患者，若放疗后随访 1～3 个月仍有肿瘤残留，可考虑辅助性子宫全切术。

3）ⅣA 期：放疗和同步增敏化疗。内外照射治疗技术同上，内照射单次剂量不宜太大，特别注意防止阴道直肠瘘和阴道膀胱瘘。

4）ⅣB 期：可行全身化疗，姑息性放疗可用于缓解症状。对于晚期患者或复发患者，可选择性进行姑息性放疗。对于远处寡转移灶的患者，针对原发灶和转移灶进行积极治疗并改善症状，仍可能延长患者生存期。部分Ⅳ B 期宫颈癌通过合理的治疗可以获得根治，如腹主动脉旁淋巴结转移、腹股沟淋巴结转移、颈部淋巴结转移、肺部的寡转移。因此Ⅳ b 期宫颈癌不能以姑息治疗为主要治疗方法。应进行多学科的会诊，制订合理的个体化的整合性方案，以期获得根治的可能，放疗常是Ⅳ B 期宫颈癌获得根治的主要治疗方法。

外照射分次剂量为 1.8～2.0Gy，每周 4～5 次，腔内照射当天停用外照射。内、外照射的搭配和内照射的开始时间应该个体化，对于小的病灶和窄阴道的患者，尽早开始内照射可以防止外照射后阴道狭窄而使内照射不易进行。

6.放疗的效果及并发症

（1）治疗效果：放疗效果受多种因素的影响，影响预后的因素包括肿瘤临床分期、局部肿瘤的大小、肿瘤生长方式、病理类型、肿瘤分化程度、淋巴结转移的有无、转移瘤的大小、是否合并不可控制的感染或贫血，以及患者的局部解剖等。不恰当的治疗方式当然也影响预后，同一期别的治疗效果各家报道有区别，5 年存活率Ⅰ期为 90% 左右，Ⅱ期为 60%～80%，Ⅲ期为 50%左右。

（2）近期放疗不良反应及晚期并发症：近期反应包括乏力、食欲缺乏、尿频和便次增多等，对症处理可缓解。少数患者反应较重，可出现黏液血便、严重尿频、尿急，甚至合并白细胞减少或血小板减少，须暂停放疗，适当处理，恢复后再重新开始放疗。

晚期肠道并发症包括放射性直肠炎、乙状结肠炎、直肠阴道瘘、肠粘连、肠梗阻和肠穿孔等。放射性直肠炎为最常见，按程度可分为轻度、中度、重度。发生率因治疗方式及放射总剂量不同而有差别，为 10%～20%。轻度放射性直肠炎不必特殊处理，嘱患者注意休息，避免粗糙有刺激性的饮食，保持大便通畅即可。中度者则须消炎、止血、解痉等药物治疗，严重者甚至须手术干预。

晚期放射性泌尿系统并发症以放射性膀胱炎最常见，表现为反复发生的血尿，可造成严重的贫血，除消炎止血、解痉、矫正贫血等治疗外，可行局部止血处理，必要时行膀胱造瘘术。

7.危及器官的耐受剂量　宫颈癌放疗的危及器官包括膀胱、直肠、结肠、骨髓、皮肤、小肠、输尿管等，一般用 TD5/5 表示最小放射耐受量，表示在治疗后 5 年内，严重并发症发生率不超过 5%，表 10-1-10 为各个危险器官的 TD5/5。

表 10-1-10　正常组织的 TD5/5（Gy）

器官	损伤	TD5/5	照射部位、面积或长度
皮肤	溃疡、严重纤维化	55	100cm²
小肠	溃疡、穿孔、出血	50	100cm²
结肠	溃疡、狭窄	45	100cm²
直肠	溃疡、狭窄	60	100cm²
肾脏	急、慢性肾炎	20	全肾
膀胱	挛缩	60	整个膀胱
输尿管	狭窄	75	5～10cm
卵巢	永久不育	2～3	整个卵巢
子宫	坏死、穿孔	＞100	整个子宫
阴道	溃疡、瘘管	90	全部
成人骨骼	坏死、骨折、硬化	60	整块骨或 10cm²
脊髓	梗死、坏死	45	10cm
成人肌肉	纤维化	60	整块肌肉
骨髓	再生不良	2	全身骨髓
		30	局部骨髓
淋巴结及淋巴管	萎缩、硬化	50	整个淋巴结
胎儿	死亡	2	整个胎儿
周围神经	神经炎	60	10cm²

要点小结

◆ 宫颈癌各期别均可行放疗，目前放疗主要适用于局部晚期宫颈癌，以及作为晚期或复发宫颈癌个体化整合治疗的一部分。

◆ 宫颈癌的放疗应包括体外与腔内放疗的整合治疗，同时配合每周化疗方案增加放疗敏感度。若完成外照射与内照射的标准治疗后肿瘤仍然退缩不佳，可继以组织间插植放疗补量。

◆ 宫颈癌放疗的危及器官包括膀胱、直肠、结肠、骨髓、皮肤、小肠、输尿管等，选用合适的放疗方式可尽可能减少危及器官所接受的剂量。

（五）其他治疗

1. 介入治疗　介入放射学的出现与发展为治疗中晚期宫颈癌提供了新的治疗思路。主要的治疗途径为血管介入，包括经导管动脉栓塞（transcatheter arterial embolization，TAE）、经导管动脉化疗栓塞化疗（transcatheter arterial chemoembolization，TACE）或经导管动脉灌注（transcatheter arterial infusion，TAI）。常运用导管成袢技术，选择子宫动脉或髂内动脉（前干及其子宫动脉分支），行灌注化疗或栓塞术。根据病情，实施过程往往多种方法并用。

（1）宫颈癌出血的栓塞治疗：宫颈肿块的大出血可能发生于治疗前，也可发生在治疗过程中。它可导致宫颈癌患者的出血性休克，严重时致死。而如果内科非手术治疗无效，可急诊行动脉栓塞治疗，通过选择性或超选择性动脉造影，栓塞封堵子宫动脉或髂内动脉，通常能迅速高效地止血。

（2）宫颈癌的术前新辅助化疗：对于巨块型宫颈癌患者（ⅠB3 和ⅡA2 期），笔者所在医院曾开展过一项新辅助介入化疗的研究，研究结果显示，介入化疗能使宫颈肿瘤明显缩小，降低手术难度，但新辅助治疗均不能提高生存率（PFS 和 OS）。也有研究发现，与同步放化疗相比，TACE 的短期疗效相同，耐受性更好。目前缺乏大样本、前瞻性的临床试验结果，其动脉化疗的疗效尚不确切。

（3）晚期宫颈癌的姑息治疗：近年来，已有粒子植入、射频消融、冷冻等介入微创技术在晚期或是复发宫颈癌中的运用案例，适合无法手术、已接受足量放化疗但仍无法控制的难治肿瘤。但这些新技术尚无具体治疗效果的临床证据。对于部分肝转移的病灶，可行局部微创整合性方案，包括消融、TAE、TACE 等。

2. 传统中医药治疗　祖国传统医学可辅助缓解宫颈癌患者手术后并发症及放化疗的不良反应，提高患者的生活质量。而对于无法耐受前文所述治疗方案的特殊患者，如高龄、体质较差、肿瘤终末期等，中药的运用可以在一定程度上辅助治疗。

宫颈癌在中医看来属于"带下病"一类。"带下"一词的狭义理解，是女性阴道内流出的一种黏稠液体，通常称为白带。如带下量增多，或色、质、气味发生变化，或伴有全身症状者，即称"带下病"。在中医看来，产生异常白带的原因是脾虚肝郁，湿热下注，或肾气不足，下元亏损，亦有像宫颈癌这种有因感受湿毒而引起者，损伤冲任二脉。

带下病的治疗多以健脾、升阳、除湿为主，结合临床有疏肝、固肾、清热解毒等法。湿毒的主要证候如下：带下量多，色黄绿如脓，或挟血液，或浑浊如米泔，有秽臭味，阴中瘙痒，或小腹痛，小便赤短，口苦咽干，舌质红，苔黄，脉数或滑数。中医认为这是湿毒内侵，损伤冲任之脉，以致蕴而生热，秽浊下流。因此治疗原则是清热解毒，除湿止带。可用方药为止带方（《世补斋·不谢方》）：猪苓、茯苓、车前子、泽泻、茵陈、赤芍、丹皮、黄柏、栀子、牛膝。

关于中医药对抗宫颈癌的机制正在探索之中，有研究认为其是通过调节细胞凋亡、病毒基因转录和翻译、细胞信号转导途径和免疫功能实现的。

3. 支持治疗　宫颈癌支持治疗的目的在于缓解症状、减轻痛苦、改善生活质量、处理治疗相关不良反应、提高抗肿瘤治疗的依从性。支持治疗虽然不能根除病因，但对于改善生活质量和预后也有帮助。所有宫颈癌患者在整个疾病的诊疗过程中都应该接受支持治疗，需要解决的问题不仅限于阴道出血、泌尿道梗阻、消化道梗阻、疼痛等常见的临床症状，同时也应包括焦虑、抑郁、睡眠障碍等心理问题。

（1）阴道出血：宫颈癌患者可发生急性或慢性阴道出血，可能是肿瘤自身破溃引起出血，也可能是治疗引起的出血。对于急性出血的患者，需要压迫出血点，检测生命体征，尽早扩充血容量，必要时输血治疗，并运用血凝酶、氨甲环酸等止血药物。如出血点局部压迫无效，可考虑动脉栓塞或后装放疗止血。对于存在慢性贫血的患者，可酌情给予促红细胞生成类药物、铁剂、叶酸、维生素 B_{12} 等药物。需警惕的是，已有许多临床研究表明，某些接受重组促红细胞生成素（EPO）治疗的癌症患者的存活率下降。可能的机制是许多肿瘤细胞表达 EPO 受体（EPOR），EPO 治疗可能会促进肿瘤生长。

（2）泌尿系统并发症：输尿管梗阻是宫颈癌患者最常见的泌尿系统并发症，可发生于肿瘤初诊或复发时。导致梗阻的原因可以是肿瘤直接蔓延，侵犯膀胱或远端输尿管，也可能是局部淋巴结转移压迫。如患者有不完全性输尿管梗阻，可在膀胱镜检查时逆行放置输尿管支架至梗阻部位，常用双"J"形输尿管支架。如发生支架无法置管，则需行经皮肾穿刺造瘘。对于疑有完全性输尿管梗阻的患者，应立即进行血肌酐及泌尿系统 CT 检测，确诊后则应立即处理，可行经皮肾穿刺造瘘，或是再次手术探查。对于因手术造成膀胱支配神经损伤的患者，可延长留置导尿管的时间，等待神经功能恢复。适当的针灸理疗可帮助康复。而如果长期膀胱引流，可考虑行耻骨上穿刺膀胱造瘘术。全膀胱切除术后或是无法修复的下尿道瘘的患者，可行永久性尿道改道手术。常用的技术有回肠代膀胱术和输尿管皮肤造瘘术。

（3）消化系统并发症：部分晚期宫颈癌的患者可出现不全性或完全性的肠梗阻，严重时局部肿瘤可侵犯直肠，引起阴道直肠瘘。支持治疗的主要目的是保证营养、恢复肠道功能、减少恶心呕吐。可尝试采用一些措施帮助恢复口服进食，如放置直肠内支架，缓解局部肿瘤压迫；临时性的结肠造瘘术可减轻严重的放射性直肠炎或直肠出血，帮助肠瘘患者炎症消退；永久性结肠造瘘术适用于无法修复的肠瘘患者，或因无法切除的肿瘤导致肠梗阻的患者，以及全盆腔切除术后的患者。

（4）营养治疗：营养支持对于宫颈癌患者的预后和生活质量的影响举足轻重，早期和适当的营养干预能提高患者抗肿瘤治疗的承受能力，包括手术、放疗和化疗。肠外和肠内营养支持的选择应该建立在胃肠道功能的状态基础上，在发生任何营养状态恶化之前就应该进行早期的营养支持，尽可能避免肿瘤引起的恶病质。

（5）疼痛：癌症患者常伴有疼痛，多数表现为慢性疼痛，严重干扰生活质量。约80%的疼痛为癌症本身引起，如肿瘤压迫、骨转移、神经侵犯等。此外，手术、放化疗等治疗过程也可引起疼痛。如果疼痛不能得到有效控制，无疑会影响患者的睡眠、食欲和免疫力，从而加速肿瘤的发展。WHO 发布的癌症"三阶梯镇痛原则"是规范化治疗癌痛的核心，第一阶梯为阿司匹林、对乙酰氨基酚（扑热息痛）等，第二阶梯用药为可待因等，第三阶梯用药为吗啡等。原则上应做到按阶梯给药，口服给药，按时给药，个体化给药。80% 以上的癌痛可以通过药物治疗缓解。镇痛的同时，可辅助用药镇静、减少不良反应、改善睡眠。积极进行镇痛治疗可减少因疼痛而致死的危险性，间接延长生命。

（六）全程管理及整合治疗

宫颈癌的治疗已从最早的外科手术或单纯放疗为主的时代过渡到外科手术、放疗、介入治疗、化疗、靶向治疗、免疫治疗及传统医学相互协同、相互整合的新时代。其治疗方式也由传统医学模式向个体化整合医学模式过渡。现代医学进一步阐明宫颈癌生物学行为、分子发病机制及其分子分型，发现新的药物作用靶点，有助于患者"量身定制"个体化的整合性方案，宏观整合不同治疗方式，为宫颈癌整体治疗水平的提高带来了新的希望。

【康复随访及复发预防】

（一）康复随访

随访的主要目的是更早地发现肿瘤复发，并及时干预处理，以提高患者的总生存，改善生活质量。随访应按照患者肿瘤分期和个体化的原则为患者制订随访方案。50%的宫颈癌复发发生在治疗后的1年内，75%～80%发生在治疗后的2年内，少数复发发生在治疗后的4～5年，治疗5年后复发相对少见。盆腔内局部复发占70%，盆腔外远处转移为30%。因此治疗后的随访非常重要，尤其应注意治疗后的2年。

中国抗癌协会妇科肿瘤专业委员会建议：治疗结束6个月内，每2个月1次；第1～2年，每3个月1次；第3～5年，每6个月1次；第5年以后，每年1次。随访内容包括全身体格检查、妇科检查，鳞癌抗原、细胞角蛋白等肿瘤标志物检测，以及宫颈或阴道残端细胞学、人乳头瘤病毒检查，必要时行阴道镜检查和病理活检，以及胸部X线片、胸部CT、盆腔MRI、超声、全身浅表淋巴结超声检查。

2020年的NCCN指南推荐：治疗结束后第1～2年每3～6个月1次，第3～5年每6～12个月1次，然后每年1次。高危患者的评估频率可以更高，如前2年每3个月一次。低风险患者则可以延长评估时机，如前2年每6个月一次。随访内容主要包括定期询问病史、体格检查和涂片细胞学检查。其他检查可以酌情选择，如影像检查、全血细胞计数、血尿素氮、血清肌酐等。对病变持续存在和复发的患者，需要通过影像学检查（如盆腔/腹腔/胸部CT/PET扫描）来评价；部分患者可行手术探查，之后进行挽救治疗（复发后的治疗）。

对于FIGO Ⅰ期疾病患者，如体检发现异常或骨盆、腹部或肺部症状后，可给予影像学检查。对于FIGO ⅠB3期患者或因高危因素需要术后辅助放疗或化学治疗的患者，全身PET/CT可在治疗结束后3～6个月进行。如果是保留生育能力的治疗，应于术后6个月行MRI检查，每年2～3次。如果怀疑有转移，可考虑行PET/CT。FIGO Ⅱ期或以上的患者，PET/CT（首选）或CT应在完成治疗后3～6个月进行；也可选择盆腔MRI。如果有症状或者考虑复发/转移可以进一步检查。FIGO Ⅱ～Ⅳ期患者，治疗完成后3～6个月行全身PET/CT（首选）或胸部/腹部/骨盆CT进行对比。或者在治疗结束后3～6个月进行盆腔MRI检查。如果有症状或者考虑复发/转移，可以进一步检查。FIGO ⅣB期或复发的患者可酌情给予CT、MRI或PET/CT检查，以评估治疗反应或确定进一步治疗。怀疑复发或转移的患者可以行全身PET/CT或盆腔MRI等检查。

（二）复发预防

建议对患者进行有关复发相关症状的教育，如阴道分泌物异常，体重减轻，厌食症，骨盆、髋部、背部或腿部疼痛，以及持续咳嗽等。还应向患者提供健康咨询，包括健康的生活方式、肥胖、营养、运动、性健康、激素替代疗法及潜在治疗相关影响等。应鼓励患者戒烟和禁烟。

接受宫颈癌放疗的患者可能会出现阴道狭窄和干燥，应接受有关性健康和阴道健康的教育。告知患者应定期阴道性交和（或）使用阴道扩张器，以及使用阴道保湿剂/润滑剂（如雌激素霜）。有证据表明，阴道扩张器可用于预防或治疗阴道狭窄，扩张器可在放疗完成后2～4周开始使用，且可无限期使用。

鉴于宫颈癌的患者生存期延长，接受放疗的患者越来越多，而且在这一人群中存在人乳头瘤病毒（HPV）感染和吸烟等既定的癌症危险因素，因此宫颈癌患者具有高继发性肿瘤风险。大规模多中心的40年随访表明，宫颈癌患者继发与HPV相关的癌症（咽部、生殖部位和直肠/肛门）及吸烟相关的癌症（咽部、气管/支气管/肺、胰腺和膀胱）的风险均较普通人群显著升高。与一般人群中的女性相比，接受放疗的宫颈癌患者在结肠、直肠/肛门、膀胱、卵巢和生殖器部位的所有继发性肿瘤和癌症的风险均增加。因此，对这些患者应进行仔细的肿瘤预防监测。

要点小结

◆ 随访/监测的主要目的是发现尚可接受潜在可根治的转移复发宫颈癌，或者更及时地发现肿瘤复发并且加以干预，以提高患者总生存、改善生活质量。

◆ 随访应按照患者疾病严重程度个体化和肿瘤分期的原则进行。

当前，随着宫颈筛查的普及和 HPV 疫苗的推广，长远来看，宫颈癌在我国乃至全球的发病率将会出现持续下降的趋势。但短期内，宫颈癌仍然是我国主要的妇科恶性肿瘤，严重危害女性的健康。宫颈癌诊疗方面的主要进展聚焦于如下方面。

1. 继续推行宫颈癌早诊早治方针，在女性中推广宫颈普查，根据不同地区的经济及医疗水平情况，合理使用细胞学、HPV 检测及肉眼观察碘染色的筛查方法，制订适合当地经济社会及医学发展水平的筛查策略，并做好基层卫生工作者的培训工作。有条件的地区可以探索人工智能在宫颈筛查中的应用。

2. 在青少年（女性）及年轻女性中推广 HPV 疫苗的接种。目前，国产疫苗业已上市，进一步降低了疫苗接种成本，随着疫苗接种率的提升，最终将有机会实现"群体免疫"。值得注意的是，HPV 疫苗接种并不能替代宫颈筛查。

3. 继续推行宫颈癌的诊疗规范。目前，国内仍有许多单位存在治疗不规范的情况，如过度使用新辅助化疗、术后化疗替代放疗、外照射替代后装放疗，以及继续使用腔镜或机器人开展宫颈癌的根治手术等。针对这种情况，国家卫生健康委员会及学术团体均先后发布了宫颈癌的诊疗规范。采取宣讲、培训等形式，有望提高国内宫颈癌治疗的规范性。

4. 进一步规范临床工作中 MDT 模式，针对不同的患者、不同的病情，合理、规范地整合不同的治疗手段，真正实现个体化的整合规范治疗。

5. 增强基础及转化医学研究的投入，建立完善生物样本库及临床信息数据库。从基础研究入手，全面解析宫颈癌的分子发病机制、分子分型，以期发现新的药物治疗靶点，完成从实验室到临床的转化。

6. 增加医院间协作，更多地开展前瞻性多中心的随机对照研究，探索更适合国人的新疗法。

总之，宫颈癌的整合诊疗仍在探索中，未来的宫颈癌整合诊疗研究热点可能包括①精准诊断，深入开展基础研究，进一步优化宫颈癌的分子分型；②精准治疗，进一步优化手术治疗、靶向治疗、免疫治疗、放疗与化学治疗等最佳的整合方案；③精准预测，针对抗血管治疗及免疫检查点抑制剂等，筛选具疗效预测作用的临床及生物标志物，建立疗效预测模型。相信随着基础研究、转化研究与临床研究的不断深入，宫颈癌的整合诊疗将会取得更大的突破。

（李晓琦　冯　征　韩啸天　夏玲芳
梁山辉　朱　俊　温　灏　吴小华）

【典型案例】

宫颈恶性肿瘤的整合性诊疗 1 例

（一）病例情况介绍

1. 基本情况　女性，63 岁，主因"绝经后阴道出血 2 周"于 2016 年 1 月就诊。

2. 入院查体　宫颈糜烂状，右后壁上段菜花肿物 2cm×3cm，累及阴道前穹窿，双侧宫旁软。

3. 辅助检查　宫颈阴道活检病理示鳞状细胞癌；诊刮病理报告为宫腔内少量宫内膜腺体及间质；盆腹腔增强 CT 提示宫颈肿瘤。未见盆腹腔淋巴结转移。肿瘤标志物均未见异常（SCCA：1.20ng/ml）。

4. 入院诊断　宫颈癌 ⅡA1 期。

（二）整合性诊治过程

患者 2016 年 1 月 18 日入院后考虑诊断明确，经评估病情和排除手术禁忌证后，于全身麻醉下行经腹宫颈癌根治术：经腹广泛全子宫 + 双附件切除 + 盆腔淋巴结清扫。

术后病理诊断。①标本类型：广泛全子宫切除 + 双附件切除 + 盆腔淋巴结清扫术标本；②肿瘤所在位置：宫颈 1～12 点；③肿瘤大体类型：内生性；④肿瘤大小：2.5cm×2.0cm×1.2cm；⑤组织学诊断：角化性鳞状细胞癌；⑥淋巴结转移情况：总数 0/30（转移数 / 淋巴结总数）；其中，左盆腔 0/9，右盆腔 0/13，左髂总 0/2，右髂总 0/2，左宫旁 0/3，右宫旁 0/1；⑦侵犯邻近器官：

阴道穹见癌累及；⑧浸润深度及形态：宫颈纤维肌壁约2/3层，宫体内膜呈增生期样形态，左宫旁组织（－），右宫旁组织（－），阴道切端（－），神经侵犯（－），脉管内癌栓（－）。

患者术后未行任何辅助治疗，定期门诊复查。2017年2月15日随访SCCA为2.50ng/ml（正常值0～1.5ng/ml）；2017年3月17日行PET/CT检查，报告为宫颈癌术后，右侧阴道残端结节，FDG高代谢，复发可能；两侧髂血管旁淋巴结转移可能；右侧盆腔结节，转移可能。妇科检查示外阴阴性，阴道畅，膀胱后方条索样结节，右侧盆壁固定1.5cm质硬结节。考虑宫颈癌术后复发。

2017年4月完善相关检查并排除放疗禁忌证后，行盆腔外照射，剂量5040cGy/28fx，可见肿瘤区予以5880cGy/28fx同步加量；同期予以紫杉醇135mg/m²+卡铂（AUC=5）同步化疗4个疗程；2017年6月完成放化疗。2017年9月复查盆腹腔CT显示治疗后改变，余未见异常。后定期予以随访。

2018年2月起患者诉腰背部酸痛感；2018年2月复查肿瘤标志物SCC为8.13ng/ml；同时行PET/CT检查，报告宫颈癌术后复发放化疗后，原阴道残端复发灶及右盆腔转移结节、右髂总及左侧髂内转移淋巴结均消退；新见腹膜后淋巴结转移。

1. 第一次MDT讨论

（1）MDT团队组成：肿瘤妇科（手术组、放化疗组）、放射诊断科、核医学科、病理科。

（2）讨论目的：明确诊断并确定更合理的治疗方案。

关于诊断及评估意见：患者二次复发以"腰背部酸痛"为主诉，同时结合PET/CT结果及血清学肿瘤标志物检查，综合考虑肿瘤局部复发。

关于治疗方案的意见：患者二次复发为腹膜后淋巴结区域，该区域呈现"寡转移"灶，且病灶与周围血管神经关系较紧密，手术难度大，与患者充分沟通后患者及家属不考虑手术治疗。该寡转移病灶适合个体化放疗，对于该部位，放疗可以精准给到肿瘤局部根治剂量，而对于周围正常器官，可以限制到足够的安全剂量。因此，整合评估，放疗是有效的治疗方式。

患者后续处理：经多学科整合团队讨论后，决定继续予以局部放疗并与患者沟通，于2018年4月完善相关检查，排除放疗禁忌证后行腹膜后淋巴引流区单纯延伸野照射，剂量5040cGy/28fx，可见肿瘤区予以5880cGy/28fx同步加量；顺铂40mg/m²同期化疗3个疗程；放化疗过程中出现Ⅳ度血小板降低，对症处理；2018年6月完成放化疗。

2018年6月末完成放化疗后患者自觉左侧颈部有包块，无触痛。2018年7月12日做胸部增强CT，显示左侧锁骨区肿大淋巴结（约2.4cm）。肿瘤标志物SCC为3.35ng/ml。查体发现左颈部占位约2.5cm，活动度可。进一步行颈部淋巴结穿刺提示宫颈鳞癌转移。

2. 第二次MDT讨论

（1）MDT团队组成：肿瘤妇科（手术组、放化疗组）、放射诊断科、核医学科、病理科。

（2）讨论目的：评估病情，确定进一步治疗方案。

讨论意见：该患者第三次复发的病灶以锁骨区淋巴结转移为主要表现。宫颈癌淋巴结转移到锁骨上并不少见，这是一个比较典型的转移路径，即宫旁—骶前—腹膜后—锁骨上。该部位的转移提示疾病的晚期，依据国内外指南，此类患者的诊治以个体化治疗为主。目前患者颈部淋巴结转移灶局限，放疗可以在保护周围正常组织的情况下达到根治剂量，因此多学科讨论后决定行颈部放疗。

患者后续处理：2018年9月起排除放疗禁忌，行颈部淋巴引流区照射，剂量5040cGy/28fx，可见肿瘤区予以6160cGy/28fx同步加量；2018年12月完成放疗。后定期随访至今。

（三）案例处理体会

宫颈癌是女性生殖系统最为常见的恶性肿瘤，我国每年约有新发病例13万，严重威胁广大女性的健康。因此，对于宫颈癌，早发现、早诊断、早治疗至关重要。从宫颈癌前病变发展至宫颈癌是一个漫长的过程，约需要10年时间。因此，通过宫颈疾病三级预防，早发现、早诊断癌前病变，定期随访或治疗，可以减少宫颈癌的发生。在宫颈癌的整个综合管理过程中，多学科整合治疗模式目前越来越受到推崇，各个参与的科室能够通过自己专业的特长共同为宫颈癌诊治提供思路。为了达到宫颈癌个体化整合治疗的目标，MDT 整合诊疗模式通过不同学科之间进行学术交流，不仅丰富了教学模式，而且有助于科学研究的开展，更有利于提高患者的诊疗效果，是今后肿瘤妇科需要大力推行的发展模式。

（吴小华　朱　俊）

参考文献

柏愚，李延青，任旭，等，2018. 应激性溃疡防治专家建议（2018 版）. 中华医学杂志，98（42）：3392-3395.

陈彤，2019. 1990-2017 年中国宫颈癌的发病率分析. 现代养生（下半月版），47-49.

陈源源，2017. 围手术期高血压的管理策略. 中华高血压杂志，25（8）：786-789.

多学科围手术期气道管理专家共识（年版）专家组，2016. 多学科围手术期气道管理专家共识（2016 年版）. 中国胸心血管外科临床杂志，23（7）：641-645.

郎景和，王辰，瞿红，等，2017. 妇科手术后深静脉血栓形成及肺栓塞预防专家共识. 中华妇产科杂志，52（10）：649-653.

李媛，刘灿，2019. 宫颈癌患者术后医院感染病原菌、耐药性情况及危险因素分析. 中国病原生物学杂志，14（6）：713-715，720.

王祎祎，汪沙，段华，2019. 2019 年 ERAS 协会更新的 "妇科肿瘤围手术期管理指南" 解读. 中华妇产科杂志，54（11）：788-792.

于洋，孙建良，2018. 术后恶心呕吐（PONV）的机制及其防治研究进展. 麻醉安全与质控，2（2）：113-118.

中国抗癌协会妇科肿瘤专业委员会，2018. 宫颈癌诊断与治疗指南（第四版）. 中国实用妇科与产科杂志，34（6）：613-622.

中华医学会妇产科学分会加速康复外科协作组，2019. 妇科手术加速康复的中国专家共识. 中华妇产科杂志，54（2）：73-79.

中华医学会麻醉学分会，2016. 围术期血糖管理专家共识（快捷版）. 临床麻醉学杂志，32（1）：93-95.

Chan KK, Matchett KB, Coulter JA, et al, 2017. Erythropoietin drives breast cancer progression by activation of its receptor EPOR. Oncotarget, 8（24）：38251-38263.

Chung HC, Schellens JHM, Delord JP, et al, 2018. Pembrolizumab treatment of advanced cervical cancer: Updated results from the phase 2 KEYNOTE-158 study. J Clin Oncol, 36（15_suppl）：5522.

Eminowicz G, Hall-Craggs M, Diez P, et al, 2016. Improving target volume delineation in intact cervical carcinoma: Literature review and step-by-step pictorial atlas to aid contouring. Pract Radiat Oncol, 6（5）：e203-e213. DOI:10.1016/j.prro.2016.01.006.

FIGO, 2018. 2018 FIGO Cancer Report. Int J Gynecol Obstet, 143:Suppl 23.

Frenel JS, Le Tourneau C, O'Neil B, et al, 2017. Safety and efficacy of pembrolizumab in advanced, programmed death ligand 1-positive cervical cancer: results from the phase ib KEYNOTE-028 trial. J Clin Oncol, 35（36）：4035-4041.

Gandy N, Arshad MA, Park WE, et al, 2019. FDG-PET maging in cervical cancer. semin nucl Med, 49（6）：461-470.

Goodman A, 2015. HPV testing as a screen for cervical cancer. BMJ, 350（jun30 1）：h2372.

Gupta S, Maheshwari A, Parab P, et al, 2018. Neoadjuvant chemotherapy followed by radical surgery versus concomitant chemotherapy and radiotherapy in patients with stage IB2, IIA, or IIB squamous cervical cancer: a randomized controlled trial. J Clin Oncol, 36（16）：1548-1555.

Gyawali B, Iddawela M, 2017. Bevacizumab in advanced cervical cancer: issues and challenges for low- and middle-income countries. J Glob Oncol, 3（2）：93-97.

Hollebecque A, Meyer T, Moore KN, et al, 2017. An open-label, multicohort, phase I / II study of nivolumab in patients with virus-associated tumors（CheckMate 358）：Efficacy and safety in recurrent or metastatic（R/M）cervical, vaginal, and vulvar cancers. J Clin Oncol, 35（15_suppl）：5504.

Jiao XB, Hu J, Zhu LR, 2016. The safety of ovarian preservation in early-stage adenocarcinoma compared with squamous cell carcinoma of uterine cervix: a systematic review and meta-analysis of observational studies. International Journal of Gynecologic Cancer, 26（8）：1510-1514.

Kim Y, Kim YJ, Kim JY, et al, 2017. Toxicities and dose-volume histogram parameters of MRI-based brachytherapy for cervical cancer. Brachytherapy, 16（1）：116-125.

Kitagawa R, Katsumata N, Shibata T, et al, 2015. Paclitaxel plus carboplatin versus paclitaxel plus cisplatin in metastatic or recurrent cervical cancer: the open-label randomized phase III trial JCOG0505. J Clin Oncol, 33（19）：2129-2135.

Klopp AH, Yeung AR, Deshmukh S, et al, 2016. A phase III randomized trial comparing patient-reported toxicity and quality of life（QOL）during pelvic intensity modulated radiation therapy as compared to conventional radiation therapy. Int J Radiat Oncol Biol Phys, 96（2）：S3.

Li X, Li J, Wen H, Ju X, Chen X, et al, 2016. The survival rate and surgical morbidity of abdominal radical trachelectomy versus abdominal radical hysterectomy for stage IB1 cervical cancer. Annals of surgical oncology, 23（9）：2953-2958.

Lin J, Chen LT, Qiu XM, et al, 2017. Traditional Chinese medicine for human papillomavirus（HPV）infections: a systematic review. Biosci Trends, 11（3）：267-273.

Markovina S, Wang S, Henke LE, et al, 2018. Serum squamous cell carcinoma antigen as an early indicator of response during therapy of cervical cancer. Br J Cancer, 118（1）：72-78.

Matsuo K, Shimada M, Yamaguchi S, et al, 2018. Identifying a candidate population for ovarian conservation in young women with clinical stage IB-IIB cervical cancer. International Journal of Cancer, 142（5）：1022-1032.

Naucler P, Ryd W, Tnberg S, et al，2007. Human papillomavirus and Papanicolaou tests to screen for cervical cancer. N Engl J Med,357(16): 1589-1597.

NCCN, 2020. NCCN clinical practice guidelines in Oncology:Distress Management.

Nezhat C, Roman RA, Rambhatla A, et al，2020. Reproductive and oncologic outcomes after fertility-sparing surgery for early stage cervical cancer: a systematic review. Fertil steril, 113（4）:685-703.

Ramirez PT, Frumovitz M, Pareja R, et al，2018. Minimally invasive versus abdominal radical hysterectomy for cervical cancer. N Engl J Med, 379（20）:1895-1904.

Song JJ, Chen WQ, Zhu XH, et al, 2019. Short-term efficacy, safety, and cost-effectiveness of transarterial chemoembolization with drug-eluting beads versus synchronous radiochemotherapy for cervical cancer. Int J Gynaecol Obstet, 147（1）: 29-35.

Susko M, Craciunescu O, Meltsner S, et al, 2016. Vaginal dose is associated with toxicity in image guided tandem ring or ovoid-based brachytherapy. Int J Radiat Oncol Biol Phys, 94（5）: 1099-1105.

Tanderup K, Fokdal L U, Sturdza A, et al, 2016. Effect of tumor dose, volume and overall treatment time on local control after radiochemotherapy including MRI guided brachytherapy of locally advanced cervical cancer. Radiother Oncol, 120（3）: 441-446.

Tanderup K, Lindegaard JC, Kirisits C, et al, 2016. Image Guided Adaptive Brachytherapy in cervix cancer: a new paradigm changing clinical practice and outcome. Radiother Oncol, 120（3）: 365-369.

Tewari KS, Sill MW, Penson RT, et al, 2017. Bevacizumab for advanced cervical cancer: final overall survival and adverse event analysis of a randomised, controlled, open-label, phase 3 trial （Gynecologic Oncology Group 240）. Lancet, 390（10103）: 1654-1663.

Torre LA, Bray F, Siegel RL, et al，2015. Global cancer statistics, 2012. CA Cancer J Clin，65（2）：87-108.

Touhami O, Plante M, 2015. Erratum to "Should ovaries be removed or not in （early-stage） adenocarcinoma of the uterine cervix: a review" [Gynecol. Oncol，136：384-388. Gynecol Oncol, 137（3）: 600.

van Gent MDJM, Romijn LM, van Santen KE, et al, 2016. Nerve-sparing radical hysterectomy versus conventional radical hysterectomy in early-stage cervical cancer. A systematic review and meta-analysis of survival and quality of life. Maturitas, 94: 30-38.

van Kol KGG, Vergeldt TFM, Bekkers RLM，2019. Abdominal radical trachelectomy versus chemotherapy followed by vaginal radical trachelectomy in stage 1B2 （FIGO 2018） cervical cancer. A systematic review on fertility and recurrence rates. Gynecol oncol, 155（3）:515-521.

Villalba SR, Sancho JR, Palacín AO, et al, 2016. Development and clinical implementation of a new template for MRI-based intracavitary/interstitial gynecologic brachytherapy for locally advanced cervical cancer: from CT-based MUPIT to the MRI compatible Template Benidorm. Ten years of experience. J Contemp Brachytherapy, 5: 404-414.

Westerveld H, de Leeuw A, Kirchheiner K, et al, 2016. Multicentre evaluation of a novel vaginal dose reporting method in 153 cervical cancer patients. Radiother Oncol,120（3）: 420-427.

Yoshida K, Jastaniyah N, Sturdza A, et al, 2015. Assessment of parametrial response by growth pattern in patients with international federation of gynecology and obstetrics stage IIB and IIIB cervical cancer: analysis of patients from a prospective, multicenter trial （EMBRACE）. Int J Radiat Oncol Biol Phys, 93（4）: 788-796.

Zusterzeel PLM, Aarts JWM, Pol FJM, et al，2020. Neoadjuvant chemotherapy followed by vaginal radical trachelectomy as fertility-preserving treatment for patients with FIGO， stage 1B2 cervical cancer. Oncologist, 25（7）: 1051-1059.

第二节　卵巢癌

● 发病情况及诊治研究现状概述

卵巢癌的发病率在妇科恶性肿瘤中仅次于子宫颈癌及子宫内膜癌，居第 3 位，但死亡率却最高。一般发达国家和地区的发病率（9.4/10 万）高于不发达国家和地区（5.0/10 万）。根据中国肿瘤登记地区 2010 年 145 个肿瘤登记处的数据，中国卵巢癌发病率为 6.47/10 万，城市发病率为 7.73/10 万，农村发病率为 5.19/10 万。女性在 40 岁以前发病率低（＜ 4.0/10 万），以后则逐年增高，55 ～ 60 岁为高峰年龄（17.54/10 万）。卵巢肿瘤的组织学类型丰富，最常见的是上皮性卵巢肿瘤，占 90%以上，性索间质肿瘤占 5% ～ 6%，生殖细胞肿瘤占 2% ～ 3%。治疗原则以手术为主，化疗为辅。少数情况下会使用放疗。近年来，抗血管生成剂、PARP 抑制剂的维持治疗已列入上皮性卵巢癌的标准治疗。其他靶向药物、免疫治疗等也在研究之中。这些新开发的药物是否能取代化疗的作用尚需时日验证。

● 相关诊疗规范、指南和共识

- 卵巢恶性肿瘤诊断与治疗指南（第四版），中国抗癌协会妇科肿瘤专业委员会
- 卵巢癌诊疗规范（2018 年版），中华人民共和国国家卫生健康委员会

- NCCN 肿瘤临床实践指南：卵巢癌包括输卵管癌和原发性腹膜癌（2020 年第 1 版），美国 NCCN
- 中国卵巢上皮性癌维持治疗专家共识（2020），中国抗癌协会妇科肿瘤专业委员会
- FIGO 2018 年妇癌报告，国际妇产科联盟（FIGO, International Federation of Gynecology and Obstetrics）
- 2017 SGO 建议：妇科恶性肿瘤复发治疗后监测和诊断，美国妇科肿瘤学会（Society of Gynecologic Oncology, SGO）
- 2017 BGCS 指南：卵巢上皮癌，输卵管癌和原发性腹膜癌，英国妇科肿瘤学会（British Gynaecological Cancer Society, BGCS）
- 2018 ESMO 非上皮性卵巢癌诊断、治疗和随访临床实践指南，欧洲肿瘤内科学会（European Society for Medical Oncology, ESMO）
- 交界性卵巢肿瘤诊治专家共识（2019 年版），中国优生科学协会肿瘤生殖学分会
- 2018 ESMO/ESGO 共识会议建议：卵巢癌的病理和分子生物学、早期及晚期疾病，边缘性肿瘤和复发性疾病，欧洲 ESMO 和欧洲妇科肿瘤学会（European Society of Gynaecological Oncology, ESGO）
- 2018 ACR 适宜性标准：卵巢癌的分期和随访，美国放射学会（American College of Radiology, ACR）

- 2018KSGO 共识声明：卵巢癌的管理指南，韩国妇科肿瘤学会（Korean Society of Gynecologic Oncology，KSGO）
- 2017ACOG 实践简报：遗传性乳腺癌和卵巢癌综合征，美国妇产科医师学会（American College of Obstetricians and Gynecologists，ACOG）
- 妇科肿瘤标志物应用专家共识，中国医师协会检验医师分会
- 肿瘤病理诊断规范（卵巢癌及交界性上皮性肿瘤），《肿瘤病理诊断规范》项目组
- 2014ACOG 委员会意见：儿童及青少年肿瘤患者的妇科相关问题，美国妇产科医师学会
- 2014 FIGO 卵巢癌、输卵管癌、腹膜癌分期指南，国际妇产科联盟

【相关组织学分类与肿瘤分期】

（一）卵巢肿瘤的组织学分类

WHO 女性生殖器官肿瘤分类于 2014 年重新进行修订，2014 版与 2003 版相比，在内容编排、疾病名称、疾病分类等方面都有相应的变更。其中卵巢肿瘤组织学分类详见表 10-2-1。

（二）肿瘤分期

卵巢癌分期是一种手术病理分期，必须通过体检及影像学检查，结合手术对盆、腹腔的全面探查，腹水或腹腔冲洗液的细胞学检查，以及盆腹腔可疑部位的多点活检，经病理证实后才能做出全面的分期。现采用的是 FIGO 2014 年修订的分期标准（表 10-2-2）。

表 10-2-1　2014 WHO 卵巢肿瘤组织学分类

肿瘤	分类	特点
浆液性肿瘤	浆液性囊腺瘤	良性
	浆液性腺纤维瘤	良性
	浆液性表面乳头状瘤	良性
	浆液性交界性肿瘤 / 非典型增生性浆液性肿瘤	交界性
	浆液性交界性肿瘤 - 微乳头型 / 非浸润性低级别浆液性癌	原位癌 / 上皮内瘤变Ⅲ级
	低级别浆液性癌	恶性
	高级别浆液性癌	恶性
黏液性肿瘤	黏液性囊腺瘤	良性
	黏液性腺纤维瘤	良性
	黏液性交界性肿瘤 / 非典型增生性黏液性肿瘤	交界性
	黏液性癌	恶性
子宫内膜样肿瘤	子宫内膜异位囊肿	良性
	子宫内膜样囊腺瘤	良性
	子宫内膜样腺纤维瘤	良性
	子宫内膜样交界性肿瘤 / 非典型增生性子宫内膜样肿瘤	交界性
	子宫内膜样癌	恶性
透明细胞肿瘤	透明细胞囊腺瘤	良性
	透明细胞腺纤维瘤	良性
	透明细胞交界性肿瘤 / 非典型增生性透明细胞肿瘤	交界性
	透明细胞癌	恶性
勃勒纳瘤	勃勒纳瘤	良性
（Brenner tumor）	交界性勃勒纳瘤 / 非典型增生性勃勒纳瘤	交界性
	恶性勃勒纳瘤	恶性

续表

肿瘤	分类	特点
浆 – 黏液性肿瘤	浆 – 黏液性囊腺瘤	良性
	浆 – 黏液性腺纤维瘤	良性
	浆 – 黏液性交界性肿瘤 / 非典型增生性浆 – 黏液性肿瘤	交界性
	浆 – 黏液性癌	恶性
未分化癌		恶性
间叶源性肿瘤	低级别子宫内膜间质肉瘤	恶性
	高级别子宫内膜间质肉瘤	恶性
混合性上皮性和间叶源 性肿瘤	腺肉瘤	恶性
	癌肉瘤	恶性
性索间质肿瘤（纯间质 肿瘤）	纤维瘤	良性
	富于细胞纤维瘤	交界性
	卵泡膜细胞瘤	良性
	黄素化卵泡膜细胞瘤伴硬化性腹膜炎	良性
	纤维肉瘤	恶性
	硬化性间质瘤	良性
	印戒细胞样间质瘤	良性
	微囊性间质瘤	良性
	Leydig 细胞瘤	良性
	类固醇细胞瘤	良性
	恶性类固醇细胞瘤	恶性
性索间质肿瘤（纯性索 肿瘤）	成年型颗粒细胞瘤	恶性
	幼年型颗粒细胞瘤	交界性
	Sertoli 细胞瘤	交界性
	环管状性索瘤	交界性
混合性性索间质肿瘤	Sertoli-Leydig 细胞瘤	
	高分化	良性
	中分化	交界性
	伴异源成分	交界性
	低分化	恶性
	伴异源成分	恶性
	网状型	交界性
	伴异源成分	交界性
	非特异性支持 – 间质细胞肿瘤	交界性
生殖细胞肿瘤	无性细胞瘤	恶性
	卵黄囊瘤	恶性
	胚胎性癌	恶性
	非妊娠性绒癌	恶性
	成熟型畸胎瘤	良性
	未成熟型畸胎瘤	恶性
	混合性生殖细胞肿瘤	恶性

续表

肿瘤	分类	特点
单胚层畸胎瘤和起源于皮样囊肿的体细胞型肿瘤	良性卵巢甲状腺肿	良性
	恶性卵巢甲状腺肿	恶性
	类癌	恶性
	甲状腺肿类癌	交界性
	黏液性类癌	恶性
	神经外胚层肿瘤	–
	皮脂腺肿瘤	–
	皮脂腺瘤	良性
	皮脂腺癌	恶性
	其他罕见单胚层畸胎瘤	–
	癌	–
	鳞状细胞癌	恶性
	其他	–
生殖细胞 – 性索间质肿瘤	性母细胞瘤,包括伴恶性生殖细胞肿瘤的性母细胞瘤	交界性
	混合性生殖细胞 – 性索细胞肿瘤,未分类	交界性
杂类肿瘤	卵巢网腺瘤	良性
	卵巢网腺癌	恶性
	Wolffian 肿瘤	交界性
	小细胞癌,高钙血症型	恶性
	小细胞癌,肺型	恶性
	Wilms 肿瘤	恶性
	副神经节瘤	交界性
	实性假乳头状肿瘤	交界性
间皮肿瘤	腺瘤样瘤	良性
	间皮瘤	恶性
软组织肿瘤	黏液瘤	良性
	其他	–
瘤样病变	滤泡囊肿	–
	黄体囊肿	–
	巨大孤立性黄素化滤泡囊肿	–
	过度黄素化反应	–
	妊娠黄体瘤	–
	间质增生	–
	间质卵泡增生	–
	纤维瘤病	–
	巨块性水肿	–
	Leydig 细胞增生	–
	其他	–
淋巴瘤和髓样肿瘤	淋巴瘤	–
	浆细胞瘤	恶性
	髓样肿瘤	–

表 10-2-2　卵巢癌 – 输卵管癌 – 原发性腹膜癌 FIGO 分期（2014）

Ⅰ期	病变局限于卵巢或输卵管
Ⅰa	病变局限于一侧卵巢（包膜完整）或输卵管，卵巢或输卵管表面无肿瘤，腹水或腹腔冲洗液没有恶性细胞
Ⅰb	病变局限于双侧卵巢（包膜完整）或输卵管，卵巢或输卵管表面无肿瘤，腹水或腹腔冲洗液没有恶性细胞
Ⅰc	病变局限于一侧或双侧卵巢或输卵管，伴随
Ⅰc1	术中包膜破裂
Ⅰc2	术前包膜破裂，或卵巢或输卵管表面有肿瘤
Ⅰc3	腹水中或腹腔洗液中找到恶性细胞
Ⅱ期	病变累及一侧或双侧卵巢或输卵管伴盆腔扩散（骨盆边缘下方），或原发性腹膜癌
Ⅱa	病变扩散或种植至子宫和（或）输卵管和（或）卵巢
Ⅱb	病变扩散至其他盆腔组织
Ⅲ期	病变累及一侧或双侧卵巢，输卵管或原发腹膜癌，细胞学或组织学证实盆腔以外腹膜波及或腹膜后淋巴结转移
Ⅲa1	仅腹膜后淋巴结转移（细胞学或组织学证实）
Ⅲa1(ⅰ)	转移淋巴结最大直径 ≤ 10mm
Ⅲa1(ⅱ)	转移淋巴结最大直径 > 10mm
Ⅲa2	盆腔外腹膜（超出盆腔边缘）镜下受侵，伴或不伴腹膜后淋巴结转移
Ⅲb	盆腔外腹膜肉眼可见转移灶，最大直径 ≤ 2cm，伴或不伴腹膜后淋巴结转移
Ⅲc	盆腔外腹膜肉眼可见转移灶，最大直径 > 2cm，伴或不伴腹膜后淋巴结转移（包括肝、脾表面受累，而非实质受累）
Ⅳ期	远处转移（不包括腹膜转移）
Ⅳa	胸腔积液伴细胞学阳性
Ⅳb	肝、脾实质受累，腹腔外脏器转移（包括腹股沟淋巴结转移或腹腔外淋巴结转移）

①胸腔积液或腹水量的多少不影响分期；② ⅠC3，如果细胞学检查阳性，应注明是腹水还是腹腔冲洗液。

由于卵巢肿瘤的组织学种类颇多，表现和治疗方法也有区别，我们下面就对主要的常见类型加以综述，包括恶性上皮性卵巢肿瘤、交界性卵巢肿瘤、生殖细胞肿瘤、性索间质肿瘤及其他一些少见的肿瘤。

恶性上皮性卵巢肿瘤

【全面检查】

（一）病史特点

上皮性卵巢癌的病史采集重点放在以下两个方面。

1. 发病危险因素　病史采集主要包括年龄、月经、避孕方法、妊娠及哺乳、既往肿瘤史、家族史及生活习惯等。其中家族史最重要，尽管大部分卵巢癌是散发性的，但约15%的卵巢癌有明显的遗传倾向，这些患者表现为发病年龄较早，多携带胚系 BRCA 基因（breast cancer susceptibility gene）突变。近亲中有乳腺癌、卵巢癌或其他相关癌症（如子宫内膜癌、结肠癌、前列腺癌等）。家谱分析常显示常染色体显性遗传特征。这类患者属于遗传性卵巢癌综合征（Hereditary Breast and Ovarian Cancer Syndrome, HBOCS）。流行病学资料显示，无 BRCA 基因突变的女性一生中患卵巢癌的风险为1%～2%，而有 BRCA1 突变的女性为21%～51%，有 BRCA2 突变的女性为11%～17%。此外，妊娠生育年龄早（25岁之前）、多产、口服避孕药或哺乳可使卵巢癌发病风险下降30%～60%。反之，35岁以后才生育或不育者发病风险增加。绝经后激素替代治疗和盆腔炎性疾病也可致卵巢癌发病危险升高。

2. 临床表现　早期卵巢癌多无自觉症状。许多患者初始表现为消化道症状，如食欲减退、消化不良、腹部不适、恶心感等，因而常会去消化内科就诊。随着肿瘤的增大或腹水的产生，腹部不适及腹胀明显，或伴腹痛。由于卵巢癌早期无特定症状，容易被忽略。对于不明原因的腹胀、腹水、腹内肿块及腹痛，都应进行彻底的检查。腹水量多者会出现呼吸困难。有胸腔积液者也可出现呼吸及心律改变。腹痛及尿频往往是由于卵巢肿瘤对邻近器官的牵拉或压迫。一部分患者有不规则阴道出血，这是由于癌转移到子宫内膜或同时伴发子宫内膜癌。还可能是由卵巢组织的破坏或卵巢间质受到过度刺激产生过多雌激素而导致子宫内膜增生出血，故对异常的阴道出血也应进行认真检查。晚期患者常有消瘦、体重下降及恶病质表现。

（二）体检发现

早期卵巢癌一般无明显体征。妇科检查发现附件肿块可能是体检可获得的唯一体征。对于实质性或混合性卵巢肿块，或者囊肿＞5cm且已绝经的妇女，应避免用细针穿刺来做细胞学检查。许多卵巢癌患者是以腹水征就诊的，临床可见腹部隆起，移动性浊音阳性。妇检可有盆腔或子宫直肠窝肿块，也可能无异常发现。胸腔积液是部分患者就诊的原因，以右侧多见。随着疾病进展，可出现锁骨上淋巴结肿大、肠梗阻等，均为晚期患者的重要体征。绝经后女性如果发现附件包块并伴有腹水，需高度怀疑卵巢癌可能。

（三）化验检查

1. 一般化学检查　包括血常规、尿常规、血糖及肝肾功能检查等。

2. 血清肿瘤标志物

（1）CA125：临床上一般以CA125＞35U/ml为阳性界值。对诊断上皮性卵巢癌有重要的参考价值，特别是浆液性癌。晚期浆液性癌的检测阳性率在80%以上。但CA125对黏液性癌的鉴别较差。在绝经前女性的应用价值不如绝经后女性。由于部分健康女性、良性疾病（如子宫内膜异位症、急性盆腔炎、肝脏疾病、胰腺炎、腹膜炎等）和其他恶性肿瘤（如子宫内膜腺癌、胆道肿瘤、肝癌、胰腺癌、乳腺癌、结肠癌等）CA125也可升高，故特异性不强。对早期卵巢癌的敏感性有限。但CA125作为治疗后的疗效评估及随访中监测复发的指标，有极高价值。

（2）HE4：是一种小分子分泌型糖蛋白，HE4以150pmol/L为界值点。HE4和CA125之间存在表达谱的互补性，两者联合检测可以提高诊断能力。HE4有助于上皮性卵巢癌与卵巢内异症囊肿的鉴别诊断，当HE4和CA125水平均升高时，提示卵巢癌可能性大，当HE4水平正常而CA125水平升高时，提示卵巢内异症囊肿可能性大。

（3）甲胎蛋白（AFP）：主要见于卵巢生殖细胞肿瘤，绝大多数内胚窦瘤和胚胎癌的AFP明显升高。部分未成熟畸胎瘤及混合性生殖细胞瘤也可轻度升高。AFP升高也可见于一种罕见的原发于卵巢上皮的具有腺癌和肝细胞癌特征的恶性肿瘤，即卵巢肝样细胞癌。采用放射免疫定量法测定，成年人正常值＜40ng/ml。

（4）癌胚抗原（CEA）：在一些晚期上皮性卵巢癌患者中，CEA会升高，特别是黏液性腺癌。但CEA可在多种癌患者中检测到，缺乏特异性。

（5）CA19-9：特异性较差，在多种癌中可检测到，甚至一些健康女性中也可见CA19-9升高。对于卵巢黏液性癌患者，CA19-9的敏感度较好，常表现为明显升高。

（四）影像学检查

1. 腹部B超　B超是初诊卵巢肿瘤的必检手段。其对盆腔包块大小、部位、内容及界限的诊断准确性可达90%以上。腹部B超具有操作简单、方便、无创性、可重复性等优点。通过超声检查还可以评估肿瘤为囊性或实性、与子宫的关系及有无腹水等。其缺点是需要一定时间充盈膀胱才能检查，且难以发现＜2cm的病变或盆腔底部的卵巢癌。

2. 阴道B超　将B超的阴道探头置入阴道穹，探头与卵巢及子宫等生殖器官的距离更近。它较腹部B超的分辨力更强，更易显示囊壁厚度及囊内乳头，有助于卵巢良恶性病变的鉴别。阴道B超不需要充盈膀胱。用于穿刺活检时更方便、准确。对于过度肥胖、术后盆腔脏器粘连引起盆腔内结构不清或肠胀气的患者尤为适用。阴道B超的缺点是显示视野较小，对于大的盆腔肿块难窥全貌，不适合于未婚者、阴道炎症者、阴道出血者等。阴道B超计算卵巢的体积公式如下：宽（cm）×长（cm）×厚（cm）×0.523。绝经后女性如卵巢体积＞10cm³或绝经前女性卵巢体积＞20cm³，应视为异常。阴道B超较腹部B超在诊断卵巢恶性肿瘤的敏感度及特异度上均有明显提高，图像更清晰。

3. 彩超（彩色多普勒血流显像）　这是在二维灰阶图的基础上加上彩色多普勒血流显像的技术，可获得血流信号。它可以直接或间接反映血管的阻力和弹性，对判断卵巢肿瘤的良、恶性质有一定的参考价值。卵巢恶性肿瘤的彩超检查可显示被检查部位的血流信息，常用阻抗指数（RI）或脉冲指数（PI）表示。RI=（A-B）/ B，PI=（A-B）/ M（A：收缩期峰血流速度；B：舒张期末血流速度；M：平均血流速度）。肿瘤血管的阻力降低表现为 RI 或 PI 降低。卵巢恶性肿瘤血流阻力值明显低于卵巢良性肿瘤。一般认为当 PI ＜ 1.0 或 RI ＜ 0.4 时，应考虑为恶性肿瘤。

4. 胸部 X 线　评估肺部有无转移灶，敏感度和特异度均低于胸部 CT，若有条件，首选 CT。

5. CT 检查　对判断肿瘤大小、性质、转移部位，尤其是评估盆腔或主动脉旁淋巴结，肝、脾、肺等实质器官有无转移具有重要参考价值。腹盆腔 CT 检查时强调采用增强 CT。可表现为盆腔或下腹部不规则形状或分叶状囊实性肿块，囊壁及囊内间隔薄厚不一，可伴结节状、乳头状突起，实性部分形态不规则、密度不均匀，增强扫描呈不均质强化。晚期卵巢癌常见腹水、腹膜及网膜转移灶，CT 影像上可表现为网膜区扁平样或饼状软组织肿块、边缘不规则、界线不清等。腹膜转移表现为腹腔内、肝、脾、结肠等脏器表面不规则软组织结节及肿块等。

6. MRI 检查　具有较好的软组织分辨率，区分良恶性卵巢肿瘤的敏感度和特异度分别为 92% 和 85%，高于 CT 和超声。卵巢癌原发灶的 MRI 影像特点与 CT 相似，以囊实性肿块、不规则囊壁及分隔、乳头结节及不均匀强化为主要特点，但 MRI 扫描范围有限，且对因运动引起的位移敏感，因此对腹膜转移和大量腹水患者成像效果不如 CT，可作为 CT 的补充。磁共振全身弥散加权成像（whole body diffusion-weighted MRI，WB-DWI/MRI）能够较为准确地判断腹膜有无受累，比普通 MRI 能准确地显示卵巢癌患者原发肿瘤、腹膜转移灶及远处转移灶的特点。

7. PET/CT（正电子发射计算机体层显像）　将正电子发射计算机体层显像与 X 线计算机体层摄影整合为一体，是功能显像与解剖显像的整合。前者通过病灶部位对示踪剂的摄取了解病灶功能代谢状态，后者通过测定透过病灶的 X 线量获得断层图像，两者的整合可以提高诊断的准确率。与盆腹腔增强 CT 相比，PET/CT 对累及膈下和小肠浆膜面肿瘤检测的准确性更高，并且诊断淋巴结转移的准确率也明显优于 CT，尤其是腹膜后淋巴结转移。随着近年来 PET/CT 的广泛应用，其在患者复发病灶的早期发现上具有明显优势。PET/CT 不仅可以提示复发病灶的部位，而且可以提示大小和数目，尤其在 CA125 升高而 CT 或 MRI 检查阴性时，PET/CT 可率先发现肿瘤复发的存在。

（五）腹腔镜检查

诊断不明确时，可通过腹腔镜检查了解是否可能为卵巢癌，通过对可疑部位的活检来获取病理诊断。对于晚期卵巢癌，有学者提出可通过腹腔镜探查进行评分，以判断能否实施满意的初始肿瘤细胞减灭术。

（六）病理学检查

卵巢癌的确诊必须依靠病理检查而非胸腹水细胞学检查。对于早期卵巢癌，不主张穿刺活检，因为卵巢肿瘤包膜穿破会使分期上升。但影像学提示腹盆腔或远处已发生转移，即考虑患者已为晚期时可以行肿块穿刺活检。而对于大多数卵巢癌患者，是通过开腹手术或腹腔镜手术中切除卵巢肿瘤或转移灶送冷冻切片来诊断。经腹或后穹隆穿刺抽取腹水进行细胞学检查也有助于卵巢恶性肿瘤的诊断。此外，病理检查对卵巢癌肿瘤分期非常重要。早期患者行手术分期时，除了原发灶和转移灶外，常规的腹膜多点活检及可疑组织活检都需分别标记取材部位并固定送检。晚期患者切除器官者应将标本完整送检。

要点小结

◆ 有胚系 BRCA 基因突变的卵巢癌往往是一种遗传性疾病。

◆ 绝经后女性，若发现附件肿块或者腹水，当伴有 CA125 升高时，90% 可能是上皮性卵巢癌（或输卵管癌，或原发性腹膜癌）。

◆ 卵巢癌治疗后的随访过程中，若 CA125 持续升高，需高度怀疑肿瘤复发。

◆ PET/CT 诊断的敏感度和特异度均高于 CT 和 MRI，尤其是在复发卵巢癌的诊断上。

◆ 卵巢癌确诊必须依靠病理检查。

【整合评估】

（一）评估主体

卵巢癌的初始治疗指对新诊断为卵巢癌的患者进行治疗。初始治疗是否恰当直接关系到患者的预后。数据显示，由妇科肿瘤医师接诊的卵巢癌患者的治疗规范程度及生存率远高于普通妇科医师和普外科医师接诊的卵巢癌患者。许多国家已经建立了妇科肿瘤专科医师培养体系，通过数年的专业学习及外科技能训练，形成了妇科肿瘤医师专科队伍。可惜我国迄今仍未建立妇科肿瘤专科医师的培训及认证体系。尽管少数肿瘤专科医院的妇瘤医师在手术、化疗等方面的综合处理技术与国外的妇科肿瘤医师相当，但大多数综合性医院仍是由普通妇科医师来诊治卵巢癌患者，因手术权限或手术能力所限，常需要其他外科专业的医师（如肝胆外科、胃肠外科、泌尿外科等）来协作完成手术，因此，卵巢癌组织多学科整合诊疗模式很有价值。其学科组成人员应根据需要选择妇科、肝胆外科、胃肠外科、泌尿外科、胸外科、血管外科、麻醉科、ICU、肿瘤内科、放疗科、诊断科室（病理科、影像科、超声科、核医学科等）、护理部、心理学等方面的专家，还有营养支持专家及社会工作者（临终关怀）等，最好形成固定人员的团队。

（二）病理评估

2014 年，WHO 将恶性上皮性卵巢肿瘤分类为以下 7 种：浆液性癌、子宫内膜样癌、透明细胞癌、黏液性癌、浆 - 黏液性癌、恶性 Brenner 瘤及未分化癌。其中 4 种最常见的亚型是浆液性癌、子宫内膜样癌、透明细胞癌和黏液性癌。目前认为这些肿瘤类型是具有不同临床和生物学行为的肿瘤实体。免疫组化标记物对区分类型有参考价值。

1. 浆液性癌　近年来大量临床病理学及分子遗传学研究表明，低级别浆液性癌（low-grade serous carcinoma，LGSC）和高级别浆液性癌（high-grade serous carcinoma，HGSC）是分别沿着不同的分子路径发生的肿瘤，并非遵从以往形态学上从低级别向中级别到高级别谱系发展而来。因此原来的三级分类法（高分化、中分化、低分化浆液性癌）被现在的二级分类法取代。

研究认为大部分卵巢 LGSC 和 HGSC 可能来源于输卵管上皮中的分泌细胞，而以往认为 HGSC 直接由卵巢表面上皮或包涵囊肿进展而来。然而，在对携带 BRCA1 或 BRCA2 胚系突变的女性进行预防性卵巢输卵管切除的研究中发现，输卵管上皮中可以出现与卵巢 HGSC 具有共同特征的隐匿性癌，它们均有 TP53 突变和 P53 蛋白的异常表达、高增殖指数及显著的基因组不稳定性，因而提出浆液性输卵管上皮内癌可能是卵巢 HGSC 前期病变。研究还发现，在 15%～30% 的 HGSC 病例中输卵管没有明确病变，这些 HGSC 有可能起源于卵巢表面上皮或包涵囊肿。而 LGSC 则由先前存在的浆液性囊腺瘤或交界性浆液性肿瘤引起，最终发展成浸润性癌，其前驱病变是卵巢交界性浆液性肿瘤／非典型增生性浆液性肿瘤。尽管 HGSC 和 LGSC 都可具有临床分期较晚的特点，但其组织学特征、分子遗传学、生物学行为、临床治疗方案及预后等方面均不相同。

（1）HGSC：约占上皮性卵巢癌的 70%。通常临床进展迅速，对铂类化疗敏感，但预后差。组织学特征为肿瘤细胞具有显著异型性（≥ 3 倍细胞核大小变异），核分裂高（核分裂数＞ 12 个／10HPF），呈乳头状、腺体、实性或移行细胞样排列方式，可见砂粒体。免疫组化标记包括 P53 和 P16，两者弥漫性强阳性支持 HGSC。由于 HGSC 几乎都有 TP53 基因突变，故 P53 染色可用于鉴别 HGSC 与 LGSC。但需注意 P53 阳性的两种表现方式：一种为＞ 60% 的肿瘤细胞核阳性（代表错义突变），另一种为肿瘤细胞彻底不着色（＜ 5% 的肿瘤细胞核阳性，代表无义突变）。此外，近 50% 的 HGSC 病例可以检测出 BRCA1/2 突变（体细胞或胚系突变或启动子甲基化）。

（2）LGSC：占上皮性卵巢癌的 5% 以下。临床进展缓慢，对铂类化疗不敏感，预后相对较好。组织学特征为肿瘤细胞具有相对核均一性，仅有轻中度的核异型性，核分裂较低（核分裂数＜ 2～3 个／HPF）。LGSC 具有特定的遗传学改变，表现为 KRAS 和 BRAF 突变，基因组相对稳定。

2. 子宫内膜样癌 占上皮性卵巢癌的 10%～20%。卵巢子宫内膜样癌通常与子宫内膜异位症、子宫内膜样腺纤维瘤或子宫内膜交界性肿瘤相关。临床多见肿瘤位于一侧卵巢，约 10% 的患者同时存在子宫腔的子宫内膜样癌。组织学特征是基于背靠背腺体的存在，而不是浸润性生长。子宫内膜样癌呈实性生长时可能与 HGSC 难以区分，但分化差的子宫内膜样癌常可见鳞状分化、腺纤维瘤性背景等。免疫组化 WT1 蛋白染色有助于鉴别诊断。子宫内膜样癌 WT1 蛋白通常是阴性或弱阳性。而 WT1 蛋白强阳性常常是 HGSC 较为特征性的免疫组化标记。子宫内膜样癌常见的分子改变有 CTNNB1、PTEN、KRAS 等基因突变。其中 CTNNB1 突变是卵巢子宫内膜样癌的特征性标志。另外，ARID1A 和 PIK3CA 基因突变经常同时出现在子宫内膜癌及与子宫内膜异位症相关的卵巢癌的发展过程中。

3. 透明细胞癌 占上皮性卵巢癌的 10% 左右。合并有子宫内膜异位症者占 25%～50%，临床就诊时多为早期患者。组织学特征是实性、乳头状和管状结构生长方式。形态学上有时与其他卵巢癌难以鉴别。免疫组化可能有助于鉴别诊断。透明细胞癌 WT1 和 ER 染色阴性，而 HGSC 则 WT1 阳性，子宫内膜样癌 ER 阳性。有报道透明细胞癌较为特异的标记包括 HNF1β 阳性和 Napsin A 阳性。

4. 黏液性癌 约占上皮性卵巢癌的 3%。临床常表现为大的单侧囊性或囊实性肿块，多房性居多。肿瘤组织中常可有黏液性囊腺瘤或交界性黏液性肿瘤成分。囊壁破溃黏液流入腹腔可形成腹膜假黏液瘤。因而术中应尽量避免包膜破裂。卵巢原发性黏液性癌是罕见的肿瘤，鉴别诊断须排除来自其他部位，如阑尾、结肠、胃和胰胆管的黏液性癌转移。

（三）手术评估

近年越来越多的资料显示，晚期卵巢癌手术的终极目标应该是无肉眼残留。术后无残留灶的患者肿瘤非进展生存期（PFS）和总生存期（OS）均显著高于有残留灶的患者。能否在手术中彻底切除肿瘤不仅取决于手术医师的技能，也取决于患者肿瘤播散的严重程度。研究显示，对于无法达到满意肿瘤细胞减灭术的患者，可先进行新辅助化疗（neoadjuvant chemotherapy，NACT），再进行手术减瘤。这样不仅可降低围术期并发症，也不影响患者的生存期。为此，国际上建立了一些手术评估模型，以预测患者能否做到理想减灭术。最常用的有影像学评估模型和腹腔镜评分系统。

1. Suidan 评分系统 该评分系统是美国 Memorial Sloan-Kettering 癌症中心的 Suidan 等提出的将临床特征与增强 CT 的影像学表现相整合的一套手术评估模型。其中临床特征包括年龄、CA125 值和美国麻醉医学协会（ASA）的麻醉风险评分表 3 个因素，增强 CT 包括 8 个影像学表现，分别规定相应的分数（表 10-2-3），在评价时计算出总分。通过多中心的临床资料进行验证，结果显示在 0～2 分、3～5 分、6～8 分和 ≥ 9 分的患者中，术后有残留灶的患者比例依次升高，分别为 45%、68%、87% 和 96%。由此可见，术前评估高分值的患者手术切干净的可能性很小，这些患者宜先做新辅助化疗。

表 10-2-3　Suidan 评分系统

临床特征	影像学（CT）特征	评分
年龄 ≥ 60 岁	脾门及其韧带病灶	1
= 1 分	肝门 / 肝胃韧带病灶	1
CA125 ≥ 600U/ml	肾门上方淋巴结（包括膈上淋巴结）	1
= 1 分	广泛小肠粘连 / 增厚	1
ASA ≥ 3	中大量腹水	2
= 1 分	胆囊窝 / 肝叶间裂病灶	2
	小网膜囊病灶 > 1cm	2
	肠系膜上动脉根部病灶	4

2. 腹腔镜预测指数评分（laparoscopic predictive index value，PIV） 目前在国际上应用较多的是意大利学者 Fagotti 提出的一个腹腔镜评分系统，该模型通过以下七个指标进行量化评分。

（1）腹膜：大面积受累和（或）粟粒状分布的种植。

（2）膈肌：广泛转移和（或）大部分膈肌表面有融合结节。

（3）肠系膜：因大块浸润结节和（或）肠系膜根部受累导致小肠移动受限。

（4）大网膜：肿瘤沿着大网膜扩散直达胃大弯侧（局部孤立灶除外）。

（5）肠管：可能需行肠段切除（直肠 - 乙状结肠切除除外）或癌结节蔓延至肠祥。

（6）胃：肿瘤明显累及胃壁。

（7）肝：肝表面病灶超过 2cm。

以上每一项为 2 分，当 PIV ＜ 8 分时认为可以直接施行初始肿瘤细胞减灭术，而当 PIV ≥ 8 分时认为手术满意减瘤的机会低，建议先做新辅助化疗。

无论是影像学模型还是腹腔镜评估，术者还是需要结合自身的经验及团队的能力来做选择。制订一套合适的方案并不断总结。

要点小结

◆ 由专业的妇科肿瘤医师诊治的卵巢癌患者，结局明显优于普通妇科医师诊治的患者。固定的 MDT 团队可以弥补后者的不足。

◆ 分子病理学给传统病理学注入了优势，使卵巢癌的诊断与治疗更加精准化。

◆ 根据自身条件做好影像学或腹腔镜评估，有助于提高卵巢癌手术切除率，减少并发症。

【整合决策】

（一）初治卵巢癌

1. 外科治疗

（1）全面的手术分期：对于临床早期的卵巢癌患者，应实施全面的手术分期。精确的手术分期可以免除部分早期患者术后接受的辅助化疗。腹腔镜实施手术分期仅适用于卵巢肿瘤体积小、可以完整装入取物袋中的患者。应避免腹腔镜术中导致的肿瘤破裂及穿刺孔取出标本时造成的肿瘤种植等问题。由于腹腔镜对肝肾隐窝、横膈冠状韧带区域、脾窝及腹膜后淋巴结的探查有相当困难，建议由有经验的妇科肿瘤医师来施行腹腔镜手术。

全面手术分期的具体实施步骤见表 10-2-4。

表 10-2-4　卵巢癌的手术分期步骤

术前肠道准备
开腹手术需有足够长的腹部纵向切口
抽取腹水或冲洗盆、腹腔行脱落细胞检查
尽可能完整取出卵巢肿瘤，避免包膜破裂，并送冷冻切片
全子宫双附件切除术，高位切断骨盆漏斗韧带。对于有条件保留生育功能的患者，则不切除子宫和对侧卵巢
全面探查及评估所有腹膜、肠表面、横膈、肝表面，粘连或可疑之处行活检
若无明显种植灶，则于腹膜随机取样活检。包括子宫直肠窝、膀胱浆膜面、盆腔侧腹膜（尤其是与肿瘤粘连的腹膜面）、两侧结肠旁沟、横膈面（也可使用细胞刮片行膈下细胞学取样）
横结肠水平下切除大网膜
腹主动脉旁淋巴结切除术时，下腔静脉和腹主动脉两侧的淋巴组织至少切至肠系膜下动脉根部水平，或者达左肾静脉水平
两侧盆腔淋巴结切除应包括髂总血管前外侧、髂内外血管表面及闭孔神经前方的淋巴结
若为黏液性癌，应切除外观异常的阑尾
切除所有肉眼可见的腹腔与盆腔转移结节，力争做到无肉眼残留，否则残留灶最大直径应 ≤ 1cm
术后详细记录病变范围和大小、术式、残留病灶部位及大小、卵巢肿瘤是自发破裂还是术中破裂

因各种原因在首次手术时未能行全面手术分期者，应考虑再次手术来完成全面探查和手术分期，尤其是对那些术后无须化疗的早期低危患者。如果可能是早期高危患者，可先行 CT 或 MRI 等影像学检查。如果有残留灶者则需再次手术分期；如果影像学检查无残留灶，且患者不愿接受再次手术的，可给予含铂联合化疗 6 个疗程。

初次手术分期不完全的情形包括：①子宫未切除；②附件未切除；③大网膜未切除；④分期记录不完整；⑤残留灶有可能再切除；⑥淋巴结未切除；⑦预防性卵巢输卵管切除术时发现附件隐匿性浸润癌等。

（2）保留生育功能的全面分期手术：对年轻、渴望生育、无不孕不育因素的上皮性卵巢癌患者，满足下列条件者可考虑保留生育功能。①ⅠA 期或ⅠC 期、非透明细胞癌。②子宫和对侧卵巢外观正常。具体手术分期步骤相同，但不切除子宫和对侧附件。术中对侧卵巢不必常规做活检，以免引起继发性不孕。建议这些患者在完成生育后，再次手术切除子宫及对侧附件。

（3）初始肿瘤细胞减灭术（primary debulking surgery，PDS）：晚期患者的标准术式是最大限度的肿瘤细胞减灭术，PDS 包括全子宫双附件切除，所有受累大网膜的切除，双侧盆腔和主动脉旁肿大或可疑淋巴结切除。根据需要切除受累的肠管、阑尾、部分膀胱或输尿管、脾脏和（或）远端胰体尾、部分膈肌、胆囊、部分肝脏、部分胃等，尽可能剥除受累的腹膜或对粟粒样转移灶进行消融。最大限度的 PDS 应在患者可以耐受手术或无严重内科并发症的前提下进行。

满意减瘤术的标准是术后残留灶最大直径不超过 1cm（R1），应力争做到无肉眼残留（R0）。近年越来越多的证据显示，PDS 的终极目标是 R0，达到 R0 者，无论 PFS 或 OS 均显著高于 R1 者。近年对晚期卵巢癌提出了超根治减瘤术的概念，主要是针对上腹部转移灶的处理。Eisenhauer 等报道 262 例连续的Ⅲ～Ⅳ期卵巢癌病例，若在 PDS 时实施上腹部超根治手术（如脾、胰尾、横膈、肝或肝门等部位转移灶切除），可将减瘤满意率自 53% 提高至 82%，并发症无明显增加。并且经超根治术达到 R1 者与无须上腹部手术就达到 R1 患者的 PFS 和 OS 无差异。Chi 等报道两组不同年代的ⅢC～Ⅳ期卵巢癌，A 组 1996～1999 年 168 例，B 组 2001～2004 年 210 例，PDS 时实施上腹部减瘤者分别占 0 和 38%，减瘤满意率分别为 46% 和 80%，5 年肿瘤非进展生存率分别为 14% 和 31%，5 年总生存率分别为 35% 和 47%。提示上腹部超根治减瘤术可以显著提高晚期患者的生存率。

对于晚期卵巢癌是否需实施系统性腹膜后淋巴结清扫术，2019 年报道的随机对照Ⅲ期临床试验（LION 试验）对 647 例术前影像学检查或术中触诊评估淋巴结无肿大异常的晚期卵巢癌患者进行了研究，在实施了 R0 切除后对比做与不做系统性腹膜后淋巴结清扫术患者的情况，结果两组患者 PFS 和 OS 均无差异，但行系统性淋巴结清扫显著增加患者的术后并发症和手术死亡率。因此，对于术前影像学和术中探查评估淋巴结无异常的晚期卵巢癌，没有必要实施淋巴结清扫术。

（4）间隔减瘤术（interval debulking surgery，IDS）：一般用于初治患者预计肿瘤无法切净或者 PDS 为非满意减瘤术者，经过不超过 4 个疗程的化疗，使肿瘤缩小、一般状况改善后，再进行肿瘤细胞减灭术，并在术后完成剩余疗程的化疗。在 IDS 之前实施的化疗也称为 NACT，属于新辅助化疗。

晚期卵巢癌实施 NACT 后再进行 IDS 是临床实践中常用的一种治疗方式，但一直以来备受争议。2010 年报道的 EORTC 55971 研究和 2015 年英国的 CHORUS 研究均显示，采用 NACT +IDS + 辅助化疗与传统的 PDS+ 辅助化疗治疗晚期卵巢癌有相同的 PFS 和 OS，而术后并发症明显降低。但有许多学者认为 EORTC 55971 和 CHORUS 研究中 PDS 组的手术质量可能影响了研究的结果。目前普遍认同的是 NACT 主要适用于肿瘤负荷大难以实施满意减瘤术、高龄、有内科并发症或无法耐受 PDS 的患者，同时推荐采用 Suidan 评分系统或腹腔镜预测指数评分来评估决定某个患者究竟应选择 PDS 还是 IDS。

2. 化学治疗

（1）术后辅助化疗：在进行了全面手术分期后，部分早期上皮性卵巢癌可以不做辅助化疗。主要的依据是组织学类型和肿瘤分期。分述如下。

1）HGSC：所有分期的 HGSC 术后均需接受 6 个疗程的含铂整合化疗。

2）子宫内膜样癌：①ⅠA 期 G1 和ⅠB 期 G1 术后观察，无须化疗；②ⅠA 期 G2、ⅠB 期 G2 或ⅠC 期 G1 可术后观察，也可实施 3～6 个疗程的含铂整合化疗；③ⅠC 期 G2 或 G3 术后应实施 3～6 个疗程的含铂整合化疗；④Ⅱ～Ⅳ期，术后应接受 6 个疗程的含铂整合化疗。

3）LGSC：①ⅠA 期和ⅠB 期术后观察，无须化疗；②ⅠC 期可术后观察，也可行 3～6 个疗程的含铂整合化疗；③Ⅱ～Ⅳ期，术后首选 6 个疗程含铂整合化疗，也可给予内分泌治疗（如芳香化酶抑制剂、促性腺激素释放激素受体激动剂等）。

4）透明细胞癌：①ⅠA 期可术后进行 3～6 个疗程的含铂整合化疗，也可观察；②ⅠB 期或ⅠC 期术后进行 3～6 个疗程的含铂整合化疗；③Ⅱ～Ⅳ期，术后进行 6 个疗程含铂整合化疗。

5）黏液性癌：①ⅠA期和ⅠB期术后观察，无须化疗；②ⅠC期可术后观察，也可给予3～6个疗程的含铂整合化疗；③Ⅱ～Ⅳ期，术后进行6个疗程含铂整合化疗。

6）癌肉瘤（恶性米勒管混合瘤）：所有分期术后均需接受6个疗程的整合化疗。

关于上皮性卵巢癌的化疗，目前的结论如下：①铂类为基础的整合化疗优于非铂化疗；②含铂整合化疗优于铂类单药化疗；③顺铂与卡铂疗效相当，但卡铂的毒性更易耐受。迄今为止，紫杉醇+卡铂仍是一线化疗的标准方案。对于不能耐受紫杉醇毒性的患者，多西他赛+卡铂或脂质体多柔比星+卡铂可作为一线化疗的替代方案。对于诸如高龄、体力状况评分差或不能耐受整合化疗的患者，卡铂单药也不失为一种选择。在黏液性癌中，除紫杉醇+卡铂外，可选择的化疗方案还有氟尿嘧啶+甲酰四氢叶酸+奥沙利铂或卡培他滨+奥沙利铂。在癌肉瘤中，可选择的化疗方案还有卡铂+异环磷酰胺、顺铂+异环磷酰胺及紫杉醇+异环磷酰胺等。研究表明在紫杉醇+卡铂中加入第3种化疗药或者三药整合的化疗方案，不仅不提高疗效，反而增加毒性。

（2）新辅助化疗：NACT只适用于预计难以达到满意减瘤的晚期患者，不适用于早期患者。NACT也用于因内科疾病无法耐受较大手术的晚期卵巢癌患者。在实施NACT前必须有明确的病理学诊断为卵巢、输卵管或腹膜癌。对特殊病例，临床高度怀疑卵巢癌，但无法取得组织病理活检者，也必须经腹水或胸腔积液找到癌细胞，且伴血清CA125/CEA（比值）>25。NACT的方案与一线方案相同，一般采用静脉化疗，最多不超过4个疗程。并且在术后完成剩余疗程的化疗。

（3）腹腔化疗：在临床实践中，腹腔化疗可用于实施了理想减瘤术的晚期卵巢癌患者。随机对照研究显示，对于术后达到R1或R0的晚期患者，紫杉醇+顺铂腹腔联合静脉化疗与两药均静脉化疗相比，可显著提高患者的PFS和OS。但骨髓抑制、腹痛、疲劳、肾脏毒性、神经毒性等不良反应的发生率会相应增高。腹腔化疗可通过单针穿刺或皮下埋置化疗泵进行，前者的缺点是穿刺容易进入肠腔，每次化疗均需操作一次。后者

则容易产生导管阻塞、腹壁局部感染或腹腔内感染。极少数患者会出现肠穿孔或瘘管形成等。此外，临床应合理选择化疗药物，适时调整剂量和疗程数，可减少和避免并发症的发生。2018年，欧洲学者报道，在NACT+IDS治疗晚期卵巢癌的患者中，术中给予热灌注化疗也有提高疗效的显著作用。

3. 分子靶向治疗

（1）抗血管生成药：目前已证实在卵巢癌一线治疗中有效的靶向药物是贝伐珠单抗（bevacizumab），美国GOG218和欧洲ICON7临床试验均显示在传统化疗中加入贝伐珠单抗并用贝伐珠单抗维持治疗可以将晚期患者PFS提高2～4个月，尤其是在非满意减瘤或者合并腹水的晚期卵巢癌中疗效更佳，但OS没有改善。贝伐珠单抗的主要毒性作用是高血压、蛋白尿和肠穿孔。另一个血管内皮生长因子及血小板衍生生长因子受体抑制剂培唑帕尼（pazopanib）可作为维持治疗用于一线治疗后未进展的晚期卵巢癌，PFS改善时间为5.6个月，OS无差异。但该药在东亚女性的试验中却没有显示出PFS改善，因此我们认为培唑帕尼并不适合中国女性。

（2）PARP抑制剂：在一线治疗后肿瘤未进展的晚期卵巢癌患者中用PARP抑制剂维持治疗的随机对照研究显示，在BRCA突变的患者中，用奥拉帕利单药维持治疗2年、尼拉帕利单药维持治疗3年或奥拉帕利+贝伐珠单抗联合维持治疗均可显著改善患者的预后。在BRCA野生型但有同源重组缺陷（HRD）的患者中，奥拉帕利+贝伐珠单抗联合维持治疗或尼拉帕利单药维持治疗都有显著疗效。而且尼拉帕利单药维持治疗对HRD阴性的晚期上皮性卵巢癌也有一定疗效。基于目前BRCA的检测比较成熟，而HRD的检测较困难，故临床推荐，在BRCA野生型的晚期上皮性卵巢癌患者中可选择尼拉帕利单药或者奥拉帕利+贝伐珠单抗进行维持治疗。

（3）其他：国外对表皮生长因子受体（EGFR）抑制剂厄洛替尼（erlotinib）也做了Ⅲ期临床试验，结果显示在一线治疗后肿瘤未进展的上皮性卵巢癌患者中用厄洛替尼进行维持治疗，PFS和OS均未受益。

4. 放疗　曾有研究采用全腹放疗或核素 ^{32}P 腹腔灌注作为早期高危卵巢癌的术后辅助治疗，尽管疗效与辅助化疗相似，但并发症及安全性均不及化疗。现已很少使用。

要点小结

◆ 全面的手术分期对早期卵巢癌至关重要，不仅可以判断疾病的波及范围，而且是决定术后是否需行辅助治疗的关键。

◆ 晚期卵巢癌应实施最大限度的初始肿瘤细胞减灭术，终极目标是无肉眼残留（R0）。

◆ 对于因内科疾病无法耐受较大手术或手术评估无法做到满意减瘤的晚期卵巢癌，可以先行新辅助化疗。

◆ 紫杉醇＋卡铂仍是上皮性卵巢癌化疗的金标准。

◆ 晚期卵巢癌采用贝伐珠单抗和（或）PARP 抑制剂维持治疗可以提高疗效。

（二）复发卵巢癌

对复发卵巢癌尚未确立最佳的治疗方案，手术治疗对复发卵巢癌的意义尚不明确，二线化疗有效率低。近年来，分子靶向治疗在复发卵巢癌的治疗中取得较大进展。对于反复复发的患者，治疗上应更加重视生存质量。

1. 复发上皮性卵巢癌的分型　根据患者对首次铂类化疗的反应，一般将复发卵巢癌分为以下两种类型。①铂敏感型：指对一线铂类化疗有效，在完成化疗后 6 个月以后复发的患者；②铂耐药型：指对一线铂类化疗无效导致肿瘤进展，或有效但在完成化疗后 6 个月以内复发的患者。其中对铂类化疗无反应，如肿瘤稳定或肿瘤进展，或者在完成铂类化疗后 4 周内肿瘤进展者，也称铂类难治型（抗药型）。

2. 再次减瘤术（secondary cytoreduction，SCR）回顾性研究显示，SCR 使部分复发卵巢癌患者生存受益，尤其是 SCR 能做到 R0 切除的铂敏感复发患者。近年有三项随机对照Ⅲ期临床试验对此做了报道。德国的 AGO DESKTOP Ⅲ研究在 407 例铂敏感复发卵巢癌患者中比较了手术加化疗与单纯化疗，入组者必须满足以下三个条件：①首次治疗时 PDS 达到 R0 的患者（若残留灶不详，初次治疗时 FIGO 分期为Ⅰ期或Ⅱ期）；②复发时无腹水或腹水 < 500ml；③ECOG 体力状况评分为 0 分。结果显示，手术组的 PFS 和 OS 较化疗组均有显著延长，其中手术组中 72.5% 的患者 SCR 做到 R0，中位 OS 高达 60.7 个月，与化疗组（46.2 个月）相比，生存获益最明显，而手术组中未做到 R0 的患者反而生存期最短（28.8 个月）。但美国 GOG0213 试验却得出不同的结论，他们的研究显示，铂敏感复发卵巢癌行 SCR 与单纯化疗相比，PFS 和 OS 均无获益。中国上海妇科肿瘤协作组的Ⅲ期临床试验（SOC-1）采用 iMODEL 评分 ≤ 4.7 分的入组标准，共入组 357 例患者，手术组 R0 切除率达到 76.7%，结果手术组中位 PFS 较化疗组延长 5.5 个月（$P < 0.001$），并且 R0 切除的患者 OS 获益最明显。手术并发症不高。在这三项研究中，AGO DESKTOP Ⅲ和中国的 SOC-1 均有明确的手术适应证，而 GOG0213 只是让研究者自行判断患者能否做到 R0 切除，因而他们的 R0 切除率仅为 63%，这可能是造成两组患者生存没有差异的原因之一。对于铂敏感复发卵巢癌患者，手术若能做到 R0 切除显然可以延长患者的生存期，究其原因，关键在于两点：①要有一个准确的手术适应证，能在术前精准判断手术能否做到完全切除；②手术医师具备良好的外科技术，能够胜任 R0 切除。

3. 化疗与靶向治疗　复发上皮性卵巢癌在化疗前首先要确定是铂耐药型还是铂敏感型复发。对铂耐药型复发，首选非铂单药化疗或加抗血管生成剂联合治疗。对铂敏感型复发者，则首选含铂联合化疗或铂类单药化疗，部分患者建议 PARP 抑制剂或抗血管生成剂维持治疗。

（1）铂耐药复发：此型患者完全治愈几乎是不可能的，因此治疗的主要目的为①缓解肿瘤所引起的症状；②减少治疗的不良作用；③延长生命；④改善生活质量。铂耐药患者重复应用铂类药物有效率低，一般选择未用过的、特别是作用机制不同的非铂单药作为挽救性治疗。没有证据表明联合化疗优于单药化疗。目前证明有一定疗效的药物包括吉西他滨、拓扑替康、脂质体多柔比星、多西他赛及口服依托泊苷等，其他可能有效的药物有六甲密胺、异环磷酰胺、多柔比星、伊立替康、卡培他滨、奥沙利铂、白蛋白结合型紫杉醇、培美曲塞及长春瑞滨等。这里必须强调的是，没有一种药物特别优于其他药物。2014 年发表的 AURELIA 试验在铂耐药复发卵巢癌非铂单药化疗中加入贝伐珠单抗，客观有效率从 11.8% 提高至 27.3%，中位 PFS 从 3.4 个月提高到 6.7 个月。显示化疗加贝伐珠单抗的疗效略高于化疗。

临床在治疗耐药复发患者时，应充分考虑患者的体力状况、器官功能及对毒性的耐受能力。并充分沟通知情，明确治疗是姑息性的，保持生活质量或许比微弱的疗效更加重要。若患者无法耐受化疗，应选择对症支持治疗。同时，鼓励患者加入临床试验。

（2）铂敏感复发：铂敏感复发卵巢癌患者无论是否接受 SCR，二线化疗几乎是必然选择。大量证据表明，铂敏感复发卵巢癌患者首选含铂联合化疗，这些方案包括紫杉醇＋卡铂、脂质体多柔比星＋卡铂、吉西他滨＋卡铂、多西他赛＋卡铂等。许多铂敏感复发卵巢癌患者即便经过反复化疗，仍会保持对化疗的有效性，因此个体化治疗显得非常重要，要充分平衡药物的毒性和疗效、患者的意愿及体力状况等，有时选择单药卡铂或非铂单药也未尝不可。

近年的 Ⅲ 期临床研究已经证明了几种 PARP 抑制剂可用于铂敏感复发卵巢癌的维持治疗，包括奥拉帕利、尼拉帕利和鲁卡帕利等。无论患者之前是否接受过贝伐珠单抗治疗，当二线含铂化疗（至少 4 个疗程）达到临床缓解时，可用 PARP 抑制剂维持治疗，直至疾病进展或出现不可耐受的毒性。一般建议在化疗结束后 8 周内开始服药。适用的主要人群是有 BRCA 突变的复发上皮性卵巢癌或者复发高级别浆液性癌患者。

此外，铂敏感复发卵巢癌也可选择铂类化疗联合贝伐珠单抗的治疗。GOG0213 试验的结果显示，用紫杉醇＋卡铂＋贝伐珠单抗联合治疗 6 个疗程后，改用贝伐珠单抗维持治疗直至疾病进展或出现不可耐受的毒性，与紫杉醇＋卡铂化疗相比，中位 OS 延长了 4.9 个月。OCEANS 试验也显示，吉西他滨＋卡铂＋贝伐珠单抗维持治疗的方案比单纯化疗延长了 4 个月的中位 PFS。因此，铂敏

感复发卵巢癌可以用铂类化疗加贝伐珠单抗联合治疗，在化疗结束后用贝伐珠单抗维持治疗。

4. 单纯 CA125 升高的处理　一些上皮性卵巢癌患者在治疗后的随访过程中仅发现 CA125 水平上升，并没有肿瘤复发的症状、体征和影像学证据。这些患者又称血清学复发。对于这类患者可以先不做化疗，继续随访观察，直至临床复发的出现再行化疗。当然也可以马上开始化疗。研究显示，延迟化疗与立即化疗相比，OS 没有差异。但延迟化疗的患者生活质量更高。需要注意的是，对于 CA125 持续高于正常值的患者，建议及时做 PET/CT 检查，因为 CT 和 MRI 的敏感性较差，往往会遗漏一部分本可以手术完全切除的复发患者。

要点小结

◆ 对于手术可能完全切净的铂敏感复发卵巢癌，应先行再次减瘤术，然后给予含铂联合化疗。

◆ 铂敏感复发卵巢癌首选含铂联合化疗，铂耐药复发卵巢癌宜选非铂单药化疗。

◆ 铂敏感复发卵巢癌用贝伐珠单抗或 PARP 抑制剂维持治疗可以提高疗效，铂耐药复发卵巢癌用贝伐珠单抗与化疗联合、然后贝伐珠单抗维持治疗优于单纯化疗。

【康复随访及复发预防】

（一）无症状患者随访计划

一般情况下，在开始 2 年每 2～3 个月复查 1 次；第 3～5 年每 4～6 个月复查 1 次，5 年后每 6～12 个月复查 1 次。随访内容包括盆腔检查、血常规、CA125 或其他治疗前升高的肿瘤标志物、B 超等，如有指征，酌情选择 CT、MRI、PET/CT 等检查。建议每 4～6 个月做一次腹、盆腔增强 CT，每 6～12 个月行胸部 X 线或胸部 CT 检查。酌情选择生化检查。

（二）整合调理

1. 生活规律，保证足够睡眠，饮食注意营养，摄入含足够蛋白质的食物，尤其是素食者。

2.保持乐观精神，若心理压力过大，建议寻求心理医师帮助。

3.年轻患者因双侧卵巢切除而引发更年期综合征且难以耐受者，可在医师指导下使用激素替代治疗。但是原肿瘤组织检测雌孕激素受体阳性者则需谨慎使用。

4.所有的上皮性卵巢癌患者均建议检测 *BRCA* 基因状态。如果存在胚系 *BRCA* 基因突变，建议咨询肿瘤遗传门诊。

要点小结

◆ 定期、规则的随访复查有利于早期发现肿瘤复发，及时采取补救措施。

◆ 上皮性卵巢癌患者没有有效预防复发的办法，专业的心理疏导和科普宣传有助于提高患者的生活质量。

◆ 对于有胚系 *BRCA* 基因突变的妇女，建议咨询肿瘤遗传门诊。

总而言之，上皮性卵巢癌难以早期发现，就诊时多已为晚期。传统的治疗方法通常是手术整合铂类药物联合化疗。其中晚期卵巢癌的手术复杂，对手术医师的要求高。如何提高手术切除率、合理地运用手术与药物治疗直接影响患者的预后仍是一个问题。在我国尚未建立妇科肿瘤医师专科化体系前，多学科整合诊疗显得尤为重要。同时，需加快建立妇科肿瘤医师专科化培训体系，使我国卵巢癌诊治水平迈上一个新的台阶。

目前，一些传统治疗方法的真正价值仍不明确，如晚期患者的新辅助化疗、腹腔热灌注化疗等。一些大型的国际多中心随机对照试验也正在进行之中，相信不远的将来这些问题会得以解决。

近年，随着 PARP 抑制剂的出现，在传统的手术与化疗之后采用维持治疗使患者获得了更长的缓解期，推迟了复发时间，且毒副作用可控。进一步的研究包括寻找新的靶点、不同作用机制的靶向联合治疗、细胞免疫治疗及基因靶点治疗等都在探索之中。这些研究结果的问世将大大丰富卵巢癌的治疗手段，提高患者的生存期。

卵巢交界性肿瘤

【全面检查】

（一）病史特点

交界瘤平均发病年龄较浸润性癌年轻 10 岁左右，40 岁以下者居多，而浸润性癌患者年龄多数 > 50 岁。临床症状无特殊性，肿瘤体积小时多无明显症状，部分患者为妇科检查中偶然发现；随着肿瘤的增大可出现腹胀或腹部触及包块；少数可出现阴道出血；当肿瘤压迫盆腔脏器时可有尿频、便秘等症状；晚期患者出现腹水；当肿瘤发生破裂或蒂扭转时可表现为急腹症。

浸润性癌发现时 70% 即为晚期，而交界瘤生长缓慢，发现时多为早期。交界瘤的生长方式主要为局部扩散或种植，卵巢外的病灶来源不太明确，存在争议。有报道称，交界瘤的 *BRCA* 基因的突变率较低。肿瘤复发较晚，预后相对良好。

（二）体检发现

1.妇科检查　三合诊尤其重要，可在子宫的一侧或双侧触及圆形或类圆形且活动度较好的包块，包块表面多光滑。

2.全身体格检查　可有如下体征。①卵巢包块较大时可见腹部膨隆；②腹水征：腹水量较大时可出现移动性浊音阳性，腹膜转移可有血性腹水；③胸水征：胸腔积液量大时患侧局部叩诊呈浊音，听诊呼吸音减低或消失；④可有浅表淋巴结肿大；⑤急腹症：肿瘤破裂或扭转时可有腹部（局部）压痛、反跳痛。

（三）化验检查

1.一般常规检查　血常规，尿常规，粪常规，肝功能，肾功能，血清离子检测，传染病标记物（包括乙肝、丙肝、梅毒、HIV 检测等），凝血功能，血糖，血脂等。

2.血清肿瘤标志物　主要有 CA125、人附睾蛋白 4（HE4）、CA19-9、癌胚抗原（CEA）及甲胎蛋白（AFP），但敏感度和特异度均较低。血清 CA125 水平升高多见于浆液性交界瘤，升高幅度多介于良性肿瘤和恶性肿瘤之间，若 CA125 水平升高明显（平均值 401.5U/ml），则卵巢恶性肿瘤的可能性大。但 Ⅰ 期卵巢恶性肿瘤与交界瘤患者在血清 CA125 数值上有重叠。黏液性交界瘤患者则以血清 CA19-9 升高多见。

（四）影像学检查

由于交界瘤没有特异的检测指标，需将肿瘤标志物联合超声、CT、MRI 等影像学检查来提高诊断的准确度。

1. 超声检查　可有如下特征。①卵巢浆液性交界性肿瘤：一般为单房或 1～2 个房隔，囊肿内壁有乳头，包膜完整；②卵巢黏液性交界性肿瘤：肿瘤体积较大，为多房隔，可有房隔增厚或见乳头，包膜完整；③卵巢混合性交界性肿瘤：肿瘤体积大小不一，可呈囊性或非纯囊性，肿瘤中有实性部分，包膜完整。

2. CT、MRI 及 PET/CT　CT 在区别是交界性肿瘤还是恶性肿瘤方面的作用有限，但术前行 MRI 检查在判断肿瘤性状及分期以决定是否可行保留生育功能的手术等方面有作用。PET/CT 对确定转移和复发有意义。

（五）病理学检查

交界瘤患者术中应常规行快速冷冻病理学检查，以指导手术范围。但术中冷冻切片存在误差，最终确诊依靠术后常规病理（石蜡切片），术前需充分告知患者及其家属。有报道术中冷冻与术后病理的符合率浆液性交界瘤为 92%，黏液性交界瘤为 62%，因此黏液性肿瘤应在不同的区域多处取材。

要点小结

◆ 交界瘤治疗前的主要诊断手段有血清肿瘤标志物及超声、MRI 等影像学检查。

◆ 血清 CA125 水平升高多见于浆液性交界瘤，升高水平多介于良性肿瘤和恶性肿瘤之间，若 CA125 水平明显升高则卵巢癌的可能性大。黏液性交界瘤则以血清 CA19-9 升高多见。

◆ MRI 有助于判断临床分期及肿瘤的性状（高危因素如囊内乳头结构）。

◆ 术中应常规行快速冷冻病理检查，决定手术范围。术后病理明确诊断，指导进一步治疗。

【整合评估】

（一）评估主体

如同其他卵巢肿瘤，交界瘤需要排除其他肿瘤以明确诊断及治疗。经常参加 MDT 团队的相关科室有胃肠外科、肿瘤内科、泌尿外科、诊断科室（病理科、影像科、超声科、核医学科等）、内镜中心、护理、心理及营养科等。

（二）病理评估

按照 2014 版 WHO 女性生殖器官肿瘤分类，交界瘤组织学定义为无间质浸润的卵巢上皮细胞不典型增生。有如下 6 种病理亚型。

1. 卵巢浆液性交界性肿瘤　浆液性交界瘤为最常见的病理亚型，占卵巢交界性肿瘤（Borderline ovarian tumor，BOT）的 50%～55%，其形态学特征介于良性浆液性肿瘤和低级别浆液性癌之间。大体检查：呈单房或多房，肿瘤呈囊性，双侧较黏液性交界瘤多见，约 1/3 的患者双侧卵巢受累。

（1）组织学特征：具有层次性分支的乳头和假乳头，纤维间质呈水肿或透明样。上皮细胞呈典型的柱状，有轻度到中度的核异型性，核质深染。浆液性交界瘤包括经典型和微乳头型（占 5%～10%）。微乳头型浆液性交界瘤又称非浸润性低级别浆液性癌，其肿瘤细胞核的非典型性较经典型更明显，肿瘤的融合性微乳头结构直径 > 5mm，比经典型发生微浸润、双卵巢受累、腹膜种植的概率更高，复发率高，预后更差。

（2）免疫组化：S-BOT 呈 WT1、PAX8、Bcl-2 表达阳性，雌激素和孕激素受体大多数表达阳性。

2. 卵巢黏液性交界性肿瘤　黏液性交界瘤占卵巢交界性肿瘤的 35%～45%，分为胃肠型（85%）

和颈管黏液型（15%）。需注意排除转移性卵巢肿瘤和假黏液性腹膜瘤（PMP）。胃肠型黏液性交界瘤常发生在年龄较大的女性（40～50岁），常单侧，体积较大（直径＞19cm），多房，肿瘤局限于卵巢，发现时基本为Ⅰ期，预后较好。颈管黏液型黏液性交界瘤患者较年轻（35～39岁），近50%患者为双侧卵巢受累，肿瘤体积相对较小（直径8～10cm），单房，常伴腹膜种植及淋巴结受累，发现时常为晚期。

（1）组织学特征：囊肿内衬胃或肠分化的柱状黏液上皮，有乳头状或假乳头状内折，并混合杯状细胞和神经内分泌细胞，细胞核形态相同，位于基底部，染色质均匀分布。

（2）免疫组化：黏液性交界瘤呈 CDX-2、Villin、CK20 阳性，WT1、雌激素和孕激素受体绝大多数表达阴性。

3. 卵巢交界性 Brenner 肿瘤　交界性 Brenner 瘤通常很少见，只有不到3%～5%是交界型或浸润型。交界性 Brenner 肿瘤被认为是由良性 Brenner 肿瘤引起的，因为两种成分经常同时发生。大体检查：良性 Brenner 肿瘤通常体积较小（直径＜2cm），主要为实体瘤或纤维瘤。而交界性 Brenner 肿瘤通常＞10cm（平均18cm）。

（1）组织学特征：以上皮增生为主，囊性区呈乳头状或息肉样内折，由厚层的过渡型细胞覆盖，类似于泌尿道的非侵袭性尿路上皮乳头状癌。

（2）免疫组化：表达谱包括良性、交界性和恶性，与尿路上皮分化重叠，GATA3、细胞角蛋白7和 P63 表达阳性；血小板调节素和降凝素呈可变表达；WT1 和雌孕激素受体绝大多数表达阴性。

4. 浆黏液性交界性肿瘤　浆黏液性交界性肿瘤也称非典型增生性浆黏液性肿瘤，发生于年轻女性（34～44岁），占所有交界性肿瘤的5%～7%。大体检查：平均直径8～10cm，为单房或少房囊肿，常伴有囊内乳头。约40%的患者双侧受累，20%的患者有腹膜种植或淋巴结受累。

（1）组织学特征：浆液性黏液瘤与浆液性交界瘤的结构相似，但分支乳头由不同比例的宫颈黏液型、输卵管型浆液性、子宫内膜样细胞等排列而成，细胞质致密且呈嗜酸性。

（2）免疫组化：多数情况下波形蛋白染色

阳性，雌激素和孕激素受体通常为阳性，WT1、CK20 和 CDX2 表达大多数阴性。

5. 子宫内膜样交界性肿瘤　又称非典型增生性子宫内膜样瘤，占卵巢交界瘤的2%～3%。患者平均年龄57岁，约63%合并子宫内膜异位症，约39%合并子宫内膜增生或子宫内膜癌。卵巢癌外起源学说认为，卵巢内膜样肿瘤起源于子宫内膜异位症。大体检查：平均直径9cm，约4%为双侧卵巢受累，2/3含囊性成分。

（1）组织学特征：可表现为两种类型，即腺纤维瘤型或绒毛腺管型。腺纤维瘤型与腺纤维瘤的区别是可以有轻中度核异型性的复杂增生性上皮生长。绒毛腺管型细胞呈柱状，核呈椭圆形并垂直于基底膜。

（2）免疫组化：雌激素受体、孕激素受体大多数可呈阳性，WT1 表达基本为阴性，约50%可有 P16 染色阳性。

6. 透明细胞交界性肿瘤　也称非典型增生性透明细胞肿瘤，占所有交界瘤的不到1%。大体检查：肿瘤平均直径6cm，一般为单侧，肿瘤多呈实性，其中有小囊肿（"瑞士奶酪"样），类似于透明细胞腺纤维瘤，但可呈柔软的鱼肉样病灶。透明细胞肿瘤与内膜样肿瘤一样，也被认为起源于子宫内膜异位症。

（1）组织学特征：圆形到椭圆形的均匀分布的腺体镶嵌在腺纤维瘤样基质中，腺体周围环绕扁平的、立方形或钩形细胞，细胞核呈中等异型性，核仁小，染色质粗糙。

（2）免疫组化：HNF1 和 Napsin A 通常呈阳性，WT1、雌激素及孕激素受体通常呈阴性。

（三）精确诊断

1. 筛查、鉴别、定性诊断　要详细病史采集，包括包块（肿物）生长时间、压迫症状、消化道症状、其他疾病（肿瘤病史）等；体格检查重点为腹部体征及妇科三合诊检查判断包块性状；查肿瘤标志物特别是 CA125、HE4、CEA、CA19-9、AFP、HCG 等的水平；结合影像学（如超声、增强 CT、MRI 甚至胃肠镜）除外卵巢转移性肿瘤、胃肠道来源肿瘤、卵巢癌等。

2. 分期诊断　卵巢交界性肿瘤的分期系统与

卵巢恶性肿瘤相同。目的是判断疾病严重程度，结合患者一般状况选择合适的治疗方案，如手术方式的选择或保留生育的问题等。

3. 明确诊断　直接手术有困难的晚期病例，可能需要术前包块穿刺定性。依手术中切除肿物送冷冻病理检查结果决定术式，术后的石蜡病理切片为最终诊断依据。

4. 伴随诊断　需明确是否有其他伴随疾病或肿瘤及并发症，有助于诊断及治疗措施的制订和实施。

要点小结

◆ 根据病史、检查、化验及影像学资料，必要时通过 MDT 建立优化、合理的整合诊疗流程。

◆ 对临床分期、病理类型、患者状态、并发症等做出精准评估，选择个体化的整合治疗措施。

【整合决策】

鉴于交界瘤介于良性和恶性肿瘤之间，有低度恶性潜能，绝大部分患者为Ⅰ期，因此手术是最佳治疗方式，内科治疗为辅。具体治疗方案选择根据患者年龄、生育需求、肿瘤病理类型、临床期别、既往治疗等进行整合评估。

（一）外科治疗

1. 手术原则　交界瘤生物学行为（临床表现）决定了目前的术前检查，如体征、肿瘤标志物、影像学不能明确定性；患者的发病平均年龄又较癌症患者年轻 10 岁，因此微创腹腔镜手术是一个重要的选择。其优点在于手术创口小，也可以探查，必要时取病理后再决定下一步治疗。另外，对于日后有生育需求的患者，可以减少粘连，有利于妊娠。但腹腔镜手术有肿瘤破裂导致腹腔播散、穿刺孔转移的风险等，尽管术中使用标本袋可以降低播散的风险，但仍不能完全避免。

需要强调的是，腹腔镜手术必须要严格遵守无瘤原则，完整切除肿瘤。因黏液性交界瘤往往肿瘤体积较大，需慎重选择微创手术。术前充分评估对选择手术途径很重要。总之，对于早期（Ⅰ期）、肿瘤体积小、术前不怀疑子宫外肿瘤播散者，可以选择腹腔镜手术；对于术前疑癌、子宫外有病变（＞Ⅰ期）者推荐行开腹手术或腹腔镜探查后转开腹手术。

2. 全面分期手术　对于无生育要求的初治患者需行全面分期手术，包括腹腔冲洗液送细胞学检查；实行全腹盆腔探查及评估，对可疑有病变的部位进行活检；行全子宫双附件切除，高位断扎骨盆漏斗韧带；沿横结肠切除大网膜；切除所有肉眼可见病灶。

目前的研究数据显示，交界瘤的淋巴结切除有助于分期，以排除更晚期的疾病，但不提高生存率，这已成为共识。有文献报道，微乳头型交界瘤、腹膜种植特别是浸润性种植与淋巴结受累显著相关，其中腹膜种植是唯一与肿瘤复发相关的独立危险因素，所以在微乳头型、有腹膜种植时建议行包括淋巴结清扫在内的全面分期手术。总的来说，早期肿瘤可不切除淋巴结，若有微乳头型浆液性、浸润性种植、淋巴结肿大等高危因素，则需行淋巴结切除。

术中仔细探查阑尾至关重要。2017 年的一项荟萃分析显示，卵巢黏液性肿瘤中，外观正常阑尾和异常阑尾恶变率分别为 1.4% 和 59%（估计的 OR 值为 97.5%），对于卵巢黏液性交界瘤或黏液性癌患者，研究者认为没有充分证据支持切除外观正常的阑尾。以往的研究及共识认为病理为黏液性 / 腹膜假黏液性肿瘤患者必须切除阑尾，但 2020 年第 1 版 NCCN 指南已经更新为黏液性癌初始手术只切除外观异常的阑尾。

全面分期手术后如无浸润性种植，可观察；有浸润性种植则按低级别浆液性癌处理。

3. 保留生育或生理功能手术　由于大部分患者患病时年龄＜40 岁，生育或生理功能的保留很重要，此类患者在治疗前应进行肿瘤生育咨询、充分沟通、权衡利弊，并告知患者术后可能会降低生育能力。

（1）对于初始治疗有生育要求者：如为单侧卵巢肿瘤，任何期别均可行保留子宫和健侧附件的全面分期手术。由于卵巢活检术后的创面有增加粘连的风险，可能影响妊娠，且活检阳性率低，所以对侧卵巢没有可疑病灶时不推荐常规活检。

Ⅱ 期以上患者，所有肉眼可见病灶均需切除；术中尽量确保切缘阴性。

（2）对于双侧卵巢受累者：可行双侧卵巢肿瘤剔除或一侧附件切除及对侧肿瘤剔除 + 保留子宫的全面分期手术。如保留卵巢困难，可选择保留子宫。但病理为子宫内膜样交界性肿瘤应切除子宫。双侧交界瘤术后可先观察，完成生育后再行手术切除子宫与附件；如术后病理发现有浸润性种植，可行保留生育功能的全面分期手术，术后随访观察或给予辅助化疗。

近年有文章报道，单因素分析表明，保留子宫卵巢的患者与没有保留子宫单独保留卵巢的患者 10 年生存率相似（99.2%vs. 98.1%，P=0.42）；然而，与子宫单独切除术组相比，子宫卵巢保存组的总生存率更高（95.8%vs. 87.6%，$P < 0.001$）。在多变量分析中，子宫卵巢保存是改善总生存率的独立预后因素（HR 0.35；95%CI 0.15 ～ 0.79；P=0.012）。与子宫切除术组相比，子宫卵巢保存组的心血管疾病死亡率较低，但未达到明显统计学差异（20 年累积率，0.8%vs. 3.0%，P=0.29）。总之，患早期交界瘤的年轻女性保留子宫卵巢，不影响生存。

保留生育功能手术的术后复发率高于全面分期手术（21.4%vs. 6.3%；$P < 0.05$），但复发多数仍为交界性，不影响总体生存率。黏液性交界瘤复发率低于浆液性交界瘤，但复发后侵袭性高，可有癌变且多为单侧，建议行患侧附件切除。另外，如术后石蜡病理仍是交界瘤且无残留灶，可不再补充手术。所有患者均需密切随访。

在保留生育功能的同时是否行全面分期手术有争议，焦点在于如何在保证满意的肿瘤治疗结局(低复发风险)的同时有满意的生育结局（利于妊娠）。分期手术中，切除大网膜基本不增加手术及妊娠的风险，而淋巴结切除可明显增加手术创面，导致粘连、淋巴水肿等一系列术后并发症而不利于妊娠。一项回顾性研究显示，经过全面探查后确定为 Ⅰ 期的交界瘤患者，单纯行保留生育功能的手术可获得理想的生存率及术后妊娠率。目前较一致的观点或共识是，早期肿瘤、无高危因素（微乳头型）可不做分期手术，不推荐淋巴结切除；黏液性肿瘤要切除阑尾；对于 Ⅱ、Ⅲ 期患者，即卵巢外有浸润

性病灶者，多数回顾性研究显示 10 年生存率明显下降，复发和进展为恶性的比例较高，在保留生育功能的同时要做分期手术。

4. 再分期手术　对既往不完全分期手术者应完善胸腹盆增强 CT，无残存病灶者需观察。有残存病灶者按生育要求分类。

（1）无生育要求：如存在残留病灶且无浸润性种植（或无法确定）者，可观察（2B 类证据）或行全面分期手术并切除残留病灶；有浸润性种植者，可行全面分期手术并切除残留病灶，也可观察（C 类证据）或参照低级别浆液性癌治疗。

（2）有生育要求：无浸润性种植（或无法确定），可观察（2B 类证据）或行保留生育功能的分期手术并切除残留病灶。有浸润性种植者可选择：①行保留生育功能的全面分期手术并切除残余病灶；②观察（C 类证据）；③按照低级别浆液性癌治疗（2B 类证据）。

对于单侧肿瘤剔除后复发者，行复发侧附件切除，对新发侧行肿瘤剥除。大部分复发为残余卵巢边缘复发，通过手术可以解决。肿瘤局限且不伴浸润种植的复发，有生育要求者可再次行保育手术；若有卵巢外复发或浸润种植，行肿瘤细胞减灭术。晚期复发者可考虑二次减灭术。对于浸润转移者，卵巢以外部位复发需按浆液性癌处理（肿瘤细胞减灭术）。对于要保留生育功能、病理为浆液性 / 黏液性交界瘤、恶性程度低、复发后也多为交界瘤的患者，不必在完成生育后立即补充手术，可密切随访，待肿瘤复发后再行子宫附件切除术，以便维持患者内分泌稳定，保持较好的生活质量。若病理存在微浸润或病理为上皮癌，建议生育后立即补充手术，若延迟手术，应充分告知患者所有的潜在风险。

（二）内科治疗

1. 化疗　因浆液性交界瘤对化疗不敏感且复发率低，术后一般不主张化疗。所有类型的黏液性肿瘤均预后良好，因此通常也仅行手术治疗，不需要化疗。只有符合如下高危因素，如肿瘤残留或破裂、晚期、腹腔冲洗液阳性、腹膜或大网膜浸润性种植、病理为微浸润 / 微乳头等，术后才可进行辅助化疗 PC 方案 3 ～ 6 个疗程。短期内复

发常见初始治疗漏诊了浸润性种植病灶，需要化疗；晚期复发者可考虑二次减灭术；有浸润性种植者需加化疗。

2. 中医药治疗　认识病因病机，辨证施治。总体原则以恢复生理功能为目标，补肾益脾，调理气血，调治冲任、胞宫。术后以补益气血为主，恢复机体正气。如术后出现慢性盆腔疼痛、不孕症等难治情况，也可考虑中医药治疗加速康复。

3. 其他　复发性低级别浆液性癌的后续全身治疗包括激素疗法，芳香化酶抑制剂如阿那曲唑、来曲唑、他莫昔芬、亮丙瑞林乙酸盐、氟维司汀等；其他化学治疗剂，如聚乙二醇脂质体多柔比星、吉西他滨、拓扑替康、紫杉醇周疗等；贝伐珠单抗或靶向药物（曲美替尼、MEK162、维罗非尼等）也可使用。

一项新的 II 期临床研究得出结论，使用阿那曲唑治疗雌激素受体（ER）阳性和（或）孕激素受体（PR）阳性的复发性低级别卵巢癌或浆液性交界瘤，临床受益率可达到 61%，临床获益的中位时间为 9.5 个月，且毒性可耐受。

（三）放射治疗

大部分患者复发为局部性且可通过手术再次减瘤，一般无须放疗。只有局部复发、对多种化疗方案耐药时考虑放疗，且是姑息性的，是否需要应经 MDT 整合诊疗团队讨论决定。选择的放疗方式及具体剂量应进行个体化定制。

（四）生育相关治疗

1. 卵巢组织的保护　青春期前，可行卵巢组织冻存；育龄期可行胚胎冷冻或卵母细胞冻存。对于有生育要求的患者，化疗时可采用卵巢保护性药物促性腺激素释放激素激动剂（GnRHa）。最近的一项 Meta 分析显示，应用 GnRHa 可降低卵巢损伤的风险。

2. 生育时机　保留生育功能手术后的患者，生育时机选择的原则如下所示。

（1）避开肿瘤复发高峰期：影响交界瘤复发和生存的危险因素主要有 FIGO 分期、卵巢外浸润种植和术后残留灶，其他相关因素有微乳头型、淋巴结受累、肿瘤间质浸润。交界瘤复发的

时间通常在 3 年以后，一项保留生育功能手术后的长期随访研究显示，中位复发时间为 4.7 年。对于未化疗已婚女性，若身体状况恢复好，可在术后 3 个月试孕；对于未婚女性，备孕时需定期行 CA125 和盆腔彩超检查，以尽早发现复发。同时最好尽量缩短备孕时间，必要时接受辅助生育。

（2）避开化疗药物毒性期：化疗前尽量使用卵巢保护剂 GnRHa；尽量选择对卵巢危害性低的药物；停药后 6 ～ 12 个月可妊娠。

3. 妊娠结局　保留生育功能手术后的妊娠率大部分报道超过 50%。一项来自法国的文献综述显示，早期交界瘤保留生育功能术后自然妊娠率为 54%，致死性复发率为 0.5%；晚期交界瘤术后自然妊娠率为 34%，致死性复发率增加至 2%。早期患者可行促排卵治疗，有报道晚期（卵巢外浸润性种植）患者行促排卵治疗可导致肿瘤进展。

（五）顶层设计及整合管理

初治首选手术治疗，完整切除病灶及大网膜，不常规切除淋巴结。有高危因素（微乳头、浸润种植、淋巴结肿大）时需系统切除淋巴结。黏液性 / 腹膜假黏液性肿瘤患者需切除阑尾。无生育要求要选择全面分期手术，病理非子宫内膜样瘤者可酌情保留子宫。根据年龄及是否有生育需求，选择保留生育功能术式。

要点小结

◆ 所有期别均应接受手术治疗，II 期及以上分期者术后是否补充化疗尚有争议。

◆ 根据肿瘤大小、转移范围判断是否可以行微创腹腔镜手术。

◆ 依据患者年龄、生育要求及肿瘤病理类型决定是否行保留生育功能的手术。生育咨询应该纳入临床管理。

【康复随访及复发预防】

（一）总体目标

定期随访，及早发现肿瘤复发，及时干预，

以改善患者生活质量、延长患者总体生存期为目标。对于高复发风险患者，需要采取适当的随访策略，以早期发现和管理复发，从而改善患者生活质量，延长患者总生存期。

（二）整合调理

1. 建立完善患者档案及随访机制。

2. 术前宣教，如有需要可在术后帮助推荐内分泌及生殖专家。

3. 加强围术期营养，注重快速康复。

4. 对行保留生育功能手术的患者，关注其生育状态及后续的肿瘤变化，如必要时可在完成生育后补充全面分期手术或复发后再手术，延长生存。

5. 术后化疗者可采用卵巢保护剂（促性腺激素释放激素激动剂），保护卵巢功能，减轻化疗对卵巢功能的影响。如有生育需求者，可协助转诊，选择先进生殖技术助孕。

6. 向患者及其家人提供有关患者一生的预后信息及复发风险，督促患者按时随访。

（三）严密随访

疾病虽进展缓慢，但有远期复发的倾向，10年后复发率约 10%，因此术后需要长期严密随访（> 15 年），尤其注意对于行保守性手术（保留卵巢或子宫）及术后存在复发高危因素的患者。临床上应每 3 ~ 6 个月复查一次，持续 5 年，以后每年复查一次。复查内容包括盆腔检查、体格检查、盆腔超声或 CT、血清肿瘤标志物（浆液性肿瘤需查 CA125 及 HE4；黏液性肿瘤需查 CA19-9、CEA）。当怀疑复发时，应行盆腔 MR；如怀疑是浸润性腹膜或腹膜外疾病，还应行 CT 或 PET/CT 检查。

（四）常见问题处理

浸润性种植者的复发率更高（> 50%），但术后 5 年生存率也有 80% ~ 90%，对于存在肉眼可见残留病灶者通常预后更差，应密切随访。复发者首选手术，实施肿瘤细胞减灭术。无浸润种植的复发，可继续随访；有浸润种植或低级别癌的复发，按低级别浆液性卵巢癌处理。40 岁以下

能密切随访的患者，复发后病理提示无浸润种植，若保留生育的意愿强烈，可再次实施保育手术。晚期复发或出现并发症者应给予对症治疗，如肠梗阻保守治疗无效，可行手术解决。

（五）积极预防

普通人群应保持健康的生活方式，减少熬夜、适量运动、增强免疫力、均衡饮食等均有助于降低患病风险。另外，应定期体检，尤其是生育年龄者，每年应行盆腔超声检查。对于有卵巢/乳腺肿瘤和其他高风险家族遗传疾病的女性，要尤为关注。加强遗传咨询和检测，加强健康人群宣教，避免过度肥胖、吸烟，未产、不孕症者要有更强的防护意识。此外还可适当选用口服避孕药来降低风险。

要点小结

◆ 不论什么期别，应在患者全程治疗中给予人文关怀、心理疏通及健康指导。

◆ 总体预后良好，但需长期随访。

◆ 复发患者应按个体化方案整合治疗，可多次手术，但应注意处理术后并发症。

卵巢生殖细胞肿瘤

【全面检查】

卵巢生殖细胞肿瘤发病率仅次于上皮性肿瘤，占所有卵巢肿瘤的 20% ~ 40%，青春期前的发病率高达 60% ~ 90%，绝经后期仅占 4%。除了成熟型畸胎瘤外，其余的卵巢生殖细胞肿瘤均为恶性，统称为卵巢恶性生殖细胞肿瘤（malignant ovarian germ cell tumor，MOGCT）。

（一）病史特点

1. 畸胎瘤　是由多胚层组织结构组成的肿瘤，偶见含一个胚层成分。肿瘤组织多数成熟，

少数未成熟，多数为囊性，少数为实性，肿瘤的良恶性及恶性程度取决于组织分化程度，而不是肿瘤的质地。

（1）成熟型畸胎瘤：绝大多数为囊性，称为成熟囊性畸胎瘤，又称皮样囊肿，实性者罕见。成熟型畸胎瘤是最常见的卵巢良性肿瘤，占卵巢生殖细胞肿瘤的85%～97%，好发于生育期年龄，单侧为多，双侧约占12%。大多数患者无症状，少数患者会出现腹痛或其他非特异性症状，瘤体破裂或扭转时出现急腹症。

成熟型畸胎瘤恶变率为2%～4%，恶变机会随年龄增长而增加，多发生于绝经后妇女。瘤体中任一组织成分均可恶变而形成各种恶性肿瘤，扩散方式主要为直接浸润和腹膜种植，预后较差，5年存活率为15%～31%。

（2）未成熟型畸胎瘤：较少见，多发生于青少年，平均年龄为20～30岁，占所有畸胎瘤恶性肿瘤的20%，随年龄增长，发病率逐渐下降。临床表现无特异性，以腹部包块、腹胀、腹痛等不适为主，也有不少病例无明显异常表现。转移及复发率均高，复发后再次手术时，未成熟肿瘤组织有向成熟转化的特点，即恶性程度的逆转现象。近年来，5年存活率提高至50%～75%。

2. 无性细胞瘤　为中度恶性的实性肿瘤，占卵巢恶性肿瘤的5%。好发于青春期及生育期女性，多为单侧，右侧多于左侧。盆腔包块是最主要的临床表现，常伴有腹胀感，肿瘤扭转破裂出血时可出现急性腹痛，腹水较少见，大多数患者的月经及生育功能正常。无性细胞瘤对放疗特别敏感，纯无性细胞瘤的5年存活率可达90%，混合型（含绒癌、内胚窦成分）者预后差。

3. 卵黄囊瘤　又称内胚窦瘤，是一种高度恶性的少见生殖细胞肿瘤，约占卵巢恶性肿瘤的1%，常见于儿童和年轻女性，是婴幼儿生殖细胞肿瘤中最常见的类型。腹痛是较为常见的临床表现，尤其是急性腹痛，多无内分泌或月经改变。肿瘤生长迅速，易早期转移，预后差，既往平均生存期仅1年，现经手术及联合化疗后，生存期明显延长。

4. 胚胎性癌　是一种未分化并具有多种分化潜能的MOGCT。极少见，发生率占卵巢MOGCT的5%以下，主要发生于20～30岁的青年人。临床表现多以盆腔包块为主，常伴有腹痛和消瘦，并可伴有内分泌症状，如性早熟、闭经延迟、多发等。胚胎性癌具有局部侵袭性强、播散广泛及早期转移的特性，与无性细胞瘤相比更具有浸润性，是高度恶性的肿瘤。

5. 非妊娠绒毛膜癌　原发性卵巢绒癌也称为卵巢非妊娠绒毛膜癌，恶性程度极高，可分为单纯型和混合型，即除绒癌成分外，同时合并存在其他MOGCT，如未成熟型畸胎瘤、卵黄囊瘤、胚胎性癌及无性细胞瘤等。原发性卵巢绒癌多见混合型，单纯型少见。非妊娠性绒癌预后较妊娠性绒癌差，治疗效果不好，病情进展快，短期内即死亡。

6. 混合性生殖细胞肿瘤　是由人体内原始生殖细胞向多个方向分化形成的一组异质性肿瘤，多发生于年轻女性，几乎全部在30岁以下，极少数可见于围绝经期女性。由于肿瘤体积大，生长迅速，实性或囊实性，易受重力变化发生扭转，腹痛和腹部包块为主要症状。混合性生殖细胞肿瘤恶性程度高，分期是影响生存率的首要因素。随着对肿瘤认识的不断深入，有效化疗方案的不断改进，不仅保留了患者的生育功能，提高了生存质量，预后也大有提高。

（二）体检发现

1. 成熟型畸胎瘤　肿瘤较小时，常无明显体征，肿瘤增至中等大时，妇科检查可扪及子宫一侧或双侧球形肿块，多为囊性，表面光滑，活动度好。肿瘤长大充满盆腹腔时可出现压迫症状，如尿频、便秘等。

2. 卵巢恶性生殖细胞肿瘤　通常缺乏特异性体征，可在妇科检查时发现。盆腔包块多见，单侧为主，无性细胞瘤10%～20%可为双侧，可伴有胸腔积液或腹水，并有腹膜后淋巴结肿大，多伴有肿瘤标志物的升高。

（三）化验检查

肿瘤标志物广泛应用于临床，虽然目前尚无任何一种肿瘤标志物为某一独特肿瘤专有，但各种类型的卵巢肿瘤具有相对较特殊的标志物，可用于辅助诊断及病情监测、监测复发或转移及判断预后等。甲胎蛋白（AFP）对卵黄囊瘤有特异性价值，对未成熟型畸胎瘤、混合型无性细胞瘤中含卵黄囊成分者具有协助诊断意义。未成熟型畸胎瘤者血清 AFP 强升高，无性细胞瘤大多数可有血清乳酸脱氢酶（LDH）及肌酸磷酸激酶（CPK）升高，胚胎性癌血清 AFP 及 β- 人绒毛膜促性腺激素（β-HCG）升高。HCG 对于原发性卵巢绒癌有特异性。血清 AFP 和 HCG 的动态变化与病情的好转及恶化相一致，临床完全缓解的患者，其血清 AFP 或 HCG 值轻度升高预示癌瘤的残存或复发，最后确诊需依靠组织病理学的诊断。此外，肿瘤标志物的水平对了解保留生育功能患者的病情及长期随访监测有重要作用。

（四）影像学检查

1. B 型超声　B 型超声的临床诊断符合率＞90%。

（1）成熟型畸胎瘤：毛发、牙齿、骨骼等特殊组织是形成其特殊声像图特征的基础，可表现为囊内面团征、类囊型、发团征及囊内脂 - 液分层征等多种不同征象。

（2）未成熟型畸胎瘤：瘤体较大，外形不规则，呈囊实性，内部回声杂乱，可见分隔及实性中等回声或衰减的团块。肿瘤内部呈"破絮"状或粗网格状的中等回声合并成熟囊性畸胎瘤特征性表现时，应高度怀疑卵巢未成熟型畸胎瘤，通常合并腹水。

（3）无性细胞瘤：表现为边界清楚的实性或以实性为主的囊实性肿块，多呈不均质中低回声，坏死和囊性变部分表现为不规则液区，可见分隔，实性部分多可见条索状回声及结节状回声。

（4）卵黄囊瘤：通常表现为实性为主不均匀的囊实性肿块，其次为实性肿块伴坏死区，约占90%，也可表现为有壁结节的囊性肿块，但较少见。

2. 腹部平片　若为卵巢畸胎瘤，可显示牙齿及骨质，囊壁为密度增高的钙化层，囊腔呈放射透明阴影。

3. CT 检查　可清晰显示肿块、肿块与周围的关系、有无肝肺结节及腹膜后淋巴结转移。

（1）成熟型畸胎瘤：CT 可见肿瘤表面光滑，多数为单囊，牙齿及钙化为极高密度，囊内存在或多或少的皮脂样成分，呈极低密度，为成熟型畸胎瘤的特征性表现，增强扫描时多无强化。

（2）未成熟型畸胎瘤：卵巢未成熟型畸胎瘤在 CT 图像上呈囊实性改变，可表现有脂肪组织、实性软组织、囊性成分及钙化灶四种不同密度的组成成分，增强扫描实性成分有不同程度的强化。

（3）无性细胞瘤：肿瘤体积较大，边缘光滑，可呈分叶状。肿瘤呈不均匀稍低密度实性肿块，可见分隔，散在钙化灶，实性部分强化明显，坏死部分无强化。肿瘤较少侵及邻近器官。

（4）卵黄囊瘤：通常表现为囊壁厚而不均匀的囊实性肿块，其次为实性肿块伴坏死区，增强扫描肿瘤实性部分强化明显，约半数病例出现邻近子宫、阔韧带或膀胱受侵。多数肿瘤包膜不完整，包膜破裂后可引起腹膜播散种植和腹水。

4. MRI 检查

（1）成熟型畸胎瘤：典型特点是脂质在 T_1WI 序列显示为高信号，在抑脂序列呈低信号。钙化及牙齿在 T_1WI 及 T_2WI 序列为无信号区，因此，肿瘤信号混杂。MRI 可清晰显示脂 - 液平面及脂质边界。增强扫描肿瘤多无强化。

（2）未成熟型畸胎瘤：肿瘤呈囊实性混杂信号，囊性部分多为浆液或黏液。增强扫描肿瘤实性部分呈不同程度强化。

（3）无性细胞瘤：表现为体积较大的实性肿块，肿瘤内的纤维间隔在 T_2WI 呈低信号，T_1WI 图像上肿瘤实质成分与纤维间隔不易区分。肿瘤间隔内通常含有丰富血管，增强扫描明显强化。

（4）卵黄囊瘤：肿瘤多以略长的 T_1、常规 T_2 信号为主，因常发生囊变、坏死或出血而信号不均匀。多数肿瘤表现为多血供特点，增强扫描肿瘤明显强化，肿瘤内及周边可因多发血管断面出现"亮点征"，有时可合并腹水。

（五）病理学检查

卵巢生殖细胞肿瘤的最终诊断需靠组织病理学确诊。日常工作中常见的标本类型包括卵巢活检标本和卵巢切除标本。对卵巢穿刺和楔形切除活检标本，应仔细观察记录大小、切面情况并全部进行取材包埋。

要点小结

◆ 除成熟型畸胎瘤外，其余卵巢生殖细胞肿瘤均为恶性。

◆ 卵巢 MOGCT 有较敏感且特异性较高的肿瘤标志物，包括 AFP、LDH、β-HCG 及 CPK 等。

◆ 常用的辅助检查手段包括 B 型超声、腹部平片及 CT 检查等。B 型超声的临床诊断符合率 > 90%。如需除外肝转移或腹膜后淋巴结转移，可行 CT 检查。

◆ 卵巢生殖细胞瘤的最终诊断需要靠组织病理学确诊。

【整合评估】

（一）评估主体

卵巢生殖细胞肿瘤多学科整合诊疗 MDT 的学科组成包括妇科、儿科、肿瘤内科、腹部外科、泌尿外科、放疗科、内分泌科、诊断科室（病理科、影像科、超声科、核医学科）、护理部，以及心理学专家、营养支持及社会工作者（临终关怀）等。

（二）病理评估

1. 成熟型畸胎瘤　中等大小，呈圆形或卵圆形，表面光滑，壁薄质韧。切面多为单房，腔内充满油脂和毛发，有时可见牙齿或骨质。囊壁内层为复层鳞状上皮，壁上常见小丘样隆起向腔内突出，称为"头节"，为病理学中的重要特征。肿瘤可含外、中、内胚层组织，偶见向单一胚层分化，形成高度特异性畸胎瘤，如卵巢甲状腺肿，其可分泌甲状腺激素，甚至引起甲状腺功能亢进。"头节"的上皮易恶变，形成鳞状细胞癌，预后较差。

2. 未成熟型畸胎瘤　含 2～3 个胚层，由分化程度不同的未成熟胚胎组织构成，主要为原始神经组织。肿瘤多为实性，可有囊性区域，体积较大，表面呈结节状，切面似脑组织，质腐脆。

肿瘤的恶性程度根据未成熟组织所占比例、分化程度及神经上皮含量而定。Norris 等提出的未成熟型畸胎瘤分级方法对治疗和预后判断均有重要的意义（表 10-2-5）。

表 10-2-5　未成熟型畸胎瘤的分级方法

0 级	全部为成熟组织
Ⅰ 级	有少量不成熟组织（主要是胶质和原始间充质），可见核分裂。神经上皮少，每一切片中仅限于 1 个（每 40 倍视野）
Ⅱ 级	有较多未成熟组织，但神经上皮在每一切片中不超过 3 个（每 40 倍视野）
Ⅲ 级	有多量不成熟脑组织，每一切片中神经上皮的量占 4 个或更多（每 40 倍视野），并常与肉瘤样的间质融合

3. 无性细胞瘤　肿瘤中等大小，圆形或椭圆形，实性，触之如橡皮样，表面光滑或呈分叶状。切面呈淡棕色，镜下见圆形或多角形大细胞，细胞核大，胞质丰富，瘤细胞呈片状或条索状排列，有少量纤维组织相隔，间质中常有淋巴细胞浸润。

4. 卵黄囊瘤　多为单侧，肿瘤较大，圆形或卵圆形。切面部分囊性，组织质脆，多有出血坏死区，呈灰红色或灰黄色，易破裂。镜下见疏松网状和内皮窦样结构，瘤细胞呈扁平、立方、柱状或多角形，可产生 AFP，其浓度与肿瘤消长相关。

5. 胚胎性癌　肿瘤体积较大，有包膜，质软，常伴出血、梗死和包膜破裂。切面为实性，灰白色，略呈颗粒状，与其他生殖细胞肿瘤合并存在时，依所含成分和占比不同呈现出杂色多彩状，囊性变和出血坏死多见。肿瘤组织由较原始的多角形细胞聚集形成的实性上皮样片块、细胞巢与原始幼稚的黏液样间质构成。在少许分化的区域，瘤细胞有形成裂隙和乳头的倾向，细胞略呈立方或柱状上皮样，但不形成明确的腺管。肿瘤细胞和细胞核的异型性突出，可见瘤巨细胞。

6. 非妊娠绒毛膜癌　典型的肿瘤体积较大，单侧、实性、质软、出血坏死明显。镜下形态如同子宫绒毛膜癌，由细胞滋养细胞和合体滋养细胞构成。因其他生殖细胞肿瘤特别是胚胎性癌常有不等量的合体细胞，诊断必须同时具备两种滋养细胞。

7. 混合性生殖细胞肿瘤　来自胚胎性腺原始

生殖细胞的肿瘤，病例类型可包括原始生殖细胞类型，以及原始生殖细胞从卵黄囊向生殖脊移行路径的性腺外组织，包括无性细胞瘤、卵黄囊瘤、未成熟畸胎瘤、胚胎性癌、绒毛膜癌等。肿瘤体积较大，实性或囊实性，切面肉眼可见肿瘤含有不同成分，含有卵黄囊瘤或非妊娠性绒癌成分常见的出血坏死，含有未成熟或成熟畸胎瘤成分，切面呈黄色或淡黄色。对于混合性生殖细胞肿瘤的诊断，一定要仔细进行镜下图像的观察，对图像相似的肿瘤进行相应的鉴别诊断，另外，要结合患者的年龄、临床表现及实验室检查，恰当运用免疫组化标记，方能得出正确结论。

（三）精确诊断

1. 疾病诊断　大多数生殖细胞肿瘤（60%～70%）在疾病早期即可诊断。卵巢 MOGCT 具有发病年龄轻、肿瘤体积较大、肿瘤标志物异常、易产生腹水、病程发展快等临床特点，诊断并不难。常规的诊断性检查包括超声、CT、胸部 X 线和 PET 等。年轻人群应注意检测血清 β-HCG、AFP、LDH、全血细胞计数和肝肾功能等。卵巢成熟型畸胎瘤的初步诊断主要依靠超声等影像学检查。AFP 和 β-HCG 的检测对卵巢卵黄囊瘤和非妊娠性绒癌可以起到明确诊断的作用，但最终确诊仍需依靠组织病理学的诊断。

2. 分期诊断及风险评估　卵巢恶性肿瘤的主要转移途径是在腹膜腔种植播散和腹膜后淋巴结转移，术前检查常难以准确评估疾病的进展程度，因此，MOGCT 现采用 FIGO 手术-病理分期，分期依据的获得有赖于术中全面探查和术后的病理检查，主要目的是在制订治疗方案之前充分了解疾病的严重程度及特点，以便为选择合理的治疗模式提供充分依据。FIGO 分期的期别直接影响患者的生存率，病变范围是评估预后的重要指标。患者 5 年生存率随肿瘤分期增加而降低，特别是 III 期和 IV 期患者，生存率显著降低。与生育年龄的患者相比，月经未来潮或年龄 > 45 岁的患者的肿瘤生物学行为不同，预后较差。

3. 分子诊断　早诊断、早治疗是降低女性卵巢恶性肿瘤死亡率的关键，分子诊断标志物在肿瘤的诊断、监测、预后等方面具有重要意义。

SALL4 是胚胎干细胞发生和维护多潜能性所需的转录因子，在卵巢成熟型畸胎瘤中不表达，是诊断无性细胞瘤、卵黄囊瘤、胚胎性癌、未成熟型畸胎瘤非常有价值的一线标志物，与非生殖细胞肿瘤鉴别时，还需与 NANOG、OCT4 等其他生殖细胞肿瘤标志物整合应用。PLAP（胎盘碱性磷酸酶）可标记无性细胞瘤、卵黄囊瘤、胚胎性癌及绒毛膜癌，特异度较局限，但在绒毛膜癌中比 SALL4 更敏感。NANOG 在大多数无性细胞瘤及胚胎性癌中特异性表达。OCT4 是维持胚胎生殖细胞多潜能性所需的转录因子之一，在无性细胞瘤中高度特异性表达。CD117 是 *c-kit* 基因编码的蛋白，约 85% 以上的无性细胞瘤表达 CD117。Glypican-3 是一种细胞表面硫酸乙酰肝素蛋白聚糖，诊断卵黄囊瘤时，其是对 AFP 的有效补充，大多数卵黄囊瘤细胞胞质中 Glypican-3 呈阳性。目前没有任何一种标志物的敏感度和特异度可以达到 100%，因此，选择多种标志物联合应用才是明智之举。随着对相关分子标志物研究的深入，对其的认识和应用会把握得更准确、更全面。

要点小结

◆ 通过 MDT 协作组合作完成对病情的评估，建立合理的卵巢生殖细胞肿瘤整合诊疗流程，有助于实现最佳、个体化的整合治疗。

◆ 评估包括分期早晚、病理类型等，以便精确诊断、个体化诊疗。

◆ 每一种评估都要求全面、动态，在整合评估基础上更加关注患者的个体特殊性，以选择最佳的整合治疗策略。

【整合决策】

（一）外科治疗

手术治疗是卵巢生殖细胞肿瘤的主要治疗方式，手术方式的选择应根据患者年龄、有无生育要求、组织病理学类型、肿瘤期别、初治或是复发等进行整合评估。路径可选择开腹、腹腔镜或机器人手术，术前需仔细评估，以确认最佳手术方案。

1. 成熟型畸胎瘤　单侧肿瘤可行卵巢肿瘤剥除或患侧附件切除术，双侧肿瘤争取行卵巢肿瘤剥除术，围绝经期女性可行全子宫加双附件切除术。

2. 卵巢恶性生殖细胞肿瘤

（1）初始治疗：如果患者无生育要求，初治手术时应参照上皮性卵巢癌方法行全面分期手术。对于有生育要求者，任何期别的 MOGCT 都可以保留生育功能。绝大部分卵巢 MOGCT 患者为有生育要求的年轻女性，常为单侧卵巢发病，即使复发也很少累及对侧卵巢和子宫，且对化疗十分敏感，因此，手术的基本原则是无论期别早晚，只要对侧卵巢和子宫未受肿瘤累及，均应行保留生育功能的手术，仅切除患侧附件。未成熟畸胎瘤和所有 I 期无性细胞瘤术后需密切随访，不建议对外观正常的对侧卵巢行系统性活检。对肉眼可见的双侧卵巢病变（特别是无性细胞瘤或未成熟畸胎瘤）患者，建议行单侧附件切除和对侧卵巢肿瘤剥除术。对于绝经后女性（无论是否伴有双侧卵巢受累）及晚期患者，建议行子宫加双附件切除术。是否行系统性淋巴结切除尚未达成共识，在手术探查和（或）初始 CT 扫描有淋巴结异常及化疗后仍有残余病灶时，可行系统性淋巴结切除术。晚期患者亦可考虑行保留生育功能的保守性手术，术后辅以化疗。复发的卵巢生殖细胞肿瘤仍主张积极手术。

（2）有残余病灶或肿瘤复发：对于影像学检查发现有残留肿瘤，但 AFP 和 β-HCG 水平正常的患者，可考虑行手术切除肿瘤，也可选择观察。后续治疗主要取决于术中的发现，需确定到底是残留肿瘤、良性畸胎瘤还是其他坏死组织。

（二）化学治疗

MOGCT 对化疗十分敏感，根据肿瘤分期、类型和肿瘤标志物水平，术后可采用 3～6 个疗程的整合化疗。

1. 初始治疗　 I 期无性细胞瘤及 I 期 G1 未成熟畸胎瘤患者术后可仅随访，无须辅助化疗，部分 I A 期和 I B 期的儿童和青春期患者可以考虑化疗或者随访。所有 I 期卵黄囊瘤及 II～IV 期患者术后均需接受 3～4 个疗程 BEP（博来霉素＋依托泊苷＋铂类药物）方案化疗。对于部分 I B～III 期无性细胞瘤患者，减少化疗反应的毒性作用极为必要，可用 3 个疗程的依托泊苷＋卡铂方案进行化疗。即使中性粒细胞减少，也不建议减少剂量或延迟化疗。

2. 有残余病灶或肿瘤复发　对一线化疗后仍有明确残留病灶，以及 AFP 和（或）β-HCG 水平持续升高的患者，推荐采用 TIP（紫杉醇、异环磷酰胺、顺铂）方案或干细胞移植支持下的大剂量化疗。对已接受多种化疗方案后仍有肿瘤残留或复发、已没有治愈性手段可用的患者，推荐采用复发治疗方案，包括 TIP、VAC［长春新碱、放线菌素 D（更生霉素）、环磷酰胺］、VeIP（长春碱、异环磷酰胺、顺铂）、VIP（依托泊苷、异环磷酰胺、顺铂）、顺铂＋依托泊苷、多西他赛＋卡铂、紫杉醇＋卡铂、紫杉醇＋吉西他滨、紫杉醇＋异环磷酰胺、多西他赛、紫杉醇、放疗或支持治疗。

3. 化疗的不良反应　化疗时需严密观察药物的不良反应，并进行有效监测和预防。博来霉素的主要不良反应为肺纤维化，且具有终身剂量限值（$250mg/m^2$），若达终生累积量时，可仅用 EP 方案治疗。依托泊苷化疗后可产生潜在远期毒性，最严重的为继发性急性髓细胞白血病和骨髓增生异常综合征。顺铂的主要不良反应为肾脏毒性，化疗期间可行利尿治疗以保护肾功能。

4. 化疗期间卵巢的保护　辅助化疗产生的严重不良反应为卵巢功能损害和卵巢早衰，导致患者不育及过早绝经。促性腺激素释放激素激动剂（GnRHa）在化疗期间可为保护卵巢功能发挥重要作用，对已有月经的儿童及青少年患者，化疗期间可考虑用 GnRHa 保护卵巢。

（三）放射治疗

放疗为手术和化疗的补充治疗。尽管无性细胞瘤对放疗很敏感，但因涉及保留生育功能的年轻患者，目前已较少应用。对于复发的无性细胞瘤，放疗仍能取得较好疗效。

【康复随访及复发预防】

（一）总体目标

定期规范随访和监测，及早发现肿瘤复发，及时干预处理，用以提高治疗疗效，延长生存期，提高生活质量。

（二）严密随访

随访内容包括病史、体格检查、盆腔检查、肿瘤标志物及影像学检查。术后 2 年内每 2～3 个月随访 1 次，第 3～5 年每 4～6 个月随访 1 次，5 年后每年随访 1 次。对行保留生育功能手术的患者，建议影像学采用 B 超，至少每 6 个月检查随访 1 次，发现异常可用增强 CT 或 MRI 复核。

（三）常见问题处理

1. 妊娠期治疗　妊娠期盆腔血供丰富，加速肿瘤的生长及转移，一旦发现均需尽早手术，若患者有强烈的生育要求，可延长至妊娠中期。手术方式可选择保留正常卵巢与子宫，根据术中冷冻切片病理类型、妊娠期、胎儿情况等做出整合性方案。妊娠期的化疗，一般选择 BEP 方案，依托泊苷可导致血液三系明显降低，化疗的施行需间隔分娩 3 周以上，以确保母婴安全。

2. 术后激素补充及避孕　化疗可能导致卵巢功能障碍和不孕，与自然绝经患者相比，围绝经期症状可能会更为明显；激素补充治疗可改善患者的身体和心理症状，提高生活质量，是一种有效且安全的方法。在诊断的最初 2 年，疾病容易复发，在此期间不建议妊娠，避孕方式中的口服避孕药并非禁忌。

3. 化疗不良反应　化疗药物的毒性反应不可避免，由于患者的个体差异和化疗方案的不同，每个人的反应不尽相同。通过积极的干预处理，大部分患者的化疗不良反应是可以控制和减轻的。化疗期间若出现恶心、呕吐、食欲下降等胃肠道反应，可少食多餐，饮食宜摄入清淡、易消化的食物，避免辛辣刺激、油腻食物，同时营养要充足，合理膳食搭配，要确保蛋白质、维生素、能量的摄入。如果患者出现白细胞降低、血小板降低、贫血等血液学毒性，目前临床上已经有成熟的升白细胞、升血小板、补血等治疗措施，注意定期复查血常规并及时处理。

总的来说，MOGCT 是一组虽然恶性程度高但预后较好的肿瘤，好发于女童和年轻女性，保留生育功能的要求较高，故正确处理十分重要。为保留生育功能、提高患者生存率并改善生活质量，行保留生育功能的保守性手术及术后及时合理地辅以有效的整合化疗是可行的。

然而，MOGCT 的发病机制尚未完全阐明，术前诊断较为困难，复发的 MOGCT 治疗效果不佳，死亡率高，仍是目前需要解决的问题。研究证实，MOGCT 具有独特的基因组学特征，其特有的肿瘤学发生发展过程包括频繁发生的拷贝数变异、低频率的基因突变及与原始生殖细胞相似的甲基化特征，但目前这些证据仍不够，还需大规模基因组深度测序数据，以更全面地了解 MOGCT 的发病机制，从而探索更多的整合性方案。随着人们对 MOGCT 认识的增加，临床诊断、基因分析及影像学方面的技术进步，基础研究与临床研究的不断深入，卵巢生殖细胞肿瘤的整合诊疗将会取得更大的突破。

性索间质肿瘤

【全面检查】

（一）病史特点及体检发现

1. 颗粒细胞－间质细胞瘤　由性索的颗粒细胞及间质的衍生成分（如成纤维细胞及卵泡膜细胞）组成。

（1）颗粒细胞瘤：肿瘤内可单纯为颗粒细胞或至少有 10% 的颗粒细胞，颗粒细胞常位于纤维卵泡膜瘤的背景中。肿瘤主要有两型，即成人型和幼年型。颗粒细胞瘤约占所有卵巢肿瘤的 1.5%，发病年龄范围较大，可以是新生儿，也可以是绝经后女性。5% 的病例发生于青春期前，60% 的病例发生于绝经后。颗粒细胞瘤可有腹部肿大或激素分泌的表现，5% ～ 15% 的患者由于囊性肿瘤破裂而发生腹腔内出血，10% 的患者有腹水，10% 的患者在临床上为隐匿性。

1）成人型颗粒细胞瘤：约占 95%，属于低度恶性的肿瘤，可发生于任何年龄，高峰为 45 ～ 55 岁。肿瘤可分泌雌激素，青春期前可出现假性性早熟，生育期可出现月经紊乱，绝经后可有不规则阴道出血，常合并子宫内膜增生，甚至发生腺癌。预后较好，5 年生存率达 80% 以上，但有远期复发倾向。

2）幼年型颗粒细胞瘤：约占卵巢颗粒细胞的 5%，主要发生于青少年，其中约 80% 的青春期前女孩伴有同性假性性早熟。约 5% 的幼年型颗粒细胞瘤呈浸润性生长，常发生于发病后的 3 年内。总体预后较好，ⅠA 期死亡率约为 1.5%，Ⅱ期及Ⅱ期以上的患者预后差。

（2）卵泡膜细胞瘤：比颗粒细胞瘤少见（约 1∶3），大部分患者发生于绝经后，发生于青春期前者少见，约 30% 的病例发生于 30 岁前。肿瘤常为偶然发现，仅有盆腔肿块的症状和体征，可出现异常子宫出血、子宫内膜增生甚至子宫内膜癌等雌激素升高相关的临床表现，偶可发生恶性米勒管混合瘤及子宫内膜间质肉瘤。

（3）纤维瘤：约占所有卵巢肿瘤的 4%，多见于中年女性，不到 10% 的肿瘤发生于 30 岁以前，偶见于儿童。可偶然被发现，若肿瘤较大，可有盆腔肿块的症状和体征。10% ～ 15% 肿瘤直径 > 10cm 的患者可伴有腹水，约 10% 的病例可发生 Meigs 综合征。手术切除肿瘤后，胸腔积液和腹水可自行消失。

（4）硬化性间质瘤：良性间质肿瘤，占卵巢间质肿瘤的 2% ～ 6%，好发于 20 ～ 40 岁的年轻女性。肿瘤偶可产生雌激素和雄激素，激素紊乱相关症状较少出现，主要的临床表现为月经紊乱或腹部不适，妊娠期女性可有男性化表现。

2. 支持细胞－间质细胞瘤　又称睾丸母细胞瘤，罕见，多见于 40 岁以下女性。临床表现无特异性，约 1/3 的患者有停经、多毛、乳房萎缩、阴蒂肥大、声音嘶哑等雄激素升高的表现，也有患者有异常子宫出血和同性假性早熟等雌激素升高的表现，约 50% 的患者无激素升高相关临床表现。10% 的病例可发生肿瘤破裂，4% 的病例合并有腹水。死亡率较低，5 年生存率为 70% ～ 90%。

3. 混合性或未分化细胞型的性索间质肿瘤　属于不可归类于颗粒间质、支持－间质或类固醇细胞的性索间质肿瘤，包括伴环形小管的性索间质肿瘤、两性母细胞瘤等。

（1）伴环形小管的性索间质肿瘤：肿瘤多由性索（支持）细胞形成简单的和复杂的环形小管构成，发病年龄 4 ～ 76 岁，多见于 30 ～ 50 岁。约 1/3 的患者伴有 Peutz-Jeghers 综合征（PJS）。几乎所有不伴 PJS 的患者都有假性性早熟及腹部肿块的临床表现，40% 的病例有雌激素升高的表现，偶尔可伴孕激素升高。所有伴有 PJS 的肿瘤都为良性，约 25% 不伴有 PJS 的肿瘤为恶性。对不同的病例，判断其预后很困难。

（2）两性母细胞瘤：既含有分化好的支持细胞又含有颗粒细胞，十分罕见，可发生于各个年龄，最常发生于年轻患者，可有雌激素和雄激素升高的表现。几乎所有病例诊断时均为Ⅰ期，是一种低度恶性肿瘤，生长缓慢，一般无淋巴结和远处转移，预后较好。

4. **类固醇细胞瘤** 全部或大部分（＞90%）肿瘤由类似于分泌类固醇激素细胞的瘤细胞构成，包括非特异性类固醇细胞瘤、间质黄体瘤、未进一步分类的肿瘤及不含有其他成分的间质细胞瘤。

（1）非特异性类固醇细胞瘤：患者常有雄激素及雌激素升高的表现，偶可伴有孕激素升高、库欣综合征或其他副肿瘤综合征。约 1/3 的肿瘤在临床上为恶性，就诊时已有广泛的腹腔内播散。

（2）间质黄体瘤：临床呈良性，来源于卵巢间质，大部分发生于绝经后女性，伴有雌激素升高，偶可伴有雄激素升高的表现。

（二）化验检查

多数类型的性索间质肿瘤可分泌类固醇激素，临床出现内分泌紊乱的症状，但肿瘤的诊断依据是该类肿瘤的特有病理形态，激素水平测定仅可作为参考。

（三）影像学检查

1. **B 型超声**

（1）颗粒细胞瘤：可为实性、囊性或囊实性，多表现为单侧附件区边界清晰的圆形、卵圆形分叶状肿块。肿瘤早期较小时以实性为主，肿瘤体积增大时，实性成分可出现大小一致、分布均匀的囊性结构，少数肿瘤体积增长较快，液化坏死的组织较多，表现为以囊性为主的混合性包块。彩色多普勒血流图（CDFI）显示较丰富的血流信号。

（2）卵泡膜细胞瘤：以实性低回声为主，囊实性少见。实性成分以卵泡膜为主时回声略高较均质，成纤维细胞为主时回声偏低不均质，并形成多条低回声暗带，甚至导致瘤体后部回声衰减，辨识不清内部结构。CDFI 实性部分内血流信号不丰富。少数病例可伴腹水。

（3）纤维瘤：形态规则，边界清晰，呈均匀或不均匀实性低回声或等回声，纤维成分较多时呈不均质索条状高低回声相间，细胞成分较多时呈较均质低回声。CDFI 显示纤维瘤内部血流不丰富。

（4）支持细胞 - 间质细胞瘤：肿瘤呈圆形或椭圆形，中等大小，边界清晰，内为较均质的实性低回声或等回声。CDFI 可探及较丰富的血流信号。

2. **CT 检查**

（1）颗粒细胞瘤：表现为伴多发囊变的实性肿块，边缘光滑，包膜完整，约 60% 合并出血，CT 呈高密度，增强扫描肿瘤实性部分轻中度强化。腹水少见。有时可同时观察到因女性激素水平升高而导致的子宫体积增大。

（2）卵泡膜细胞瘤：肿瘤以实性为主，形态较规则，呈圆形或类圆形，边界光整。肿瘤内组织成分不同及肿瘤易发生囊变，出现小片状坏死，导致肿瘤密度欠均匀。增强程度和方式与其成分构成密切相关，大部分呈动脉期及延迟期轻微强化，少部分出现动脉期及延迟期明显强化。CT 可同时观察到女性激素水平升高导致的子宫体积增大。

（3）纤维瘤：表现为一侧卵巢圆形或卵圆形软组织密度肿块，边缘光滑，密度均匀，增强扫描几乎无强化。可显示胸腔积液或腹水。

（4）支持细胞 - 间质细胞瘤：表现为低密度肿块，边界非常清楚，密度较低且均匀，测量 CT 值为实性肿块，病变内可有分隔。

3. **MRI 检查**

（1）颗粒细胞瘤：肿瘤表现为 T_1WI 低混杂信号，T_2WI 不均匀混杂高信号，囊间有分隔，囊内壁光整，增强后轻中度强化。可见子宫增大及内膜增厚征象。

（2）卵泡膜细胞瘤：肿瘤如果以卵泡膜细胞为主，表现为以 T_1WI 等低信号、T_2WI 高信号为主，伴有 T_2WI 等信号成分，增强扫描呈不均匀明显强化，强化程度与子宫肌层相仿。如果以成纤维细胞为主，表现为以 T_1WI 等低信号、T_2WI 低或等信号为主，伴有不同程度的 T_2WI 高信号，增强扫描早期及延迟期主要表现为轻度强化。可同时显示子宫增大及内膜增厚征象。

（3）纤维瘤：因纤维成分和细胞组成比例不同，在 MRI 上表现不同。纤维成分越多，在 T_2WI 上信号越低，较大的纤维瘤因变性或囊变而信号不均匀，增强扫描病变强化不明显，强化低于子宫肌层。可同时显示腹腔积液。

（4）支持细胞－间质细胞瘤：肿瘤实性部分实质由于含有大量的间质成分，在 T_1WI 和 T_2WI 呈低信号，囊性变时 T_2WI 呈高信号。增强扫描肿瘤实性部分强化。

（四）病理学检查

卵巢性索间质肿瘤种类繁多，变异较广，术中冷冻切片有时难以分类，最终诊断需要依据病理检查。

要点小结

◆ 卵巢性索间质肿瘤种类较多，可发生在任何年龄段的女性。临床常表现为卵巢实性或囊实性包块。

◆ Meigs 综合征常是卵巢纤维瘤或卵泡膜细胞瘤合并胸腔积液、腹水，当切除卵巢原发灶后，胸腔积液、腹水会自然消退。

◆ 多数类型的性索间质肿瘤可分泌类固醇类激素，激素水平测定可作为参考性的辅助检验手段。

【整合评估】

（一）评估主体

卵巢性索间质肿瘤 MDT 的学科组成包括妇科、腹部外科、泌尿外科、肿瘤内科、放疗科、内分泌科、诊断科室（病理科、影像科、超声科、核医学科）、护理部，以及心理学专家、营养支持及社会工作者（临终关怀）等。

（二）病理评估

1. 颗粒细胞－间质细胞瘤

（1）颗粒细胞瘤

1）成人型颗粒细胞瘤：肿瘤多为单侧，圆形或椭圆形，表面常有包膜，较光滑或呈分叶状，实性或部分囊性，切面组织脆而软，伴出血坏死灶。镜下见颗粒细胞增生伴间质纤维母细胞瘤、卵泡膜细胞及黄素化细胞的成分。瘤细胞可有多种排列方式，常见的为颗粒细胞环绕呈小圆形囊腔，菊花样排列，中心含嗜伊红物质及核碎片（Call-Exner 小体）。

2）幼年型颗粒细胞瘤：肿瘤大体形态与成人型颗粒细胞瘤相似。镜下典型的瘤细胞胞质丰富，嗜酸性或有空泡，细胞核缺乏核纵沟，核分裂更活跃，极少含 Call-Exner 小体，10%～15% 呈重度异型性。

（2）卵泡膜细胞瘤：典型的卵泡膜细胞瘤为单侧，仅3%的病例为双侧。肿瘤直径为5～10cm，有时很小，切面呈实性黄色，偶有出血、坏死及囊性变。镜下见瘤细胞短梭性，胞质富含脂质，有空泡，细胞交错排列呈旋涡状，有网状纤维包绕。

（3）纤维瘤：肿瘤质硬灰白色，单侧居多，中等大小，表面光滑或结节状。镜下见瘤细胞呈梭形，形态较一致，胞质稀少，核分裂象少见或罕见。肿瘤内含有丰富的胶原纤维、透明斑块和不同程度的水肿。

（4）硬化性间质瘤：肿瘤常为单侧，界限明显，切面呈实性及灰白色，偶尔在灶性区呈黄色，肿瘤内常含有水肿及囊性变区域。镜下见肿瘤由细胞稀少的致密胶原区域和水肿组织将细胞丰富的区域分隔成小叶状，在细胞丰富的区域内含有突出的薄壁小血管，伴有不同程度的硬化，其中梭形细胞和圆形细胞相混合，圆形细胞可类似于黄素化的卵泡膜瘤细胞，并可有核旁空泡。

2. 支持细胞－间质细胞瘤

单侧居多，通常较小，可局限在卵巢门区或皮质区，实性，表面光而滑润，有时呈分叶状，切面灰白色伴囊性变，囊内壁光滑，含血性浆液或黏液。镜下见不同分化程度的支持细胞及间质细胞，高分化者为良性，中低分化为恶性。

3. 混合性或未分化细胞型的性索间质肿瘤

（1）伴环形小管的性索间质肿瘤：肿瘤常为单侧性，直径可达33cm，切面呈黄色，实性，有时可见钙化和囊性变。肿瘤的特点为胞质淡染的支持细胞围绕着单个或多个透明小体，有时可见支持细胞呈典型管状排列。在不伴有 PJS 的肿瘤中，简单的和复杂的小管由稀疏的纤维间质分隔，肿瘤内可有广泛的透明变性，瘤细胞可浸润周围的间质。在伴有 PJS 的肿瘤中，环形小管广泛散在于卵巢间质中而不形成明确的肿块，约半数的患者透明小体有钙化。

（2）两性母细胞瘤：肿瘤大小不一，最大直径可达 28cm，切面呈实性，可伴有数个小囊形成。镜下见由支持细胞形成的中空小管与圆形岛状微滤泡性颗粒细胞混合存在，其变异体为幼年型颗粒细胞瘤或中度及低度分化的支持细胞瘤，伴或不伴异源成分。

4. 类固醇细胞瘤

（1）非特异性类固醇细胞瘤：肿瘤常较大，包膜完整，呈分叶状，偶为双侧性。切面呈黄色、褐色或黑色，在大的肿瘤内常可见出血及坏死。镜下见瘤细胞常呈实性簇状，偶尔呈巢状及梁状排列，胞质内可见脂褐素颗粒，嗜酸性，有时含有空泡，核异型明显。

（2）间质黄体瘤：肿瘤常为单侧，体积较小，包膜完整，切面呈灰白色或黄色。镜下见肿瘤常位于卵巢间质内，包膜完整，瘤细胞弥漫性分布，由结节状黄素化的间质细胞构成，胞质淡染或嗜酸性，细胞核温和，核分裂象少见。

（三）精确诊断

1. 疾病诊断 卵巢性索间质肿瘤是一组具有异质性的良性或恶性肿瘤，一部分肿瘤会分泌雌激素和雄激素，从而使患者出现雌激素过多或男性化的症状和表现，临床表现和相关激素测定有助于疾病的诊断。常规的诊断性检查包括超声、CT、胸部 X 线、血细胞技术、肝肾功能等。若可疑为性腺母细胞瘤且未有月经来潮，术前需完善染色体检查以排除性腺发育不全。性索间质瘤最终需靠该类肿瘤的特有病理形态确诊。

2. 分期诊断及风险评估 FIGO 分期、肿瘤是否破裂与预后密切相关，但对于性索间质瘤，年龄（＞50 岁）及肿瘤大小（＞5cm）与预后无明确相关性。性索间质瘤经合理诊治后大多可治愈，但有 20% 的患者可因复发或远处转移而死亡。

3. 分子诊断 大多数肿瘤通过普通病理切片即可明确诊断，但某些特殊病例，如成人型颗粒细胞瘤，需借助免疫组化及荧光原位杂交（FISH）加以确诊。在形态学诊断不确定时，抑制素 A

（inhibin A）、钙视网膜蛋白（calretinin）、*FOXL2* 基因系列染色，以及 *FOXL2*（*402C-G*）基因突变分析对确诊有帮助。

要点小结

◆ 卵巢性索间质瘤组织学类型多，变异较广，同一类型的肿瘤中，由于分化程度不同，也可形态多样。一般以良性和低度恶性为主。

◆ 性索间质瘤以普通病理切片诊断为主，以分子病理诊断为辅。

【整合决策】

（一）外科治疗

卵巢性索间质肿瘤的手术治疗根据组织学类型、分期及年龄而有所不同。

1. 良性性索间质瘤 年轻女性患单侧肿瘤，可行卵巢肿瘤剥除或患侧附件切除术，双侧肿瘤争取行卵巢肿瘤剥除术，围绝经期女性可考虑行全子宫加双附件切除术。卵巢纤维瘤、卵泡膜细胞瘤和硬化性间质瘤可按上述原则处理。

2. 恶性性索间质瘤

（1）颗粒细胞瘤：低度恶性，手术是其主要治疗手段。Ⅰ A 期希望生育的年轻患者可行患侧附件切除，保留子宫和对侧附件，但需进行全面细致的手术病理分期（盆腹腔探查、腹水或腹腔冲洗液找癌细胞、盆腹腔多点活检、大网膜切除），如果对侧卵巢肉眼观察无异常，不再行系统的卵巢活检。因颗粒细胞可分泌雌激素，刺激子宫内膜增生甚至癌变，保留子宫者需注意排除子宫内膜病变。Ⅰ C1 期行全子宫加双附件切除术 / 分期手术 / 肿瘤细胞减灭术，部分渴望生育的患者可行保留生育功能的手术治疗，术后是否需要辅助治疗尚存在争议；Ⅰ C2 ～ Ⅰ C3 期手术原则同Ⅰ C1 期，术后需辅助化疗。Ⅱ A ～Ⅳ期患者行全子宫加双附件切除术 / 分期手术肿瘤细胞减灭术，术后辅助化疗。复发患者处理原则同Ⅱ A ～Ⅳ期。

（2）支持细胞 - 间质细胞瘤：Ⅰ A 期希望生

育的年轻患者可行患侧附件切除，保留生育功能；年老、无生育要求的患者行全子宫加双附件切除术／分期手术／肿瘤细胞减灭术。晚于ⅠA期的患者行全子宫加双附件切除术／分期手术／肿瘤细胞减灭术，部分渴望生育的患者可行保留生育功能的手术治疗，术后均需辅助化疗。

（二）内科治疗

1.化学治疗

（1）化疗的必要性：目前对于早期卵巢性索间质瘤是否进行术后辅助治疗仍存在争议。ⅠA期的颗粒细胞瘤预后良好，术后无须辅助治疗；ⅠB期或ⅠC期颗粒细胞瘤复发风险增加，术后可行铂类为基础的辅助化疗；强烈推荐ⅡA～Ⅳ期患者术后辅助化疗，能有效改善晚期患者的治疗结局。

（2）化疗方案的选择：最常用的化疗方案为BEP。替代性的化疗方案包括：紫杉醇＋卡铂（TC）、依托泊苷＋顺铂（EP）、环磷酰胺＋多柔比星＋顺铂（CAP），或单一铂类化疗，一般化疗6个疗程。

2.激素治疗

对于初治后的卵巢性索间质瘤患者，激素补充治疗应尽量避免。对进展期和复发肿瘤有效的治疗手段十分有限。有研究尝试使用激素类药物治疗复发和转移性的卵巢颗粒细胞瘤，如GnRHa、孕激素、他莫昔芬或芳香化酶抑制剂等，但均为个案报道，需要前瞻性大样本研究证实。

3.靶向治疗

有研究报道肯定了贝伐珠单抗在复发性卵巢颗粒细胞瘤中的治疗作用，贝伐珠单抗将来有望联合细胞毒性反应的化疗药物，但临床应用时要充分考虑治疗的价效比，充分知情同意，还需开展随机多中心临床试验，用来进一步明确靶向药物在性索间质肿瘤治疗中的有效性和安全性。

（三）放射治疗

放疗的价值及其在性索间质肿瘤中的作用仍不明确。对于反复多次复发难以手术切除的局限性病灶及无法切除的盆腔转移瘤，为控制肿瘤生长和复发，可以选择放疗。

要点小结

◆ 卵巢性索间质肿瘤的初始治疗方案以手术为主，依据组织病理学类型、分期及年龄等因素整合制订。

◆ 术后辅助化疗多选择铂类为基础的整合化疗，常用BEP或紫杉醇＋卡铂等方案。

◆ 复发或转移性性索间质肿瘤可尝试激素治疗或靶向治疗。

【康复随访及复发预防】

（一）总体目标

定期规范随访和监测，及早发现肿瘤复发，及时干预处理。做好心理疏导，加强科普宣教，提高生活质量。

（二）随访计划

随访内容包括病史、体格检查、盆腔检查、肿瘤标志物和影像学检查。术后2年内每3个月随访1次，第3～5年每6个月随访1次，5年后每年随访1次。

要点小结

◆ 恶性性索间质瘤必须定期规范随访与监测，及早发现复发，及时干预处理。

◆ 随访内容包括病史、体格检查、盆腔检查、肿瘤标志物及影像学检查。

总之，卵巢性索间质瘤临床少见，多数为良性或低度恶性，临床容易误诊。随着分子生物学的发展，在形态学诊断不确定时，分子病理诊断对进一步了解疾病的发病机制及明确组织学类型有帮助。尽管对该类肿瘤病理生理学的认识在不断提高，但尚未转化成新的治疗方法。传统的化疗对这类肿瘤疗效有限，许多方案是参照卵巢生殖细胞肿瘤或上皮性肿瘤制订的。随着基础医学研究的不断进步，有可能在靶向治疗或基因治疗等领域有所突破。

其他少见卵巢恶性肿瘤

（一）卵巢鳞状细胞癌

卵巢鳞状细胞癌是非生殖细胞来源的卵巢原发性鳞状上皮肿瘤，约占所有卵巢恶性肿瘤的 1%。病因及发病机制尚不十分清楚。目前关于其的研究大多为个案报道。

卵巢原发性鳞状细胞癌罕见，多为单侧发生，起病快，病程短。临床表现无特异性，部分患者可主诉腹痛、腹胀、腹部不适，无异常阴道出血及排液等。部分患者妇检可扪及盆腔包块。肿瘤标志物常见 SCC 升高。此外，CA125、CEA、CA19-9 也可升高。可作为治疗后随访指标，提示复发早于影像学检查。B 超、CT 等影像学检查无特异性表现，常显示为实性肿块伴局灶性坏死，也有报道为囊实性肿块。多数患者就诊时已发生局部浸润、淋巴道或血道转移。因术前诊断率低，常为术中或术后病理偶然发现。

卵巢原发性鳞状细胞癌的治疗以手术为主，手术原则同上皮性卵巢癌。术后辅助化疗主要为紫杉醇与卡铂或顺铂整合应用，对伴有远处转移的患者化疗效果不佳。对于一些局部有残留病灶的患者，也可试用辅助放疗，但该病对放疗并不敏感。

卵巢原发性鳞状细胞癌发生率低，恶性程度高。治疗以手术为主，药物治疗效果差，放疗也不敏感。虽然经过积极治疗，但总体预后较差。

（二）卵巢类癌

原发性卵巢类癌是罕见的神经内分泌肿瘤，在卵巢恶性肿瘤中占比不到 0.1%。此类肿瘤生长缓慢，具有低度恶性潜能，临床结局良好。

卵巢类癌初诊平均年龄 55 岁，临床表现无明显特异性，部分患者可有腹部隐痛、月经紊乱、便秘等症状。大多为体检时发现，部分患者可有类癌综合征表现，即由肿瘤分泌的 5-羟色胺、组胺等作用于全身系统引起的面部潮红、水样腹泻、哮喘发作、血压降低、水肿和腹水等症状，极少数患者可并发类癌性心脏病，即出现三尖瓣狭窄

及反流。有时可伴少量腹水。实验室检查可有血或尿 5-羟吲哚乙酸升高，少数患者可有 CA125、CA19-9 或 CEA 水平升高。影像学没有特征性表现。确诊依靠组织病理学检查，镜下特点为肿瘤细胞胞质内含有神经内分泌颗粒，免疫组化染色显示 CgA、Syn、NSE、Tg 等阳性。当肿瘤异型性大、核分裂多，尤其是有肿瘤性坏死时，提示预后不佳。

卵巢类癌治疗以手术为主，但手术范围存在争议。由于大多数患者恶性度低且局限在一侧卵巢，究竟是单侧附件切除还是范围同上皮性卵巢癌尚不明确。对于需要保留生育功能的年轻患者，可行单侧附件切除术，术后密切随访。对于无生育要求的老年女性，可行全子宫加双附件切除。进展期和晚期患者应行彻底的肿瘤细胞减灭术。化疗疗效尚未明确，对于无法切除的晚期病例，可试用化疗，常用药物有氟尿嘧啶加链脲霉素（链佐星）等。此外，H_1 和 H_2 受体拮抗剂可用于有类癌综合征的患者。色氨酸羟化酶抑制剂对顽固性腹泻有一定的疗效。对于反复发作的类癌综合征患者，也可选用 α-肾上腺素受体拮抗剂治疗。生长激素抑制因子类药物奥曲肽可明显减少内源性肽分泌，从而控制皮肤潮红症状。

90% 以上的卵巢类癌局限于一侧卵巢，术后 10 年生存率可达 100%。进展期或晚期病例较少见。Ⅲ~Ⅳ期患者预后差，5 年生存率仅为 33%。

（三）恶性卵巢甲状腺肿

恶性卵巢甲状腺肿（malignant struma ovarii, MSO）指组织学符合恶性甲状腺肿瘤的诊断标准或有远处侵袭转移生物学表现的卵巢甲状腺肿。占卵巢甲状腺肿的 5%~10%。恶性度低，预后好。但有远期复发和转移的可能，应长期随访。

MSO 临床罕见，好发于 40~50 岁女性。早期缺乏特异性临床症状，发病时多为单侧，左侧多于右侧，双侧少见。少部分患者可同时伴有原发性颈部甲状腺癌或甲状腺功能亢进。实验室检查无特异性肿瘤标志物。该病术前很难明确诊断，甚至术中冷冻切片亦难以确诊，常需石蜡切片整合免疫组化来做出诊断。

治疗没有统一标准。一般以手术为主，具体术式包括肿瘤剔除术、全子宫加双附件切除、

双侧附件切除、患侧附件切除等。若术中肿瘤破裂，导致腹膜种植播散，应行肿瘤细胞减灭术。此外，应排除原发性甲状腺癌卵巢转移的可能。由于MSO常为术后诊断，患者在手术时未行全面的手术分期，因而术后可能需要继续治疗，包括甲状腺切除术、放射性 ^{131}I 治疗、放疗或化疗等。

要点小结

◆ 卵巢原发性鳞状细胞癌恶性程度高，彻底手术整合辅助化疗是目前的主要治疗手段。但总体疗效偏差。

◆ 原发性卵巢类癌罕见，临床大多数是早期患者，手术治疗效果好。

◆ 恶性卵巢甲状腺肿恶性程度低，术前很难确诊，但多数预后好。

（朱笕青　汪军坚　张　新　王丹波
张师前　王　稳）

【典型案例】

复发上皮性卵巢癌整合性诊疗 1 例

（一）病例情况介绍

1. 基本情况　女性，60 岁。因诊断为"卵巢癌"于 2015 年 7 月 10 日行卵巢癌根治术（全子宫、双附件切除 + 盆底腹膜切除术 + 直肠表面修补术 + 大网膜切除 + 阑尾切除 + 盆腔淋巴结清扫 + 腹主动脉旁淋巴结切除 + 减瘤术），术后无肉眼残留灶。病理报告：①左卵巢浆液性乳头状癌（高级别），累及左输卵管伞端、宫颈后壁外膜外纤维、脂肪组织，转移至阑尾浆膜至浅肌层、左侧盆腔腹膜、膀胱反折腹膜、左侧骶韧带、左直肠旁、右侧阔韧带前叶纤维、脂肪组织，腹主动脉旁 0/5 只、右盆腔 0/10 只、左盆腔 1/9 只淋巴结阳性；②右输卵管及卵巢组织、大网膜、右

结肠旁沟纤维、脂肪组织，未见癌浸润；③宫颈黏膜慢性炎伴鳞化，局部高级别鳞状上皮内病变（CIN Ⅲ级），累及腺体；④子宫内膜下及肌壁间平滑肌瘤，萎缩性子宫内膜。术后 FIGO 分期：ⅢB 期。

2015 年 7 月 20 日至 2015 年 10 月 15 日紫杉醇 + 卡铂整合化疗 6 个疗程。2015 年 10 月 16 日血清 CA125 为 25.6U/ml。2015 年 11 月 9 日腹盆腔增强 CT 示双侧髂血管旁淋巴管囊肿，肝、胰、脾、盆腔及腹膜后淋巴结未见明显占位。此后定期复查，2017 年 7 月下旬出现下腹隐痛，有里急后重感。2017 年 8 月 28 日当地查血清 CA125 升至 441U/ml。

2. 入院查体　ECOG 体力状况评分 0 分。两锁骨上及两侧腹股沟未扪及肿大淋巴结。妇检：外阴阴道未见异常，子宫附件缺，直肠左前方扪及片状结节 5cm×4cm、质硬、活动差。

3. 辅助检查　2017 年 9 月 1 日做 CA125 800.2U/ml，2017 年 9 月 4 日行 PET/CT 示肝被膜弥漫增厚，FDG 代谢增高，考虑肿瘤转移；左侧盆壁内侧、骶右前方、盆腔前腹壁下方软组织结节，FDG 代谢增高，考虑转移灶；左下腹部肠系膜条状、片状增厚，直肠前腹膜增厚，FDG 代谢异常增高，考虑转移；右侧少量胸腔积液，无腹水（图 10-2-1）。

4. 入院诊断　铂敏感复发性卵巢癌。

（二）整合性诊治过程

1. 关于诊断评估及治疗方案

（1）MDT 整合诊疗团队组成：妇科肿瘤医师、放射诊断医师、核医学诊断医师、病理科医师、麻醉科医师和 ICU 医师。

（2）讨论意见：根据铂敏感复发卵巢癌相关指南推荐的治疗意见，患者应实施的方案为①铂类联合化疗 + 靶向维持治疗；②二次减瘤术 + 铂类联合化疗 + 靶向维持治疗。但经了解，该患者有手术愿望。尽管影像学显示该患者已非孤立或局限病灶，但其复发灶主要位于右侧心膈角、右侧横膈和盆腔，而非腹腔广泛播散型，有可能完全切除。根据 2017 年 ASCO 报告的 DESKTOP Ⅲ 研究中期分析，该患者 AGO 评分阳

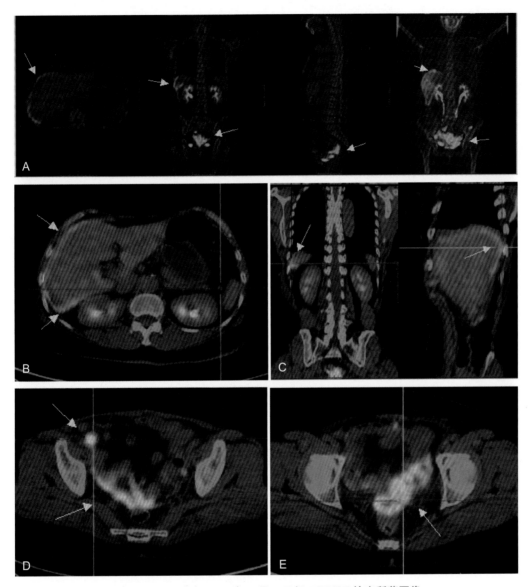

图 10-2-1 患者 2017 年 9 月 4 日行 PET/CT 检查所获图像

A. 箭头所示为肝转移病灶；B. 箭头所示为肝膈面病灶；C. 箭头所示为肝膈面转移灶（左图）、左下腹肠系膜病灶（右图）；D 箭头所示为淋巴结转移病灶；E. 箭头所示为左骶前转移灶

性，可考虑二次减瘤术。患者无器质性内科疾病，能够耐受较大手术。

（3）治疗经过：2017 年 9 月 8 日行卵巢癌二次减瘤术（部分直 - 乙状结肠切除、端端吻合 + 双侧输尿管支架置入 + 右侧横膈腹膜剥离、膈肌修补术 + 肠粘连松解术 + 回肠保护性造口术）。术后无肉眼残留。病理报告结果：乙状结肠及直肠肠外膜外至深肌层、膈肌表面、小肠表面、小肠系膜表面、肝圆韧带、肝肾隐窝、盆底腹膜、膀胱反折腹膜、腹壁腹膜结节、左侧结肠旁沟、右髂血管旁纤维脂肪组织及肠周 3/15 只淋巴结内

见转移或浸润性低分化癌。2017 年 9 月 26 日至 2018 年 1 月 12 日用紫杉醇 + 卡铂整合化疗 6 个疗程。术后 3 个月取出输尿管支架，2018 年 3 月 21 日行回肠造口回纳术。化疗期间 CA125 变化见图 10-2-2。

2. 关于后续随访

（1）MDT 整合诊疗团队组成：妇科肿瘤医师、放射诊断医师、心理护理团队。

（2）讨论意见：继续规律随访，可使用 PARP 抑制剂不良反应，定时做生活质量评估及心理辅导。

（3）治疗经过：2018年1月13日化疗结束时患者的CA125检测为16.7U/ml，2018年1月22日腹盆腔增强CT未见异常占位。胚系和体系BRCA基因检测均为野生型。2018年1月29日起口服尼拉帕利（200mg，每日1次）维持治疗，至今已29个月无肿瘤复发。2020年4月20日CA125结果为8.1U/ml，腹盆腔增强CT未见异常占位。末次随访2020年6月15日，无不适合主诉，行动自如，心态良好。

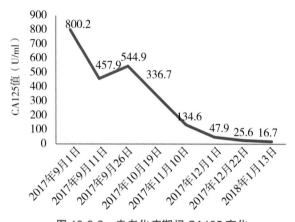

图10-2-2　患者化疗期间CA125变化

（三）案例处理体会

该患者在初始减瘤术后25个月复发，而二次减瘤术至今已33个月仍未复发，主要得益于以下两点：①实施了二次减瘤术；②PARP抑制剂维持治疗。

一直以来，铂敏感复发卵巢癌行二次减瘤术存有争议。2020年，ASCO报告了两个重要的关于二次减瘤术的Ⅲ期临床试验，分别为AGO DESKTOP Ⅲ最终分析和中国SOC-1研究中期分析，两个研究均显示与单纯化疗相比，二次减瘤术+化疗可以改善铂敏感复发卵巢癌患者的生存期。其中关键因素是手术做到R0切除及由训练有素的妇科肿瘤医师来实施手术。本例患者尽管复发时已非孤立或局限病灶，但经过妇科肿瘤医师的努力，成功切除了所有肉眼可见病灶。

此外，近年在铂敏感复发卵巢癌方面的另一个重要进展就是PARP抑制剂的维持治疗，即当二线含铂化疗达到临床缓解后，用PARP抑制剂维持治疗直至疾病进展或出现不可耐受的毒性已成为各大指南的标准选择。PARP抑制剂维持治疗不仅使

BRCA基因突变型患者明显受益，也可使BRCA基因野生型的患者受益，这一点在本例中得到证实。

（朱笕青　汪军坚）

参考文献

曹冬焱，杨旎，2017. 恶性卵巢性索–间质肿瘤的辅助治疗. 中国实用妇科与产科杂志，33（4）：364-367.

葛慧娟，毕蕊，成宇帆，等，2018. 卵巢原发性类癌临床病理学分析. 中华病理学杂志，47（7）：517-521.

韩肖燕，向阳，韩冰，等，2008. 原发性卵巢类癌7例临床分析. 中国实用妇科与产科杂志，24（11）：832-834.

吕炳建，程亮，2015. 卵巢生殖细胞肿瘤的临床病理学研究进展. 中华病理学杂志，44（12）：922-925.

孙建衡，盛修贵，白萍. 2019. 妇科肿瘤学，2版. 北京：北京大学医学出版社，886-984.

王青，于德新，2016. 实用妇科影像诊断学. 北京：人民卫生出版社，172-182.

王稳，张师前，王玉东，等，2019. 交界性卵巢肿瘤诊治专家共识. 中国实用妇科与产科杂志，35（09）：1000-1007.

徐玉乔，周汝，张红娟，等，2018. 卵巢甲状腺肿的临床病理特征及诊断思路. 中华病理学杂志，47（9）：733-736.

张英丽，朱笕青，2016. 卵巢恶性生殖细胞肿瘤保留生育功能的治疗策略. 实用妇产科杂志，32（11）：805-807.

中国抗癌协会妇科肿瘤专业委员会，2018. 卵巢恶性肿瘤诊断与治疗指南（第四版）. 中国实用妇科与产科杂志，34（7）：739-749.

中国抗癌协会妇科肿瘤专业委员会，2020. 中国卵巢上皮性癌维持治疗专家共识（2020）. 中国实用妇科与产科杂志，36（3）：234-238.

Chandra A, Pius C, Nabeel M, et al, 2019. Ovarian cancer: Current status and strategies for improving therapeutic outcomes. Cancer Med, 8（16）：7018-7031.

Chang SJ, Bristow RE, Chi DS, et al, 2015. Role of aggressive surgical cytoreduction in advanced ovarian cancer. J Gynecol Oncol, 26（4）：336.

Cheng AS, Li MH, Kanis MJ, et al, 2017. Is it necessary to perform routine appendectomy for mucinous ovarian neoplasms? A retrospective study and meta-analysis. Gynecol Oncol, 144（1）：215-222.

Chiang AJ, Chen M Y, Weng C S, et al, 2017. Malignant transformation of ovarian mature cystic teratoma into squamous cell carcinoma: a Taiwanese Gynecologic Oncology Group（TGOG）study. J Gynecol Oncol, 28（5）：0. DOI:10.3802/jgo.2017.28.e69.

Coleman RL, Brady MF, Herzog T J, et al, 2017. Bevacizumab and paclitaxel-carboplatin chemotherapy and secondary cytoreduction in recurrent, platinum-sensitive ovarian cancer（NRG Oncology/Gynecologic Oncology Group study GOG-0213）: a multicentre, open-label, randomised, phase 3 trial. Lancet Oncol, 18（6）：779-791.

Coleman RL, Spirtos NM, Enserro D, et al, 2019. Secondary surgical cytoreduction for recurrent ovarian cancer. N Engl J Med, 381（20）：

1929-1939.

Colombo N, Sessa C, du Bois A, et al, 2019. ESMO-ESGO consensus conference recommendations on ovarian cancer: pathology and molecular biology, early and advanced stages, borderline tumours and recurrent disease. Ann Oncol, 29（4）: 728-760.

Dekker TJA, 2020. PARP inhibitors in ovarian cancer. N Engl J Med, 382（16）: 1572-1575.

di Tucci C, Casorelli A, Morrocchi E, et al, 2017. Fertility management for malignant ovarian germ cell tumors patients. Crit Rev Oncol Hematol, 120: 34-42.

du Bois A, Trillsch F, Mahner S, et al, 2016. Management of borderline ovarian tumors. Ann Oncol, 27: i20-i22.

Elies A, Rivière S, Pouget N, et al, 2018. The role of neoadjuvant chemotherapy in ovarian cancer. Expert Rev Anticancer Ther, 18（6）: 555-566.

Fagotti A, Ferrandina G, Vizzielli G, et al, 2016. Phase III randomised clinical trial comparing primary surgery versus neoadjuvant chemotherapy in advanced epithelial ovarian cancer with high tumour load （SCORPION trial）: Final analysis of peri-operative outcome. Eur J Cancer, 59: 22-33.

Fagotti A, Vizzielli G, de Iaco P, et al, 2013. A multicentric trial （Olympia-MITO 13）on the accuracy of laparoscopy to assess peritoneal spread in ovarian cancer. Am J Obstet Gynecol, 209（5）: 462.e1-462.e11.

Fuller PJ, Leung D, Chu S, 2017. Genetics and genomics of ovarian sex cord-stromal tumors. Clin Genet, 91（2）: 285-291.

Giudice MT, D'Indinosante M, Cappuccio S, et al, 2018. Secondary cytoreduction in ovarian cancer: who really benefits? Arch Gynecol Obstet, 298（5）: 873-879.

Harter P, Sehouli J, Lorusso D, et al, 2019. A randomized trial of lymphadenectomy in patients with advanced ovarian neoplasms. N Engl J Med, 380（9）: 822-832.

Jaaback K, Johnson N, Lawrie TA, 2016. Intraperitoneal chemotherapy for the initial management of primary epithelial ovarian cancer. Cochrane Database Syst Rev,（1）: CD005340.

Kim JW, Mahner S, Wu L Y, et al, 2018. Pazopanib maintenance therapy in east Asian women with advanced epithelial ovarian cancer: results from AGO-OVAR16 and an east Asian study. Int J Gynecol Cancer, 28（1）: 2-10.

Koufopoulos N, Nasi D, Goudeli C, Antoniadou F, et al, 2019. Primary Squamous Cell Carcinoma of the Ovary.Review of the Literature. J BUON, 24（5）:1776-1784.

Kurman RJ，Carcangiu ML，Herrington CS，et al，2014. WHO Classification of Tumours of Female Reproductive Organs.4th ed. International Agency for Research on Cancer（IARC）.

Lim D, Oliva E, 2018. Ovarian sex cord-stromal tumours: an update in recent molecular advances. Pathology, 50（2）: 178-189.

Mandelbaum RS, Blake EA, Machida H, et al, 2019. Utero-ovarian preservation and overall survival of young women with early-stage borderline ovarian tumors. Arch Gynecol Obstet, 299（6）: 1651-1658.

Nasioudis D, Sisti G, Kanninen T T, et al, 2016. Epidemiology and outcomes of squamous ovarian carcinoma; a population-based study. Gynecol Oncol, 141（1）: 128-133.

National Comprehensive Caner Network,2020.Ovarian caner,including fallopian tube cancer and primary peritoneal cancer. Version 1.

Orr B, Edwards RP, 2018. Diagnosis and treatment of ovarian cancer. Hematol Oncol Clin North Am, 32（6）: 943-964.

Park JY, Kim DY, Suh DS, et al, 2017. Analysis of outcomes and prognostic factors after fertility-sparing surgery in malignant ovarian germ cell tumors. Gynecol Oncol, 145（3）: 513-518.

Prat J, 2015. Ovarian, fallopian tube and peritoneal cancer staging: Rationale and explanation of new FIGO staging 2013. Best Pract Res Clin Obstet Gynaecol, 29（6）: 858-869.

Preda, Veronica A, Chitoni, et al, 2018. Primary Ovarian Carcinoid: Extensive Clinical Experience With an Underrecognized Uncommon Entity.Int J Gynecol Cancer, 28（3）:466-471.

Ray-Coquard I, Morice P, Lorusso D, et al, 2018. Non-epithelial ovarian cancer: ESMO Clinical Practice Guidelines for diagnosis, treatment and follow-up. Ann Oncol, 29: iv1-iv18.

Ray-Coquard I, Pautier P, Pignata S, et al, 2019. Olaparib plus bevacizumab as first-line maintenance in ovarian cancer. N Engl J Med, 381（25）: 2416-2428.

Rossi L, Verrico M, Zaccarelli E, et al, 2017. Bevacizumab in ovarian cancer: a critical review of phase III studies. Oncotarget, 8（7）: 12389-12405.

Senra JC, Roque M, Talim M C T, et al, 2018. Gonadotropin-releasing hormone agonists for ovarian protection during cancer chemotherapy: systematic review and meta-analysis. Ultrasound Obstet Gynecol, 51（1）: 77-86.

Suidan RS, Ramirez PT, Sarasohn D, et al, 2015. A multicenter assessment of the ability of preoperative computed tomography scan and serum CA-125 to predict gross residual disease at primary debulking surgery for advanced ovarian, fallopian tube and peritoneal cancer. Gynecol Oncol, 137: 11.

Tang M, O'Connell R L, Amant F, et al, 2019. PARAGON: a Phase II study of anastrozole in patients with estrogen receptor-positive recurrent/metastatic low-grade ovarian cancers and serous borderline ovarian tumors. Gynecol Oncol, 154（3）: 531-538.

Tangjitgamol S, Manusirivithaya S, Laopaiboon M, et al,2016. Interval debulking surgery for advanced epithelial ovarian cancer. Cochrane Database Syst Rev,（1）:CD006014.

van Driel WJ, Koole SN, Sikorska K, et al,2018. Hyperthermic Intra-peritoneal Chemotherapy in Ovarian Cancer. N Engl J Med, 378（3）: 230-240.

Vergote IB, Jimeno A, Joly F, et al, 2014. Randomized phase III study of erlotinib versus observation in patients with No evidence of disease progression after first-line platin-based chemotherapy for ovarian carcinoma: a European organisation for research and treatment of cancer-gynaecological cancer group, and gynecologic cancer intergroup study. J Clin Oncol, 32（4）: 320-326.

Wright AA, Bohlke K, Armstrong DK, et al, 2016. Neoadjuvant Chemotherapy for Newly Diagnosed, Advanced Ovarian Cancer: Society of Gynecologic Oncology and American Society of Clinical Oncology Clinical Practice Guideline. J Clin Oncol,34（28）:3460-3473.

Young RH, 2018. Ovarian sex cord-stromal tumours and their mimics. Pathology, 50（1）: 5-15.

第三节　子宫内膜癌

● 发病情况及诊治研究现状概述

子宫内膜癌（endometrial carcinoma，EC）是指发生于子宫内膜的一类上皮恶性肿瘤，以来源于子宫内膜腺体的腺癌最常见，是女性生殖系统常见的三大恶性肿瘤之一，占女性生殖道恶性肿瘤的 20%～30%，在北美和欧洲发病率更高。子宫内膜癌是位列于乳腺癌、肺癌和结直肠癌之后的第四个最常见的女性恶性肿瘤。

流行病学显示，近 10 年来子宫内膜癌发病率和死亡率在全球呈上升趋势，美国癌症协会指出，在 2005～2014 年，子宫内膜癌的发病率每年增加 1.2%，同期死亡率也有增加。2018 年，美国年度癌症报告统计子宫内膜癌年发患者数为 6.3 万，死亡人数为 1.1 万，且预计 2030 年年发病人数将翻倍达到 12 万。近年来，随着我国社会经济结构的变化，我国人群饮食及生活习惯的改变，以及内分泌和代谢性疾病罹患人群的增加，子宫内膜癌也开始呈现发病率增高及年轻化的趋势。根据 2015 年我国国家癌症中心的统计，子宫内膜癌的发病率从 2003 年的 3.94/10 万上升到 2015 年的 6.34/10 万。每年约有 5 万新发病例，1.8 万死亡病例。

子宫内膜癌发病率有明显的地区差异。以北美、东欧、中欧地区等发达国家发病率最高，南非、印度等欠发达地区发病率较低。近 40 年来，子宫内膜癌在日本占子宫恶性肿瘤的比例由 5% 上升至 40%，在欧美等国家已接近 50%。在我国如"北

上广"等部分经济发达地区，子宫内膜癌已经成为发病率第一的女性生殖恶性肿瘤。总体上看，我国子宫内膜癌的发病率表现为城镇高于农村，相关文献报道称，城镇子宫内膜癌的发病率是同期农村发病率的 3～10 倍。

子宫内膜癌多见于围绝经期和绝经后女性，随着年龄增长，其发病率呈明显上升趋势。在美国，子宫内膜癌发病平均确诊年龄为 66 岁，而在中国，发病年龄高峰为 50～59 岁，平均确诊年龄为 55 岁。发病年龄段明显比美国年轻。许多学者把 < 40 岁的子宫内膜患者称为年轻女性子宫内膜癌。近年来，有文献报道年轻女性子宫内膜癌发病率为 4.6%～13.3%，有年轻化趋势。子宫内膜癌发病率和死亡率在不同种族之间没有明显差异，尽管早期数据显示非洲裔美国女性的癌症新发病率低于高加索裔美国女性，但自 20 世纪 90 年代末期，非洲裔美国女性发病率迅速增加，至 2011 年，两个种族的发病率已经相近。与较贫穷者比较，经济收入高的、受高等教育的人发生子宫内膜癌的危险性更高，可能与社会人文环境及子宫内膜癌发病高危因素有关，与子宫内膜癌疾病本身关系不大。

目前，子宫内膜癌的主要治疗手段是手术治疗。对大多数早期患者来说，手术治疗为主的综合治疗可以达到根治的目的。晚期、复发性子宫内膜癌的治疗仍是妇科肿瘤医师的难题，在当今肿瘤学"精准治疗、综合治疗""肿瘤防治，赢

在整合"理念的导向下，外科治疗、放疗、化疗、结合分子指标的靶向/免疫治疗等多种治疗方式相互整合的多学科整合治疗为晚期、复发性子宫内膜癌治疗带来新的方向。

● 相关诊疗规范、指南和共识

- NCCN 子宫肿瘤临床实践指南（2020.第 1 版），美国国家综合癌症网络（NCCN）
- FIGO 癌症报告（2018），国际妇产科联盟（FIGO）
- ESMO/ESGO/ESTRO 子宫内膜癌诊断、治疗、随访共识（2016），欧洲肿瘤内科学会（ESMO）/欧洲妇科肿瘤学会（ESGO）/欧洲放射治疗与肿瘤学会（ESTRO）
- ESMO 子宫内膜癌诊断、治疗、随访指南（2013），欧洲 ESMO
- 中国常见妇科恶性肿瘤诊治指南（2019），中国抗癌协会妇科肿瘤专业委员会

【全面检查】

（一）病史特点

1. 发病高危因素　目前认为子宫内膜癌发病与下列因素有关。

（1）年龄：随着年龄增长，子宫内膜癌发病率呈明显上升趋势，且年龄越大，预后越差。绝经后女性（年龄 > 50 岁）发病率是绝经前女性（25 ～ 49 岁）的 4 ～ 20 倍。有研究显示，年龄 ≥ 48 岁是并发子宫内膜癌的高危因素。因此，对于高龄，特别是年龄 ≥ 48 岁的子宫内膜不典型增生患者临床上需要谨慎对待。

（2）月经及孕育因素：初潮早、绝经延迟是子宫内膜癌发病的高危因素。12 岁以前初潮者比 12 岁以后初潮者可能更容易发生子宫内膜癌，但初潮年龄的推迟不意味着子宫内膜癌风险的下降，对于初潮年龄与子宫内膜癌的关系，各个研究结论不一致。另一方面，绝经越晚，受雌激素的影响时间越长，发生子宫内膜癌的危险就越高。在

52 岁及以后绝经者，发生子宫内膜癌的风险比在 49 岁以前绝经者增加 2.4 倍。因此，日本妇科肿瘤协会建议年龄 > 50 岁或绝经后的女性、最近 6 个月内有异常出血症状的女性都要进行子宫内膜癌的筛查。

尽管子宫内膜癌发病风险与妊娠年龄无相关性，但与是否生育密切相关。相比从未生育的人群，有生育史的人群子宫内膜癌发病风险显著下降，这可能与正常妊娠期间子宫内膜免受雌激素的刺激呈现保护效应，且这种效应随妊娠次数、分娩次数的增加而增加有关。多数研究认为哺乳对子宫内膜有保护作用，且这种保护作用可能不受种族影响。

（3）生活方式：关于饮食、吸烟饮酒、体力活动、哺乳等诸多因素与子宫内膜癌相关性的研究近年日渐增多，但存在一定争议。有研究结果显示，高糖、胆固醇、饱和脂肪酸可增加发病风险，而经常食用豆类食品、水果可以减少其发生的风险。研究提示咖啡摄入量与子宫内膜癌发病风险存在反向剂量依赖关系，且这种相关性明确地表现在绝经后女性人群中。咖啡可以降低血液中胰岛素和雌激素的水平，从而降低患病风险。另有研究提出，吸烟和饮酒可降低子宫内膜癌的危险性，但相关机制目前仍不明确。

（4）肥胖、糖尿病、高血压等代谢综合征：代谢综合征（metabolic syndrome，MS）是中心性肥胖、血脂紊乱、血压升高、血糖升高等多种代谢异常聚集于某一个体的病理生理现象。有研究表明，代谢综合征是女性人群发生子宫内膜癌的独立危险因素；肥胖、糖尿病、高血压统称为子宫内膜癌三联征。子宫内膜癌患者中约有 80% 的人超重或肥胖，即体重超过正常值的 10%，尤以中心性肥胖为主。研究数据显示，体重指数（BMI）高与子宫内膜癌风险升高显著相关。20 ～ 30 岁或 30 ～ 40 岁超重（BMI ≥ 25kg/m² ）并且终身超重的女性子宫内膜癌风险显著高于年龄 40 ～ 50 岁或 50 ～ 60 岁超重的女性。成年早期体重增加（ ≥ 35%）的女性患子宫内膜癌的时间比体重无此改变的女性早 10 年。其致病原因可能与脂肪组织对性激素生成的干预和对雌激素的储存有关。这一情况致使血中雌酮水平升高，刺激子宫内膜

生长。糖尿病患者患子宫内膜癌的危险比正常人增加1.2～5.6倍，高胰岛素可以促进雄激素分泌，而高雄激素通过肝脏或脂肪组织的芳香化酶作用生成雌激素，促进子宫内膜病变的发生与发展。单纯高血压不增加子宫内膜癌的发生，但高血压患者常并发肥胖及糖尿病。研究显示，肥胖、糖尿病和高血压诱发子宫内膜癌的共同病理生理基础是胰岛素抵抗，故胰岛素相关因素可能是介导子宫内膜癌发生发展的机制之一。如今，随着社会经济水平的增高，代谢综合征的患者数量也呈现明显增高趋势，应加强对高危人群的子宫内膜癌健康教育，使其意识到代谢紊乱和子宫内膜癌风险之间的关系，从而改变饮食习惯、加强体力活动，这些可能有利于显著降低代谢综合征患者子宫内膜癌的发病率。

（5）内源性雌激素作用：大部分子宫内膜癌是雌激素依赖性肿瘤，子宫内膜癌的发生与无保护性的雌激素过度刺激密切相关。内源性雌激素增多与排卵障碍、神经内分泌系统疾病、内分泌腺疾病、功能性卵巢肿瘤有关，也与肝功能障碍、雌激素转化障碍等相关。常见的临床问题有以下两个。

1）多囊卵巢综合征（PCOS）：PCOS是一种生殖功能障碍与糖代谢异常并存的内分泌紊乱综合征，持续性无排卵、雄激素过多及胰岛素抵抗为其重要的临床特征。1957年，有学者研究发现PCOS患者发生子宫内膜癌的概率高达37%。流行病学研究显示，PCOS患者子宫内膜癌的发生风险是普通人群的3倍，PCOS的致病机制尚不完全明确，一般认为，PCOS导致的子宫内膜癌发生风险增加与雌激素增多相关。一方面，PCOS的主要特征之一为持续性无排卵，子宫内膜长期处于无孕激素对抗的雌激素作用下，无法周期性脱落而发生增生改变，进而引发子宫内膜癌。另一方面，PCOS患者体内雄激素水平高于正常女性，雄激素可转化为雌激素，并且导致子宫内膜中与甾体激素代谢有关的酶活性异常，使内膜增生和增殖，进而发生子宫内膜不典型增生甚至癌变。故降低雄激素水平、减少雌激素的分泌，可间接预防子宫内膜癌的发生。此外也有学说认为，PCOS患者常伴有胰岛素抵抗和高胰岛素血症，而胰岛素抵抗和高胰岛素血症与子宫内膜癌的发生风险密切相关。PCOS也是导致女性不孕的重要因素，两者都是成为子宫内膜癌发生发展的重要危险因素。

2）功能性卵巢肿瘤：卵巢性索间质瘤包括颗粒细胞瘤和卵泡膜细胞瘤，而卵泡膜细胞瘤较颗粒细胞瘤具有更强的雌激素分泌功能。雌激素增高是子宫内膜癌的高危因素，约25%的卵泡膜细胞瘤并发子宫内膜癌。颗粒细胞瘤并发子宫内膜癌的国外报道较多，但国内相关病例报道较少。

（6）外源性雌激素作用：主要多见于下面三种来源。

1）激素替代治疗：子宫内膜癌的发生与雌激素替代治疗具有一定的量效关系，单独使用雌激素替代治疗可增加子宫内膜癌的危险性。此外，子宫内膜癌发病危险性与雌激素用药时间长短、是否合用孕激素、是否中间停药及患者自身特点等相关，用药时间≤1年者危险性增加40%，用药时间≥10年者危险性上升达10倍以上。不论是间断给药还是持续给药，都会增加子宫内膜癌发生的风险，即使已经切除子宫，外源性的雌激素仍有可能会刺激子宫内膜癌患者隐匿的肿瘤生长。有研究表明，联合孕激素可降低雌激素替代治疗患者子宫内膜癌的危险性，故近年来，常给予雌激素替代治疗患者结合孕激素，以降低子宫内膜癌的发病风险。但孕激素使用是否能降低这种风险仍存在争论。因为即使是激素替代生理剂量的孕激素也可能增加乳腺癌的风险，且患者依从性较差。激素替代治疗与子宫内膜癌的相关性仍有待进一步研究。

2）他莫昔芬（tamoxifen，TAM）：又名三苯氧胺，为非甾体类抗肿瘤的激素药物，主要应用于雌激素受体阳性乳腺癌患者的内分泌治疗。近来研究结果认为TAM与子宫内膜癌有关，相对危险系数为1.6～10，因此需要注意监测服用TAM的人群，及时发现及治疗内膜肿瘤，监测主要手段是超声和（或）内膜活检。

3）口服避孕药：口服雌孕激素联合的避孕药患者在停药的几天中内源性雌激素仍然能维持在较低水平，可使子宫内膜癌发病风险降低，保护作用始于用药1年后，它对子宫内膜的保护作用随应用时间的延长而增加。在停止服药后，这种保护作用仍可持续15～20年。

（7）遗传因素：约 10% 的子宫内膜癌与遗传学因素有关。研究表明，有卵巢癌、乳腺癌或肠癌家族史者患子宫内膜癌的危险性增大，这可能与肿瘤易感基因有关。Lynch 综合征（Lynch syndrome）又称遗传性非息肉性结直肠癌综合征（hereditary non-polyposis colorectal cancer，HNPCC）。子宫内膜癌是 HNPCC 最常见的肠外表现，40%～60% 的 HNPCC 女性患者表现为子宫内膜癌。PTEN 错构瘤肿瘤综合征的考登综合征（Cowden syndrome）患者患子宫内膜癌的比率亦高于一般人群，为 5%～10%。

（8）其他：宫内节育器的应用可诱导子宫环境发生免疫和生化方面的变化，从而可能影响子宫内膜癌的发病风险，但更多研究认为宫内节育器具有保护作用。目前宫内节育器与子宫内膜癌的确切关系有待更进一步的研究。

2. 子宫内膜癌相关临床表现　早期患者可无特殊症状，随病情进展，患者可出现不规则阴道出血、阴道排液等症状，绝经前患者通常表现为经期紊乱。部分患者可因宫腔积血、积脓而出现下腹胀痛。进展期患者如肿瘤侵犯盆腔神经，可引起腰骶部或下肢疼痛，若出现远处转移（肺、脑、骨等），转移部位也可出现相应症状，如咳嗽、咯血、头痛、骨痛等。

（二）体检发现

早期子宫内膜癌无明显阳性体征，随疾病发展可出现子宫增大，如肿瘤出现盆腔转移或附件转移，妇科检查可触及盆腔肿物。存在明显浅表淋巴结转移者，可于腹股沟区或锁骨上区域触及肿大淋巴结。

（三）化验检查

1. 一般常规检查　血常规，尿常规，粪常规，肝功能，肾功能，血清离子检测，传染病标志物（包括乙肝、丙肝、梅毒、HIV 检测等），凝血功能，血糖，血脂等。

主要是肿瘤标志物的检查。肿瘤标志物结果可参与 EC 的术前评估，为患者的诊断、治疗和预测预后提供一定的帮助。现认为单一的血清 HE4、CA125 和 CA19-9 的诊断性能和效能均不理

想，联合检测有助于提高准确性。其他肿瘤标志物如 CA153、CA724、CD44、上皮细胞黏附分子、谷氨酰胺转氨酶 2、中性粒细胞与淋巴细胞比率、血小板与淋巴细胞比率、胃泌素释放肽前体、内脂素、纤维蛋白原、血浆生长分化因子 15 等血液学指标对 EC 的诊断和预后均有不同程度的价值。

2. 传统肿瘤标志物的诊断价值

（1）HE4：HE4 于人附睾上皮细胞中被发现，其在多数良性疾病中低表达，而在 EC 组织及血清中水平明显升高，且特异性明显高于 CA125。Meta 分析评估血清 HE4 对 EC 诊断的准确性，结果提示，HE4 异常诊断 EC 的敏感度、特异度分别为 65%～78.8% 和 91%～100%，表明 HE4 是 EC 有用的诊断标志物。

（2）联合检测：对 HE4、CA125、CA724 和 CA19-9 在诊断为 EC 的患者中作为潜在标志物的实用性研究发现，EC 患者的血清 HE4、CA125、CA724 和 CA19-9 浓度显著升高。其中 HE4 的敏感度（58%）和阳性预测值（60%）均高于其他任何单一肿瘤标志物，并且整合使用 HE4、CA125、CA724 和 CA19-9 的敏感度和阳性预测值分别达到 59.1% 和 88%。因此，HE4、CA125、CA724 和 CA19-9 的整合使用在子宫内膜癌的诊断中具有更高的价值，可以作为子宫内膜癌患者有用的组织免疫标志物。李春碧等发现，与对照组相比，HE4 对 EC 的最佳截点值为 98.27pmol/L，敏感度为 72.65%、特异度为 70.65%。CA125 的最佳截点值为 135.69U/ml，敏感度为 76.63%、特异度为 66.37%。CA19-9 的最佳截点值为 89.78U/ml，敏感度为 68.99%、特异度为 69.54%。单一的血清 HE4、CA125 和 CA19-9 的诊断性能和诊断效能均不甚理想。但在上述截点值下，HE4、CA125 和 CA19-9 三项整合检测 EC 的敏感度为 93.38%、特异度为 92.92%。由此可见，整合检测 HE4、CA125 和 CA19-9 有助于提高 EC 的检出率和诊断准确性，为临床医师选择合适的治疗方案提供了依据。

3. 传统肿瘤标志物对早期患者治疗决策的参考意义

（1）CA125：Jiang 等评估了 995 例 EC 患者术前血清 CA125 水平在手术治疗中的作用后

发现，CA125 水平的升高与所有临床病理参数显著相关，但与组织学类型无关。ROC 曲线分析结果表明，CA125 血清 125U/ml 是预测淋巴结转移（lymph node metastasis，LMN）最佳的临界值。敏感度、特异度、假阳性率、假阴性率分别为 78%、78%、77.6% 和 2.3%。临床 I 期患者的敏感度、特异度、假阳性率、假阴性率分别为 71.7%、77.6%、83.3% 和 2.2%。在临床 I 期患者中评估附件侵袭的最佳临界值为 130U/ml，敏感度为 81%，特异度为 78.4%。生存分析显示，CA125、FIGO 分期、组织学分级和腹膜细胞学阳性是 EC 独立预后因素。术前血清 CA125 是 EC 患者的重要预测指标，在确定手术治疗方案时，建议临床 I 期 CA125 升高患者行淋巴结清扫术。一项前瞻性多中心队列研究探讨了 333 名患者的 CA125 对诊断低级别 EC 患者的预后价值，结果发现 CA125 升高的低级别 EC 患者无病生存率（DFS）为 80.6%，疾病特异性生存率（DSS）为 87.1%，而 CA125 正常的低级别 EC 患者的 DFS 和 DSS 分别为 92.1% 和 97.2%（$P < 0.05$）。因此低级别 EC 如有 CA125 升高，提示预后不良，应被视为高危 EC，在治疗上注意采取积极措施。

（2）整合检测：在肿瘤 ≥ 2cm、深肌层浸润（≥ 50%）或淋巴结转移的患者中，HE4 和 CA125 的水平显著升高。此外，HE4 水平随着年龄和组织学分级的升高而显著升高。对于淋巴结转移，HE4 的敏感度和阴性预测值均高于 CA125。作者认为，整合评估血清 HE4 和 CA125 可为医师提供更好的信息，以决定是否进行淋巴结清扫术。

4. 其他肿瘤标志物的诊断和预测预后价值

（1）与健康对照组相比，EC 患者血浆中的 CD44、上皮细胞黏附分子（EpCAM）和谷氨酰胺转氨酶 2（TGM2）的浓度显著增加。这三个标志物同时阳性时灵敏度为 84%，特异度为 100%，提示这些新发现的血浆肿瘤标志物在 EC 诊断中具有良好的准确性。

（2）治疗前，中性粒细胞与淋巴细胞比率（NLR）和血小板与淋巴细胞比率（PLR）可用作预测肿瘤转移的标志物。一项研究发现，ROC 曲线显示 NLR 预测 LN 转移的最佳截断值为 2.18，

PLR 的最佳截断值为 206。多因素回归分析发现淋巴血管侵犯、淋巴结转移与 NLR 显著相关。

（3）胃泌素释放肽前体（ProGRP）阈值为 20.81pg/ml 时，对 EC 的诊断敏感度为 60.7%，特异度为 81.4%，笔者认为，血清 ProGRP 对 EC 具有良好的诊断敏感度和特异度。

（4）血清内脂素水平与 EC 的浸润深度、淋巴血管侵犯、淋巴结转移和肿瘤大小呈正相关，内脂素水平升高预示 EC 患者预后不良。

（5）纤维蛋白原水平 > 3.25g/L 是 EC 总体生存的独立预后因素。3439 名 EC 患者的研究结果显示，治疗前血小板增多与 OS 和 DFS 降低显著相关。因此，预处理 EC 患者的血小板增多症能否改善患者的预后是今后研究的一个方向。

（6）血浆生长分化因子 15（GDF-15）升高可独立预测疾病复发和淋巴结转移。GDF-15 升高的患者可能从更积极的治疗方案中受益。

（四）影像学检查

1. 不保留生育功能患者的影像诊断原则

（1）考虑行胸部影像检查者首选 X 线片。如果胸部 X 线片不正常，则需行胸部 CT 检查。

（2）行盆腔 MRI 检查，了解宫腔和宫颈原发肿瘤情况，并评估盆腔转移情况。

（3）对于病理诊断为高级别的患者，需考虑行胸腹盆 CT 评估肿瘤可能的转移情况。

（4）对因全子宫切除术意外发现的 EC，或者有高危因素而未行全面分期手术的患者，需考虑行胸腹盆 CT，评估肿瘤可能的转移情况。

（5）对怀疑转移的患者，建议行全身 PET/CT 检查。

（6）其他影像学检查应根据患者的症状和怀疑转移的部分决定。

2. 保留生育功能患者的影像诊断原则

（1）首选盆腔 MRI 检查，排除肌层侵犯和局部转移。如果有 MRI 检查禁忌，则采用经阴道盆腔超声检查。

（2）考虑行胸部影像检查者首选 X 线片。如果胸部 X 线片不正常，则需行胸部 CT 检查。

（3）对于怀疑转移的患者，建议行全身 PET/CT 检查。

（4）其他影像学检查应根据患者的症状和怀疑转移的部分决定。

3. 影像学检查特点

（1）超声：超声检查的优点很多，但对以下情况检测的准确率较低，即子宫诊刮后破坏了内膜的完整性、EC 合并宫颈炎症、宫颈间质浸润、淋巴结转移等，故临床多整合其他检查以提高诊断准确率。

关于超声诊断价值方面的评价普遍认为超声对子宫内膜病变的检查方便、经济、无创，且可反复、多次检查，是妇科疾病常用的一种检测手段。已有研究对 624 例绝经后阴道出血女性患者予以阴道超声检查（transvaginal sonography，TVS），结果显示，当子宫内膜厚度＞ 4mm 时，TVS 检测 EC 及其癌前病变的敏感度、特异度分别为 87.5%、80.1%。但 TVS 仍存在缺陷，它不能依据测量绝经后女性子宫内膜厚度来判断子宫内膜是否存在恶变。另有研究显示，经阴道彩色多普勒超声（transvaginal color dopplersonography，TVCDS）对 EC 早期诊断的敏感度为 81.6%，特异度为 96.8%，准确度为 88.4%，能为 EC 的早期诊断提供较好的客观依据，所以有学者提出运用肿瘤标志物整合 TVS 筛查 EC 的预测。将 248 例 EC 患者随机均分为两组，结果显示，肿瘤标志物整合 TVS 诊断早期的 EC 符合率为 94.67%、内膜病变符合率为 94.35%，明显高于单独 TVS。

关于超声对肌层浸润的判断，Pineda 等用 TVS 检测 EC 肌层浸润深度时，发现 TVS 对恶性程度较低的 EC 肌层浸润深度的敏感度和特异度分别是 81.6% 和 89.5%，与肉眼检测的 78.9% 和 90.4% 无明显差异，这恰好弥补了诊断性刮宫难以判断子宫肌层浸润深度的缺陷。而 TVCDS 检查对子宫内膜血流动力学的变化情况更为敏感，能清晰显示病灶及周围肌层内血流分布情况，EC 对肌层浸润的深度与血供丰富程度密切相关，对肌层浸润越深，其血供越丰富，流速越快，血流阻力越低。因此认为采用 TVCDS 判断子宫肌层的浸润深度会更为准确。

（2）MRI：是骨盆和腹部解剖的首选成像方式，其分辨率高、对比度好且无辐射。目前用于 EC 领域研究的多模态 MRI 主要包括常规 MRI、弥散加权成像（diffusion weighted imaging，DWI）、动态增强 MRI（dynamic contrast-enhanced MRI，DCE-MRI）、弥散张量成像（diffusion tensor imaging，DTI）、磁共振波谱成像（magnetic resonance spectroscopy，MRS）。研究认为，DWI 和 DCE-MRI 是能够提高常规 MRI 分期准确性最好的方法。诊断性刮宫及宫腔镜检查可对子宫内膜癌病灶取材，对病理类型、分化程度等做出诊断，然而其无法评估肿瘤的肌层浸润、周围扩散和远处转移。总之，MRI 能够显示肿瘤的大小、病变程度、肌层侵犯及淋巴转移等，可以为手术方式的具体选择提供有价值的参考和依据。NCCN 指南基于 MRI 对病情评估的准确性，推荐其为术前首选的检查方法。但 MRI 较 CT 昂贵，且受体内金属物质和气体的干扰，因此有检查禁忌和需要检查胸部的患者须改用 CT 或 PET/CT 检查评估病情。

对 EC 分期的价值评估方面，邵志萍等回顾性分析了 202 例 EC 患者术前 MRI 平扫加增强联合 DWI 的图像，按照 FIGO EC 分期标准（2009 年版）进行 MRI 分期，以病理结果为金标准进行分析，发现其诊断总体符合率为 92.1%（186/202），其中 Ⅰ、Ⅱ、Ⅲ、Ⅳ 各期别的诊断准确率分别为 95.5%、100%、97%、99.5%。研究表明，DWI 序列在诊断子宫内膜癌 Ⅰa 期中具有比动态增强对比（DCE）检查更高的诊断准确率，对于极早期 EC 患者，建议采用 DWI 序列检查。

有关 EC 分级的价值，有较多数据的研究提示，MRI 检测中表观扩散系数（apparent diffusion coefficient，ADC）与病灶病理分级相关。高级别的内膜癌恶性程度较高，致密的细胞外间隙明显限制了水分子的运动，造成较低的 ADC 值，而低级别的肿瘤 ADC 值相对较高，恶性程度较低。

至于是否存在肌层浸润及宫颈受累，专家认为，根据 MRI 中的 T_2 加权能较好地显示软组织的结构，在 T_2 加权上子宫内膜显示高信号、结合带显示低信号、外肌层则为中等信号、浆膜层为线样的低信号这一特点，MRI 图像主要依靠结合带的完整性来区分肌层浸润与否。俞立琛等将 MRI 平扫 +DWI 的诊断结果与 MRI 平扫＋增强 +DWI 进行比较，结果显示 MRI 平扫＋增强 +DWI 检查能显著改善 EC 分期的准确性，且对 EC 肌层浸润深度诊断的准确性也得到提高。同样，DWI 在评估 EC 宫颈浸润方面具有比 DCE 序列更高的准确性，且 DWI 无须使用对比剂，无肾脏功能损害及造影剂过敏等风险。尽管如此，尚不能否认 DCE 在 EC 检查其他方面的优势。

EC 患者卵巢有无受累的准确评估有助于个体化治疗中保留卵巢的决策。一项研究回顾性纳入 EC 患者 801 例，术后病理检查发现卵巢受累组 58 例。采用决策树分析方法分析 MRI 影像对 EC 患者卵巢受累的诊断效能。结果显示，术前盆腔 MRI 检测 EC 卵巢受累的敏感度为 51.72%，特异性为 99.87%。有卵巢受累的患者，子宫肌层浸润、宫颈及宫角受累、淋巴结或腹膜转移的比例明显高于卵巢未受累的患者。但 EC 患者卵巢受累的诊断敏感度仍有待提高。

淋巴结转移是 EC 患者复发及影响生存的高危因素，术前对 EC 患者的淋巴结转移做准确的评估有助于最佳手术方案的制订。有研究对 274 枚淋巴结进行了 3 种不同序列的 MRI 分析，结果显示 T_1 加权检测到的淋巴结短径平均值显著大于 T_2 加权及 DWI。而 DWI 序列对淋巴结检测的效果优于 T_1 加权和 T_2 加权。不过 DWI 的空间分辨率较差，在实际应用中应结合多种序列整合分析，这样才能更好地评估淋巴结转移情况。

（3）CT：现公认 CT 具有良好的可重复性，不受体内金属物质干扰，且费用比 MRI 低，最明显的优势是可以扫描全胸，查看是否有胸部远处转移，从而为肿瘤分期提供参考。但是 CT 对肿瘤组织与子宫肌层的对比分辨率低，使得 CT 在 EC 肌层浸润和宫颈受累的诊断敏感度和特异度差。何斌等分析了 240 例 EC 患者的 CT 检查结果和术后病理结果，发现 CT 对 EC 术前分期、淋巴结转移、宫颈间质浸润诊断的准确率分别为 78.9%、74.07% 和 85.71%，均显著低于 MRI。研究提示 CT 检查诊断晚期 EC 术前分期的准确率为 58%～78.9%，因此对于无检查禁忌者，盆腹腔建议优先选择 MRI 检查。

（4）PET/CT：GOG0233 对 203 例 EC 的多中心研究显示，中心观察者的 PET/CT 报告对子宫内膜癌的敏感度、特异度、阳性预测值和阴性预测值分别为 64.6%、98.6%、86.1%、95.4%，而分站观察者的 PET/CT 报告对子宫内膜癌的敏感度、特异度、阳性预测值和阴性预测值分别为 66.7%、93.9%、59.3%、95.5%。对于中心观察者来说，PET/CT 检查子宫内膜癌转移的特异度和高阳性预测值均明显高于分站观察者。因此我们认为 PET/CT 对 EC 远处转移具有高特异度和高阳性预测值，在分级评价中应纳入 PET/CT 检查。对检查进行盲法中心阅读能够提高检出转移的特异度和阳性预测值。综合相关文献，PET/CT 诊断淋巴结转移的敏感度为 82.8%（53%～97%），特异度为 90.4%（69%～100%），阳性预测值为 78.4%（60%～100%），阴性预测值为 95.6%（93%～98%），准确度为 92.6%（90%～95%）。PET/CT 检查中的 SUV-max、肿瘤代谢体积（MTV）和肿瘤组织糖酵解数值（TLG）等定量指标有助于评估子宫深肌层浸润、淋巴结转移和高级别组织病理分级等危险因素。PET/CT 对淋巴结诊断的准确性主要取决于淋巴结大小，对于直径＜4mm 的淋巴结，其检出率仅为 12%，但是对于直径≥10mm 的淋巴结，其检出率高达 100%。PET/CT 也可以检出局部浸润病灶，在评估宫颈受累及肌层浸润时，PET/CT、超声及磁共振的准确率相当。此外，PET/CT 也可用于监测和定位治疗后的 EC 患者的复发灶。

总之，PET/CT 能较准确地为患者术前分期与手术方式制订提供依据，然而 PET 检查花费时间长，价格也较 MRI 昂贵。临床可根据实际需要决定是否为患者进行检查。

（五）组织病理学检查

1. 诊断性刮宫术　是诊治阴道异常出血的经典术式。Kisielewski 等将 204 例子宫内膜不典型增生及 EC 患者术前诊刮组织标本与最终病理结果进行比较，发现 83.75% 的患者组织学类型一致，其中子宫内膜样腺癌符合率最高，达 85.81%。诊断性刮宫操作简单易行，在临床工作中应用广泛，但因为是盲视操作，可能遗漏病灶而耽误病情。此外，诊断性刮宫为有创性检查，患者疼痛负荷大，选用时需综合考虑。

2. 宫腔镜下子宫内膜组织活检　诊断性刮宫

术在判断子宫内膜病变方面的一致性较高，但对于异常子宫出血疾病的评估存在证据不充分的缺陷。宫腔镜下子宫内膜组织取样较诊断性刮宫术可更直观地了解宫腔内部情况，同时，直视下活检可疑病灶在子宫内膜恶性病变判断中极具优势。据报道，宫腔镜下子宫内膜组织活检诊断 EC 的敏感度及特异度分别为 91% 和 90.75%，判断子宫角部局灶病变及萎缩性内膜病变的准确度较诊刮高许多，可显著降低漏诊率。不过，针对宫腔镜中 EC 细胞是否通过输卵管途径增加盆腔播散率尚无统一意见。Meta 分析结果提示，EC 患者术前行宫腔镜检查组与未行宫腔镜检查组的腹水肿瘤细胞学阳性率比较，差异并无统计学意义。以生理盐水作为膨宫介质可显著增加肿瘤细胞的腹腔内播散机会，5% 葡萄糖为膨宫介质时则不增加。膨宫压力控制在 80mmHg 以下时，腹腔冲洗液或腹水细胞学阳性的概率为 0.063（16/255），压力达到或超过 80mmHg 后，细胞学阳性概率为 0.152（77/508）。术前行宫腔镜检查组与未行宫腔镜检查组的总生存期和无病生存期，差异无统计学意义。

3. 子宫内膜活检术　最初用于不孕患者的常规检查，后逐渐运用于 EC 的筛查诊断。Pipelle 是一种无须麻醉，依靠导管和内部活塞连接负压吸引进行子宫内膜取样的装置，在 EC 疾病子宫内膜活检中应用广泛。一项研究对 140 例异常子宫出血患者同时行 Pipelle 及诊断性刮宫术，比较两者诊断子宫内膜病变的价值，结果显示两者标本合格率分别为 97.9% 和 100%。Pipelle 诊断增殖期和分泌期内膜、子宫内膜增生、EC 的敏感度及准确度均为 100%。与诊断性刮宫术相比，Pipelle 具有较高的标本充分性及组织病理学一致性，且持续时间短、患者疼痛负荷小，只是对于萎缩性子宫内膜患者，其诊断敏感度＜ 50%。可见，Pipelle 因获取标本的限制，在宫腔形态不规则（子宫内膜息肉和子宫肌瘤）、萎缩性内膜患者中样本满意度较差，对局限性病变诊断存在一定缺陷。此外，Pipelle 因获取组织量不足而造成的漏诊也不容忽视。建议对于 Pipelle 取材失败、合并 EC 患病高危因素或有症状的人群进一步行全面的分段诊断性刮宫术。

4. 术中冷冻切片　其在 EC 中的应用尚未达成共识。Morotti 等对 66 例子宫内膜不典型增生患者术中冷冻切片及术后病理切片的一致性进行评估。将病理切片确诊的 EC 根据组织病理学、肌层浸润和分化程度分为低危、高危两组，比较冷冻切片诊断 EC 的可信度。结果显示，冷冻切片预测 EC 的总体敏感度、特异度、准确度分别为 73%、93.1%、93.1%，94.1% 的高危癌被诊断为 EC，低危癌的比例为 55%，即冷冻切片更有助于鉴别高危 EC，从而使因内膜不典型增生手术的患者可在术中马上接受准确的手术治疗方案。此外，术中冷冻切片对 220 例 EC 患者肌层浸润深度预测的敏感度、特异度和准确度分别为 86%、94% 及 92%。可见，冷冻切片对肌层浸润深度的评估具有较高的一致性，可作为判断淋巴结切除必要性的可靠指标之一，对指导原发性手术治疗具有一定价值。

要点小结

◆ 子宫内膜癌治疗前的基本诊断手段主要包括分段诊断性刮宫 / 宫腔镜下内膜活检和影像学检查，可用于子宫内膜癌的定性诊断和临床分期诊断。

◆ 分段诊断性刮宫 / 宫腔镜下内膜活检组织病理学诊断是子宫内膜癌确诊和治疗的依据；而术后系统组织病理学诊断为明确子宫内膜癌的组织学类型、全面评估子宫内膜癌分期和判断患者预后、制订个体化整合性方案提供必要的组织病理学依据。

◆ 胸腹 CT 和盆腔 MRI、全身 PET/CT 检查是治疗前分期的基本手段，影像学报告应提供肌层侵犯情况、淋巴结及远处转移情况信息，以初步确定分期，作为治疗的依据。

【整合评估】

（一）手术病理分期

手术病理分期主要根据 TNM 分期（2017，AJCC 第 8 版）及 FIGO 分期（2009 年版）（表

10-3-1）。

表 10-3-1　子宫内膜癌的 TNM 分期（2017，AJCC 第 8 版）
及 FIGO 分期（2009 年版）

AJCC TNM 分期 （2007，第 8 版）	FIGO 分期 （2009年版）	肿瘤情况
T1	Ⅰ期	肿瘤局限于宫体，包括宫颈管黏膜受累
T1a	ⅠA	肿瘤局限于子宫内膜或肿瘤浸润深度小于 1/2 肌层
T1b	ⅠB	肿瘤浸润深度大于 1/2 肌层
T2	Ⅱ期	肿瘤侵犯宫颈间质但无宫体外蔓延
	Ⅱ	肿瘤浸润宫颈间质，除外宫颈管黏膜受累
T3	Ⅲ期	肿瘤侵犯子宫浆膜、附件、阴道或宫旁组织
T3a	ⅢA	肿瘤侵犯子宫浆膜和（或）附件（直接蔓延或转移）
T3b	ⅢB	阴道转移（直接蔓延或转移）；或宫旁受累
N1a	ⅢC1	盆腔淋巴结转移
N2a	ⅢC2	腹主动脉旁淋巴结转移
T4	Ⅳ期	肿瘤侵犯膀胱、直肠或远处转移
	ⅣA	肿瘤侵犯膀胱和（或）直肠黏膜
M1	ⅣB	远处转移［包括腹腔内转移和（或）腹股沟淋巴结转移］

　　腹水细胞学阳性不参与疾病分期，但须记录；有盆底种植者建议诊断为ⅢA 期。

1. 有关 2009 年版 FIGO 分期的争议

（1）病理组织学分级对分期的影响：2009 年 FIGO 分期系统未考虑组织病理学类型对预后的影响，如低级别（G1 或 G2）子宫内膜样癌通常局限于宫体，而浆液性癌虽无肌层浸润，但在诊断时可能已经发生转移。鉴于Ⅱ型非子宫内膜样癌是高级别肿瘤，其分级是不必要的，而Ⅰ型子宫内膜样癌分级从低级别到高级别，且高级别（G3）通常与其他预后参数相关，如年龄大、深肌层浸润等，因此即便是晚期肿瘤，组织学分级也具有预后价值。由于 G3 的 EC 生物学行为与Ⅱ型非子宫内膜样癌相似，可将其与非子宫内膜样癌结合，从而将 3 级分化转变为 2 级，即将 G1 或 G2 子宫内膜样癌视为"低级别"，而将 G3 子宫内膜样癌或非子宫内膜样癌（如浆液性癌、透明细胞癌和癌肉瘤等）视为"高级别"。建议让"低

级别"和"高级别"参与到Ⅰ期的分期中。

（2）腹水细胞学对分期的影响：Garg 等利用美国癌症监测、流行病学和结果（SEER）数据库对 14 704 例患者研究发现，在早期（Ⅰ期或Ⅱ期）子宫内膜癌患者中，腹水细胞学阳性是一个独立危险因素。与低危患者相比，具有高危因素患者（如 G3 子宫内膜样癌、透明细胞或浆液性癌）细胞学阳性的可能性更大（17.5%vs.7.5%）。无论病理类型和组织学分级如何，腹水细胞学阳性都预示生存率显著降低。为评估腹水细胞学异常与临床病理特征及预后的关系，另一项共纳入 1668 例Ⅰ～Ⅱ期子宫内膜癌患者的多中心回顾性研究显示，与腹水细胞学阴性患者相比，阳性患者远处复发风险显著增加（$P=0.001$），且患者的无病生存率及疾病特异性生存率显著降低。综合分析近年来多个相关研究，结果均提示腹水细胞学异常是降低早期子宫内膜癌患者生存率的因素；此外，腹水细胞学异常与远处复发及转移有关，术后化疗可降低腹膜复发风险。因此建议将腹水细胞学结果重新纳入修订的分期中，且修订为Ⅱ期。

2. 有关Ⅰ期 EC 的分类　Lancet 杂志报道，Ⅰ期低危型 EC 需同时满足如下条件才可确立：①病理类型为子宫内膜样腺癌；② FIGO 手术病理分期为Ⅰ期；③子宫肌层浸润深度＜ 1/2；④病理分级为 G1 或 G2；⑤肿瘤直径＜ 2cm。如包含以下 1 项即为Ⅰ期高危型 EC：① FIGO 手术病理分期为Ⅰ期且病理分级为 G3；②病理类型为子宫内膜浆液性乳头状癌或透明细胞癌；③肌层浸润深度≥ 1/2；④肿瘤直径≥ 2cm。

（二）病理评估及分子分型

1. 传统分型及其局限性

（1）Bokhman 分型：Bokhman 最早于 1983 年依据子宫内膜癌与雌激素的关系、组织病理学、流行病学特征等因素，把子宫内膜癌分为Ⅰ型和Ⅱ型。

Ⅰ型即激素相关性 EC，占 EC 发病的 80%～ 90%，多发生于年轻女性。组织学类型主要为子宫内膜样腺癌，疾病进展相对缓慢，预后较好。从分子水平看，Ⅰ型 EC 中主要的基因变化为抑癌基因 PTEN 失活、癌基因 *K-RAS* 突变、β-catenin

激活、微卫星不稳定（MSI）及 *PIK3CA*、*ARID1A* 基因突变等。这些基因的异常改变可造成 PI3K 通路、MARK 通路、Wnt/β-catenin 通路的信号转导异常，导致细胞异常及肿瘤的发生。

Ⅱ型即非激素相关性 EC。常见于绝经后女性，主要组织学类型为浆液性腺癌和透明细胞腺癌，虽然发病率为 10%～20%，但其转移早、恶性度高、预后差。Ⅱ型 EC 中，抑癌基因 *p53* 突变和癌基因 *HER2* 过表达是其主要的基因变化，其次为 *PPP2R1A*、*p16*、*IMP3* 基因突变等。

（2）WHO 女性生殖器官肿瘤学分类：2014 年，WHO 根据组织学类型将 EC 分类为以下多种，包括子宫内膜样腺癌、子宫内膜样腺癌伴鳞状分化、子宫内膜样腺癌绒毛腺样变异、子宫内膜样腺癌伴分泌型分化、子宫内膜样腺癌其他变异、浆液性子宫内膜样上皮内癌、浆液性腺癌、癌肉瘤（恶性米勒管混合瘤）、黏液性腺癌、透明细胞腺癌、小细胞神经分泌癌、大细胞神经分泌癌、混合细胞癌、未分化癌、去分化癌及其他类型。

但既往研究均表明，不同分类系统的亚型之间存在一定程度的交叉性，如Ⅰ型 EC 在 WHO 组织学分类中主要包括子宫内膜样腺癌及黏液腺癌；Ⅱ型 EC 在 WHO 组织学分类中则可以包括浆液性腺癌、透明细胞腺癌、癌肉瘤、未分化癌等类型。

（3）存在的局限性：传统的 Bokhman 分型和 WHO 组织学分类揭示了 EC 最常见的临床病理表现，至今仍广泛应用于日常工作中，并取得较为一致的认可。但经过长期的临床实践发现，EC 异质性大，传统分型和组织学分类可重复性低，各型之间镜下常存在重叠，如高级别子宫内膜癌（G3 子宫内膜样腺癌和浆液性癌）就是如此，同时相同亚型的 EC 患者会出现预后不同的情况。因此，越来越多的学者认为传统Ⅰ、Ⅱ类分型及组织学分类有时难以满足临床要求，尤其是在指导个体化精准治疗方面的用途更有限。

2. 分子分型及进展

（1）NCCN 指南分子分型原则：EC 的分子分型根据患者的不同预后情况可分为 4 种亚型。POLE 突变型、微卫星不稳定（microsatellite instability，MSI）型、低拷贝数型和高拷贝数型。

（2）癌症基因组图谱（TCGA）分型：近年来，

在基因表达谱、mRNA 表达、蛋白表达及 DNA 甲基化等方面开展了多种肿瘤分子分型的相关研究，以有效指导预后评估及临床治疗，提高患者的生存率及生活质量。目前，最全面的分子研究是 2013 年的 TCGA 项目，该项目将 373 例 EC（子宫内膜样腺癌 307 例、浆液性腺癌 53 例、混合型腺癌 13 例）分成 4 个不同的分子亚型，即 DNA 聚合酶（DNA polymerase epsilon，POLE）突变型（7%）、微卫星不稳定（MSI）型（28%）、低拷贝数型（39%）、高拷贝数型（26%）进行分析。

相比传统分型，TCGA 分型能更好地显示出不同亚型子宫内膜癌在临床经过、病理表现和分子特征方面的独特性，为患者治疗方案的选择提供了更有价值的信息，尤其是对有生育要求的年轻女性，意义更大。因为 POLE 突变型和 MSI 型 EC 在镜下有相似的形态学表现，如肿瘤周围和肿瘤细胞内有浸润性淋巴细胞、瘤内常存在异质性肿瘤细胞，因此仅仅从镜下形态很难区分 4 种亚型，只有通过高通量深度测序才能完成这种分型。而 TCGA 分型正是借助这种测序，整合了基因组学、转录组学、蛋白组学、基因拷贝数量和甲基化数据才完成了相关分型。当然，这样的方法也凸显了经济成本高、耗时长的不足。此外，TCGA 分型中所纳入的数据尚没有包含透明细胞癌、未分化癌/去分化癌、癌肉瘤等组织学类型，这也限制了它的进一步应用。所以直至今日，这个分型体系在临床诊断的实践中实际操作意义并不大。

1）*POLE* 突变型：POLE 是人类 DNA 聚合酶最大的催化亚基，具有 DNA 聚合酶活性和核酸外切酶校正活性，对细胞 DNA 复制和碱基错配的识别和修复具有重要作用。该基因发生突变时，错配碱基不能被识别及修复，从而使基因组突变数量异常增高，导致肿瘤，这可能为 EC 的发生学提供了又一机制假说。目前已在 EC、结直肠癌、高级别胶质瘤、卵巢癌等多种肿瘤中检测到 POLE 基因突变，其中 EC 是已知 *POLE* 基因突变比例最高的恶性肿瘤，突变比率达 7%～12%。*POLE* 突变型子宫内膜癌大多是子宫内膜样腺癌，特别是组织病理分级Ⅲ级的子宫内膜样腺癌，其突变发生率高达 30% 以上。

基于 TCGA 的数据和现有研究，POLE 突变型 EC 具有极高的突变负荷（ 232×10^6 突变 / Mb），其特征性的突变谱包括 PTEN（94%）、PIK3CA（71%）、PIK3R1（65%）、FBXW7（82%）、ARID1A（76%）、KRAS（53%）和 ARID5B（47%）。对 POLE 突变型 EC 的预后研究发现，该型患者的疾病分期多为国际妇产科联盟（FIGO）Ⅰ 期，其无进展生存期、无病生存期及总生存期均长于未突变组，而复发率和病死率均低于未突变组，且预后好于另外 3 个亚型。

因此，许多研究者认为 POLE 突变可作为一项提示 EC 良好预后的指标，对于有生育要求的年轻女性可采取非手术治疗。形态学上，POLE 突变型子宫内膜癌富含过表达程序性死亡因子 1（PD-1）和程序性死亡因子配体 1（PD-L1）的肿瘤浸润淋巴细胞，提示该型是 PD-1/PD-L1 抗体免疫治疗的候选亚型。

2）MSI 型：这类肿瘤由碱基错配修复（MMR）基因突变导致的 MSI 所致。从发生学角度看，MSI 型 EC 很难完全归入 Ⅰ 型或 Ⅱ 型 EC 中。MMR 系统由一系列特异性修复 DNA 碱基错配的酶组成，MLH1、MSH2、MSH6、PMS2 是 MMR 系统中最主要的蛋白，它们能够纠正 DNA 复制及损伤过程中出现的错配碱基。当其失活则导致个体自发突变率明显增加，进而导致 MSI 和整个基因组的不稳定性，造成肿瘤的形成。MSI 最早发现于结直肠癌，目前研究表明，MSI 可在 EC、胃癌、卵巢癌、脑胶质瘤、淋巴瘤及多种实体肿瘤中发生。美国国立癌症研究所推荐将 BAT25、BAT26、D5S346、D2S123 和 D17S250 这 5 个微卫星位点作为 MSI 诊断的标准，并根据检测结果将肿瘤分为 3 型：①如果有 ≥ 2 个微卫星位点出现不稳定，则为微卫星高度不稳定型（MSI-H）；②如果 1 个微卫星位点出现不稳定，则为微卫星低度不稳定型（MSI-L）；③如果 5 个位点均未检测到不稳定，则为微卫星稳定型（MSS）。

子宫内膜癌患者中，MSI 型占 30% 以上，其中 3% ～ 5% 是由遗传性胚系突变导致的，即 Lynch 综合征。患者有癌症易感性，可同时或异时发生包括结直肠癌、EC、卵巢癌、胃肠道肿瘤、胰腺癌、前列腺癌等多种肿瘤。90% 以上的 Lynch 综合征患者具有不同程度的 MSI 特征，尤其是

MSI-H，因此，MSI 被普遍认为是 Lynch 综合征的特征性遗传学标志。Lynch 综合征女性患者终身患 EC 和结直肠癌的风险基本持平，约为 60%，并常以 EC 为首发临床表现。且 Lynch 综合征是目前唯一已知的遗传性 EC 的病因，所以对于这组患者仍应采用积极的手术治疗。组织学上该型通常为高级别子宫内膜样腺癌伴淋巴细胞浸润。有研究显示，年轻的 MSI 型 EC 患者预后不好，但近几年发现 PD-1 单抗 pembrolizumab 对于 MSI 型 EC 的疗效高于 MMR 完善的子宫内膜癌，可显著改善 MSI 患者的预后，这提示 MSI 型 EC 患者可能是 PD-1/PD-L1 阻断治疗的获益人群。

3）低拷贝数型：拷贝数变异被定义为基因组部分重复的现象。低拷贝数型代表了大部分 G1 和 G2 子宫内膜样腺癌，在所有亚型中具有中等预后，该型 EC 中 TP53 极少发生突变，但 Wnt 信号通路基因（CTNNB1、K-RAS 和 SOX17）及 PTEN、PIK3CA 和 ARID1A 基因中均存在频繁突变。此外，CTNNB1 突变的早期低级别 EC 更具侵袭性，因此具有 CTNNB1 突变的 EC 患者可能从更积极的治疗中获益。

4）高拷贝数型：高拷贝数型 EC 的特征是出现高频的 p53、PIK3CA 和 PPP2R1A 等基因突变，而 PTEN 和 KRAS 基因突变罕见。TCGA 数据库显示高拷贝数型组形态上几乎包含所有浆液性腺癌（97.7%）、高级别子宫内膜样腺癌（19.6%）、低级别子宫内膜样腺癌（5%）和混合型子宫内膜癌（75.0%），患者大都预后不良。

（3）改良 TCGA 分型（ProMisE 模型）：为解决 TCGA 分型的不足之处，2017 年，Hoang 等采用 ProMisE 模型分析了包含黏液性癌、浆液性癌、透明细胞癌、去分化癌、癌肉瘤等 400 例子宫内膜癌的分子亚型。该方法利用 POLE 核酸外切酶区域测序、免疫组化检测 MMR 蛋白和 P53 蛋白，从而将 EC 分为 4 个分子亚型，包括① POLE 核酸外切酶突变型；②错配修复功能缺陷型（MMR-d）；③ p53 野生型（p53wt）；④ p53 突变型（p53mt）。结果显示 p53 突变型在高级别、进展期肿瘤所占比例最高，而 POLE 突变型中的肿瘤虽富侵袭性（大部分为 G3，并且常伴有深肌层浸润和淋巴脉管受累），但预后较好，

这与 TCGA 分子分型的结果基本一致。ProMisE 模型不仅解释了 EC 的分子异质性，在方法学上也更经济实用，目前利用 ProMisE 模型对 EC 进行分子分型的研究结果大都显示其应用于术前诊断性标本和术后子宫切除标本具有高度一致性，这意味着该分型可在诊断性刮宫标本中就为临床个体化治疗提供更准确的信息，并为有生育要求的年轻女性带来更多的机会。

总之，子宫内膜癌的分子分型与患者的治疗选择、预后评估及 Lynch 综合征的筛查密切相关。但这 4 种基于形态学外的分子亚型并未涉及与 EC 预后相关的其他重要参数，如深肌层浸润与否、淋巴脉管是否受累、有无子宫内膜样癌伴微囊、拉长及碎片状（MELF）浸润等形态学表现。

鉴于 EC 的组织形态和分子表型的异质性，目前单纯基于组织病理学分类或基因改变的分子分型均不能很好地全面反映肿瘤的生物学行为及患者的预后，因此，组织病理学特征与分子学信息的整合可能为 EC 的分类诊断及预后评估提供一个更合适的方式，这不仅有助于区分 G3 子宫内膜样癌和浆液性癌，更有助于 POLE 突变、MSI、高拷贝数亚型的鉴定，可为这些患者提供更准确的治疗和更可靠的预后。学术界给出了一个推荐的诊断报告模式，如子宫内膜样子宫内膜癌，G3；分子亚型：高拷贝数型（p53 免疫染色正常）。或者，混合型宫内膜样癌和浆液性癌；分子亚型：POLE 突变型（通过测序鉴定）。值得注意的是目前研究皆为回顾性研究，仍需大量前瞻性临床试验进一步验证和探索。

要点小结

◆ EC 的发生发展是由多种信号转导通路及基因异常相互作用导致的，其在组织学及分子水平上是一组异质性的疾病。

◆ 子宫内膜癌的分子分型不仅对其异质性有更深入的了解，更为患者个体化免疫治疗提供了新策略，尤其是确定 POLE 突变型、MSI 型 EC 对于患者本人及其家族成员在 Lynch 综合征的筛查、用药指导、PD-1 免疫治疗的获益预测及预后评估均有重要意义。

◆ 目前分子分型仍缺乏标准化的检测方法，其研究结果尚未转化为临床应用，因此现阶段建议，对 EC 患者，可将传统组织学分类和 ProMisE 分型模型相整合，作为改善临床对子宫内膜癌患者管理的一种选择。

【整合决策】

（一）外科治疗

手术是子宫内膜癌的主要治疗手段。对大多数早期患者来说，手术治疗可以达到根治的目的。基本的手术方式主要包括子宫切除、双侧附件切除和腹膜后淋巴结切除等。对特殊病理类型的子宫内膜癌，如子宫浆液性腺癌、透明细胞腺癌和癌肉瘤，需同时行大网膜切除，手术原则类似上皮性卵巢癌。

手术入路包括传统的开腹手术或经阴道手术，亦可选择腹腔镜手术、机器人辅助腹腔镜手术等微创手术（minimally invasive surgery）。对于早期病例，微创手术有利于减少术后切口感染、下肢深静脉血栓形成等并发症，加速术后恢复，且不影响患者的长期预后。但由于治疗中心不同、手术医师的资质不同、手术设备不同等因素，加上每个患者的临床病理特征也不尽相同（如有些患者子宫体积大，难以经阴道完整取出），临床上应遵循肿瘤的无瘤手术原则，根据实际情况决定手术入路。常用的手术方式如下所示。

1. 早期子宫内膜癌的手术 早期子宫内膜癌是指术前评估肿瘤局限于宫体和宫颈，未发生宫外播散和远处转移的病例。超过 80% 的子宫内膜癌患者就诊时处于疾病早期。

（1）单纯全子宫切除和（次）广泛性子宫切除：单纯全子宫切除适用于肿瘤局限于宫体，即分期为 Ⅰ 期的患者。单纯宫颈黏膜受累者，预后和 Ⅰ 期相似，FIGO 于 2009 年更新分期后，宫颈黏膜受累不再单独分期，而被纳入 Ⅰ 期。但是，如果宫颈间质受侵犯则预后明显较 Ⅰ 期患者差。目前大部分学者认为，子宫内膜癌宫颈受累有别于宫颈癌的生物学行为，其向宫旁组织的侵犯少见，因此，这一部分患者的子宫切除范围如何界定一直存有争议。

来自日本的一项回顾性临床研究显示，术前病理检查或磁共振检查发现可疑的宫颈间质受累、无宫外转移的一组病例分别接受了广泛性子宫切除、次广泛性子宫切除和单纯子宫切除，宫旁转移率分别为 10.8%、4.4% 和 5.3%。发生宫颈间质浸润的病例，无论接受以上何种子宫切除方式，5年的局部复发率、总生存（overall survival，OS）率和无进展生存（progression free survival，PFS）率均无显著差异。但次广泛和广泛性子宫切除术由于手术范围更大，给患者带来更多的围术期并发症和长期并发症，有可能影响患者的生活质量。因此，FIGO 2018 年的癌症报告建议，对于有明显宫颈间质侵犯的病例，应行次广泛性子宫切除，而非广泛性子宫切除。欧洲 ESMO/ESGO/ESTRO共识则认为，如果切缘阴性，单纯全子宫切除和腹膜后淋巴结清扫已经足够。而美国国立综合癌症网络（National Comprehensive Cancer Network，NCCN）指南（2019 年 12 月 23 日发布的第 5 版）推荐，对于术前宫颈活检病理阳性或宫颈存在肉眼可见肿瘤的病例，手术治疗可考虑进行全子宫切除或广泛性子宫切除、双附件切除和分期手术。

综上所述，对于肿瘤侵犯宫颈间质（FIGO 分期为Ⅱ期）的病例，行单纯子宫切除或广泛性子宫切除尚无定论。单纯全子宫切除术创伤较小，恢复更快，对患者生活质量的影响较小。但对于难以区分子宫内膜癌累及宫颈或原发宫颈癌的病例，次广泛或广泛性子宫切除可能更有利于肿瘤的局部控制。

（2）腹膜后淋巴结切除

1）腹膜后淋巴结清扫的必要性和指征：1988年，FIGO 提出子宫内膜癌需进行"手术－病理"分期，并更新了子宫内膜癌的分期标准，将发生腹膜后淋巴结转移的病例纳入ⅢC期。在此基础上，2009 年 FIGO 又进一步根据淋巴结转移的位置，将ⅢC 期分为ⅢC1 期（转移淋巴结位于盆腔）和ⅢC2 期（转移淋巴结位于腹主动脉旁）。子宫内膜癌不同于宫颈癌，其腹膜后淋巴结转移缺乏明显的规律，淋巴结取样敏感度低，早期患者一般不建议进行淋巴结取样或活检。然而淋巴结状态

是重要的分期标准，所以迄今为止是否有必要为了分期对所有的内膜癌患者进行腹膜后淋巴结清扫尚无定论。

早期子宫内膜癌发生腹膜后淋巴结转移的概率低，往往不到 1%，低危患者仅为 0.2%。既往临床研究表明，早期子宫内膜癌患者接受腹膜后淋巴结清扫并无生存获益。尽管如此，关于腹膜后淋巴结清扫的必要性仍争议不休。一方面，系统的腹膜后淋巴结清扫术对手术医师的要求更高，需要更长的手术时间，术中出血、损伤血管和神经等的发生率增高；患者术后恢复时间延长，发生淋巴囊肿、下肢水肿、下肢静脉血栓等并发症的风险增高。另一方面，部分学者认为，未接受分期手术的患者更容易出现淋巴结复发，且有可能因漏诊阳性淋巴结而未能接受合适的辅助治疗，最终影响预后。

多个研究尝试寻找淋巴结清扫的获益人群，然而至今没有一致的结果。多数研究根据患者的临床病理特征将患者分成不同的风险组（表 10-3-2），低危组发生淋巴结转移的风险低，多数研究不建议对这组患者进行淋巴结清扫；对高危组则建议需进行腹膜后淋巴结清扫。各研究采用的标准难分优劣，临床应用方面亦存在不少问题。例如，对于 LVSI（lymphovascular space invasion，血管间隙浸润），无论是术前诊断性刮宫还是术中冷冻病理切片检查，都难以及时和准确判断；肿瘤分化程度、肌层浸润深度等都存在术中冷冻病理检查结果和术后石蜡病理结果不一致等问题。

表 10-3-2　早期子宫内膜癌的风险分组

	低危组	高危组
Mayo 标准	G1～G2，肌层浸润深度≤50%，肿瘤直径≤2cm	G1～G2，肌层浸润深度≤50%，肿瘤直径>2cm
	无肌层浸润	G3，肌层浸润深度>50%
GOG-99 标准危险因素： ① G2～G3； ② LVSI 阳性； ③侵犯子宫肌层外 1/3	G1～G2，肿瘤局限于内膜层，ⅠA 期 年龄<50 岁，≤2 个危险因素 年龄 50～69 岁，≤1个危险因素 年龄≥70 岁，无危险因素	≥3 个危险因素 年龄 50～69 岁，≥2 个危险因素 年龄≥70 岁，≥1 个危险因素

续表

	低危组	高危组
ESMO/ESGO/ ESTRO 共识 标准	低危组 临床 FIGO Ⅰ A 期, G1～G2, 内膜样腺癌 LVSI 阴性 * 中危组 ** 临床 FIGO Ⅰ A 期, G3, 内膜样腺癌 临床 FIGO Ⅰ B 期, G1～G2	临床 FIGO Ⅰ B 期, G3, 内膜样腺癌 FIGO Ⅱ期 非内膜样腺癌(浆液性癌、透明细胞癌、癌肉瘤或未分化癌)

* ESMO 的妇科恶性肿瘤指南(2018 年)增加了 LVSI

**ESMO 的妇科恶性肿瘤指南(2018 年)增加了高中危组。中危组更改为临床 FIGO Ⅰ B 期, G1～G2, LVSI 阴性。高中危组, ①临床 FIGO Ⅰ A 期, G3, 内膜样腺癌, LVSI 阳性或阴性;②临床 FIGO Ⅰ期, G1～G2, 内膜样腺癌, LVSI 阳性

目前,腹膜后淋巴结清扫的手术指征仍无共识,各大指南的推荐也不尽相同(表 10-3-3)。FIGO 2018 年的癌症报告认为,腹膜后淋巴结清扫并不影响临床 Ⅰ 期患者的 PFS 和 OS,推荐仅对有高危因素的患者进行腹膜后淋巴结清扫。美国 NCCN 指南则推荐对评估可以手术的所有患者都进行包括盆腔淋巴结清扫在内的分期手术,具有高危因素者则加上腹主动脉旁淋巴结清扫。ESMO/ESGO/ESTRO 共识认为,低危患者淋巴结转移风险低,可不进行淋巴结清扫,中危患者若为达到手术分期的目的,可考虑行淋巴结清扫,但不确定是否有生存获益。另有研究在 ESMO/ESGO/ESTRO 基础上分出"高中危组",发现该组患者接受淋巴结清扫有明显的生存获益。

表 10-3-3　国际指南对子宫内膜癌腹膜后淋巴结切除的推荐

指南	盆腔淋巴结切除	腹主动脉旁淋巴结切除
NCCN 指南	所有可以手术的患者	有下列情况之一者: 深肌层浸润、肿瘤分化差、特殊病理类型
FIGO CANCER REPORT 2018		合并以下高危因素时腹膜后淋巴结切除及未明确切除范围的:肿瘤分化差(G3)、LVSI 阳性、非内膜样腺癌(如浆液性癌、透明细胞癌、未分化癌、小细胞癌等)、宫颈间质侵犯、深肌层浸润、术前影像学检查提示存在腹膜后淋巴结转移

续表

指南	盆腔淋巴结切除	腹主动脉旁淋巴结切除
ESMO-ESGO-ESTRO 共识		低危组不推荐行腹膜后淋巴结清扫,如果决定做淋巴结清扫,应包括盆腔和腹主动脉旁淋巴结清扫 早期中危组患者为了分期,可考虑进行腹膜后淋巴结清扫 早期高危组患者 Ⅱ 期和 Ⅲ 期患者,推荐淋巴结切除以便分期 Ⅳ 期患者,淋巴结切除可作为肿瘤细胞减灭术的一部分

淋巴结清扫的指征有待更多的临床研究进一步探索。系统的腹膜后淋巴结清扫是子宫内膜癌分期的重要组成部分,有助于更好地评估患者的危险因素,制订更加准确的辅助治疗方案;但不加选择地对所有患者进行淋巴结清扫术,不但会给低危患者带来更多的手术并发症,影响患者生活质量,且对生存获益也不一定能带来好处。

2)淋巴结清扫的范围:子宫内膜癌腹膜后淋巴结清扫的范围主要包括盆腔和腹主动脉旁。盆腔淋巴结包括髂内外动脉分叉上 2cm 的髂总动脉表面、髂内外动静脉表面、闭孔区和腹股沟韧带深面(髂外血管下段表面)的淋巴结,有的学者还清扫骶前区域的淋巴结。腹主动脉旁淋巴结清扫一般要求上界达到肠系膜下动脉(inferior mesenteric artery, IMA)水平或肾血管水平。

前文已提到,盆腔和腹主动脉旁淋巴结是否存在转移是区分 FIGO ⅢC1 期和ⅢC2 期的标准。子宫内膜癌的淋巴结转移缺乏规律性,存在腹主动脉旁淋巴结转移的患者不一定先出现盆腔淋巴结转移。高达 16% 的高危患者可出现孤立的腹主动脉旁淋巴结转移。SEPAL 回顾性研究显示,高危和中高危患者接受盆腔和腹主动脉旁淋巴结清扫,预后明显优于仅接受单纯盆腔淋巴结清扫的患者。虽然该研究被诟病两组患者术后接受辅助治疗的比例不一致,对预后分析造成影响,但该研究也从另一方面提示,对比单纯的盆腔淋巴结清扫,接受腹主动脉旁淋巴结清扫的患者有更大的可能因手术而发现危险因素,并接受辅助治疗,从而改善预后。

更全面的分期手术有利于更好地指导辅助治

疗，是否能为患者带来生存获益需要前瞻性临床研究进一步证实。需要注意的是，腹主动脉旁淋巴结清扫对术者的手术技巧有更高的要求，需要由有经验的妇科肿瘤医师进行。

3）前哨淋巴结的应用：近年来，前哨淋巴结（sentinel lymph node，SLN）标记活检术也逐渐被应用于子宫内膜癌。SLN 是原发肿瘤发生淋巴结转移时引流的第一站淋巴结。SLN 标记活检术能快速和准确地评估腹膜后淋巴结的状况，避免大范围的淋巴结清扫。同时，SLN 标记有助于发现更隐匿的转移淋巴结，特别是仅存在微小转移灶（micro-metastases）的淋巴结。FIRES 前瞻性临床研究中，利用 SLN 标记活检术识别子宫内膜癌转移淋巴结的敏感度（发生淋巴结转移的病例中，由 SLN 标记活检术识别出来的病例占所有发生淋巴结转移病例的比例）为 97.2%，阴性预测值高达 99.6%，显示了 SLN 应用于子宫内膜癌的可靠性。

SLN 标记活检术适用于肿瘤局限于宫体、临床早期的低危和中-低危患者，低危患者使用 SLN 标记活检术取代系统的腹膜后淋巴结清扫，对预后影响不大。也有一些研究在探索将 SLN 标记活检术应用于高危患者，但目前仅限于临床研究，其在高危患者中应用的安全性和价值有待进一步研究。

标记 SLN 的示踪剂可选择异硫蓝、亚甲蓝、吲哚菁绿（indocyanine green，ICG）、放射性核素锝（^{99}Tc）等。多数研究显示，使用 ICG 检出率较高。也有研究联合使用两种示踪剂（如亚甲蓝和 ICG），临床上可根据实际情况选择。

子宫内膜癌 SLN 示踪剂注射部位包括宫体注射和宫颈注射。宫体注射部位可在子宫底浆膜下注射、子宫深肌层注射，或宫腔内瘤周注射，需在 B 超引导下或在宫、腹腔镜下进行，操作较复杂。NCCN 指南推荐宫颈部位注射，宫颈注射操作简便、可重复注射。宫颈示踪剂的注射方法是在宫颈 3 点、9 点两点注射或 3 点、6 点、9 点、12 点四点注射。先浅（0.1～0.3cm）后深（10～20mm），分别缓慢推注示踪剂，注意避免示踪剂向宫颈外渗漏而造成宫旁组织污染，以免影响 SLN 的识别。但是，宫颈部位注射示踪剂能否反映子宫内膜癌

灶部位的淋巴引流，特别是腹主动脉旁淋巴结检出率相对较低，有待进一步研究。

注射示踪剂后应尽快打开后腹膜探查，沿淋巴引流区域寻找示踪剂标记的淋巴管和淋巴结。术中除了切除显影（染色）的 SLN，还应切除所有可疑转移的淋巴结。若术中注射示踪剂后探查不到 SLN，应对没有 SLN 显影的一侧盆腔进行系统的淋巴结清扫。因术中冷冻病理检查难以准确判断肉眼正常的淋巴结是否存在转移，多数学者不建议对 SLN 进行常规的冷冻病理检查。

术后建议使用"超分期"方法对切除的 SLN 进行病理评估，5%～15% 的内膜癌患者因超分期病理检查而出现分期上升。和传统的病理检查不同，超分期旨在通过更多的连续切片和免疫组化检查寻找淋巴结中的微小转移病灶。根据美国癌症联合委员会（American Joint Committee on Cancer，AJCC）指南，微小转移灶指的是包含＞200 个细胞，直径＞0.2mm 但≤2.0mm 的转移灶；孤立肿瘤细胞（isolated tumor cells，ITC）指的是包含＜200 个细胞，直径≤0.2mm 的转移灶，或单个癌细胞的转移灶。存在微转移的患者是否需要进一步处理（如术后辅助治疗）尚无定论。有研究显示，接受 SLN 切除的患者存在微转移（包括微小转移灶和 ITC）并不影响预后。

SLN 标记活检术的准确性受到多方面因素的影响。术者操作也存在学习曲线，需要接受一定的培训（要求假阴性率＜5%）以提高 SLN 检出率，并减少手术并发症。此外，SLN 标记活检术的临床应用仍存在不少问题，如如何处理术中冷冻病理检查发现的阳性 SLN，存在微转移是否需要增加术后辅助治疗，存在高危因素是否适合进行 SLN 标记活检，如何将 SLN 标记活检术和临床病理特征相整合，以更好地进行淋巴结状态评估等，这还需要更多的临床研究进一步探索。

（3）保留生育功能和生理功能的手术：绝大部分子宫内膜癌具有雌激素依赖性，而卵巢是分泌女性雌孕激素的主要器官。因此，双侧卵巢切除是子宫内膜癌手术治疗的重要组成部分。随着生活水平的提高，子宫内膜癌呈现年轻化的发病特点，切除双侧卵巢会导致雌激素缺乏，从而使骨质疏松、心脑血管意外等风险显著增加，这无

疑会给年轻患者的生活质量带来负面影响。

至今，尚无前瞻性临床研究验证早期子宫内膜癌患者保留卵巢的安全性。文献报道，不到 1% 的早期子宫内膜癌存在卵巢转移。早期子宫内膜癌患者保留双侧卵巢并不增加复发风险和死亡风险，且可使患者的 OS 提高。符合以下条件的子宫内膜癌患者可考虑保留卵巢，但建议切除双侧输卵管：①年龄 < 45 岁的绝经前女性；②肿瘤局限于内膜层或浅肌层；③病理类型为子宫内膜样腺癌，并且为高分化；④无卵巢和子宫外转移；⑤未患有遗传性肿瘤高风险，如 Lynch 综合征，遗传性乳腺癌 - 卵巢癌综合征、Cowden 综合征等。子宫内膜癌患者如果确定为 Lynch 综合征，术前还需完善胃肠镜检查、乳腺超声等检查，明确是否同时存在第二原发肿瘤。即使考虑为低危早期子宫内膜癌，也不建议患者保留卵巢。

因此，对于有保留生育功能要求的患者，开始治疗前应全面评估肿瘤情况：①由有经验的妇科肿瘤病理医师审阅分段诊断性刮宫的病理切片，确认病理类型为高分化的内膜样腺癌；②盆腔磁共振检查或经阴道彩超检查显示肿瘤局限于内膜层；③影像学检查提示肿瘤局限于宫体，无宫外或远处转移；④无内分泌治疗的禁忌证；⑤治疗前应咨询生殖专家及遗传学专家，必要时进行基因检测排除遗传性疾病。除此之外，需与患者充分沟通，告知保留子宫并非子宫内膜癌的标准治疗方式。完成生育后，建议接受标准的手术治疗。

保留生育功能的手术治疗主要包括①直接刮宫手术；②宫腔镜检查后刮宫或宫腔镜直视下切除肿瘤（尤其是带蒂的息肉样肿瘤）。由于直接刮宫术是盲刮，存在漏掉病灶的风险。手术去除病灶后需要口服孕激素（如甲地孕酮、甲羟孕酮）治疗，或在宫腔内放置具有孕激素缓释功能的节育环——左炔诺孕酮宫内节育系统（levonorgestrel intrauterine system，LNG-IUS）。病理类型为内膜样腺癌的患者刮宫后，口服孕激素治疗的完全缓解率可达 70% ～ 80%，主要不良反应有体重增加、阴道不规则出血、静脉血栓形成等。LNG-IUS 治疗较简便（不需要每天服药），不良反应较小，但不适用于子宫体积较大的患者，且目前

治疗效果不明确，文献报道完全缓解率差别大，为 22% ～ 81.3%。另外，有研究提示，孕激素联合二甲双胍能提高内膜逆转的成功率，尤其是肥胖的患者。

保守治疗期间需要密切随访，每 3 ～ 6 个月进行内膜活检评估内膜情况，治疗 6 ～ 12 个月后内膜活检仍存在内膜癌，不建议继续保守治疗。保守治疗成功后再次复发的患者，如有强烈的保育意愿，仍可选择继续内分泌治疗，文献报道完全缓解率仍能达到 80% 左右。

2. 晚期子宫内膜癌的手术

（1）肿瘤细胞减灭手术：晚期子宫内膜癌是指肿瘤超出子宫，即 FIGO 分期为 Ⅲ 期和 Ⅳ 期的子宫内膜癌。手术切除能减少晚期患者的肿瘤负荷，缓解肿瘤引起的症状，是改善晚期子宫内膜癌患者预后和生活质量的重要手段。不适合手术治疗的晚期患者，可选择放疗、化疗、激素治疗等整合治疗。近年来，随着对子宫内膜癌分子特征的深入研究，出现了很多相应的靶向治疗药物及免疫治疗药物，但多数尚处于临床研究阶段，临床疗效有待后续评估。

对晚期患者，通常需要全面的术前整合评估。若评估认为直接手术难以切净肿瘤，或手术创伤太大，可选择新辅助化疗，待肿瘤情况改善后再进行手术治疗。手术范围包括切除子宫和双侧附件，并切除盆腹腔内所有肉眼可见的肿瘤，即肿瘤细胞减灭术（cytoreductive surgery，CRS）。如探查到可疑转移的腹膜后（盆腔或腹主动脉旁）肿大淋巴结，应一并切除。残留肿瘤的大小是影响患者预后的重要因素，手术应争取切净所有肉眼可见的肿瘤。残留肿瘤 < 1cm 的 ⅢC 期和 Ⅳ 期患者，无论是 PFS 或 OS，都明显优于残留肿瘤 > 1cm 的患者。研究显示，残留肿瘤 > 1cm 的患者，死亡风险较残留肿瘤 < 1cm 的患者增加了 3.5 倍。

（2）改良盆腔廓清术：对肿瘤侵犯膀胱或直肠但局限于盆腔的晚期患者，特别是合并尿瘘或粪瘘者，可考虑行盆腔廓清术（pelvic exenteration，PE），切除受累的盆腔脏器，包括子宫、膀胱（前盆腔脏器廓清）和直肠（后盆腔脏器廓清）等。因盆腔廓清术创伤大，对于初次治疗、从未接受过放化疗的晚期患者，一般不

作为首选的治疗手段，多用于复发的患者。晚期子宫内膜癌的盆腔扩散类似于卵巢癌，多在直肠子宫陷凹种植浸润，以侵犯直肠前壁多见。为了达到满意的肿瘤减灭，通常需要经腹膜后将肿瘤连同子宫附件和受累直肠整块切除，部分直肠切除后多有机会将乙状结肠与剩余的直肠肛管吻合（Dixon术），有时需游离结肠脾曲，可避免永久性肠改道，故称为改良盆腔廓清术。

3. 意外发现的子宫内膜癌的补充手术　因良性疾病切除子宫，术后意外发现子宫内膜癌的患者，应根据病理特征，结合影像学检查结果、患者对生理功能的要求等制订补充治疗方案。

初次手术保留卵巢的年轻患者，若符合保留卵巢的条件（见前文叙述），在充分告知相关风险的前提下，可选择密切随访。

术后病理检查存在危险因素，如肿瘤为特殊病理类型、低分化、肿瘤浸润深肌层等，或影像学考虑有宫外转移，应补充包括双侧附件切除和腹膜后淋巴结清扫的分期手术，术后根据病理结果制订辅助治疗方案。无法耐受手术的患者，亦可根据肿瘤情况选择放化疗。

要点小结

◆ 手术治疗是子宫内膜癌的主要治疗手段。对于子宫内膜癌的术式，应该依据临床分期、术中所见，结合患者年龄、生育要求等进行具体决策。

◆ 肿瘤细胞减灭术、改良的盆腔廓清术可作为部分晚期和复发患者的治疗选择。

◆ 对因其他疾病切除子宫意外发现子宫内膜癌的患者，根据具体术式、病理检查结果和初步分期情况，决定是否补充手术及其术式。

（二）放射治疗

放疗是治疗子宫内膜癌的重要手段之一。可以将放疗作为根治性治疗，也可以将放疗作为术后辅助性治疗。

1. 根治性放疗　子宫内膜癌患者中约3%因合并内科疾病（最常见的是肥胖症和严重的心肺疾病）或年龄因素不适合手术，可给予这部分患者根治性放疗。对于 I～II 期的子宫内膜癌患者（病理类型为内膜样腺癌），根治性放疗可以较好地控制疾病，只有少于16%的患者会复发。治疗前需要根据FIGO临床分期确定病变程度。行MRI（最推荐）、CT和超声评估子宫肌层受侵程度，根据子宫大小、肿瘤病理和病变的扩展情况决定用腔内放疗或者加用外照射治疗。

（1）放疗方法和原则

1）单纯腔内照射：如果病灶局限于宫体且未侵犯深肌层、病理分级为G1或G2，治疗前可行MRI评估，给予单纯腔内照射治疗。腔内照射的目的是使整个子宫得到均匀的高剂量分布。需要注意的是，当子宫过大时，仅凭腔内的施源器可能无法提供足够大的临床靶区（CTV）包容整个子宫，此种情况不宜采用单纯腔内照射治疗。

2）腔内照射联合盆腔外照射指征：如果患者组织病理学分级为低分化（G3）或子宫体积偏大，或有深肌层侵犯，或存在宫颈受累，或有宫外侵犯，或治疗前不能用MRI评估，通常需要在腔内照射基础上联合盆腔外照射。

（2）根治性放疗方式及技术

1）腔内照射：主要用于子宫内膜癌原发肿瘤区域的照射，包括宫腔、宫颈及部分阴道。传统的照射方法是使用黑曼（Heymen）宫腔填塞法。子宫腔因填满放射容器而被撑大，子宫壁变薄，肌层的浸润可得到有效的照射。随着现代后装放疗机的应用，现在常用的方法包括后装宫腔单管照射、"Y形"双管技术、宫腔三管技术、伞状技术、宫腔管联合组织间插植等。中山大学肿瘤防治中心从2006年开始采用宫腔管联合组织间插植技术。组织间插植是通过空芯针或导管植入肿瘤所在器官，之后将放射源通过空芯针或导管输送到治疗区域对肿瘤进行治疗。该方法与传统技术相比，可以更精准地进行个体化治疗。在更好地锁定肿瘤靶区位置的同时，可以有效地保护膀胱、直肠等正常组织。美国近距离放射治疗协会（ABS）2015年的专家共识推荐，最好以磁共振影像作为治疗参考。大体肿瘤靶区（GTV）包含 MRI T_2 加权像上可见的肿瘤区，CTV包含全子宫、宫颈及阴道上段 1～2cm。如果没有 MRI 影像作为参考，也可以 CT 影像资料来确定上述 CTV。根据临床情况，如果单纯腔内照射，子宫、宫颈及阴道上 1 ～ 2cm 需至少给予 48Gy 剂量；如果腔内照射联合外照射，总剂量则需上升至 65Gy。

2）外照射：主要针对肿瘤蔓延和转移区域的治疗。盆腔外照射可采用盆腔箱式四野照射技术、三维适形照射技术或调强放疗技术。目前主要推荐的体外照射技术是调强放疗，其在保证靶区准确照射的前提下，可以明显减少或避免正常组织和器官的照射剂量，减少并发症的发生。照射范围包括大体病灶（如果存在）、髂总、髂外、髂内、闭孔、骶前（如果累及宫颈）淋巴结引流区，以及子宫、宫旁、阴道上 1/2 部分。部分患者还需要包括腹主动脉旁淋巴结引流区，上界位于肾静脉上 1 ～ 2cm。

2. 辅助性放疗　子宫内膜癌通常首选手术，术后再辅助以放疗、化疗等整合治疗。辅助放疗的目的为对可能潜在的亚临床病灶区域进行预防照射，以提高疗效；对残留病灶区域进行照射，以减少复发。是否需要进行术后辅助放疗应根据患者的危险因素决定，危险因素包括病理类型、组织学分级、肌层浸润深度、脉管癌栓、年龄等。

（1）治疗原则

1）ⅠA 期 G1 ～ G2：观察或近距离腔内照射。一项丹麦的队列研究表明，Ⅰ期 G1 或 G2 级，没有或只有浅肌层浸润的子宫内膜癌患者，单纯手术的 5 年生存率为 96%。

2）ⅠA 期 G3 级、ⅠB 期 G1 或 G2 级：近距离腔内照射或观察。近距离腔内照射或观察的方式有如下几种。

首先，将术后辅助放疗（EBRT）进行观察比较。PORTEC-1 是首个关于子宫内膜癌术后放疗的临床试验，在 1990 ～ 1997 年入组 714 位Ⅰ期（FIGO 分期，1988）患者，入组标准为 G1 级伴深肌层浸润、G2 级深浅肌层浸润均可、G3 级伴浅肌层浸润。这些患者行全宫切除＋双侧附件切除（TAH-BSO）术后被随机分为两组，一组接受盆腔外照射 46Gy，一组观察。5 年局部复发率分别是 4%（放疗组）vs. 14%（观察组）（$P < 0.001$）；5 年总生存率相似，81%（放疗组）vs. 85%（观察组）（$P=0.31$）。治疗相关并发症 25%（放疗组）vs. 6%（手术组）（$P < 0.0001$）。

同时，主要的复发部位为阴道（75%），尤其是阴道残端。复发后原观察组的挽救率明显高于原放疗组（$P=0.02$）。另外，年龄＜ 60 岁且 G2 级伴浅肌层浸润的患者，局部复发的概率为 5% 甚至更低；年龄≥ 60 岁并且符合 G1 级伴深肌层浸润或 G2 级伴深肌层或 G3 级伴浅肌层浸润的患者，局部复发率为 5%（放疗组）vs. 18%（观察组）。综上可知，给予Ⅰ期子宫内膜癌术后患者放疗虽然可以减少局部复发率，但并没有带来生存获益，同时放疗会增加治疗毒性反应。对于那些年龄＜ 60 岁并且为 G2 级伴浅肌层浸润的患者，并不建议行术后放疗（表 10-3-4）。

另外两个大型随机临床试验 the US GOG-99 和 the UK ASTEC 得到的结论与 PORTEC-1 类似（表 10-3-5）。这些研究表明，对于高中危（HIR）患者（PORTEC-1 和 GOG-99 对高中危患者的定义略有不同，见表 10-3-2），术后辅助放疗（EBRT）可以显著降低阴道和盆腔的肿瘤复发；但 EBRT 在增加患者的长期不良反应时并不能给患者带来生存获益。

上述研究结果表明，对于中危子宫内膜癌，EBRT 并没有带来生存获益。由于大部分复发发生在阴道，研究者们开始探寻，单纯的阴道近距离放疗（VBT）与 EBRT 相比，是否可以在提高生活质量的同时带来相似的局部控制率。

其次，VBT 与 EBRT 比较，PORTEC-2 在 2002 ～ 2006 年入组了 427 位Ⅰ～ⅡA 期（1988 FIGO 分期）伴中高危因素的患者，在行 TAH-BSO 后被随机分至 EBRT 组和 VBT 组。VBT 组的患者拥有更好的生活质量（$P < 0.002$），与普通人群中相同年龄段的人生活质量相同。对腹泻、肛瘘、日常活动受限等症状的评分均低于 EBRT 组（$P < 0.001$），VBT 组胃肠道 1 ～ 2 级毒性也明显低于 EBRT 组。同时，两组患者拥有相似的 5 年阴道复发率，1.8%（VBT 组）vs. 1.6%（EBRT 组）（$P=0.74$）；5 年局部复发率无统计学意义，5.1%（VBT 组）vs. 2.1%（EBRT 组）（$P=0.17$）；5 年总生存率无显著差异，84.8%（VBT 组）vs. 79.6%（EBRT 组）（$P=0.74$）。因此，对于高中危患者，VBT 应取代 EBRT 成为术后辅助治疗的方式。

表 10-3-4　术后辅助放疗在Ⅰ期子宫内膜癌中作用的临床试验比较

试验（年份）	患者人数及分期	手术类型	随机对照分组	局部复发率	生存率
PORTEC-1 （1990～1997）	714 ⅠB 期，G2～G3 ⅠC 期，G1～G2	TAH-BSO	观察 vs. EBRT	14% vs. 4% （5 年） P < 0.001	85% vs. 81% （5 年） P=0.31
GOG-99 （1987～1995）	392 ⅠB 期，ⅠC Ⅱa	TAH-BSO+ 淋巴结清扫	观察 vs. EBRT	12% vs. 3% （2 年） P < 0.01	86% vs. 92% （4 年） P=0.56
ASTEC/EN5 （1996～2005）	905 ⅠA、ⅠB 期，G3 ⅠC Ⅰ～ⅡA 浆液性 / 透明细胞	TAH-BSO ± 淋巴结清扫	观察 vs. EBRT	7% vs .4% （5 年） P=0.038	84% vs. 84% （5 年） P=0.98
PORTEC-2 （2002～2006）	427 年龄 > 60 岁且 ⅠB，G3 或ⅠC，G1～G2	TAH-BSO	VBT vs. EBRT	4% vs. 4% （5 年） P=0.74（无意义）	85% vs. 80% （5 年） P=0.57

表 10-3-5　PORTEC-1 和 GOG-99 研究的比较

	PORTEC-1	GOG-99
危险因素		
年龄	≤ 60 vs. > 60	≤ 50 vs. ≤ 70 vs. > 70
组织学分级	G1～G2 vs. G3	G1 vs. G2～G3
浸润深度	≤ 50% vs. > 50%	≤ 66% vs. > 66%
脉管癌栓		有 vs. 无
高中危组	至少符合 2 个以上条件	任何年龄，满足 3 个条件 年龄 ≥ 50 岁，满足 2 个条件 年龄 ≥ 70 岁，满足 1 个条件
结果 （高中危组）	10 年局部复发率 放疗组：5% 观察组：23%	4 年复发率 放疗组：13% 观察组：27%

一项瑞典的随机对照研究将低危的 645 位术后子宫内膜癌患者分为 VBT 组和观察两组，两组的局部复发率没有显著差异，1%（VBT 组）vs. 3%（观察组）。这个临床试验再次说明，低危的子宫内膜癌患者不会从术后辅助放疗中获益。所以，低危的子宫内膜癌患者不需要行术后辅助放疗。

是否需要给予所有高中危的术后子宫内膜癌患者辅助 VBT 治疗仍然存在争议。由于高中危的术后子宫内膜癌患者局部复发率约为 15%，不予以术后 VBT 将为 85% 的患者节约各项费用，并可免去相关不良反应。但是，对于 15% 的复发患者，复发后再治疗所承担的治疗和心理负担、相关不良作用

将远远大于单纯术后 VBT。一项患者意向调查表明，相比于术后观察，更多的患者倾向于术后 VBT。目前，PORTEC-4 随机临床试验正在进行，旨在根据患者的临床病理、免疫组化、分子标志物等综合因素为高危患者选择术后观察、VBT 或者 EBRT。

3）ⅠB 期 G3 级、Ⅱ～Ⅳ期：使用 EBRT ± VBT ± 化疗。

ⅠB 期 G3 级通常作为Ⅰ期中一个单独的亚组考虑，因为该组较其他Ⅰ期亚组有更高的盆腔复发率、远处转移率及更低的生存率。由于累及宫颈的病变增加了 LVSI 和淋巴结转移的风险，病变累及宫颈（Ⅱ期患者）和不良预后相关。一直以来，专家已达成共识，Ⅲ～Ⅳ期的患者有更高的盆腔复发率和远处转移率。目前，一些研究正在探寻对于这些高危患者整合放疗和化疗的疗效。

GOG-249 入组了 601 位Ⅰ～Ⅱ期伴高中危因素或高危因素的子宫内膜癌患者，随机分为两组，术后一组给予 VBT 和 3 个周期紫杉醇整合顺铂化疗，另一组给予单纯 EBRT。中位随访时间为 53 个月。两组的 3 年无复发生存率（RFS）和 3 年总生存率并没有显著差异，但是 VBT+ 化疗组淋巴结复发率（主要位于盆腔）显著增高，并且急性不良反应也较 EBRT 组更普遍、更严重。该研究者认为，对于Ⅰ～Ⅱ期伴高危因素的患者，盆腔 EBRT 仍然是标准治疗方案。学界正在等待 GOG-249 的最终结果。

PORTEC-3 入组了 660 位患者，包括ⅠA 期 G3 级伴 LVSI、ⅠB 期 G3 级、Ⅱ～Ⅲ期内膜样腺癌患者和Ⅰ～Ⅲ期浆液性腺癌或透明细胞癌患者。随机分为两组，一组给予单纯 EBRT，另一组给予盆腔同期放化疗（同期方案为紫杉醇、卡铂 3 个周期化疗）和 4 个周期紫杉醇、卡铂辅助治疗。中位随访时间为 60.2 个月。两组的总生存率没有显著差别。但是整合放化疗组的无失败生存率（FFS）显著优于单纯 EBRT 组（76% vs. 69%，P=0.022）。其中，Ⅲ期患者从整合放化疗中受益最多，5 年无失败生存率为 69%，显著优于单纯 EBRT 组的 58%，P=0.03。两组主要的复发位置均位于远处，22%（整合放化疗组）vs. 28%（单纯 EBRT 组），盆腔复发罕见。在治疗期间和治疗结束后，整合放化疗组的 3～4 级毒性反应显著高于单纯 EBRT 组，并且持续有较高的 2 级神经毒性。该研究者认为，对于高危子宫内膜癌患者，虽然整合放化疗提高了 5 年无失败生存率，但并没有提高 5 年总生存率，所以治疗方案需要个体化制订。

GOG-258 入组了 813 位Ⅲ期或者Ⅳ期（术后肿瘤残留＜2cm）的患者，随机分为两组，一组给予盆腔同期放化疗（同期方案为紫杉醇、卡铂 3 个周期化疗）和 4 个周期紫杉醇、卡铂辅助治疗，一组给予单纯化疗（6 个周期紫杉醇和卡铂）。整合放化疗组并没有因为加入放疗而增加无进展生存时间或者总生存时间。但是，单纯化疗组的盆腔复发率（7% vs. 3%）和腹主动脉旁淋巴结复发率（21% vs. 10%）均较整合放化疗组显著升高。

综上所述，对于Ⅰ～Ⅱ期伴高危因素的患者〔G3 级伴深肌层浸润和（或）脉管癌栓，预后不良病理类型，预后不良分子分型〕，盆腔 EBRT 仍然是标准治疗方案。对于Ⅲ期患者，化疗整合放疗目前是最有效的增加无复发生存率的治疗方案，但该方案并没有提高 5 年总生存率，所以需要个体化决定治疗方案。ⅣB 期患者以化疗为主，有时考虑用盆腔 EBRT 局部控制肿瘤或者治疗阴道出血、局部肿瘤压迫引起的疼痛、淋巴结转移导致的下肢水肿等。短程放疗可姑息性治疗脑或骨转移。具体可参照 NCCN 指南和 ASTRO 对子宫内膜癌术后处理的专家共识所提出的有关子宫内膜癌术后处理的意见（表 10-3-6 和表 10-3-7）。

表 10-3-6　NCCN 指南对子宫内膜癌术后辅助治疗处理的推荐

FIGO 分期	组织学分级	高危因素	术后辅助治疗
Ⅰ A	G1、G2	无	观察
		有	阴道近距离放疗
	G3	无	阴道近距离放疗或观察
		有	阴道近距离放疗
Ⅰ B	G1、G2	无	阴道近距离放疗或观察
		有	阴道近距离放疗
	G3	不考虑危险因素	阴道近距离放疗 ± 外照射放疗 ± 全身治疗
Ⅱ期			
手术方式	组织学分级		
	G1、G2		G3
筋膜外子宫切除术	阴道近距离放疗 ± 外照射放疗		外照射放疗 ± 阴道近距离放疗 ± 全身治疗
广泛性子宫切除	切缘及淋巴结阴性		观察或阴道近距离放疗
	切缘和（或）淋巴结阴性		按Ⅲ期处理
Ⅲ、Ⅳ期			
ⅢA～ⅣA	外照射放疗 ± 阴道近距离放疗 ± 全身治疗或全身治疗 ± 阴道近距离放疗		
ⅣB	外照射放疗 ± 阴道近距离放疗 ± 全身治疗		

表 10-3-7　ASTRO 对子宫内膜癌术后处理的专家共识

术后观察	1. 活检病理阳性，但全子宫切除后，标本没有残留病灶 2. 组织学分级 G1～G2，无肌层侵犯或肌层侵犯深度＜50%，尤其是不伴其他危险因素时
可酌情加 VBT	1. 淋巴结阴性，G3 级但没有肌层侵犯 2. 淋巴结阴性，G1～G2 级，肌层浸润＜50% 伴 LVSI 和（或）年龄＞60 岁
术后 VBT	1. G1～G2 且肌层侵犯深度≥50% 2. G3 级且肌层侵犯深度＜50%
术后 EBRT	1. G3 级且肌层浸润深度≥50% 或宫颈间质侵犯 2. G1～G2 级，肌层浸润≥50% 伴 LVSI 和（或）年龄＞60 岁 3. 淋巴结阳性、肿瘤累及子宫浆膜、卵巢/输卵管、阴道、膀胱或直肠，除了辅助 EBRT，还应包括辅助化疗
术后 EBRT+VBT	缺乏前瞻性及大样本的回顾性研究，证明 EBRT 后加 VBT 能使患者获益。通常不推荐 EBRT+VBT，除非有阴道复发的危险因素存在（弱推荐，低级别证据）

4）预后不良的病理类型：浆液性和透明细胞性子宫内膜癌分别占子宫内膜癌的 10% 和 5%。两者因侵袭性强、易远处转移，故预后差。因为这两种病理类型很少见，所以缺乏大规模随机对照研究。目前主要治疗方式为手术 +EBRT ± VBT ± 化疗。

（2）辅助性放疗方式

1）术后腔内照射：主要用于阴道残端和阴道上段的照射。可以单独使用，也可作为体外照射后的推量治疗。推荐在阴道残端愈合后尽快开始术后腔内照射，通常开始的时间为术后 6 ～ 8 周，最好不要超过 12 周。照射范围通常为阴道上 1/2 或阴道上段 3 ～ 5cm。照射长度通常 < 阴道的 2/3，如果有广泛的 LVSI 或者切缘阳性时，可酌情增加照射长度。剂量参考点为阴道表面或阴道黏膜下 0.5cm。如果单独使用，通常给予阴道表面 6Gy×5F 或者给予阴道表面黏膜下 0.5cm，7Gy×3F；如果联合盆腔外照射，通常给予阴道黏膜（4 ～ 6Gy）×（2 ～ 3）次。

2）术后外照射：术后外照射的临床靶区（CTV）照射范围包括髂总下段、髂外、髂内、闭孔、骶前和髂总上段（如果病灶累及宫颈或者淋巴结阳性）淋巴结引流区，以及宫旁、阴道上 1/2 部分。部分患者还需要包括腹主动脉旁淋巴结引流区，上界位于肾静脉上 1 ～ 2cm。由于摆位误差、器官运动等原因，计划靶区（PTV）需要在临床靶区的基础上外扩一定的边界。如果有镜下病灶，处方剂量为 45 ～ 50Gy，每日分割剂量为 1.8 ～ 2Gy；如果有肉眼残留病灶或者切缘阳性，需推量至 60 ～ 70Gy。理想状态下，在术中会放置银夹标记这些危险区域。

3. 放疗毒性反应及处理　子宫内膜癌放疗的不良反应受到广泛关注，其发生率、严重程度和放疗的照射范围、处方剂量、分割模式、放疗技术等有关，与患者自身相关的危险因素包括腹部手术史、年轻、体重偏低、肥胖、高血压、炎性肠病或者其他盆腔炎症等。

（1）近期毒性反应：指放疗过程中或者放疗结束 3 个月内出现的毒性反应。近期毒性在生殖泌尿系统表现为尿路刺激症状（少尿、尿频、尿急和夜尿增多）和膀胱痉挛等；在胃肠道表现为恶心、呕吐、厌食、腹泻、腹部疼痛、直肠不适、里急后重等；在阴道表现为黏膜炎（从红斑到表面溃疡）、渗出性流液、浆液性流液、易感染等；在骨和骨髓表现为不完全性骨折、血液毒性（三系减低）等；照射区域皮肤反应可表现为红疹、疼痛、湿性脱皮、溃疡等，外阴和腹股沟区域的反应尤甚。

（2）远期毒性反应：指放疗结束 3 个月后发生的毒性反应。远期毒性在生殖泌尿系统反应表现为尿频、尿急、血尿、尿失禁、尿道阴道瘘、直肠阴道瘘等；胃肠道毒性表现为慢性腹泻、吸收不良、溃疡、反复肠道绞痛或梗阻、肠道瘘等；在阴道表现为溃疡、组织坏死、狭窄、瘘等，患者在放疗后容易因阴道狭窄而影响性功能。可以让患者在放疗结束后 2 ～ 4 周开始使用阴道扩张器来预防或者治疗阴道狭窄。

总之，子宫内膜癌放疗常见的并发症为腹泻、直肠炎、尿频尿痛、阴道狭窄等。其中，EBRT 与小肠的并发症相关，VBT 则会增加阴道和直肠的不良反应，如纤维化、狭窄、溃疡和瘘管等。EBRT 联合 VBT 的不良反应率高于单纯 EBRT。如果手术进行了全面的淋巴结清扫，也会增加术后 EBRT 的不良反应率。研究表明，全子宫双附件切除术后联合 EBRT，或 EBRT+VBT，或单纯 VBT，发生严重并发症的概率分别为 2% ～ 6%、4% ～ 13%、0 ～ 7%（和剂量相关）。如果全子宫双附件切除术加淋巴结清扫术后 EBRT，严重并发症的概率则上升为 7% ～ 18%。

（三）药物治疗

子宫内膜癌的药物治疗包括内分泌治疗、传统化学药物（细胞毒性药物）治疗和靶向药物治疗。激素内分泌治疗用于早期子宫内膜样腺癌患者保留生育功能和高危患者的维持治疗、复发患者的姑息治疗。细胞毒性药物治疗用于有高危因素患者的辅助治疗及复发患者的治疗，靶向治疗目前多用于复发患者的治疗中。

1. 细胞毒性药物治疗

（1）新辅助化疗：对于初诊时评估肿瘤负荷较大，特别是有盆腔外腹腔内播散或远处转移的晚期患者，经妇科肿瘤专科医师评估无法通过初始手术满意切除病灶，或患者不能耐受手术治疗的，NCCN 指南（2019）和《中国常见妇科恶性肿瘤诊治指南（2019）》均建议可给予新辅助化疗，化疗后重新评估是否可行手术治疗。

Vandenput I 等学者的研究入组经腹腔镜证实有腹膜播散（FIGO 分期为 IV 期）的子宫内膜癌患者 30 例，采用新辅助化疗后行中间性肿瘤细胞减灭术方案治疗，入组的患者中 90% 为浆液性癌，3% 为透明细胞癌，子宫内膜样腺癌仅占 6%，多数患者使用的是紫杉醇 + 卡铂方案，4 例使用蒽环类药物 + 铂类药物，新辅助化疗 3～4 个疗程。在新辅助化疗后，其中 2 例（7%）达到完全缓解，20 例（67%）肿瘤部分缓解。24 例患者接受了中间性肿瘤细胞减灭术，其中 22 例（92%）达到 R0 切除，另 2 例（8%）残余病灶亦 < 1cm。还有多项研究结果提示，手术达到满意减灭是 PFS 和 OS 的重要影响因素，提示新辅助化疗后再行手术治疗或能改善初治时晚期无法手术的子宫内膜癌患者预后。

（2）术后辅助化疗：有关指南中都有关于子宫内膜癌术后辅助化疗指征的选择（表 10-3-8）。

研究发现，早期的子宫内膜癌患者如存在肿瘤分化差，且为深肌层侵犯，其发生远处转移的风险较高，建议在术后补充全身化疗以降低复发转移风险。Hogberg 等的研究综合分析了 NSGO 9501/EORTC 55991 和 MaNGO ILIADE III 两项研究的结果，提示高危早期子宫内膜癌患者在术后放疗的基础上辅以放化疗可延长 PFS，降低复发、死亡的风险。

某些特殊病理类型（如浆液性腺癌、透明细胞癌及癌肉瘤等）的子宫内膜癌更容易出现转移，

因此，即使初治时分期为早期，亦应予以慎重的全面评估，包括术前详细的影像学评估，以及术中的仔细探查、全面分期、对可疑部位进行活检，以排除转移情况。对于以上高危病理类型的患者，无论手术病理分期早晚，术后均建议行辅助化疗，以降低复发、转移的风险。

对于病灶超出子宫的晚期患者，基于发表自 2006 年的 GOG122 研究结果进行治疗。该研究是一项对比 FIGO III / IV 期患者术后辅助治疗使用化疗与全腹放疗疗效的随机对照研究，入组病例 396 例，随机进入多柔比星 + 顺铂 7 个疗程化疗组或全腹放疗组，结果提示化疗组无论 PFS 还是 OS 都较放疗组更胜一筹。因此，目前术后治疗需包括全身化疗已成为多数指南的推荐。

（3）晚期和复发患者的挽救化疗：全身化疗是肿瘤已出现广泛转移的晚期和复发子宫内膜癌患者的主要治疗手段，化疗方案见下文详述，如患者化疗后肿瘤消退不理想或进展，则建议给予最佳支持治疗或参加临床研究。

（4）化疗方案：在 20 世纪中后期，子宫内膜癌的化疗多采用单药方案，所用药物包括蒽环类药物、顺铂、环磷酰胺、紫杉醇等。

EORTC 55872 和 GOG107 两项随机对照研究的结果提示多柔比星 + 顺铂的整合用药方案在晚期子宫内膜癌的治疗中疗效优于多柔比星单药方案。因此，在研究结果公布之后的很多年中，多柔比星 + 顺铂（AP）相整合的方案一直是这类内膜癌的标准一线化疗方案。随后，GOG 开展了 GOG177 研究，对比 TAP 方案（紫杉醇 + 多柔比星 + 顺铂 + 非格司亭支持治疗）与标准 AP 方案用于晚期 / 复发子宫内膜癌的疗效和安全性，结果提示，虽然 TAP 方案在 PFS、OS 等疗效指标方

表 10-3-8　各指南中子宫内膜癌术后辅助化疗指征

ESMO（2013）	NCCN（2020 第 1 版）	中国常见妇科恶性肿瘤诊治指南（2019）	SYSUCC 指南
FIGO 分期为 I 期，存在年龄 > 70 岁、淋巴脉管间隙受累、肿瘤负荷大等高危因素	FIGO 分期为 I 期、II 期，存在肿瘤分化差、淋巴脉管间隙受累、年龄 > 60 岁等高危因素	FIGO 分期为 I B 期，存在肿瘤分化为 G3，淋巴脉管间隙受累、年龄 > 60 岁等高危因素	肿瘤细胞分化差（G3）（I A 期小病灶除外）脉管受累
FIGO 分期为 II 期、III 期、IV 期特殊病理类型：如浆液性腺癌、透明细胞癌	FIGO 分期为 III 期、IV 期特殊病理类型：如浆液性癌、透明细胞癌、分化差的癌等	FIGO 分期为 II 期，肿瘤分化为 G3 FIGO 分期为 III 期、IV 期 II 型子宫内膜癌患者	特殊类型子宫内膜癌（I A 期病灶局限于子宫内膜层除外）；透明细胞腺癌、浆液性腺癌、癌肉瘤 III 期、IV 期患者

面均优于 AP 方案（PFS 8.3 个月 vs. 5.3 个月；OS 15.3 个月 vs. 12.3 个月），但紫杉醇的加入显著增加严重化疗不良反应发生的概率，且 TAP 治疗组有 5 例（3.82%）患者出现治疗相关性死亡（AP 组治疗相关死亡病例数为 0），由于治疗的不良反应较严重，TAP 三药整合方案并未得到广泛应用。

TC（紫杉醇 + 卡铂）方案是一个广泛应用于妇科恶性肿瘤的整合化疗方案，Ⅱ期临床研究的结果提示该方案用于晚期 / 复发性子宫内膜癌的反应率高于既往应用的含铂化疗方案。JGOG2041 研究对比了多种紫杉类药物和铂类的整合在晚期 / 复发性子宫内膜癌治疗中的情况，紫杉醇 + 卡铂（TC）/多西他赛 + 顺铂（DP）/多西他赛 + 卡铂（DC）等整合方案的治疗反应率分别为 60.0%、51.7%、48.3%，提示 TC 方案疗效略优于其他组合，且毒性反应可控。GOG209 是一项比较 TAP 方案和 TC 方案用于晚期 / 复发性子宫内膜癌的非劣效性研究，尽管 TC 方案在生存数据上的表现稍逊于 TAP 方案（差异无统计学意义），但 TC 方案的治疗相关毒性反应显著低于 TAP 方案（表 10-3-9）。目前，TC 方案已成为子宫内膜癌治疗中临床应用最广泛的方案。

表 10-3-9　子宫内膜癌使用的化疗方案

首选方案	其他可选方案	
	联合化疗方案	单药化疗方案
紫杉醇 + 卡铂	多西他赛 + 卡铂	顺铂
紫杉醇 + 卡铂 + 曲妥珠单抗（用于 HER-2 阳性的浆液性癌）	多柔比星 + 顺铂	卡铂
	紫杉醇 + 卡铂 + 贝伐珠单抗	多柔比星 / 脂质体多柔比星
	异环磷酰胺 + 紫杉醇（癌肉瘤可选）	紫杉醇
		白蛋白结合紫杉醇
	异环磷酰胺 + 顺铂（癌肉瘤可选）	拓扑替康
	多西他赛	
	异环磷酰胺（癌肉瘤可选）	

对于子宫癌肉瘤，既往研究提示含异环磷酰胺的化疗方案为该类型肿瘤的首选化疗方案，推荐单药异环磷酰胺、异环磷酰胺 + 紫杉醇（IP）、异环磷酰胺 + 顺铂（IT）等方案用于子宫癌肉瘤的化疗。2019 年，ASCO 年会报道了一项对比 TC 方案和 IP 方案用于子宫或卵巢癌肉瘤的Ⅲ期临床研究结果（GOG0261），TC 方案组的中位 PFS 和 OS 均优于 IP 方案，对比 IP 方案，使用 TC 方案化疗未降低患者的生活质量，可考虑推荐其作为子宫癌肉瘤的标准化疗方案。

2. 内分泌药物治疗　由于Ⅰ型子宫内膜癌为雌激素依赖型肿瘤，孕激素对雌激素相关的子宫内膜增生 / 子宫内膜癌有拮抗作用，可使增生的子宫内膜 / 子宫内膜样腺癌细胞向正常转化，拮抗雌激素及抑制雌激素产生的药物亦可使雌激素依赖型肿瘤消退。因此，内分泌药物治疗可用于部分Ⅰ型子宫内膜癌的治疗，使用的药物包括孕激素类药物、芳香化酶抑制剂、抗雌激素类药物、促性腺激素释放激素激动剂（GnRHa）（表 10-3-10）。

表 10-3-10　子宫内膜癌常用的内分泌治疗药物

孕激素类	芳香化酶抑制剂	抗雌激素类药物	促性腺激素释放激素激动剂
醋酸甲羟孕酮	来曲唑	他莫昔芬	戈舍瑞林
醋酸甲地孕酮	阿那曲唑	阿佐昔芬	亮丙瑞林
左炔诺酮宫内缓释系统（LNG-IUS）	依西美坦	氟维司群	曲普瑞林

（1）年轻患者保留生育功能的内分泌治疗：据文献报道，40 岁以下的子宫内膜癌患者占总体人群的 1% ～ 14%，这些患者中部分尚未生育，近年来随着我国二胎政策的开放，更多已育 1 孩的患者也有了保留生育功能的需求。

Gunderson 等对多项子宫内膜癌保留生育功能的研究进行综述，纳入研究 45 项，子宫内膜不典型增生 / 子宫内膜癌病例共 391 例，其中 280 例为高分化（G1）子宫内膜癌，治疗总体的完全缓解率为 53.2%，不典型增生 / 子宫内膜癌的完全缓解率为 65.8%/48.2%，复发率为 23.2%/35.4%。约 35% 的患者治疗后完全缓解且最终成功分娩。

基于研究数据，2019 年第 4 版的 NCCN 指南指出，年轻子宫内膜癌患者接受保留生育功能的治疗需满足以下要求。

1）诊断性刮宫提示病理类型为子宫内膜样腺癌，G1。

2）MRI 或经阴道超声提示病灶局限于内膜层。

3）影像学未见转移病灶。

4）无药物治疗禁忌（乳腺癌、深静脉血栓、心肌梗死等）或妊娠禁忌。

5）患者需了解保留生育功能的治疗不是子宫内膜癌的标准治疗。

建议保留生育功能治疗前咨询生殖专家并进行遗传相关检测。

首选治疗：大剂量孕激素口服，醋酸甲地孕酮 160～320mg/d 或醋酸甲羟孕酮 250～500mg/d，每 3～6 个月使用经阴道超声 / 盆腔 MRI 及诊断性刮宫进行评估；如治疗 6 个月已完全缓解且有生育要求，可考虑停药 3～6 个月后计划妊娠，无妊娠计划者继续治疗评估。如治疗 6 个月时病灶有反应，但未达到完全缓解，可建议联用 GnRHa、芳香化酶抑制剂。如治疗 6 个月无反应，则建议行标准的手术治疗。

可选治疗：宫腔镜手术电切病灶组织，术前、术后联用大剂量孕激素或 LNG-IUS+GnRHa。

由于保留生育功能治疗后复发率高，建议患者完成生育后行子宫内膜癌的标准手术治疗。

（2）晚期 / 复发患者的内分泌治疗：高效孕激素用于晚期 / 复发性子宫内膜癌的治疗已有超过50 年的历史，后续亦有研究报道将芳香化酶抑制剂、雌激素拮抗药物、促性腺激素释放激素激动剂等用于治疗子宫内膜癌，但由于在治疗效率上不及孕激素，目前除部分存在孕激素使用禁忌的患者外，晚期 / 复发性子宫内膜癌的内分泌治疗多数仍然使用孕激素类药物。与细胞毒性药物相比，激素治疗的毒性反应较小，治疗期间患者生活质量较高，小部分患者亦能获得长期生存。

1999 年发表的一项 GOG 的研究对比口服高剂量（1000mg/d）和低剂量（200mg/d 甲羟孕酮）治疗晚期 / 复发性子宫内膜癌，结果提示增加剂量并未提高疗效。另外，该研究亦发现，肿瘤为高分化、PR 阳性的患者能获得较好的治疗反应。另有研究探索联合激素治疗在子宫内膜癌中的应用，结果显示他莫昔芬的加入并未提高疗效。故目前推荐的治疗仍是标准剂量的单药内分泌治疗。

3. 术后辅助治疗方式的选择与比较　放疗和化疗是早期高危及晚期子宫内膜癌术后辅助治疗的两种主要方式，子宫内膜癌患者的放疗可包括盆腔外照射放疗和阴道后装放疗，患者可能会被建议接受单纯放疗、单纯化疗或放化疗结合的整合治疗。放疗可以提高局部控制率，化疗则在预防远处转移方面占优势，不过治疗方式的整合会带来不良反应的叠加，降低患者生活质量。因此，如何选择术后辅助治疗方式，使患者的获益最大化，成为妇科肿瘤医师一个悬而未决的问题，许多相关研究也应运而生。

（1）早期子宫内膜癌患者外照射放疗与阴道后装放疗的选择：对于存在高危因素的早期子宫内膜癌患者，PORTEC-2 研究对比了盆腔外照射放疗和阴道后装放疗两种治疗方式用于术后辅助治疗的疗效及不良反应，结果提示，两种方式的放疗均能获得较好的局部控制效果，两者带来的总生存亦无差异，但相对来说，阴道后装放疗的胃肠道毒性反应发生率低于盆腔外照射放疗。

Onsrud 等学者对 20 世纪 60 年代的一项对比阴道后装放疗 + 外照射放疗与单纯阴道后装放疗用于早期子宫内膜癌术后辅助治疗的随机对照临床研究的长期生存数据进行了分析，结果提示两组间的 OS 数据基本相当，但接受外照射放疗且＜ 60 岁的患者，治疗相关死亡风险和罹患第二肿瘤的风险均增高。故笔者建议，对于预期生存时间较长的患者，选择外照射放疗需慎重。

GOG249 研究的结果似乎有不同的声音。该研究对比的是阴道后装放疗联合化疗和单用外照射放疗两种术后辅助治疗模式用于早期子宫内膜癌的结果，研究显示，阴道后装放疗联合化疗组的盆腔淋巴结复发、盆腔除阴道残端外的部位复发率均高于外照射放疗组，两组患者的阴道复发率和远处转移率大致相当，盆腔外照射放疗组的 3年 OS 率略高于阴道后装放疗联合化疗组。在不良反应方面，阴道后装放疗联合化疗组的近期毒性发生率较高，两组患者远期毒性发生率基本相同。

早期高危患者的辅助治疗通常是放疗，日本妇科肿瘤共同体（JGOG）曾经开展了一项针对中高危子宫内膜癌患者术后辅助治疗的随机对照研究，对比 CAP 方案化疗和盆腔外照射放疗的疗效与毒性反应。在中低风险组（FIGO 分期为 I C，G1/G2）的患者，两组的生存数据无异，但在中高风险组（FIGO 分期为 I C 期、G3、FIGO 分期为 II 期～腹水细胞阳性的 IIIA 期），CAP 方案化疗组的 PFS、OS 均优于盆腔外照射放疗组，且两组间的毒性反应发生率、严重程度无明显差异。提示单纯化疗或可成为中高危子宫内膜癌患者辅助治疗的另一选项。

（2）放化疗整合治疗与单纯放疗的比较：PORTEC-3 研究是一项对比术后存在高危因素的患者接受放化疗整合治疗与单纯放疗的随机对照 III 期研究，入组标准如下所示。

1）FIGO 分期 I 期，子宫内膜样腺癌，G3，伴深肌层侵犯和（或）LVSI。

2）FIGO 分期为 II ～ III 期的子宫内膜样腺癌。

3）FIGO 分期为 I ～ III 期的浆液性癌或透明细胞癌。放化疗整合治疗组的 5 年生存率、5 年无复发生存率均高于单纯放疗组，在预后较差的 III 期子宫内膜样腺癌亚组和浆液性腺癌亚组，放化疗整合治疗组的生存优势较明显。但是放化疗整合组的不良反应，特别是血液学不良反应的发生率、严重程度均显著高于单纯放疗组。

鉴于对早期存在高危因素的患者，采用放化疗整合治疗并未明显改善预后，且毒性反应较严重，治疗周期长，不建议作为标准治疗；而对于 III 期和浆液性癌患者，化疗的加入可以减少远处转移的发生，个体化权衡之后可考虑将其作为辅助治疗的推荐。

（3）局部晚期子宫内膜癌患者放化疗整合治疗与单纯化疗的比较：局部晚期的子宫内膜癌既存在局部复发风险，同时又有较高的远处转移风险，GOG258 研究是一项在局部晚期（FIGO III、IVa 期）的子宫内膜癌患者中开展的研究，探索放化疗整合治疗相较单纯化疗是否可以改善患者的无复发生存率。2019 年公布的数据显示，放化疗整合治疗组患者的盆腔、阴道、腹主动脉旁淋巴结复发率低于单纯化疗组，但远处转移率高于单纯化疗组，两组患者的 5 年无复发生存率相仿，严重不良反应无显著差异。

总的来说，子宫内膜癌患者辅助治疗的方式目前仍有很多争议，亟待更多高质量的证据，以便从治疗效果和毒性反应的角度找到适合各种具体患者的整合治疗手段。

（四）免疫治疗

肿瘤免疫治疗分为主动免疫治疗和被动免疫治疗：前者是增强自身免疫系统对抗肿瘤的能力，包括免疫检测点抑制剂（靶向程序性死亡受体/配体、靶向 CTLA-4）、抗肿瘤疫苗；而后者是基于给予外源性产生的免疫系统成分来促进抗肿瘤免疫反应，包括各种过继细胞疗法、过继因子。POLE-mutated 和 MSI-H 的子宫内膜癌和肿瘤浸润性淋巴细胞富集及较多的新抗原相关，提示对免疫治疗可能产生较好的反应，其中研究最为活跃、临床应用较多的是免疫检测点抑制剂。

1. 免疫检测点抑制剂（immune checkpoint blockade，ICB）

（1）免疫检测点抑制剂单药应用：免疫检测点是调节生理性外周免疫耐受、控制组织自身免疫反应的重要机制。程序性死亡蛋白 1（programmed death protein 1，PD-1）是研究最深入的调节位点，属于 CD28/CTLA-4 家族，存在于多种免疫细胞的表面。PD-L1 是 PD-1 的配体，在各种细胞中广泛表达。肿瘤细胞利用 PD-L1 和 PD-1 结合以逃避免疫监视，并诱导 T 细胞功能衰竭、凋亡；促进 T 细胞转化为调节性 T 细胞，抑制了抗肿瘤 T 细胞活性，从而促进免疫逃逸和肿瘤进展。细胞毒性 T 淋巴细胞抗原 -4（cytotoxic T lymphocyte antigen-4，CTLA-4）通过与其配体 CD80/86 结合，减弱淋巴器官中的早期 T 细胞和记忆 T 细胞的活化。因此 ICB 可作为抗肿瘤免疫治疗的有效手段之一。

Le DT 等报道了一个 II 期临床研究，评价 PD-1 抑制剂 pembrolizumab 用于 MMR-D（MMR-deficient）肿瘤的有效性。入组了 12 种肿瘤共 86 例患者，治疗反应率高（ORR 53%，21% 患者 CR）、有效维持时间长（中位随访 12.5 个月，中位 PFS、OS 均未达到），达到最佳反应的平均时间是 28 周。其中子宫内膜癌 15 例，ORR 53%，DCR（disease control rate，疾病控制率）73%（CR3 例，PR5 例，SD3 例）。体内的功能性研究发现，在治疗有反应的患者中，对突变新抗原做出反应的新抗原特异性 T 细胞克隆迅速扩增，支持以下假说：不论肿瘤类型，因为 MMR-D 的肿瘤有更多突变新抗原，所以对 ICB 治疗有更高反应率。因此，美国 FDA 快速批准了 PD-L1 用于前线治疗进展后无更满意治疗选择的 MSI-H 或 MMR-D 实体肿瘤，包括子宫内膜癌。

KEYNOTE-028（NCT02054806）是一项关于 PD-L1 阳性表达实体肿瘤 pembrolizumab 有效性安全性的研究。Ott PA 等分析 KEYNOTE-028 中子宫内膜癌患者的数据后发现，PD-L1 阳性率为 48%，最后有 24 例（PD-L1 阳性）接受治疗并评估疗效和安全性；ORR 的 13%（3/23，3 例都是 PR）。19 例进行了 MSI 状态检测，1 例为 MSI-H（5.3%，1/19）。3 例 PR 的患者中，1 例为非 MSI-H 但 POLE mutated（+），1 例为非 MSI-H，另 1 例不清楚 MSI 状态。

avelumab 是一种 PD-L1 抑制剂。一项二阶段 Ⅱ 期临床研究评价了 avelumab 在两个具有不同生物标记的复发或持续性子宫内膜癌患者人群中的疗效。观察指标：① MMR-D 和（或）POLE mutated（+）；② MMR-P（MMR-proficient）。至发稿时共入组 33 例，其中 MMR-P 组（无 1 例是 POLE mutated）由于 16 例中只有 1 例出现客观反应而终止；MMR-D 组（尚未有 POLE mutated 者进入该组）入组 17 例时，4 例有客观反应（ORR 23.5%；CR 1 例；PR 3 例），6 个月的无进展生存率为 35%（6/17），提示用 IHC 检测 MMR 相关蛋白可用于筛选此法可能有效的患者。

（2）免疫检测点抑制剂疗效预测：众多的研究显示，对具有某些生物标记的人群，ICB 治疗可能可以带来强烈而持久的治疗反应。PD-L1 表达、RNA 表达谱、肿瘤突变负荷、淋巴细胞浸润、MSI 状态等都在不同临床研究中被作为选择患者或分组的条件，用以分析其与疗效的关系。Ott PA 等通过对涵盖 20 种肿瘤 PD-L1 表达阳性的 KEYNOTE-028 研究，对患者进行生物标记，发现在该研究中以 PD-L1 阳性细胞数 ≥ 1% 作为入组条件之一的泛瘤种患者对 pembrolizumab 反应差别很大，ORR 率为 0（胰腺癌）～ 33%（小细胞癌），中位 PFS 1.7 个月（胰腺癌）～ 6.8 个月（甲状腺癌），中位 OS 3.9 个月（外阴癌）～ 21.1 个月（类癌）。作者探索性的分析显示，反应率、无进展生存率

与 T-cell-inflamed GEP 评分（T-cell-inflamed gene-expression profile，GEP，T 细胞炎性基因表达谱）、PD-L1 CPS（combined positive score，阳性联合分数）及 TMB（tumor mutation burden，肿瘤突变负荷）有相关性，其中 T-cell-inflamed GEP/TMB 与 PD-L1 的相关性低。在非小细胞肺癌、头颈肿瘤中，PD-L1 阳性和疗效相关，被 FDA 批准为伴随诊断。但在恶性黑色素瘤 CheckMate 067 研究中，PD-L1 表达并不能预测治疗反应。而 KEYNOTE-028 中，PD-L1 表达阳性的子宫内膜癌 ORR 为 13%（3/23），预测效果并不理想。有报道说，POLE mutated 子宫内膜癌 / 癌肉瘤对 ICB 治疗反应好、持续时间长。如何识别出对 ICB 治疗敏感的患者一直是研究关注的热点。TMB-H、MMR-D、MSI-H、POLE mutated 的肿瘤可能产生较多的肿瘤新抗原、显著的淋巴细胞浸润，从而可能对 ICB 治疗反应好。当然，PD-L1 预测价值仍有待验证，肿瘤组织的高通量测序则有助于更全面地发现相关的生物标志物，避免盲目使用 ICB 治疗。

（3）免疫检测点抑制剂在整合治疗中的作用：通过生物标志物筛选的基因组不稳定子宫内膜癌对 ICB 的反应率为 13.1% ～ 53%，但超过 70% 的子宫内膜样腺癌和 84% 的非内膜样腺癌不具有基因组不稳定的分子特征。对于这大部分的不具有基因组不稳定分子特征的内膜癌，ICB 治疗的热点集中在通过整合不同靶点的 ICB、其他靶向药物或者化疗和放疗来提高反应率。

lenvatinib 是一个口服的多靶点激酶抑制剂，靶点包括 VEGFR1 ～ 3、FGFR1 ～ 4、PDGFR-α、RET 和 KIT。Ⅱ 期单臂研究发现，在已接受过系统性治疗的 MSI/PD-L1 状态非选择性的转移性子宫内膜癌中应用 lenvatinib 整合 pembrolizumab 治疗直至肿瘤进展，其中位随访值为 13.3 个月，24 周的 ORR 为 39.6%（21/53）。该 ICB 整合多靶点激酶抑制剂在经治的晚期生物标志物非选择性的子宫内膜癌中显示出很好的抗肿瘤活性，Ⅲ 期随机对照验证该整合方案的研究正在进行患者入组（NCT03517449）。NCCN 指南（2019 版）已将 lenvatinib 整合 pembrolizumab 列为晚期或复发性子宫内膜癌整合治疗的可选择方案。

CTLA-4 抑制剂（ipilimumab）整合 PD-1 抑制剂（nivolumab）在恶性黑色素瘤 CheckMate 067 三臂随机对照研究中的 PFS 和 OS 都明显优于 ipilimumab 或 nivolumab 单药。有作者报道该整合方案在一例Ⅳ期复发性子宫内膜癌中获得持续有效反应超过 12 个月、肿瘤缩小 79% 的显著效果。该患者的肿瘤分子特征为 MMR-P、PD-L1（-）、BRCA1/2（-） 及 POLE mutated（-）。CTLA-4 抑制剂整合 PD-1 或 PD-L1 抑制剂应用于复发或持续的妇科恶性肿瘤伴腹膜播散肿瘤、子宫内膜癌/癌肉瘤的研究正在进行（NCT03508570; NCT03015129）。

PARP 抑制剂在同源重组修复或 DNA 双链修复有缺陷的患者可引起合成致死，PARP 抑制剂引起的 DNA 损伤和基因组的不稳定性可能会促进 ICB 的治疗反应。在 I 期 PD-L1 抗体（durvalumab）整合 PARP 抑制剂（olaparib）和 VEGFR1～3 抑制剂（cediranib）研究中共入组了 9 例患者（其中 1 例是内膜癌），4 例（包括内膜癌）出现了 PR（ORR 44%），3 例 SD。其他类似研究正在内膜癌中进行（NCT03572478，NCT03951415）。

放疗通过免疫机制调节肿瘤细胞和肿瘤微环境，从而诱导肿瘤细胞损伤，具有固有的免疫原性。放疗产生的离位效应是放疗引发的免疫反应的全身作用的体现，放疗和免疫治疗整合可能产生协同作用。免疫治疗整合放疗研究在宫颈癌患者中的开展较为活跃。PRIMMO 研究（NCT03192059）是一个在晚期或难治性宫颈癌、内膜癌中评价整合 ICB、放疗、免疫调节剂反应率的研究。

还有其他的研究在探索潜在的协同增效的整合治疗方法，如 ICB 与化疗（表柔比星）整合（NCT03276013），与叶酸受体抗体整合（NCT03835819）等。

2. 抗肿瘤疫苗　肿瘤疫苗主要分为基因修饰的肿瘤细胞疫苗、重组病毒疫苗、核酸疫苗、合成肽疫苗、DC 疫苗等。Brown TA 等将 41 例卵巢癌、子宫内膜癌分为疫苗组和对照组，疫苗组（HLA-A 2+ 患者）给予来源于具有免疫原性的肽疫苗 E39。研究发现 E39 对预防卵巢癌、内膜癌复发有作用，被肿瘤相关抗原激活的树突状细胞（dendritic cell，DC）疫苗可直接刺激细胞介导的免疫反应。DC 疫苗在肠癌、前列腺癌研究中较为活跃，并已有商品化疫苗被批准用于症状轻微的、用去势治疗抵抗的前列腺癌。小规模的研究显示，在 HLA-A 2+ 的子宫内膜癌患者中应用搭载 WT1 mRNA 的 DC 疫苗有反应。

3. 被动免疫　又称过继免疫，通过将体外扩增的自体或异体的免疫细胞或因子输入肿瘤患者体内发挥抗肿瘤作用。其中过继免疫细胞治疗（adoptive cell transfer therapy，ACT）通过将机体的免疫细胞在体外进行修饰、扩增，获得特异高效的效应细胞，再回输到患者体内，从而杀伤肿瘤细胞。肿瘤浸润淋巴细胞（tumor infiltrating lymphocyte，TIL）、细胞因子诱导的杀伤细胞（cytokine induced killer，CIK）及在血液肿瘤和淋巴瘤中应用较多的嵌合抗原受体 T 细胞（chimeric antigen receptor T，CAR-T）都属于 ACT。靶向 CD19 或 CD19/CD20 的 CAR-T 对特异性白血病和淋巴瘤具有显著的疗效，但在实体肿瘤中的研究较少。MIS Ⅱ R（Müllerian inhibiting substance type 2）是 TGF-β 受体家族的成员，在卵巢癌、子宫内膜癌中高表达，而在正常组织中表达缺失。靶向 MIS Ⅱ R 的 CAR-T 用于妇科恶性肿瘤的研究正在开展中。

BiTE 抗体（bispecific T cell engager Antibody）是一种新的分子，可以在细胞毒性 T 细胞和癌细胞靶点之间诱导一过性的溶细胞性突触，导致直接的肿瘤细胞溶解。目前，blinatumomab（针对 CD19 和 CD3 的 BiTE）已被 FDA 批准用于急性淋巴细胞白血病（ALL）患者。临床前研究显示，用靶向上皮细胞黏附分子（EpCAM）的 BiTE 抗体作用于过表达的 EpCAM 的子宫浆液性癌细胞，可产生强大的免疫反应，增加了 T 细胞活化和细胞因子的产生，直接杀死肿瘤细胞。

4. 免疫治疗的毒性处理　随着免疫治疗适应证的不断获批，越来越多的患者接受免疫治疗。免疫治疗的毒性可能涉及多个系统，更重要的是部分不良反应会引起非常严重的后果，甚至是致命的。NCCN、ASCO 或 ESMO 都有免疫治疗相关毒性处理指南，对不同系统不同分级的毒性反应处理给出指引。总体原则是对毒性反应进行准确、动态评估，继续、暂停或永久性停用免疫治疗，合理使用激素。毒性反应严重者，建议转至专科医院就诊。

（五）靶向药物治疗

随着对子宫内膜癌生物学特性的研究逐渐深入，越来越多的药物针对不同生物标记，而不一定将组织学类型作为治疗的主要适应证，这些靶向特定分子标志物的治疗（molecular-targeted therapies，MTT）已经显现出令人鼓舞的疗效。例如，识别对免疫治疗特别敏感的亚群（微卫星不稳定的肿瘤）可能会极大地改善这一群体的治疗结果。得益于分子生物学技术的飞速发展，子宫内膜癌的分子靶向治疗领域也不断进步，在发现和验证新的靶点、靶向药物的整合应用、靶向治疗、化疗和（或）放疗整合、疗效预测等方面都有很多的研究。

TCGA 研究整合肿瘤体细胞核酸替换、微卫星不稳定（microsatellite instability，MSI）、拷贝数改变等分子特征，将子宫内膜癌分为四种分子亚型，开启了子宫内膜癌分子分型的新纪元。在 TCGA 研究的基础上，ProMisE 分型使子宫内膜癌分子分型更简化、实用，大样本的数据验证了该分型法预测预后的准确性。根据分子分型作为辅助治疗选择的临床研究已经开展（PORTEC-4a，NCT03469674）。

1. 靶向 HER2 的药物　主要药物有如下几种。

人表皮生长因子受体 -2（human epithermal growth factor receptor 2/neu，HER-2/neu）又名 c-erbB-2 或 *P185* 基因，是 HER 家族中的重要成员。研究发现，该基因的过度表达与细胞转化、肿瘤发生、转移、预后不良相关。子宫内膜癌 HER2 过表达率是 13%～17%，在侵袭性高的浆液性腺癌、透明细胞癌、癌肉瘤等 HER2 的过表达率更高，这和预后差相关。其中，子宫内膜浆液性腺癌 HER2 过表达率为 17%～80%。HER2 过表达率在各家报道中的差异较大，可能与 HER2 免疫组化检测在子宫内膜癌尚无标准的判读有关。美国 FDA 批准 HercepTest（HER2 检测试剂盒）用于 HER2 免疫组化检测，根据肿瘤细胞膜染色情况评为 0、1+、2+、3+，以 HercepTest3+ 为 HER2 过表达来预测 ERBB-2 扩增有较好的敏感度和特异度。

11.5%～14% 内膜癌、17%～28% 内膜浆液性腺癌中检测到有 HER2 扩增。

trastuzumab 是一种靶向 HER2 的人源化单体，1998 年已被 FDA 批准用于 HER2 过表达的高危乳腺癌联合治疗和维持治疗，随后被批准用于 HER2+ 胃癌。一项 GOG Ⅱ期单臂转移性 / 复发性 HER2 过表达或扩增的子宫内膜癌患者 trastuzumab 单药治疗的研究中，33 例患者没有获得客观的治疗反应，12 例 SD，18 例 PD，3 例不确定疗效。MyPathway 研究的是一项晚期实体肿瘤根据肿瘤分子特征选择靶向治疗的 Ⅱ期篮子计划研究，入组 35 种肿瘤共 251 例晚期难治的患者，这些患者的肿瘤都具有某些分子特征，如 HER2、EGFR、BRAF-activating mutation、Hedgehog 通路基因突变等。其中有 HER2 扩增、过表达或突变的患者接受 trastuzumab 与 pertuzumab 的整合治疗。共 114 例患者（包括 7 例子宫内膜癌患者）入组接受该治疗，总体 ORR 为 26%，但 7 例子宫内膜癌患者无 1 例出现 CR/PR/ 持续超过 120 日的 SD。trastuzumab 单药或整合 pertuzumab 治疗 HER2 扩增或过表达的子宫内膜癌并没有出现良好的治疗反应，推测可能和病例选择有关，如 HER2 扩增或过表达的评判标准、病例已经接受过多线治疗等。

一项前瞻性随机对照的 Ⅱ期研究，对比紫杉醇 + 卡铂整合 trastuzumab+trastuzumab 维持治疗至疾病进展对比紫杉醇 + 卡铂在 HER2 过表达的晚期 / 复发性子宫浆液性腺癌的研究却获得理想的效果。该研究 HER2 阳性定义为免疫组化 HER2 3+，或 HER2 2+ 并经 FISH 检测有 HER2 扩增。评价患者 58 例，其中晚期患者占 70.7%（41/58）。总体 PFS 从 8 个月延长至 12.6 个月，Ⅲ / Ⅳ / Ⅳ期的患者 PFS 从 9.3 个月延长至 17.9 个月，复发的患者 PFS 6 个月 vs. 9.2 个月，不良反应两组并无差异。该研究提示，trastuzumab 与 TC 的整合方案化疗及维持治疗可以明显改善晚期或复发 HER2 阳性的子宫浆液性腺癌的预后。NCCN 指南（2019 年）将该方案作为 HER2 阳性晚期或复发性子宫浆液性腺癌的首选方案推荐。

T-DM1（ado-trastuzumab emtansine） 和 DS-8201（trastuzumab deruxtecan）是两个新型的抗体

偶联药物（antibody-drug conjugate, ADC），由抗HER2 的人源抗体分别和微管抑制剂 emtansine、Ⅰ型拓扑异构酶抑制剂偶联组成。这两种药物都被 FDA 批准用于 HER2 阳性、接受过抗 HER2 人源单抗治疗的难治性乳腺癌。在 DS-8201 的Ⅱ期研究中，入组的 HER2 阳性的乳腺癌患者已接受过治疗方案，中位数为 6 个月（2～27 个月），包括 trastuzumab emtansine 治疗的重度难治性患者。60.9% 的患者出现中位 14.8 个月的治疗反应，中位 PFS 为 16.4 个月。即便在 HER2 低水平（免疫组化 HER2 1+ 或 HER2 2+ 扩增阴性）重度的治疗后，乳腺癌也获得 37.0% 的客观缓解。DS-8201 在 HER2 阳性的进展期胃癌、胃食管癌出现 43% 的客观反应率。另一个 ADC（抗体药物偶联物）药物 SYD985（Trastuzumab duocarmazine）在 39% 的 HER2 阳性进展期 / 转移性乳腺癌有客观反应。所以，现在认为新型的抗 HER2 的 ADC 药物在具有 HER2 阳性分子特征的子宫内膜癌的作用值得探讨。

2. 抗血管生成药物　bevacizumab 是靶向 VEGF-A（vascular endothelial growth factor-A）重组人单抗，已被 FDA 批准用于肠癌、非小细胞肺癌。bevacizumab 在子宫内膜癌也有一定疗效。一项 GOG Ⅱ期研究在接受过一线或二线化疗的持续或复发内膜癌患者中应用单药 bevacizumab，13.5% 的患者出现客观反应，至少 40.4% 的患者获得 6 个月以上的持续缓解，无胃肠穿孔或瘘的发生。研究还发现，肿瘤或血浆中高水平的 VEGF-A 和预后差相关。另一项 GOG Ⅱ期研究在接受过一线或二线化疗的持续或复发的内膜癌中整合应用 bevacizumab 和 temsirolimus，41% 的患者（20/49）接受过放疗，24.5% 出现客观反应，46.9% 的患者超过 6 个月无进展。中位 PFS、OS 分别是 5.6 个月和 16.9 个月。2 例胃肠阴道瘘，1 例 3 级鼻出血，2 例肠穿孔，1 例 3 级血栓，3 例治疗相关死亡。将 bevacizumab 应用于前线（未接受过化疗）进展期或复发的子宫内膜癌整合化疗的 GOG-86P 研究，结果显示，与传统的化疗疗效比较，紫杉醇联合卡铂方案增加 bevacizumab 并未改善治疗反应率和 PFS，但 OS 获益。小样本的研究提示，bevacizumab 联合放疗对复发内膜癌，尤其是不可

切除的淋巴结，有很好的局部控制率和生存率。因此 NCCN 指南建议 bevacizumab 可考虑用于已使用过细胞毒性药物后进展的病例。

3. 小分子靶向药物　小分子靶向药物均为激酶抑制剂，通常口服吸收好，但半衰期短，需每日服用。sunitinib 是一个靶向 VEGFR1～3，以及包括 PDGFR、KIT、RET、FLT3 在内的大部分酪氨酸激酶受体抑制剂（tyrosine kinase inhibitor, TKI）。一项Ⅱ期研究显示，接受过一线治疗的复发转移内膜癌患者中，客观反应率为 18.1%，30.3% 的患者无进展超过 6 个月，21% 的患者无进展超过 12 个月。brivanib 是一个靶向 VEGFR 和 FGFR 的 TKI，在接受过一线或二线治疗的持续或复发内膜癌的Ⅱ期研究中，客观有效率为 18.6%，30.2% 的患者疾病无进展超过 6 个月。lenvatinib 整合 pembrolizumab 24 周的 ORR 达 39.6%，lenvatinib 单药可用于接受过一线或二线治疗的转移性内膜癌的 ORR 为 14.3%，被 NCCN 指南（2019 年）推荐为晚期转移或复发性子宫内膜癌治疗的可选择方案。

4. PARP 抑制剂〔poly（ADP-ribose）polymerase inhibitors, PARPi〕　已被 FDA 批准用于上皮卵巢癌一线治疗后或铂敏感复发治疗后的维持治疗，以及有胚系或体系 BRCA1/2 突变的复发性卵巢癌的治疗。同源重组修复（homologous recombination repair, HRR）是 DNA 双链损伤修复的主要方式，BRCA 基因是 HRR 通路最重要的基因。同源重组修复缺陷（Homologous recombination repair deficiency, HRD）除了由于 BRCA 基因胚系或体系突变外，还可能和 BRIP1、RAD51C、RAD51D、PALB2、BARD1 等基因的突变相关。具有 HRD 的患者较 HRR 状态正常的患者更能从 PARPi 获益。

子宫内膜癌 HRD 的发生率目前只有小样本的报道。Marthe M. 报道的一组 25 例患者（非内膜样腺癌占 52%，60% 为低分化癌）中，HRD 6 例（24%）。子宫内膜样癌没有 1 例是 HRD（0/11），非内膜样癌 46%（6/13）为 HRD。除 1 例外，所有的 HRD 病例都有致病性 BRCA1 突变或体细胞 HR 相关基因高拷贝数丢失。分析 TCGA 的病例也支持这一结果，非内膜样癌中 48%（63/132）有 BRCA 相关基因组瘢痕，而内膜样癌中只有

12%（37/312），差异显著。

目前尚未有 PARP 抑制剂用于子宫内膜癌的临床研究结果报道。个案报道一子宫内膜样腺癌的患者，经过几次铂敏感治疗复发后，使用 olaparib 治疗，10 周后脑转移肿瘤缩小、症状改善，治疗持续 8 个月后进展。基因检测发现，该患者体细胞 BRCA1/2 无突变，存在 PTEN 缺失。另一位有胚系 BRCA2 致病性突变接受过放疗、二线化疗的复发性子宫内膜样腺癌患者，使用 olaparib 获得超过 15 个月的无进展生存。一项前瞻性随机对照研究比较 olaparib 单药、cediranib 单药及 olaparib 联合 cediranib 在复发 / 转移子宫内膜癌患者中疗效的研究正在进行中（NRG-GY012，NCT03660826）。

5.PI3K/mTOR/Akt 通路抑制剂　Ⅰ 型子宫内膜癌通常都有 PI3K 通路的改变（大部分是 PTEN 和 PIK3CA 突变）。TCGA 数据提示，92% 的内膜样癌有 PI3K 通路突变。已开发的 PI3K/Akt/mTOR 通路的靶向抑制剂很多，但单独使用疗效有限，ORR 基本上都 < 10%。mTOR 抑制剂 everolimus 联合 letrozole 抗雌激素治疗用于接受过不超过 2 线治疗的复发内膜癌，其 ORR 为 32%（CR 9 例，PR 2 例），临床获益率（CR/PR/SD）40%。病理类型为浆液性癌是治疗无反应的预测因子，内膜样癌及 CTNNB1 突变者对 everolimus 整合 letrozole 治疗反应好。在另外一项 mTOR 抑制剂 temsirolimus 加或不加孕激素和他莫昔芬的 Ⅱ 期随机对照研究中，整合治疗组 ORR 为 14%，因为静脉血栓高发而提前终止入组（入组 21 例，深静脉血栓 5 例，肺梗死 2 例）。temsirolimus 单药组 ORR 为 22%，未接受过化疗和接受过化疗的患者反应率相当，深静脉血栓发生率 6%（3/50）。增加内分泌治疗并未提高反应率，但增加了静脉血栓风险。

6.靶向治疗的毒性管理　靶向药物有特殊的作用靶点，其不良反应相对于细胞毒性药物少且较轻。但是靶向药物的靶点在人体正常组织也会存在，所以靶向药物也会有一定的不良反应，最常见的是乏力、虚弱、发热寒战和关节肌肉痛等全身性反应。此外，对于不同靶点药物特有的毒性应特别留意，如使用 EGFR 抑制剂常见皮疹、

瘙痒、干燥、红斑等皮肤毒性；高血压是 VEGF/VEGFR 单抗最常见的不良反应；靶向 VEGFR 的抑制剂可引起内皮细胞凋亡而诱发血栓性事件和出血；曲妥珠单抗可通过激活蛋白介导的线粒体凋亡途径来抑制线粒体功能，导致 ATP 合成不足而引起心肌细胞收缩功能障碍等。

由于靶向治疗、免疫治疗发展迅速，不少的适应证获批是基于样本量不大的 Ⅱ 期研究，部分毒性反应在临床研究阶段并未暴露或被识别。对于靶向治疗、免疫治疗，更应注重毒性反应的监控和管理，不断更新不良反应谱，从而更好地预防和处理相关的毒性反应。

（六）复发性子宫内膜癌的处理

复发性子宫内膜癌是指子宫内膜癌经系统的初始治疗完全缓解一段时间后，临床又发现癌灶，且组织病理类型与原发灶完全一致。文献报道，子宫内膜癌治疗后复发率约为 15%，50% 以上的复发发生在初始治疗后 2 年内。早期患者的复发率为 2% ～ 15%，而晚期患者或低分化、特殊病理类型患者的复发率可高达 50%。

对于复发子宫内膜癌患者的治疗，需要整合考虑复发部位、组织病理学类型、既往治疗（是否放疗、化疗及其用药）、复发时间间隔，以及初治分期、组织学、肿瘤分化等情况。一般将子宫内膜癌复发部位分为阴道残端孤立复发、盆腔区域复发、远处复发 3 种情况。具有较长的无瘤间隔、分化好的子宫内膜样癌或阴道孤立复发的患者预后较好，而非子宫内膜样癌（浆液性癌和透明细胞癌）、盆腔外复发、放疗野外复发的患者总生存率较低。早期患者的复发约 50% 局限于盆腔，其余患者出现孤立的盆腔外转移（25%）或盆腔及盆腔外病灶（25%）。初治为晚期（Ⅲ / Ⅳ 期）的患者有较高的复发风险，并且更有可能在复发时出现盆腔外转移。盆腔内和盆腔外复发患者的 5 年总体生存率分别为 55% 和 17%。

1.子宫内膜癌复发的临床表现和诊断

（1）复发的常见症状和体征：子宫内膜癌复发或转移的症状主要包括阴道出血、疼痛、下肢水肿、胃容量下降、恶病质等。症状和体征与肿瘤所在的部位、大小，以及是否侵犯或压迫周

围的组织脏器有关。但早期通常表现隐匿，缺乏特异性表现。

子宫内膜癌复发常见症状包括①阴道出血或排液。阴道分泌物增多、排液，伴或不伴臭味，以及阴道不规则出血，是肿瘤阴道复发的最常见症状。②疼痛。可表现为下腹痛、股臀部和（或）腰骶部疼痛及下肢疼痛，通常为肿瘤盆腔复发或骨转移引起。③肿瘤晚期可侵犯和压迫周围的脏器，如压迫直肠时可出现排便困难和肛门坠胀等症状。④阴道直肠瘘或阴道膀胱瘘。⑤远处转移症状。子宫内膜癌远处复发转移可出现转移病灶相应的症状和体征，如肺转移患者出现咳嗽、咳痰、痰中带血、胸痛、背部疼痛等；骨转移患者出现部位较为固定的局灶性疼痛；肝转移患者一般无明显临床症状，部分患者诉肝区不适或疼痛；转移到腹股沟淋巴结、锁骨上淋巴结并在相应部位出现肿块。

子宫内膜癌复发常见体征有阴道残端局部肿块、伴溃疡/坏死。盆腔或近盆壁肿块、下肢水肿等常提示宫旁或盆腔淋巴结复发/转移等。如发生锁骨上淋巴结转移时，可在锁骨上区扪及大小不等甚至融合的肿大淋巴结。

（2）复发的诊断：复发子宫内膜癌的诊断应依靠患者病史、体征、影像学检查及病理检查。复发的早期诊断往往比较困难，一个原因是手术后复发患者早期无特异性症状，症状出现往往取决于肿瘤位置及大小，如手术后残端复发患者肿瘤浸润阴道后才出现阴道分泌物增多、不规则出血等症状；位于阴道残端以外盆腔或盆侧壁的复发病灶往往较晚才出现压迫疼痛等症状。因此治疗后定期复查是非常必要的，一般治疗后 2 年内建议每 3～6 个月复查 1 次，第 3～5 年每 6～12 个月复查 1 次，5 年后每年复查 1 次。

目前，为更好地早期发现复发病灶，重视病史询问和体格检查是非常必要的，大部分研究表明，在有相关主诉症状患者的影像学等各项检查中发现复发概率明显高于无症状患者，因此详细询问有关症状有利于早期发现复发情况。

子宫内膜癌患者由于复发部位不确定，肿瘤进展情况临床症状不典型或部分患者无明显临床症状，很多复发病灶的发现有赖于影像学检查，

主要的影像学检查有超声、CT、MRI 及 PET。文献报道 PET/CT 在诊断复发子宫内膜癌中有较高的准确性，D. Albano 回顾性分析了 157 例可疑复发接受 ^{18}F-FDG PET/CT 检查的患者，敏感度、特异度、阳性预测值、阴性预测值和准确率分别为 96%、99%、99%、96%、97%，优于传统影像学（数值分别为 97%、62%、72%、96%、80%）。

如前所述，大部分子宫内膜癌患者于治疗后 2 年内复发，且绝大部分病例复发都发生于治疗后 5 年内。如患者在治疗后 2 年内出现相关症状，应高度警惕复发风险，必要时行相关检查。

对复发子宫内膜癌的诊断需尽可能取得病理组织学的确诊。对于盆腔、阴道复发病灶，可行活检或超声/CT 引导下穿刺获得病理组织学证据；对于远处转移病灶在肝脏、肺部的患者，应对相应病灶进行穿刺活检明确诊断；对于颅脑、骨转移病灶等临床不能常规穿刺活检部位，可结合病史、症状体征、肿瘤标志物情况及 PET/CT/MRI、骨扫描等影像学诊断和（或）动态检查结果做出临床诊断；对于一些可疑、体积较小及位置特殊的病灶或淋巴结，若难以穿刺获得组织病理学诊断的，也可以考虑根据肿瘤标志物、影响动态学检查结果判读病灶性质。

2. 复发后的治疗　复发子宫内膜癌的治疗需要综合考虑复发部位、是否先前接受了辅助放疗、既往是否接受化疗、复发间隔时间，以及患者的一般状况等因素。胸部、腹部和骨盆的成像是排除转移性疾病所必需的，按照复发部位可分为阴道残端孤立复发、盆腔区域复发、远处复发 3 种情况。常用的治疗方法包括放疗、化疗、手术治疗、激素治疗、抗血管生成药物、靶向药物治疗、免疫治疗等。

（1）放疗：对于复发性子宫内膜癌，放疗是常用的治疗手段。尤其对于阴道残端孤立复发的患者，需要优先考虑采用放疗，其他可施行放疗的情况包括局限于盆腔复发孤立病灶、腹主动脉旁淋巴结孤立转移等。

1）阴道残端孤立复发：子宫内膜癌的局部复发一般是指在阴道残端或顶端穹窿处孤立复发性病灶。对于既往未接受过辅助放疗的患者，放疗［盆腔外照射和（或）后装放疗］是首选的治疗方法。

在 PORTEC-1 临床研究中，随访了 700 多例病理类型为中、低分化伴子宫浅肌层浸润或高分化伴深肌层浸润的子宫内膜癌患者（透明细胞和乳头状浆液性癌仅占 0.7%），其中 30 例未接受辅助放疗的患者出现阴道残端孤立复发，放疗完全缓解达 87%，并在随访 8 年后，20 例（67%）患者没有出现再次复发。在一项多中心的回顾性分析中也显示了类似结果，对有孤立性阴道复发并且既往未接受过放疗的患者（69 例）实施了放疗，总体 5 年的生存率为 75%。

一些学者建议可以采用 FIGO 阴道癌分期系统对子宫内膜癌的孤立阴道复发病灶进行评估，对预后有一定的预测价值，Jereczek Fossa 等的回顾分析中，子宫内膜癌阴道复发病灶按照阴道癌分期为 Ⅰ 期、ⅡA 期、ⅡB 期或 Ⅲ 期的患者 3 年生存率分别为 62%、55%、38% 和 5%。

对于既往接受过辅助放疗的复发患者，其对放疗的反应率有所下降，预后较未接受过放疗的患者差。在 PORTEC-1 中，该部分患者的 3 年总生存率为 43%，远低于未接受过放疗的患者。尽管对放疗的反应率有所降低，不良作用发生的风险增高，但放疗仍是这部分患者的治疗选择之一。临床处理需要有资质的放疗中心评估患者后选择合适的放疗方案，新的放疗技术如适型调强放疗（IMRT）、影像介导的后装放疗（IGBT）有助于减少对周围正常组织的毒性。不过，同期放化疗模式还需要更多的循证医学证据支持。

2）盆腔复发孤立病灶：与孤立的阴道复发相比，这部分患者可能伴随阴道、盆腔组织的直接浸润或淋巴转移，预后更差。病灶累及盆腔侧壁的女性 3 年的总生存率约为 5%，宫旁组织浸润者为 38%，而仅阴道黏膜受累者为 62%。治疗可考虑放疗，放疗反应率较阴道孤立复发患者差；手术也是这部分患者（尤其是放疗野内复发患者）的治疗选择，在有条件的情况下可施行术中放疗；对于盆腔复发病灶治疗时需要考虑全身化疗在内的整合治疗的患者，全身化疗可作为整合治疗的一部分，或考虑对不适合手术或放疗的患者仅行化疗。

3）腹主动脉旁淋巴结孤立转移：对孤立腹主动脉旁淋巴结转移患者可考虑放疗。一篇回顾性分析文献报道对 7 例孤立腹主动脉旁淋巴结复

发转移患者实施立体定向放疗（stereotactic body RT，SBRT），放疗剂量为 36 ~ 51Gy/3 fraction，治疗后患者 1 年、3 年的生存率分别为 100% 和 71.4%。由于这部分病例数较少，治疗方式还有待更多的循证医学证据。

（2）手术治疗：对于阴道、盆腔孤立复发不适合施行放疗、放疗未能控制肿瘤患者，手术是另一种治疗选择，手术前需要影像学评估肿瘤局限于盆腔，无远处转移病灶。此外，评估可以达到满意的手术切缘是提高患者生存率的关键因素，必要时可考虑盆腔脏器廓清术。对仔细评估观察仅为远处孤立转移的病灶如肺转移结节，可考虑行姑息病灶切除手术。

1）盆腔脏器廓清术：对于复发肿瘤局限于盆腔，评估局部切除难以达到满意切缘，或肿瘤侵犯膀胱、直肠的患者（尤其是既往已经接受过盆腔放疗的患者），可考虑实施盆腔脏器廓清术。手术分为前盆、后盆、全盆脏器廓清术。局部复发子宫内膜癌进行盆腔脏器廓清术既往报告 5 年总生存率为 20% ~ 45%，术后并发症发生率为 60% ~ 80%。更多的近期病例系列报道 5 年的总生存率为 40% ~ 73%，并发症发生率为 30% ~ 48%。Seagle 等分析美国国家癌症数据库中 652 例因子宫内膜癌复发而接受盆腔廓清手术切除的数据，通过多因素回归发现，年龄增长、手术边缘阳性、淋巴结转移、组织学分化差、黑色人种均与死亡危险增加有关。盆腔脏器廓清手术创伤大，往往涉及多个器官的切除和重建、改道，围术期和术后并发症发生率高，并不适合全部患者。因此，实施盆腔脏器廓清要有严格的手术指征，并尽量做到切缘阴性以提高患者生存，肿瘤已经发生远处转移的患者不建议进行盆腔脏器廓清手术。除了严格把握手术指征，术前还需和患者做好充分的沟通，并且经过多学科整合诊疗（MDT），进一步优化治疗方案。

2）肿瘤细胞减灭术：复发肿瘤在盆腹腔内播散，经影像学评估可以切除的患者，肿瘤细胞减灭术仍能给患者带来生存获益。虽然缺乏前瞻性数据，但一些回顾性分析表明，满意的肿瘤细胞减灭术后患者 5 年的总生存率可高达 60%。Barlin 等报道了 14 项回顾性研究，包括 672 名患者的

汇总数据也显示肿瘤细胞减灭术将为患者带来 16 个月的总体生存获益。无论是初次治疗的晚期患者还是复发的患者，肿瘤细胞减灭术后残留肿瘤的大小是影响预后的重要因素，应争取切净所有肉眼可见的肿瘤。发生腹膜转移的患者在肿瘤细胞减灭术后接受腹腔热灌注化疗（hyperthermic intraperitoneal chemotherapy，HIPEC）亦显示出一定的疗效。在为数不多的小样本病例回顾分析中，发生腹膜转移子宫内膜癌患者接受肿瘤细胞减灭术加 HIPEC 整合治疗，中位无进展生存和总生存时间分别达到 7～18 个月和 12～33 个月。但因目前 HIPEC 在子宫内膜癌中的研究少，缺乏高级别循证医学证据，难以区分生存获益来源于手术还是 HIPEC，疗效尚不明确，临床应用需谨慎。

总之，复发子宫内膜癌手术治疗需要整合考虑病灶的位置、是否局部/孤立复发病灶、是否可施行放疗、外科医师的经验和评估达到满意手术切缘/肿瘤细胞减灭术的可能性，以及患者的一般状况和手术对生活质量的影响。

（3）化疗：是复发子宫内膜癌整合治疗的重要组成部分。对于盆腔非孤立复发患者、盆腔外扩散患者，生存期显著下降，全身化疗是主要的治疗方法。常用的化疗药物有紫杉醇、铂类、蒽环类细胞毒性药物，应用时需要结合患者既往是否接受过化疗及复发时间间隔进行选择。

对于既往未接受过化疗的患者，紫杉醇整合卡铂是首选的治疗方案。临床研究结果显示顺铂、卡铂、紫杉醇、多柔比星单药反应率为 21%～36%。在 EORTC 55872、GOG107 和 GOG163 研究中整合应用顺铂与多柔比星，客观反应率达到了 40%～43%，是反应率最高的方案，该方案成为当时的标准治疗方案。之后的 GOG177 研究中评估了顺铂联合多柔比星加或不加紫杉醇（TAP）治疗晚期和复发性子宫内膜癌的疗效。结果显示多柔比星、顺铂和紫杉醇的联合应用优于多柔比星联合顺铂方案，两种方案的反应率分别为 57% 和 34%，无进展生存率分别为 8.3 个月和 5.3 个月，总生存率分别为 15.3 个月和 12.5 个月，差异均有统计学意义，然而该方案周围神经毒性和血液学毒性明显增高。随后的一项非劣性研究（GOG-209）将 TAP 方案与卡铂联合紫杉醇方案进行了比较，结果显示两组治疗疗效相似，卡铂联合紫杉醇组显著降低了治疗的毒性，从而成为标准的治疗方案。

既往接受过化疗的患者预后更差，是一个不良的预后因素，再次接受化疗的反应率和疾病控制时间更短。部分观点认为，类似于复发性卵巢癌中"铂敏感"的定义，子宫内膜癌患者治疗中无铂间隔的长短也有重要意义。回顾性分析发现，在二线治疗中，对于复发无铂间隔 < 6 个月、6～12 个月、12～23 个月和 > 24 个月的子宫内膜癌患者，二线以铂为基础的化疗反应率分别为 25%、38%、61% 和 65%。因此，对无铂间隔 > 12 个月的患者再次给予含铂的方案，如紫杉醇联合卡铂方案化疗是合理的。

总体来看，复发性子宫内膜癌二线化疗常用药物反应率均较低，包括一些一线常用的有效药物如多柔比星。多柔比星在对转移、复发性子宫内膜癌的治疗中，反应率为 17%～22%，然而，在一些对既往使用过紫杉醇联合卡铂化疗后复发的病例研究中，该药物反应率为 0。同样多西他赛周疗的反应率也较低（7.7%）。其他细胞毒性药物包括脂质体多柔比星、拓扑替康、培美曲塞和吉西他滨的反应率均为 4%～12%，其中紫杉醇和脂质体多柔比星的反应率相对高些，然而既往未使用过紫杉醇的患者的药物反应率可高达 27.3%～37%。

一些新药对这些患者也并未显示出让人满意的疗效，epothilones 是一种新型的微管稳定剂，通过与紫杉烷类药物相似但不同的机制影响微管稳定性，发挥抗肿瘤活性。伊沙贝比隆（ixabepilone）就是一种半合成的 epothilone B 类似物，在既往用紫杉醇或多西紫杉醇治疗的复发患者中反应率可达 12%。在对接受过 1～2 次完全化疗方案的复发性子宫内膜癌的一项Ⅲ期研究中（n=496），伊沙贝比隆组患者有可测量疾病的人的反应率为 15.2%，中位无进展生存期为 3.4 个月，使用多柔比星或紫杉醇组患者反应率为 15.7%，中位无进展生存期为 4.0 个月，未展现出生存获益。

总的来说，紫杉醇和铂类是复发子宫内膜癌常用药物，对于复发无铂间隔 > 12 个月的患者，可再选择铂为基础的化疗，如紫杉醇联合卡铂；对于无铂间隔较短的患者，除更换化疗方案外，更需要考虑激素治疗，可对患者进行相关检测，了解是否适合免疫治疗或分子靶向治疗，化疗则可考虑联合靶向药物治疗。复发性子宫内膜癌相关临床研究及常用化疗方案及用药见表 10-3-11。

（4）靶向药物治疗

1）抗血管生成药物：其在治疗子宫内膜癌方面展现出一定的活性。在一项 II 期临床研究中，对既往接受过 1 ~ 2 个化疗方案治疗的复发子宫内膜癌患者，贝伐珠单抗的反应率为 14%，6 个月的无进展生存率为 40%，与其他二线方案相比具有一定的优势。在对晚期子宫内膜癌患者的一线治疗中，一项意大利的随机 II 期临床试验（MITO END-2）结果显示卡铂和紫杉醇整合化疗中加入贝伐珠单抗后，无进展生存从 8.7 个月增加到 13 个月。在 GOG 86P（随机 II 期临床研究）中，将 3 种新治疗方法与 GOG-209 研究数据进行历史对比，3 种治疗方法包括①在一线卡铂和紫杉醇治疗中加入贝伐珠单抗和贝伐珠单抗维持；②卡铂和紫杉醇加用替西莫司（mTOR 抑制剂）和替西莫司维持；③卡铂和伊沙贝比隆（微管稳定剂）

加用贝伐珠单抗维持。结果显示各组的无进展生存率无明显差异，但卡铂 / 紫杉醇 / 贝伐珠单抗组的中位总生存与 GOG 209 的卡铂 / 紫杉醇组相比有明显改善（34 个月 vs. 23 个月，$P=0.039$）。虽然贝伐珠单抗在子宫内膜癌中展现出一定的抗肿瘤活性，但是在卡铂和紫杉醇中加入贝伐珠单抗的生存效益还需要进一步的循证医学证据证实。

2）抗 HER2 抗体：对于 HER2 过表达的复发子宫内膜癌，在既往单用针对 HER2 的单抗的 II 期临床研究，并未显示出显著的疗效。在一项 GOG II 期单臂转移性 / 复发性 HER2 过表达或扩增的内膜癌患者 trastuzumab 单药治疗的研究中，33 例患者中 12 例病灶稳定，18 例进展，3 例不确定疗效，无部分缓解、完全缓解病例。而在近期一项针对 HER2 过表达的晚期 / 复发性子宫浆液性腺癌的 II 期随机对照研究中，相对于标准方案紫杉醇和卡铂联合，加用 trastuzumab 治疗患者。PFS 从 9.3 个月延长至 17.9 个月，复发的患者 PFS 6 个月 vs. 9.2 个月，总体 PFS 从 8 个月延长至 12.6 个月。所以 NCCN 指南已将该方案作为 HER2 阳性晚期或复发性子宫浆液性腺癌的推荐方案。

表 10-3-11　晚期 / 复发子宫内膜癌相关研究及常用方案

研究	研究人群	试验组	对照组	结果
GOG177: Fleming, 2004 （$N=263$）	晚期 / 复发患者	TAP：多柔比星（45mg/m²）、紫杉醇（160mg/m²）、顺铂（50mg/m²），每 3 周 1 次 ×7 疗程	AP：多柔比星（60mg/m²）+ 顺铂（50mg/m²），每 3 周 1 次 ×7 个疗程	ORR: 57% vs. 34% PFS: 8.3 个月 vs. 5.3 个月 OS: 15.3 个月 vs. 12.3 个月
GOG209: Miller, 2012 （$N=1381$）	晚期 / 复发患者	CT：卡铂（AUC 5 或 6）+ 紫杉醇（135mg/m² 或 175mg/m²），每 3 周 1 次 ×7 疗程	TAP：多柔比星（45mg/m²）、紫杉醇（160mg/m²）、顺铂（50mg/m²），每 3 周 1 次 × 7 个疗程	PFS: 14 个月 vs. 14 个月（HR 1.03）；OS: 32 个月 vs. 38 个月（HR 1.01）；CT ≥ TAP
GOG3007: Slomovitz, 2018 （$N=74$）	晚期 / 复发患者	依维莫司 / 来曲唑或醋酸甲地孕酮 / 他莫昔芬	NA	ORR（既往未接受化疗者）：EL: 53%；MT: 43%
Fader, 2018 （$N=61$）	晚期 / 复发患者，HER2 阳性，浆液性癌	CT+trastuzumab：卡铂（AUC 5）、紫杉醇（175mg/m²）+trastuzumab（6mg/kg）	CT：卡铂（AUC 5）+ 紫杉醇（175mg/m²）	ORR: 44% vs. 75%（无显著差异） PFS: 8 个月 vs. 12.6 个月
GOG 86P: Aghajanian, 2018 （$N=349$）	晚期 / 复发患者	CT+ 贝伐珠单抗：卡铂、紫杉醇 + 贝伐珠单抗	历史对比（GOG-209）	ORR: 60% vs. 51% OS: HR 0.71；95%CI 0.55 ~ 0.91

AUC. 曲线下面积；GOG. 美国妇科肿瘤学组；ORR. 客观反应率；OS. 总体生存率；PFS. 无进展生存率。

3）免疫检查点抑制剂治疗：与其他实体肿瘤类似，免疫检查点抑制剂被批准可用于 MSI-H 或 MMR-D（MMR-deficient）、既往接受过抗肿瘤治疗的子宫内膜癌后线治疗。一项 II 期临床研究观察了 15 例既往接受过至少 1 次抗肿瘤治疗并且为 MMR-D（MMR-deficient）的子宫内膜癌患者使用 PD-1 抑制剂 pembrolizumab 治疗后，其中 3 例患者（20%）达到完全缓解，5 例患者（33%）部分缓解。而分析 KEYNOTE-028 研究中子宫内膜癌患者的数据，其中 24 例 PD-L1 阳性患者接受治疗并进行疗效和安全性评估，客观缓解率为 13%（均为部分缓解，无完全缓解病例）。所以对于免疫检查点抑制剂在子宫内膜癌中的应用指征和效果，还需要更多的循证医学证据证实。

（5）激素治疗：主要用于远处播散转移、分化好的子宫内膜样腺癌、ER/PR 阳性、无明显症状的患者。高效孕酮是激素治疗主要药物，对于未接受过化疗的患者，醋酸甲羟孕酮的客观反应率为 18%～25%，但药物疾病控制时间较短，平均为 3～4 个月；其他药物包括雌激素受体调节剂（SERM）如他莫昔芬，应答率在 10% 左右，中位无进展生存期较短（＜2 个月）；促性腺激素释放激素激动剂（GnRHa）在子宫内膜癌中表现出相对较差的活性，反应率为 0～12%，而芳香化酶抑制剂阿那曲唑和来曲唑在 II 期临床研究中的反应率仅为 9% 左右。

以高效孕酮为主的整合用药可能获得更好的反应率，在两项随机试验中评估了孕酮和他莫昔芬整合治疗的更大效果。GOG153 每 3 周评估一次未接受过化疗的复发患者使用他莫昔芬和醋酸甲地孕酮的疗效，结果显示客观反应率可达 27%，并且在病理为 1 级和 2 级的患者中，客观反应率为 38%，支持 I 型子宫内膜癌激素治疗更为有效。在另一项对未接受过化疗的复发性子宫内膜癌患者的临床研究中（GOG119），甲羟孕酮联合他莫昔芬的疗效客观反应率可达 32%。

要点小结

◆ 对于阴道孤立复发的子宫内膜癌，首选放疗［盆腔外照射和（或）后装放疗］。

◆ 盆腔局部复发患者需要考虑多种治疗方式的整合治疗，对孤立复发病灶可考虑放疗（既往未接受放疗者）或手术治疗，结合全身化疗，对放疗野内复发、放疗后肿瘤未控、评估无远处转移及可达到满意切缘的患者，可选择手术治疗联合化疗。

◆ 盆腔外复发转移患者应采用全身化疗为主的治疗，同时考虑是否适合靶向药物、免疫治疗、激素治疗等治疗方法。

【康复随访及复发预防】

（一）康复随访

1.康复随访的总体目标　一方面通过合理的整合调理，降低肿瘤治疗相关的并发症对患者长期生活质量的影响，并帮助患者逐步回归社会；另一方面通过适当的医学监测，及早发现肿瘤复发或相关第二原发肿瘤，并及时干预处理。研究已发现罹患子宫内膜癌或结直肠癌的患者，第二原发肿瘤标准化发病率（standardized incidence ratio，SIR）为 2.98，诊断年龄 ＜60 岁的患者罹患第二原发肿瘤的 SIR 为 5.47，风险明显高于普通人群。第二原发肿瘤发生风险高可能和患者的生活方式、环境因素、肥胖等相关，遗传性因素如错配修复基因突变可能也起一定的作用。

2.随访的主要内容

（1）病史：包括不适主诉、治疗并发症、生活质量、体能状况的改变、肿瘤家族史的收集等。

（2）体检发现：浅表淋巴结、妇科检查等。由于约 40% 的患者复发为局部复发，常规的妇科检查（包括窥器下对整个阴道壁视诊、三合诊）对于发现阴道及盆腔内复发很有帮助。阴道细胞学检查敏感度和经济效用比都不高。

（3）肿瘤标志物：CA125、CA153、CEA、CA19-9、HE4 等，结合治疗前肿瘤标志物异常情况选择。

（4）影像学检查：盆腔、腹部超声检查、胸部 X 线。怀疑有复发或第二原发肿瘤考虑使用 CT、MR 或 PET/CT 等检查。

注意关注患者切除的子宫肿瘤标本是否已经完成 MMR 相关蛋白检测。如 MLH1/PMS2（-），可进行 MLH1 启动子甲基化检测、*BRAF* 突变检测或直接进行遗传性肿瘤多基因检测；MSH2/MSH6（-）者进行遗传性肿瘤多基因检测。所有考虑有遗传性肿瘤综合征、筛查结果异常且无法解释的患者均应转介至肿瘤遗传咨询。

3. 随访间隔　治疗结束 3 年内每 3 ～ 6 个月随访一次；第 3 ～ 5 年每 6 个月随访一次；5 年以后每年随访一次。对于分期晚（FIGO 分期为Ⅲ期、Ⅳ期）或分子分型为 *TP53* 突变型（*p53*-abn）、特殊病理类型等（透明细胞癌、高级别浆液性腺癌、未分化癌、癌肉瘤等）预后差的病例，随访间隔应适当缩短。

（二）常见问题的处理

除了保留生育功能治疗外，子宫内膜癌患者大多数接受了以手术为主的治疗，有的患者还接受了辅助的放疗和（或）化疗，部分肿瘤治疗相关的并发症可能在较长的一段时间里影响患者的生活质量。

1. 下肢淋巴水肿　通过对内膜癌患者的问卷调查发现，接受过淋巴清扫和前哨淋巴结活检的患者，下肢淋巴水肿的发生率分别是 41% 和 27%，常在术后数周到术后一年内出现。接受过外照射放疗的患者中有 51% 报告发生下肢淋巴水肿，明显高于无外照射的患者，肥胖者更容易发生淋巴水肿。淋巴水肿早期多在较长时间站立或行走后出现，抬高下肢休息后可缓解。严重者逐渐发生患侧肢体皮肤组织皮革化、活动功能受限。

在手术前知情同意、治疗后随访过程中，均要告知患者有出现淋巴水肿的可能。出现下肢水肿时要注意完善检查，排除静脉血栓形成、肿瘤复发压迫、心源性水肿等其他原因导致的下肢水肿。如考虑手术和（或）放疗引起的下肢淋巴水肿，应督促患者及早就诊淋巴水肿专科，进行淋巴水肿管理，治疗的方法包括手法淋巴引流、压力绷带或者压力袜、功能锻炼、皮肤护理等。应用外

科淋巴管重建术来治疗淋巴水肿，疗效并不确定、争议很多。

2. 医源性绝经　绝经年龄前的子宫内膜癌患者治疗后发生医源性绝经，多数患者会出现更年期的表现。一项 GOG 随机双盲研究对比了雌激素替代治疗（estrogen replacement therapy，ERT）和安慰剂在Ⅰ期、Ⅱ期子宫内膜癌治疗后的应用。虽然该研究因后期入组进度慢而提前终止，中位随访 35.7 个月，并未发现 ERT 组的子宫内膜癌复发风险和第二原发肿瘤的风险增加。NCCN 指南（2019 版）也指出，对于复发风险低的子宫内膜癌，ERT 是合理的，但应注意和患者充分地讨论个体化应用。ERT 的使用要注意把握窗口期，并加强乳腺检查。对于罹患乳腺癌风险高（如 Lynch 综合征患者）、吸烟、有脑卒中史的患者，应避免使用 ERT。雌激素受体表达阴性（常有 *TP53* 突变）的内膜癌患者，使用 ERT 的安全性尚缺乏研究。临床上有使用黑升麻提取物来治疗绝经症状的案例，目前尚无足够的证据说明黑升麻提取物在治疗绝经症状、改善骨骼状况等方面的有效性和安全性。

（三）特殊人群随访

1. 保留生育功能治疗患者的随访　子宫内膜癌患者有保留生育意愿的通常比较年轻，多合并多囊卵巢综合征等内分泌异常、代谢异常（脂肪、糖代谢异常）、肥胖等问题。患者在采用孕激素为主的治疗子宫内膜癌的过程中，以及后续维持治疗、备孕、妊娠等的过程中，都应该将控制体重、调节代谢异常等作为治疗和总体健康管理的重要组成部分。研究发现，在治疗、维持治疗、妊娠过程中使用二甲双胍可能与提高缓解率、延长无复发间隔和获得更好的妊娠结局相关，但这些有待进一步的研究结果。

由于子宫内膜癌保育治疗后有较高的复发率，目前 NCCN 指南、FIGO 指南等均建议在完成生育后切除子宫。用孕激素为主的保育治疗获得完全缓解后，应敦促患者就诊辅助生殖专科，对于因未婚等原因短期内不考虑妊娠的患者需考虑维持治疗，严密随访，并进行体重、代谢异常等管理，随访间隔 3 ～ 6 个月。

随访主要内容如下所示。

（1）病史采集：月经情况、有无异常阴道出血、性生活情况；体重变化；药物不良反应；家族史再收集。

（2）体检：体重、毛发分布、腰围、妇科检查（包括三合诊）。

（3）影像学检查：经阴道超声、盆腔 MRI、下肢静脉彩超。

（4）肿瘤标志物：CA125、CA153、HE4、CEA、CA99 等。

（5）其他血液检查：空腹血糖、餐后 2h 血糖、空腹胰岛素水平、糖化血红蛋白、血脂、肝功能、血肌酐、止血凝血功能、性激素等。

（6）子宫内膜活检：通过诊刮或宫腔镜检查获得。

2. 遗传性肿瘤综合征患者的随访 约有 3% 的子宫内膜癌中是遗传性基因突变相关的，其中由错配修复（MMR）基因（*MLH1*、*MSH2*、*MSH6* 或 *PMS2*）或上皮细胞黏附分子（EpCAM）胚系突变引起显性遗传的 Lynch 综合征最为常见。Lynch 综合征人群终生患癌症的风险明显高于一般人群，包括结直肠癌（52% ～ 82% vs.5.5%）、子宫内膜癌（16% ～ 60% vs.2.7%）、卵巢癌（5% ～ 38% vs.1.3%）、乳腺癌（12% ～ 17% vs.13%）、胃癌、胰腺癌、输尿管癌、肾盂癌、胆道癌、脑癌（胶质母细胞瘤）和小肠癌，以及皮脂腺腺瘤性息肉和角化棘皮瘤等。Lynch 综合征的识别对于癌症患者本人监测早期发现、预防第二原发癌或异时性结直肠癌，以及其亲属突变携带者中患癌风险管理都有很重要的意义。

以子宫内膜癌为首发肿瘤的患者治疗后的随访除常规内容外，还应关注以下内容。

（1）进一步的家族史收集：详细记录亲属中恶性肿瘤的类型、诊断年龄。敦促适龄亲属进行家系认证。

（2）肠镜检查：20 ～ 25 岁以后每 1 ～ 2 年 1 次，如亲属中有＜ 25 岁诊断结肠癌的患者，肠镜检查较亲属中最早诊断肠癌的年龄提前 1 ～ 2 年。

（3）乳腺自查和彩超检查。

（4）胃十二指肠镜：40 岁以上的人群每 3 ～ 5 年一次。

要点小结

◆ 随访 / 监测的主要目的是尽早发现尚可接受治疗的复发肿瘤，并及时干预处理，以提高患者总生存、改善生活质量。

◆ 随访应按照患者个体化情况和肿瘤分期的原则进行。

综上，子宫内膜癌是发病率居第四位的女性恶性肿瘤，多数患者诊断时尚处早期，经过手术为主的治疗可治愈，但仍有小部分患者预后不佳，目前针对此部分患者的诊疗及预后改善是子宫内膜癌领域探索的重点。在子宫内膜癌诊疗方面，我们有如下展望。

（1）居民教育，让居民知晓体检的重要性，并重视不规则阴道出血症状，早诊早治。健康大数据、人工智能、云计算等将助力子宫内膜癌危险因素的控制和筛查。

（2）加强全国性的子宫内膜癌治疗临床大数据平台的建设，完善临床子宫内膜癌组织及血液标本库的建立，加强全国多中心临床医疗数据的交流共享。

（3）进一步促进临床诊疗过程中多学科整合诊疗模式发展，发挥多学科整合诊疗性优势，为疑难患者制订个体化的整合性方案。

（4）研发新药，优化药物整合。药物治疗是高危早期及进展期、复发性子宫内膜癌的主要治疗手段之一。进一步研发各类分子靶向药物、免疫治疗药物及措施，整合有效治疗手段，成为提高子宫内膜癌疗效的关键。应积极参与国际、国内多中心临床研究，探索新的药物及治疗方法，进一步改善患者预后。

（5）子宫内膜癌的整合诊疗仍在探索中，子宫内膜癌整合诊疗研究热点可能包括以下内容：精准诊断，寻找优势通路和在疾病发生发展中起关键作用的靶点，精细化子宫内膜癌的分子分型研究，以指导精准治疗。根据生物标志物与药物疗效关系，建立疗效预测模型，明确免疫靶向治疗获益的优势人群。

随着基础研究、临床研究、转化研究的不断深入，相信子宫内膜癌的整合诊疗在未来会取得更大的突破。

（刘继红　周　云　黄永文　张楚瑶
李珺芸　黄绮丹　冯艳玲　黄　鹤
邓　婷）

【典型案例】

子宫内膜癌整合性诊疗 1 例

（一）病例情况介绍

1. **基本情况**　女性，49 岁。主因"月经期延长 1 年，阴道不规则出血 3 月余"就诊。患者于 1 年前无明显诱因出现月经期延长，由原来的 4 天延长至 10 天，伴经量增多、血块，无明显痛经，月经周期无明显改变，月经间期无明显阴道出血、流液等症状。每年体检一次，经阴道彩超提示"子宫前壁小肌瘤（约 2cm）"。3 个月前无明显诱因出现阴道排血性分泌物，呈血水样，量少，稍有异味，不伴腹痛等不适。1 个月前至当地医院就诊，查 CT 未见明显异常，HPV DNA 高危型阴性，肿瘤标志物检测 HE4 371.7pmol/L，其余标志物未见异常，经阴道 B 超提示"子宫增大，宫腔内实质性肿块 58mm×42mm×60mm，考虑内膜来源可能"。行诊断性刮宫，病理检查提示"宫颈鳞状上皮黏膜和黏液上皮黏膜，未见异型，未见子宫内膜组织"。患者为进一步诊治到我院就诊，拟"子宫体肿物性质待查"收治入院。

患者自起病以来，精神、胃主受纳、睡眠可，大小便正常，体重无明显下降。既往体健，否认"高血压、糖尿病、冠心病"等慢性病史，否认"肝炎、结核"等传染病史；否认食物、药物过敏史；否认重大外伤、手术、输血史。未接种 HPV 疫苗，曾行宫颈癌筛查，末次筛查时间 2020 年 1 月，筛查方法：TCT＋HPV DNA 高危型。

个人史：患者生于原籍，否认疫区、疫水接触史，否认吸烟史，否认饮酒史。否认毒物、粉尘及放射性物质接触史。

月经史：既往月经不规律，13 岁月经初潮，月经量多，无痛经，现未绝经，LMP（末次月经）：2020 年 1 月 19 日。

婚姻史：已婚，初次性生活 23 岁，性伴侣 3 个，30 岁结婚，39 岁离婚。避孕方法：避孕套。配偶无性病史。

生育史：未育。G2P0A2，1996 年妊娠早期人工流产 1 次，药物流产 1 次。

家族史：父亲 60 岁因患"结直肠癌"病故。否认家族中遗传病史及精神病史。

2. **入院查体**　T 36.80℃；P 97 次／分；R 19 次／分；BP 119/78mmHg。身高 158cm，体重 57kg，BSA 1.5727。中年女性，一般情况尚可，发育正常，营养中等，神志清楚，精神可，自主体位，体格检查合作。全身皮肤及黏膜无水肿、黄染、蜘蛛痣，全身浅表淋巴结未触及肿大，头顺，五官无畸形，眼睑无水肿、下垂，结膜无充血、出血，巩膜无黄染，双侧瞳孔等大等圆，直径 3mm，对光反射及调节反射均存在，耳、鼻、口、咽未见明显异常，双侧扁桃体无肿大。颈软，气管居中，甲状腺未见明显异常，胸廓无畸形，左右对称，胸骨无压痛，胸壁静脉无怒张，双侧乳房发育正常，未触及包块。双侧胸廓扩张度一致，节律规整，双侧触觉语颤无差别，未触及胸膜摩擦感。双肺叩诊呈清音，肺下界正常。双肺呼吸音清，未闻及干湿啰音及胸膜摩擦音。心前区无隆起，心率 97 次／分，律齐，各瓣膜听诊区未闻及病理性杂音及心包摩擦音。腹部平坦、对称，无腹壁静脉曲张及胃肠蠕动波，未触及明显压痛及反跳痛，未触及腹部肿块，肝脾肋下未及。肝区及双肾区无明显叩击痛，移动性浊音阴性。肠鸣音正常，4～5 次／分，未闻及血管杂音。脊柱生理弯曲存在，四肢无畸形。无杵状指、趾，双下肢无水肿。生理反射存在，病理反射未引出。

专科检查：全身浅表淋巴结未触及肿大。腹部平坦、对称，未触及压痛及反跳痛，未触及腹部肿块。妇科检查外阴未见明显异常，阴道壁及穹窿光滑，宫颈光滑，未见新生物，宫旁组织软，子宫体增大饱满，大小为 8cm×7cm×6cm，前位，活动可，右前壁可扪及球形突起，大小约为 4cm×5cm。双附件区未触及肿物。直肠指检直肠黏膜光滑，指套无血染。

3. 辅助检查

2020年1月肿瘤标志物HE4为411.4pmol/L，其余标志物未见异常。

2020年1月腹盆MRI见图10-3-1。结果显示宫腔明显扩大，子宫内膜增厚并形成肿块（63mm×53mm），边界不清，增强扫描不匀轻度强化，结合带中断，宫体底外肌层受侵，考虑子宫内膜癌可能性大，累及宫体外肌层。宫体前壁异常信号结节，考虑为子宫肌瘤。右侧附件囊性灶，考虑卵巢囊肿可能。宫颈纳氏囊肿。

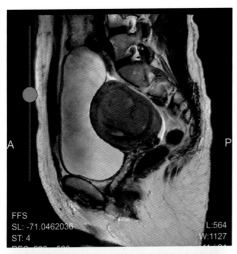

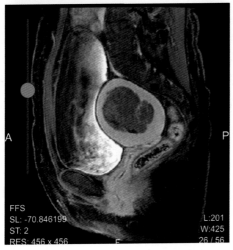

图10-3-1　患者2020年1月所查腹盆MRI图像

2020年1月胸部X线片：心肺未见明显异常。

2020年2月会诊当地医院诊断性刮宫病理切片：送检标本病理呈宫颈黏膜慢性炎症病变，另见凝固性坏死组织。

2020年2月肠镜检查：升结肠见一3mm×4mm息肉，钳除活检病理报告形态符合管状腺瘤。余各段结肠、盲肠和直肠未见异常。

2020年2月胃镜检查：见胃窦和十二指肠黏膜光滑，未见溃疡和肿物，稍充血肿胀。胃体部见散在溃疡，活检病理为慢性非萎缩性胃炎。

4. 入院诊断　子宫体肿瘤（性质待查）。

（二）整合性诊治过程

1. 第一次讨论

（1）组成：医疗组讨论。

（2）主要解决问题：是否有必要再次刮宫以明确肿物性质（因本例当地医院第一次诊刮未取到子宫内膜和肿瘤组织）。

（3）讨论意见：患者在围绝经期出现宫腔内巨大肿物，有阴道出血症状，无论肿瘤的良恶性，都有子宫切除的手术指征。子宫肿物如为良性，因患者已49岁，可行全子宫＋双附件切除术；如为恶性，即使MRI检查及诊刮宫颈未见受累，也需行全子宫＋双附件切除术，可于术中送快速冷冻病理检查，以决定是否行淋巴结切除和大网膜切除。

因此，医疗组考虑子宫肿瘤的性质不影响子宫双附件切除的手术范围，如果再次刮宫取活检，有造成肿瘤大出血的可能。第一次诊刮未获取到肿瘤组织的原因可能是肿瘤质地韧硬，难以刮取，再次刮宫仍可能取不到肿瘤组织。而会诊病理见到凝固性坏死组织，已提示有恶性肿瘤的可能。肿瘤较大，再次刮宫也有可能只取到坏死组织。

2. 第二次讨论

（1）MDT团队组成：妇科、放射诊断科、放疗科。

（2）讨论目的：本例的临床诊断与临床评估。

（3）讨论意见：对于本例发现的子宫体肿物，性质首先考虑恶性肿瘤。主要支持依据如下：①有3月余的不规则阴道出血症状；②MRI检查见子宫内膜增厚及宫腔内团块样肿物（63mm×53mm）；③7个月前彩超检查未见该肿物，从影像上分析，肿瘤是在短期内出现并迅速增大的；④检测肿瘤标志物，HE4明显升高，并排除了肾功能异常的原因；⑤父亲因患结直肠癌去世，有肿瘤家族史。

患者处于围绝经期，一般状况好，有不规则

阴道出血症状，结合病史体征及检查结果，考虑子宫恶性肿瘤可能性大。患者未见明显手术禁忌，决定行经腹全子宫 + 双附件切除手术，备盆腔和腹主动脉旁淋巴结清扫术及大网膜切除术。

讨论后，患者后续治疗经过如下所示。

（1）手术治疗：2020 年 2 月行全子宫 + 双附件切除术。术中剖视子宫：见宫底有一大小约 6 cm × 6cm × 5cm 的肿物突向宫腔，糟烂，质脆，切面呈灰白色，鱼肉状，侵犯浅肌层，其余宫腔内膜尚光滑。送快速冷冻病理，报告病变符合腺癌，考虑为子宫内膜样癌。遂继续行盆腔淋巴结清扫 + 腹主动脉旁淋巴结清扫术。

（2）术后病理检查结果：病理组织学诊断结果示，腹腔冲洗液涂片未找到明确癌细胞；子宫及双附件镜检为中分化子宫内膜样癌，癌组织浸润至浅肌层（1/2 肌层），未见明确脉管内癌栓及神经束侵犯；淋巴结均未见癌。

（3）病理免疫组化：p53（5%+），p16（-），Ki-67（10%+），ER（90%+），PR（90%+），MLH1（+），PMS2（部分弱 +），MSH2（+），MSH6（+）。

（4）手术病理分期：子宫内膜样腺癌 Ⅰ A 期

（5）基因检测（2020 年 2 月）：①外周血遗传性肿瘤基因检测，*BLM*、*PDGFRA* 基因检出意义未明突变。②肿瘤组织基因检测结果见图 10-3-2。

Biomarker Findings

Tumor Mutational Burden - TMB-High (135 Muts/Mb)

Microsatellite status - MS-Stable

Genomic Findings

For a complete list of the genes assayed, please refer to the Appendix.

ATM R2993*, R1730*, E1707*	***EP300*** E1150*
CTNNB1 R515Q	***KLHL6*** S306L
KIT P627L	***MAP2K4*** E203*
MTOR S2215Y, I2500M	***MLH1*** E227*
PIK3CA M1043I, R88Q, F667L	***MSH3*** E139*
PTEN L140*, Y177*	***NSD3 (WHSC1L1)*** R635H
JAK3 R540H	***PBRM1*** R710*
PIK3CB R321Q	***PMS2*** R563*
PIK3R1 R348*, R557*	***POLE*** P286R
ABL1 D363Y	***ROS1*** R380I
APC S2029Y, S2129*, R564*	***SDHC*** R11C
CASP8 E36*, E143*	***SETD2*** E517*, E777*
CDKN2A/B p16INK4a D84N and p14ARF R98Q	***SNCAIP*** S80L
CTCF E141*, R166C	***SRC*** V340I
DAXX R203Q	***TP53*** E326*

图 10-3-2　患者肿瘤组织基因检测结果(FoundationONE)

3. 第三次讨论

（1）MDT 团队组成：妇科、病理科。

（2）讨论目的：本例肿瘤较大（6cm），发展较快，是否提示恶性程度高并应考虑给予辅助治疗。

（3）讨论意见

1）指南推荐的处理意见：根据 NCCN 子宫内膜癌临床实践指南（2020 年第 1 版，以下简称 NCCN 指南），早期子宫内膜样癌术后的辅助治疗以放疗为主，Ⅰ A 期 G1、G2 级患者术后首选观察，如有淋巴脉管浸润（LVSI）和（或）年龄≥ 60 岁，可考虑辅助阴道近距离放疗。本例经全面分期手术，手术病理分期为Ⅰ A 期，年龄 49 岁，病理检查没有 LVSI，按照指南的建议，术后可以仅观察。

2）病理免疫组化检查：研究发现，手术－病理分期越早、分化程度越好的子宫内膜癌，其 ER、PR 表达率越高。随着肿瘤的进展，ER、PR 的表达呈下降趋势。近年来有大量文献报道称，ER、PR 可作为子宫内膜癌预后的评价指标，ER（+）和 PR（+）者预后明显好。另外，目前认为 P53、P16 蛋白的表达可提示子宫内膜癌患者的高风险。

本例的病理免疫组化结果显示 ER（90%+）、PR（90%+），表达均很高，提示该肿瘤恶性度较低，预后可能较好，且对内分泌治疗可能有较好的反应，但目前并无循证医学证据支持对早期子宫内膜癌术后给予辅助内分泌治疗，且本例的 P16（-）、P53（5%+），故可能排除高风险。患者 Ki-67 表达为 10%+，也说明肿瘤细胞的增殖活性较低。

3）子宫内膜癌的分子分型：根据子宫内膜癌的 TCGA 分子分型，本例很可能属于 POLE 突变型。依据如下：①有标志性的 POLE 失活突变（*P286R*）；② TMB 非常高（135Muts/Mb）；③有 *PIK3CA*、*PTEN*、*PIK3R1* 等 POLE 亚型的常见突变；④拷贝数变异低。目前认为，POLE 突变的患者可能需要更少的治疗，所以有这种情况的患者可不给予辅助治疗，密切随访即可。

整合以上讨论内容，本例患者术后建议不进行辅助治疗，给予密切随诊。

（三）案例处理体会

本例是一例经多学科整合诊疗的子宫内膜样腺癌，多学科专家从不同的角度综合考量各种因素，对疾病的诊断评估、初始治疗、术后辅助等做出最佳决策。回顾该例病例的整合诊疗过程，有以下体会和思考。

1. 全子宫+双附件切除术和淋巴结评估　这是病灶局限的子宫内膜癌最基本的治疗手段，其淋巴结评估包括盆腔和腹主动脉旁淋巴结。然而，什么情况需要切除腹主动脉旁淋巴结，切除的上界应做到肠系膜下水平还是肾血管水平，这些问题均值得进一步深入考虑。

NCCN 指南指出，对一些高危肿瘤，应做腹主动脉旁淋巴结切除，如病灶侵犯子宫深肌层，病理为高级别（分化差）、浆液性腺癌、透明细胞腺癌和癌肉瘤等。

一般情况下，子宫内膜癌的淋巴引流途径并不恒定，与肿瘤在宫腔内的位置关系密切。肿瘤可同时向盆腔和腹主动脉旁淋巴结引流，也可仅转移到腹主动脉旁或盆腔淋巴结。宫底部位的肿瘤更多向腹主动脉旁淋巴结转移，宫下段的肿瘤更易向盆腔淋巴结转移。有很多临床早期的病例没有盆腔淋巴结转移，却出现腹主动脉旁淋巴结转移。并且，肠系膜下动脉水平以下的腹主动脉旁淋巴结无转移，而其上方的淋巴结却为阳性的病例也不鲜见。因此，子宫内膜癌的全面分期手术应包括盆腔淋巴结及腹主动脉旁淋巴结的切除，上界应达到肾血管水平。

NCCN 指南还指出，对某些子宫内膜癌患者并不需要做淋巴结切除，但并没有明确地说明哪些患者不需要做。临床上可参考中山大学肿瘤防治中心子宫内膜癌指南的建议（表 10-3-12）。

2. 必须重视子宫内膜癌的分子分型　这将有助于更好地指导术后个体化的临床决策。

2013 年，美国学者对 373 例子宫内膜癌样本进行了基因组学、转录组学和蛋白组学的研究，提出将内膜癌分为 4 种分子亚型：POLE 突变型、微卫星不稳定型（MSI）、低拷贝数型和高拷贝数型（表 10-3-13）。2020 年，NCCN 指南也首次推荐将病理结合分子分型进行子宫内膜癌的诊断，并认为

这对指导临床实践有益。

表 10-3-12　中山大学肿瘤防治中心子宫内膜癌诊治指南节选

符合下列情况之一者，应行包括盆腔淋巴结和腹主动脉旁淋巴结的切除
（1）组织病理学分级为 G3
（2）特殊病理类型：如浆液性腺癌、透明细胞腺癌、癌肉瘤
（3）影像学检查或术中探查发现腹膜后淋巴结可疑转移
（4）肿瘤浸润子宫深肌层
（5）术中见宫腔病灶弥漫
（6）附件有明显的转移病灶
腹膜后淋巴结清扫包括盆腔及腹主动脉旁淋巴结清扫，腹主动脉旁淋巴结清扫上界最好达到双侧肾血管水平

POLE 突变型大多为子宫内膜样腺癌（高级别比例大于低级别），该亚型的特点是具有极高的突变负荷、高碱基替换率（C→A）和 POLE 外切酶结构域突变。有研究指出，应尽量减少 POLE 突变型患者的术后辅助治疗，因为相较于其他三种亚型，POLE 突变型的预后是最好的。有学者认为，对于有生育要求的此型年轻患者，甚至可采取保守治疗。但也有回顾性研究发现，对 POLE 突变型患者可给予术后辅助治疗，原因是即使是早期患者，也可能出现复发或转移的情况。此外，还有研究发现，POLE 突变型子宫内膜癌富含过表达程序性死亡因子 1（PD-1）和程序性死亡因子配体 1（PD-L1）的肿瘤浸润淋巴细胞，提示该型是 PD-1/PD-L1 抗体免疫治疗的敏感亚型。然而，到目前为止，PD-1 抗体（如帕博利珠单抗）用于此类患者的辅助治疗仅限于临床研究中，尚未见应用于临床常规治疗。

目前，POLE 突变型内膜癌是否应当给予术后辅助治疗，以及应采用哪种辅助治疗尚无共识，POLE 突变型的存在是否可作为辅助治疗的决策因素，需要进一步的深入研究。

总之，相较于子宫内膜癌传统的"二元论"分型，分子分型可以更好地提示发病机制、术后辅助和预后预测等重要信息。目前关于子宫内膜癌生物学行为分子分型的研究多为回顾性研究，要将分子分型更好地应用于临床实践仍需进一步前瞻性研究，以提供更多更高级别的证据。

表 10-3-13　子宫内膜癌 TCGA 分子分型的特点

	POLE 突变型	MSI 型	低拷贝数型	高拷贝数型
主要组织学类型	子宫内膜样腺癌	子宫内膜样腺癌	子宫内膜样癌	浆液性癌、混合性癌
肿瘤突变负荷	很高（232Muts/Mb）	较高（18Muts/Mb）	低（2.9Muts/Mb）	低（2.3Muts/Mb）
特征性基因突变谱	*POLE*（100%）	*PTEN*（88%）	*PTEN*（77%）	*TP53*（92%）
	PTEN（94%）	*PIK3CA*（54%）	*PIK3CA*（53%）	*PIK3CA*（47%）
	PIK3CA（71%）	*PIK3R1*（40%）	*CTNNB1*（52%）	*PPP2R1A*（22%）
	PIK3R1（65%）	*ARID1A*（37%）	*ARID1A*（42%）	
	FBXW7（82%）	*KRAS*（35%）	*PIK3R1*（33%）	
	ARIDIA（76%）	*RPL22*（33%）		
	KRAS（53%）			
	ARID5B（47%）			
预后	较好	中等	中等	较差

（刘继红　张　晗）

参考文献

侯晓荣，张福泉，2017. 子宫内膜癌的放射治疗. 中国实用妇科与产科杂志，33（5）：465-469.

俞立琛，高立，周荷妹，2018. 磁共振常规平扫联合扩散加权成像和动态增强检查诊断子宫内膜癌的应用. 影像研究与医学应用，2（22）：81-82.

章杰捷，吕卫国，2018. 子宫内膜浆液性腺癌组织 HER-2 的表达及其临床意义研究. 浙江医学，40（19）:2119-2121,2125.

周琦，吴小华，刘继红，等,2018. 子宫内膜癌诊断与治疗指南（第四版）. 中国实用妇科与产科杂志,34（8）:880-886.

Abbink K, Zusterzeel PL, Geurts-Moespot AJ, et al, 2018. HE4 is superior to CA125 in the detection of recurrent disease in high-risk endometrial cancer patients. Tumour Biol, 40（2）: 101042831875710.

Amant F, Mirza MR, Koskas M, et al,2018. Cancer of the corpus uteri. Int J Gynaecol Obstet , 143 Suppl 2:37-50.

Aoyama T, Takano M, Miyamoto M, et al, 2019. Pretreatment neutrophil-to-lymphocyte ratio was a predictor of lymph node metastasis in endometrial cancer patients. Oncology, 96（5）: 259-267.

Bhangoo MS, Boasberg P, Mehta P, et al, 2018. Tumor Mutational Burden Guides Therapy in a Treatment Refractory POLE-Mutant Uterine Carcinosarcoma. Oncologist, 23:518-523.

Brown TA, Byrd K, Vreeland TJ, et al, 2019.Final analysis of a phase I/IIa trial of the folate-binding protein-derived E39 peptide vaccine to prevent recurrence in ovarian and endometrial cancer patients. Cancer Med, 8:4678-4687.

Chen WQ, Zheng RS, Baade PD, et al, 2016. Cancer statistics in China, 2015. CA Cancer J Clin, 66（2）: 115-132.

Cornali T, Sammartino P , Kopanakis N , et al, 2018. Cytoreductive Surgery Plus Hyperthermic Intraperitoneal Chemotherapy for Patients with Peritoneal Metastases from Endometrial Cancer. Ann Surg Oncol, 25(3):

679-687.

de Boer SM, Powell ME, Mileshkin L, et al, 2018. Adjuvant chemoradiotherapy versus radiotherapy alone for women with high-risk endometrial cancer（PORTEC-3）: final results of an international, open-label, multicentre, randomised, phase 3 trial. Lancet Oncol, 19:295-309.

Engerud H, Hope K, Berg HF, et al, 2019. Plasma growth differentiation factor-15 is an independent marker for aggressive disease in endometrial cancer. PLoS One, 14（1）: e0210585.

Fader AN, Roque DM, Siegel E, et al, 2018. Randomized Phase II Trial of Carboplatin-Paclitaxel Versus Carboplatin-Paclitaxel-Trastuzumab in Uterine Serous Carcinomas That Overexpress Human Epidermal Growth Factor Receptor 2/neu. J Clin Oncol, 36:2044-2051.

Gao J, Yang G, Wen WQ, et al, 2016. Impact of known risk factors on endometrial cancer burden in Chinese women. Eur J Cancer Prev, 25(4): 329-334.

Gee MS, Atri M, Bandos AI, et al, 2018. Identification of distant metastatic disease in uterine cervical and endometrial cancers with FDG PET/CT: analysis from the ACRIN 6671/GOG 0233 multicenter trial. Radiology, 287（1）: 176-184.

Gockley AA, Kolin DL, Awtrey CS, et al, 2018. Durable response in a woman with recurrent low-grade endometrioid endometrial cancer and a germline BRCA2 mutation treated with a PARP inhibitor. Gynecol Oncol, 150:219-226.

Hainsworth JD, Meric-Bernstam F, Swanton C, et al, 2018. Targeted Therapy for Advanced Solid Tumors on the Basis of Molecular Profiles: Results From MyPathway, an Open-Label, Phase IIa Multiple Basket Study. J Clin Oncol,36:536-542.

Hodi FS, Chiarion-Sileni V, Gonzalez R, et al, 2018. Nivolumab plus ipilimumab or nivolumab alone versus ipilimumab alone in advanced melanoma（CheckMate 067）: 4-year outcomes of a multicentre, randomised, phase 3 trial. Lancet Oncol ,19:1480-1492.

Holloway RW, Abu-Rustum NR, Backes FJ, et al, 2017. Sentinel lymph node mapping and staging in endometrial cancer: a Society of Gynecologic Oncology literature review with consensus recommendations. Gynecol Oncol, 146（2）: 405-415.

Kisielewski F, Gajewska ME, Marczewska MJ, et al, 2016. Comparison of endometrial biopsy and postoperative hysterectomy specimen findings in patients with atypical endometrial hyperplasia and endometrial cancer. Ginekol Pol, 87（7）: 488-492.

Kommoss S, McConechy MK, Kommoss F, et al, 2018. Final validation of the ProMisE molecular classifier for endometrial carcinoma in a large population-based case series. Ann Oncol ,29:1180-1188.

Konstantinopoulos PA, Luo W, Liu JF, et al, 2019. Phase II Study of Avelumab in Patients With Mismatch Repair Deficient and Mismatch Repair Proficient Recurrent/Persistent Endometrial Cancer. J Clin Oncol, 37:2786-2794.

Le DT, Durham JN, Smith KN,et al, 2017.Mismatch repair deficiency predicts response of solid tumors to PD-1 blockade. Science, 357（6349）: 409-413.

Ma AJ, Fan DX, Yan FL, 2018. A study of the application of TAP combined with transvaginal ultrasound in the diagnosis of early-stage endometrial cancer. Oncol Lett, 16（4）:5186-5190.

Maheshwari A, Gupta S, Prat J, 2019. A proposal for updating the staging of endometrial cancer. Int J Gynaecol Obstet, 145（2）: 245-252.

Makker V, Rasco D, Vogelzang NJ, et al, 2019.Lenvatinib plus pembrolizumab in patients with advanced endometrial cancer: an interim analysis of a multicentre, open-label, single-arm, phase 2 trial. Lancet Oncol,20:711-718.

Mariani A, Webb MJ, Keeney GL, et al, 2000. Low-risk corpus cancer: is lymphadenectomy or radiotherapy necessary? Am J Obstet Gynecol, 182（6）: 1506-1519.

Matei D, Filiaci V, Randall ME, et al, 2019. Adjuvant chemotherapy plus radiation for locally advanced endometrial cancer. N Engl J Med, 380（24）: 2317-2326.

Matsuo K, Yabuno A, Hom MS, et al, 2018. Significance of abnormal peritoneal cytology on survival of women with stage I-II endometrioid endometrial cancer. Gynecol Oncol, 149（2）: 301-309.

Mitsuhashi A, Habu Y, Kobayashi T, et al,2019. Long-term outcomes of progestin plus metformin as a fertility-sparing treatment for atypical endometrial hyperplasia and endometrial cancer patients. J Gynecol Oncol,30（6）: e90.

Modi S, Park H, Murthy RK, et al, 2020. Antitumor Activity and Safety of Trastuzumab Deruxtecan in Patients With HER2-Low-Expressing Advanced Breast Cancer: Results From a Phase Ib Study. J Clin Oncol:38（17）,JCO.19.02318.

Morice P, Leary A, Creutzberg C, et al, 2016. Endometrial cancer. Lancet,387:1094-1108

Nie D, Yang E, Li ZY, 2019. Pretreatment thrombocytosis predict poor prognosis in patients with endometrial carcinoma: a systematic review and meta-analysis. BMC Cancer, 19（1）: 73.

Oh MS, Chae Y, 2018. Abstract 3630:Deep and durable response with dual anti-CTLA-4 and PD-1 blockade in mismatch repair （MMR）

proficient endometrial cancer. Cancer Res, 78（13 Supplement）:3630.

Ouldamer L, Bendifallah S, Body G, et al, 2017. Call for surgical nodal staging in women with ESMO/ESGO/ESTRO high-intermediate risk endometrial cancer: a multicentre cohort analysis from the FRANCOGYN study group. Ann Surg Oncol, 24（6）: 1660-1666.

Pineda L, Alcázar JL, Caparrós M, et al, 2016. Agreement between preoperative transvaginal ultrasound and intraoperative macroscopic examination for assessing myometrial infiltration in low-risk endometrioid carcinoma. Ultrasound Obstet Gynecol, 47（3）: 369-373.

Piulats JM, Guerra E, Gil-Martín M, et al, 2017. Molecular approaches for classifying endometrial carcinoma. Gynecol Oncol, 145（1）: 200-207.

Randall ME, Filiaci V, McMeekin DS, et al,2019. Phase III Trial: Adjuvant Pelvic Radiation Therapy Versus Vaginal Brachytherapy Plus Paclitaxel/Carboplatin in High-Intermediate and High-Risk Early Stage Endometrial Cancer. J Clin Oncol ,37:1810-1818, 2019.

Rossi EC, Kowalski LD, Scalici J, et al, 2017. A comparison of sentinel lymph node biopsy to lymphadenectomy for endometrial cancer staging （FIRES trial）: a multicentre, prospective, cohort study. The Lancet Oncology, 18（3）: 384-392.

Schmidt AM, Imesch P, Fink D, et al, 2016. Pelvic exenterations for advanced and recurrent endometrial cancer: clinical outcomes of 40 patients. Int J Gynecol Cancer, 26（4）: 716-721.

Shitara K, Iwata H, Takahashi S, et al , 2019. Trastuzumab deruxtecan （DS-8201a） in patients with advanced HER2-positive gastric cancer: a dose-expansion, phase 1 study. Lancet Oncol, 20:827-836.

Smith RA, Andrews KS, Brooks D, et al, 2019. Cancer screening in the United States, 2019: a review of current American Cancer Society guidelines and current issues in cancer screening. CA Cancer J Clin, 69（3）: 184-210.

Tempfer CB, Kern P , Dogan A , et al, 2019. Cytoreductive surgery with hyperthermic intraperitoneal chemotherapy for endometrial cancer-derived peritoneal metastases: a systematic review. Clin Exp Metastasis, 36（4）: 321-329.

Torres A, Pac-Sosiń ska M, Wiktor K, et al, 2019. CD44, TGM2 and EpCAM as novel plasma markers in endometrial cancer diagnosis. BMC Cancer, 19（1）: 401.

Wortman BG, Bosse T, Nout RA, et al, 2018. Molecular-integrated risk profile to determine adjuvant radiotherapy in endometrial cancer: Evaluation of the pilot phase of the PORTEC-4a trial. Gynecol Oncol, 151:69-75.

Yang BY, Gulinazi Y, Du Y, et al, 2020. Metformin plus megestrol acetate compared with megestrol acetate alone as fertility-sparing treatment in patients with atypical endometrial hyperplasia and well-differentiated endometrial cancer: a randomised controlled trial. BJOG: an International Journal of Obstetrics & Gynaecology, 127（7）: 848-857.

Zimmer AS, Nichols E, Cimino-Mathews A, et al, 2019. A phase I study of the PD-L1 inhibitor, durvalumab, in combination with a PARP inhibitor, olaparib, and a VEGFR1-3 inhibitor, cediranib, in recurrent women's cancers with biomarker analyses. J Immunother Cancer, 7:197.

第四节　妊娠滋养细胞肿瘤

发病情况及诊治研究现状概述

妊娠滋养细胞疾病（gestational trophoblastic disease，GTD）是一组与妊娠相关的不常见疾病，可以分为良性的葡萄胎（hydatidiform mole，HM）及恶性的妊娠滋养细胞肿瘤（gestational trophoblastic neoplasm，GTN），前者分为完全性葡萄胎（complete hydatidiform mole）和部分性葡萄胎（partial hydatidiform mole，PHM），后者包括较常见的侵蚀性葡萄胎（invasive mole，IM）、绒毛膜癌（choriocarcinoma，CC），以及较为少见的胎盘部位滋养细胞肿瘤（placental site trophoblastic tumor，PSTT）和上皮样滋养细胞肿瘤（epithelial trophoblastic tumor，ETT）。虽然2014 年 WHO 妇科肿瘤病理新分类将侵蚀性葡萄胎列为交界性或不确定行为的肿瘤，但在临床处理上仍将其归类于恶性肿瘤。

GTD 中最常见的种类包括葡萄胎和绒毛膜癌，其发病率在不同地区、不同种族之间差别很大。总体而言，葡萄胎的发生率在世界范围内约为 1/1000 次妊娠，而在亚洲国家的发病率比欧洲或北美高 3 ～ 10 倍。发达国家的完全性葡萄胎及部分性葡萄胎的发生率分别为（1 ～ 3）/1000 次妊娠及 3/1000 次妊娠。我国 1981 年的流行病回顾性研究显示，葡萄胎在人群的发病率为 290/10 万女性，以千次妊娠计算为 0.78‰。1991 ～ 2000 年的再次流行病学调查显示，葡萄胎发病率为 2.5‰。绒癌的发生率在欧洲和北美是 1/40 000 次妊娠，在南亚为 9.2/40 000 次妊娠，在日本则为 3.3/40 000 次妊娠。

随着人们对该肿瘤生物学行为认识的不断加深，以及临床诊断技术与化疗药物的进一步发展与完善，滋养细胞肿瘤的早期诊断率及治愈率不断提高，目前，低危 GTN 患者及 90% 的高危 GTN 患者可以通过化疗治愈。近些年来，随着对疾病的进一步研究，人们对滋养细胞疾病的病理有了新的认识；对葡萄胎发生发展的分子遗传学机制有了更深入的理解；对于治疗中存在的问题也在深入探讨，低危患者的分层治疗选择得到更多的关注。同时，高危耐药、复发的患者仍然是治疗的难点和死亡的主要病例。随着新的药物不断被研发，我们也许会进入一个新的整合治疗时代，靶向治疗或免疫治疗有望成为耐药、复发 GTN 的另一个治疗选择。

相关诊疗规范、指南和共识

- 妊娠滋养细胞疾病诊断与治疗指南（2019，第四版），中国抗癌协会妇科肿瘤专业委员会
- 2013 ESMO 临床实践指南：妊娠滋养细胞疾病的诊断、治疗与随访，欧洲肿瘤内科学会
- FIGO 2018 妇科肿瘤报告，妊娠滋养细胞疾病诊治指南更新，FIGO
- NCCN 妊娠滋养细胞疾病指南 2020 年版，美国 NCCN

【全面检查】

（一）病史特点

妊娠滋养细胞疾病是一组与妊娠相关的疾病，其中葡萄胎主要表现为停经、异常阴道出血及其他症状。侵蚀性葡萄胎继发于葡萄胎后。绒癌患者的末次妊娠性质，约50%为完全性葡萄胎妊娠，其他可以继发于非葡萄胎性流产，甚至足月妊娠之后，偶见有绒癌继发于部分性葡萄胎者。根据两者受累程度的不同，可以表现为阴道不规则出血或子宫外转移的相关症状与体征。PSTT和ETT可以继发于各种类型的妊娠，包括足月产、流产、异位妊娠和葡萄胎等，也可以和上述各种妊娠同时合并存在。

1. 葡萄胎的临床表现　典型的葡萄胎表现为妊娠早中期阴道异常出血、子宫明显大于孕周。随着妊娠早期B超诊断技术的进步，很多葡萄胎在早期就可得以诊断，因而既往常见的症状和很多并发症（如妊娠剧吐、子痫前期、甲状腺功能亢进）已经不常见。

（1）停经和异常阴道出血：是葡萄胎最早和最常见的临床症状，多发生在停经8～12周，开始为小量，逐渐增多，可以反复发作。当葡萄胎快要自然排出时（常于妊娠4个月左右出现）可发生大量出血，处理不及时可因大量失血而致患者休克甚至死亡。少数在人工流产时意外发现者可能无阴道出血史。

（2）妊娠剧吐：出现时间一般较正常妊娠早而且严重，持续时间长。常发生于高 β-HCG（绒毛膜促性腺激素亚单位，beta-human chorionic gonadotropin，β-HCG）水平及子宫异常增大的患者。随着诊断时间的提前，需要治疗的妊娠剧吐在葡萄胎患者中的发生率已由既往的20%～26%降至8%。

（3）妊娠期高血压疾病：在完全性葡萄胎中发生率为12%～27%，且大部分也出现在高 β-HCG水平及子宫异常增大的患者中，子痫的发生罕见。随着葡萄胎诊断时间的提前，目前其发生率明显降低。葡萄胎一经排出，妊娠期高血压的症状即迅速消失。

（4）甲状腺功能亢进：约7%的患者可出现轻度甲状腺功能亢进表现，如心动过速、皮肤潮湿和震颤，但突眼少见。当葡萄胎排出后，所有症状及化验指标迅速恢复正常。

（5）广泛肺栓塞和急性心力衰竭：这是葡萄胎中最危险的两种并发症，可以立即致患者死亡。这种情况常发生在葡萄胎尚未排出时，子宫受外界压力（如妇科检查、手术切除子宫等，但更多的情况是用缩宫素引产），将葡萄胎组织挤入子宫壁血窦，从而随血运侵入肺动脉，形成瘤栓。一般情况下若侵入量不大，则患者可无明显症状或仅有一些胸部隐痛等不适。但如侵入量较大，有较多的瘤栓在肺动脉内形成，加上周围血管的痉挛，则会导致肺循环受阻，使患者出现急性右心扩大和急性右心衰竭的症状，严重的可致患者死亡。

2. 恶性妊娠滋养细胞肿瘤（GTN）的临床表现　主要是不规则阴道出血，这是GTN最常见的症状。在葡萄胎清空后、流产（包括异位妊娠、人工流产、自然流产、稽留流产）或足月产后，可以出现阴道持续不规则出血，量多少不定。可以在妊娠终止后持续不断或断续出现，亦有病例可以先有几次正常月经，然后出现闭经，再发生阴道出血。

3. 其他GTD相关症状　下面一些症状在良性及恶性滋养细胞肿瘤患者中均可以出现。

（1）卵巢黄素化囊肿（ovarian luteinizing cysts）：是一种由于大量 β-HCG 刺激卵巢，卵泡内膜细胞发生黄素化而形成的囊肿。多为双侧、多房，内含琥珀色或淡血性液体，直径通常为6～12cm，也有＞20cm者。黄素化囊肿一般无症状，多由超声检查发现。常在葡萄胎清除后2～4个月自行消退。在GTN患者中，由于HCG的持续作用，在葡萄胎排空、流产或足月产后，两侧或一侧卵巢黄素化囊肿可持续存在。

（2）腹痛：葡萄胎患者中腹痛并不多见，葡萄胎自行排出时，可因子宫收缩而疼痛。在GTN患者中，一般无腹痛，当病变穿破子宫浆膜时可引起腹腔内出血及腹痛。若子宫病灶坏死继发感染，可引起腹痛及脓性白带。若黄素化囊肿发生扭转或破裂，也可引起急性腹痛的症状。

4. 恶性的妊娠滋养细胞肿瘤的转移症状　滋养细胞肿瘤主要经血行播散，转移发生早且广泛。最常见的转移部位是肺（80%），然后依次是阴道（30%）、盆腔（20%）、肝（10%）和脑（10%）等。转移性滋养细胞肿瘤可以同时出现原发灶和继发灶症状，但也有不少患者原发灶消失而转移灶发展，仅表现为转移灶症状。

（1）肺转移：多数无症状，仅靠胸部 X 线片或 CT 做出诊断，为浅淡小圆形阴影，分布在肺外带，个数不多。转移瘤较大或者广泛时可表现为胸痛、咳嗽、咯血及呼吸困难，常呈急性发作，也可呈慢性持续状态达数月之久。少数情况下，可因肺动脉滋养细胞瘤栓形成，造成急性肺梗死，出现肺动脉高压和急性肺功能衰竭。

（2）阴道转移：转移灶常位于阴道前壁下段及穹窿，呈紫蓝色结节，破溃时引起不规则阴道出血，甚至大出血。一般认为是宫旁静脉逆行性转移所致。

（3）脑转移：预后凶险，为主要的致死原因，也是滋养细胞肿瘤患者最常见的死亡原因。一般同时伴有肺转移。脑转移的形成分为 3 个时期：①瘤栓期，表现为一过性脑缺血症状，如猝然跌倒、暂时性失语、失明等。②脑瘤期，即瘤组织增生侵入脑组织形成脑瘤，出现头痛、喷射样呕吐、偏瘫、抽搐，直至昏迷。③脑疝期，因脑瘤增大及周围组织出血、水肿，造成颅内压进一步升高，脑疝形成，压迫生命中枢，最终死亡。

（4）肝转移：为不良预后因素之一，多同时伴有肺转移，表现为上腹部或肝区疼痛，若病灶穿破肝包膜，可出现腹腔内出血，导致死亡。

（5）其他转移：转移部位包括脾、肾、膀胱、消化道、骨等，其症状视转移部位而异。脾转移可出现脾大及上腹闷胀或黄疸等，破溃时可出现腹腔内出血，形成急腹症。消化道转移可出现呕血及柏油样大便，肾转移可出现血尿等，严重者一出血即可致死亡。

（二）体检发现

对于滋养细胞肿瘤患者，必须进行全面的体格检查，包括全身查体和妇科检查，妇科检查过程中可以发现有无阴道转移病灶；明确子宫的大小、形态及是否存在宫旁血管搏动；明确盆腔有无包块及包块的位置。妇科检查出现的主要阳性表现如下。

1. 子宫异常增大　发生率在完全性葡萄胎患者中为 38%～51%，其子宫体积会大于停经月份，质地变软，这是因为宫腔内积血及葡萄胎生长迅速、绒毛水肿，通常也与 β-HCG 明显升高相关。目前由于诊断时间前移，子宫异常增大的发现率有所下降。部分性葡萄胎患者除子宫增大外，检查时还可发现，子宫即使已有妊娠 4～5 个月大小，仍不能触到胎体感，听不到胎心或胎动。

2. 子宫复旧不全或增大不均匀　葡萄胎患者的子宫通常在葡萄胎排空后 4～6 周恢复到正常大小。当发生侵蚀性葡萄胎时，子宫不能如期恢复正常，质地也偏软。子宫内病灶如已接近子宫浆膜面，则检查时还可感到该处子宫向外突出、质软并伴有明显压痛。

（三）化验检查

1. 常规化验检查　包括血常规、肝肾功能、凝血功能、血型等的检查。

2. 人绒毛膜促性腺激素（HCG）测定　常用的 HCG 测定方法是放射免疫测定和酶联免疫吸附试验。正常妊娠情况下，血清 HCG 测定呈双峰曲线，至妊娠 70～80 天达到高峰，中位数多在 10 万 mIU/ml 以下，最高值可达 20 万 mIU/ml。达高峰后迅速下降，34 周时又略上升呈小高峰，至分娩后 3 周转为正常。

增生的滋养细胞比正常的滋养细胞产生更多的 HCG，而且在停经 8～10 周以后仍继续持续上升。因此，葡萄胎患者的血清 HCG 测定值常远高于正常妊娠，而且持续较久。但也有少数葡萄胎，尤其是部分性葡萄胎因绒毛退行性变，HCG 升高不明显。由此可见，正因为血清 HCG 在葡萄胎和正常妊娠两者之间有交叉，故限制了 HCG 作为葡萄胎特异标记物的价值。为避免抗 HCG 抗体与其他多肽激素发生交叉反应，临床多用抗 HCG-β 链单抗进行检测。

恶性滋养细胞肿瘤时，HCG 在葡萄胎清除后 4 次测定血清 HCG 呈平台或者升高，或者在流产、足月产、异位妊娠终止 4 周以后，血 β-HCG 水平持续在高水平，或曾一度下降后又上升。对于 PSTT 和 ETT 患者，由于病灶主要由中间型滋养细胞组成，仅能分泌少量 HCG，血清 HCG 的水平一般较 IM 和 CC 低。ETT 患者诊断时血清 β-HCG 水平中位数一般是 252mIU/ml，血中 β-HCG 水平在诊断时为阴性（6.8%）和 > 1 万 mIU/ml（7.1%）的情况均少见，70% 的病例在 2500mIU/ml 以内。PSTT 患者 β-HCG 呈低水平升高，大多低于 1000mIU/ml 的患者中有部分人的血 HCG 仍处于正常范围。

（四）影像学检查

1. 超声检查　B 超是诊断葡萄胎的重要辅助检查。在妊娠 8 周左右即可诊断。典型 B 超表型可见子宫内充满无数小的低回声及无回声区，而不见胎体和胎盘的图像。典型的葡萄胎中，由绒毛和子宫内血凝块产生弥漫性的混合回声图像，形如雪花纷飞，呈"落雪状"，若水泡较大而形成大小不等的回声区，则呈"蜂窝状"。有的人可测到两侧或一侧卵巢囊肿。彩色多普勒超声检查可见子宫动脉血流丰富，但子宫肌层内无血流或仅稀疏"星点状"血流信号。部分性葡萄胎可能尚能看到胎儿或羊膜腔。声像图上可出现胎盘内灶性囊性改变，以及妊娠囊的横切面直径与前后径比例失调（> 1.5），当超声声像上两者都存在时，对于部分性葡萄胎（PHM）诊断的准确率可达 90%。

侵蚀性葡萄胎（IM，简称侵葡）具有亲血管性的特点，一旦病灶侵蚀子宫肌层，超声检查常可发现广泛的肌层内肿瘤血管浸润及低阻性血流频谱。葡萄胎清宫术后如果超声检查出现特征性子宫肌层病变，可以早期做出恶变的诊断，但这些超声征象并不十分特异。

在胎盘部位滋养细胞肿瘤（PSTT）的诊断中，B 超能显示肿瘤浸润子宫肌层的程度，同时在一定程度上可以预测疾病的侵袭和复发。PSTT 在超声下可分为两种：一种是富血管型，表现为含有多个囊性或血管区域的肿块，此类患者应尽量避免行刮宫术；另一种是相对乏血管型，表现为不含囊的实性肿块或未见明显异常，对于此型中的

肿瘤局限者，可行保守性手术，保留其生育功能。

上皮样滋养细胞肿瘤（ETT）的超声图像表现为子宫和（或）颈管肌壁内单发高度异质性回声结节，可凸向宫腔，多普勒血流信号值较低，与 PSTT 不同的是，ETT 肿块边界清楚，不呈浸润性生长。

2. 盆腔动脉造影　葡萄胎的造影表现：①子宫动脉增粗，血运增快；②宫腔内不规则造影剂滞留在血窦或绒毛间隙，可见圆形或类圆形充盈缺损；③静脉期提前显影；④病变不侵及子宫肌层。

侵蚀性葡萄胎与绒癌患者盆腔动脉造影常见的表现如下：①子宫动脉扩张、扭曲，子宫肌壁血管丰富，病灶部位出现多血管区；②子宫肌层动静脉瘘出现；③造影剂大量溢出血管外，形成边缘整齐均匀的"肿瘤湖"征象；④造影剂滞留，呈头发团样充盈，又称肿瘤着色；⑤卵巢静脉扩张。侵蚀性葡萄胎与绒毛膜癌的造影表现几乎很难区别，侵蚀性葡萄胎除上述表现外，肌壁血窦中有时可见圆形或半圆形的充盈缺损，而在绒毛膜癌中，如病变较大，则在多血管区中心出现无血管区，这是因为绒癌病灶主要由病变中心大片坏死组织、凝血块和周围滋养细胞组成，病变中心的坏死组织内无血液进入。无论是侵蚀性葡萄胎，还是绒癌患者，如病变向外扩展而形成宫旁转移，则可见在子宫范围外有多血管区或血窦造成的宫旁转移灶阴影。

3. X 线 /CT 检查　胸部 X 线片是诊断肺转移的重要检查方法，肺转移最初的 X 线征象表现为肺纹理增粗，后发展为片状或小结节阴影，典型表现为棉球状或团块状阴影，对于胸部 X 线片未发现转移灶者，一般建议行肺部 CT 检查。若影像学检查提示肺部转移灶达 3cm 或有多发转移，则建议进一步行脑、肝等部位的 CT 或 MRI 检查。CT 对发现肺部较小病灶和脑、肝等部位的转移灶有较高的诊断价值。

4. MRI 检查　主要用于脑和盆腔病灶的诊断。在 PSTT 的患者中，MRI 的意义不是确定诊断，而是能显示超声未能发现的病变，评估子宫外肿瘤的播散、肿瘤的血供，为保守性治疗提供依据。最常表现为宫腔内或肌层内强度不均的肿物，其

中绝大部分都显示有囊性区域和显著扩张的血管，少数为境界清楚实性肿物。ETT 表现为实性占位，强 T_2WI 信号（长 T_2 等 T_1，DWI 增强），根据病灶大小不同，可有出血、坏死、钙化等表现；肿瘤直径为 0.5～14.8cm，形状多样：可以呈子宫肌层的实性结节或凸向宫腔的分叶状，甚至剖宫产瘢痕处的不规则病变。

（五）内镜检查

典型的 GTN 通过临床病史、血 HCG 水平和影像学检查的整合分析，常能确诊。并不需要内镜检查。不过，对于不典型的病例，需要鉴别不全流产、胎盘残留及不典型的异位妊娠（输卵管妊娠、宫角妊娠、宫颈妊娠、子宫瘢痕妊娠、肌壁间妊娠和子宫残角妊娠等），可能要使用内镜。因为这些疾病与 GTN 的治疗方案明显不同，FIGO 和 ESMO 的临床指南中均提到，在 GTN 临床诊断困难时，对这些难以确诊的病例可尝试获取组织，以得到组织病理学诊断。因而对于可疑滋养细胞疾病而诊断证据不足的患者，或者其他妇科肿瘤临床表现不典型的患者，应尽量通过手术获取组织标本，以便及早明确诊断。手术方式依据病变部位可以选择宫腔镜手术、腹腔镜或开腹手术，目的是直观、准确地定位子宫表面、宫角及盆腹腔脏器病变，这样既可明确诊断，也可进行手术治疗取得组织标本，获得病理诊断。对于转移部位的肿瘤，如有条件也应及时获得组织标本，以便得到病理诊断。常用的内镜检查有以下两种。

1. 腹腔镜检查　对于宫角妊娠、输卵管妊娠、肌壁间妊娠，可在腹腔镜直视下看到子宫及输卵管的形态及妊娠部位，获取病理检查。

2. 宫腔镜检查　主要用来鉴别流产后宫腔残留或胎盘残留。宫腔镜检查可在直视下观察宫腔形态，明确占位性病变的解剖部位、大小及形态，并可同时在宫腔镜直视下或宫腔镜辅助定位下清除占位性病变，送组织病理学检查，以明确诊断。

（六）病理学检查

葡萄胎清宫的标本，子宫病灶切除或者子宫的标本，还有转移部位的切除病灶，均要做病理学检查。

1. 葡萄胎清宫标本　葡萄胎的大体表现多种多样。临床上确保所有妊娠产物被送检，以评估所有绒毛组织，这非常重要，只凭少数送检绒毛难以做出完全准确的组织学诊断。病理医师需要从大体上判断绒毛是否有水肿等异常改变。如果发现这些改变，病理医师则需要判断这些改变是否符合葡萄胎或其他非葡萄胎性胎盘异常。然而对葡萄胎进行组织学诊断和分级相当困难，即便是专门从事胎盘研究的病理医师之间也会产生分歧。分歧主要集中在对部分性葡萄胎和水肿性流产的鉴别诊断中，必要时可借助辅助实验室检测，如染色体倍体分析、基因标记物印迹或其他分子学检查。如果没有常规应用这些技术，报告中可以写明"可能诊断为"并注明不确定的原因。这种患者可能需要进行 HCG 水平短期监测。在非葡萄胎水肿性流产中，HCG 水平通常会在平均 7 周之内迅速降低且继而消失。对少量非葡萄胎水肿性流产的患者也可采用 HCG 随访这种做法，这样可以减少葡萄胎的漏诊，进而避免由此导致的妊娠滋养细胞肿瘤的漏诊。

2. 子宫病灶标本　在切除的子宫标本中，侵袭性葡萄胎大体表现为不同程度的侵袭。在宫腔、肌层和邻近的子宫外组织可见到多少不等的水泡，出血灶显而易见。绒癌通常表现为单个或多发界线清楚的出血结节。原发于子宫的肿瘤可以出现在深肌层。

3. 胎盘的病理特点　产后绒癌可能来源于无症状的胎盘内绒癌。当病灶很小时，可能仅在晚期胎盘中检查出血结节时而意外发现，对母体和胎儿都没有造成影响。接近 50% 的病例可以转移到母体。偶尔可发生使婴儿致命的绒癌。胎盘大体检查的表现为非特异性或类似小灶胎盘梗死或出血块的表现。组织学上，邻近绒癌病灶的一些绒毛局部或完全被增生的滋养细胞覆盖，但可能不是肿瘤性的。在绒癌的早期阶段存在这些绒毛是合理的，注意不要干扰正确的诊断。

4. 肺、脑和肝脏的转移病灶　肺、脑和肝脏是最常见的转移部位，如果手术切除，应仔细检查这些转移性肿瘤。

要点小结

- 葡萄胎属于良性病变，是滋养细胞疾病中最常见的类型。根据组织病理学和基因起源不同，其可分为完全性葡萄胎和部分性葡萄胎。
- 葡萄胎最常见的症状是停经后阴道出血和子宫异常增大。辅助检查包括超声检查及血清β-HCG测定，确诊依据是病理诊断。
- 妊娠滋养细胞肿瘤包括侵蚀性葡萄胎、绒癌及中间型滋养细胞瘤，继发于正常或不正常的妊娠。
- 妊娠滋养细胞肿瘤的临床表现主要为妊娠终止后的异常阴道出血；主要经血行播散，转移发生早而且广泛，最常见的转移部位是肺。脑转移是主要致死原因。

【整合评估】

（一）评估主体及标准

1. 评估主体　目前对恶性的妊娠滋养细胞肿瘤（GTN）的诊断实行评估的主要临床科室包括妇科（肿瘤）、肿瘤科、影像科、超声科、肿瘤转移涉及的手术科室、护理、心理、营养等相关部门，必要时应有医务部门协调人员参与。

2. 诊断标准　目前对于葡萄胎的诊断主要是依据病理诊断。而侵蚀性葡萄胎（IM）和绒毛膜癌（CC）是目前唯一可以没有组织病理学证据而进行临床诊断的一类妇科恶性肿瘤，根据FIGO 2018 年的诊断标准，其临床诊断标准如下。

（1）葡萄胎后的 GTN 诊断标准：符合以下三条之一即可以诊断。

1）葡萄胎排空后，4 次（即第 1 天、第 7 天、第 14 天、第 21 天）测定血清 HCG 呈平台样改变，至少维持 3 周。

2）葡萄胎排空后连续 3 周血清 HCG 上升，并维持 2 周或 2 周以上。

3）有组织病理学诊断的证据。

（2）非葡萄胎后的 GTN 诊断标准：符合下列之一即可诊断。

1）流产、足月产、异位妊娠终止 4 周以后，血 β-HCG 水平持续在高水平，或曾一度下降后又上升，排除妊娠物残留或再次妊娠。

2）组织病理学已明确诊断。

虽然 GTN 的诊断可以不依赖于组织病理学，但是组织病理学诊断仍是金标准。对于 IM 与 CC 的鉴别，两者各自所具有的相应病理学特征是进行相互鉴别诊断的病理学标准。但在得不到相应标本时，可以将排出葡萄胎后 1 年之内发生恶性变的患者诊断为 IM，超过 1 年者均诊断为 CC。

对 PSTT 和 ETT 的诊断必须依据病理诊断。

（二）分期评估

1.FIGO 临床分期与预后评分系统　目前国内外普遍采用 FIGO 于 2000 年审定并于 2002 年颁布的滋养细胞肿瘤临床分期与预后评分系统，该分期包括解剖学分期和预后评分系统两部分（表 10-4-1，表 10-4-2），是治疗方案制订和预后评估的重要依据。分期标准的基本框架仍按照宋鸿钊教授提出的解剖分期标准，分为 Ⅰ 期、Ⅱ 期、Ⅲ 期、Ⅳ 期。预后评分系统包括 8 个危险因素。总分 ≤6 分为低危，≥7 分为高危。临床诊断时应结合解剖分期与预后评分，如一患者为绒癌脑转移，预后评分为 14 分，则诊断时应标注为"绒癌Ⅳ期：14"。该分期与评分系统客观地反映了滋养细胞瘤患者的实际情况，在疾病诊断的同时更加简明地指出了患者除分期之外的病情轻重及预后危险因素，有利于患者治疗方案的选择及对预后的评估。

对于中间型滋养细胞瘤，可采用 FIGO 分期中的解剖学分期，但预后评分系统不适用于 PSTT 和 ETT。

表 10-4-1　滋养细胞肿瘤解剖学分期标准
（FIGO，2000 年）

期别	定义
Ⅰ 期	病变局限于子宫
Ⅱ 期	病变超出子宫但局限于生殖器官（宫旁、附件及阴道）
Ⅲ 期	病变转移至肺，伴或不伴生殖道转移
Ⅳ 期	病变转移至脑肝肠肾等其他器官

表 10-4-2　滋养细胞肿瘤预后评分标准
（FIGO，2000 年）

预后因素	计　分			
	0	1	2	4
年龄（岁）	<40	≥40		
末次妊娠	葡萄胎	流产	足月产	
妊娠终止至化疗开始的间隔（月）	<4	4～<7	7～<13	≥13
HCG（IU/L）	<10³	10³～10⁴	10⁴～10⁵	≥10⁵
肿瘤最大直径（cm）		3～<5	≥5	
转移部位	肺	脾、肾	胃肠道	脑、肝
转移瘤数目*		1～4	5～8	>8
先前化疗失败			单药化疗	两药或多药化疗
总计分		0～6，低危；		≥7，高危

*肺内转移瘤数目以胸部 X 线片所见记数或者肺 CT 超过 3cm 者予以计数。

2.TNM 分期系统　T（T 是肿瘤一词英文"tumor"的首字母）指肿瘤原发灶的情况。M（M 是转移一词英文"metastasis"的首字母）指远处转移（通常是血运转移）。M1 表示有远处转移，又进一步分为 M1a 和 M1b。N（N 是淋巴结一词英文"node"的首字母），指区域淋巴结（regional lymph node）受累情况。GTN 中未对 N 进行定义。在此基础上，用 TNM 三个指标的组合（grouping）划出特定的分期（stage）（表 10-4-3）。

表 10-4-3　TNM 分期系统

TNM		FIGO
Tx		原发肿瘤无法评估
T0		无原发肿瘤的证据
T1	I	肿瘤局限于子宫
T2	II	肿瘤超过子宫到其他生殖器官：阴道、卵巢、阔韧带、输卵管
M0		无远处转移
M1		远处转移
M1a	III	转移到肺
M1b	IV	其他远处转移

（三）病理评估

1. 名词和病理特点的描述

（1）葡萄胎（hydatidiform mole，HM）：为良性疾病，特点是胚胎外胚层的滋养细胞增生，绒毛间质水肿，形成大小不一的水泡，水泡间借蒂相连成串，外观如葡萄状，因此又称为水泡状胎块。根据大体标本和显微镜下结构，葡萄胎分为完全性葡萄胎（CHM）和部分性葡萄胎（PHM）。

1）完全性葡萄胎：最主要的特征为滋养细胞增生。增生的滋养细胞主要包括合体滋养细胞和中间滋养细胞，以合体滋养细胞为主，其分布特点与正常绒毛不同，可呈岛状、片状或环绕水肿的绒毛表面。绒毛呈不同程度的水肿扩张，内有由大量间质液体形成的中央储水池；CHM 的绒毛通常没有间质血管。典型的形态多见于 14 周左右，早期妊娠（8～12 周）的葡萄胎形态常不典型，易被忽略或与部分性葡萄胎混淆。

2）部分性葡萄胎：由正常绒毛和水肿并伴有增生滋养细胞的绒毛构成。水肿绒毛的轮廓不规则，呈扇贝样，间质常可见内陷的滋养细胞；中央池的发育不良，呈迷宫状；表面滋养细胞主要是合体滋养细胞的增生，呈轻微的多小灶性。镜下可见胎囊、胚胎组织及绒毛间质的有核红细胞，提示为胚胎成分分化而来。

（2）侵蚀性葡萄胎（IM）：又称恶性葡萄胎（malignant mole）。侵蚀性葡萄胎的病变不再局限于宫腔，而是出现肌层浸润或经血运转移至其他器官。侵蚀性葡萄胎的特点是葡萄胎组织不同程度的侵蚀子宫肌层或其他部位。葡萄胎水肿性绒毛侵入子宫肌层、血管或者子宫外的其他部位，显微镜下可见绒毛和滋养细胞的子宫肌层和子宫外组织器官被破坏性侵犯。

（3）绒毛膜癌（CC）：简称绒癌，是一种高度恶性的肿瘤。其特点是滋养细胞失去了原来绒毛或葡萄胎的结构，散在地侵入子宫肌层，造成严重的局部破坏，并由此转移至其他脏器或组织，造成严重的后果。

在绒癌的大体标本中，肿瘤可位于子宫不同部位，常位于子宫肌层内，也可突向宫腔或穿破浆膜，单个或多个存在，大小不一，无固定形态，质地软而脆，海绵样，暗红色，伴出血坏死，结节的界线清楚或不清，无包膜。极少数可原发于输卵管、宫颈、阔韧带及胎盘等部位。位于胎盘的绒癌病灶常很小，有时为多发性，位于母体面的，就像普通的梗死灶，很容易在取材时被忽略而漏诊。肿瘤结节大小、数量与转移状况及恶性程度无关。

显微镜下可见肿瘤由不同比例的多核的合体滋养细胞、单核的细胞滋养细胞和中间型滋养细胞混合构成，具有大片的双向形态分化且伴明显非典型性的滋养细胞，呈显著的细胞异型性。常见血管内癌栓，但不形成绒毛或水泡状结构，呈现成片高度增生，排列紊乱并广泛侵入子宫肌层，破坏血管从而形成出血坏死。肿瘤中不含间质和自身血管，瘤细胞靠侵蚀母体血管而获取营养物质。

（4）胎盘部位滋养细胞瘤（PSTT）：是指起源于胎盘种植部位的一种特殊类型的滋养细胞肿瘤，其发生率占 GTN 的不到 2%。

PSTT 的大体表现多样，息肉型呈凸向宫腔的黄褐色、质软的息肉样组织。包块型局限于子宫肌层内，病变可以与子宫肌层界限清楚或不清楚，呈弥漫性浸润至深肌层，甚至达浆膜层或向子宫外扩散。肿瘤切面呈黄褐色或黄色，有时见局限性出血和坏死。

显微镜下，肿瘤几乎完全由中间型滋养细胞组成，无绒毛结构。肿瘤细胞是大的多角形绒毛外滋养细胞，细胞中等偏大、单核或多核、具有轻度至明显的细胞核非典型性，核仁明显、胞质嗜酸呈透明、散在核分裂象，偶尔可见核内包涵体。核分裂数目不定，大多数病例为（1～2）个/10HPF，最多可高达 50 个/10HPF；这些肿瘤细胞以类似种植部位滋养细胞的方式穿透子宫肌层及血管，常见坏死。

需要鉴别胎盘部位滋养细胞瘤和胎盘部位过度反应。后者的组织学特征包括没有明确肿块形成、存在正常绒毛和混合存在同等数量增殖的单核中间型滋养细胞和多核滋养细胞。

胎盘部位滋养细胞肿瘤与分化差的癌和肉瘤有时难以鉴别，而与上皮样平滑肌肉瘤、绒毛膜癌、黑色素瘤和扩大胎盘部位反应的鉴别更难。当冷冻切片只能诊断为不确定的子宫内病变时，诊断便成为悬而未决的问题。对诊断有帮助的线索为①有血管侵袭；②侵袭的肿瘤细胞和纤维素样沉积物将肌束分隔开；③无绒毛结构。罕见有并存

绒癌和胎盘部位滋养细胞肿瘤组织特征的滋养细胞肿瘤。

（5）上皮样滋养细胞瘤（ETT）：是起源于绒毛膜型中间型滋养细胞的肿瘤，占所有 GTN 的1.39%～2%。2003 年，其首次被纳入 WHO 妇科肿瘤病理分类。

大体标本上，病灶呈分散或孤立的膨胀性结节，位于子宫肌层内层、子宫下段或子宫颈管，甚至可转移至阴道，形成孤立的、出血性、囊实性结节状病灶。肿瘤切面为实性、囊性或囊实性相兼，典型地呈浅棕色或深棕色，颜色的深浅与出血量和坏死量的多少有关。肿瘤境界清楚，但周围组织中可有灶性瘤细胞浸润。

镜下检查 ETT 可见由中等大小、形态相对单一的上皮样细胞组成，细胞之间界线清晰，类似中间型滋养细胞。细胞排列呈巢状、索状，肿瘤细胞融合形成大的膨胀性结节；有不同程度的出血坏死或钙化；没有绒癌的双向混杂结构和 PSTT 的散在浸润性生长方式，也很少有血管浸润。

（6）胎盘部位过度反应：在这种反应性病变中，可见大量中间型滋养细胞，有时还有合体滋养细胞广泛浸润胎盘种植部位的内膜和肌层。该病曾被命名为合体细胞性子宫内膜炎，但现已不再使用这个名称。这种病变与正常妊娠、流产或葡萄胎有关。可以见到大量滋养细胞浸润子宫内膜和肌层，但后二者的结构没有改变，也没有融合性包块或坏死。滋养细胞偶尔可以侵入血管。滋养细胞核分裂罕见或缺如。

（7）胎盘部位结节或斑片：偶尔发生在育龄期人群，可在因月经过多或不规则子宫出血进行子宫内膜诊刮或抽吸的患者子宫内膜标本中发现。有时，在子宫切除标本中会意外发现病变。结节可以单发或多发，边界清楚，伴有广泛的玻璃样变。细胞胞质多样，病变细胞有多量嗜双色性、嗜酸性细胞胞质或偶尔呈空泡状胞质。核形不规则。核分裂通常没有或少见。

2. 病理诊断分型、分级

（1）组织学分型：目前使用 WHO 妇科肿瘤分型（表 10-4-4）。

表 10-4-4　WHO 妇科肿瘤分型（2014 年）

组织学类型	ICD 编码
肿瘤	
绒毛膜癌	9100/3
胎盘部位滋养细胞肿瘤	9104/1
上皮样滋养细胞肿瘤	9105/3
非肿瘤性病变	
超常胎盘部位反应	
胎盘部位结节和斑块	
葡萄胎妊娠	
葡萄胎（水泡状胎块）	9100/0
完全性	9100/0
部分性	9100/3
侵袭性	9100/1
异常（非葡萄胎性）绒毛病变	

（2）免疫标志物分析：在滋养细胞肿瘤的病理中，免疫组化的标志物包括上皮来源的标志物，如细胞角蛋白（AE1/AE3 和 CK18）、上皮膜抗原（epithelial membrane antigen，EMA）、上皮钙黏附蛋白（E-cadherin）及表皮生长因子（epidermal growth factor receptor，EGFR）。滋养细胞的标志物，如人胎盘催乳素（human placental lactogen，HPL）、人绒毛膜促性腺激素（human chorionic gonadotropin，HCG）、黑色素瘤细胞黏附分子（Mel-CAM）及胎盘碱性磷酸酶（placental alkaline phospha-tase，PLAP）等。

葡萄胎的鉴别诊断常用到免疫组化 p57 染色。在完全性葡萄胎时，绒毛的间质细胞和细胞滋养细胞的细胞核为阴性或基本阴性，周围的蜕膜和绒毛外滋养细胞阳性可以用作染色的内参照。部分性葡萄胎 P57 阳性。

在 PSTT 中，Mel-CAM、HPL 及抑制素阳性。P63 阴性在 ETT 中，上皮来源的标志物呈阳性，如 AE1/AE3 和 CK18、EMA、E-cadherin 和 EGFR，滋养细胞标志物，如 hPL、HCG、Mel-CAM 及 PLAP 局部阳性；HLA-G 呈强阳性表达；抑制素 A 和 P63 则为弥漫性阳性。

在鉴别 PSTT 和 ETT 时，P63 的结果有显著作用，在 ETT 中 P63 呈弥漫阳性，在 PSTT 中 P63 均呈阴性；在与绒癌鉴别时，可进一步以

P40 进行区分，细胞滋养细胞 P63 和 P40 均呈阳性，ETT 中 P63 呈阳性而 P40 呈阴性。周期蛋白 E 用于区别 ETT（阳性）和胎盘部位结节（阴性），P16 用于鉴别宫颈鳞癌（阳性）和 ETT（阴性）。

在胎盘部位结节或斑片中，细胞角蛋白、EMA、CD10、P63 和抑制素呈阳性反应。胎盘部位滋养细胞标志物，如 HPL 和 Mel-CAM 较少呈阳性。与上皮样滋养细胞瘤不同，胎盘部位结节显示细胞周期蛋白 E 阴性。

Ki-67 在鉴别诊断中也有一定的帮助。PSTT 中，Ki-67 增殖指数 > 10%。而胎盘部位过度反应中 Ki-67 增殖指数低水平在 1%。大多数 ETT 中 Ki-67 的标记指数平均为 18%±5%，范围 10%～25%，但也有高达 87% 的报道。在胎盘部位结节或者斑片中，Ki-67 增殖指数 < 8%。

（四）遗传学评估

遗传学评估主要针对葡萄胎患者。细胞遗传学研究显示，在葡萄胎的发生中，染色体异常起主要作用，其中较为公认的是双精子受精学说和空卵受精学说。

1. 完全性葡萄胎　约占所有葡萄胎的 80%。表现为绒毛水肿、滋养细胞增生、未见正常绒毛结构，缺乏胎儿及胎儿附属物。绝大多数完全性葡萄胎为 46，XX（75%～85%），少数为 46，XY，也有稀发的多倍体和非整倍体的报道。目前认为 CHM 按其基因组来源可以分为纯合子和杂合子两种，其发生机制至少有以下 3 种。

（1）空卵单精子受精（diandric diploidy）：占 CHM 发病的 75% 以上。指由一个单倍体精子（23，X 或 23，Y）与一个空卵受精后核内 DNA 自身复制产生互补染色体，但不发生原浆移动（cytokinesis）。因此，染色体遗传物质翻倍而细胞并没有发生相应的分裂，从而产生纯合子的 46，XX，具有纯合子的 HLA 特异性位点和酶标志物，提示是由单精子自我复制而成。而 46，YY 由于基因型脆弱，不能植入和存活。

（2）空卵双精子受精（diandric dispermy）：两个单倍体精子使无核卵细胞受精，形成 46，XX、46，XY 或 46，YY（不能存活）。由于该

类葡萄胎来自两个独立的父源性单倍体，因此产生纯合子和杂合子的概率各占 50%。

（3）减数分裂失败所致的二倍体精子与空卵受精：精子如果在第一次减数分裂时染色体不分离，将保留所有父源性遗传信息，因此所形成的 CHM 核型为 46，XY。但是其保留了所有父源性杂合子等位基因，因此不同于双精子受精来源的 46，XY。如果染色体不分离发生在第二次减数分裂时期，则产生 46，XX 和 46，YY 的纯合子，尤其是位于着丝点附近的区域。少数在第一次减数分裂前发生重组，则在着丝点远端位置可能会发生杂合现象。其两个 X 均来自父系，因缺乏母系的染色体，故称为孤雄二倍体或孤雄完全性葡萄胎（androgenetic CHM，AnCHM）。

此外随着分子生物学技术的发展，在 CHM 中还发现以下几种较为罕见的情况。

（1）双亲来源的葡萄胎（biparental complete hydatidiform mole, BiCHM）：该类 CHM 也表现为二倍体核型，与 AnCHM 不同的是，其遗传物质来源与正常妊娠相同，分别继承了母源性和父源性的 DNA，但表现为经典的 AnCHM 临床经过。

（2）一个正常的卵子和三个精子受精：虽然大多数 CHM 的核型为二倍体，但是也有多倍体的报道。其发生机制可能为一个正常的卵子和三个精子受精所致，或与其中一个是二倍体的两个精子同时受精。

2. 部分性葡萄胎　约占所有葡萄胎的 20%。胎盘部分绒毛变性肿胀，但仍可见部分正常绒毛组织，或伴有胚胎成分存在。其核型一般为三倍体。细胞遗传学、酶学和分子遗传学的研究显示，PHM 三倍体的核型多为 69，XXX、69，XXY 或 69，XYY，其来源为双精子受精（diandric triploidy），或称之为雄异配性三倍体。与母源性三倍体（digenic triploidy），即双卵受精三倍体不同，后者为母系双倍体、父系单倍体，多表现为胚胎发育不良而与胎盘水泡样变无关。而前者为父系二倍体、母系单倍体，表现为滋养细胞增生。其发生机制主要涉及以下三种。

（1）两个单倍体精子与一个单倍体卵子受精，形成 69，XXX、69，XXY 或 69，XYY 的合子。

（2）单倍体精子与单倍体卵子受精，精子自我复制，形成 69，XXX 或 69，XYY 的合子。

（3）单倍体卵子和一个二倍体精子（减数分裂失败所致）受精。如果是第一次减数分裂失败，形成 69，XXY；如果失败发生在第二次，则形成 69，XYY 或 69，XXX。

绝大多数葡萄胎的根本性遗传学缺陷在于父源性基因组过多，在 PHM 和 AnCHM 中均能看到滋养细胞的过度增生，这是父源性基因过度转录表达的结果。而双雌三倍体（即遗传物质中仅一组染色体来自父亲，另外两组染色体均来自母亲）则与葡萄胎的发生无关，常表现为异常的小胎盘和胎儿生长受限。

有研究发现 P57KIP2 蛋白的异常表达可能在葡萄胎的发生中也起一定作用。P57KIP2 蛋白是 CDKN1C 基因的表达产物，是一种循环依赖性激酶抑制剂（cyclin-dependent kinase inhibitor），可能在先兆子痫患者的胎儿生长中起负性调节作用。CDKN1C 基因位于人类染色体 11p15.5，是一个由母源表达的印迹基因。CDKN1C 基因突变时，P57KIP2 蛋白的表达缺失，使胚胎及其附属物出现过度生长现象。在人类，CDNK1C 基因突变或 P57KIP2 蛋白表达缺失时，胎盘有一些葡萄胎的病理特征，如绒毛水肿等，提示 CDNK1C 基因在葡萄胎的发生中可能起一定的作用。

（五）生活质量评估

综合国外评价滋养细胞瘤患者生活质量的文献，可采用的量表包括 SF-36、HADS、IES、QoL-CS、ISEL、SAQ、FACT-Sp、COPE 量表等，从躯体功能（症状、体征）、功能状况（日常活动能力）、社会功能、治疗满意程度、对未来的希望、性功能及性行为、精神状态、患者及家属的情绪心理功能、家庭关系等方面对生活质量进行评价。以上量表都具备良好的信度、效度，应用范围广泛。但生活质量有很强的文化依赖性，将其直接翻译成中文版有时很难完全反映中国的文化需求，所以很有必要开发适合中国人群的癌症量表系列。国内对肿瘤患者生活质量的研究起步较晚，还缺乏适宜的测定量表及相应的正常人群数据来供对照参考，所以针对滋养细胞瘤患者的生命质量评价工具有待进一步的研究发展。目前已有的研究显示，滋养细胞瘤长期存活患者生活质量的预测因素包括社会心理因素（恶性肿瘤特异性情绪、社会支持、精神幸福等）及妇科相关因素（生育欲望、性功能障碍等）。

（六）葡萄胎中的特殊类型

1. 异位葡萄胎　指发生于子宫腔内膜以外的其他部位的葡萄胎，仅见个案报道。术前常误诊为异位妊娠，根据术中所见及术后病理可明确诊断。异位葡萄胎的 HCG 值可以高于正常妊娠，如果根据临床表现诊断为异位妊娠而血 HCG 值又异常升高者，术前应考虑异位葡萄胎的可能。凡施行异位妊娠手术，术中应仔细检查绒毛，若发现绒毛呈葡萄状，应考虑葡萄胎，因输卵管黏膜层菲薄，滋养细胞易于植入输卵管基层，不易完全清除，故不宜行保守性手术，应以患侧输卵管切除为宜。输卵管葡萄胎妊娠极易并发穿孔和出血，较易发展为绒癌，必须长期随访。

2. 双胎妊娠完全性葡萄胎与正常胎儿共存　正常宫内妊娠和妊娠性滋养细胞疾病并存非常罕见。完全性葡萄胎与正常胎儿共存属于双胎妊娠，发生率为 1/（22 000 ～ 100 000）；而部分性葡萄胎为单胎妊娠，仅靠影像学检查很难对两种情况进行鉴别，需靠染色体核型分析。近年来已成功应用产前诊断技术进行鉴别，包括染色体倍体分析，短阵重复序列 DNA 多态性分析，应用 X、Y 染色体及常染色体探针在绒毛滋养细胞中进行荧光原位杂交（FISH）等。文献中已有 200 多例宫内妊娠合并葡萄胎的病例报道，由于胎儿核型多为正常二倍体，常能维持其正常宫内发育。很大一部分葡萄胎和正常的健康胎儿并存者可以获得胎儿存活的良好结局。分娩正常胎儿的最大障碍就是孕妇发生肿瘤旁分泌导致的内分泌紊乱（如妊娠高血压综合征、ARDS、溶血、氨基转移酶升高和血小板降低，即 HELLP 综合征）、阴道出血及罕见的妊娠期间妊娠滋养细胞瘤的转移。对双胎之一呈完全性葡萄胎的患者是否继续妊娠应采取个体化处理原则，需要进行详细的产前咨询，强调对继续妊娠者加强妊娠期产科并发症的监测，同时该类患者发展为持续性滋养细胞疾病的风险较高，因此在妊娠终止之后还应密切随访血 β-HCG 水平，及时发现恶变患者并及早提供治疗。

3. 家族性复发性葡萄胎（familial recurrent moles，FRM/familial recurrent hydatidiform mole，FRHM）　是指在一个家系中两个或以上的家族成员反复发生（两次或以上）葡萄胎，其最显著的特征是家族中的患者反复发生葡萄胎或自然流产，几乎没有正常后代。到目前为止，文献报道的仅有 20 个家系，因此很难估计其真正的发生率。现有的细胞学起源资料显示，其来源均为双亲来源的完全性葡萄胎（biparental complete hydatidiform mole，BiCHM）。BiCHM 具有所有经典 AnCHM 的组织病理学特征。尽管目前 FRHM 的发病机制尚不清楚，但从家系近亲婚配情况和遗传模式综合分析，提示 FRHM 可能为常染色体隐性遗传病。FRHM 的候选基因定位于 19q13.3 ～ 13.4 染色体上一个 15.7cm 的区域上，最近的基因研究显示，位于 19q13 染色体上的基因 NLRP7 与大多数 FRHM 病例相关，NLRP7 是 NLR 蛋白家族的成员，负责炎症的细胞内调控。IL-1β 在胚泡植入和滋养细胞侵袭入子宫肌层的过程中表达，NLRP7 可负性调节 IL-1β。此外，位于 C6orf22 染色体上的基因 KHDC3L 的突变亦与 FRHM 相关，14% 的 NLRP7 阴性 FRHM 患者可检测出 KHDC3L 阳性。NLRP7 和 KHDC3L 基因参与卵母细胞的形成，因此，卵子捐赠可能为预防 FRHM 患者再次发生葡萄胎的有效手段。目前，NLRP7 基因突变的 FRHM 患者尝试卵子捐赠，已有获得正常新生儿的病例。

目前认为复发性葡萄胎的妇女存在 NLRP7 和 KHDC3L 基因突变。就目前的资料显示，FRM 患者再次发生 HM 的概率明显增高，且常发生持续性滋养细胞疾病（persistent trophoblastic disease，PTD）。故认为 FRM 患者有较高复发率和恶变率。

要点小结

- 妊娠滋养细胞疾病是一组有各自形态学和生物学特征的多种类的疾病。
- 目前的病理分类采用 WHO 的病理分类（2014年）。
- 虽然妊娠滋养细胞肿瘤的诊断可以不依赖于组织病理学，但组织病理学仍是诊断的金标准。ETT 和 PSTT 的诊断必须依据病理学检查。
- 一些新的免疫组化标记物和分子学技术有助于疾病的鉴别诊断。

【整合决策】

葡萄胎一经诊断，应尽快予以清除。侵袭性葡萄胎和绒癌的治疗原则是以化疗为主、以手术和放疗为辅。在制订整合性方案以前，应做出正确的临床分期及预后评分，并评估患者对治疗的耐受性，以实现分层和个体化整合治疗。

（一）外科治疗

1. 葡萄胎的治疗　清宫术应当在手术室进行，由有经验的医师操作。

（1）术前准备：清宫前应仔细做全身检查，如果合并休克、子痫前期、甲状腺功能亢进、水 - 电解质紊乱及贫血等，应对症处理，稳定病情。术前充分备血、保持静脉通路开放。可行阴拭子培养，以便一旦发生感染时选择有效的抗生素。

（2）术中操作：充分扩张宫颈管，尽量选用大号吸管，以免组织物堵塞吸管而影响操作，如遇葡萄胎组织堵塞吸管，可迅速用卵圆钳钳夹。等葡萄胎组织被大部分吸出、子宫明显缩小后，再用刮匙轻柔刮宫。为减少出血和预防子宫穿孔，在充分扩张宫颈管和开始吸宫后使用缩宫素静脉滴注，并维持至术后几个小时。不常规行第二次清宫。如果考虑残留，可以在一周后再次清宫。

（3）术后处理：仔细检查清出物的数量、出血量、葡萄粒的大小。对于葡萄胎患者，每次刮宫的刮出物均应送组织学检查，取材应注意选择近宫壁种植部位新鲜无坏死的组织送检。术后观察阴道出血情况。

（4）常见并发症：主要的是子宫穿孔。如刚开始吸宫即发生穿孔，应立即停止操作，给予选择性子宫动脉栓塞术或腹腔镜探查，必要时行剖腹探查术。术中可根据患者的年龄及对生育的要求决定行剖宫取胎子宫修补术或子宫切除术。如在葡萄胎组织已基本吸净后才发生穿孔，应停止操作，严密观察。如无活动性子宫出血，也无腹腔内出血征象，可等待 1～2 周后再决定是否再次吸宫。如考虑有活动性出血，则应进行超选择性子宫动脉栓塞术或及早行腹腔镜或开腹探查术。

2. 黄素化囊肿的处理　大多数黄素化囊肿在葡萄胎清除后会自然消退，无须处理。如果囊肿巨大引起呼吸困难或者盆腔压迫症状，可通过超声引导下穿刺来减少囊内液；如卵巢黄素化囊肿发生扭转，则需及时手术探查。根据扭转时间和卵巢血运的状态决定手术方式是缩小囊肿、复位卵巢，还是施行患侧卵巢切除术。

3. 侵蚀性葡萄胎和绒癌的手术治疗　手术主要作为辅助治疗，仅在一些特定的情况下应用。手术方式有子宫切除、病灶切除、肺叶切除术及急诊开颅手术等。

（1）子宫切除术：绝大多数非转移性妊娠滋养细胞疾病患者经过全身静脉化疗后，都能够得到完全持续缓解。然而 5%～20% 的患者单纯依靠化疗不能治愈。这些患者多半子宫存在耐药病灶。手术适应证包括①原发病灶大出血（如子宫穿孔）；②对年龄较大且无生育要求的患者，为缩短治疗时间，经几个疗程化疗，病情稳定后，可考虑进行子宫切除术；③对子宫病灶较大，经多疗程化疗后，血 HCG 已正常，而病变消退不满意者，亦可考虑手术切除；④对一些耐药病灶，如果病灶局限（如局限于子宫），亦可考虑在化疗同时辅以手术切除。

（2）保留生育功能的子宫病灶切除术：手术适应证主要是患恶性滋养细胞肿瘤，经多疗程化疗子宫内仍存在 1～2 个病灶，血中 HCG 水平不很高，子宫外病灶少或无，患者无法再耐受多疗程化疗，要求保留生育功能者可行子宫病灶剔除术。

（3）转移性滋养细胞肿瘤的手术治疗。

1）肺叶切除术：滋养细胞瘤肺转移肺叶切除术可遵循以下原则。①手术指征：主要是残余病变局限于一叶肺的耐药病灶，身体其他部位没有转移灶；术前 HCG 水平控制在正常水平或接近正常水平，血 HCG 水平超过 1000mIU/ml 者应为手术禁忌；部分患者虽然 HCG 水平波动，但为去除耐药病灶争取治愈的机会而行肺叶切除术。②手术前后化疗药物配合：术前用药 1～2 天，术后继续完成疗程，尽量采用敏感药物。③手术方法：手术中先行结扎支气管肺静脉，以防瘤细胞逸出，然后结扎动脉，最后切断结扎气管，其余同常规肺叶切除手术。④术后化疗：手术后第二天继续化疗，完成疗程。血 HCG 正常后继续巩固化疗 2～3 个疗程。

2）脑转移瘤手术：对于某些选择性病例，如孤立的耐药病灶、其他转移灶消退的患者，手术具有一定的治疗价值。颅内出血伴颅内压增高的患者，尤其是多发脑转移及巨大脑转移瘤者，常伴有脑出血和水肿而致颅内压急剧升高，出现一系列神经系统症状和体征，经积极予以降颅压、镇静解痉及止血处理后，如在短期内效果仍不满意，尤其是患者出现昏迷及呼吸障碍时，应当机立断，紧急行开颅去骨瓣减压及开颅转移瘤切除术，这样更具有挽救生命的意义。

3）阴道转移病灶的手术切除：阴道组织较脆、血管丰富，因此出现转移灶后，大出血的风险很大。对阴道转移灶的治疗，目前仍然是以化疗为主。除非考虑阴道病灶是唯一耐药病灶，否则手术切除应该尽量避免，因为一旦大出血，会很难控制。化疗后病灶会缩小，此时切除，出血的风险会降低。当出现出血情况时，有必要缝合病灶或行病灶局部广泛切除，以达到止血目的。

4）肝转移病灶的手术切除：目前仍没有肝转移的明确治疗方案，在各中心通常给予这些患者整合治疗，包括手术切除孤立病灶、血管栓塞及局部放疗。同样，手术切除可能对控制急性出血及去除局灶性耐药病灶有作用。但是，因为通常大部分肝转移患者都合并其他部位的活跃性病变或者肝部病变呈弥散性，所以只有很少的患者以化疗耐药为指征行肝孤立转移灶切除。

4.PSTT 的手术治疗　相比于绒癌，PSTT 对化疗敏感性差，手术是主要治疗手段。

（1）子宫切除术：适用于病灶局限于子宫的患者，通过手术切除子宫可以达到完全缓解的目的。

（2）保留生育功能的手术：手术指征包括患者有强烈的保留生育功能意愿，病灶局限于子宫，且为边界清楚的肿块型、息肉型病灶。肿瘤为弥漫型的患者不宜保留子宫。

5.ETT 的手术治疗　手术是目前比较公认的有效治疗方式。

（1）全子宫或广泛性全子宫切除：适用于局限于子宫的病灶，理论上认为该肿瘤并非激素依赖性疾病，卵巢转移的发生率也不高，所以不考虑常规切除卵巢，是否切除卵巢可根据患者年龄决定。

（2）复发病灶切除：对于复发患者，如果能手术切除复发部位的病灶，仍然认为是有效的治疗方式。不推荐常规进行淋巴结清扫，对于术前影像学或术中探查提示有盆腔淋巴结增大者，可考虑行淋巴结清扫术。

考虑到 ETT 具有较强的侵袭行为和对化疗的不敏感性，目前不常规推荐保留生育功能的手术治疗。

要点小结

- 葡萄胎患者一经诊断，应尽早清宫，清宫后绝大部分患者可以治愈。
- 对于妊娠滋养细胞瘤，化疗为一线治疗方案，但对部分选择性患者，手术仍然具有重要的作用。
- 对于子宫病灶持续存在并发生耐药者，切除子宫是减少化疗疗程、消除耐药病灶、减少复发的重要手段。
- 对于孤立的肺部耐药病灶，肺部手术可以改善生存率。对于脑转移患者，一旦出现颅内高压危象或濒临脑疝时，不要因为威胁患者的生命而放弃治疗，积极的外科干预和化疗将明显改善患者的预后，提高晚期脑转移患者的生存率。
- PSTT 和 ETT 的治疗以手术为主。

（二）内科治疗

1. 化学药物治疗　滋养细胞肿瘤是人类通过化疗治愈的第一个实体瘤。体外实验表明，卵巢上皮性肿瘤的倍增时间为 20～40 天，而滋养细胞的倍增时间则仅为 48h，也就是说，滋养细胞的数量可以在 2 天的时间内翻 1 倍。倍增时间短意味着滋养细胞的 DNA 合成十分活跃，大多数细胞处于对化疗敏感的增殖周期。这一特点决定了滋养细胞瘤对于化疗的敏感性，同时也决定了主要针对 S 期的抗代谢药物是滋养细胞瘤化疗的主打药物。

葡萄胎化疗分为预防性化疗和治疗性化疗。

（1）葡萄胎预防性化疗：不作为常规推荐，仅在有恶变高危因素且随访困难的葡萄胎患者中采用。部分性葡萄胎一般不做预防性化疗。恶性变相关高危因素如下：① HCG > 500 000IU/L；②子宫明显大于停经孕周；③卵巢黄素化囊肿直径 > 6cm；④年龄 > 40 岁和重复葡萄胎也被视为恶性变的高危因素。一般选用甲氨蝶呤、氟尿嘧啶或放线菌素 D 单一药物，化疗至 HCG 降至正常。

（2）侵袭性葡萄胎和绒癌的化疗：在制订治疗方案以前，应做出正确的临床分期及预后评分，并评估对治疗的耐受性，以达到正确分层和个体化整合治疗。

1）低危患者：根据 2018 年 FIGO 关于 GTN 的治疗指南，对于选择性低危患者（预后评分 0～4 分、末次妊娠为葡萄胎、病理诊断为非绒癌），可以采用单药化疗。

常用的单药化疗方案及剂量见表 10-4-5，其中常用方案为 Act-D 冲击方案及 MTX+CF 方案。

9%～33% 的低危 GTN 患者首次单药化疗后会产生耐药或者对化疗方案不耐受。当对第一种单药化疗有反应，但 HCG 不能降至正常或因毒性反应阻碍化疗的正常实施，且 HCG < 300IU/L 时可以改换另一种单药化疗。当对一线单药化疗无反应（HCG 升高或出现新病灶）或者对两种单药化疗均反应不佳时建议改为整合化疗。

对于预后评分 5～6 分的患者，或者病理诊断为绒癌的低危患者，一线单药化疗失败的风险明显增高，可以按照预后评分高危患者的方案直接选择整合化疗。

2）高危患者：对于高危患者化疗方案首选氟尿嘧啶或 FUDR 为主的整合化疗方案或 EMA-CO 方案（表 10-4-6）。其他二线或三线化疗包括 EMA/EP、MEA（MTX+VP-16+ACT-D）和 MEF（5-FU/FUDR+VP-16+MTX）等整合方案。

3）极高危患者：指预后评分 ≥ 13 分，常同时存在肝、脑等远处转移的患者，预后明显变差。对这些肿瘤负荷很高的患者，如果开始用标准整合化疗方案，可能出现肿瘤细胞大量破坏崩解，导致出血、代谢性酸中毒、骨髓抑制、败血症甚至多器官衰竭而致死亡。为避免这类情况，初始治疗可以选择相对温和的整合化疗进行过渡，如 VP-16 100 mg/m^2 整合顺铂 20mg/m^2（2 天，每周重复，1～3 周），待肿瘤负荷下降及患者一般情况好转后再转为标准的整合化疗方案。

表 10-4-5　滋养细胞肿瘤常用单药化疗方案及其用法

药物	剂量	给药途径	疗程天数	疗程间隔[*]
MTX + 四氢叶酸（CF）	1mg/（kg·d）或者 50mg	肌内注射	第 1、3、5、7 天	
CF	0.1mg/（kg·d）	肌内注射	第 2、4、6、8 天	2 周
Act-D 冲击方案	1.25mg/m^2（最大剂量 2mg）	静脉滴注	第 1 天	2 周
MTX	0.4mg/（kg·d）（最大剂量 25mg/d）	静脉或肌内注射	连续 5 天	2 周
MTX 冲击方案	100mg/m^2	静脉注射	第 1 天	
	200mg/m^2	静脉滴注 12h	第 1 天	
CF	15mg	肌内注射 4 次	MTX 用药后 24h 开始	2 周
Act-D	500μg［10～12μg/（kg·d）］	静脉滴注	连续 5 天	2 周
5-FU	28～30mg/（kg·d）	静脉滴注	连续 8～10 天	2 周

*疗程间隔指上一疗程结束至下一疗程开始。

表 10-4-6　滋养细胞肿瘤常用联合化疗方案及其用法

方案 1：VCR +5-FU/FUDR+ Act-D 化疗（FAV）

6 天为一个疗程，间隔 17 ～ 21 天（按体重核对剂量）

用法：VCR，2mg + NS 20ml，静脉注射，化疗前 3h（第一天用），床旁化药

5-FU/FUDR，24 ～ 26mg/（kg·d）+5% GS 500ml，静脉滴注，每日 1 次（匀速 8h 滴完）

Act-D，4 ～ 6μg/（kg·d）+5% GS 250ml，静脉滴注，每日 1 次（1h 滴完）

欧贝（盐酸昂丹司琼），8mg+5% GS 100ml，静脉注射，每日 1 次

注意：①有脑转移的患者用 10% GS（VCR 必须用 NS 30ml，以 10% GS500ml 维持）；②化疗第 1 天、第 4 天测体重（若入院当日即开始化疗，第 2 天再次测量核对空腹体重）；③ FUDR 24mg/（kg·d），5-FU 26mg/（kg·d）；④若测体重当日计算 FUDR 均量＞ 25.5mg/（kg·d），早晨通知护士先不化药，可能需改当日剂量；⑤若前日腹泻＞ 3 次，早晨通知护士先不化药，视情况决定是否继续化疗

方案 2：VCR+5-FU/FUDR+KSM+VP-16 化疗（FAEV）

5 天为一个疗程，间隔 17 ～ 21 天

用法：VCR，2mg + NS 20ml，静脉注射，化疗前 3h（第一天用），床旁化药

VP-16，100mg/（m²·d）+NS 500ml，静脉滴注，每日 1 次（1h 滴完）

Act-D，200μg/（m²·d）+5% GS 250ml，静脉滴注，每日 1 次（1h 滴完）

5-FU/FUDR，800 ～ 900mg/（m²·d）+5% GS 500ml，静脉滴注，每日 1 次（匀速 8h 滴完）

欧贝，8mg+5% GS 100ml，静脉滴注，每日 1 次

注意：①有脑转移的患者用 10% GS（VCR 用 NS 30ml，以 10% GS500ml 维持，VP-16 必须用 NS）；②化疗第 1 天、第 3 天测体重；③ FUDR 800mg/（m²·d），5-FU 900mg/（m²·d）；④若测体重当日计算 FUDR 均量＞ 850mg/（m²·d），早晨通知护士先不化药，可能需改当日剂量

方案 3：EMA-CO（由 EMA 和 CO 两部分组成）

用法：（1）EMA 方案

第 1 天

Act-D，500μg+5% GS 250ml，静脉滴注，每日 1 次（1h 滴完）；体重＜ 40kg 用 400μg

VP-16，100mg/m²+ NS 500ml，静脉滴注，每日 1 次（1h 滴完）

MTX，100mg/m² +NS 30ml，静脉注射；200mg/m² NS1000ml，静脉滴注（12h 滴完）

注意：①水化 2 日，日补液总量 2500 ～ 3000ml；②记尿量，尿量应＞ 2500ml/d，不足者应补液；③碱化化疗，当日给予碳酸氢钠片 1g，每日 4 次（还可加 5%NaHCO₃ 100ml 静脉滴注，即刻执行）；④测尿 pH，每日 2 次，共 4 天，若尿 pH ＜ 6.5，则补 NaHCO₃；⑤脑转移的患者用 10% GS（VP-16 必须用 NS 2500 ～ 3000ml）

第 2 天

Act-D，500μg+5% GS 250ml，静脉滴注（1h 滴完），体重＜ 40kg 用 400μg

VP-16，100mg/m²+ NS 500ml，静脉滴注（1h 滴完）

CVF，15mg+ NS 4ml，肌内注射，每 12h 1 次（从静脉注射 MTX 24h 后开始，共 4 次）

（2）CO 方案

第 8 天

VCR，2mg + NS 20ml，静脉注射（化疗前 3h）

CTX，600mg/m²+ NS 500ml（或 IFO1600 ～ 1800mg/m²），静脉滴注（2h 滴完）

注意：①补液 1500 ～ 2000ml（用 CTX 者不需大量补液）；② IFO 时用美司钠解救，用法为 20%IFO 的量（一般为 400mg），0h、4h 和 8h；③第 15 天重复下一疗程的第 1 天

方案 4：EMA-EP 化疗（由 EMA 和 EP 两部分组成）

用法：（1）EMA

第 1 天：同 EMA-CO 方案第 1 天用药，第 2 天只用 CVF

（2）EP

第 8 天：根据协和经验，化疗剂量要下调 20%（VP-16 最大 200mg；DDP 最大 100mg）

VP-16，150mg/m²+NS 500ml，静脉滴注

DDP（水剂），75mg/m²+NS 500ml，静脉滴注，DDP 需要水化

第 15 天：重复下一疗程第 1 天

续表

方案 5：VP-16+ Act-D（AE）

用法：3 天为 1 个疗程，间隔 9～12 天；围术期及重症患者常用

VP-16，100mg/（m²·d）+NS 500ml（化疗第 1～3 天用）静脉滴注，每日 1 次（1h 滴完）Act-D，500μg+5% GS 250ml（化疗第 1～3 天用），静脉滴注，每日 1 次

方案 6：ICE（3 天为 1 个疗程，每 21 天为一周期）

用法：VP-16，100mg/（m²·d）+NS 500ml，静脉滴注，每日 1 次（1h 滴完），第 1～3 天

IFO，1.2g/（m²·d）+NS 500ml，静脉滴注，每日 1 次（1h 滴完），第 1～3 天

卡铂，300mg/m²+ NS 500ml，静脉滴注，每日 1 次，第 1 天

注意：①有脑转移的患者用 10% GS；②IFO 时用美司钠解救，水化 2 天

方案 7：TE/TP（TE 和 TP 两周交替，4 周为 1 个疗程）

用法：第 1 天

地塞米松，20mg，口服，化疗前 12h，6h

西咪替丁，30mg+ NS 100ml，静脉滴注

紫杉醇，135mg/m²+10% 甘露醇 500ml，静脉滴注 3h，每日 1 次（1h 以上滴完）

DDP，60mg/m²（最大 100mg）+ 水化液 1L，静脉滴注（3h 以上）

第 15 天

紫杉醇，135mg/m²，静脉滴注（方法同第 1 天）

VP-16，150mg/m²（最大 200mg）+NS 1L，静脉滴注

注意：①有脑转移的患者用 10% GS；②具体注意事项同紫杉醇和铂类的化疗

疗效评估：药物应用后，一般并非立即可见效应。血清 HCG 的明显下降需在疗程结束 1 周后才出现，肺转移阴影吸收亦需在停药后 2 周才明显。因此，为观察疗效而进行这些检查均不宜过早进行，否则常易造成错觉，以为无效。另外，滋养细胞的倍增时间较短，病情变化较快，HCG 又是其敏感而特异的标志物，因此血清 HCG 的监测频度也不宜过疏，一般以一周复查一次为宜，以利于及时捕捉患者的病情变化，相应地调整治疗措施。

与其他实体瘤的化疗疗效以病灶消退程度为标准有所不同，滋养细胞瘤化疗疗效的判定主要依据血清 HCG 的下降幅度。一般来说，一个有效的化疗疗程至少能使患者的血清 HCG 下降一个数量级（如由数万 mIU/ml 下降到数千 mIU/ml），有时甚至下降 2～3 个数量级（如由数十万 mIU/ml 下降到数百 mIU/ml）。log10=1，因此一个数量级的下降也就是一个对数的下降，所以这种下降又称为对数杀灭。尤其对于初始治疗的患者而言，有效的化疗必须能够达到血清 HCG 的对数下降，否则往往是方案选择不合适或患者化疗耐药的征兆。在患者血清 HCG 下降到数百甚至数十 mIU/ml 以下时，其下降速度会趋缓，此时就达不到对数杀灭了。

因此，在每一疗程结束后，应每周测定一次血 HCG，并整合妇科检查、超声、胸部 X 线片、CT 等检查来评价疗效。在每疗程化疗结束至下一疗程开始前，血 HCG 下降至少达到 1 个对数才称为有效。

停药指征：国际妇科肿瘤协会（International Society of Gynecologic Cancer，ISGC）和国际妇产科联盟（International Federation of Gynecology and Obstetrics，FIGO）推荐的 GTN 化疗的停药指征如下：①对于低危 GTN 患者，HCG 正常后给予 2～3 个疗程的巩固化疗；②对于高危 GTN 患者，HCG 正常后继续化疗 3～4 个疗程，且第一个巩固疗程必须为联合化疗。

（3）PSTT 的化疗：化疗在 FIGO Ⅰ～Ⅱ期 PSTT 患者中的治疗地位仍不明确，目前不推荐 FIGO Ⅰ期行全子宫切除术的患者应用整合化疗。对于有不良预后因素者，可以考虑术后化疗，包括存在子宫外转移病灶（即 FIGO Ⅲ～Ⅳ期），FIGO Ⅰ期但合并有其他不良预后因素（如发病与前次妊娠终止间隔时间长、脉管浸润、深肌层受累、高核分裂象等）。手术后血清 β-HCG 仍持续上升的患者，最常用的化疗方案是 EP/EMA、EMA-

CO、FAEV。

（4）ETT 的化疗：术前化疗不推荐。术后辅助化疗的作用有争议，对于 I 期的 ETT 患者，如果已经进行了全子宫切除手术，术后 β-HCG 降到正常者，不推荐化疗。对于 II ～ IV 期患者及治疗后复发的患者，术后化疗对于转移病灶的治疗有帮助，可以考虑术后化疗。根据文献报道，目前的化疗方案有 EMA-CO、EMA/EP，以及 FEAV、PEB（顺铂、博来霉素、VP-16）、MICE（异环磷酰胺、卡铂、VP-16）等。由于病例的异质性，无法推荐哪种方法更好，至于术后化疗的指征及巩固化疗多少疗程较为合适，亦无明确定论。

（5）化疗期间的管理：化疗前要对各种化疗药物的使用方法、途径及化疗不良反进行充分了解。对于化疗剂量的核对要根据骨髓抑制史、HCG 水平及患者的一般情况进行个体化整合评估，并做到定期核对体重，及时更改化疗剂量。

化疗期间要注意患者的毒性反应，包括询问患者呕吐次数、腹泻次数、尿量、尿 pH（使用 MTX 时）及进食情况；如果一天腹泻 > 3 次，应停药观察，腹泻原因没有明确前不建议使用收敛药物。化疗期间建议隔日检测血常规，如患者在化疗过程中出现了骨髓抑制，化疗继续进行与否是十分棘手的问题。通常采取的办法如下：如果粒细胞 ≥ 1.5×10^9/L 或血小板 ≥ 8×10^9/L，则当天继续化疗，第二天早晨急查血常规后再决定第二天的化疗是否继续进行；如果粒细胞 < 1.5×10^9/L 或血小板 < 8×10^9/L，则当天暂停化疗，第二天早晨急查血常规后再决定第二天的化疗是否继续进行；如果暂停化疗的天数超过两天，则本疗程结束。但是，在骨髓出现抑制时是否继续化疗，需要根据整合医方的临床经验和医疗条件，以及患方的病情和经济条件等诸多因素审慎整合考虑，如无较大把握，宁可保守些，以免出现严重的毒副反应而不可逆转。化疗期间禁用 G-CSF。

关于化疗毒性反应的防治，主要针对的毒性反应为骨髓抑制，其次为消化道反应、肝损伤、肾损伤及脱发等。用药期间必须严密观察，注意防治。

（1）骨髓抑制：多数化疗药物以抑制白细胞为主，伴血小板相应下降，也常有贫血发生。多

数患者先出现中性粒细胞减少，血小板减少的发生和恢复都稍晚于中性粒细胞的变化。放线菌素 D（Act-D）对血小板的影响较明显。

1）化疗相关中性粒细胞减少的处理：细胞周期特异性药物和细胞周期非特异性药物所致中性粒细胞下降的规律稍有不同。GTN 常用方案中，氟尿嘧啶为细胞周期特异性药物，用药后 7 ～ 14 天中性粒细胞出现低谷，14 ～ 21 天时中性粒细胞恢复。环磷酰胺等可引起中性粒细胞减少症，21 ～ 24 天时中性粒细胞恢复。而非特异性药物，用药 10 ～ 14 天恢复。在化疗间期出现中性粒细胞减少（尤其是患者出现 III 度骨髓抑制）时应给予治疗。可使用重组人粒细胞集落刺激因子（rhG-CSF），具体用法为 5μg/kg（根据机构规定的体重限制，取整至最接近药瓶规格），皮下或静脉注射，每日 1 次。持续用药直至中性粒细胞从最低点恢复至正常或接近正常水平（即中性粒细胞回升至 2.0×10^9/L 以上时）。如果在第一疗程化疗后出现 IV 度骨髓抑制，再次化疗后可给予预防性 G-CSF 治疗。rhG-CSF 通常在化疗结束 24 ～ 72h 开始，2 ～ 3μg/kg（根据机构规定的体重限制，取整至最接近药瓶规格），皮下或静脉注射，1 次 / 天。持续用药直至 ANC 从最低点恢复至正常或接近正常水平（ANC 回升至 2.0×10^9/L 以上时）。也可以使用聚乙二醇化重组人粒细胞集落刺激因子（PEG-rhGCSF），对于化疗间隔 14 天以上的方案，在化疗结束 24h 后使用 1 次（不建议在使用细胞毒性化疗药物前 14 天到化疗后 24h 内给予），皮下注射，剂量按患者体重（100μg/kg）进行个体化治疗。尚无足够数据支持周化疗方案后使用（PEG-rhGCSF），因此不推荐对于短疗程或者周疗程患者使用。如果出现严重的中性粒细胞缺乏（ANC < 0.1×10^9/L）或预计中性粒细胞缺乏持续 > 7 天，可以预防性使用抗生素。

2）化疗相关贫血的处理：血红蛋白 ≤ 11g/dl 或较之前下降 ≥ 2g/dl 时需要对患者进行贫血相关的评估，同时要注意鉴别贫血有其他多种原因。对于中度以上贫血，必要时进行血清铁、铁蛋白、转铁蛋白和总铁结合力的 4 项检查，肿瘤患者中 32% ～ 60% 合并铁缺乏，应根据铁的状态进行补铁治疗。对于高危患者（如近期强化疗使血红蛋

白下降）或存在某些并发症（心脏病、慢性肺疾病、脑血管疾病）的患者，要考虑红细胞输注，当出现明显的症状性贫血（心动过速、晕厥等）时，也应考虑红细胞的输注。但红细胞生成素（EPO）用于化疗相关的贫血尚有争议，因为EPO的应用可能增加血栓事件风险，并与生存期缩短相关。如使用EPO，具体用法是初始剂量 100 ～ 150IU/（kg·d），皮下注射，每周 2 ～ 3 次，同时建议静脉输入铁剂以增强疗效。不过注射EPO与输血的利害比较还需要进一步临床试验。

3）化疗相关血小板减少（CIT）的处理：CIT诊断标准为外周血血小板 $< 100 \times 10^9/L$，需排除患有其他导致血小板减少的基础疾病及引起血小板减少的药物影响（如磺胺类药物等）。促血小板生长因子常用于治疗化疗相关血小板减少，包括重组人白细胞介素 11（rhIL-11）、重组人血小板生成素（rhTPO）、TPO受体激动剂罗米司亭（romiplostim）和艾曲波帕（eltrombopag）。目前国内只有前两种制剂，具体用法如下。① rhIL-11：在血小板计数为（25 ～ 75）$\times 10^9/L$ 时应用。推荐剂量 25 ～ 50μg/（kg·d），连用 7 ～ 10 天，至化疗抑制作用降低且血小板计数 $\geq 100 \times 10^9/L$ 或较用药前升高 $50 \times 10^9/L$ 以上时及时停药，以避免发生静脉血栓栓塞。肾功能受损者需减量 [肌酐清除率 $< 30ml/min$ 者，减量至 25μg/（kg·d）]，有心脏病史者慎用。② rhTPO：应在血小板 $< 75 \times 10^9/L$ 时应用，300U/（kg·d），化疗结束 6 ～ 24h 开始皮下注射，连续应用 7 ～ 14 天。对于上一个化疗周期发生过 2 级以上 CIT 者和出血风险较大的患者，建议给予二级预防治疗。在使用过程中注意血小板变化，在血小板 $\geq 100 \times 10^9/L$ 或较用药前升高 $50 \times 10^9/L$ 时应及时停药。③输注血小板：当血小板 $\leq 10 \times 10^9/L$ 时或 $< 20 \times 10^9/L$ 时伴有自发性出血或全身性淤血，均需要输注血小板。

（2）消化道反应

1）恶心呕吐：虽然在 GTN 常用方案中，使用 EMA/EP 中静脉用的 DDP 为高致吐风险药物，EMA-CO 方案中，CTX（$600mg/m^2$）和 MTX 属于中度致吐风险药物（呕吐发生率为30% ～ 90%），但是因为 GTN 的 FAV 和 FAEV 均为整合方案，且

化疗需要 5 ～ 7 天，所以在实际治疗过程中，恶心呕吐的情况仍然严重，化疗中预防恶心呕吐为主的治疗仍很重要。一般化疗前往往采用三药整合方案，包括 5-HT$_3$ 受体拮抗剂（如昂丹司琼或格拉司琼）、地塞米松和 NK-1 受体拮抗剂（如阿瑞吡坦）；还有如顺铂（Ⅰ类证据）等其他方案（2A级证据）也可引发恶心呕吐。

2）口腔毒性：DNA周期特异性化疗药物（如博来霉素、氟尿嘧啶和甲氨蝶呤等）的口腔毒性比细胞周期非特异性药物大。高剂量依托泊苷、甲氨蝶呤、氟尿苷（快速给药方案）都容易引起口腔黏膜炎。治疗方法主要是支持治疗和控制症状，使用含盐和碳酸氢钠的稀释溶液漱口。饮食限于不需要过多咀嚼的食物，避免酸性、过咸或较干的食物。选用黏膜保护剂，包括用青黛散、锡类散或口腔溃疡散涂患处，也可用 IL-11 细胞因子局部涂抹，或使用苯海拉明、果胶等，疼痛严重者有时可给予混合局部麻醉药。

3）腹泻：化疗所致腹泻（chemotherapy-induced diarrhea, CID）多见于氟尿嘧啶类药物（如 5-FU）。若化疗中出现腹泻每日 $> 4 \sim 5$ 次（尤其大剂量 5-FU 化疗者），应立即停止化疗。化疗相关性腹泻的治疗原则如下。①止泻、微生态制剂肠道内调节、消炎和对症治疗。②止泻药物主要包括洛哌丁胺（易蒙停），剂量使用标准为初始 4mg，此后每 4h 或每次稀便后给予 2mg，至最后 1 次稀便结束后不得少于 12h，但连续不超过 48h。其他药物包括吸收剂（如果胶和氢氧化铝）和吸附剂（如白陶土和活性炭），它们能与渗透活性物质结合，有效辅助治疗轻度腹泻。③出现菌群失调，给予美肠安枯草杆菌肠球菌二联活菌肠溶胶囊和培菲康（双歧杆菌三联活菌散）等药物口服。④非药物措施包括避免摄入可能加重腹泻的食物，积极口服补充含有水、糖、盐的液体，必要时输液和抗生素，纠正电解质紊乱和菌群失调。

（3）肝损伤：易引起肝功能异常的化疗药物包括放线菌素 D、环磷酰胺和甲氨蝶呤等。甲氨蝶呤可引起慢性肝纤维化，大剂量甲氨蝶呤可能引起严重肝损伤，甚至导致肝萎缩。药物所致肝毒性最明确的指标是氨基转移酶升高、血清谷草转氨酶 / 血清谷丙转氨酶伴总胆红素升高，凝

血酶原时间或国际标准化比值（INR）增高，这些提示有严重肝损伤的可能。药物性肝损伤的特点是用药发生在肝损伤之前，停药后肝损伤改善，再次用药后可能出现更迅速更严重的损伤。因为药物性肝损伤诊断迄今仍缺乏简便、客观、特异的诊断指标，故目前诊断仍采用排除法。首先要确认存在肝损伤，其次排除其他肝病，如病毒性肝病、酒精性肝病和自身免疫性肝病等，再通过因果关系评估来确定肝损伤与可疑药物的相关程度。

（4）肾损伤：化疗和抗瘤生物制剂可通过多种不同机制引起肾毒性。GTN 的方案中，导致肾损伤的常用抗癌药有顺铂（DDP）、甲氨蝶呤（MTX）、环磷酰胺（CTX）、异环磷酰胺（IFO）。①肾功能评估：应使用最准确的 GFR（肾小球滤过率）评估方法。收集 24h 尿液计算肌酐清除率（creatinine clearance，CrCl）的方法十分烦琐，并有可能由于尿液收集不全而出错。以稳定的血清肌酐浓度为基础的估算公式也与测得的 GFR 有关，如 Cockcroft-Gault 公式、肾脏病膳食改良试验（modification of diet in renal disease，MDRD）公式、慢性肾脏病流行病合作工作组（chronic kidney disease epidemiology collaboration，CKD-EPI）公式。这些目前是常规临床实践中最常用的方法，便捷且具有相似的一致性水平。②防治措施：首先是水化，顺铂化疗前一天开始至化疗后 2 ～ 3 天，每日输液 2000 ～ 3500ml；保证 24h 尿量 > 2500ml，不足者增加补液量并用利尿剂。其次为碱化，用大剂量 MTX 者，既要水化还要碱化尿液，输注或口服 $NaHCO_3$，保持尿 pH > 6.5，测尿 pH 2 ～ 3 次／日。最后为解救，为防止 MTX 肾毒性，应给予四氢叶酸（CF）来解救，CF 用量为 MTX 剂量的 10% ～ 15%，肌内注射，开始时间因方案而异。为预防 IFO 导致膀胱出血，可于应用 IFO 的同时及 IFO 后 4h、8h 给美司钠，剂量为 IFO 用量的 10% ～ 30%。

（5）脱发：也是化疗中的常见反应之一，以放线菌素 D 最为明显，往往 1 个疗程后，即全部脱落，腋毛及阴毛也不例外；其次为 MTX、6-MP 和 5-FU，但发生全秃者较少。一般在停药后即可逐渐生长，无须特殊治疗。新生头发开始时纤细卷曲，之后逐渐变为正常。也有少数患者头发脱光后，即使继续用药，新发也能生长，说明局部也可发生耐药，但不一定说明肿瘤对该药也发生了耐药。

（6）远期不良反应：包括卵巢功能损害和第二肿瘤。一般化疗后月经紊乱的总发生率为 40% ～ 73%，常见的表现为闭经，部分患者表现为月经量和频次减少。CTX 是最常见的导致闭经的化疗药，依托泊苷（VP-16）亦可损害卵巢功能。闭经通常为可逆性，90% 以上的患者在化疗结束后月经恢复，但 > 36 岁者发生永久闭经的比例明显高于年轻者。化疗结束后恢复月经的年轻女性（< 35 岁）可以妊娠并达到足月产。化疗对胎儿的影响很少有报道。引起第二肿瘤的常见化疗药物主要为烷化剂和 VP-16，最常见的第二肿瘤为急性非淋巴细胞白血病，并且预后不良。

2. 免疫治疗　目前，免疫治疗在 GTN 中的应用主要是免疫检查点抑制剂。多项研究证实，PD-L1 在 GTN 组织中广泛表达。因此，PD-1/PD-L1 抑制剂可能是治疗耐药 GTN 的一个选择。免疫组化染色显示胎盘部位 PD-L1 表达上调，这与局部免疫微环境处于下调状态相关。绒癌标本中，PD-L1 免疫组化染色的阳性率高（73% ～ 100%），其中 PD-L1 在合体滋养细胞呈弥漫强阳性，在中间型滋养细胞中为弱阳性。2017 年临床开始应用免疫检查点抑制剂治疗耐药的 GTN 患者。2017 年报道了首个以帕博利珠单抗（pembrolizumab）治疗（每次 200mg，间隔 21 天）耐药 GTN 患者的案例成果；随后又有报道发布了 4 名发生化疗耐药的 GTN 患者采用帕博利珠单抗治疗的效果，其中 2 例绒癌和 1 例 PSTT 患者获得完全缓解，1 例 PSTT 合并 ETT 患者对免疫治疗无反应。2019 年，美国国家癌症综合网络（NCCN）发布的滋养细胞瘤的临床实践指南推荐帕博利珠单抗用于耐药性绒癌的补救治疗。2018 年，FIGO 对于滋养细胞瘤的指南更新，指出帕博利珠单抗可用于高危耐药 GTN 患者的二线治疗。在法国发起的以 PD-L1 抗体 trophimmun 治疗化疗耐药的滋养细胞瘤的 II 期临床研究（NCT03135769）中，单药化疗（MTX 或者 Act-D）耐药的 6 例低危患者中有 3 例完全缓解，随访 11.7 个月无复发，其余 3 例患者对免疫治疗无反应，但经过二线化疗后完全缓解，没有严重不良反应的发生。一直到 2019 年底，该研究在仍继续招募患者进行中。

3. 靶向治疗　GTN 的靶向治疗效果不如许多其他的肿瘤理想，文献检索仅有个案报道，因此仍需更多基础及临床研究来发现有效的药物。

要点小结

◆ FIGO 预后评分为 0 ～ 4 分且继发于葡萄胎的 GTN 患者首选单一药物化疗，最常用药物为甲氨蝶呤（methotrexate，MTX）、放线菌素 D（Act-D）和氟尿嘧啶 / 氟脲苷（5-FU/FUDR）。目前认为 Act-D 优于 MTX。

◆ FIGO 评分 5 ～ 6 分或病理诊断为绒癌的低危患者，初次治疗时单药失败率高，可以选择整合化疗。高危妊娠滋养细胞瘤患者初次治疗应以整合化疗为主，并结合手术、放疗的整合治疗，首选 EMA-CO 方案和以氟尿嘧啶为主的整合化疗方案。

◆ 胎盘部位滋养细胞瘤的患者中，无高危因素者术后不必化疗，而具有高危因素或子宫外转移的患者术后应给予化疗，首选 EMA-CO 整合方案。部分上皮样滋养细胞瘤患者术后要予以联合化疗。

◆ 帕博利珠单抗（pembrolizumab）可用于高危、耐药性绒癌的补救治疗。

（三）放射治疗

放疗对滋养细胞肿瘤的作用有限，但在脑转移的治疗中有一定作用，不过其作用与鞘内注射 MTX 相比仍有争议。有文献报道，对脑转移患者采用全脑照射，约有 50% 的患者可痊愈。

1. 放疗原则　一般情况下，恶性滋养细胞肿瘤转移灶的放疗是在全身化疗基本控制的情况下进行的，但在脑转移症状明显及病灶急性出血时则可先做局部放疗。过早、过晚使用放疗均不利于控制肿瘤。因此临床应根据具体情况合理应用。

2. 放疗适应证　建议在以下情况时考虑放疗：①脑转移，特别是多个转移病灶和症状明显者；②外阴、阴道、宫颈等转移灶急性出血，病灶广泛，局部止血无效，可加用放疗；③肺、盆腔团块转移灶，化疗消退不满意者；④耐药病灶（手术不宜切除者）；⑤姑息性放疗，缩小肿瘤，减轻症状。

3. 脑转移的放疗方式　应根据 MRI 或 CT 定位决定放疗方案，可选用立体定向放疗、适形放疗或调强适形放疗。现在已经很少选用全脑照射，通常对病灶部位集中放射。立体定向的方案比较多，如果病灶不是很多，通常单次 8 ～ 18Gy，总量 40 ～ 50Gy。在脑部放疗中，辅助治疗十分重要，应同时采用脱水、止血及全身支持治疗，以利于放疗的顺利进行。待脑部转移灶控制后，要及时进行全身化疗根治肿瘤。

4. 化疗后耐药病灶的放疗　首先分析清楚耐药病灶是在化疗控制下的病灶还是在发展的肿瘤中，若为化疗控制下的残留病灶，不宜手术者可用放疗，预后良好。若病情在发展中，必先寻找有效的二线化疗控制病情（即缩小肿瘤，血 β-HCG 降至正常范围）后，及时加用放疗，才能奏效，否则对提高生存率毫无意义，只能达到缩小肿瘤、缓解症状的目的。

（四）介入治疗

目前临床主要应用的是选择性动脉栓塞。该栓塞术可用于治疗滋养细胞瘤导致的腹腔内出血或子宫出血。动脉造影能很快明确出血部位，选择性动脉栓塞术可准确地阻断出血部位的血供，手术时间短，创伤小，对于肿瘤大出血病情危重的患者来说是一种有效的应急措施。对有生育要求的女性，既可达到保留子宫的目的，也有利于随后的化疗。此外，对于肝脾转移瘤破裂导致大出血的患者，动脉栓塞术是一种有效的应急措施。这样均可能使某些无法承受手术的患者获得治疗的机会。

1. 常用栓塞剂

（1）吸收性明胶海绵：是目前应用最多的一种栓塞剂，优点是安全无毒，取材方便。吸收性明胶海绵通常在 7 ～ 21 天后被吸收，被阻塞的血管可以再通。从栓塞时间来讲，其是一种中效栓塞剂。

（2）不锈钢圈：可制成不同大小的型号，以适合所要栓塞的血管。它只能栓塞动脉近端，且易建立侧支循环，是一种长效栓塞剂。

（3）无水乙醇：是一种液态栓塞剂。其栓塞机制是造成微小血管内膜损伤，使血液中蛋白质变性，形成凝固混合物而起栓塞作用，是一种长效栓塞剂。其作用是微血管栓塞，栓塞后不易建立侧支循环，因而是一种很好的治疗肿瘤的栓塞剂。然而值得注意的是，乙醇反流引起邻近器官梗死却可能是一种严重的并发症，所以选用和操作时要特别谨慎。

（4）聚乙烯醇：这是一种无毒、组织相容性好、在体内不被吸收的长效栓塞剂。

（5）碘油乳剂：可通过肝动脉注入，并滞留在肿瘤血管内，产生微血管栓塞。还可以混合化疗药物或标记放射性核素，进行内放射治疗，是目前肝癌栓塞治疗中应用最广的一种栓塞剂。

（6）微囊或微球微囊：其可包裹化疗药物，如 MMC 微囊、DDP 微囊、MTX 微囊及 5-FU 微囊等，可进行化疗性栓塞。

总之，各种栓塞剂均有其不同的优缺点，使用时应根据不同的情况做出适当的选择。如为控制出血或术前栓塞，可采用短中效栓塞剂；如作为肿瘤的姑息治疗，则宜选用长效栓塞剂。另外，还应根据栓塞血管的大小、栓塞部位及邻近的器官考虑选择合适类型的栓塞剂。

2. 栓塞方法　将导管插进肿瘤供血动脉，在栓塞前做动脉造影，以了解血管分布及变异、肿瘤大小、局部出血及侧支循环等情况。然后根据具体情况及治疗目的选择栓塞剂。注入栓塞剂时要在电视监视下缓慢注入，导管头要尽量靠近靶血管，以防栓塞剂反流。另外，对有较大盆腔动静脉瘘患者进行栓塞时，有可能造成栓塞物质游走而导致肺栓塞，这种情况下以选择较大的不锈钢圈栓塞为宜。

要点小结

◆ 放疗的作用有限，在脑转移及部分化疗后耐药病灶中有所应用，应注意放疗适应证及放疗的时机。

◆ 选择性动脉栓塞术可用于治疗滋养细胞瘤导致的腹腔内出血或子宫出血。

【康复随访及复发预防】

（一）总体目标

葡萄胎患者作为高危人群，其随访有重要意义。通过定期随访，可早期发现滋养细胞瘤并及时处理。葡萄胎随访的目标是监测疾病，尽早发现恶变，及时治疗。

对于恶性滋养细胞瘤，治疗后的随访应当规范，早期发现复发的异常情况，及时给予干预。

（二）严密随访

1. 葡萄胎清除后的随访　葡萄胎清宫后，血清 β-HCG 滴度呈对数下降，首次降至阴性的时间平均为 9 周，一般不超过 14 周。葡萄胎排出后，随访应包括以下内容。

（1）HCG 定量测定：葡萄胎清宫后每周 1 次，直至连续 3 次正常，然后每个月 1 次，至少持续 6个月。此后可每 6 个月 1 次，持续至少 2 年，如出现任何异常，应提前复查。

（2）每次随访时除必须做 HCG 测定外，应注意月经是否规则，有无异常阴道出血，有无咳嗽、咯血及其他转移灶症状，并做妇科检查，可定期做超声、胸部 X 线片或肺 CT 检查。完全性葡萄胎的恶变率为 10% ～ 30%，部分性葡萄胎的恶变率仅为 0.5% ～ 5.6%。

2. IM 和 CC 化疗后的随访　化疗结束后应密切随访血 HCG，第 1 次在出院后 1 个月，然后每 3 个月 1 次至 1 年，每 3 ～ 6 个月 1 次至 2 年，每 6 个月一次至 3 年，此后每年 1 次直至 5 年，然后可改为每 2 年随访 1 次。

3. PSTT 患者的随访　对 PSTT 患者，应终身随访，尤其是接受保留生育功能治疗的患者。需要随访患者的月经恢复情况，血清 β-HCG 水平，必要时行影像学检查。

（三）常见问题处理

1. 葡萄胎的良性转移问题　良性葡萄胎亦可发生阴道或肺转移，在葡萄胎排出后这些转移可以自然消失，不一定是恶性的表现。Novak 称之为"迁徙"（deportation）或"生理性转移"。对于肺部出现转移小结节，但血清 HCG 呈持续下降者，如其能够按要求密切随诊，在获得知情同意的情况下，可以不予化疗，密切随诊。

2. 再次葡萄胎问题　单次葡萄胎后的复发风险较低，为 0.6% ～ 2%，而有 2 次葡萄胎妊娠的患者发生第 3 次葡萄胎妊娠的机会则可达 28%。

3. 残余葡萄胎　葡萄胎排出不净，部分葡萄胎组织残存宫内，可使子宫持续少量出血，复旧欠佳，血清 HCG 不能满意下降。如再次刮宫，将残存组织刮净，所有症状即会迅速消失。这种情况被称为"残存葡萄胎"（residual mole），一般无严重后果。但由于患者可能长期出血，易发生宫内感染，处理时应极为小心。同时，这种情况也易和葡萄胎发生恶变（侵入肌层）混淆，诊断时也应加以注意。

4.GTD 后的妊娠问题　葡萄胎随访期间可采用避孕套或口服避孕药避孕。HCG 自然降至正常者，在 HCG 正常后 6 个月可以再次妊娠。妊娠后应在妊娠早期做超声和测定 HCG，以明确是否为正常妊娠；分娩后胎盘送病理检查，并随访 HCG 直至其降至正常。一般情况下，葡萄胎后女性妊娠和分娩的机会并无很大改变。早产、胎死宫内、先天畸形及胎儿发育异常等发生率亦无明显增高。

5. 其他　对于 IM 和 CC，有妊娠要求者一般于化疗停止 1 年后可妊娠。PSTT 保留生育功能患者终止化疗 1 年以上可再次妊娠。

要点小结

◆ 葡萄胎及恶性滋养细胞瘤治疗后的随访非常重要，要定期、规范地随访。

◆ 葡萄胎随访期间可采用避孕套或口服避孕药避孕。

◆ 葡萄胎在 HCG 正常后 6 个月可以再次妊娠。恶性滋养细胞瘤患者一般于化疗停止 1 年后可妊娠。

随着人们对 GTN 生物学行为认识的不断加深，以及临床诊断技术与化疗药物的进一步发展与完善，滋养细胞瘤的早期诊断率及治愈率不断提高。然而，临床上依然存在对滋养细胞瘤尤其

是高危患者初次治疗的不规范行为，从而导致一部分患者并未能接受正规治疗而发展为耐药或晚期多脏器转移的危重患者，这也就构成滋养细胞瘤治疗失败的主要原因。另外，GTN 是目前国际妇产科联盟（FIGO）和国际妇科肿瘤协会（ISGC）认可的唯一可以没有组织病理学证据就可以进行临床诊断的一种妇科恶性肿瘤，因此对于一些不典型病例，临床上易造成漏诊或误诊，导致延误治疗或者错误治疗，给患者带来不必要的经济损失和身心伤害。

综上所述，随着分子生物学和生物信息学的进步，临床对葡萄胎发生发展的分子遗传学机制已有更深入的理解，因此可以预见，对滋养细胞肿瘤的来源也会有新的发现；而对滋养细胞肿瘤的治疗，目前临床上应进一步加强对诊断与鉴别诊断重要性的认识，防止误诊误治；同时要重视滋养细胞肿瘤初治的规范化，预防耐药与复发的发生。对于高危、复发耐药的难治患者，则需要探索优化治疗方式，积累靶向治疗和免疫治疗的临床试验，同时找到预测药物治疗效果的有效标志物；同时还要对滋养细胞肿瘤的病理学进行深入分析，包括中间型滋养细胞肿瘤，加深对其的认识，这样才可能加速推动滋养细胞瘤整合诊疗的发展。

（蒋　芳　向　阳）

【典型案例】

恶性滋养细胞瘤整合性诊疗 1 例

（一）病例情况介绍

1. 基本情况　女性，31 岁，G5P2，末次月经时间 2014 年 6 月 21 日。

患者末次妊娠为 2011 年 11 月 8 日，自然分娩一女孩。2013 年 8 月，停经 46 天，阴道出血，外院查血 HCG 16 734mIU/ml。超声提示子宫肌层低回声包块（5.5cm × 5.0cm），内部呈海绵样回

声，边缘不规则，境界不清，多普勒超声见丰富血流信号。2013 年 8 月 23 日行肺 CT 提示，右肺下叶外侧段高密度结节，怀疑转移瘤。2013 年 9 月 5 日行诊刮术，术后病理提示为坏死物及退变的蜕膜样组织，未见绒毛。清宫术后随访 HCG 持续升高，当地医院考虑绒癌行"双枪化疗"5 个疗程，第 2 疗程后 β-HCG 降至正常。末次化疗为 2014 年 1 月底。此后患者每月复查血 HCG 及 B 超，均正常，并严格使用工具避孕。2014 年 4 月发现 HCG 又升高，监测 HCG 共 7 次，变化（mIU/ml）如下：160.0（4 月 24 日）→ 416.2（4 月 30 日）→ 851.8（5 月 8 日）→ 2268.0（5 月 16 日）→ 4273（5 月 21 日）→ 15 626.0（6 月 3 日）→ 69 976（6 月 20 日）。4 月 24 日复查胸部 X 线片未见异常。4 月 24 日及 4 月 29 日外院查子宫双附件彩超，6 月 5 日外院磁共振均提示子宫前壁肌层内见 2.7cm×2.5cm×2.2cm 低回声区，考虑为子宫肌瘤。

7 月份前来就诊。2014 年 7 月 2 日查 β-HCG 1636mIU/ml，7 月 3 日胸部 CT 平扫示右肺中叶贴斜裂处可见一软组织肿块，大小约为 2.5cm×3.2cm，其内密度均匀，边缘可见浅分叶，中叶支气管受压变窄，转移癌可能性大。2014 年 7 月 8 日子宫双附件超声，结果为子宫肌瘤。头 CT 平扫左侧基底节区小片状低密度影，结合临床症状。考虑绒癌复发。2014 年 7 月 14 日开始给予 EMA-CO 方案化疗，化疗 2 个疗程后，β-HCG 降到 6.8mIU/ml，3 个疗程后 β-HCG 为

6.2mIU/ml。3 个疗程后（2014 年 8 月 20 日）复查胸部 CT 平扫检查：右肺中叶贴斜裂处可见一软组织肿块，大小约为 2.5cm×3.2cm，其内密度均匀，边缘可见浅分叶，中叶支气管受压变窄，远端可见斑片状影。右肺中叶可见索条影；与 2014 年 7 月 3 日 CT 比较：右肺中肺门区肿块较前略缩小，中叶支气管受压、变窄，较前减轻，远端阻塞性肺炎，现不明显；余大致同前。自发病无咳嗽及咯血，无咳痰，无头痛、恶心及呕吐。

2. 入院体格检查　无特殊发现。

3. 辅助检查　2014 年 8 月 26 日查 β-HCG 为 6.2mIU/ml。2014 年 8 月 20 日复查胸部 CT 平扫检查：右肺中叶贴斜裂处可见一软组织肿块，大小约为 2.5cm×3.2cm，其内密度均匀，边缘可见浅分叶，中叶支气管受压变窄，远端可见斑片状影。右肺中叶可见索条影。

4. 入院诊断　复发绒癌Ⅲ期：12 分，EMA-CO 化疗 3 个疗程后，外院化疗 5 个疗程（图 10-4-1）。

（二）整合性诊治过程

1. 诊断评估及治疗方案

（1）MDT 团队组成：妇产科、胸外科、放射科、放疗科、病理科。

（2）讨论意见：患者绒癌复发患者，属于Ⅲ期高危组。本次复发虽然经过 EMA-CO 化疗，β-HCG 接近正常，但肺部结节持续存在，全身评估没有其他部位的转移病灶。考虑该结节为孤立

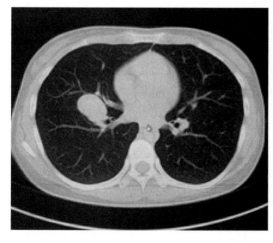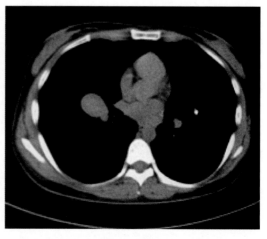

图 10-4-1　2014-8-20 肺部 CT（左：肺窗，右：纵隔窗）影像

右肺中叶贴斜裂处软组织肿块（2.5cm×3.2cm），其内密度均匀，边缘可见浅分叶，中叶支气管受压变窄，远端可见斑片状影

性转移结节，在本次复发开始就存在，化疗后肿瘤稍有缩小，但病灶仍大于2cm，并且为耐药病灶，建议手术切除，围术期给予AE方案化疗；不考虑放疗。

治疗：2014年8月28日给予右侧开胸，右肺中下叶切除+淋巴结清扫。

手术病理：（右肺中-下叶）肺内可见出血坏死结节，结节周边可见异型细胞，结合病史考虑转移性绒癌，支气管断端、支气管及肺膜未见特殊；淋巴结未见转移性癌（肺门0/3、隆突下0/2、第2组0/5、第2组0/4）。免疫组化结果显示HCG-β（-），HPL(-)，Ki-67（个别+），PLAP（个别弱+），HCG（±）。

围术期给予AE方案化疗。术后HCG（2014年9月1日）：1mIU/ml。

2. 后续随访

（1）MDT团队组成：妇科肿瘤医师、胸外科医师。

（2）讨论意见：术后给予EMA-CO方案巩固化疗2个疗程，患者胸科术后恢复良好，积极性功能锻炼。规律随诊β-HCG，5年无复发。

（三）案例处理体会

患者本次就诊为复发的高危耐药GTN患者。对于这类患者，治疗前要再次进行全面的病情评估非常重要，包括复查β-HCG和影像学评估，胸腹盆CT（或B超）及头颅MRI，明确转移病灶的部位及大小。

治疗方案：是重要部分，绒癌化疗敏感，但患者为耐药绒癌，评分高，首选FUDR为主的联合化疗方案或EMA-CO方案，与患者沟通，选择了EMA-CO方案。

肺内结节的处理：本患者病变为耐药病灶，在肺部，经过化疗治疗，β-HCG下降接近正常，但残余病灶持续存在且大于2cm。对于这样的孤立、耐药病灶，继续化疗的作用有限，选择手术切除是正确选择。

围术期化疗：手术前后化疗药物配合：术前用药1～2天，术后继续完成疗程，尽量采用敏感药物。血HCG正常后继续巩固化疗2～3个疗程。

对于复发难治的耐药绒癌，没有MDT团队的合作，没有整合医疗的理念，难以达到好的治疗效果。

（蒋芳 向阳）

参考文献

蒋芳，向阳，2019. 低危妊娠滋养细胞肿瘤的管理. 实用妇产科杂志，35（6）：405-408.

石一复，李娟清，郑伟，等，2005. 360余万次妊娠中妊娠滋养细胞疾病发病情况的调查. 中华妇产科杂志，40（2）：76-78.

向阳，2017. 妊娠滋养细胞肿瘤 协和2017观点. 北京：科学技术文献出版社.

向阳，2020. 宋鸿钊滋养细胞肿瘤学（第4版）. 北京：人民卫生出版社.

向阳，赵峻，2017. 妊娠滋养细胞疾病诊治进展. 中国实用妇科与产科杂志，33（1）：14-18.

Alazzam M, Tidy J, Osborne R, et al, 2016. Chemotherapy for resistant or recurrent gestational trophoblastic neoplasia. Cochrane Database Syst Rev，（1）：CD008891.

Davis MR, Howitt BE, Quade BJ, et al, 2015. Epithelioid trophoblastic tumor: a single institution case series at the New England Trophoblastic Disease Center. Gynecol Oncol, 137（3）：456-461.

Eysbouts YK, Bulten J, Ottevanger P B, et al, 2016. Trends in incidence for gestational trophoblastic disease over the last 20 years in a population-based study. Gynecol Oncol, 140（1）：70-75.

Frijstein MM, Lok CAR, van Trommel NE, et al, 2019. Management and prognostic factors of epithelioid trophoblastic tumors: Results from the International Society for the Study of Trophoblastic Diseases database. Gynecol Oncol, 152（2）：361-367.

Gadducci A, Carinelli S, Guerrieri ME, et al, 2019. Placental site trophoblastic tumor and epithelioid trophoblastic tumor: Clinical and pathological features, prognostic variables and treatment strategy. Gynecol Oncol, 153（3）：684-693.

Ghorani E, Kaur B, Fisher RA, et al, 2017. Pembrolizumab is effective for drug-resistant gestational trophoblastic neoplasia. Lancet, 390（10110）：2343-2345.

Heller DS, 2018. Update on the pathology of gestational trophoblastic disease. APMIS, 126（7）：647-654.

Horowitz NS, Goldstein DP, Berkowitz RS, 2017. Placental site trophoblastic tumors and epithelioid trophoblastic tumors: Biology, natural history, and treatment modalities. Gynecol oncol, 144（1）：208-214.

Kaur B, Sebire NJ, 2018. p57KIP2 immunostaining for diagnosis of hydatidiform mole. BJOG, 125（10）：1234.

Khawajkie Y, Mechtouf N, Nguyen NMP, et al, 2020. Comprehensive analysis of 204 sporadic hydatidiform moles: revisiting risk factors and their correlations with the molar genotypes. Mod Pathol, 33（5）：880-892.

Lawrie TA, Alazzam M, Tidy J, et al, 2016. First-line chemotherapy in low-risk gestational trophoblastic neoplasia. Cochrane Database Syst Rev, 6: CD007102.

Li J, Li SF, Yu H, et al, 2018. The efficacy and safety of first-line single-agent chemotherapy regimens in low-risk gestational trophoblastic neoplasia: a network meta-analysis. Gynecol Oncol, 148（2）:247-253.

Madi JM, Braga A, Paganella MP, et al, 2018. Accuracy of p57KIP2 compared with genotyping to diagnose complete hydatidiform mole: a systematic review and meta-analysis. BJOG, 125（10）:1226-1233.

Ning F, Hou HM, Morse AN, et al, 2019. Understanding and management of gestational trophoblastic disease. F1000Res, 8: 428.

Parker VL, Pacey AA, Palmer JE, et al, 2017. Classification systems in Gestational trophoblastic neoplasia - Sentiment or evidenced based? Cancer Treat Rev, 56:47-57.

Seckl MJ, Sebire NJ, Fisher RA, et al, 2013. Gestational trophoblastic disease: ESMO Clinical Practice Guidelines for diagnosis, treatment and follow-up. Ann Oncol, 24 Suppl 6: vi39-vi50.

Timor-Tritsch IE, Haynes MC, Monteagudo A, et al, 2016. Ultrasound diagnosis and management of acquired uterine enhanced myometrial vascularity/arteriovenous malformations. Am J Obstet Gynecol, 214（6）:731. el-731731.e10.

Wairachpanich V, Limpongsanurak S, Lertkhachonsuk R, 2016. Epidemiology of hydatidiform moles in a tertiary hospital in thailand over two decades: impact of the national health policy. Asian Pac J Cancer Prev, 16（18）: 8321-8325.

Yang JJ, Xiang Y, Wan XR, et al, 2016. Primary treatment of stage IV gestational trophoblastic neoplasia with floxuridine, dactinomycin, etoposide and vincristine （FAEV）: a report based on our 10-year clinical experiences. Gynecol Oncol, 143（1）:68-72.

第五节　阴道恶性肿瘤

• 发病情况及诊治研究现状概述

　　阴道恶性肿瘤分为原发性和继发性两类。原发性阴道恶性肿瘤比较少见，约占妇科恶性肿瘤的2%。继发性阴道恶性肿瘤主要是由邻近器官的恶性肿瘤直接蔓延或通过血行和淋巴系统转移而来。阴道原发恶性肿瘤包括阴道鳞癌、腺癌、恶性黑色素瘤等病理类型，由于阴道恶性肿瘤的发病率低，建议患者到有经验的肿瘤专科医院或三甲医院就诊。阴道癌治疗应遵循个体化治疗原则：根据患者的年龄、肿瘤分期、病灶生长部位制订个性化治疗方案。治疗手段包括手术、放疗、化疗或多种治疗手段联合的整合治疗，阴道上段癌可参照宫颈癌的治疗，阴道下段癌可参照外阴癌的治疗。MD安德森癌症研究报道阴道癌Ⅰ～Ⅳ期患者5年生存率分别为73%、48%、28%、11%。

• 相关诊疗规范、指南和共识

- 国际妇产科联盟（FIGO）癌症报告（2018版，参见阴道恶性肿瘤部分）
- 中国常见妇科恶性肿瘤诊治指南（2019版，参见阴道恶性肿瘤部分），中国抗癌协会妇科肿瘤专业委员会
- 黑色素瘤诊治规范（2018版），中华人民共和国国家卫生健康委员会

- 欧洲肿瘤内科学会（EMSO）临床实践指南黑色素瘤（2019版）
- 美国癌症联合委员会（AJCC）临床实践指南黑色素瘤（2017版）
- 阴道微生态评价的临床应用专家共识（2016版），中华医学会妇产科学分会感染性疾病协作组
- 中国儿童及青少年横纹肌肉瘤诊疗建议（CCCG-RMS-2016），中国抗癌协会小儿肿瘤专业委员会，中华医学会儿科学分会血液学组，中华医学会小儿外科学分会肿瘤组
- NCCN肿瘤临床实践指南：心理痛苦的处理（2020.V1），美国国家综合癌症网络（NCCN）
- 妇科手术后深静脉血栓形成及肺栓塞预防专家共识（2017版），中国医师协会妇产科分会专家组

【病理类型与发病机制】

（一）阴道恶性肿瘤的WHO组织学类型

　　原发性阴道癌中鳞状细胞癌约占90%，其次为腺癌，恶性黑色素瘤和肉瘤非常少见。其中鳞癌和恶性黑色素瘤好发于老年人和绝经后女性，阴道腺癌好发于青年女性，胚胎性横纹肌肉瘤好

发于婴幼儿，葡萄状横纹肌肉瘤是胚胎性横纹肌肉瘤的变异性亚型［参见女性生殖器官肿瘤 WHO（2014）分类，如表 10-5-1 所示］。

表 10-5-1　WHO（2014）阴道肿瘤组织学分类

阴道肿瘤	肿瘤形态学编码
1. 上皮性肿瘤	
（1）鳞状细胞肿瘤和癌前驱病变	
鳞状上皮内病变	
低度鳞状上皮内病变	8077/0
高度鳞状上皮内病变	8077/2
鳞状细胞癌	8070/3
角化型	8071/3
非角化型	8072/3
乳头状 型	8052/3
基底细胞样癌	8083/3
疣性癌	8051/3
疣状癌	8051/3
良性鳞状上皮病变	
尖锐湿疣	
鳞状细胞乳头状瘤	8052/0
纤维上皮性息肉	
管状鳞状上皮性息肉	8560/0
移行细胞化生	
（2）腺细胞肿瘤	
腺癌	
子宫内膜样腺癌	8380/3
透明细胞癌	8310/3
黏液性癌	8480/3
中肾管癌	9110/3
良性腺体病变	
管状绒毛状腺瘤	8263/0
绒毛状腺瘤	8261/0
苗勒管上皮乳头状瘤	
腺病	
子宫内膜异位	
子宫颈管内膜异位症	
囊肿	
（3）其他上皮性肿瘤	
混合性肿瘤	8940/0
腺鳞癌	8560/3
腺基底癌	8098/3

续表

阴道肿瘤	肿瘤形态学编码
高级别神经内分泌癌	
小细胞神经内分泌癌	8041/3
大细胞神经内分泌癌	8013/3
2. 间叶肿瘤	
平滑肌瘤	8890/0
横纹肌瘤	8905/0
平滑肌肉瘤	8890/3
横纹肌肉瘤	8900/3
横纹肌肉瘤，非特指胚胎性横纹肌肉瘤	8910/3
未分化肉瘤	8805/3
血管肌纤维母细胞瘤	8826/0
侵袭性血管黏液瘤	8841/0
肌纤维母细胞瘤	8825/0
3. 瘤样病变	
术后梭状细胞结节	
4. 混合性上皮 - 间叶肿瘤	
腺肉瘤	8933/3
癌肉瘤	8980/3
5. 淋巴和髓系肿瘤	
淋巴瘤	
髓样瘤	
6. 黑色素性肿瘤	
痣	
黑色素痣	8720/0
蓝痣	8780/0
恶性黑色素瘤	8720/3
7. 其他杂类肿瘤	
生殖细胞肿瘤	
成熟畸胎瘤	9084/0
卵黄囊瘤	9071/3
其他	
Ewing 肉瘤	9364/3
副神经节细胞瘤	8693/1
8. 继发肿瘤	

（二）发病机制

阴道癌的危险因素与宫颈癌相似，包括高危型人乳头状瘤病毒（human papilloma virus，HPV）感染（最常见的型别为 HPV16、HPV18、HPV6、HPV11 型）、多个性伴侣、初次性生活年龄小、吸烟、免疫抑制、基因突变或遗传因素等，特别是高危 HPV 感染是阴道癌发病的主要原因。既往有宫颈癌、宫颈上皮内病变、肛门癌病史的患者，罹患阴道癌的风险也相对较高。

阴道恶性黑色素瘤的发病原因尚不明确，目前研究认为，可能与癌基因或抑癌基因的突变有关，如 *BRAF*、*NRAS*、*PDGFRA* 等基因突变，此外器官移植、获得性免疫缺陷病、人体免疫性疾病等也可能是阴道恶性黑色素瘤的发病因素。阴道透明细胞腺癌是起源于米勒管上皮，向子宫内膜方向分化的高度恶性肿瘤。其发病可能与妊娠期宫内己烯雌酚(diethylstilbestrol, DES)接触相关、*p53* 基因过度表达、*Bcl-2* 基因过度表达、遗传因素、微卫星重复序列等也可能是阴道透明细胞腺癌的发病原因。

【全面检查】

（一）病史特点及体检发现

1. 发病高危因素　①既往有 HPV 感染病史；②宫颈癌前病变病史；③因宫颈癌前病变或者宫颈癌行子宫手术史；④放疗史；⑤有肛门癌病史或者 DES 接触史。这些患者均是阴道癌的高危人群。

2. 临床表现和体征　阴道癌前病变常无明显的临床症状，仅表现为阴道分泌物增多、异味，妇科检查见阴道壁黏膜不完整、表浅糜烂，阴道壁充血样改变。

（1）症状：①分泌物增多或阴道排液伴异味；异常阴道出血或接触性阴道出血。②如果肿瘤侵犯直肠、膀胱、输尿管等邻近脏器会引起相应的临床症状。③下腹部和腰骶疼痛、排尿困难及排尿痛、排便困难及疼痛、肛门坠胀、血尿、血便。

（2）体征：阴道癌典型的体征为阴道壁糜烂样、溃疡样病灶、阴道壁菜花样肿物、阴道壁弹性变差甚至变硬，晚期患者可触及盆腹腔肿物、腹股沟、锁骨上淋巴结肿大和远处器官转移体征。

（二）妇科检查

因癌前病变患者无典型的临床症状且阴道壁呈褶皱样，妇检时需用窥器尽量显露阴道壁，认真检查阴道黏膜特别是阴道穹部黏膜是否存在异常，如存在异常应在局部行细胞学或者阴道镜下活检。应特别重视妇科三合诊检查，三合诊检查可扪清子宫后壁、宫颈旁、子宫直肠窝、子宫主韧带、骶韧带、盆腔后部的病变，通过检查准确评估阴道壁肿物的位置、范围、大小、侵犯阴道壁及阴道旁组织程度、与尿道及直肠间的关系、肿瘤是否活动、盆腔内病变范围及与盆腔脏器的关系。

（三）全身体格检查

仔细检查腹股沟淋巴结是否增大、质地、活动度、有无压痛等，有无其他脏器转移的相关体征。

（四）病理学检查

诊断以病理为金标准，在直视或者阴道镜辅助下活检。病灶必须在阴道壁才能诊断原发阴道癌，如果宫颈有同样病理学诊断的癌灶，原则上应诊断宫颈癌；外阴有同样病理学诊断的癌灶，原则上应诊断外阴癌。如果病理类型为腺癌，应排除子宫内膜癌或宫颈腺癌阴道转移的可能。

阴道癌前病变的诊断流程同宫颈癌，采用"三阶梯"（"three step" technique）方式，即脱落细胞学、阴道镜、组织病理学检查。以阴道脱落细胞的形态为基础，如果细胞学结果出现异常，须用阴道镜检查评估和（或）证实异常结果，包括是否存在病变，病变的位置、大小、范围、严重程度，并选择可疑病变的部分进行活检。但应注意的是，对于阴道癌前病变在行细胞学检查时可能难以获取足够的异型细胞而导致漏诊，也可能因宫颈癌或子宫内膜癌细胞脱落至阴道导致误诊；老年人因阴道萎缩或者阴道炎症影响，细胞学检查可能会出现未明确诊断意义的不典型鳞状上皮细胞（ASCUS）的假阳性结果。

阴道黑色素瘤的大体病理外观是病理学诊断的重要线索，因此临床医师应通过不同方式向病理科医师提供首次手术前肿瘤的大体照片资料。在肿瘤的取材上，以往认为阴道恶性黑色素瘤切取活检可能引起肿瘤扩散，现有研究显示，切取活检并不影响患者的预后，如果行切除活检有困难时可行切取活检，必要时在麻醉下获得病理，确诊后尽快行扩大手术。

（五）影像学检查

治疗前患者均需行相关影像学检查，主要目的是评估肿瘤局部或者远处转移情况，影像学检查包括超声检查、MRI、CT、泌尿系造影等。PET/CT 可用于评估肿瘤的全身转移情况。

（1）超声检查：可以显示肿瘤的位置、形态、大小、质地、包膜的完整性、与周围组织的关系；也可显示病灶中血管的存在、分布和走向，对肿瘤部位的血流动力学进行观察，通过血流分级判断肿瘤的良恶性。超声检查还可用来评估淋巴结转移、其他脏器的转移、评估血管内血栓的情况，而彩超可能会受阴道壁弹性程度、腹壁厚度、多重反射、肠道内气体、超声医师的水平等因素而影响诊断结果。下肢血管加压超声检查（compression ultrasound，CUS）是目前最常用的诊断下肢静脉血栓的无创检查，能全面探查下肢近端静脉（股总静脉、股浅和股深静脉、腘静脉）和远端静脉（胫前和胫后静脉、腓静脉、比目鱼肌静脉和腓肠肌静脉）的情况，当静脉管腔增宽、失去可压缩性、无血流信号或血流充盈缺损，挤压远端肢体血流信号无增强、减弱或消失时可考虑诊断肺栓塞（DVT）。

（2）CT：增强 CT 扫描是通过静脉注射碘剂，利用正常组织和肿瘤组织的碘摄取差异，借助 CT 扫描可以使肿瘤组织的成像更加突出。CT 检查空间分辨率高，可以多序列、多参数、多方位地成像，清晰地显示阴道壁及肿物的解剖结构，从而对肿瘤的位置、大小、边界、周围组织浸润程度、淋巴结转移情况、周围器官受累和远处转移情况进行评估。

（3）MRI：具有较高的软组织分辨率，可以多方位、多序列合成图像，清晰地显示肿瘤局部解剖结构和病灶浸润范围。可对肿瘤的大小、位置、边界、体积、侵犯深度和范围、与周围组织器官的关系等进行更加真实和客观的评估。

（4）PET/CT：兼有 PET 反映人体组织细胞的新陈代谢和 CT 提供组织器官的精确解剖定位的功能，从功能学和形态学对原发肿瘤和转移瘤进行整合评估。同时可以显示肿瘤早期的功能和代谢情况，特别是在发现远处转移、小淋巴结转移、探测残留与复发病灶方面具有很大的优势。可疑有远处转移的阴道癌患者可考虑行 PET/CT 检查，但 PET/CT 检查不做常规推荐，而且提醒注意的是炎症（如结核、真菌感染等）可能会影响检查结果。肉瘤、低分化腺癌因其存在低摄取，所以此类患者选择这项检查应慎重。

（5）泌尿系造影：可观察泌尿系统的功能，特别是 CT 尿路造影技术（CTU）或者 MRI 尿路造影技术（MRIU）可以获得矢状面、冠状面及任意曲面的重建图像，观察泌尿系统的功能变化，了解肿瘤侵犯情况。

（六）肿瘤标志物检查

阴道鳞状细胞癌患者可查鳞状细胞癌相关抗原（SCC），用于此类患者的辅助诊断及病情监测。SCC 在肺癌、喉癌、口腔癌等大多鳞状细胞癌中均有升高，对早期阴道癌患者的敏感度和特异度均不高，但是对于已经确诊的阴道癌患者，SCC 与判断肿瘤直径、临床分期、淋巴结转移、浸润程度密切相关。SCC 也可反映患者的治疗效果，监测肿瘤复发。腺癌或者保留卵巢者可检查 CA125、CA19-9、癌胚抗原（CEA）、甲胎蛋白（AFP）等，用于协助排除卵巢转移。神经特异性烯醇化酶（NSE）的检查则可用于神经内分泌癌的诊断等。

（七）阴道镜检查

对于初次行阴道镜检查和既往有 HPV 感染史、因宫颈癌前病变或者宫颈癌行手术患者应特别重视阴道壁黏膜的检查。阴道镜检查时从阴道顶依次检查至阴道口，选择合适的工具牵拉或者压迫宫颈用以充分显露阴道穹。阴道镜重点观察阴道壁上皮和血管的形态是否存在异形，对可疑部位行冰醋酸试验或者 Lugol 碘染色，如存在边界不规则的醋酸白色改变、点状血管及斑点状碘不着色等特征均提示阴道可能存在病变。绝经后女性和高龄患者阴道壁黏膜受低雌激素水平的影响会有黏膜充血、炎症，阴道镜检查时容易受到影响，如无禁忌可考虑检查前阴道局部应用雌激素软膏，待阴道黏膜充血和炎症改善后再行阴道镜检查。

（八）内镜检查

对于晚期患者，均应行尿道－膀胱镜、直肠－乙状结肠镜检查。

（九）其他检查

其他检查包括 HPV-DNA、梅毒和 HIV 血清学检测、阴道微环境检测等。

1. HPV-DNA 检查　HPV 是一类小型双链环状 DNA 病毒，具有高度种属特异性，目前有 100 多个亚型，可分为嗜皮肤型和嗜黏膜型。引起宫颈癌的 HPV 型别主要是嗜黏膜型。临床上根据 HPV 亚型致病力大小或致癌危险性大小不同将 HPV 分为高危型和低危型，高危型 HPV 包括 HPV16、HPV18、HPV31、HPV33、HPV35、HPV39 型等，低危型 HPV 包括 HPV6、HPV11、HPV40、HPV42、HPV54、HPV61 型等。高危型 HPV 可引起宫颈和阴道高级别上皮病变及鳞状细胞癌，低危型 HPV 可引起肛门、外生殖器、尿道口等部位尖锐湿疣及宫颈和阴道低级别上皮内病变。阴道癌的筛查可以参照宫颈癌的筛查指南，2018 年美国预防服务工作组（US Preventive Services Task Force，USPSTF）颁布了新版宫颈癌筛查指南，指南根据年龄区分选择 HPV 单独或联合细胞学检测，实施个性化筛查。年龄小于 21 岁的女性无论有无性生活史均不建议常规筛查。21 ～ 29 岁的女性可每 3 年行 1 次单纯宫颈细胞学筛查。30 ～ 65 岁的女性可每 5 年行 1 次单纯 HPV 检测，或每 5 年进行 1 次 HPV 联合宫颈细胞学筛查。但以下 3 种情况应除外：①既往或当前已被确诊为高级别癌前病变或浸润癌者；②宫腔暴露于己烯雌酚者；③免疫系统受损者（如 HIV 感染者）。

2. 梅毒和 HIV 血清学检测　梅毒、HIV 及 HPV 有着共同的传染方式，即性传播途径，阴道癌合并HPV阳性的患者可行梅毒和HIV血清学检测。有研究发现，阴道微环境的改变可能与 HPV 持续感染有关，有条件者可行阴道微环境检测指导治疗。

要点小结

◆ 阴道癌发病高危因素、筛查手段与宫颈癌类似，阴道镜检查需充分显露、全面检查，需与宫颈癌、外阴癌累及阴道相鉴别。

◆ 影像学检查有助于评估肿瘤大小、体积、位置、边界、侵犯深度和范围、与尿道及直肠的关系、全身转移情况。

◆ 晚期患者均应行肿瘤标志物、尿道－膀胱镜、直肠－乙状结肠镜检查。

【全面评估】

（一）评估主体

MDT 可用于阴道癌的诊疗。MDT 的学科团队成员包括妇科、泌尿外科、肛肠外科、放射治疗科、影像科、病理科、超声科、内镜中心、肿瘤内科、护理专家、心理专家、营养专家及社会力量。

MDT 主要针对每例患者的不同具体病情，整合各学科建议制订科学、合理、规范的个体化整合诊疗方案，对于初次治疗患者要充分考虑年龄、生育、卵巢功能保护、排尿排便功能保护等。特别是对持续性或者复发性阴道癌患者，后续治疗比较困难，不管是放疗或手术均可能发生尿瘘、粪瘘，需要相关学科充分评估相关风险及预期效果，在充分告知患者及家属并征得同意下才可考虑局部增加放疗剂量或者选择盆腔廓清术进行复发病灶的整合治疗。

（二）分期评估

NCCN 和 EMSO 并未包含阴道癌诊治指南，现阴道癌的分期采用 2012 FIGO 分期（表 10-5-2）。阴道恶性黑色素瘤目前尚无标准的分期，阴道癌 FIGO 分期和 AJCC 黑色素瘤分期均不完全适用于阴道恶性黑色素瘤，建议根据肿瘤大小、淋巴结转移情况等整合考虑。

表 10-5-2　FIGO 分期（2012）

分期	临床特征
I	肿瘤局限于阴道壁
II	肿瘤侵及阴道旁组织，但未达骨盆壁
III	肿瘤扩展至骨盆壁
IV	肿瘤范围超出真骨盆腔，或侵犯膀胱黏膜和（或）直肠黏膜，但黏膜泡状水肿不列入此期；远处器官转移
IVA 期	肿瘤侵犯膀胱和（或）直肠黏膜，和（或）直接蔓延超出真骨盆
IVB 期	远处器官转移

（三）营养代谢状态评估

肿瘤患者因病情、手术创伤、放化疗、心理等原因引起能量摄入减少和（或）消耗增加均可导致营养不良，对患者的营养状态进行筛查与评估很有必要，推荐使用 PG-SGA 联合 NRS-2002 进行营养状态的筛查和评估（本节附录 1，附录 2）。无论是手术还是放化疗，患者的营养状态都是影响治疗效果的重要因素。建议 PG-SGA 在 2～8 分或 NRS-2002 ≥ 3 分的患者在治疗之前给予营养支持；PG-SGA ≥ 9 分或 NRS-2002 ≥ 3 分的患者给予营养支持后予以手术或者放化疗也可提高治疗效果，减少并发症。营养支持首选肠内营养，鼓励患者经口饮食。

（四）疼痛评估

癌痛的评估应重视患者的主诉，全面准确地明确疼痛发生病因、机制、部位、心理因素、药物治疗史及是否存在肿瘤急症，并且要在治疗的全程进行动态评估。疼痛评估的方法很多，应用比较广泛的有视觉模拟评分法（visual analogue scale，VAS）、数字评定量表（number rating scale，NRS）、主诉疼痛分级法等。疼痛的评估包括疼痛的病因、性质、特点、疼痛对日常生活的影响、镇痛药物的疗效和不良反应等。

1. 视觉模拟评分法　设置长度 100cm 的直线（0 代表无痛，100 代表剧痛），患者将疼痛的感受记录在直线上，线左端至患者记录的竖线之间的距离即是患者的主观疼痛强度。

2. 数字评定量表　用 0～10 代表疼痛程度，0 代表无痛，10 代表最剧烈疼痛，患者写出一个最能代表自己疼痛程度的数字。NRS 法是目前应用最广泛的疼痛评估法。

（五）病理学评估

1. 阴道鳞状上皮内病变（SIL）　2014 年 WHO 女性生殖器官肿瘤分类病理将以往阴道鳞状细胞上皮内瘤变的三级分类法（VaIN1～VaIN3），改为阴道低度鳞状上皮内病变（low-grade squamous intraepithelial lesion，LSIL）和高度鳞状上皮内病变（low-grade squamous intraepithelial lesion，HSIL）。阴道 LSIL（VaIN1）为一过性感染或者增殖性感染，与高危或者低危 HPV 感染有关，可能会自行消退；而阴道 HSIL（VaIN2、VaIN3）与高危 HPV 感染有关，约 1/3 的患者有宫颈 HSIL 病史。阴道 HSIL（VaIN2、VaIN3）的镜下特点为上皮全层出现核形态异常，包括核增大、形态不规则、深染、染色质不规则；VaIN2 的浅表细胞成熟，而 VaIN3 几乎没有成熟细胞。

病理学诊断上为了区别 LSIL 和 HSIL，可进行 Ki-67 和 P16 蛋白免疫组化检测，*Ki-67* 是标志细胞增殖能力的基因，而 *p16* 可作为区分 LSIL 与 HSIL 的抑癌基因，也是预测 SIL 预后的重要观察指标，P16 蛋白过度表达显示宿主细胞被 HPV 病毒感染后发生变异，但正常宫颈和阴道上皮细胞也存在 P16 表达，所以临床工作中应与病理医师充分沟通，根据患者的年龄、HPV 感染状态、细胞形态整合评定。

2. 鳞状细胞癌　类似宫颈鳞状细胞癌分为角化型、非角化型等多种类型。角化型鳞状细胞分化较好，癌巢呈多数角化现象，可见癌珠，癌细胞核大、深染、分裂象少。非角化型鳞状细胞癌无明显角化现象，由多层鳞状上皮构成，细胞异型明显、核分裂象常见。组织学分级采用 Broders 或者 Reagan 和 Wentz 方法进行组织分级法，但组织学分级不影响预后。

3. 腺癌　阴道腺癌的诊断需与子宫内膜腺癌累及阴道或者转移性阴道腺癌相鉴别。阴道原发腺癌细胞镜下多呈管状、分支样分散排列，而子宫内膜样腺癌多呈紧密排列。P16、波形蛋白

（vimentin，Vim）、雌激素受体（ER）、孕激素受体（PR）可用于鉴别诊断，在阴道腺癌中P16多呈弥漫性强阳性表达，而Vim、ER、PR多为阴性或者局灶性表达，但也需要根据患者年龄、临床症状、HPV感染状态等整合评估。阴道透明细胞腺癌镜下表现为透明细胞成实性或者片状排列，可见靴钉样或扁平状细胞。

4. 黑色素瘤 分为皮肤黑色素瘤、黏膜黑色素瘤、肢端黑色素瘤等类型，阴道恶性黑色素瘤属于黏膜黑色素瘤，肉眼观呈黑色或者棕黑色结节状、息肉状、扁平黑斑、菜花状或伴有表面溃疡。镜下见高度异型的黑色素细胞呈单个或者成簇排列，常侵犯鳞状上皮全层，浸润的肿瘤细胞呈上皮样、梭形或者混合型生长。恶性黑色素瘤的免疫组化指标有S100蛋白、抗黑素瘤特异性单抗（HMB-45）、黑色素抗原（Melan-A）、酪氨酸激酶及小眼球相关转录因子（MITF），特别是S100蛋白在几乎所有类型的恶性黑色素瘤中均表达上调。

5. 阴道横纹肌肉瘤 是婴儿和儿童常见的阴道恶性肿瘤，大部分病例是葡萄状肉瘤亚型。大体表现为质软、灰色或者黄褐色结节状改变。镜下可见完整上皮下方密集的横纹肌母细胞层。细胞呈圆形至梭形，核卵圆形，染色质空亮，核仁不明显。免疫组化染色，如肌特异性肌动蛋白（MSA）、结蛋白（demsin）、肌球蛋白（myoglobin）或成肌蛋白（myogenin，myf4），有助于诊断。约有20%的横纹肌肉瘤表达S100蛋白，因此不要误诊为黑色素瘤。

（六）其他评估

1. 血栓风险评估 静脉血栓栓塞症（VTE）是妇科手术患者及妇科肿瘤患者常见且危及生命的疾病。VTE常见危险因素包括高龄、肥胖、慢性疾病、手术、恶性肿瘤、肿瘤放化疗及激素治疗等。对阴道癌患者实施血栓风险评估和管理十分有必要，阴道癌伴有腹股沟淋巴结转移的患者形成血栓的风险更大。

Caprini模型是目前应用较为广泛的血栓评估模型（表10-5-3），常用于外科对VTE的风险评估。2016年美国妇产科医师学会（ACOG）妇科

对VTE预防指南量表进行了推荐，妇科围术期VTE的风险评估可选择2009年修改版的Caprini量表。由于东西方人种差异和妇科疾病特点，有些项目不适合我国患者，且增加了评分复杂性，所以，将急性心肌梗死、急性心力衰竭、严重肺疾病及关节镜手术和择期关节置换术等项目剔除。在其他危险因素中增加了高血压、糖尿病、脑梗死等具体疾病。根据手术时间、年龄和合并的危险因素对妇科手术进行危险分层，分为低危、中危、高危和极高危4大类（表10-5-4）。对于拟行手术的患者进行术前评估和管理很有必要。我国的研究结果显示，在术后患者的筛查中对于无预防措施的妇科手术患者术后DVT的危险因素包括6个：①年龄≥50岁；②高血压；③静脉曲张；④手术时间≥3h；⑤术后卧床时间≥48h；⑥开腹手术。对于放化疗患者要根据评分量表实施VTE的筛查、风险评估和管理。

表 10-5-3 VTE 危险因素评分（Caprini 评分表）

危险评分	病史	实验室检查	手术或操作
1分/项	1. 基本情况		计划小手术
	年龄 41～60 岁		
	肥胖（BMI > 25kg/m²）		
	静脉曲张		
	下肢肿胀		
	卧床患者		
	2. 内科相关病史		
	脓血症（1个月内）		
	充血性心力衰竭（1个月内）		
	急性心肌梗死		
	炎性肠病史		
	肺功能异常		
	严重肺部疾病，含肺炎（1个月内）		
	3. 妇产科相关病史		
	口服避孕药或激素替代治疗		
	妊娠期或产后		
	不明原因死产，习惯性流产史		

续表

危险评分	病史	实验室检查	手术或操作
2分/项	年龄 61～74 岁		大型开放手术（＞45min）
	恶性肿瘤		膀胱镜手术（＞45min）
	卧床（＞72h）		关节镜手术
	石膏固定		中央静脉通路
3分/项	年龄 ≥75 岁	抗心磷脂抗体阳性	
	VTE 病史	凝血酶原 G20210A 突变	
	VTE 家族史	凝血因子 V Leiden 突变	
	肝素诱导的血小板减少症（HIT）	狼疮抗凝物阳性	
	其他先天性或获得性血栓形成倾向	血清同型半胱氨酸升高	
5分/项	脑卒中		择期下肢关节置换术
	髋关节、骨盆或下肢骨折		
	急性脊髓损伤(1个月内)		
总分			
危险分级	极低危（0分） 危险（1～2分） 中危（3～4分）高危（≥5分）		

表 10-5-4 妇科围术期患者发生 VTE 的可能性评估
（基于 Caprini 量表修订）

危险因素评分项	内容
1分项	年龄 41~60 岁
	BMI ＞25kg/m²
	下肢水肿
	静脉曲张
	妊娠期或产后（1个月）
	不明原因或习惯性流产史（＞3次）
	口服避孕药或雌激素替代治疗脓毒血症（＜1个月）
	肺功能异常（慢性阻塞性肺疾病）
	炎性肠病史
	因内科疾病卧床（＜72h）
	计划小手术
	大手术史（1个月内）
	其他危险因素：高血压、糖尿病、脑梗死等（疾病项可累加分）

续表

危险因素评分项	内容
2分项	年龄 61~74 岁
	腹腔镜手术（＞45 min）
	其他大的手术（＞45 min）
	石膏固定
	恶性肿瘤
	卧床（＞72h）
	中心静脉置管
3分项	年龄 ≥75 岁
	VTE 家族史
	既往 VTE 病史
	肝素诱导的血小板减少症
	狼疮抗凝物阳性
	血清同型半胱氨酸升高
	其他先天性或获得性血栓
5分项	脑卒中（＜1个月）
	多发性创伤
	急性骨髓损伤（＜1个月）
	髋关节、骨盆或下肢骨折

总的风险评分：0~1 分为低危，2 分为中危，3~4 分为高危，评分 ≥5 分为极高危。

2. 心理评估　肿瘤患者的心理问题已经受到社会的广泛关注，NCCN 指南中指出所有恶性肿瘤患者都会经历不同程度的心理痛苦，即癌症相关心理痛苦，可能对生存质量、期望寿命、家庭和社会产生严重的影响。心理痛苦的调查使用心理痛苦温度计（distress thermometer, DT）得分作为衡量指标，DT 的尺度分为 0～10 分，0 分为无痛苦，10 分为极度痛苦。NCCN 建议 DT 的临床值为 ≥4 分。

（七）精确诊断

1. 定性诊断　原发阴道癌需排除宫颈癌、外阴癌累及阴道、子宫内膜癌及其他脏器恶性肿瘤转移至阴道。完整的诊断应包括肿瘤的病理类型、分级、分期。

2. 分期诊断　参见分期部分。

3. 分子诊断　Ki-67 和 P16 蛋白免疫组化检测可区别阴道 LSIL 和阴道 HSIL。P16、Vim、ER、PR 可用于鉴别诊断阴道腺癌和子宫内膜癌。恶性黑色素瘤的免疫组化指标有 S100、HMB-45、

Melan-A、MITF、MSA、demsin、myoglobin 和 myf4。

要点小结

◆ 多学科全面、综合、动态评估是个体化整合治疗方案制订的基础。
◆ 在临床工作中需重视心理、血栓、疼痛评估。

【整合决策】

由于阴道与膀胱、尿道、直肠的间隙狭窄，关系密切，使手术及放疗时均易损伤周围器官，故在制订治疗方案时强调个体化，需根据患者的年龄、病变的分期和阴道受累部位等因素整合评估。总的原则是阴道上段癌可参照宫颈癌的治疗，阴道下段癌可参照外阴癌的治疗。

（一）放疗

1. 放疗指征　放疗适用于Ⅰ～Ⅳ期的阴道癌患者，为阴道癌推荐的首选治疗方式。

2. 放疗方式和范围

（1）放疗方式：放疗分为外照射和腔内后装放疗两类，外照射是针对肿瘤原发部位、肿瘤周围浸润区域和淋巴引流区进行盆腔外照射，腔内放疗是针对阴道原发病灶及周围浸润区域选择不同的施源器或者实施组织插植放疗。三维放疗技术可以最大可能地保护周围器官，减少放疗不良损伤。

（2）放疗范围：①Ⅰ期阴道癌，单纯腔内放疗，阴道黏膜放疗剂量 60Gy。②Ⅱ期阴道癌，外照射+腔内后装放疗，外照射剂量 45～50Gy，阴道下 1/3 病灶需照射双侧腹股沟和股三角区。若选择调强放疗技术，在外照射完成 40Gy 剂量后加阴道腔内放疗。③Ⅲ期阴道癌，治疗方式与宫颈癌放疗相似，可适当增加外照射剂量，局部淋巴结区域可采用调强放疗技术加量至 60Gy。④Ⅳ期阴道癌，大多数采用姑息性治疗，根据个体情况选择治疗方案；ⅣA 期可选择根治性放化疗。

ⅣB 期患者首选化疗，但对于孤立病灶如有治疗机会可选择根治性放疗。⑤阴道 HISL（VaIN2、VaIN3），老年患者、病变范围广或其他治疗方法无效时，可考虑用腔内后装放疗。但后装放疗可能会引起阴道粘连、狭窄、阴道纤维化和卵巢早衰等并发症。

（二）手术治疗

1. Ⅰ期阴道癌　①上段阴道癌：按宫颈癌的手术治疗方式，可行广泛（Ⅲ型）子宫切除和阴道上段切除+盆腔淋巴结切除术，阴性切缘至少距离病灶 1cm。②中段阴道癌：可行次广泛全子宫切除+全阴道切除+盆腔和腹股沟淋巴结切除术。③下段阴道癌：参照外阴癌手术，可行部分外阴及阴道切除+腹股沟淋巴结切除术，必要时切除部分尿道。根据年龄及患者要求决定是否切除双侧卵巢。

2. ⅣA 期及放疗后中央型复发患者，尤其是出现直肠阴道瘘或膀胱阴道瘘者，可行前盆、后盆或全盆脏器去除术，以及盆腔和（或）腹股沟淋巴结清扫术。

3. 对于老年或者无性生活的阴道 HISL（VaIN2、VaIN3）患者，以及因阴道 HISL、宫颈HISL、宫颈癌行子宫切除术后的阴道 HISL（VaIN2、VaIN3）患者，可根据病灶位置行阴道病灶切除术、阴道部分切除术、全阴道切除术。

手术方式可经腹、经阴道或腹腔镜下进行，有手术指征的中上段阴道癌选择腹腔镜下手术，具有腹部切口小、视野清晰等优点，但对术者的手术技巧要求高。

（三）化疗

1. 放疗同时行同步化疗　顺铂单药 40mg/m^2，静脉滴注，每周 1 次，共 4～6 个疗程；对顺铂有禁忌者可选择氟尿嘧啶（5-FU）。

2. 术后或放疗后或复发后辅助化疗　单药方案可选择顺铂、卡铂、贝伐珠单抗。联合用药方案可选择顺铂+紫杉醇、顺铂+5-FU、卡铂+紫杉醇，必要时联合贝伐珠单抗。

（四）阴道上皮内病变的治疗

阴道 LSIL 可随访观察，如病变进展或持续存在 2 年或阴道镜检查不满意或不能除外 HSIL 者，病灶直径＞ 1.5cm，或者多中心病灶希望保留生育功能的年轻 HISL（VaIN2、VaIN3）患者需酌情采取下列治疗。

1. 局部用药　可局部应用 5-FU 软膏治疗，每日涂抹 1 次，连续涂抹 5d，可连续应用 6 个疗程，尤其适用于病灶直径＞ 1.5cm 或者多中心的病灶。

2. 物理治疗

（1）CO_2 激光治疗：尤其适用于直径小于 1.5cm 的病灶及阴道残端顶或者阴道穹的病灶。

（2）光动力疗法（photodynamic therapy，PDT）：是用 635nm 的激光束针对病灶进行治疗，但是治疗效果和不良反应有待更多的临床证据。

（3）超声乳化吸引器（CUSA）：是利用超声的空气化效应使细胞分裂从而清除病灶，有无痛、出血少、周围组织损伤小的特点，适用于隐匿部位、解剖困难部位的病灶治疗。

（五）阴道恶性黑色素瘤的治疗

恶性黑色素瘤恶性程度高、容易发生转移，初始治疗需采用手术与免疫治疗和化疗整合的方法。

1. 手术治疗　是阴道恶性黑色素瘤首选的治疗方式，手术方式应个体化。病理确诊后尽快根据肿瘤的部位、浸润深度等选择个体化的手术方式。对于阴道下 1/3 的恶性黑色素瘤患者行部分阴道和（或）部分外阴切除术 + 腹股沟淋巴结清扫术 + 盆腔淋巴结清扫术；阴道中 1/3 恶性黑色素瘤患者行全阴道或大部分阴道切除术 + 次广泛子宫切除术 + 盆腔及腹股沟淋巴结清扫术；位于阴道上 1/3 的恶性黑色素瘤患者行部分阴道 + 广泛性子宫切除术及盆腔淋巴结清扫术。

2. 免疫治疗和化疗：干扰素 -α2b 是术后辅助免疫治疗的首选药物，也可选用白细胞介素 -2（IL-2）。化疗一般用于晚期患者的整合治疗或姑息性治疗，临床常用的化疗药物主要包括达卡巴嗪（DTIC）、替莫唑胺及紫杉醇单药或联合卡铂等。

其他可能有效的化疗药物包括顺铂（DDP）、亚硝基脲、长春碱类、博来霉素等。临床常用的化疗与免疫治疗的整合方案主要有 DTIC+DDP+IFN-α2b 或 IL-2 等。

3. 靶向治疗　靶向药物是恶性黑色素治疗的新手段，美国 FDA 批准的用于 *FRAF* 突变的靶向药物有维罗菲尼（vemurafenib）、达帕菲尼（dabrafenib）、曲美替尼（trametinib）。伊马替尼（imatinib）是一种 TKI 的小分子抑制剂，也被用于恶性黑色素瘤的靶向治疗。PD-1 单抗和 PD-L1 抗体是新的靶向药物，目前已经分别完成 Ⅲ期和 Ⅰ期临床试验，对晚期黑色素瘤患者的临床治疗效果值得期待，部分患者可考虑参加临床试验。

（六）胚胎性横纹肌肉瘤

1. 治疗前和术后分期　阴道横纹肌肉瘤大多发生在儿童，病理活检困难时需采用麻醉下取材，分期可参考美国横纹肌肉瘤协作组（Intergroup RMS Study Group，IRSG）或者欧洲儿童肿瘤协会（European Pediatric Soft Tissuesarcomas Study Group，EpSSG）的治疗前分期、术后病理分期和 TNM 分期（表 10-5-5，表 10-5-6）。

表 10-5-5　横纹肌肉瘤 TNM 治疗前临床分期

分期	原发部位	肿瘤浸润	肿瘤最大径（cm）	淋巴结	远处转移
1	预后良好的位置	T1 或 T2	≤5 或 >5	N0、N1、NX	M0
2	预后不良的位置	T1 或 T2	≤5	N0 或 NX	M0
3	预后不良的位置	T1 或 T2	≤5	N1	M0
			>5	N0、N1、NX	M0
4	预后良好和不良的位置*	T1 或 T2	≤5 或 >5	N0 或 N1	M1

T1，肿瘤局限于原发解剖部位；T2，肿瘤超出原发解剖部位，侵犯邻近器官或组织；N0，无区域淋巴结转移；N1，有区域淋巴结转移；Nx，区域淋巴结转移不详；M0，无远处转移；M1，有远处转移。

* 预后良好的位置是指眼眶、头颈（除外脑膜旁区域）、胆道、非肾脏、膀胱和前列腺区泌尿生殖道；预后不良的位置是指膀胱和前列腺，肢体，脑膜，其他部位包括背部、腹膜后、盆腔、会阴部 / 肛周、胃肠道和肝脏。

表 10-5-6　横纹肌肉瘤术后病理分期

分期	临床特征
I	局限性病变，肿瘤完全切除，且病理证实已完全切除，无区域淋巴结转移（除了头颈部病灶外，需要淋巴结活检或切除以证实无区域性淋巴结受累）
Ia	肿瘤局限于原发肌肉或原发器官
Ib	肿瘤侵犯至原发肌肉或器官以外的邻近组织，如穿过筋膜层
II	肉眼所见肿瘤完全切除，肿瘤已有局部浸润[a]或区域淋巴结转移[b]
IIa	肉眼所见肿瘤完全切除，但镜下有残留，区域淋巴结无转移
IIb	肉眼所见肿瘤完全切除，镜下无残留，但区域淋巴结转移
IIc	肉眼所见肿瘤完全切除，镜下有残留，区域淋巴结有转移
III	肿瘤未完全切除或仅活检取样，肉眼有残留肿瘤
IIIa	仅做活检取样
IIIb	肉眼所见肿瘤大部分被切除，但肉眼有明显残留肿瘤
IV	有远处转移，肺、肝、骨、骨髓、脑、远处肌肉或淋巴结转移（脑脊液细胞学检查阳性，胸腔积液或腹水及胸膜或腹膜有瘤灶种植等）

　　a，局部浸润指肿瘤浸润或侵犯原发部位邻近的组织；b，区域淋巴结转移指肿瘤迁移至原发部位引流区的淋巴结。远处转移指肿瘤进入血液循环转移至身体其他部位。

　　2. 术后危险度分组　阴道横纹肌肉瘤的治疗以手术治疗为主，术后分为低危、中危和高危 3 组（表 10-5-7），进行分层个体化整合治疗并不断优化整合治疗方案。手术方式为保留生理功能的病灶切除术。可选择的整合化疗方案有 VAC（长春新碱+放线菌素 D+环磷酰胺），VI（长春新碱+伊立替康），VDC（长春新碱+多柔比星+环磷酰胺），IE（异环磷酰胺+依托泊苷）等。对于局部复发或者远处转移的病灶可考虑加放疗。

表 10-5-7　横纹肌肉瘤危险度分组

危险组	病理亚型	TNM 分期	IRS 分期
低危	胚胎型	1	I ~ III
低危	胚胎型	2, 3	I ~ II
中危	胚胎型、多形型	2, 3	III
中危	腺泡型、多形型	1, 3	I ~ III
高危	胚胎型、多形型	4	IV

　　3. 各危险度分组化疗方案
　　（1）低危组方案
　　1）VAC 方案：V（长春新碱）+A（放线菌素 D）+C（环磷酰胺）。

　　2）VA 方案：V（长春新碱）+A（放线菌素 D）。
　　具体用法：长春新碱 1.5mg/m²，静脉滴注，第 1、8、15 天；放线菌素 D 每次 0.045mg/kg，第 1 天；环磷酰胺 1.2g/m²，1h，静脉滴注，第 1 天；2- 巯基乙基磺酸钠（美司钠）按环磷酰胺剂量的 40%，于环磷酰胺用药的第 0、3、6、9 小时静脉推注。
　　使用时注意：年龄 < 12 个月，放线菌素 D 剂量减半，或体重 ≤ 12kg 时按体重计算，剂量 = 体表面积剂量 /30× 体重（kg），化疗 4 个疗程后全面评估；如果完全缓解，4 个疗程后可考虑停药，总疗程不超过 10 次。
　　（2）中危组方案
　　1）VAC 方案：同低危组，体重 ≤ 12kg 时按体重计算，剂量 = 体表面积剂量 /30× 体重（kg）。
　　2）VI 方案：V（长春新碱）+I（伊立替康）。
　　具体用法：长春新碱同低危组，伊立替康 50mg/m²，第 1 ~ 5 天，VCR 后静脉滴注 90min；单次最大量 ≤ 100mg/d，伊立替康有严重粒细胞减少和腹泻等不良反应。
　　使用时注意：VAC 和 VI 方案可交替进行。全部化疗在完全缓解后 4 ~ 6 个疗程可考虑停药，总疗程数最多为 13 个疗程（42 周），超过 12 个疗程时考虑个体化调整方案。化疗 12 周瘤灶评估处于 PD（肿瘤增大或出现新病灶）则出组，可考虑造血干细胞移植。
　　（3）高危组方案
　　1）VAC、VI 方案：同中危组，体重 ≤ 12kg 按体重计算，剂量 = 体表面积剂量 /30× 体重（kg）。
　　2）VDC、IE 方案：V（长春新碱）+ D（多柔比星）+ C（环磷酰胺）；I（异环磷酰胺）+E（依托泊苷）。
　　具体用法：长春新碱同低危组；多柔比星 30mg/m²，第 1、2 天；环磷酰胺 1.2g/m²，1h，第 1 天；异环磷酰胺 1.8g/m²，第 1 ~ 5 天；依托泊苷 100mg/m²，第 1 ~ 5 天；2- 巯基乙基磺酸钠（美司钠）按环磷酰胺 / 异环磷酰胺剂量的 40%，于环磷酰胺 / 异环磷酰胺用药的第 0、3、6、9 小时静脉推注。
　　使用时注意：以上整合化疗方案建议术前以 VAC 和 VI 交替为主。术后以 VDC 和 IE 交替为主。放疗期间建议应用 VI 方案。全部化疗在 54 周完成，总疗程数超过 12 个疗程时可考虑个体化调整方案。化疗 12 周后评估处于 PD（肿瘤增大或出现新病灶）则出组，可考虑干细胞移植。

（七）疼痛治疗

根据疼痛评估结果，明确疼痛的部位，排除肿瘤急症所致疼痛，按照 WHO 的三阶梯镇痛原则给予患者镇痛药物，为提高镇痛效果推荐早期应用。发生盆腹腔或者骨转移者可引起癌性内脏痛和骨转移痛，阿片类药物是镇痛的基础药物，可联合抗惊厥药物和（或）抗抑郁药物。此外，积极开展 MDT，微创介入、外科手术等整合方式也可进行非药物镇痛。

（八）预后

阴道癌患者的预后与 FIGO/TNM 分期、肿瘤大小、患者年龄、肿瘤组织学类型有关。文献报道，314 例阴道癌患者随访 6 年，5 年生存率为 45%，而 I 期患者的 5 年生存率为 75%。患者高龄、肿瘤＞4cm、晚期（直肠阴道侵犯及淋巴结转移）是不良预后相关的独立因素。

> **要点小结**
>
> ◆ 阴道恶性肿瘤的治疗强调个体化、多学科整合治疗，需根据患者年龄、病灶部位、范围、病变期别、病理类型、生育需求、既往治疗情况等制订个体化整合治疗的方案。
> ◆ 阴道癌首先同步放化疗，早期或者局部复发有手术指征且可耐受手术者可考虑手术治疗。
> ◆ 阴道恶性黑色素瘤的治疗以手术为主，辅助免疫治疗和（或）化疗。
> ◆ 阴道横纹肌肉瘤多发于儿童，治疗以保留生理功能的手术为主，术后辅助化疗。

【康复随访及复发预防】

（一）总体目标

定期随访的目的是及时发现肿瘤的复发和转移，及早干预处理，制订个体化的整合管理方案，给予患者全程无缝延续性的康复和护理体验，延长生存期。

（二）整合管理

1. 制订个体化的整合管理方案，院中院后全程管理，无缝衔接关护。

2. MDT 指导患者营养、心理、疼痛、功能锻炼等整合评估和整合治疗。

（三）严密随访

阴道癌的随访第一年 1～3 个月复诊 1 次；第 2、3 年，每 3 个月复诊 1 次；第 4 年开始每年复诊 1 次。随访时检查项目包括妇科检查、脱落细胞学、HPV 检查，必要时行阴道镜、彩超、胸部 X 线、CT、MRI、PET/CT 等检查。

（四）预防及科学普及

1. 一级预防（病因预防） 保持健康的生活方式，针对发病危险因素进行健康宣教。由于阴道癌的发病与高危 HPV 感染有关，特别是 HPV16、HPV18 型感染。现在 HPV 疫苗得到较广泛应用，可能会减少 HPV 感染相关的阴道癌发生。

2. 二级预防（临床前期预防） 早发现、早诊断、早治疗。既往有 HPV 感染，曾经因宫颈上皮内病变或者宫颈癌行子宫切除等阴道癌高危人群，应定期进行三阶梯筛查（HPV、细胞学或阴道镜检查）。

3. 三级预防（临床预防或康复性预防） 根据患者的具体情况采取 MDT 讨论，制订个体化整合治疗方案，尽早治愈肿瘤、恢复功能、促进健康、延长生命、提高生活质量。

> **要点小结**
>
> ◆ 倡导 MDT 协作为基础的院中、院后全程整合管理。
> ◆ 科学宣教、加强三级预防，重点人群着重一级预防。

综上所述，虽然阴道癌发病率低，但由于病

因与宫颈癌发病基本相似，可能与高危 HPV 感染有关，能防能治。所以今后积极宣讲、定期筛查，及时发现阴道上皮内病变和阴道癌，实现早诊早治是广泛防治阴道癌的最重要措施。此外，几点建议供采纳或参考：①利用云数据和人工智能等手段建立以社区为单位的健康档案、健康大数据。宣传健康的生活方式和心理卫生知识，对女性开展性生活教育，普及防癌知识。②进一步建立与完善医疗卫生保障体系，提高基层诊疗水平，可促进早期发现疑似或确诊病例。③推广 MDT 诊疗模式，加强学科之间的协作及相互促进，用整合医学的理念提高阴道癌患者治疗及随访规范化、个体化、全程化，提高临床治疗效果与预后。

相信科技的进步会推动诊疗技术的精准化、无创化、人性化，提高放疗的精准性，减少放疗的毒性反应；此外，更多优质生物替代品的问世也会使术后阴道重建成为可能，最终提高患者的生活质量。

附录 1　PG-SGA 肿瘤患者营养评估表及处理流程

（一）PG-SGA 肿瘤患者营养评估表

患者自我评分 = 体重评分 + 进食情况评分 + 症状评分 + 活动和身体功能评分 =A 评分（附表 1～附表 4）。

附表 1　体重评分

1 个月内体重下降	评分	6 个月内体重下降
≥ 10%	4	≥ 20%
5%～9.9%	3	10%～19.9%
3%～4.9%	2	6%～9.9%
2%～2.9%	1	2%～5.9%
0～1.9%	0	0～1.9%
2 周内体重下降	1	

总分：

1～4 为患者自评分。

评分使用 1 个月体重数据，若无此数据则使用 6 个月体重数据，使用以下分数积分，若过去 2 周内有体重丢失则额外增加 1 岁。

附表 2　进食情况评分

过去 1 个月的进食情况与平时相比		
没变化（0）	比以往多（0）	比以往少（1）
目前进食情况：		
正常饮食（0）	正常饮食，但比正常情况少（1）	少量固体食物（2）
仅能进食流食（3）	仅能口服营养制剂（3）	几乎吃不下什么（4）
仅能通过管饲进食或静脉营养（0）		

总分：

计分不做累加，以最高分选项为本项计分。

附表 3　症状评分

近 2 周影响进食的问题		
吃饭没有问题（0）	恶心（1）	便秘（1）
口干（1）	一会儿就饱了（1）	食品没味（1）
食品气味不好（1）	口腔溃疡（2）	吞咽困难（2）
呕吐（3）	腹泻（3）	没有食欲，不想吃（3）
其他：抑郁、经济、牙齿（1）	疼痛：　（部位）（3）	

总分：

两周内经常出现的症状，偶尔一次不作为选择，累计计分。

附表 4　活动和身体功能评分

过去 1 个月的活动情况
正常，无限制（0）
不像往常，但还能起床进行轻微活动（1）
多数时候不想起床活动，但卧床或座椅时间不超过半天（2）
几乎干不了什么，一天大多数时间都卧床或坐在座椅上（3）
几乎完全卧床，无法起床（3）

总分：

单选，取最符合的选项。

PG-SGA 评分 =A 评分 +B 评分 +C 评分 +D 评分（附表 5～附表 8）

附表 5　疾病评分（B 评分）

疾病	评分
癌症	1
AIDS	1
呼吸或心脏病恶病质	1
存在开放性伤口或压疮	1
创伤	1
年龄超过 65 岁	1

总分：

累计计分，表中没有列举的疾病不予计分。

附表 6　应激状态评分（C 评分）

应激	无（0）	轻（1）	中（2）	重（3）
发热	无	37.2～38.3℃	38.3～38.8℃	＞38.8℃
发热持续时间	无	＜72h	72h	＞72h
是否用激素	无	低剂量（＜10mg 泼尼松）	中剂量（10～30mg 泼尼松）	大剂量（＞30mg 泼尼松）

总分：

累计计分。发热是本次评估的体温；发热持续时间是本次体温上升的持续时间；连续多日使用不同剂量激素时，取日平均值。

附表 7　体格检查评分（D 评分）

项目	0分	1分	2分	3分
脂肪储备				
眼眶脂肪垫				
三角肌皮褶厚度				
下肋脂肪厚度				
·总体脂肪缺乏程度评分：				
肌肉状况				
颞部（颞肌）				
锁骨部位（胸部三角肌）				
肩部（三角肌）				
骨间肌肉				
肩胛部（背阔肌、斜方肌、三角肌）				
大腿（四头肌）				
小腿（腓肠肌）				
·总体肌肉消耗评分：				
液体情况				
踝水肿				
骶部水肿				
腹水				
·总体水肿程度评分：				
总评分：				

取多数部位的计分项计分；肌肉状况评分权重最大，作为最终评分。

附表 8　PG-SGA 评分（PG-SGA 评分 =A 评分 + B 评分 +C 评分 +D 评分）

分级	分值	结果分类
A	0～1分	营养良好
B	2～3分	可疑营养不良
	4～8分	中度营养不良
C	≥9分	重度营养不良

（二）营养治疗流程

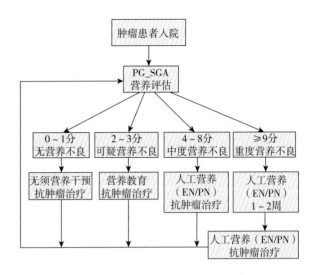

附录 2　营养风险筛查量表（NRS-2002）

（一）初筛

1. 内容

（1）是否 BMI ＜ 18.5kg/m²。

（2）在过去 3 个月是否有体重下降。

（3）在过去 1 周内是否有摄食减少。

（4）是否有严重疾病。

2. 说明

（1）国人 BMI 正常值下限为 18.5kg/m²，因此对中国患者进行营养风险筛查时，应询问 BMI 是否小于 18.5kg/m²。

（2）以上任一问题答案"是"，则直接进入第二步终筛；所有的问题回答为"否"，则每周重复筛查一次。即使是患者对以上所有答案均为"否"，若患者拟行腹部大手术治疗，仍可以制订预防营养支持计划，以降低营养风险（附表 9）。

附表 9　营养风险筛查量表

程度	症状
	一、营养状态受损评分
无（0 分）	BMI ≥ 18.5kg/m²，近 1～3 个月体重无变化，近一周摄食量无变化

续表

程度	症状
一、营养状态受损评分	
轻度（1分）	3个月内体重丢失 > 5% 或近一周食物摄入量比正常需要量低 25% ～ 50%
中度（2分）	2个月内体重丢失 > 5% 或近一周食物摄入量比常需要量低 50% ～ 75%
重度（3分）	BMI < 18.5kg/m² 或 1个月内体重丢失 > 5%（3个月内体重下降15%）或前一周食物摄入量比正常需要量低 75% ～ 100%
二、疾病严重程度（营养需要量增加）评分	
无（0分）	正常营养需要量
轻度（1分）	髋骨骨折、慢性疾病急性发作或有并发症者、COPD、血液透析、肝硬化、糖尿病、一般恶性肿瘤
中度（2分）	腹部大手术、脑卒中、重度肺炎、血液恶性肿瘤
重度（3分）	颅脑损伤、骨髓移植、APACHE > 10分的患者
三、年龄评分	
0分	年龄 18 ～ 69 岁
1分	年龄 ≥ 70 岁
总分	总分 = 营养状态受损评分 + 疾病严重程度评分 + 年龄评分

（二）终筛

说明：

（1）总评分 ≥ 3分或有胸腔积液、腹水、水肿，且血清白蛋白小于30g/L时，表明患者存在营养风险，应进一步进行营养评估，总评分 < 3分，则每周重复筛查。

（2）对疾病严重程度的评分及意义

1）1分：慢性疾病患者因出现并发症而住院治疗，患者虚弱但不需要卧床，蛋白质需要量略有增加，但可以通过口服或补充来弥补。

2）2分：患者需要卧床，如腹部大手术后，蛋白质需要量相应增加，但大多数人仍可以通过肠外和肠内营养支持得到恢复。

3）3分：患者在加强病房中靠机械通气支持，蛋白质需要量增加，而且不能被肠外或肠内营养支持数弥补，但是通过肠外或肠内营养支持可使蛋白质分解和氮丢失明显减少。

（阳志军　赵冰冰）

【典型案例】

阴道恶性肿瘤整合性诊疗 1 例

（一）病例情况介绍

1. 基本情况　女性，77岁，自诉52岁绝经，2010年7月开始出现白带异常增多，偶可出现白带混杂少许暗红色血液，无明显阴道出血症状，无阴道瘙痒，自以为阴道炎症未重视，未做特殊治疗，后因血性白带渐增多，就诊于当地某院，妇科检查时发现阴道肿物，怀疑阴道恶性肿瘤。于2010年8月16日入住我院妇科。

2. 入院查体　消瘦体质，皮下脂肪薄，心肺未见明显异常；妇科检查见外阴萎缩、未见肿物；阴道前壁下段处可见一约5cm大小菜花状肿物，质脆、局部糜烂、易出血、可推动、累及双侧小阴唇，肿物与尿道外口距离约0.6cm与尿道关系密切，阴道上段未查及明显异常；宫颈萎缩、外口光滑；子宫萎缩、前位、活动可、无压痛；双侧主骶韧带无增厚变硬、弹性可；双侧附件区未查及明显异常。肛门无外痔，直肠壁光滑，指套无血染。左、右侧腹股沟区各扪及一个淋巴结，约1.0cm大小、质硬、活动可、无明显压痛，局部皮肤未见破溃。既往史无特殊。

3. 辅助检查　2010年8月17日鳞状细胞癌相关抗原测定（SCC），结果为9.47ng/ml，空腹血糖6.79mmol/L，餐后2h血糖9.5mmol/L。CT检查示阴道前壁下段明显强化肿物（大小约4.7cm×3.0cm）与尿道关系密切；双侧腹股沟和盆腔淋巴结见肿大淋巴影（大小约0.8cm×0.5cm，考虑炎症），腹膜后淋巴结未见明显肿大；子宫和附件、肝脏、胆囊、脾脏、胰腺、双肾、双肾上腺、直肠等均未见明显异常。双下肢彩超血管未见血栓。2010年8月19日阴道肿物活检示高分化鳞状细胞癌。

4. 入院诊断　①阴道高分化鳞状细胞癌Ⅰ期；②糖耐量异常。

（二）整合性诊治过程

1. 关于诊断、评估与初步治疗

（1）MDT 团队组成：影像科、妇科、放疗科、泌尿科、化疗科、内科、营养科、护理专家。

（2）讨论意见

影像科意见：患者 CT 检查示阴道前壁明显强化肿物，大小约 4.7cm×3.0cm，与尿道关系密切，肿物可疑侵犯下尿道，阴道上段和宫颈未见肿物侵犯，腹股沟淋巴结稍增大考虑炎症，盆腹腔脏器、肺部未见明显转移灶。

妇科意见：患者已有阴道肿物活检病理，诊断原发阴道鳞癌明确。结合妇科检查、影像学检查，考虑 I 期阴道癌的可能性大。阴道癌的治疗方式有放疗、手术、化疗或者整合治疗，手术适用于分期较早的阴道癌患者。此患者病变较局限，年龄虽然偏大，但无严重基础疾病，身体情况较好，可耐受手术，考虑手术切除，因病灶较大累及前壁下段，单纯经会阴行部分外阴及阴道壁切除难度较大，术中分离肿瘤部位阴道与尿道间隙时可能会肿瘤破裂导致肿瘤残留，建议先行新辅助化疗后再行次广泛全子宫双附件＋全阴道切除、扩大外阴局部切除＋外阴整形术＋备部分尿道切除，必要时行全尿道切除＋耻骨上膀胱造瘘术，手术路径可考虑腹腔镜下及经会阴联合。

泌尿科意见：患者阴道壁肿物较大且与尿道关系密切，与尿道外口距离仅约 0.6cm，如直接行手术切除肿瘤可能会损伤尿道括约肌，引起尿失禁可能。建议行新辅助化疗后再行手术治疗，术中在达到理想切除的同时尽可能保护好尿道不受损伤，切除部分尿道后尿道括约肌功能尚好，可行尿道外口成形术，如手术中损伤尿道或病情需全尿道切除，则需行永久性耻骨上膀胱造口。

放疗科意见：患者诊断阴道高分化鳞状细胞癌明确，临床期别考虑为 I 期，放疗适用于 I～IV 期的阴道癌患者，为阴道癌推荐的首选治疗方式。此患者可选择目前较为精准的三维调强根治性放疗，放疗过程中予以同步化疗。但整合影像科、妇科、泌尿科的诊疗意见，此患者病灶与尿道关系紧密，也不排除尿道受侵犯的可能性，如果行根治性放疗，尿道必然受较高的照射剂量而可能出现损伤，最终导致尿瘘。放疗后尿道损伤导致

尿瘘的处理比较棘手，且外阴部根治性放疗剂量对皮肤损伤大，对患者生活质量影响较大。可手术切除后根据病理结果再评估，必要时可予以辅助放疗。

化疗科意见：阴道癌患者的化疗主要是用于放疗同时行同步化疗和术前、术后或复发后辅助性化疗几种情况。若患者行根治性放疗，可在放疗过程中予以小剂量顺铂或者 5-FU 增敏化疗。辅助性化疗可选择单药或者联合用药，此患者期别考虑为 I 期，但肿瘤较大，可考虑新辅助化疗，使肿瘤缩小后再手术，术后可根据情况，必要时加用辅助化疗。

内科意见：患者入院血糖检查示餐后 2h 血糖稍高，目前尚未达到诊断糖尿病标准，但糖耐量异常亦可导致伤口愈合不良、静脉血栓、放化疗并发症增加、营养不良等，所以对肿瘤患者血糖控制在理想水平非常重要。此患者可予以低糖饮食，监测血糖变化，必要时予以口服降糖药物或者注射短效胰岛素控制血糖。妇科肿瘤患者深静脉血栓发病率高，治疗前后均建议给予血栓风险评估，必要时给予物理、药物预防深静脉血栓的发生。

营养科意见：此患者年龄偏大，体形消瘦，营养情况尚可。手术创伤、围术期或放化疗引起的能量摄取减少及消耗增加均可影响患者的手术和放化疗效果，可根据 PG-SGA 联合 NRS-2002 进行营养状态的筛查和评估。

护理意见：患者诊断阴道癌，拟行新辅助化疗后手术治疗，术中需切除全阴道及部分会阴，同时有可能切除部分或全部尿道，会造成阴道缺如、外阴异型，甚至永久性耻骨上造瘘，都会对患者生理、心理产生较大影响，需加强心理护理。同时会阴部手术术后伤口可能无法一期愈合，需医护加强沟通做好伤口维护，争取一期愈合。新辅助化疗期间除加强化疗毒副反应的处理外，同样需加强心理护理，使患者平稳接受患癌的事实。

最后共识：决定给予紫杉醇 220mg＋顺铂 100mg 新辅助化疗后再评估病情，如果肿瘤明显缩小则行手术治疗，途径为腹腔镜下联合经会阴手术。

患者后续治疗：根据讨论意见和与患者的沟通，于 2010 年 8 月 23 日和 2010 年 9 月 27 日分别行"紫杉醇 220mg＋顺铂 100mg"静脉化疗 2 个

疗程。第二次化疗后3周妇科检查示阴道前壁下1/3处可见一直径约2cm×2.5cm大小菜花状肿物，质脆、局部糜烂、易出血、可推动、与尿道关系密切、累及右侧小阴唇、距离尿道外口约0.7cm；左、右侧腹股沟区各可扪及一个淋巴结，约1.0cm大小、质硬、活动可、无明显压痛、局部皮肤未见破溃。遂于2010年10月27日行腹腔镜下次广泛全子宫全阴道切除＋双附件切除＋扩大外阴局部切除及外阴整形术，术中见肿瘤包膜完整与尿道关系紧密、分离期间包膜破裂，考虑到肿瘤残留风险及局部会阴切除＋部分尿道切除后伤口愈合延迟问题，请泌尿外科协助行全尿道切除＋耻骨上膀胱造瘘术（图10-5-1～图10-5-4）。考虑术后需辅助放疗，故未行腹股沟淋巴结切除。术后予以营养支持、预防血栓等治疗。

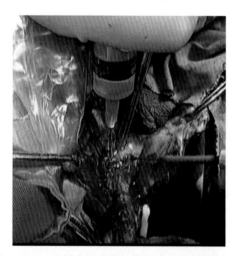

图 10-5-1　注射水垫分离尿道与阴道壁及肿瘤间隙

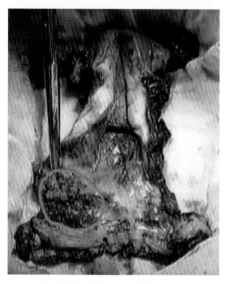

图 10-5-2　次广泛全子宫、双附件及全阴道切除标本

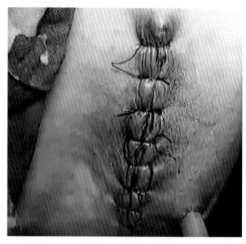

图 10-5-3　全阴道＋尿道切除后缝合会阴切口

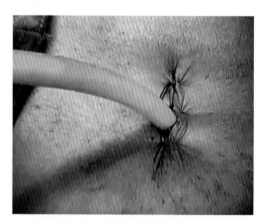

图 10-5-4　耻骨上膀胱造瘘口

2.关于进一步治疗方案

（1）MDT团队组成：妇科、放疗科、内科、营养科、泌尿外科专家。

（2）讨论意见

妇科意见：考虑患者肿瘤病灶大、与尿道关系密切，手术中损伤尿道及切除部分尿道的风险较大，因此先做新辅助化疗2个疗程后，行腹腔镜下次广泛全子宫全阴道切除＋双附件切除＋扩大外阴局部切除及外阴整形术，泌尿外科协助行全尿道切除＋耻骨上膀胱造瘘术。现术后病理示阴道壁高分化鳞状细胞癌，侵犯阴道壁浅层，癌灶累及小阴唇外侧局部，尿道下段组织可见癌侵犯。子宫和双附件未见异常。

放疗科意见：患者术后病理示阴道壁、小阴唇、尿道均有肿物侵犯，术后需辅助放疗。放疗建议可采用三维调强放疗方式，外阴及盆腔总剂量予以4600cGy，双侧腹股沟区总剂量达

6000cGy；放疗期间给予 DDP40mg 增敏化疗，每周 1 次，共 3～4 个疗程。

内科意见：治疗期间给予患者糖尿病饮食，血糖控制尚可。术前、术后予以抗凝药物治疗预防血栓，未见深静脉血栓发生，但应注意放化疗期间依旧有血栓形成的风险。

营养科意见：根据 PG-SGA 联合 NRS-2002 进行营养状态的筛查和评估后，评分为 1 分，予以患者营养支持，主要方式是经口饮食。治疗期间尽量保证每日所摄入的能量规定在 20～30kcal/（kg·d），少食多餐，且食用富含维生素及蛋白质等食物。

护理意见：患者最终行全尿道切除及永久性耻骨上膀胱造瘘，虽然心理上有些波动，经解释及加强心理护理后基本平稳，在后续的治疗中，特别是放疗期间腹股沟区、会阴部皮肤的护理是关键的，皮损后给患者生理、心理、生活质量均会造成很大的影响。

最后达成共识并付诸实施的意见：截至目前治疗方案基本正确，但术后会阴部伤口愈合情况会影响到后续放化疗，需加强局部伤口护理，且患者行了耻骨永久性造瘘，需加强会阴伤口、造瘘口、放疗区域皮肤及心理护理。

3. 关于后续随访

（1）MDT 团队组成：妇科、泌尿科、疼痛科、病案室、心理门诊、营养科、护理专家。

（2）讨论意见

为及时发现肿瘤的复发和转移，及早干预处理，应予以患者定期随访。内容包括制订个体化的管理方案；指导患者营养、心理、疼痛等评估和治疗、强化患者的健康教育、定期更换尿管预防结石形成。出院后嘱患者严密随访：随访第 1 年，1～3 个月 1 次；第 2、3 年，每 3～6 个月 1 次；第 4 年开始每年 1 次。随访时检查项目包括妇科检查、胸部 X 线、彩超等检查，必要时行 CT 或 MRI 检查。

（三）案例处理体会

阴道癌治疗应遵循个体化整合治疗原则。根据患者的年龄、肿瘤分期、病灶生长部位等制订个性化整合治疗方案。治疗手段包括放疗、手术、化疗或多种治疗手段优选的整合治疗，阴道上段癌可参照宫颈癌的治疗，阴道下段癌可参考外阴癌的治疗。放疗适用于 Ⅰ～Ⅳ 期的阴道癌患者，其为阴道癌的推荐首选治疗方式。

本例患者的具体情况是，年龄大但身体情况较好，无严重并发症，初次接诊时肿瘤较大位于阴道前壁下段，累及小阴唇，肿物与尿道外口距离约 0.6cm 与尿道关系密切，术前 CT 也不排除尿道侵犯的可能性。入院后完善检查，经过 MDT 讨论制订了个体化整合诊疗方案。考虑患者初次行根治性放疗，可能存在肿瘤消退不理想、尿瘘、外阴及腹股沟区放射部位皮肤溃烂等风险，决定给予术前新辅助化疗，使肿物缩小后行手术。新辅助化疗后肿瘤明显缩小，术中妇科与泌尿外科协作行腹腔镜下次广泛全子宫全阴道切除 + 双附件切除 + 扩大外阴局部切除及外阴整形术 + 全尿道切除 + 耻骨上膀胱造瘘术，术后病理证实阴道壁、小阴唇、尿道均有癌灶侵犯，术后有放疗指征，予以三维调强辅助放疗加顺铂增敏化疗。整个治疗过程顺利，说明治疗方针总体正确。

本例经 MDT 制订并实施了整合治疗，包括手术、放疗、化疗、营养支持、心理护理在内的个体化整合治疗方案，疗效好，随诊 9 年余无复发，生活质量尚可，充分体现了整合诊疗的优势。

（阳志军　赵冰冰）

参考文献

郎景和，王辰，瞿红，等，2017. 妇科手术后深静脉血栓形成及肺栓塞预防专家共识. 中华妇产科杂志，52（10）：735-737.

李涛，吕家华，郎锦义，等，2018. 恶性肿瘤放疗患者营养治疗专家共识. 肿瘤代谢与营养电子杂志，5（4）：358-365.

李霞，张师前，黄文倩，等，2019. 2018 美国预防服务工作组《宫颈癌筛查》指南解读，35（4）：435-437.

李增宁，陈伟，齐玉梅，等，2017. 恶性肿瘤患者膳食营养处方专家共识. 肿瘤代谢与营养电子杂志，4（4）：397-408.

石一复，2014.《第 4 版 WHO 女性生殖器官肿瘤组织学分类》解读. 国际妇产科学杂志，（6）：697-704.

王娴静，Chi Lin，2018. 儿童横纹肌肉瘤诊疗研究新进展. 中国小儿血液与肿瘤杂志，23（3）：164-168.

赵昀，魏丽惠，2018. CSCCP 关于中国宫颈癌筛查及异常管理相关问题专家共识解读. 实用妇产科杂志，34（2）：101-104.

中国抗癌协会癌症康复与姑息治疗专业委员会（CRPC）难治性癌痛学组，2017. 难治性癌痛专家共识（2017年版）. 中国肿瘤临床，44（16）：787-793.

中国抗癌协会妇科肿瘤专业委员会，2018. 阴道恶性肿瘤诊断与治疗指南（第四版）. 中国实用妇科与产科杂志，34（11），1227-1229.

中国抗癌协会小儿肿瘤专业委员会，2017. 中国儿童及青少年横纹肌肉瘤诊疗建议（CCCG-RMS-2016）. 中华儿科杂志，55（10）：724-728.

中华医学会妇产科学分会感染性疾病协作组，2016. 阴道微生态评价的临床应用专家共识. 中华妇产科杂志，51（10）：721-723.

中华预防医学会疫苗与免疫分会，2019. 子宫颈癌等人乳头瘤病毒相关疾病免疫预防专家共识. 中华流行病学杂志，40（12）：1499-1516.

周琦，龙行涛，2020. 多学科团队在国内妇科恶性肿瘤中的应用与展望. 中国实用妇科与产科杂志，36（01）：32-35.

朱笕青，杨莉，2017. 阴道恶性黑色素瘤的诊治. 中国实用妇科与产科杂志，33（4）：333-337.

Adams TS, Cuello MA, 2018. Cuello.Cancer of the vagina.Int J Gynecol Obstet, 143（Suppl.2）：14-21.

de Witte CJ, van de Sande AJ, van Beekhuizen HJ,et al, 2015. Imiquimod in cervical, vaginal and vulvar intraepithelial neoplasia: a review. Gynecol Oncol, 139（2）：377-384.

Farge D, Frere C, Connors JM, et al, 2019. 2019 international clinical practice guidelines for the treatment and prophylaxis of venous thromboembolism in patients with cancer. Lancet Oncol, 20（10）：e566-e581.

Gadducci A, Fabrini MG, Lanfredini N, et al, 2015. Squamous cell carcinoma of the vagina: natural history, treatment modalities and prognostic factors. Crit Rev Oncol Hematol, 93（3）:211–224.

Hodeib M, Cohen JG, Mehta S, et al, 2016. Recurrence and risk of progression to lower genital tract malignancy in women with high grade VAIN.Gynecol Oncol, 141（3）:507-510.

Huo D, Anderson D, Palmer JR, et al, 2017. Incidence rates and risks of diethylstilbestrol-related clear-cell adenocarcinoma of the vagina and cervix: update after 40-year follow-up.Gynecol Oncol, 146（3）：566-571.

Kim MK, Lee IH, Lee KH, 2018. Clinical outcomes and risk of recurrence among patients with vaginal intraepithelial neoplasia: a comprehensive analysis of 576 cases.J Gynecol Oncol, 29（1）：e6.

Kurman RJ, Carcangiu ML, Herrington CS, et al, 2014. WHO classfication of tumours of female reproductive organs. 4th eds Lyon: IARC Press, 8-253.

Lamos C, Mihaljevic C, Aulmann S, et al, 2016. Detection of human papillomavirus infection in patients with vaginal intraepithelial neoplasia. PLoS One,11（12）：e0167386.

McCluggage WG, 2013. Premalignant lesions of the lower female genital tract: cervix, vagina and vulva.Pathology, 45（3）：214-228.

National Comprehensive Cancer Network. NCCN Clinical Practice Guidelines in Oncology: Vulvar Cancer（Squamous Cell Carcinoma）. Version 1, 2020.

National Comprehensive Cancer Network. NCCN Clinical Practice Guidelines in Oncology: Uterine Neoplasms. version 1, 2017.

Perrotta M, Marchitelli CE, Velazco AF, et al, 2013. Use of CO_2 laser vaporization for the treatment of high-grade vaginal intraepithelial neoplasia.J Low Genit Tract Dis,17（1）：23-27.

Pillay B, Wootten AC, Crowe H, et al, 2016. The impact of multidisciplinary team meetings on patient assessment,management and outcomes in oncology settings: A systematic review of the literature.Cancer Treat Rev, 42: 56–72.

Rajagopalan MS, Xu KM, Lin JF, et al, 2014. Adoption and impact of concurrent chemoradiation therapy for vaginal cancer: A National Cancer Data Base（NCDB）study. Gynecol Oncol, 135（3）：495–502.

Ribas A, Puzanov I, Dummer R, et al, 2015. Pembrolizumab versus investigator-choice chemotherapy for ipilimumab-refractory melanoma（KEYNOTE-002）: a randomised, controlled, phase 2 trial.Lancet Oncol, 16（8），908-918.

Sekii S, Tsujino K, Kosaka K, et al, 2018. Inversely designed, 3D-printed personalized template-guided interstitial brachytherapy for vaginal tumors.J Contemp Brachytherapy, 10（5）：470-477.

US Preventive Services Task Force, Curry SJ, Krist AH, et al, 2018. Screening for Cervical Cancer: U.S. Preventive Services Task Force Recommendation Statemen. JAMA, 320（7）：674-686.

Youn JH, Lee MA, Ju W, et al, 2016. Total vaginectomy for refractory vaginal intraepithelial neoplasia Ⅲ of the vaginal vault. Obstet Gynecol Sci, 59（1）：71-74.

第六节　外阴癌

● 发病情况及诊治研究现状概述

外阴癌（vulvar cancer）是指原发在外阴部位的恶性肿瘤，包括发生于外阴皮肤、黏膜及其附件组织的恶性肿瘤，好发于绝经后女性，较为少见，占所有女性生殖系统恶性肿瘤的 3%～5%。

近年来，由于全球范围内人乳状瘤病毒（HPV）感染率上升，外阴癌的平均发病年龄有所下降，发生率呈上升趋势。究其原因，一方面是老龄女性因外阴的硬化苔藓病变等非肿瘤性上皮病变，以及高龄导致上皮细胞出现的非典型性增生，使得外阴癌的发病有所增加；另一方面是因为年龄＜50岁的女性外阴上皮内瘤变（vulval Intraepithelial neoplasia，VIN）发病率呈上升趋势所致。VIN是癌前病变，80% 未治疗的 VIN3 患者可进展为外阴浸润癌，这些外阴癌与 HPV 感染（主要是 HPV16 型和 HPV18 型）高度相关。外阴癌前病变主要是指外阴鳞状上皮内病变（vulvar squamous intraepithelial lesion），它是与 HPV 感染相关的一组临床和病理改变，是具有进展为浸润癌潜在风险的局限于外阴鳞状上皮内的病变。病变多见于45 岁左右女性，近年来在年轻女性中有增加趋势。约 50% 的患者伴有其他部位的上皮内病变。患者中约 38% 的病变可自行消退，仅 2%～4% 进展为浸润癌。以往又称其为外阴鳞状上皮内瘤变、原位癌、外阴鲍文病（Bowen disease）和 Queyral 增殖性红斑。

外阴癌的主要病理类型以鳞状细胞癌为主，而恶性黑色素瘤、腺癌、基底细胞癌和肉瘤等相对较少。90% 的原发性外阴癌均为外阴鳞状细胞癌，大多数鳞状细胞癌发生于大阴唇，但也可发生于小阴唇、阴蒂和会阴。尽管外阴癌长于体表易于早期发现，但是，由于许多女性的观念传统，该病却通常被延误了诊治。以往外阴癌主要采用手术治疗的总体策略，但在过去的 20 年里，放疗和相对少用的化疗已逐渐发展成为外阴癌的辅助治疗手段。因此，外阴癌的治疗已成为多学科参与的个体化整合治疗，建议患者集中在拥有相关诊疗经验专家的妇科癌症中心进行诊治。

● 相关诊疗规范、指南和共识

- NCCN 肿瘤临床实践指南（2020.V1）：外阴鳞癌美国国家综合癌症网络（NCCN）
- 常见妇科恶性肿瘤诊治指南（第 5 版），中华医学会妇科肿瘤学分会
- 外阴癌诊断与治疗指南（第四版），中国抗癌协会妇科肿瘤专业委员会
- 2015 JSGO 指南：外阴癌和阴道癌的治疗，日本妇科肿瘤学会（JSGO）
- 2017 ESGO 指南：外阴癌患者的管理，欧洲妇科肿瘤学会（ESGO）
- 2016 循证指南：女性外阴肿瘤手术治疗后症状管理建议，国外肿瘤科相关专家小组（统称）

• 2016 BC 指南：女性生殖系统肿瘤：HPV 相关肿瘤（宫颈、阴道和外阴）（修订版），不列颠哥伦比亚省临床实践指南中心（BC）

【全面检查】

（一）病史特点

外阴癌前病变及癌的相关病史采集重点应从以下两大方面进行。

1. 外阴癌前病变及与癌发病相关的高危因素　主要包括如下几种：

（1）发病年龄 45 ～ 50 岁或 70 ～ 75 岁；

（2）HPV 感染者；

（3）单纯疱疹病毒Ⅱ型感染者；

（4）巨细胞病毒感染者；

（5）既往患有慢性外阴营养不良；

（6）既往患有淋巴肉芽肿、尖锐湿疣、淋病、梅毒等性传播疾病；

（7）性卫生不良；

（8）长期吸烟。

2. 外阴癌前病变及癌的相关临床表现　外阴癌前病变和早期外阴癌患者可无症状，不具有特异性，常表现为外阴瘙痒，多持续数月甚至数年，也可伴有灼痛、性交困难、阴道异常分泌物、色素沉着、溃疡及丘疹等表现。

VIN 病变可发生于外阴任何部位，最常见于会阴体、阴蒂周围及小阴唇，亦可累及肛门或尿道周围。VIN 的皮损外观各异，最常见的形式为边界清晰、顶部平坦的丘疹和斑块，多直径＜ 2cm。病变皮肤的表面呈红色、白色、灰色，也可呈深棕色、赤褐色等。可呈剥脱状、结痂或糜烂状。

VIN 一般在临床上无法用肉眼诊断。而中晚期外阴癌出现外阴局部肿块，伴或不伴疼痛；外阴皮肤色素沉着、破损、形成溃疡；外阴烧灼感；其他还有性交困难和阴道异常分泌物等。

病程较长者，可合并感染，如肿瘤进展，侵犯邻近尿道，可出现尿频、尿痛、排尿烧灼感及排尿困难等症状，侵犯肛门者可出现便秘或里急后重感，侵犯阴道者，可出现阴道出血或阴道排液等症状。晚期病例可出现严重消瘦、贫血、发热和恶病质。

（二）体检发现

1. 专科的体格检查　可在外阴任何部位发现病灶，病灶多位于大阴唇，其次是小阴唇、阴蒂会阴、尿道口、肛门周围等（图 10-6-1）。早期可为皮肤破损，表现各异，最常见的形式为边界清晰、顶部平坦的丘疹和斑块，多直径＜ 2cm。病变皮肤的表面呈红色、白色或灰色，也可呈深棕色和赤褐色等，病变可为剥脱状、结痂或糜烂状。局部也可出现乳头状赘疣、结节或小溃疡，单个或多个，融合或分散，灰白色或粉红色；少数为略高出皮面的色素沉着；晚期病灶常表现为溃疡型或菜花样肿块，肿瘤破溃可继发感染引起触痛。若癌灶已转移至腹股沟淋巴结，可扪及增大、质硬、固定的淋巴结。

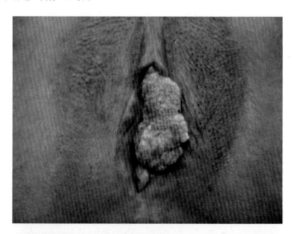

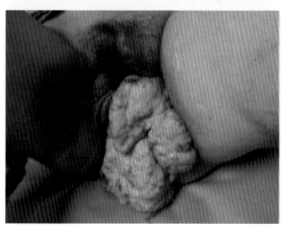

图 10-6-1　外阴癌肿物

2. 相关的体格检查　主要是盆腔包块和阴道出血的检查。外阴癌患者除局部包块和出血表现外，盆腔包块和阴道出血是妇科患者就诊主诉之一，更是妇科检查常见的重要体征。盆腔位于腹腔的下部，为腹腔的组成部分，故盆腔包块亦属腹块的范畴。但盆腔包块多源自女性内生殖器；且当其直径在 10cm 以内多未超出盆腔范围，不但患者本人，即使就诊也常无法触知。出血可来自外阴、阴道、子宫颈和子宫内膜等处，但以来自子宫者最多见。临床表现为月经过多、经期延长、月经过频及不规则出血。

（1）盆腔包块的检查

1）部位：包块的部位有助于了解其来源。一般位于盆腔中部者为子宫、膀胱、肠道包块，或后陷凹脓肿、异物等。位于盆腔侧方者为卵巢、输卵管、副中肾管、肠道、异位肾或腹膜后来源的包块。盆腔两侧同时有包块者多为附件炎块、卵巢内膜异位囊肿或卵巢癌瘤等。

2）大小：应以"cm"为直径单位描述其体积大小。若包块为增大的子宫，可用相当于几周或几个月妊娠子宫说明其大小。正常卵巢有时可扪及，约为 3cm×2cm×1cm，可活动的块物。正常输卵管不能扪及。

3）形状：包块呈卵圆形者一般为卵巢肿瘤、卵巢子宫内膜异位囊肿或输卵管卵巢囊肿，腊肠状者常为输卵管积液，形状不规则或表面结节状不平者多为炎块或卵巢恶性肿瘤。

4）质地：囊性包块多为良性病变，囊性偏实者可能为成熟畸胎瘤或卵巢内膜异位囊肿，实性包块多为恶性肿瘤，质硬的块物考虑浆膜下肌瘤或纤维瘤的可能性大，囊实相间者以恶性肿瘤多见。

5）界线：包块四周界线清晰分明者多属良性病变，界线模糊不清者多为炎块或恶性肿瘤。

6）活动度及与其他器官关系：活动度大、与其他器官无粘连者，多为良性肿瘤；如与子宫或盆壁间发生粘连，因而活动受限者，可能为附件炎块、内膜异位囊肿或恶性肿瘤。

7）压痛：肿瘤一般无压痛，但附件炎块、内膜异位症有压痛。

（2）阴道出血的观察

1）多表现为月经量增多或经期延长。

2）周期不规则的阴道出血应注意排除早期子宫内膜癌。

3）无任何周期可辨的长期持续阴道出血一般多为生殖道恶性肿瘤所致。

4）停经后阴道出血若发生于育龄女性，应首先考虑与妊娠有关的疾病，若发生于围绝经期女性多为无排卵型功血，但注意首先排除生殖道恶性肿瘤。

5）阴道出血伴白带增多一般应考虑晚期宫颈癌、子宫内膜癌或子宫黏膜下肌瘤伴感染。

6）接触性出血，即性交后或妇科检查后立即有鲜血出现，应考虑早期宫颈癌、宫颈息肉或子宫黏膜下肌瘤的可能。

7）经间出血，多为排卵期出血。

8）经前或经后点滴出血，月经来潮前数日或来潮后数日持续极少量阴道赭红色分泌物，常为放置宫内节育器的不良反应；此外，子宫内膜异位症亦可能出现类似情况。

9）绝经多年后阴道出血，若出血量极少，历时 2～3 天即净，多为绝经后子宫内膜脱落引起的出血或老年性阴道炎；若出血量较多、流血持续不净或反复阴道出血，均应考虑癌症的可能。

10）间歇性阴道排出血水应警惕有癌的可能。

（三）化验检查

1. 常规检验项目　这些项目包括血常规、尿常规、粪常规、肝功能、肾功能、凝血功能、输血前 4 项和血型等。检测这些项目的目的是了解患者的一般状况，为制订患者个体化整合治疗方案做准备。

2. 血液肿瘤标志物检测　外阴鳞状细胞癌是外阴癌最常见的病理类型，而鳞状细胞癌其较为敏感的肿瘤标志物为外阴鳞状细胞癌肿瘤标志物（vulvar squamous cell carcinoma，VSCC），常用检测方法为自动化学发光免疫分析法。临床上通过动态检测 VSCC 变化，可对外阴癌诊断、监测复发或转移及预后判断具有一定的价值。鳞状细胞癌抗原（SCC）广泛存在于不同器官的正常组织中（含量极微）和恶性病变的上皮细胞中。在血清中至少有 4 种形式的 SCC，即游离 SCC1、游离 SCC2 及与其相对应的丝氨酸蛋白酶结合物。SCC 在正常的鳞状上皮细胞中抑制细胞凋亡和参与鳞状上皮层的分化，在肿瘤细胞中参与肿瘤的生长。检测 SCC 有助于所有鳞状上皮起源癌

的诊断和监测。有研究认为，VSCC用于预测外
阴癌淋巴结转移的阳性似然比和阴性似然比均较
高，由于这类标志物检测简单，经济方便，容易
将其整合到外阴鳞癌患者的手术治疗中，无须增
加额外费用。其他分子标志物如CA125、CD44、
CEA、SMA和EMA等的参考价值尚需进一步验证。

（四）影像学检查

　　CT、MRI、B超、PET/CT等影像学检查主要
用于了解晚期外阴癌与周围组织和脏器的关系，
腹盆腔、腹膜后淋巴结转移及其他远处转移情况，
对合理制订外阴癌的整合治疗方案有重要的临床
意义。

　　1.CT检查　可以诊断肿瘤局部情况，发现
胸部、腹盆部转移病灶，推荐CT检查作为外阴
癌首选的临床分期手段。CT平扫病变表现为等、
低密度，或均匀，或混杂密度肿块，增强扫描后
显著强化，病灶边界相对欠清晰。CT不仅能清
晰地观察外阴肿物大小、部位、浸润深度、血供
与邻近组织结构关系等方面的情况，借助图像后
处理技术，还能进一步分析淋巴结出现转移与否，
以对临床分期进行相应的指导，制订出更为精准、
个体化的整合治疗方案。例如，多维重建图像
（MPR）可以观察附近的血管、淋巴结的位置和
大小、肿瘤与其他脏器的连续性及浸润部位的位
置关系，MPR图像可以发现2mm大小的淋巴结。
最大密度投影（MIP）则可以从多个断层横断面
图像汇集成三维立体图像，只用1张二维图像来
表示就可以发现病变支配血管和淋巴管及淋巴结
（图10-6-2～图10-6-5）。

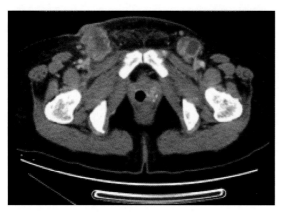

图 10-6-2　双侧腹股沟区见肿大淋巴结、液化坏死

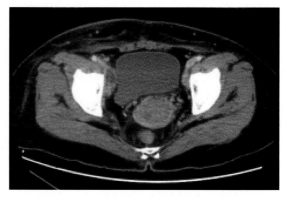

图 10-6-3　双侧髂血管旁见肿大淋巴结
大者位于右侧，内见液化坏死

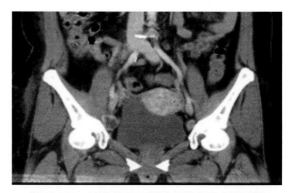

图 10-6-4　冠状位示双侧髂血管旁肿大淋巴结

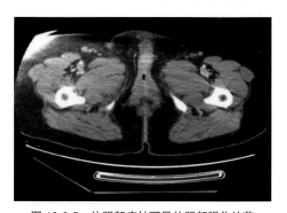

图 10-6-5　外阴部病灶可见外阴部强化结节

　　2.MRI检查　对于碘造影剂过敏的外阴癌患
者，可改用MRI检查替代。MRI检查有助于晚期
外阴癌患者的外阴、阴道和肛管肿瘤受累情况的
评估。与CT检查类似，MRI检查主要通过淋巴
结大小来判断肿瘤是否发生淋巴结转移，因而，
MRI检查并没有提高淋巴结转移诊断的准确性。
磁共振弥散加权成像（DWI）与常规MRI不同，
其工作基础是水分子运动，是当前唯一检测活体

组织中水分子扩散运动的非侵入性成像技术，表观弥散系数（ADC），与 DWI 的信号呈负指数关系。作为 DWI 的定量参数，ADC 可明确区别病变的组织类型和特征。转移性淋巴结的图像，在 DWI 呈高信号，而在 ADC 上呈低信号；反之，非转移性淋巴结的图像，在 DWI 呈低信号，而在 ADC 上呈高信号。因此通过 DWI 检查可进行淋巴结良恶性鉴别。

3.PET/CT 检查　是一种功能成像技术，这项技术利用恶性肿瘤比良性组织消耗更多的葡萄糖的原理（Warburg 效应），通过病变区域对示踪剂的摄取情况，来了解病灶区域功能代谢状态，从而对疾病做出诊断。PET/CT 检查在淋巴结转移检测的敏感度为 67%，特异度为 95%，阳性预测值和阴性预测值均为 86%。PET/CT 最常用的放射性示踪剂为放射性葡萄糖模拟物 ^{18}F- 脱氧葡萄糖（^{18}F-FDG）。PET/CT 是将放射性示踪剂摄取分布图（PET 影像）及断面剖析图（CT 影像）合二为一，利用 X 线对 PET 图像进行衰减校正，缩短了数据采集时间，提高了图像分辨率。

与常规影像学检查方法相比较，PET/CT 可提供高分辨率的病变解剖图像，且能够显示细胞功能及代谢变化，从而提高淋巴结转移检出率。PET/CT 在外阴癌患者远处转移病灶的检测中具有一定的应用价值，可作为外阴癌患者术前分期的重要评估方法。但是，由于 PET/CT 检查费用昂贵，故临床上并不常规推荐应用。

（五）内镜检查

1. 阴道镜检查　是妇科一项基本检查技术，主要用于观察宫颈和阴道病变情况，当然，也可用于观察外阴皮肤的相应病变。阴道镜下醋酸染色可提高外阴病变的活检准确率。阴道镜典型表现：①明显的醋白上皮，边界清晰；②醋白上皮有时呈镶嵌状；③醋白上皮或色素病变稍隆起，或呈微显。大块的病灶可采用点状活检或在局部麻醉下行切除活检。甲胺蓝染色对活检也有一定的帮助，但敏感度和特异度不高。多灶性病变需行多点活检。因本病表现各异，应注意与生殖器疣、脂溢性角化病、银屑病、神经性皮炎及硬化性苔藓进行鉴别。

晚期癌灶多累及阴道壁，故需要用阴道镜同时检查宫颈和阴道及外阴部位，了解宫颈和阴道是否同时发生病变，如宫颈上皮内病变（cervical intraepithelial neoplasia，CIN）或阴道上皮内瘤变（vaginal intraepithelial neoplasia，VaIN），并在阴道镜指引下对可疑病变部位钳取活检组织标本。

2. 膀胱镜检查　晚期外阴癌可浸润邻近尿道，导致排尿费劲或困难，病情严重者将逆行向上蔓延至膀胱黏膜。通过尿道将膀胱镜置入膀胱，可评估尿道黏膜和膀胱黏膜是否存在肿瘤侵犯。可疑者，可在膀胱镜直视下进行活组织检查。

3. 直肠镜检查　癌灶位于阴唇后方的晚期患者，癌灶可以直接蔓延侵犯肛管、直肠黏膜，引起排便费劲、带血，通过肛门将直肠镜置入直肠，可用来评估直肠黏膜受肿瘤侵犯情况。可疑者可在直肠镜直视下进行活组织采样检查。

（六）病理学检查

病理学检查的内容包括获取方法，如腔镜、介入、手术，标本采集送检的注意点，所应采取的病理学检查种类及选择。

1. 标本类型及其固定

（1）标本类型：临床上常见的外阴标本类型包括外阴活检标本、内镜活检标本、局部扩大切除术标本、单纯外阴切除术标本和根治性外阴切除术标本等。此外，B 超引导下细针穿刺活检被认为是诊断腹股沟淋巴结转移的一种有发展前景的技术，其诊断的敏感度可达 93%。

（2）病理标本固定规范

1）病理标本固定应及时、充分，越早固定越好，从标本采集到标本固定，应在 30min 内完成（记录精确到分钟），同时记录标本离体时间（记录精确到分钟），一般采用 10% 中性缓冲福尔马林溶液固定标本（即甲醛原液按 1 ∶ 9 的比例与水混合配制），固定液量为固定标本体积的 5 ～ 10 倍，常温固定，固定时间为 12 ～ 24h，快速冷冻标本应立即送检，不应添加任何固定液。

2）外阴活检标本：对体检发现的任何外阴病变在治疗前均应行活检做出病理确诊。活检组织应包括病灶、病灶周围的皮肤和部分皮下组织。推荐在局部麻醉下行病灶切取活检（楔形切除或使用 Keyes 活检器），多发病灶需从各病灶多处取材。应用多点活检反映病变范围时，应在诊断中标明每个具体位点。活检明确浸润深度后应进一步确定手术切除范围。对较小的病灶不宜先行切除，可先行活检明确肿瘤浸润深度以便确定手术范围，如活检病变间质浸润深度≥1mm，病灶直径≥2cm，须行局部广泛切除术将病灶完整切除，制作连续切片以正确评估浸润深度。若浸润深度≤1mm，无须后续治疗。注意标本离体后，应及时放入固定液中固定。

3）内镜活检标本：通过阴道镜、膀胱镜或直肠镜发现可疑肿瘤浸润，镜下钳取阴道、宫颈、尿道、膀胱、肛管或直肠等部位标本；标本离体后，用小拨针将活检钳上的组织立即取下，及时放入固定液中固定。

4）局部扩大切除术标本：手术医师应缝线做好标记（如12点方向），并将标本充分摊开，然后及时（离体30min内）完全浸入固定液中。如需快速冷冻，应立即送检，不应添加任何固定液。

5）单纯外阴切除术标本：手术医师切下外阴标本后，应将标本充分摊开，并及时（离体30min内）完全浸入固定液中。如需快速冰冻，应立即送检，不应添加任何固定液。

6）根治性外阴切除术标本：根据肿瘤在外阴的生长位置（侧位型肿瘤或中线型肿瘤），选择相应的手术切除范围，即单侧外阴根治性切除术或外阴广泛性切除术，对于单侧外阴根治性切除术标本，手术医师应缝线做好标记，标记好左侧或者右侧，并将标本充分摊开，然后及时（离体30min内）完全浸入固定液中。

2.取材及大体描述规范　病理医师在取材时，应核对患者的基本信息，包括姓名、性别、年龄、送检科室、床位号、住院号、标本类型等。

（1）活检标本

1）描述及记录：描述送检组织的大小及数目。

2）取材：送检组织全部取材，取材时应立即滴加伊红，以利于包埋和切片时技术员辨认。对于大小相差悬殊的活检组织，要分开放置不同脱水盒，防止小块活检组织出现漏切或者过切。对于小组织的活检，取材时首先要做好标本定位，切片应与上皮表面垂直，仔细取材，避免丢失标

本中任何小块组织。对于超声吸引刀（CUSA）活检标本，由于这些标本由大量组织碎片构成，大小和数量不一，难以通过上皮表面来定位，故通常采用类似标本刮除术的方法来处理这些碎片组织，具体做法是先收集所有组织碎片，通过过滤器将其倒入存放标本的容器中，接着用组织包装纸来包裹或者将其放入带有细孔的活检盒中，每个组织盒可放置多个组织块，这样有利于对病变进行三维定位。一般而言，一个蜡块中，组织片数不宜超过3片，选择平行方向立埋。蜡块边缘不含组织的白边尽量用小刀去除。建议每张玻片含6～8个连续组织片，便于连续观察。

（2）内镜活检标本

1）大体检查及记录：测量并记录标本大小和数目。

2）取材：这些标本来源于阴道、宫颈、尿道、膀胱、肛管或直肠等部位，取材方法同活检标本。

（3）局部扩大切除术标本

1）大体检查及记录：应根据缝线标记来正确定位。测量并记录好切下标本的大小，即最大径×最小径×厚度，描述肿瘤的部位、大小、数目、外观、浸润深度、浸润范围、肿瘤与两侧切缘及环周切缘的距离。

2）取材：应用墨汁标记所有切缘（应包含皮肤和深层组织结构），取材方向垂直于上皮表面，并清楚地标记所有游离的皮肤切缘，对整块标本进行检查，以确定是否存在浸润性病变和了解手术切缘是否充分。

（4）单纯外阴切除术标本

1）大体检查及记录：对所有送检组织应先进行定位和记录。首先，参照原活体组织具体位置和方向对标本进行摆位，对于完全外阴切除的标本组织，比较容易辨认其上部和外侧的腹股沟脂肪，倘若未见腹股沟脂肪，可根据阴蒂的特征来正确定位。对于局部切除的外阴组织，可根据带有阴毛的大阴唇进行定位，如还存在疑问，可咨询手术医师进行定位。准确记录标本的类型和解剖学结构。测量标本的宽度和长度，以及从上皮表面到深层切缘组织的深度，然后照相、画线标记和示意图方法等。注意描述病灶的位置、大小、数目、外观、浸润深度、浸润范围、肿瘤与所有

切缘的距离。

2）取材：应用墨汁标记所有暴露的上皮和软组织切缘，然后用大头针固定在软木板或石蜡板上。固定之后，仔细检查上皮表面是否有外生性、溃疡性或扁平状病变。垂直上皮表面方向切开标本全层病变并认真检查。观察切缘时应用垂直于切缘的切片，而不是平行于切缘的切片。距离肿瘤较远的上皮切缘无须送检。但是，要谨慎对所有其他皮肤病变进行取样，尤其是那些距离切缘在 0.5cm 以内的病变。

（5）根治性外阴切除术标本

1）大体检查及记录：大体检查和记录方法同单纯外阴切除术标本。这部分标本通常附带腹股沟区域的淋巴结，在取上皮组织之前或之后，都可以对这些淋巴结进行解剖。将脂肪组织间隔 0.3 ～ 0.4cm 均匀、水平切开，从切开的脂肪中仔细寻找淋巴结，并标记好位置，确定淋巴结是左边还是右边，并完整将所有淋巴结进行送检。

2）取材：外阴主体标本取材大致同单纯外阴切除标本，将所有暴露的上皮切缘和软组织切缘用墨汁标记，阴道切缘应使用其他颜色标记，以区分其与上皮切缘。对于浸润性肿瘤，应测量其最大肿瘤厚度、肿瘤最深处与最近的深部切缘间的距离。组织学检查，除了肿瘤标本外，还应包括最近的上皮切缘（包括上皮切缘和阴道切缘），以及附近看似正常的皮肤，因为在肿瘤附近，通常可以发现癌前病变，如 VIN。应按外科医师已分组的淋巴结（如腹股沟淋巴结浅组、腹股沟淋巴结深组、盆腔淋巴结组）分别取材。应描述淋巴结的数目及大小，有无融合，有无与周围组织粘连，如有粘连，注意需附带淋巴结周围的结缔组织。所有检出淋巴结均应取材。推荐取材组织大小应小于 2.0cm×1.5cm×0.3cm。

3. 病理报告内容及规范　外阴癌的病理报告应包括与患者预后相关的所有内容，如标本类型、肿瘤部位、肿瘤大小及数目、肿瘤组织学类型、脉管间隙受累情况、浸润深度和淋巴结情况等。

（1）大体描写：应详细记录标本的类型和结构（例如，是局部扩大切除标本、单纯外阴切除术标本，还是根治性外阴切除标本）、肿瘤的位置（单发还是多发）、肿瘤的大小（用"cm"表示）、肿瘤的最大厚度（用"mm"表示），浸润的最大深度（用"mm"表示）；肿瘤是否累及手术切缘（上皮切缘、软组织切缘，还是阴道切缘，切缘距离用"cm"表示），肿瘤是否扩散到周围组织（上尿道、下尿道、膀胱阴道、肛门或直肠等）；有无淋巴脉管和神经周围浸润；肿瘤附近皮肤是否有癌前病变的迹象，淋巴结是否阳性，以及外阴的非肿瘤部位是否出现鳞状上皮增生、硬化性苔藓或尖锐湿疣等病变。

（2）主体肿瘤报告应包括以下内容

1）肿瘤浸润深度：必要时进行连续切片确定浸润的深度，以协助制订进一步治疗方案。

2）病理组织学类型：鳞状细胞癌是外阴癌最常见的类型，其次为恶性黑色素瘤、基底细胞癌、佩吉特（Paget）病、疣状癌、腺癌、前庭大腺癌、肉瘤等。

3）组织病理学分级（G）：Gx—分级无法评估；G1—高分化；G2—中分化；G3—低分化。

4）脉管间隙是否受累：若肿瘤呈浸润性生长或有淋巴血管间隙受累，则局部复发率较高，预后较差。

5）手术后的病理报告应包括转移淋巴结的数量、转移灶大小，以及是否有囊外扩散。

要点小结

◆ 依据患者症状和体征不难做出外阴癌诊断。老年女性出现难治性外阴瘙痒症状，应警惕外阴癌。

◆ 影像学检查主要用于临床分期，盆腔 CT 检查是外阴癌治疗前分期的基本手段，MRI 检查是 CT 检查增强剂过敏者的备选手段，PET/CT 检查作为 CT 疑诊腹股沟淋巴结转移、盆腔淋巴结转移、肺转移及全身转移时的补充手段。

◆ 活检组织病理学诊断是确诊和治疗的依据。准确的组织病理学诊断，为明确外阴癌的组织学类型、全面评估胃癌病期进展和判断患者预后、制订有针对性的个体化整合治疗方案提供必要的组织病理学依据。

【整合评估】

（一）评估主体

让多学科诊治，即 MDT 作为评估主体并制度化，做到病种固定、时间固定、地点固定，参与人员也较稳定，普通的专家会诊是不具有这些特征的。MDT 以专家为主，通过多学科一起协作诊疗，所有参加的人员都可以提出问题或者发表独到的见解，整合考虑各方意见得出结论；而通常的专家会诊一般只由主管医师组织，参与会诊的专家只是给出意见，不干涉最终的诊疗。因此，MDT 更利于从多方面及早发现问题而干预，同时经过不定期评估治疗效果，调整治疗方案，这样做的结果使诊疗更切合患者实际，也便于全程管理。对于年轻医师来说也是一个系统学习、拓展知识面的机会。同时非住院患者通过 MDT 门诊也可以跳出传统会诊模式，得到多名专家超越技术视角的意见，最大受益者是患者。当然，做好这一整合诊疗模式的核心在于抓好管理。

外阴癌 MDT 的学科组成一般包括妇瘤科、放疗科、化疗科、诊断科室（病理科、影像科、超声科、核医学科等）、生物信息学、护理部、心理学专家等。

1. 医学领域成员（核心成员）　妇瘤科医师 2 名、放疗科医师 1 名、化疗科医师 1 名、放射诊断医师 1 名、组织病理学医师 1 名、细胞学医师 1 人，其他专业医师若干名（根据 MDT 的需要加入），所有参与 MDT 讨论的医师应具备副高级以上职称，有独立诊断和治疗能力，并有一定的学识和学术水平。

2. 相关领域成员（扩张成员）　临床护师 1～2 名和协调员 1～2 名。所有 MDT 参与人员应进行相应职能分配，包括牵头人、讨论专家和协调员等（图 10-6-6）。

3. 解决的问题　争取建立以病种为主线的整合型妇科肿瘤治疗科室，其同时配备外科、介入科、肿瘤科（含放疗、化疗）专业的医师，或由多名经培训后同时具备外科、放射或介入技术等上岗证的医师组成，慎重、准确和明智地应用当前所能获得的最好研究依据，同时整合临床医师的个人专业技能和多年临床经验，考虑患者的价值和愿望，将三者完美结合制订出患者的治疗措施。组织 MDT 的目的并不是解决诊疗中的所有问题，其实最主要针对的是规范化实践的灰色地带。MDT 建设可以在更广的维度下开展，如互联网＋、移动互联网、远程医疗、分级诊疗、精准医疗（遗传学家、生物信息学家）等。

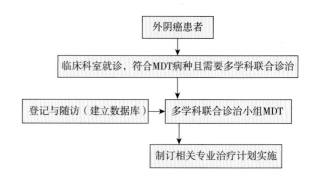

图 10-6-6　外阴癌多学科联合诊治流程

（二）病理学评估

1. 术语和定义

（1）外阴癌：来源于外阴皮肤或黏膜细胞的恶性肿瘤。

（2）外阴癌前病变：是指发生在外阴皮肤或黏膜细胞的癌前病变，以前包括比较广，而且命名也不统一，主要包括外阴白色病变（内含增生型营养不良、硬化苔藓型营养不良和混合型营养不良）、外阴黑痣、外阴疣状乳头状瘤、佩吉特病（Paget 病）和鲍恩病（Bowen 病）。而 1987 年国际外阴疾病研究学会（ISSVD）有关外阴皮肤疾病分类法，列出的外阴皮肤疾病包括：①皮肤和黏膜上皮非瘤样病变，其中包括鳞状上皮增生、硬化性苔藓和其他皮肤病；②上皮内瘤变，其中有鳞状上皮内瘤变和非鳞状上皮内瘤变，后者包括佩吉特病和非浸润性黑色素瘤；③浸润癌。外阴上皮非瘤样病变是一组女性外阴皮肤和黏膜组织发生色素改变和变性的常见慢性病变，这类病变过去被归类于外阴营养不良，1987 年国际外阴疾病研究学会（ISSVD）与国际妇科病理协会（ISGYP）提出新的分类系统与命名，建议采用本病名，它包括鳞状上皮增生、外阴硬化性苔藓和其他皮肤病。由于鳞状上皮增生和外阴硬化性苔藓多有外阴皮肤和黏膜的色素减退，临床上也称外阴白色病变。

2. 外阴癌前病变的病理学评估　2014 年世界卫生组织（WHO）女性生殖器肿瘤分类将外阴鳞状上皮内病变分为低级别鳞状上皮内病变、高级别鳞状上皮内病变和分化型外阴上皮内瘤变。

（1）低级别鳞状上皮内病变（low-grade squamous intraepithelial lesion，LSIL）：以往称为普通型 VIN Ⅰ、轻度不典型增生、扁平湿疣、不典型挖空细胞等。与低危型和高危型 HPV 感染均相关，是 HPV 感染所致的临床表现和病理改变。病变多见于年轻女性，超过 30% 的病例合并下生殖道其他部位上皮内病变（以宫颈部位最常见）。病变常自行退化，进展为浸润癌的风险极低。

（2）高级别鳞状上皮内病变（high-grade squamous intraepithelial lesion，HSIL）：包括以往所称的 VIN Ⅱ（中度不典型增生）、VIN Ⅲ（重度不典型增生）、原位癌、鲍恩病、鲍文样不典型增生等。多发生于绝经前女性，绝大部分为 HPV16 型感染所致，若不治疗进展为浸润癌的风险很高。局部完全切除后的复发率为 15%；若切缘受累，则复发率高达 50%。

（3）分化型外阴上皮内瘤变（differentiated-type vulvar intraepithelial neoplasia）：以往称为单纯性原位癌，与 HPV 感染无关，可能因 *p53* 突变所致。多发生于老年女性，常伴硬化性苔藓、扁平苔藓，有时伴有角化型鳞癌。虽然进展为浸润癌的风险尚不清楚，但一旦发生，常在 6 个月以内进展为浸润癌。

镜下病理变化为病变区表皮层角化过度和角化不全，棘细胞层不规则增厚，上皮脚向下延伸，上皮脚之间的真皮层乳头明显，并有轻度水肿及淋巴细胞和少量浆细胞浸润。但上皮细胞层次排列整齐，极性保持，细胞的大小和核形态、染色均正常。

进一步镜下的分析观察如下。

1）常规 / 经典 VIN（uVIN）：uVIN 的形态学特征类似于所有与 HPV 相关的上皮内病变，如宫颈上皮内瘤变（CIN）、肛门上皮内瘤变（AIN）、VaIN。这些肿瘤前病变的特征在于上皮增厚和表面过度角化和（或）角化不全。胞质少，核染色质异常增生的鳞状细胞伴有嗜酸性细胞质的异

常角化细胞。存在核多态性和高色性。但是，核仁并不常见。还观察到细胞成熟的丧失和有丝分裂活性的增加，包括异常的有丝分裂图。在超过 50% 的病例中，uVIN 涉及皮肤附件。uVIN 主要根据上皮内病变的结构和外观分为疣型（"con 突"型）和基底型。疣型表现为乳头状、棘皮症，并带有病毒感染的细胞学体征（幼核改变，多核化和粗颗粒）。基底样表面呈平坦表面，由表皮的几乎整个厚度上的均匀的小型非典型旁基底型细胞组成。上皮缺乏细胞成熟和胆细胞变化，这很少见。有时，这两种类型存在于同一病变。罕见的变体是 "pagetoid VIN"，其中非典型鳞状细胞呈淡白色细胞质，被分离或分成小群。根据增生性细胞对上皮厚度的影响程度，uVIN 分为 3 个等级：①低级（VIN1），发育异常的细胞累及上皮的下 1/3；②上皮下部 2/3 处存在发育异常的细胞时为中等级（VIN2）；③增生性细胞上皮全层累及，即高级别（VIN3），也就是原位癌。如果不进行治疗，VIN2 和 VIN3 具有相同的风险和进展为浸润性癌的发生率（图 10-6-7）。

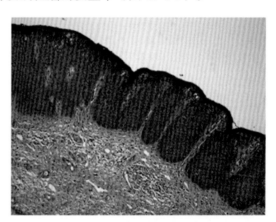

图 10-6-7　增生性细胞上皮全层累及（VIN3）

2）异常的 VIN（dVIN）：差异化（单一）VIN 被归类为高级 VIN（VIN3），因为它具有发展为浸润性 SCC 的相关高风险。它显示表皮增生伴有角化不全，网状嵴伸长和分支。其中一个重要的特征是发现具有丰富明亮的嗜酸性细胞质且通常是突出的细胞间桥的鳞状细胞。这些存在于上皮基底层和中层的角质形成细胞，显示出明显的细胞学异常，如具有大核仁的大囊泡核。在表皮的底部有丝分裂活动更为频繁。未鉴定出幼粒

细胞的变化（图 10-6-8）。

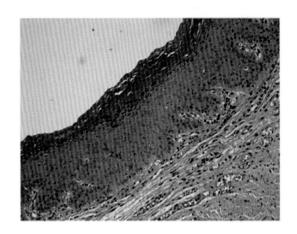

图 10-6-8　异常的 VIN

3. 外阴癌病理学评估

（1）鳞状细胞癌的病理学评估

1）外阴部分：包括手术类型（部分 / 全部 / 根治性外阴切除术）、肿瘤部位、肿瘤大小，最大径和另外两条径、肿瘤病灶数组织学类型、组织学等级、浸润深度（以 mm 为单位）、手术切缘状态、淋巴脉管浸润、其他组织 / 器官受累（阴道、尿道、肛门、膀胱黏膜、直肠黏膜、盆骨、其他）。

2）腹股沟淋巴结：当行淋巴结切除术时 SLN 转移灶＜ 2mm 的情况下，报告最大转移灶的大小。前哨淋巴结应进行超分期以发现小体积转移灶，超分期通常需要对所有前哨淋巴结（SLN）块进行连续切片，并对多张切片进行 HE 染色读片 + 细胞角蛋白免疫组化检查，明确淋巴结≥ 5mm 的转移，＜ 5mm 的转移和孤立肿瘤细胞（≤ 0.2mm）。

3）其他：对于疾病复发和疾病进展或转移性疾病的患者，考虑行 MMR/MSI、PD-L1 和（或）*NTRK* 基因融合检测。

（2）病理组织学诊断分型、分级和分期方案

1）组织学分型

A. 鳞状细胞癌：是外阴恶性肿瘤的主要病理类型，占 80%～ 90%；显微镜下可见增生的上皮突破基膜向深层浸润形成不规则条索状癌巢。根据癌细胞的分化程度分为高、中、低分化。高分化的鳞状细胞癌恶性程度低，而低分化的鳞状细胞癌恶性程度高（图 10-6-9）。

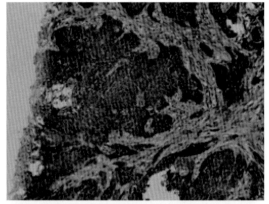

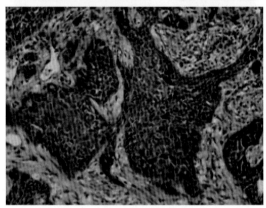

图 10-6-9　外阴鳞状细胞癌的病理表现

B. 外阴恶性黑色素瘤：黑色素瘤有三种组织学类型，即表浅扩散型、结节型和黏膜 / 肢端雀斑型，约 25% 无法分类。可由上皮样、梭形、树枝状、痣样或多种类型细胞混合构成。上皮样细胞有丰富的嗜酸性胞质，核大，核仁明显。树枝状细胞两端细，类似神经细胞，细胞核有中度多形性。梭形细胞有较小椭圆形核，可成片或束状排列，可以某种细胞类型为主。肿瘤细胞中黑色素的含量相当不一致，也可不含色素。黏膜 / 肢端雀斑型黑色素瘤是外阴前庭最常见的黑色素瘤，包括阴蒂。在表皮真皮交界处有梭形肿瘤性黑色素细胞，肿瘤细胞在周围表浅间质内弥漫性浸润。梭形细胞相对一致，细胞核无明显多形性，肿瘤间质常有明显结缔组织增生反应。

C. 外阴疣状癌：镜下呈外生性乳头状瘤样生长，棘细胞层突出，无血管中心轴，表面呈角化过度和角化不全，底部呈棍棒样粗大上皮角化突向间质，整个乳头内无间质组织，呈膨胀性生长，推挤性浸润，可围绕炎性细胞浸润，细胞分化好，少见细胞异型及退行性变，核分裂象少见。

其与鳞状细胞癌的区别在于鳞状细胞癌可见角化珠（keratopearl）及细胞桥（cytodesma），可见核分裂象。而疣状癌与外阴的另一种鳞状细胞癌亚型，即基底细胞样（basialoid）和疣性癌（warty carcinoma，WC，认为与尖锐湿疣有关）改变的区别在于疣状癌不具有细胞不典型性，肿瘤组织与周围间质界线清晰，而 WC 则发病年龄较轻，病理上表现不规则的外缘呈锯齿状的上皮巢，并可见细胞不典型性。

D. 基底细胞癌：在镜头下可以观察到肿瘤组织从表皮基底层长出，伸向真皮或者间质，轮廓比较像棒状或者不规则地图形状分布。在细胞团巢的外围是栅栏状排列的一层细胞，相当于是表皮的基底细胞。在中间部分的细胞，核是卵形，细胞质也不多。总之，不管是哪一种类型它的瘤组织边缘部都会有一层栅栏状排列的基底细胞，有的瘤组织被周围纤维组织挤压成条状，这种改变被称为硬化性，它有局部浸润的行为。腺癌主要来源于外阴皮肤，尤其是前庭大腺，较为少见。

E. 前庭大腺癌：肿瘤解剖学部位可在小阴唇深部。肿瘤表面上皮常完好。镜下在肿瘤周围组织中可找到前庭大腺组织，如见到它过渡到癌组织则证据确凿。肿瘤多为腺癌，尤其是分泌黏液的腺癌。肿瘤累及前庭大腺的大部分，并在组织学上符合前庭大腺，其他处无原发肿瘤。晚期肿瘤表面溃烂，如果找不到周围残留的正常腺结构，就难以确定其来源。

F. 外阴巴氏腺的腺样囊性癌：病理的镜下观可见瘤细胞似表皮基底，细胞排列成腺样，不规则的细胞巢及圆形实性细胞团。细胞基本上为立方体及多边形，大小一致，体积小，胞质少，边界不清。细胞核呈圆形，卵圆形，染色质颗粒状，分布不均，染色深，核分裂少，细胞排列紧密，在细胞巢中见有大小一致的腺样囊腔。腔内见有粉红色及淡蓝色的分泌物。细胞巢及细胞团块周围见有纤维组织构成的基底膜。

G. 外阴佩吉特病（Paget 病）：肉眼观察病灶为边界清楚的红色湿疹样斑块，表面有渗出结痂或角化脱屑，并常扩散至肛门区，偶可浸润至股内侧。尿道口、阴道、宫颈、肛门和肛管则极少累及，揭除痂皮后露出鲜红色细颗粒的糜烂面。

皮肤病损界线清晰但边缘不规则，病灶中红色和白色分别为溃疡区和高度角化区，溃疡常为侵袭性生长的标志。

2）组织学分级：根据肿瘤的分化程度分为高分化、中分化、低分化和未分化。

3）分子标记：目前有关外阴癌前病变和外阴癌的分子标志物已有较多的研究，主要利用免疫组化技术来确定早期判断癌前至浸润癌的进展及判断预后，并以便于更准确的治疗。这些分子病理标志物有核标记、细胞质标记、细胞外标记、细胞质标记等分子标记。最常见的如下所述。

A. p16 和 p53：是 HPV 的替代标记，可用于检测 HPV 感染。弥漫性和强烈的核及细胞质染色通常与高危 HPV 感染相关。局灶性和弱阳性是非特异性的。在 dVIN 的表皮中，p16 免疫染色的特征是阴性。为了鉴定 dVIN，可以使用 p53 染色。90% 的 dVIN 在基底层具有基底上延伸显示较高的 p53 阳性。通过分子分析，在 p53-IHC 上，HSIL 通常显示出野生型（wt）染色，特征为散发性核染色，呈弱阳性到完全阴性的基底上皮层。在一些 HSIL，出现"加重 wt-p53"模式，其特点是基底层染色较弱，斑块状且比例高于基底上层的阳性细胞核数（图 10-6-10）。

B. Ki-67/MIB-1：使用 Ki-67/MIB-1 染色检测上皮上层增生活性是否增加与 HPV DNA 的存在密切相关。MIB-1 是抗 Ki-67 的隆抗。在正常的外阴上皮层，MIB-1 主要染色基底旁层，基底层很少见。在 HSIL 中基底层和副基底层的 MIB-1 染色可增加至上皮的 2/3，Ki-67/MIB-1 可帮助区分 dVIN 和正常外阴表皮。使用 HPV 原位杂交也可以，且此方法比 MIB-1 染色更具特异性，不过该测试的敏感度较低。VIN1 病变的 PCR 分析显示，低风险和高风险 HPV（基因型）混合存在，而 VIN2 和 VIN3 通常与高风险 HPV 相关，最常见的是 HPV16 型和 HPV18 型。分子研究尚未能在 dVIN 中证明 HPV DNA。

C. Cyclin-D_1 和 pRB：HSIL 和 VSCC 中 pRB 表达的缺失反映了 HPV 对 pRB 的破坏。Cyclin-D_1-CDK4 复合物逆转 pRB 的肿瘤抑制作用，并允许细胞周期进展。正常外阴上皮细胞周期蛋白 D_1 阴性，而其在细胞核和细胞质中均呈过表达，这

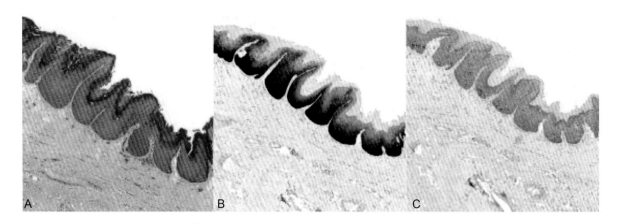

图 10-6-10　HSIL 的组织学，p16 和 p53 免疫组织化学（IHC）改变（原始图片放大倍数为 ×50）

A. 苏木精曙红（HE）染色切片显示了 HSIL 的特征性组织学；B. 在 p16-IHC 上可见块状阳性；C. 在 p53-IHC 上，散布的核在上基底层有染色，在基底层没有染色

在 HSIL 和 VSCC 中都有过报道。

D. 组蛋白脱乙酰基酶 I（HDAC1）：HDAC 抑制反式 – 通过增加组蛋白复合物对 DNA 的亲和力来进行转录并且还修饰了转录因子 p53、E2F 和 pRB。HDAC1、HDAC2、HDAC3 的核表达增加，移植到高级别鳞状上皮内病变（HSIL）和外阴鳞状细胞癌（VSCC）。

E. E-钙粘蛋白（CDH1）/β-连环蛋白（CTNNB1）复合物：复合物调节细胞黏附、增殖和存活。该复合物的功能障碍与致癌物有关。在非肿瘤性外阴病变中，CDH1 和 β-catenin 在上皮细胞膜上呈高表达。

F. SRY-box 2（SOX2）：控制两个胚胎的多能性和成人组织特异性干细胞，并可诱导多能性在成人体细胞中的表达。在正常外阴上皮基底层和副基底层中可见 SOX$_2$ 弱表达。据报道，特别是在外阴 HSIL 上皮的中上 1/3 处，SOX$_2$ 呈强表达水平。

G. H2A 组蛋白家族成员 X（H2AFX）：H2AFX 生成响应于组蛋白 H2AFX 的磷酸化 DNA 双链断裂。H2AFX 诱导染色质变性凋亡和凋亡，漫射或 H2AFX 在所有上皮层中出现颗粒状核染色，已经在 HSIL 中被报道。

H. GATA 结合蛋白 3（GATA3）：已知 GATA3 上调 MDM2-原癌基因，进而下调和降解 p53。据报道，在非肿瘤性外阴病变和 HSIL 中，GATA3 呈中表达甚至强表达水平。对于 HSIL，从下 1/3 至全层，ProEx C 呈弥漫性核染色，而在正常外阴上皮中，ProEx C 仅在基底层和副基底层中染色。散核染色，从下 1/3 至完整的上皮厚度，移植在正常的外阴上皮中，而 ProEx C 仅染色基底和基底层。

I. 人类端粒酶反转录酶（hTERT）：趋于并维持端粒，并使细胞得以克服复制性衰老。在 HSIL 中，用 hTERT 进行核染色遵循非典型角质形成细胞的分布，在大多数情况下受到限制，≤ 50% 的上皮细胞。正常情况下 hTERT 染色仅在基底 / 副基底层中注意到外阴上皮。

J. Stathmin（STMN1）：是使微管失稳的磷 – 调节有丝分裂的磷蛋白。正常外阴黏膜不表达 STMN1，而在 HSIL 中，已有报道在超过 1/3 的上皮中出现表达。

K. 细胞角蛋白 17（CK17）：中间丝蛋白 CK17，调节蛋白质合成和细胞生长，并在表皮上层激活的角质形成细胞。在 HSIL 中，据报道弱或中度内源性 CK17 局灶性染色，影响到表皮上皮层的张力。

L. Survivin：凋亡抑制蛋白 Survivin 在以下细胞中过表达人类癌症，被认为是不利的预后标记。在正常的外阴中，Survivin 会染色副基底膜 / 基底上皮细胞，而在 HSIL 中，染色模式具有遵循非典型细胞的扩展上皮细胞的特点。

M. 基质金属蛋白酶（MMP-2）：是金属蛋白酶家族的一种酶，可降解 IV 型基底膜中的胶原蛋白和纤连蛋白，并促进肿瘤细胞对基质和血管的侵袭，基质细胞中 MMP-2 的颗粒或弥漫性细胞质染色在 HSIL 和 VSCC 中已有报道。

N. 其他：还有等位基因失衡，杂合性缺失（LOH），拷贝数变更（CNA）等，如染色体（chr）3p 丢失和 chr3q 获得在 HSIL 和 VSCC 中被最频繁地报道；LOH 在与 HPV 相关的 VSCC 和 HSIL 中均被发现；研究还报道了 chr13q、Chr8p、Chr11 的缺失和 chr20p 的增加与 HSIL 和 VSCC 有关。

另外通过生物信息学技术进一步分析了这些分子病理表达各因子之间的生物关系，以整合并确定其更精确指导诊断与治疗的价值（图 10-6-11～图 10-6-14）。

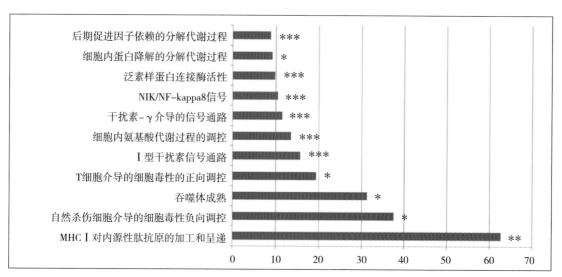

图 10-6-11　HPV 相关外阴鳞状细胞癌（VSCC）涉及的生物学过程

HPV 相关 VSCC 差异表达基因的 DAVID-GO 富集分析（生物学过程）。图中显示了 y 轴上最显著的生物学过程（$P<0.01$），以及 x 轴上的倍数富集。* 表示 P 值，$*P<0.01$；$**P<0.001$；$***P<0.0001$

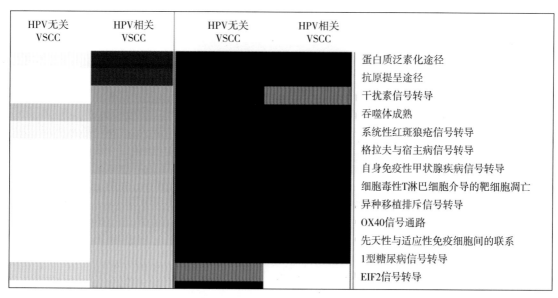

图 10-6-12　HPV 相关外阴鳞状细胞癌（VSCC）涉及的经典信号通路

上图显示了与 HPV 相关的 VSCC 中具有统计学意义的前 13 条经典通路，以及这些通路在 HPV 非依赖性 VSCC 中的比较调节。图片的颜色编码对应于每个经典通路的 -log（P 值），由 Fisher 精确检验计算。颜色编码对应 z 分数；红色表示预测的通路激活，黑色表示没有可用的预测

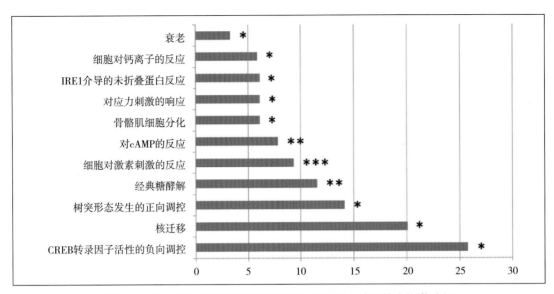

图 10-6-13　HPV 无关外阴鳞状细胞癌（VSCC）涉及的生物学过程

HPV 非依赖性 VSCC 差异表达基因的 DAVID-GO 富集分析（生物学过程）。图中显示了 y 轴上最显著的生物过程（$P<0.01$），以及 x 轴上的折叠富集 - 轴。* 表示 P 值，$*P<0.01$；$**P<0.001$；$***P<0.0001$

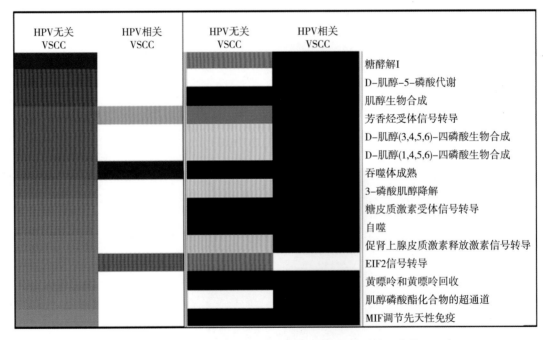

图 10-6-14　HPV 无关外阴鳞状细胞癌（VSCC）涉及的经典信号通路

显示了在 HPV 非依赖性 VSCC 中具有统计学意义的前 15 条经典通路，以及这些通路在 HPV 相关 VSCC 中的比较调节。图片的颜色编码对应于每个经典通路的 -log（P 值），由 Fisher 精确检验计算。颜色编码对应 z 分数；红色表示预测的通路激活，蓝色表示预测的抑制，黑色表示没有预测

4）外阴癌分期：推荐采用 2009 年 FIGO 手术病理分期，图 10-6-15 为外阴癌分期示意图。

外阴鳞状上皮癌的病理的发生发展总结见图 10-6-16。

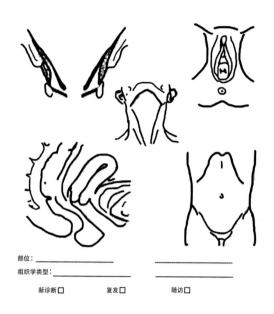

姓名：_____ 性别：_____ 年龄：_____
科室：_____ 床号：_____ 住院号：_____

部位：_____
组织学类型：_____

新诊断□   复发□   随访□

图 10-6-15   外阴癌分期总结图示

（三）分期评估

外阴癌的分期包括国际妇产科联盟（Federa

7tion of International Gynecologic Oncology，FIGO）的 FIGO 分期和国际抗癌联盟（Union for International Cancer Control，UICC）的 TNM 分期，目前临床多采用 FIGO 分期，但也可采用 TNM 分期。

1988 年 FIGO 确立了外阴癌的手术病理分期，于 1994 年进行了修改，将 I 期外阴癌，按照肿瘤的浸润深度进一步分为 I A 期（肿瘤浸润间质深度≤1.0mm）和 I B 期（间质浸润深度>1.0mm）。2009 年 FIGO 对外阴癌分期再次进行了修订，此次分期，取消了 0 期，除 I A 期和 ⅣB 期还保持 1994 年的 FIGO 分期标准外，其余各期均发生了变化，并根据腹股沟淋巴结转移的大小、数目和形态将外阴癌进一步分为 ⅢA 期、ⅢB 期、ⅢC 期和 ⅣA 期（表 10-6-1）。其与 UICC 的 TNM 分期对照见表 10-6-2。外阴癌的分期指的是手术病理分期，因为患者的腹股沟淋巴结状态与预后密切相关，因此为了更准确分期，患者手术后的病理报告应包括肿瘤浸润深度、组织学类型、组织学分级、脉管间隙是否受累、转移淋巴结的数量和大小，以及是否有囊外扩散等内容。

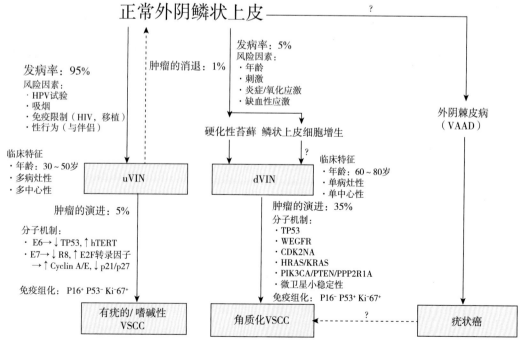

图 10-6-16   外阴鳞状上皮癌的病理发生发展总结

表 10-6-1　外阴癌 FIGO 分期（2009 年）

FIGO	癌肿累及范围
Ⅰ 期	肿瘤局限于外阴和（或）会阴，淋巴结无转移
Ⅰ A 期	肿瘤最大直径 ≤ 2cm 且间质浸润深度 ≤ 1.0mm*
Ⅰ B 期	肿瘤最大直径 > 2cm，或间质浸润深度 > 1.0mm*
Ⅱ 期	肿瘤侵犯下列任何部位：下 1/3 尿道、下 1/3 阴道、肛门，淋巴结无转移
Ⅲ 期	肿瘤有或无侵犯下列任何部位：下 1/3 尿道、下 1/3 阴道、肛门，有腹股沟 - 股淋巴结转移
Ⅲ A 期	① 1 个淋巴结转移（ ≥ 5mm）；② 1 ~ 2 个淋巴结转移（ < 5mm）
Ⅲ B 期	① ≥ 2 个淋巴结转移（ ≥ 5mm）；② ≥ 3 个淋巴结转移（ < 5mm）
Ⅲ C 期	淋巴结阳性伴淋巴结囊外扩散
Ⅳ 期	肿瘤侵犯其他区域（上 2/3 尿道，上 2/3 阴道）或远处转移
Ⅳ A 期	肿瘤侵犯下列任何部位：上尿道和（或）阴道黏膜、膀胱黏膜、直肠黏膜，或固定在骨盆壁，或腹股沟 - 股淋巴结出现固定或溃疡形成
Ⅳ B 期	包括盆腔淋巴结的任何部位远处转移

间质浸润深度指肿瘤邻近最表浅真皮乳头的表皮 - 间质连接处至浸润最深点。

表 10-6-2　FIGO-2009 年分期与 TNM 分期的对照

FIGO 分期	UICC		
	T（肿瘤）	N（淋巴结）	M（转移）
Ⅰ	T1		M0
Ⅰ A	T1a		M0
Ⅰ B	T1b		M0
Ⅱ	T2/T3		M0
Ⅲ A	T1,T2,T3	N1a,N1b	M0
Ⅲ B	T1,T2,T3	N2a,N2b	M0
Ⅲ C	T1,T2,T3	N2c	M0
Ⅳ A	T4	N0-N3	M0
Ⅳ B	任何 T	任何 N（包括盆腔淋巴结转移）	M1

外阴黑色素瘤分期不采用外阴癌 FIGO 分期，应参考 Clark 分期（Clark's staging classification by

levels）、Chung 和 Breslow 系统（表 10-6-3）。

表 10-6-3　外阴恶性黑色素瘤的镜下分期

Clark 分期	Chung 分期	Breslow 分
Ⅰ 局限于表皮基底膜内	局限于表皮内	< 0.76mm
Ⅱ 侵犯真皮乳头	距颗粒层 ≤ 1mm	0.76 ~ 1.50mm
Ⅲ 充满真皮乳头	距颗粒层 1.1 ~ 1.2mm	1.51 ~ 2.25mm
Ⅳ 侵犯真皮网状组织	距颗粒层 > 2mm	2.26 ~ 3.0mm
Ⅴ 侵犯皮下脂肪	侵犯皮下脂肪	> 3mm

（四）生命质量状态评估

患者的生活质量主要应用定量表 EORTC QLQ-C30 来评估。

EORTC QLQ-C30 是欧洲癌症研究与治疗组织（European Organization for Research and Treatment，EORTC）系统开发出的癌症患者生命质量测定量表体系中的核心量表，用于所有癌症患者的生命质量测定（测定其共性部分），在此基础上增加不同癌症的特异性条目（模块），即构成不同癌症的特异量表。至今已前后推出了三版。

EORTC 的 QLQ-C3O（V3.0）是面向所有癌症患者的核心量表，共 30 个条目。其中，条目 29、条目 30 分为 7 个等级，根据其回答选项，计为 1 分至 7 分；其他条目分为 4 个等级：从没有、有一点、较多至很多，评分时，直接评 1 ~ 4 分。为了统计分析和应用的方便，量表常分为一定的领域（domain）。领域是生命质量构成部分中的一个方面，也称为维度（dimension），分析时作为一个独立变量。EORTC QLQ-C30（V3.0）的 30 个条目，可分为 15 个领域，计有 5 个功能领域（躯体、角色、认知、情绪和社会功能）、3 个症状领域（疲劳、疼痛、恶心呕吐）、1 个总体健康状况 / 生命质量领域和 6 个单一条目（每个作为一个领域）。将各个领域所包括的条目得分相加并除以所包括的条目数即可得到该领域的得分（粗分 RS，Raw Score），即 RS=（Q1+Q2+Q3）/n。它的应用主要是用来评估患者是否适合接受于化疗、靶向治疗，以及是否能接受手术。

（五）营养代谢状态评估

外阴癌患者多为老年女性，普遍存在不同程度的营养不良，故推荐患者就诊时或入院时即应完成营养筛查（Ⅰ类），营养筛查工具可选用营养风险筛查量表（nutritional risk screening 2002，NRS-2002）进行初筛，也可以选微型营养评定简表修订版（mini nutritional assessment short form revised，MNA-SF）进行营养筛查。值得注意的是，NRS-2002 仅为营养风险筛查工具，而MNA-SF 既是筛查工具，又是评估工具，项目中只有体重指数（body mass index，BMI）需要测量，通常 2min 内即可完成营养状况的评定，不需要进一步的侵袭性检查，被广泛用于老年体弱患者的营养评估。

若存在营养风险，推荐选用患者参与的主观全面评定（patient generated subjective global assessment，PG-SGA）进行详细评估与监测（1 类）。诊疗过程中，每周至少为患者评估 1 次NRS-2002，以便尽早发现患者存在的营养风险并采取早期干预措施（2B 类）。在实施营养干预后，应定期对患者进行营养状况动态评估，如干预后的半个月、1 个月和 6 个月。

不推荐对没有营养风险的患者常规应用肠外营养，尤其是不存在胃肠道功能障碍的患者，应用肠外营养非但无益，反而有害（2B 类）。营养治疗的适应证：①年龄 < 70 岁，BMI < 20kg/m^2，或年龄 70 岁以上患者，BMI < 22kg/m^2；②短期内患者体重下降明显，如患者 6 个月内体重减轻 > 10%，或者 3 个月内体重减轻 > 5%，或者体重每周持续减轻 0.5kg；③ NRS-2002 ≥ 3 分或者 PG-SGA ≥ 4 分；④血清白蛋白浓度 < 30g/L；⑤经口摄入不能满足 75% 目标能量和蛋白质需要量；⑥出现严重的治疗相关不良反应，胃肠道反应导致进食减少、摄入不足，持续超过 3 天等。

外阴癌患者营养状况除了与肿瘤状态有关，还与年龄大小相关，对于接受手术治疗的中 - 重度营养不良患者，尤其是需要切除腹股沟淋巴结甚至盆腔淋巴结患者，通常建议在手术前 1 ~ 2 周开始接受营养治疗，推荐首选肠内营养，术后鼓励患者尽早恢复经口进食，饮食上可选用鱼、家禽、瘦红肉、鸡蛋、低脂乳制品和大豆食品等。

推荐能量为 25 ~ 30kcal/(kg·d)，对于与肿瘤相关的营养不良患者，不能耐受肠内营养的情况下，推荐采用肠外营养，推荐能量为 30 ~ 35kcal/(kg·d)。

（六）疼痛评估

全面的疼痛评估是确定恰当疼痛治疗方法的前提，因而显得至关重要。在进行疼痛评估之前，应进行疼痛的全面筛查，通过筛查确定患者是否存在主观的疼痛，预测可能会出现的疼痛事件或者与疼痛相关的操作。一旦筛查时发现患者存在疼痛，应对疼痛强度进行量化评分。常用的量化方法包括下述几种。

1. 视觉模拟评分法（visual analogue scale，VAS）也称作视觉模拟量表法，分脸谱图和线形图两种，是临床上最常用的疼痛评估工具。

（1）脸谱图法：亦称为 Wong-Baker 面部表情疼痛评定法，采用 6 种面部表情反映疼痛程度，适用于 3 岁以上儿童，该评价量表对患者读、写或表达能力不做要求，易于掌握。

（2）线形图法：也称为直观类比标度法，即从左向右画一长约 10cm 的直线，左端标记为无痛，最右端标记为难以忍受的最剧烈疼痛，患者根据自身疼痛感受在直线上标记，然后使用直尺测量从左侧到患者标记点的直线距离，用于表达患者疼痛的强度，这种方法在儿童患者中使用较多。

2. 主诉疼痛程度分级法（verbal rating scale，VRS） 即所谓的 5 点口述分级评分法（VRS-5），是根据疼痛对患者生活质量的影响而对疼痛程度做出具体分级，可客观地反映患者疼痛程度。具体分为 0 ~ 4 级，分别对应"无痛"、"轻微痛"、"中度痛"、"重度痛"和"剧痛"五个等级，具体疼痛程度描述为如下。

0 级：无疼痛。

1 级：轻微疼痛，指疼痛可忍受，能正常生活、睡眠。

2 级：中度疼痛，疼痛轻度干扰睡眠，需要用镇痛药。

3 级：重度疼痛，疼痛干扰睡眠，需要用麻醉镇痛药。

4 级：剧烈疼痛，疼痛干扰睡眠较重，伴有其他症状。

3.数字评分法（numeric rating scale，NRS）
这是一种数字直观表达方法，比 VAS 更为直观。用数字 0～10 描述患者疼痛程度，具体评分标准如下所述。

0：无痛。

1～3：轻度疼痛。

4～6：中度疼痛。

7～10：重度疼痛。

4.麦吉尔疼痛问卷（McGill pain question-naire，MPQ） 用于评估各种疼痛的治疗效果，内容广泛、项目繁多，应用起来比较烦琐。MPQ 采用调查表形式，包括人体图像指示疼痛的部位，共有 4 个组 20 个亚类的 78 个词汇描述疼痛，需要接受过培训的医护人员协助患者完成。但是，MPQ 中并没有一个词对任何一种症状具有特殊含义，所以不适合用于癌痛患者治疗效果的评价。

（七）其他评估

1.整合心脏功能评估 外阴癌患者多为老年女性，以手术治疗为主，术前进行心脏功能评估相当重要。正确和客观地评估心脏功能，有助于临床决策和预后判断。目前用于评定心脏功能的方法多种多样，有美国纽约心脏病协会（New York Heart Association，NYHA）心功能分级法、6 分钟步行心功能分级法、Killip 心功能分级法、Forrest 心功能分级法、Weber 心功能分级法等。

（1）NYHA 分级法：由 NYHA 于 1928 年提出，几经修改，逐渐完善，临床上沿用至今，适用于单纯左心衰竭和收缩性心力衰竭患者。

该分级法将心力衰竭分为 I～IV 级。①I 级：患者患有心脏病，但体力活动不受限制。一般体力活动并不引起过度疲劳、气喘、心悸或心绞痛。②II 级：患者患有心脏病，以致体力活动轻度受限。休息时常无症状，一般体力活动即可引起过度疲劳、气喘、心悸或心绞痛。③III 级：患者患有心脏病，且体力活动明显受限。休息时常无症状，但小于一般体力活动即可引起过度疲劳、气喘、心悸或

心绞痛。④IV 级：患者患有心脏病，休息时有心功能不全或心绞痛症状，进行任何体力活动均使不适感增加。

2002 年美国心脏病学会（American College of Cardiology，ACC）和美国心脏协会（American Heart Association，AHA）根据心电图、运动负荷试验、X 线、心脏彩超和放射学显像等客观检查结果对此分级进行补充更新。

更新后的心力衰竭分级为 A～D 级。①A 级：心力衰竭高危者，但尚未发展到心脏结构改变，亦无症状。②B 级：已发展至心脏结构改变，但尚无症状。③C 级：过去或现在有心力衰竭症状，并伴有心脏结构损害。④D 级：终末期心力衰竭，需要特殊的治疗。

（2）6min 步行法：能较好地反映患者生理状态下的心脏功能状况，是一种简单、安全、无创的临床试验方法，心功能分级判断标准：①I 级，< 300m；②II 级，300～374.9m；③III 级，375～449.9m；④IV 级，≥ 450m。

（3）Weber 分级法：这是一种按照峰值摄氧量和无氧阈水平进行心功能分级的客观方法，由 Weber 等于 20 世纪 80 年代提出，可以更准确地判断患者的病情和预后（表 10-6-4）。

2.血栓栓塞评估 妇科恶性肿瘤是静脉血栓栓塞症（venousthromboembolism，VTE）的高危病种，因此，每位患者均应进行 VTE 风险评估。目前临床上普遍建议，手术患者采用 Caprini 风险因素评估表进行评估，非手术患者采用 Padua 风险因素评估表进行评估。其他 VTE 风险评估模型尚有 Wells DVT 评估模型和 Khorona 评估模型。

广西医科大学附属肿瘤医院回顾调查 212 例妇科恶性肿瘤患者的临床资料，比较 Caprini、Wells DVT 和 Khorona 三种 VTE 风险评估模型，结果发现，将 Caprini 评估模型和 Wells DVT 评估模型充分整合，可有效识别更多高危患者，并指导个体化预防方案，同时排除更多非 VTE 患者（表 10-6-5，表 10-6-6）。

表 10-6-4　Weber 心功能分级方法

分级	心功能损害程度	最大耗氧量	无氧阈	心脏指数峰值
A 级	无或轻度	> 20ml/(kg·min)	> 14ml/(kg·min)	> 8ml/(min·m²)
B 级	轻至中度	16 ~ 20ml/(kg·min)	11 ~ 14ml/(kg·min)	6 ~ 8ml/(min·m³)
C 级	中至中度	11 ~ 15ml/(kg·min)	8 ~ 10ml/(kg·min)	4 ~ 5ml/(min·m⁴)
D 级	重度	< 10ml/(kg·min)	< 8ml/(kg·min)	< 4ml/(min·m⁵)

表 10-6-5　静脉血栓栓塞症 Caprini 风险因素评估表

A1 每个危险因素 1 分	B 每个危险因素 2 分
年龄 41 ~ 60 岁 计划小手术 近期大手术 肥胖（BMI > 25kg/m²） 卧床的内科患者 炎症性肠病史 下肢水肿 静脉曲张 严重的肺部疾病，含肺炎 （1 个月内） 肺功能异常（慢性阻塞性肺疾病） 急性心肌梗死（1 个月内） 充血性心力衰竭（1 个月内） 败血症（1 个月内） 输血（1 个月内） 下肢石膏或肢具固定 中心静脉置管 其他高危因素	年龄 61 ~ 74 岁 大手术（> 45min）* 腹腔镜手术（> 45min）* 关节镜手术 * 恶性肿瘤 肥胖（BMI > 40kg/m²）
	C 每个危险因素 3 分
	年龄 > 75 岁 大手术持续 2 ~ 3 h * 肥胖（BMI > 50kg/m²） 浅静脉、深静脉血栓或肺栓塞病史 血栓家族史 现患恶性肿瘤或化疗 肝素引起的血小板减少 未列出的先天或后天血栓形成 抗心磷脂抗体阳性 凝血酶原 20210A 阳性 因子 V leiden 阳性 狼疮抗凝物阳性 血清同型半胱氨酸酶升高
A2 仅针对女性（每项 1 分）	D 每个危险因素 5 分
口服避孕药或激素替代治疗 妊娠期或产后（1 个月） 原因不明的死胎产，复发性自 　然流产（≥ 3 次），由于毒 　血症或发育受限原因早产	脑卒中（1 个月内） 急性脊髓损伤（瘫痪）（1 个月内） 选择性下肢关节置换术 关节、骨盆或下肢骨折 多发性创伤（1 个月内） 大手术（超过 3 h）*

危险因素总分：

　　每个危险因素的权重取决于引起血栓事件的可能性，如癌症的评分是 3 分，卧床的评分是 1 分，前者比后者更易引起血栓。

　　* 只能选择 1 个手术因素。

（八）精确诊断

　　1.疾病诊断　一般而言，确诊外阴癌并不难。病理组织学检查是确诊外阴癌的唯一方法。通过

表 10-6-6　静脉血栓栓塞症 Padua 风险因素评估表

危险因素	评分
活动性恶性肿瘤[a]	3
既往 VTE 病史（除外表浅静脉血栓形成）	3
活动能力降低[b]	3
有血栓形成倾向[c]	3
近期（≤ 1 个月）创伤或外科手术	2
年龄 ≥ 70 岁	1
心力衰竭和（或）呼吸衰竭	1
急性心肌梗死和（或）缺血性脑卒中	1
正在进行激素治疗	1
急性感染和（或）风湿性疾病	1
肥胖（BMI ≥ 30kg/m²）	1

　　累计 ≥ 4 分为 VTE 高危患者。VTE，静脉血栓栓塞症；BMI，体重指数；a. 肿瘤有局部或远端转移和（或）6 个月内接受过化疗和放疗；b. 因自身原因或遵医嘱需卧床休息 ≥ 3 天；c. 包括抗凝血酶缺陷症、蛋白 C 或 S 缺乏，V 因子 *Leiden* 突变，凝血酶原 *G20210A* 突变，抗磷脂综合征等（其中 V 因子 *Leiden* 突变、凝血酶原 *G20210A* 突变是高加索人群主要遗传性易栓缺陷）。

组织活检和外阴特有解剖部位，来明确病变是否为癌、肿瘤的组织学分级及特殊分子表达情况等一系列与外阴癌病变性质和生物学行为密切相关的属性与特征，达到定性诊断的目的。

　　2.鉴别诊断　外阴癌的症状不具有特异性，外阴瘙痒、疼痛、阴道出血和异常白带等均属于妇科常见症状，而就诊者多主诉为包块或阴道出血，故首先对主述的临床诊断做出鉴别尤为重要，此外，随着分子诊断研究的进展和临床的应用，可利用这些先进方法进一步做好鉴别诊断。

　　（1）与外阴癌相关的盆腔包块的鉴别诊断：根据盆腔包块发生的组织和器官不同，可分为生殖道、泌尿道和其他部位来源的包块，其中以源自生殖道者最为多见。

　　生殖道子宫包块主要的鉴别诊断如下。

1）妊娠子宫：育龄女性有停经史，盆腔检查子宫均匀增大变软者，不难确诊为妊娠子宫。但对少女、围绝经期女性或月经周期不规则的女性且受孕者，还有早孕期仍有周期性子宫出血者，均可能将妊娠子宫误诊为子宫肌瘤。此外，6～8周妊娠早期时，子宫下段变软，检查时子宫体与子宫颈似不相连，可能会误将宫体当作卵巢肿瘤，以为宫颈为整个子宫；对后屈后倾的妊娠子宫亦有将其宫体误认为卵巢肿瘤的可能。临床上应对上述情况加以警惕，必要时做尿或血清 HCG 测定及盆腔 B 超检查予以确诊。

2）子宫畸形：主要是双角子宫或双子宫畸形。一般无任何症状，临床上不易发现，但当其合并妊娠时，妊娠侧子宫迅速增大，盆腔检查时易将未妊娠侧子宫角或子宫误诊为肌瘤或卵巢肿瘤。上述两种畸形子宫的患者通常有多次流产或早产史，双子宫则多同时有双宫颈、双阴道，或合并有阴道纵隔，故不难确诊。残角子宫畸形则较少见，其宫腔与正常宫腔多不相通，初潮始即有痛经，且在子宫旁能扪及包块，对这样的表现应首先考虑残角子宫的可能。如残角宫腔内膜有周期性功能变化时，少女初潮时即可出现经血潴留以致痛经发生，故常见的症状为月经量过多，但大多数患者无任何自觉不适，通常只是在盆腔检查时偶然发现有盆腔肿块才来就诊。

3）子宫肌瘤：多发生在 30～40 岁女性，为女性生殖道最常见的肿瘤。子宫肌瘤的典型包块特点是子宫均匀增大或不规则增大，甚至发现子宫表面有多个球状物隆起，且肌瘤所在部位的子宫质地较子宫本身肌层更坚实，B 超检查多可确诊。若患者有停经史，子宫大小远超过停经月份相应的妊娠子宫大小，应考虑肌瘤合并妊娠的可能，血、尿 HCG 测定和 B 超检查可协助确诊。

4）子宫腺肌瘤：若子宫内膜侵入子宫肌层为子宫腺肌瘤，多见于 30～50 岁经产妇。主要症状为经量增多和继发痛经。检查子宫多为均匀增大，可达正常子宫的 2 倍，且质硬而有压痛。剧烈痛经和子宫压痛为此病有别于子宫肌瘤的主要鉴别点。

5）子宫肉瘤：一般为平滑肌肉瘤，多发生在近绝经期女性。子宫迅速增大，不规则子宫出血伴下腹疼痛为本病特征。原有的子宫肌瘤在短期内迅速增长者，亦应考虑肌瘤继发肉瘤变的可能。

6）子宫内膜腺癌：多见于围绝经期，特别是绝经后女性。临床表现为不规则子宫出血或绝经后出现阴道出血，子宫多均匀增大，但最大不超过 3 个月妊娠子宫大小。分段诊断性刮宫是确诊本病的唯一方法。

生殖道附件包块主要的鉴别诊断如下。

1）盆腔炎：为妇科常见病之一。临床上可分为急性和慢性盆腔炎两种。

急性盆腔炎的主要表现为双侧下腹痛、高热、白带增多，腹部检查下腹有压痛、反跳痛和腹肌紧张，盆腔检查宫颈充血、水肿，疼痛明显，子宫有压痛。若炎症主要波及输卵管，可扪及增粗输卵管及累及的卵巢，两者可形成输卵管卵巢炎块或输卵管卵巢脓肿；若脓液排入腹腔，可积聚在后陷凹处，发生肿胀且有明显压痛；病变继续发展时，可在子宫两侧形成输卵管脓肿，甚至形成后陷凹脓肿，此时可扪及包块向后穹窿突出并伴波动感。若炎症主要波及子宫旁结缔组织，则可扪及一侧或双侧宫旁组织增厚，有剧烈压痛；若病变继续发展，组织化脓则形成腹膜后脓肿。

慢性盆腔炎常为急性盆腔炎未能彻底治疗，病程迁延所致，多有盆腔包块形成或表现为两侧宫旁组织增厚。常见的盆腔包块有输卵管积水、输卵管卵巢囊肿和输卵管卵巢炎块，均位于子宫两侧，与子宫紧密相连，大多固定不活动。块状物直径可从几厘米至 20cm 大小不等，其中输卵管积水和输卵管卵巢囊肿均呈囊性，但形状不一，前者似长条状腊肠形，后者为卵圆状包块，慢性输卵巢炎块则形状一般不规则，且质实而有轻压痛。慢性盆腔炎患者均有多年不育史，如同时伴有闭经或经量过少，应考虑盆腔炎块为结核性的可能，诊断性刮宫可协助诊断。

2）卵巢肿瘤：约占女性生殖器肿瘤的 30% 以上，可发生于任何年龄，但多见于育龄女性。临床上卵巢肿瘤可分为良性和恶性两大类。良性卵巢肿瘤生长极缓慢，除因肿瘤蒂扭转引起剧烈腹痛，或肿瘤体积过大引起压迫症状外，患者多无任何不适。妇科检查在子宫的一侧或双侧扪及表面光滑、能活动的球状包块，多呈囊性。恶性卵巢肿瘤早期亦无症状，但生长迅速转移较快，当出现腹胀、腹部增大、厌食、恶心、呕吐或大便困难等症状时，通常已属病变晚期，除妇科检查在子宫的一侧或双侧，甚至后陷凹等处扪及固定的实性包块和结节外，腹部检查亦多能扪及腹块并有移动性浊音。

3）盆腔子宫内膜异位症：多发生在 30～40 岁女性，约 80% 的子宫内膜异位症侵犯卵巢，形成卵巢子宫内膜异位囊肿，其直径多小于 7cm，大者可达 25cm。囊壁均较厚，内含暗褐色黏糊状陈旧血，囊块与子宫及阔韧带紧密相连，不活动，多有轻压痛。异位的子宫内膜还可侵犯盆腔其他部位，如子宫骶骨韧带、后隐凹处腹膜或阴道直肠隔等处，形成大小不等的痛性结节或实性包块。本病的典型症状为继发痛经、性交痛和不育。典型患者诊断多无困难，但不少卵巢内膜异位囊肿患者无痛经，此时应注意将本病与输卵管卵巢囊肿相鉴别。

4）卵巢残余综合征：多发生在因盆腔子宫内膜异位症或慢性盆腔炎行全子宫及双侧附件切除术后的患者。由于盆腔内组织广泛粘连，部分卵巢皮质仍残留未能切除，术后数年患者出现腹痛、腰痛和性交痛。盆腔检查在阴道顶端上方的盆腔一侧扪及表面光滑，但固定不活动的囊性包块，直径一般小于 5cm，切除囊性包块后可消失。

5）泌尿道包块：充盈的膀胱或尿潴留可能被误认为是盆腔包块。盆腔检查在盆腔正中、子宫的前方扪及形状似卵巢囊肿的包块，但两侧边界不清楚、活动受限，此时应考虑尿潴留的可能。嘱患者排净小便或导尿后，如囊块消失可能为膀胱充盈，可避免误诊。先天性盆腔异位肾扪及的包块可位于下段腰部、髂窝部或盆腔以内，患者除诉偶有腰背部疼痛外，一般无症状，若盆腔检查发现盆腔一侧有形如肾脏、质实且较固定的包块时，应考虑异位肾的可能，加以排除，X 线静脉尿路造影可获确诊。

（2）与外阴癌相关阴道出血的鉴别诊断：有关鉴别诊断的疾病主要如下。

1）功能失调性子宫出血：简称宫血。宫血约 1/3 发生在育龄期女性，排卵型宫血较无排卵型宫血为多见。排卵型功血常见有两种类型。①黄体功能不足。一般表现为月经周期缩短或周期虽在正常范围，但卵泡期延长、黄体期缩短。基础体温呈双相，表现为排卵后体温缓慢上升或上升的幅度偏低（约 0.3℃），也可能为升高的时间短（9～10 天）。患者不易受孕，易流产，激素测定显示黄体期黄体酮分泌不足。诊断性刮宫呈子宫内膜分泌反应差。②子宫不规则脱落。临床表现为月经周期正常，但经期延长，通常阴道出血淋漓不止达 1 个月左右，多见于流产或足月产后。基础体温双相，呈现下降延迟或缓慢。月经期第 5 天刮取子宫内膜切片检查仍可见分泌反应。一般排卵型功血应与器质性病变所致阴道出血相鉴别，前者除阴道出血外，体格检查和妇科检查均无异常。

2）肿瘤：子宫肌瘤是育龄妇女最常见的良性肿瘤，多见于 35～45 岁。阴道出血是子宫肌瘤的主要症状。较大的肌壁间肌瘤表现为月经过多及经期延长；黏膜下肌瘤，尤其是脱出在阴道内者可继发感染，引起持续或不规则阴道出血；长期出血患者有贫血。妇科检查子宫增大，质硬，如有多个肌瘤则触及子宫凹凸不平。诊断性刮宫可了解宫腔大小及宫壁有无凸起不平。超声检查、宫腔镜检查及子宫输卵管碘油造影均可协助诊断。对已凸出宫颈外的黏膜下肌瘤，经阴道窥视即可确诊，如黏膜下肌瘤继发感染致组织坏死时，应进行活体组织检查并与宫颈癌相鉴别。

其次为宫颈癌。这是最常见的生殖器恶性肿瘤，多见于 35～50 岁女性。早期症状是性生活或妇科检查时引起的接触性出血。随病情发展可出现不规则少量阴道出血和白带增多；晚期出血增多，若组织坏死继发感染则有大量脓性或米汤样血性恶臭白带。妇科检查可见早期宫颈癌外观与宫颈糜烂相似，此时应做宫颈刮片和活体组织检查来鉴诊。晚期宫颈癌表现为菜花状赘生物向阴道内突出，质脆易出血，如癌组织坏死脱落会形成凹陷性溃疡，且有子宫旁浸润。

3）炎症：慢性宫颈炎可表现为宫颈糜

烂，也可因宫颈管炎症继发黏膜增生形成息肉，并凸出宫颈外口，引起性生活时出血或少量不规则阴道出血，对此须做宫颈刮片检查以除外早期宫颈癌。早期结核性子宫内膜炎因有内膜充血或溃疡形成，会导致月经过多和经期延长，通过诊断性刮宫或内膜活体组织检查可与功能性子宫出血相鉴别。慢性盆腔炎患者由于盆腔充血，或因卵巢功能障碍会出现月经增多，多伴有下腹坠胀及腰骶部疼痛等症状。患者常有不孕史。妇科检查可见子宫呈后位，活动受限，一侧或双侧能扪及增粗的输卵管或输卵管卵巢肿块，伴有轻压痛。

4）子宫腺肌病及子宫内膜异位症：当子宫内膜侵入并扩散至子宫肌层时称为子宫腺肌病。由于子宫内膜侵入肌层可妨碍子宫正常收缩，常伴有排卵障碍、经期延长、经量增多等表现。继发进行性痛经为本病特有症状。妇科检查发现子宫均匀增大、质硬、有压痛，易与子宫肌瘤相混淆，但肌瘤一般不引起痛经。

5）盆腔子宫内膜异位症：子宫内膜异位症多见于 30～40 岁妇女，近年来发病率有明显增高。异位的子宫内膜绝大多数位于卵巢、子宫骶骨韧带、盆腔腹膜及其邻近器官上。临床常表现为月经过多、经期延长或经前 2～3 天少量阴道出血。引起异常出血的原因是卵巢间质被异位子宫内膜破坏，或卵巢周围重度粘连而影响排卵所致。除阴道出血外，主要症状是继发性渐进性痛经，其次是性交痛和不孕等。妇科检查显示子宫正常大小、后位、固定，宫骶韧带及子宫后壁或后陷凹区有硬结节，触痛明显。位于卵巢的子宫内膜异位症患者的卵巢中可发现单个或多个囊肿，内含暗褐色陈旧血，称为卵巢巧克力囊肿，位于子宫一侧或双侧，与子宫紧连且有轻压痛。腹腔镜检查和病灶活检是确诊子宫内膜异位症的好方法，超声检查对诊断也有帮助。本症应与慢性盆腔炎相鉴别，后者常有反复急性发作史，且下腹疼痛不仅限于月经期。

（3）通过辅助诊断方法做出进一步的鉴别诊断：对于单纯通过临床表现进行鉴别诊断有困难者，可通过癌胚抗原（CEA）、酸性和中性黏蛋白、前列腺特异性抗原（PAS）及 P53 等标志物的测定和免疫组化染色，进一步协助鉴别诊断外阴巴氏腺腺癌或排除转移性癌；采用抗黑色素瘤特异性抗体（HMB-45）、S100 和神经元特异性烯醇化酶（NSE）等标志物进行免疫组化染色，可协助外阴黑色素瘤的诊断和鉴别诊断。

3. 分期诊断　在制订治疗方案之前，明确外阴癌分期主要目的是充分了解疾病的严重程度及特点，以便为选择合理的整合治疗模式提供充分的依据。应注意肿瘤的病理类型、分级、浸润深度、有无淋巴脉管间隙受侵、手术切缘和肿瘤基底是否切净、淋巴结转移的部位、数目及是否扩散到包膜外，还有是否存在远处转移等情况，最终精准确定肿瘤期别，并指导外阴癌的个体化整合治疗。在临床工作中，常需要借助 B 超、CT、MRI、PET/CT、膀胱镜、直肠镜等检查方式来协助判断肿瘤扩散的范围，以便获取更为准确的分期诊断信息。

4. 分子诊断　经组织病理学确诊外阴癌后，需进行相关分子检测来区分外阴癌是否与 HPV 感染相关。这些分子包括 p16、p53、Ki-67/MIB-1 和 pRB 等，具体情况可参考"病理学诊断分型、分级和分期方案"相关内容。

5. 伴随诊断　外阴癌患者多为老年女性，常存在高血压、糖尿病等疾病，因此，在制订整合诊治策略时，应充分考虑患者是否存在这些影响外阴癌整合治疗策略的并发症及伴随疾病。

要点小结

◆ 强调外阴癌多学科整合治疗协作组的整合诊治流程，强调外阴癌精准诊断和个体化整合治疗。

◆ 进行精准诊断和个体化治疗前，必须明确肿瘤分期、营养状态、疼痛评估、病理组织学检查、血栓栓塞，以及是否存在心脑血管疾病等方面。

◆ 应进行全面、动态的疾病评估，在整合评估的基础上更加关注患者的个体性和特殊性，以期确定最佳的整合治疗策略。

【整合决策】

（一）外科治疗

外阴鳞状细胞癌是外阴癌的主要病理类型，其治疗注重个体化原则，强调手术治疗为主。在进行手术治疗和制订整合治疗策略前，应充分考虑两个因素，即原发病变和腹股沟淋巴结是否侵犯。随着对外阴癌生物学行为的深入了解，以及治疗经验的不断总结，外阴癌的手术治疗模式发生了很大的改变，对早期外阴癌病例强调个体化、人性化的治疗，而局部晚期或晚期外阴癌病例则强调多种方法相结合的整合治疗。手术治疗包括外阴肿瘤切除术和腹股沟淋巴结切除术。外阴肿瘤切除术分为广泛外阴切除术，改良广泛外阴切除术和外阴扩大切除术；腹股沟淋巴结切除术分为腹股沟淋巴结根治切除术（腹股沟淋巴结清扫术）、腹股沟前哨淋巴结切除术和腹股沟淋巴结活检术。而对前哨淋巴结进行检查和切除，以确定是否进行腹股沟淋巴结单侧或双侧切除。

1. 外阴癌手术总体情况

（1）手术切除原则：手术切除肿瘤应在肿瘤周围的正常组织内进行，一般在肿瘤边界外一定距离的正常组织处进行切除。为防止肿瘤扩散，应对肿瘤整体切除，不宜分块挖除，切除采用电刀。手术中尽量避免挤压肿瘤，减少播散。避免切破肿瘤，污染手术野。对肿瘤外露部分或破裂部分应以纱布覆盖、包裹；术中应先结扎静脉后再结扎动脉，以减少癌细胞的血行转移；一般先处理距离肿瘤较远的淋巴结，后处理距离肿瘤较近的淋巴结。肿瘤切除后，缝合前应用大量低渗盐水或化学药物彻底冲洗创面。创口缝合时必须更换手套及器械，凡接触过肿瘤组织的手套、器械、纱布及无菌巾均需更换。

（2）手术的适应证和禁忌证：外阴癌前病变和癌多数适合于手术治疗，但手术切除的范围和治疗目的要根据肿瘤大小，肿瘤的转移浸润深度、年龄，临床分期等多因素来确定不同的手术适应证。腹股沟淋巴结切除术一般适用于以下几种情况。

1）双侧腹股沟淋巴结切除术适应证：①外阴鳞癌＞T1b；②外阴腺癌；③怀疑有淋巴结转移的黑色素瘤或癌灶厚度＞0.75mm 者；④恶性黑色素瘤；⑤中心性外阴癌（直径＞2cm）肿瘤浸润至远端阴道壁 1～2cm 及尿道口和肛门者；⑥伴有子宫内膜腺癌和卵巢癌有腹股沟淋巴结转移者。同期还需行盆腔淋巴结清除。

2）单侧腹股沟淋巴结切除术适应证：①外阴外侧小型癌灶（直径＜2cm）；②无双侧腹股沟淋巴结转移征象和患侧腹股沟淋巴结活检病理证实无转移者；③腹股沟区仅有 1～2 个临床阳性淋巴结者应于放疗前行腹股沟淋巴结切除。

3）禁忌证：一是全身性疾病有出血性疾病，严重心脏疾病，呼吸系统疾病，不能耐受麻醉者；二是晚期患者生活质量很差不能耐受手术者。

（3）手术方式：有开放性手术方式和微创手术方式两种。

1）开放性手术方式：手术包括外阴肿块切除和腹股沟淋巴结切除，以及大块皮肤肿瘤切除后整形。切口有直切口、弧形切口、三切口和蝴蝶形切口。直切口和弧形切口手术创面大，多数伤口不能 I 期愈合，还可造成术后外阴变形；而蝴蝶形切口的优势在于减少手术创面，但对伤口裂开率改进不大；三切口伤口裂开率下降，保留了阴阜部位的组织，术后伤口并发症少，外阴变形小（图 10-6-17）。手术体位多采用平卧位。

2）微创手术方式：即采用腔镜途径进行腹股沟淋巴结处理。通常需要采用膀胱截石位，在患者脐部下缘做 1cm 切口，置入 1cm 穿刺套管（Trocar）至皮下脂肪层并行左右皮下脂肪层钝性分离，形成空腔后快速充入 CO_2 建立气腔，为放置镜子打下基础；再在脐耻中线中点及双侧麦氏点处分别做 5mm 切口，共 4 个切口，于腹外斜肌腱鞘处分别放置 2 个 10mm 和 2 个 5mm 套管，这样便于手术者和第一助手的器械操作（图 10-6-18）。

2. 外阴部手术
手术范围要根据肿瘤大小，肿瘤的转移浸润深度等因素，遵循治愈疾病和最大程度保留正常组织的原则，进行个体化整合治疗方案的设计，决定切除范围，以期达到最大可能治愈患者和最小的治疗相关性并发症（图 10-6-19，图 10-6-20）。

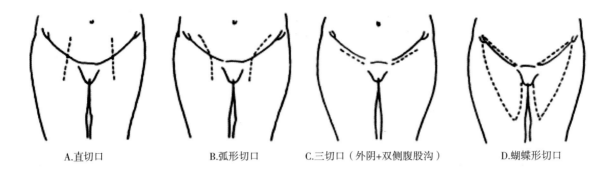

A.直切口　　　　　　　B.弧形切口　　　　C.三切口（外阴+双侧腹股沟）　　D.蝴蝶形切口

图 10-6-17　开放性手术中腹壁不同切口

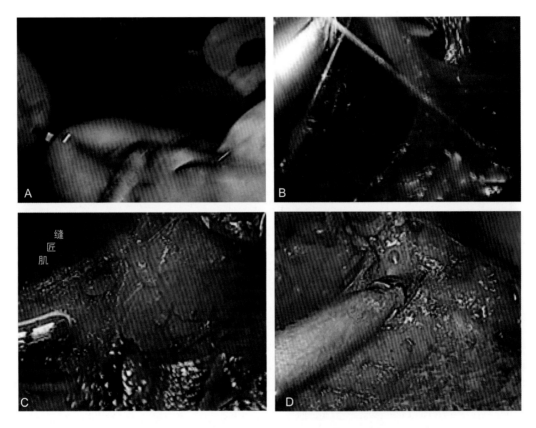

图 10-6-18　腹腔镜下外阴癌腹肌沟淋巴结清扫

A. 从脐缘处做切口，用镜面在左侧腹股沟手术区深浅肠膜之间建立腔隙；B. 从脐缘处做切口，用镜鞘在左侧腹股沟手术区深浅筋膜之间建立腔隙；C. 清扫左侧缝匠肌内的淋巴结；D. 切断腹股沟斜疝外口出的圆韧带

（1）外阴皮肤切除术：主要适用于年轻女性、多灶性 VIN 和复发性 VIN 病变。这种方法切除外阴表皮层及上皮内病变；缺损的会阴浅筋膜需做游离皮瓣移植。此方法因保留了皮下组织，从而可以较好地保留外阴的外观和功能。

（2）单纯外阴切除术：切除的范围包括外阴皮肤和部分皮下组织。老年女性的广泛外阴病变常有进展为浸润性癌的趋势，因此通常采用该术式。行单纯外阴切除术时需特别注意外阴部及阴蒂血管的处理以免出血过多，切除后可潜行足够的远端阴道与皮肤缝合，必要时行皮肤移植或皮瓣术。由于单纯外阴切除术大多影响外阴正常结构和功能，对患者造成一定的心理压力，因此目前临床上已很少采用。

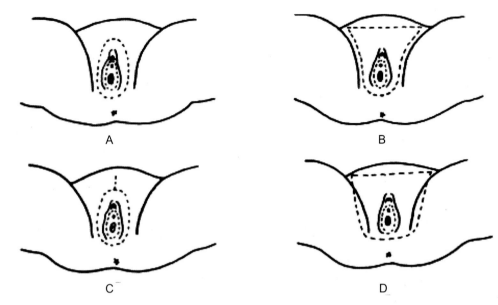

图 10-6-19　不同的外阴癌肿块切除范围

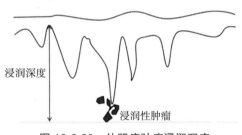

图 10-6-20　外阴癌肿瘤浸润深度

（3）外阴扩大切除术：适用于外阴癌前病变、ⅠA 期外阴癌患者，手术切缘应达病变边缘外 0.5 ～ 1.0cm。这种手术方式也称为外阴局部切除手术，是局限型 VIN 治疗的金标准，注意术中应尽可能保留重要的解剖结构，如阴蒂、尿道和肛门。通常采用利多卡因局部浸润麻醉下操作，切除时不损伤真皮层。有研究报道，切缘距病灶不应小于 8mm，切除深度一般小于 2mm，毛发生长区需适当增加切除深度，但一般小于 4mm。随访研究显示，局部切除手术的治愈率为89%，复发率为 11%；但也有学者报道局部切除手术的复发率为 40%。鉴于病变性质为癌前病变，复发后再次手术效果也较好，所以目前局部切除手术治疗对普通型 VIN 效果基本满意。需要注意的是，缝合时需尽可能恢复局部解剖关系，如张力较大亦可潜行游离邻近外阴皮肤，必要时行外阴皮肤移位术或皮瓣术。对于术后病理报告手

术切缘阳性的患者，可以再次实行手术切除，也可以直接补充放疗。

（4）改良广泛外阴切除术：是指手术切缘在肿瘤边缘外 1 ～ 2cm 处，较小的单侧肿瘤可保留对侧外阴，适用于ⅠB 期和部分Ⅱ期非中心型外阴癌。为保证切缘阴性，手术切缘距肿瘤边缘应≥ 1cm。该术式手术创伤和手术范围小于外阴根治性切除术。

（5）广泛外阴切除术：是指两侧外阴同时切除，其中癌旁切除的组织应≥ 2cm，内切缘至少1cm，适用于ⅠB 期中心型外阴癌，肿瘤位于或累及小阴唇前段及所有Ⅱ期以上外阴癌。此为外阴毁损性手术，外阴的皮肤黏膜及皮下组织全部切除，创伤较大。手术需切至筋膜层，切口缝合的张力较大，部分肿瘤巨大者需行转移皮瓣和整形手术，切口Ⅰ期愈合率较低（图 10-6-21）。

部分广泛外阴切除时，是否保留会阴体要视会阴体是否被癌累及和阴阜切除的范围而定。若会阴体本身未被累及且阴阜切除范围＜ 1/2，应保留会阴体。已有文献报道，若外阴前半部绝大部分被切除将影响外阴后半部的淋巴引流。因为该部位的淋巴引流首先经过阴阜进入腹股沟淋巴结。引流通道受损，易导致所保留的外阴后半部出现术后淋巴水肿，其严重时甚至需再次手术切除。

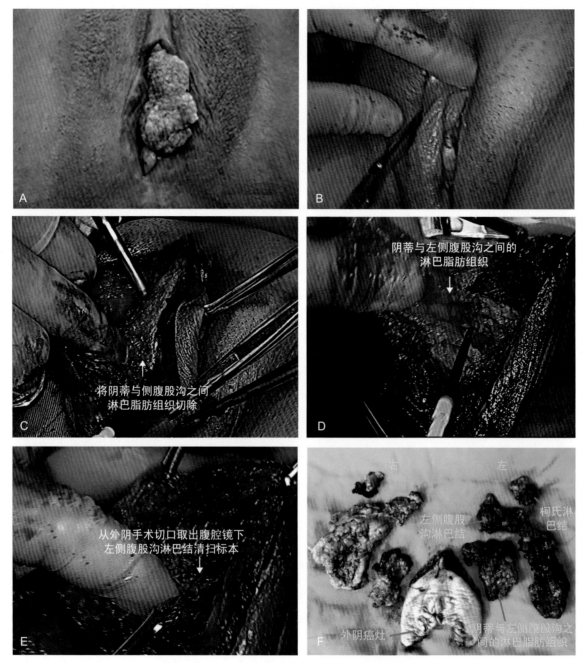

图 10-6-21　广泛外阴切除术的切除步骤及切除组织

（6）肿瘤切缘状态：研究显示，外阴癌总体的局部复发率高。肿瘤切缘状态被推断为外阴鳞状细胞癌复发的一个重要预测因素，但存在 dVIN 和硬化性苔藓也可能在肿瘤复发或新发的原发癌中起着重要作用，因此，初次手术应尽力获得足够的肉眼可见的手术边距（尽可能大于 1cm）。最近一些研究对传统的病理无瘤边距（8mm）提出了质疑，且建议较小的边距可能也可被接受，特别是为了保留外阴敏感区域和维持性功能时更

要考虑。对于福尔马林固定的组织，病理学上切缘过近的定义边距从 1mm 至 8mm 不等。对于初次切除时浸润癌切缘过近的病例，进行定期随访观察应该是合理的。对于切缘阳性的病例，建议考虑进行再次切除。当然，辅助局部放疗是另一个替代选择，但再次切除和辅助外阴放疗的生存优势仍尚有待确定。采取这些疗法时，应整合考虑其风险 - 获益比和并发症，并将个体化原则贯穿始终。如果切缘阳性，病变累及尿道、肛门或

阴道者，手术切除恐怕无法做到不发生显著的潜在并发症和不对患者的生活质量造成不良影响。在决策是否进行后续手术时，术者应考虑包括淋巴结状态在内的其他因素。对切缘过近或切缘阳性的外阴肿瘤进行再切除手术，对存在腹股沟淋巴结转移且术后需行外照射放疗（EBRT）± 化疗的患者来说，可能获益并不大。

（7）外阴整形重塑：对于阴蒂、尿道口及肛门等 VIN 病变，外科手术可与激光汽化等物理治疗联合应用，尽可能地保留外阴生理功能。有研究证明，这种外阴重塑有利于患者术后保留良好的性功能。对于外阴皮肤切除导致的会阴浅筋膜的缺损，需考虑做游离皮瓣移植，因为此方法可保留皮下组织，从而较好地保留外阴的外观和功能。对于接受廓清术的晚期病例，除了需要外阴皮瓣移植进行外阴整形重塑外，通常还需多学科整合行尿道移位或人工肛门成形术。这些手术切除范围较大，创伤大，即使进行了外阴整形，对患者的生活质量尤其是性生活影响均较大。对初切下的外阴标本应在切缘多点取材送病理学检查。一旦有阳性病灶，则应再次扩大手术或补加放疗（图 10-6-22）。

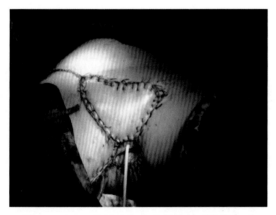

图 10-6-22　外阴癌根治术并整形重塑缝合后

3. 腹股沟淋巴结切除术

（1）腹股沟淋巴结解剖及其重要性：腹股沟淋巴结是外阴癌浸润转移的重要通路，从组织解剖角度看，正常淋巴结主要功能是滤过淋巴液，产生淋巴细胞和浆细胞，参与机体的免疫反应。而当局部感染时，细菌、病毒或癌细胞等可沿淋巴管侵入，引起局部淋巴结肿大。若该淋巴结不

能阻止和消灭它们，则病变可沿淋巴管的流注方向扩散和转移。妇科多种恶性肿瘤易在早期发生盆腔、腹主动脉旁及腹股沟淋巴结转移，所以，探讨女性盆腔、腹主动脉旁及腹股沟淋巴结解剖、淋巴转移的常见途径及常见恶性肿瘤的淋巴结转移规律具有重要的临床意义。

腹股沟淋巴结是分布在腹股沟区的淋巴结，其多位于股三角中，分为浅表淋巴结和深淋巴结。腹股沟浅淋巴结分为下组、上外侧组及上内侧组，共 3 组。下组位于大隐静脉孔下方，收受小腿淋巴引流；上外侧组位于大隐静脉孔一侧，收受侧臀及下腹壁的淋巴引流；上内侧组位于大隐静脉孔中央，收受会阴及外生殖器淋巴引流。腹股沟深淋巴结沿大腿股静脉及周围分布，引流下肢深部、女性阴蒂的淋巴，连接浅表淋巴结并通过淋巴管运送引流物（图 10-6-23）。

（2）内镜下腹股沟淋巴结清扫术（VEIL）的应用及发展：腹股沟淋巴结密集，淋巴结转移是外阴癌的主要转移途径。淋巴结阳性患者的 5 年生存率明显低于淋巴结阴性者，有研究显示，外阴癌患者中淋巴结转移者的 5 年生存率为 37.4%，显著低于无淋巴结转移者的 90.1%。VEIL 首先在外阴癌手术中施行，1996 年 Dargent 首次进行了 VEIL 的探索，此后 2002 年 Mathevet 等报道了 25 例外阴癌和 3 例下段阴道癌患者中经下肢皮下通路的侧腹腔镜下腹股沟淋巴结切除术，初步证实了该技术的安全性，且能明显降低腹股沟区术后并发症。

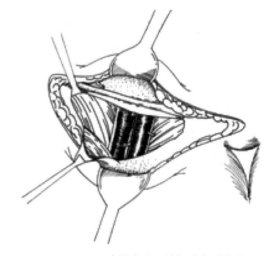

图 10-6-23　腹股沟淋巴结切除术后外观

不过随后 VEIL 的应用却是在阴茎癌下肢黑色素瘤中开展起来的。2003 年 Picciotto 等在黑色素瘤患者中首次应用 VEIL，发现 VEIL 可以为手术操作区域提供一个良好的组织解剖结构视野，并且该技术在腹股沟韧带区域、腹壁肌肉处没有手术切口，能明显减轻手术创伤并减轻术后疼痛。2006 年至 2008 年 Tobias-Machado 等在阴茎癌患者中实施了该术式，结果发现腹腔镜组和开放手术组淋巴结切除数目无显著性差异，而腹腔镜组并发症发生率显著低于开放组，提示腹腔镜下切除腹股沟淋巴结是可行的。其后，腹腔镜用于腹股沟淋巴结切除术的报道逐渐增多，随着腔镜器械的不断进步和手术技术的不断提高，目前已有机器人辅助下进行腹股沟完成淋巴结切除术的报道。于是国内外妇科肿瘤学者也相继在外阴癌患者中开展了 VEIL，结果均提示内镜下切除腹股沟淋巴结是可行的，与开放手术相比，VEIL 术中和术后并发症明显减少。

（3）腹肌沟淋巴结切除不同的手术方式

1）外阴微小浸润癌为ⅠA期，肿瘤直径≤ 2cm 及浸润深度≤ 1mm 的单个外阴病灶，行外阴广泛性局部切除术，不需要切除腹股沟淋巴结，但会阴体部的中线型癌为高危型，故推荐部分外阴根治术加腹股沟淋巴结双侧切除术。

2）腹股沟淋巴结活检术：对于腹股沟区域出现明显肿大的淋巴结，为了明确其性质而采取手术方法。若淋巴结没有融合且可活动，可以完整切除；若已经融合固定，则只可行部分组织切除术。对于已经固定的腹股沟病灶或患者体质不能耐受腹股沟肿大淋巴结切除活检的患者，为了明确诊断，可行活检针穿刺活检。将穿刺针穿刺取出的少许组织行病理学诊断。B 超指引下细针穿刺活检目前是诊断腹股沟淋巴结转移的一种有发展前景的技术，其诊断的敏感度可达 93%。临床检查发现腹股沟淋巴结肿大、可疑有转移者，应先行盆腔 CT 检查，确定腹股沟和盆腔淋巴结切除的范围再行活检或冷冻病理学检查，若已确定淋巴结转移者，仅切除增大的淋巴结，术后给予腹股沟和盆腔放疗即可，避免淋巴结的系统切除术后又加放疗导致严重淋巴漏和水肿，出现象皮腿。

3）腹股沟前哨淋巴结切除术：对于肿瘤＜ 4cm 的单灶性病变、腹股沟淋巴结无临床转移表现的患者，建议先行前哨淋巴结活检。根据肿瘤大小、部位选择采用开放性或微创等不同术式。通过在外阴癌旁注射示踪剂（亚甲蓝等蓝色示踪剂及锝 -99m 等核素示踪剂，单用或联合使用），再于腹股沟韧带稍下方切开皮肤至皮下脂肪层，寻找出蓝染的淋巴结和淋巴管，切除此前哨淋巴结快速送病理学检查是否有阳性淋巴结。进行此种腹股沟前哨淋巴结检查，可以避免不必要的腹股沟淋巴结切除或清扫，降低下肢回流障碍和淋巴水肿等并发症的发生率。早期外阴鳞癌（临床Ⅰ、Ⅱ期、肿瘤直径＜ 4cm）通过切除前哨淋巴结评估腹股沟淋巴结转移的准确性和阴性预测值均可达 90% 以上。

需要注意的是，因为冷冻切片处理过程导致组织缺失，可能会造成最终病理学检查时漏诊或微转移未能检出的可能，所以组织病理学检查结果为阳性需采取补充治疗。前哨淋巴结阳性，则应进行患侧腹股沟淋巴结切除或清扫术，或者切除阳性前哨淋巴结随后给予同侧腹股沟区放疗。前哨淋巴结阴性，则无须再切除剩余的淋巴结，肿瘤累及中线时，必须进行双侧前哨淋巴结切除。如果仅在一侧检出前哨淋巴结阳性，对侧也应进行腹股沟淋巴结清扫。前哨淋巴结的病理学评估要求应至少每 200μm 一个层面进行连续切片，如 HE 染色阴性，应进行免疫组化染色。

4）腹股沟淋巴结切除术和清扫术：腹股沟淋巴结切除术可分为腹股沟浅淋巴结和深淋巴结切除，针对手术中探查的阳性淋巴结予以切除，采取何种术式要根据医师的经验而采取不同的方法，一般采用开放性手术。对于单侧外阴癌可考虑只做同侧腹股沟淋巴结切除，若发生转移需要做双侧腹股沟淋巴结切除。外阴肿瘤为中线型或中线受侵应行双侧腹股沟淋巴结切除术。

腹股沟淋巴结清扫术，强调对区域淋巴结包括脂肪在内的整块切除，该术式切口Ⅰ期愈合率低，并且存在更高的下肢回流障碍和淋巴水肿等并发症的发生概率。

腹股沟淋巴结固定或出现溃疡，侵犯肌肉或股血管，评估不适宜手术切除者，应取活检进行确诊，然后行放疗，同时可考虑与外阴病灶同时进行同期放疗。

（4）腹股沟淋巴结手术时的注意事项

1）注意大隐静脉是肌三角解剖的核心。大隐静脉在卵圆孔处进入股静脉，其周围和诸多浅支连同皮下脂肪有很多淋巴结，剔除这些淋巴脂肪团是手术的主要内容。靠近腹股沟韧带下缘、股静脉内便有 Cloquet 淋巴结藏匿。在外阴癌根治术中切除 Cloquet 淋巴结是必须进行的项目。在清除这一淋巴结时，一是要注意旋髂深静脉，避免损伤出血；二是断端应结扎，以防形成淋巴囊肿。

2）在行腹股沟淋巴结清扫时要记清楚股动脉的三个分支。接近腹股沟韧带下方，向上的分支是腹壁浅动脉，向外侧的分支是旋髂浅动脉，稍下向内分支是阴部外动脉。手术尽可能避免损伤这些动脉分支。

3）皮肤切开后，游离皮下脂肪团的方式是从腹股沟韧带向下进行，从外向内，以剪刀锐性或手指纯性分离，将脂肪剥脱至内下方，直至将大隐静脉游离出来，然后将大隐静脉诸多浅支和周围淋巴脂肪组织一并切除。

4）在腹股沟淋巴结清扫结束后，应缝合皮下组织与阔筋膜张肌，从而预防淋巴囊肿。

（5）腹腔镜下腹股沟淋巴结清扫术（VEIL）

1）手术体位的选择：腹腔镜下切除腹股沟淋巴结是在皮下空间内进行的，手术空间小，如何摆放患者体位，尽可能提高手术区域的显露程度使之有利于手术操作值得认真考虑。膀胱截石位是妇科及泌尿外科等科室手术中常用的一种手术体位，对于这种体位，临床使用中有几种不同的改良方式。①传统的截石体位，是根据患者身高来调整托腿架高度的，一般下肢呈髋关节屈曲90°～100°，且外展45°，小腿处于水平或稍向上倾斜位，同时双上肢取外展位。②改良的截石位，是在传统截石位摆置方法的基础上，将小腿、骶尾部处垫放立体轮廓垫，绷带轻轻缠绕固定小腿。双上肢以自身床单包裹，床单边缘平塞于床垫下，使其自然固定于身体两侧。如有需要患者可取仰卧分腿位，则屈曲度20°～30°，适当抬高臀部，以便进行 VEIL，待 VEIL 完成后再变换体位为膀胱截石位行广泛外阴切除术。又如患者可取仰卧位，大腿外展45°、水平略旋转，使大腿处于较手术台平面向下倾斜10°～15°

的位置，这样可更便于显露长收肌以内的 Scarpa 三角平面。③改进截石位，即患者取仰卧位后，使其腿分开70°～80°，髋关节屈曲150°～160°，膝关节屈曲140°～150°。

将传统截石位、改良截石位及改进截石位进行比较后发现，改良截石位由于使髋关节屈曲90°～100°，会使腹股沟手术操作区间的显露受到严重限制，医师对手术操作空间满意度较低，延长了腹股沟淋巴结清扫时间，增加了手术操作的风险。而改进截石位在最大限度地显露腹股沟手术操作区间的同时，可让患者的双下肢最大限度处于功能位，提高了患者的术后舒适度（图10-6-24，图10-6-25）。

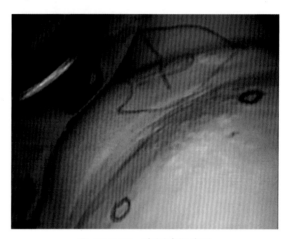

图 10-6-24　右侧腹股沟区

在体表标记腹股沟淋巴结清扫的大致范围、腹股沟韧带、腹股沟肿大的淋巴结、股动脉走向、两个操作器械的 TRUCAR 位置（分别位于耻骨联合上缘与脐连线的中点处、髂前上棘内上两横指处）

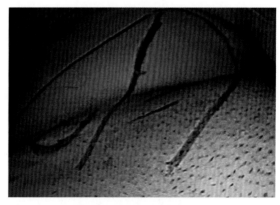

图 10-6-25　左侧腹股沟区

体表标识左侧腹股沟韧带、左侧腹股沟肿大淋巴结、左侧股动脉走向以及左侧腹股沟淋巴结清扫范围（上界为左侧腹股沟韧带往头侧方向约 4cm，外侧界为左侧缝匠肌，内侧界为左侧内收肌，下界为左侧腹股沟韧带往足侧方向约 6cm）

2）VEIL 手术入路：最初的 VEIL 手术是经下肢皮下通路（VIEL-L），即下肢放置 3 个 Trocar 分别用于操作和观察。通过这种经下肢皮下通路可行腹股沟浅组和深组淋巴结清扫，但对于术中腹股沟淋巴结阳性的患者则需改行开放性盆腔淋巴结清除术。也有术者对下肢恶性黑色素瘤和阴茎癌患者行 VEIL 时所取的穿刺口均位于下肢，3 个穿刺点分别位于股三角尖部下方 2.0cm，股三角尖部外侧及内侧 6 ～ 7cm 处。选取该手术入路的方位需逆行性手术操作，其操作空间小。因为每侧下肢均需要 3 个穿刺孔，创伤也较大，且术后容易出现下肢功能障碍。对于需同时进行盆腔淋巴结清扫的患者需在腹部新增穿刺口或手术切口，同样增加了手术创伤。因此，有学者对此手术入路进行了一些改进，选择在下腹壁处建立穿刺口，即在脐轮下缘、脐耻中线中点及双侧髂前棘内侧共建 4 个手术切口（VEIL-H）。VEIL-H 具有一种通路解决两种甚至多种手术的优势，如术中需要行盆腔淋巴结清扫术，可直接应用原穿刺口行腹腔镜下盆腔淋巴结清扫，无须增加额外手术切口，且不需要改变体位，术后可在髂前上棘内侧的操作孔置入负压引流管，不用在股三角顶点新增切口放置引流管。有术者对两种皮下通路的 VEIL 进行比较后发现，两种皮下通路均可安全施行腹股沟淋巴结清扫术，但下肢通路在清扫腹股沟深组淋巴结时相对容易显露，而下腹通路则更为微创，只不过手术入路长，技术难度大而已。如果手术创面大一般术后引流液稍多。对于外阴癌而言，可能选择 VEIL-H 更为适宜。

3）手术操作的流程：首先看腹腔镜腹股沟浅组淋巴结清扫，用超声刀分离皮下浅筋膜（camper 筋膜）与腹外斜肌筋膜表面的间隙，分离切断腔内的蜘蛛网样脂肪间隔、部分血管和淋巴管，完全显露腹股沟韧带，显示腹股沟三角，使用超声刀自腹外斜肌腱膜表面沿长收肌和缝匠肌体表投影线，由上往下逐步分离腹股沟浅淋巴结组织，采用从外周向中心的步骤逐步分离浅表淋巴结组织直至卵圆窝，分离至股三角顶点处顺行性整块切断水平组腹股沟浅淋巴结。再沿腹股沟韧带下方紧贴阔筋膜表面向下切除皮下组织达耻骨结节下 3cm，显露出大隐静脉，于腹股沟韧带中心小心向下分离显露卵圆孔及其中的静脉分支，尽量保留汇入大隐静脉的 5

条静脉分支（腹壁浅、旋髂浅、股内侧、股外侧、阴部外静脉），切除大隐静脉两侧垂直组及卵圆孔周围的淋巴结及脂肪组织，保留大隐静脉主干，直至股三角尖部水平（图 10-6-26 ～图 10-6-31）。

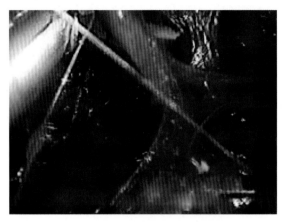

图 10-6-26　从脐下缘切开皮肤

用镜箱向腹股沟手术区方向在深浅筋膜之间拨离建立腔隙，充入 CO_2，压力在 9cmH_2O 左右，用超声刀切断筋膜组织，使在清扫腹股沟淋巴结的范围形成腔隙（左侧腹股沟区）

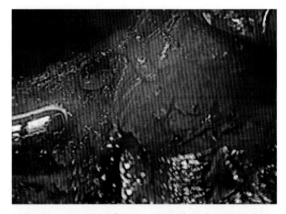

图 10-6-27　清扫缝匠肌，同侧腹股沟区的淋巴结

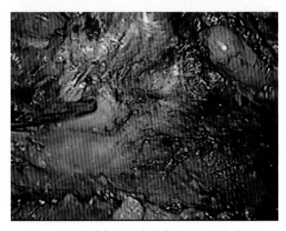

图 10-6-28　清扫左侧腹股沟区淋巴结脂肪组织

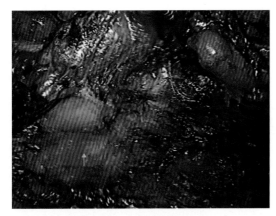

图 10-6-29 分离淋巴组织

在体表标记的肿大淋巴结位置，发现肿大淋巴结，小心分离，不要切破肿大的淋巴结，防止癌细胞种植扩散（左侧腹股沟区）

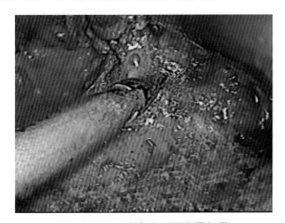

图 10-6-30 分离左侧子宫圆韧带

靠近腹股沟韧带的内 1/3 处，在根部切断

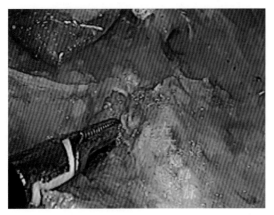

图 10-6-31 切断左侧大隐静脉及相关属支

其次是腹股沟深组淋巴结清扫。于隐静脉裂孔下方沿股血管长轴打开阔筋膜后，分别向左、右分离显露出长收肌和缝匠肌，此时股三角完全显露。上界为腹股沟韧带，内侧界为长收肌内侧缘，外侧界为缝匠肌的内侧缘。继续逐步分离切除位

于股环附近及髂耻窝的上部及中部的上组腹股沟深淋巴结及周围脂肪组织，然后切除位于股深动脉及旋股内、外侧动脉起始部附近的下组腹股沟深淋巴结，分离过程中注意保护股深静脉及股动脉的深部分支血管。用生理盐水冲洗创面，放置负压引流管，引流管的底端放置在股三角的最低点（图 10-6-32 ～图 10-6-35）。

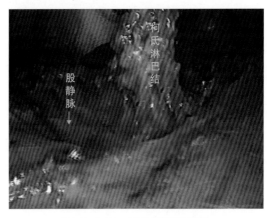

图 10-6-32 切除柯氏淋巴结

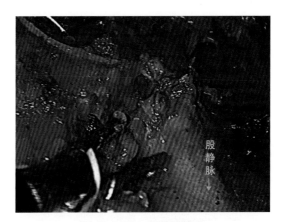

图 10-6-33 显露股静脉

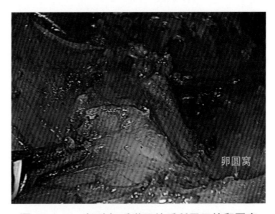

图 10-6-34 切除柯氏淋巴结后所显示的卵圆窝

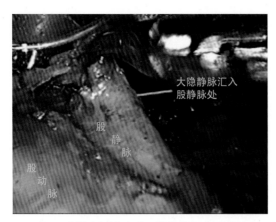

图 10-6-35　显露左侧股动脉、股静脉及大隐静脉汇入股静脉处

4）VEIL 的手术效果：①关于 VEIL 手术时间，有学者报道 1 例患者在行一侧 VEIL 术时损伤股静脉，通过在腹股沟处切开一个小切口做了缝合止血且没有用输血来纠正贫血；而后期陆续报道的 VEIL 文献中均未有过这种中转开放性手术的情况。从发表的文献看，腹腔镜清扫术的手术时间多较开放性手术长，VEIL 平均手术时间为 62 ～ 110min，且不同文献报道的手术时间差距较大，波动在 43 ～ 150min。应该说在该术式探索初期，一般手术时间较长，而手术方式的标准化和可重复性一定程度影响着手术时间的长短。②关于 VEIL 手术出血量，现认为与开放性手术相比，腹腔镜手术患者术中出血量明显减少，腹腔镜下手术的平均术中出血量为 5.5 ～ 22ml。③关于淋巴结切除数量与预后，有学者曾对国内外关于外阴癌 VEIL 相关文献进行过系统评价，该综述纳入了 9 项国内外究，发现 VEIL 与开放性手术的平均淋巴结切除数目无明显差异，其中报道淋巴结切除数目最多的平均数为 16（11 ～ 23）枚。不过有纳入病例数最多（n=29）的一位术者，其平均切除淋巴结为 11.2 枚，之后随着手术技术的成熟，该术者后期的数例手术中，淋巴结切除数目已经与传统开放性手术相当了，波动在 12 ～ 18 枚。另有文献提出淋巴结切除数目对术后局部复发及预后是具有影响的，他们认为外阴癌术后局部复发与淋巴结切除数目＜ 8 枚有关，若淋巴结切除数目＜ 9 枚患者易发生术后局部复发；对腹股沟淋巴结阳性的患者而言，双侧淋巴结切除数目＜ 12 枚多有预后差。④关于 VEIL 术

后并发症，现认为外阴癌实施传统开放性手术术后并发症发生率高，而腹腔镜手术相关并发症明显减少。目前国内外报道的 VEIL 术后并发症有腹股沟区感染但均未出现术后腹股沟区伤口裂开；另有报道，术后并发症发生率为 17.1%，主要为术后下肢淋巴囊肿形成，但未出现腹股沟区皮肤坏死、伤口裂开及双下肢水肿形成。这种结果主要得益于 VEIL 避免了传统开放性腹股沟淋巴结清扫术的腹股沟区长切口，也避免了切除过多皮下组织造成的较大组织缺损及缝合后因局部张力大和血运差而导致的腹股沟区缺血、坏死，甚至伤口长期不愈。另外还有专家认为，超声刀切除淋巴结及脂肪组织范围应同开放性手术，注意保留一定厚度的皮下组织，避免皮肤坏死是技术的关键。目前腹腔镜手术后腹股沟区皮肤感染的发生率为 0 ～ 10%，淋巴渗漏的发生率为 0 ～ 7.7%，淋巴囊肿形成的发生率为 0 ～ 17.1%，淋巴水肿的发生率为 0 ～ 2.9%。此外，腹股沟区淋巴渗漏的减少也是有利于腹股沟区愈合的重要因素，VEIL 的电器械具有优势，如电切、电凝均有利于淋巴管的封闭，能有效减少淋巴渗出并促进创面修复，从而使术后并发症较开放性手术显著降低，患者术后平均住院时间（7 ～ 13.6 天）明显缩短。此外，采用 VEIL-H 的路径手术，可减少下肢瘢痕形成，有利于减少下肢淋巴水肿的发生，穿刺孔较小也有利于术后引流管固定并行持续性负压引流，保证皮肤与深部组织的贴合，减少淋巴液的渗出。这些优点均有效减少了腹股沟区手术相关并发症，有助于腹股沟区伤口愈合。⑤ VEIL 可行性和安全性评估，基本共识是腹腔镜手术术中出血少、术后并发症发生率低，淋巴结切除数目同开放性手术相当，这些均表明腹腔镜手术是安全、可行的。当然另一个评价 VEIL 可行性和安全性的指标就是术后肿瘤复发及患者的 5 年生存情况。

4. 特殊组织学类型的治疗　针对外阴癌中一些特殊组织学类型，应该执行以手术为主的个体化整合治疗，主要包括内容如下。

（1）外阴恶性黑色素瘤：总的整合治疗原则同外阴鳞癌，以手术治疗为主。近年，对早期外阴恶性黑色素瘤的手术更趋向保守化，可行根治

性局部切除，切缘距肿瘤边缘应保持在 1～2cm。

（2）外阴疣状癌：采取手术切除为主，多行较广泛的根治性局部切除术，即使已有腹股沟淋巴结转移亦应考虑根治性外阴切除术和两侧腹股沟淋巴结清除术，至少同侧腹股沟深浅淋巴结需要切除。该肿瘤对放射线不敏感，且放疗还会引起间变性转化、生长加速和区域性远处转移，并促使复发。多次复发会使不典型增生加重或核分裂增多，如果出现了复发，应选择进一步切除。

（3）基底细胞癌：应采取较广泛切除局部病灶的手术，无须做外阴根治术及腹股沟淋巴结清扫术。单纯局部切除后约 20% 会局部复发，需再次手术。对于那些病变范围较广、浸润较深的患者，须行外阴广泛切除术。若疑有腹股沟淋巴转移者应行活体组织检查；病理证实有转移时应做腹股沟淋巴结清扫术；若发现腹股沟深淋巴结转移则应行盆腔淋巴结清扫术。如果合并鳞状细胞癌需行外阴广泛切除 + 双侧腹股沟淋巴结清扫。

（4）外阴巴氏腺癌：病例数少，目前治疗方案尚未统一，但文献推荐行根治性外阴切除术 + 双侧腹股沟淋巴结清扫。

（5）外阴巴氏腺腺样囊性癌：有关外阴巴氏腺腺样囊性癌多为小样本回顾性研究，目前尚无最佳治疗方案。文献报道的手术范围多样，从局部切除到根治性外阴切除，伴或不伴部分到完全的区域淋巴结切除，选择主要取决于局部肿瘤的范围和腹股沟淋巴结转移的风险。肿瘤局限者建议行肿瘤局部扩大切除，有淋巴结转移的高危患者同时行同侧腹股沟淋巴结切除。

（6）外阴佩吉特病：该病以手术治疗为主。手术类型有多种，包括外阴切除术、局部扩大切除术、根治性或改良根治性外阴切除术等。由于真皮层潜在的组织学改变常超过临床可见病变的范围，所以一般需行浅表性的外阴皮肤切除。手术切口距病灶边缘应保持一定距离，切缘距病变至少要大于 2cm，同时要切除浅层的皮下脂肪，确保病变切净，减少局部复发。必要时术中需冷冻病理明确切缘情况，一旦切缘为阳性则应再切除 1cm 的切缘组织；若临床术前怀疑有皮下浸润或合并浸润性腺癌时，术中也应送冷冻病理学检查，证实浸润后按外阴浸润癌处理，行外阴根治性切除及腹股沟淋巴结清扫。

（二）内科治疗

1. 化学治疗

（1）化疗目的和主要方式：传统根治性外阴切除术对外阴癌虽具有较好的疗效，但其创伤大、术后并发症多，可严重影响患者术后的生活质量，故近年来其手术范围有缩小倾向，并逐步重视应用与放化疗相结合的整合治疗。这种治疗主要用于 FIGO 分期为 Ⅲ 期或 Ⅳ 期，以及复发后再接受治疗的患者。其治疗的目的：①作为手术前的新辅助治疗，缩小肿瘤以利于后续的治疗；②与放疗整合用于治疗无法手术的患者；③作为术后的补充治疗，可单独使用或与放疗联用；④用于复发患者的治疗。不过，对外阴癌的化疗疗效目前尚缺乏高级别的循证数据来证实。外阴鳞癌的全身治疗多参考子宫颈鳞癌的整合治疗方案进行，化疗以铂类药为基础，同时考虑加用贝伐珠单抗等抗血管生成药物。具体常用的方式有以下几种。

1）新辅助化疗：是指在主要治疗（包括放疗和化疗）之前，给予数个疗程的化疗，使肿瘤的体积或浸润范围缩小，在保证疗效的前提下，缩小手术或放疗范围，主要用于 Ⅲ 期或 Ⅳ 期的患者，此外，也适用于部分复发后再接受治疗的患者。

关于该化疗疗程数和安排手术的时间间隔问题，一般采取于化疗第 2 疗程结束后对患者进行临床评价，如效果较好（包括完全反应和部分反应）则再进行 1 个疗程的化疗后即行手术治疗。如果疾病稳定或进展，则不再继续化疗而直接手术治疗。但个别也有患者接受新辅助化疗方案的术前化疗高达 9 个疗程的报道。手术治疗的具体时间一般选择在化疗结束 2 周后，因为此时化疗所导致的粒细胞减少等不良反应基本已恢复，患者能够较好地耐受手术治疗。手术方式应依据患者具体情况而定，一般行根治性外阴切除术或外阴局部广泛切除联合双侧腹股沟 - 股淋巴结切除术比较多。

2）姑息化疗：此方法一般只推荐用于晚期及复发病例中不能接受手术或放疗的患者，如发生远处转移、先前放疗野复发和局部肿瘤在术后放疗中进展等情况。专家认为外阴癌单一药物化疗的治疗效果欠佳，相对而言多药联合化疗的效果较好。不过就目前研究发表的意见来看，普遍认为仅应用化疗治疗外阴癌的效果不甚理想，况且关于外阴癌治疗中应用单纯化疗的报道也有限，治疗方案不甚统一，所以外阴癌单纯化疗的探索尚需要更多的时间和临床经验总结。

3）同步放化疗：当前，同步放化疗已在多个实体肿瘤的治疗中被应用，发现治疗效果优于单纯放疗。据报道同步放化疗可降低肿瘤局部复发率、控制全身微小转移灶，从而提高了肿瘤的治疗效果及患者的总生存率。有些化疗药物，如氟尿嘧啶、顺铂、丝裂霉素等除有抗肿瘤作用以外，还可有放射增敏剂的作用，减少放疗的使用剂量15%～20%，使得患者的局部急性放疗反应发生率下降，提高患者放疗的耐受性。

（2）化疗方案：应根据肿瘤不同的组织学类型酌情选择相应的化疗方案作为手术或放疗的辅助治疗手段。对于早期外阴鳞癌的病例，术后一般不需要辅助化疗，而对于癌灶＞4cm的外阴非鳞癌患者，建议术后联合化疗3～4个疗程。具体方案如下所述。

1）NCCN指南推荐的全身治疗（VULVA-D）：这是最常用的联合化疗方案（表10-6-7）。

表 10-6-7　NCCN 指南推荐的全身治疗（VULVA-D）

放化同步	晚期，复发或远处转移肿瘤的化疗
首选方案	首选方案
顺铂	顺铂、卡铂、顺铂、紫杉醇、卡铂+紫杉醇、顺铂+紫杉醇+贝伐珠单抗
次选方案	次选方案
氟尿嘧啶+丝裂霉素-C2	紫杉醇、顺铂+长春瑞滨、顺铂+吉西他滨（2B类证据）
顺铂+氟尿嘧啶	厄洛替尼（2B类证据）

2）其他用于外阴鳞癌的方案

BOMP 方案：

博来霉素（BLM）3.3U/m²，第1～6天；

长春新碱（VCR）0.67mg/m²，第6天；

丝裂霉素C（MMC）6.7mg/m²，第6天；

顺铂（DDP）66.7mg/m²，第6天，间隔4周。

BMC 方案：

博来霉素 5mg，肌内注射，第1～5天；

甲氨蝶呤（MTX）15mg，口服，第1～4天；

洛莫司汀（环己亚硝脲）40mg，口服，第5～7天，间隔3～4周。

PBM 方案：

顺铂 100mg/m²，第1天；

博来霉素 15mg，第1，8天；

甲氨蝶呤 300mg/m²，第8天，间隔4周；

拓扑替康（TOPO）2mg/m²+顺铂40mg/m²，第1、8、15天，间隔4周。

3）外阴恶性黑色素瘤：目前认为对外阴恶性黑色素瘤有效的药物有达卡巴嗪（DTIC）、替莫唑胺（TMZ）、紫杉醇、白蛋白结合紫杉醇、多柔比星（ADM）、异环磷酰胺（IFO）、长春新碱（VCR）、顺铂（DDP）、己亚硝脲、放线菌素D等。其中DTIC为晚期恶性黑色素瘤的内科治疗"金标准"，一般首选化疗方案采用DTIC、TMZ为主的联合治疗（如顺铂或福莫斯汀）或紫杉醇联合卡铂；建议4～6个疗程。常用的化疗方案如下所述。

DTIC/TMZ 方案：

达卡巴嗪（DTIC）200mg/m²，静脉滴注，第1～3天，每4周重复；

替莫唑胺（TMZ）150mg/m²，1次/天，连服5天，每4周重复；

BDPT 方案：

卡莫司汀（BCNU）150mg/m²，静脉滴注，第1天，每6周重复；

达卡巴嗪 200mg/m²，静脉滴注，第1～3天，每3周重复；

顺铂 20mg/m²，静脉滴注，第1～3天，每3周重复；

他莫昔芬（TAM）10mg，每日3次，连服，6周为一疗程。

PVD 方案：

顺铂 20mg/m²，静脉滴注，第1～4天；

达卡巴嗪 200mg/m²，静脉滴注，第1～4天；

长春碱 1～2mg/m²，静脉注射，第1～4天，每3～4周重复；

TC 方案（参见卵巢癌）：

紫杉醇 135 ～ 175mg/m^2，静脉滴注，第 1 天，每 3 周重复；

卡铂 AUC 5 ～ 6mg/m^2，静脉滴注，第 1 天，每 3 周重复。

CPD 方案：

洛莫司汀（环己亚硝脲）100mg/m^2，口服，每 6 ～ 8 周 1 次，3 次为一疗程；

丙卡巴肼 100mg/m^2，分为 3 次服用，连服 2 周；

放线菌素 D 200 ～ 300μg/m^2，静脉连用 8 天。

生物化疗方案：

达卡巴嗪或替莫唑胺，联和顺铂或卡铂，和（或）长春碱或亚硝基脲，同时使用 IL-2 和干扰素 α-2b，作为转移性外阴恶性黑色素瘤的治疗方案（2B 类证据）。

（3）化疗的不良反应及处理：局部晚期外阴癌患者在接受辅助化疗期间，会经历不同程度、不同类型的不良反应。主要包括以下几个方面，如粒细胞减少、脱发、恶心、呕吐、神经毒性等。其中粒细胞减少是最常见的不良反应，通常给予粒细胞集落刺激因子后患者可以恢复。有少数患者需要在下次化疗时减量；极少数患者不能耐受化疗而被迫终止化疗，改用其他方式治疗。

2. 靶向治疗

（1）药物种类及其作用机制：肿瘤分子靶向药物的原理是利用肿瘤细胞与正常细胞之间分子生物学上的差异（包括基因、酶、信号转导等的不同特性），抑制肿瘤细胞的生长增殖，最后使其死亡。外阴癌的靶向治疗现主要用于晚期或复发病例，多于手术或放化疗后使用，特别是用于手术和放化疗效果较差的外阴黑色素瘤病例中。主要制剂及其作用机制如下。

1）酪氨酸激酶抑制剂：①威罗菲尼、达拉菲尼和（或）曲美替尼。它们分别靶向在 RAS/RAF/MEK/ERK 通路中两个不同的酪氨酸激酶，导致 *BRAFV600E*、*BRAFV600K* 和 *BRAFV600D* 突变，通过抑制细胞信号转导而抑制肿瘤细胞的生长和增殖，促进细胞凋亡（图 10-6-36）。适用于 *BRAFV600* 突变人群，用于 *BRAFV600E* 或 *BRAFV600K* 突变的不可切除 / 转移性黑色素瘤，但它们不适用于 BRAF 野生型的黑色素瘤。②厄洛替尼。它作为选择性表皮生长因子受体（EGFR）酪氨酸激酶抑制剂，可特异性地针对肿瘤细胞起作用，抑制肿瘤的形成和生长。该药是一种小分子化合物，可抑制人表皮生长因子受体的信号传导途径，而这一途径是表皮生长因子（又称 HERI）信号传导通路的关键组分，在多种肿瘤细胞的形成及生长中都扮演着重要的角色。多用于两个或两个以上化疗方案失败的局部晚期或转移的治疗。

2）血小板衍生生长因子（PDGF）受体蛋白激酶抑制剂：这种制剂具有抑制肿瘤作用，如格

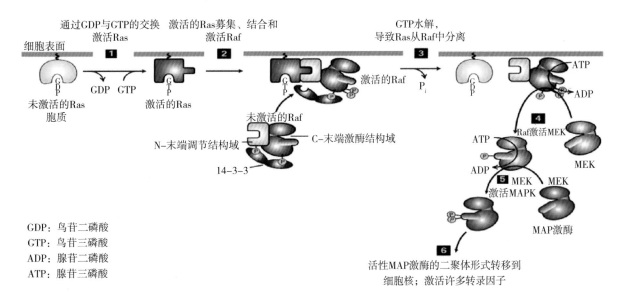

图 10-6-36　酪氨酸激酶抑制剂 RAS/RAF/MEK/ERK 通路作用

列卫，主要功能是抑制酪氨酸激酶的活性。体外实验表明，它能特异性地抑制 BCR-ABL+ 细胞酪氨酸激酶的活性，能与 ATP 或底物竞争位于激酶催化中心的结合位点，阻止磷酸基团向酪氨酸残基转移，从而抑制酪氨酸激酸的磷酸化。试验还证明，除 P210BCL-ABL 外，该药还能抑制 P185BCL-ABL、V-ABL、C-ABL、血小板衍生生长因子、干细胞因子（c-kit）受体的酪氨酸激酶活性，适用于有 c-kit 激活突变的患者。

（2）用药方案

1）威罗菲尼：是一种强效的 BRAF 抑制剂，推荐剂量为 960mg，口服，每日 2 次，单药 / 联合 DTIC 1000 mg/m²，静脉滴注，每 3 周 1 次，4～6 个疗程。

2）达拉菲尼：适用于 *BRAF* 突变的患者，推荐剂量为 150 mg，口服，每日 2 次。

3）格列卫：恶性黑色素瘤中 *c-kit* 突变率为 23.3%，*c-kit* 突变是黏膜恶性黑色素瘤的独立的预后不良因素，推荐剂量 400～600mg Qd（2 类证据）。

4）厄洛替尼：推荐剂量为 150mg/d，至少在进食前 1h 或进食后 2h 服用。持续用药直至疾病进展或出现不能耐受的毒性反应。无证据表明进展后继续治疗能使患者受益。

5）联合用药方案：①达拉菲尼 / 曲美替尼；②威罗菲尼 / 卡比替尼。

（3）不良反应及处理：最常见（≥ 30%）的不良反应如下。

1）关节痛：由药物引起的关节痛一般预后较好，停药或减量后即可得到缓解。但要注意防患于未然，用药过程中密切观察，一旦出现问题及时就医并说明情况，根据医嘱，对症治疗的同时药物减量、停药或改用其他药物。

2）皮疹：一般多因过敏反应而出现，就医后可根据医嘱采用内用抗过敏药物，同时患处用外用药物处理的方法。平时饮食方面宜清淡，避免食用辛辣、海鲜等食物，以免诱发或加重过敏反应。

3）脱发：一般停止治疗后，头发可以再生。

4）疲乏：非特异性，无须特殊处理

（4）用药注意事项

1）关于联合用药：不要同时使用威罗菲尼和被 CYP3A4、CYP1A2 或 CYP2D6 代谢治疗窗狭窄的药物。如不能避免共同给药，谨慎对待和考虑同时减低 CYP1A2 或 CYP2D6 底物药物的剂量，因为这样可能增加同时所给的华法林的作用而引发危险。特别是当 ZELBORAF 与华法林同时使用时，更要谨慎对待并考虑给予另外 INR 监视。

CYP3A4 强抑制剂可以降低厄洛替尼代谢，使其血药浓度升高。与单独使用厄洛替尼相比，酮康唑（200mg，每天 2 次，服用 5 天）通过抑制 CYP3A4 代谢活性可导致厄洛替尼暴露增加（平均厄洛替尼暴露量 AUC 增加 86%），Cmax 增加 69%。厄洛替尼与 CYP3A4 和 CYP1A2 抑制剂环丙沙星联合使用时，厄洛替尼的暴露量 AUC 及 Cmax 分别增加 39% 和 17%。因此，厄洛替尼与 CYP3A4 强抑制剂或与 CYP3A4/CYP1A2 抑制剂联合时应小心，一旦发现毒性作用，应当降低厄洛替尼剂量。此外，CYP3A4 可提高厄洛替尼的代谢，显著降低厄洛替尼的血药浓度。与单独使用厄洛替尼相比，给予 150mg 厄洛替尼后，使用利福平（600mg，每天 1 次，服用 7 天）会通过诱导 CYP3A4 代谢活性而导致厄洛替尼的平均 AUC 降低 69%。

2）药物相互作用（DDI）的引入：既往有慢性疾病用药的老年肿瘤患者人群中 DDI 的发生在不断增加，因 DDI 再次入院或门诊治疗的发生率 > 30%，DDI 的危害不仅来自增加药物的不良反应，还导致抗肿瘤药物疗效的降低，由此带来的风险临床通常被低估。应该说让每个人记住每种药物间的相互作用是很困难的，但了解药物代谢的特点，有助于降低发生严重后果的风险，同时需要告知患者有关药物说明书中的 DDI 内容。在临床意义的关联条目只要有中等程度 DDI 的药物，通常都要避免联用，仅在特殊条件下联用。主要临床意义显著的 DDI，需避免联用，若联用则风险超过收益。

3. 免疫治疗

（1）作用机制：目前临床主要应用的是以 PD-1 为代表的免疫抑制剂，在机体对肿瘤细胞的免疫过程中，肿瘤组织中的 T 淋巴细胞过表达负性调节分子 PD-1，或肿瘤细胞过表达其配体 PD-L1，作为抑制性第二信号分子，两者相互作用，一定程度上抑制了机体的细胞免疫反应，从而使肿瘤细胞得以逃避免疫系统的监视和清除（肿瘤免疫逃避）。PD-1 抗体免疫抑制剂的作用机制是针对 PD-1 或 PD-L1 设计出的特定蛋白质抗体，这些抗体可以与 PD-1 或 PD-L1 结合，从而阻止 T 淋巴细胞表面 PD-1 和肿瘤细胞 PD-L1 的相互作用，进而部分恢复 T 淋巴细胞功能，增强 T 淋巴细胞杀死肿瘤细胞的作用（图 10-6-37）。

（2）药物种类及用药方案

1）干扰素：大剂量重组人干扰素（α-2b）能延长患者的无复发生存期和总生存期。1995 年 FDA 批准了连用 1 年的高剂量干扰素治疗高危复发黑色素瘤患者；2011 年 FDA 又批准长效 α 干扰素（治疗 5 年）作为高危黑色素瘤患者的推荐药物，对原发灶有溃疡的患者获益更多，不过对黏膜来源的恶性黑色素瘤尚无循证医学证据。目前的剂量及使用方法为推荐高剂量干扰素 α-2b，1 年，2000 万 U/m²，第 1～5 天 ×4 周或 1000 万 U/m²，每周 2 次 ×48 周（2A 类证据）；国内的推荐是高剂量干扰素 α-2b，1 年，1500 万 U/m²，第 1～5 天 ×4 周或 900 万 U/m²，每周 2 次 ×48 周（2B 类证据）。以上两种使用方法均需进行剂量爬坡，以减少毒性反应。

2）帕博利珠单抗（pembrolizumab）：是抗 PD-1 类药物，I 类证据，2mg/kg，每 3 周重复。

3）纳武利尤单抗（nivolumab）：是抗 PD-1 类药物，I 类证据，3mg/kg，每 2 周重复。

4）伊匹单抗（Ipilimumab）：人源性单抗，属细胞毒 T 淋巴细胞抗原 4 抑制剂，可阻断 CTLA-4 受体（CTLA-4 可下调 T 淋巴细胞活化）

激活 T 淋巴细胞。推荐 10mg/kg，可和 DTIC 联合应用，850mg/m²，静脉滴注，每 3 周重复，4～6 个疗程后单药维持 6 个月。

5）高剂量 IL-2：可用于转移性恶性黑色素瘤患者。用法：①皮下注射，20 万～40 万 IU/m²，无菌注射用水 2ml 溶解，每日 1 次，每周连用 4 日，4 周为 1 个疗程。②静脉滴注，20 万～40 万 IU/m²，加入生理盐水 500ml，静脉滴注 2～3h，每日 1 次，每周连用 4 日，连用 4 周为 1 个疗程。

（3）不良反应及处理：主要有皮肤毒性、腹泻与结肠炎、肝脏毒性、免疫治疗性肺炎、内分泌系统毒性。不良反应的分级处理如下。

1）皮肤毒性分级：①1 级，观察或局部外用糖皮质激素、口服止痒剂；②2 级，改善后恢复免疫治疗，但连续治疗 12 周后病情依然没有改善者应停止免疫治疗；③3 级，暂停 PD-1/PD-L1 抑制剂，并请皮肤科进行皮肤病学评估，治疗上应用口服泼尼松（1mg/kg，每日 1 次），直到毒性严重程度≤1 级后。如果 48h 内持续恶化，则考虑加用免疫抑制剂。

2）腹泻与结肠炎分级：①1 级，每天腹泻≤4 次，予以结肠炎饮食与胃肠动力抑制剂；②2 级，每天腹泻>4 次且≤6 次，一旦出现镜下明确的结肠炎表现则应暂停 PD-1/PD-L1 抗体，立即给予糖皮质激素 1～2mg/kg，每日 1 次治疗；③3 级，每天腹泻>7 次以上或存在其他并发症，就应该停止免疫检查点抑制剂治疗，并予以大剂量糖皮质激素（2～4mg/kg，每日 1 次）治疗。如果持续糖皮质激素治疗 3 天后依然无改善，则应每 2 周加用一次英夫利昔单抗，如英夫利昔单抗耐药则考虑麦考酚酯。

3）肝脏毒性分级：①1 级，无症状，ALT

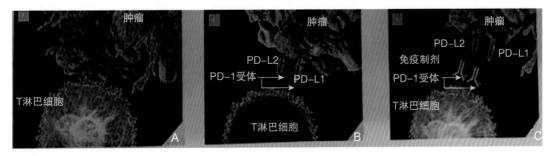

图 10-6-37　PD-1 抑制肿瘤机制

或 AST ≤ 2.5× 参考值上限（ULN），总胆红素 ≤ 1.5×ULN；监测肝功能直至恢复正常为止，如果持续无症状可继续进行 PD-1/PD-L1 治疗。② 2 级，ALT > 2.5×ULN 或 AST ≤ 5×ULN，总胆红素 > 1.5×ULN 且 ≤ 3×ULN；需要排查病毒性肝炎及药物性肝炎，此时应该暂停 PD-1/PD-L1 治疗，口服泼尼松 1mg/kg，每日 1 次或等量激素治疗，每日监测肝功能；如症状缓解或改善至 1 级以内，则减量继续进行 PD-1/PD-L1 治疗。③ 3 ~ 4 级，ALT 或 AST > 5×ULN，总胆红素 > 3×ULN。进行放射影像评估是否由于肿瘤进展引起，停用 PD-1/PD-L1 治疗，给予甲泼尼龙 2 ~ 4mg/kg，静脉滴注，每日 1 次或等量激素治疗，如 3 日内无好转则还需要额外联合免疫抑制剂。

4）免疫性肺炎分级：①轻度，采取对症药物治疗；②中度，首先停用 PD-1/PD-L1 治疗，给予口服或静脉滴注激素治疗；③重度，停用 PD-1/PD-L1 治疗，持续应用大剂量皮质激素，必要时还应联合应用免疫抑制剂（霉酚酸酯、环磷酰胺、英夫利昔单抗）。

5）内分泌系统毒性分级：① 1 级甲状腺功能减退（甲减），应监测游离三碘甲腺原氨酸（fT$_3$）和游离甲状腺素（fT$_4$）；② 2 级甲减，应用 L- 甲状腺素替代治疗。有症状的 2 级甲亢应优先使用甲巯咪唑治疗，必要时应用 β 受体阻滞剂；③ 3 级甲减，给予泼尼松龙 1 ~ 2mg/kg，1 次治疗；④ 4 级甲减，紧急停止 PD-1/PD-L1 治疗，并给予泼尼松龙 1 ~ 2mg/kg 治疗。

4. 营养治疗　作为肿瘤整合治疗措施之一，医学营养治疗（medical nutrition therapy，MNT）应得到临床医师的重视，应指定临床营养师对患者及家属进行规范的营养教育和干预指导，实施规范的营养治疗和咨询流程，包括客观的营养评估、准确的营养诊断、科学的营养干预和全面的营养监测。对于营养良好或轻度营养不良的患者，其自然饮食充足，仅需营养宣教或专业的饮食指导即可，无须过多的营养干预，但应注意避免营养不良的发生。倘若患者治疗前已存在营养不良，应及时对患者进行营养干预，通过合理的营养治疗，纠正患者营养不良的状态。多种因素导致患者自然饮食不足超过 1 周者，在积极开展对症处理的同时，应根据患者的情况选择合适的肠内营养或肠外营养，以减少营养不良造成的不利影响，保证患者的生活质量。

5. 中医药治疗　中药在肿瘤姑息治疗中的应用应更为广泛。由于中医药具有改善患者不适症状、扶正、抑瘤和保护脏器功能等作用特点，因而中医药治疗可用于调节患者脏腑功能及提高患者机体免疫力等。传统的中医药治疗讲究辨证论治，因而应突出功能主治和适应证选择。

6. 镇痛姑息治疗　癌痛患者治疗前，必须先评估患者的疼痛强度，然后根据疼痛程度按照三阶梯镇痛原则进行临床镇痛治疗。阿片类药物是癌痛治疗的基石，可辅助中医药进行镇痛姑息治疗，如复方苦参注射液，该中成药具有清热利湿，解毒消肿，散结镇痛等作用，可联合阿片类药物治疗晚期癌痛，增强镇痛效果。80% 以上的癌痛通过药物治疗能得以缓解，少数患者需采用外科手术、放射治疗等非药物镇痛手段。

（三）放射治疗

外阴鳞癌对放疗较敏感，故放疗是重要的治疗方法。主要用于腹股沟淋巴结转移者，也用于外阴部肿瘤病灶。但鉴于外阴组织潮湿，皮肤黏膜对放射线的耐受较差，易发生明显的放射性皮肤反应（肿胀、糜烂、剧痛），常难以达到放射的根治剂量。癌前病变也可用放疗。

1.NCCN 指南外阴癌放疗基本原则

（1）放疗常用于外阴癌患者初始手术后的辅助治疗，作为局部晚期肿瘤患者初始治疗的一部分，或用于复发 / 转移肿瘤患者的二线治疗 / 姑息治疗。

（2）放疗技术和剂量对实现最大程度肿瘤控制并限制对邻近正常组织的毒性很重要。

（3）肿瘤靶区放疗是指直接照射已知或疑似肿瘤侵犯的部位。通常，肿瘤靶区外束放疗（EBRT）照射外阴和（或）腹股沟、髂内和髂外淋巴结区。对于解剖学上可及的原发肿瘤，有时可采用近距离治疗进行推量照射。治疗前应仔细综合临床体检和影像学检查结果，确保覆盖足够的肿瘤靶区，并覆盖适当的存在风险的淋巴结区域，如齿状线以上肛管受侵的患者将需要覆盖直肠周围的淋巴结。

（4）确保覆盖肉眼可见的肿瘤及边缘。对于一些经高度筛选的只需要覆盖浅表外阴病灶的病例，可采用浅层电子束治疗。

（5）影像学检查是制订治疗计划过程的一个重要组成部分。基于 CT 的治疗计划和适形设计被认为是 EBRT 治疗的标准。

（6）以往的治疗有很多各异的方法。为了更好地使标准化放疗技术得以普及，最近进行了一项国际调查并报道了共识建议。

（7）预计大部分的患者在放疗期间会发生不同程度的急性不良作用（如腹泻、膀胱刺激征、疲乏、黏膜皮肤反应），如果联合同步化疗，可能进一步加重。应积极处理这些毒性反应（如局部皮肤治疗、使用对症药物），避免或尽量减少中断治疗。许多患者可能会出现白念珠菌的过度生长；口服和局部使用抗真菌药治疗将显著减少皮肤反应。如果发生细菌感染，需要迅速识别并进行适当的治疗。这些急性反应通常在放疗完成后数周内消退。

（8）一旦术后充分痊愈，就应开始术后辅助治疗，首选时间在 6～8 周。

2. 三维适形/前-后（AP/PA）野

（1）靶区：建议整合体格检查和基于 CT 的治疗计划来共同确定，建议勾画靶区结构。当主要使用 AP/PA 技术时，如果深度电子束可以覆盖腹股沟淋巴结，常用宽 AP 和窄 PA 野电子束对腹股沟区进行补量。更加适形的技术（如 3 野或 4 野法）可能更好地保护肠道和（或）膀胱，这取决于肿瘤的范围和患者病灶的解剖位置。应使用 CT 或 MRI 计划整合可能的影像学融合技术，以确保足够的剂量和对原发灶、腹股沟和髂淋巴结靶区的覆盖。模拟时，应在关键标志上放置不透射线的标志物以辅助原发靶区的确定。

（2）受侵盆腔淋巴结处理：照射野上界应不低于骶髂关节下缘或高于 L_4/L_5 关节。如果盆腔淋巴结受侵，上界可上升至最头侧的阳性淋巴结上方 5cm 处，并作为水平线延至髂前下棘水平以覆盖腹股沟淋巴结；外侧界为从髂前下棘走行的垂直线。为充分覆盖腹股沟淋巴结，下外侧腹股沟淋巴结边界应平行于腹股沟界线，向下充分覆盖

腹股沟股淋巴结床至股骨粗隆间线或隐股交界处远侧 1.5～2cm。外阴靶区的下界较低，应低于外阴最下部至少 2cm。照射时注意保护股骨头和股骨颈。

3. 调强放疗

（1）外阴和淋巴结靶区应通过计划 CT 进行勾画。任何肉眼可见的外阴病变均应勾画为大体肿瘤靶区（GTV），并包括所有可见的和（或）可触及的延伸病变。外阴临床靶区（CTV）可定位为 GTV 或瘤床加外阴部邻近的皮肤、黏膜和皮下组织，但不包括骨组织。临床上有必要放置金属丝以便在 CT 模拟定位中定义外阴皮肤边界和 GTV。此外，在肛门、尿道、阴蒂上放置的标记，以及任何瘢痕放置的金属丝将有助于制订计划。

（2）为确保外阴靶区有足够宽的边距，在治疗计划制订过程中应放置"假体"或组织等效填充物覆盖外阴。初次治疗时应使用热释光计量计（TLD）确定靶区剂量。

（3）血管的对称几何外展不能用于腹股沟淋巴结。腹股沟股淋巴结 CTV 侧方将从腹股沟血管延伸至缝匠肌和股直肌内侧缘，后方至前股内侧肌，内侧至耻骨肌或血管内侧 2.5～3cm。靶区向前应扩展至缝匠肌（在腹股沟股外侧缘最前方的肌肉）前缘。腹股沟股淋巴结靶区的尾部至股骨小转子的顶部。

（4）骨盆淋巴结 CTV 是两侧髂外、闭孔、髂内淋巴结脉管区和除外骨骼及肌肉的至少 7mm 的对称外展区。

（5）腹股沟 CTV 不应扩展至皮肤外，且当无皮肤受侵时应减去 3mm（当皮肤受侵时，CTV 应扩展至皮肤并在治疗期间使用组织等效填充物）；计划靶区（PTV）外扩 7～10mm。

（6）影像引导的 IMRT 是治疗的一个重要组成部分（以解释外阴水肿或标记的肿瘤消退）。

（7）制订计划应谨慎，注意正常组织（如直肠、膀胱、小肠、股骨头及股骨颈）的耐受性。

（8）应使用组织等效填充物，以确保浅表靶区的剂量足够，包括在原发部位和当淋巴结正好位于皮肤表面下方时。

（9）热释光计量计（TLD）、光学激发的发光剂量计（OSLD）或电子束皮肤照射剂量测定可

用于剂量验证。

4.术前放疗　可缩小肿瘤体积，利于手术切除、保留器官功能并提高手术疗效。主要用于外阴肿瘤体积大、范围广、累及尿道和（或）阴道及肛门者，还有手术切除困难，影响排尿、排便功能的患者。一般用直线加速器或 ^{60}Co 机对准外阴垂直照射或沿肿瘤基底切线照射，照射野的设计取决于肿瘤的大小和部位，但应避开肛门；肿瘤的照射剂量（DT）可达 40Gy。若肿瘤侵犯阴道，可同时行阴道塞子腔内放疗。

5.术后放疗　用于术后病理具有高危因素的患者，包括手术侧切缘或基底未净、肿瘤距切缘近（＜1cm）、腹股沟多个淋巴结转移或肿瘤浸透淋巴结包膜者。术后放疗以体外照射为主，照射野有外阴区（手术切缘或基底未净和肿瘤距切缘近者）和腹股沟区（腹股沟淋巴结转移者）。

（1）外阴区：根据肿瘤残存部位确定。

（2）腹股沟区：有两种设野方式。①腹股沟野（图 10-6-38）；②腹股沟 - 阴阜野（图 10-6-39），用于病变较晚或阴阜部位皮下切除不够者。

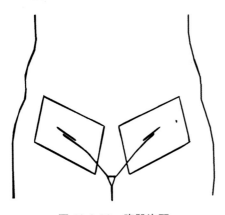

图 10-6-38　腹股沟野

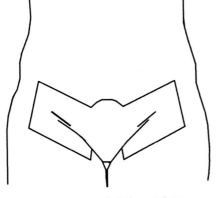

图 10-6-39　腹股沟 - 阴阜野

如果有腹股沟淋巴结或盆腔淋巴结转移者，应追加盆腔后野照射，补充盆腔淋巴结的照射剂量，或采用调强放疗，腹股沟区和盆腔区同时设计靶区。镜下残存肿瘤或腹股沟淋巴结切除术后有镜下转移者，放疗剂量至少应达 50Gy；有多个淋巴结转移或淋巴结包膜外浸润者，剂量应达 60Gy；若有肉眼可见的肿瘤残存，剂量需达 60～70Gy，这样可提高肿瘤的局部控制率。放疗多采用高能 X 线和电子线相整合的照射技术（根据肿瘤的深度选择电子线的能量），如果腹股沟淋巴结明显肿大，可先连同周围组织大块切除肿大淋巴结，经病理确诊后行腹股沟区放疗，可减轻下肢水肿。

6.单纯放疗　主要用于病变范围广、侵及周围脏器、肿瘤固定无法切除的某些晚期肿瘤患者，或有严重并发症不能耐受手术及拒绝手术治疗的患者。照射方式和设野大小同手术前后放疗。

外阴癌因放疗剂量受限，因此单纯放疗的疗效较差，在根治量放疗后常需切除残存的肿瘤，以提高肿瘤的控制率并改善生存。肿瘤的局部控制率与照射剂量呈正相关，但外阴受照剂量达 40Gy 时，保护不好极易出现明显的放疗湿性反应、脱皮和溃疡等。若出现严重的放疗反应时，中间可休息 1～2 周，待反应减轻或消退后再续放疗。一旦外照射剂量达 40～50Gy 时，可根据肿瘤的消退情况补加组织间插植放疗或缩野后追加照射剂量，提高肿瘤的控制率。

外阴癌腹股沟淋巴结放疗的效果比手术差，其复发率明显高于手术切除的患者，但对腹股沟淋巴结临床阳性的患者可先行肿大淋巴结切除或活检（若肿大淋巴结浸润肌肉或股血管等不能切除时），病理证实后再行腹股沟区和盆腔放疗，尽量避免彻底的腹股沟淋巴结清扫术并辅助术后的放疗，这样会导致严重的下肢淋巴水肿。

外阴癌放疗剂量＞60Gy，尤其联合近距离治疗时，常出现中重度放疗并发症，如直肠狭窄、直肠 - 阴道瘘、骨或皮肤放射性损伤、阴道坏死等，严重时需手术处理。

7.同步放化疗　外阴癌单纯化疗的效果较差，常与放疗或手术整合，或用同步放化疗治疗晚期和复发性外阴癌，这样可避免盆腔脏器清除术，减少手术创伤和并发症，提高肿瘤的控制率和生存率，已证实同步放化疗治疗外阴癌的疗效优于单纯放疗。化疗部分多采用顺铂 30～50mg，单药，每周 1 次，4～5 个疗程。

8. 癌前病变的放疗　主要用于 VaIN Ⅲ 级的患者，包括无性生活要求及其他方法治疗后出现复发的患者。相比其他高级别病变的治疗方法，放疗后的复发率明显较低，但并发症相对较多，如膀胱炎、直肠炎、阴道黏膜改变、阴道硬化甚至狭窄，对有性生活要求的女性及既往因其他恶性肿瘤而接受过放疗的患者不宜采用。目前主要有高剂量腔内近距离放疗和低剂量腔内近距离放疗两种。Blanchard 等开展的应用低剂量腔内近距离放疗（10～15Gy/d，1 天）研究，治疗 28 例 VaIN Ⅲ 级患者的结果显示，随访 41 个月仅 1 例患者复发，其余均治愈，未发现进展为浸润癌的患者。28 例中 1 例出现急性膀胱炎，18 例轻微阴道黏膜改变，6 例阴道硬化，经治疗后所有不良反应症状均消失。虽然两种方式对 VaIN Ⅲ 级的患者均能有效治愈，但高剂量腔内近距离放疗治疗靶向的是对整个阴道，而低剂量腔内近距离放疗仅对阴道的上半部分，所以高剂量腔内近距离放疗治疗的毒性反应更强（阴道狭窄），而 VaIN 最常受累部位恰恰是阴道上 1/3，在患者病变局限于阴道上 1/3 时应优先选择低剂量腔内近距离放疗。

（四）其他治疗

1. 物理治疗　临床上应用物理治疗外阴癌，主要方式为采用激光汽化（包括冷冻和 CO_2 激光）、光动力疗法和超声空化抽吸术。

（1）激光汽化：治疗深度为 1～2mm，有部位准确，瘢痕小的优点，适合治疗无毛发区的 VIN 病变，但缺点是可能导致外阴坏死性溃疡，伤口愈合缓慢。完全愈合可能需要数周时间。疼痛在某些患者中可能很严重，这是激光治疗的主要并发症，也有出血和感染的报道。许多学者认为激光治疗是 VIN 管理中的首选治疗方法，特别是对那些患有多灶性疾病的患者更是如此。激光汽化的失败率在 40% 左右，且不能获得组织学标本，可能会造成部分浸润癌患者漏诊。将其用于治疗后瘢痕小，如果排除了浸润性癌，激光治疗

是年轻患者可以接受的治疗方式。不过，激光汽化的复发率明显高于手术切除。也有研究显示，激光汽化等形式的物理治疗技术其复发率与局部切除的复发率相同，而后者的完全缓解率更高。冷冻治疗可用于范围小的病变，不适用于治疗大面积病变。该方法也可引起明显的局部疼痛，且无法获取组织样本。CO_2 激光刀可用于切除病变，标本可送组织学检查，一般认为治愈率高于激光汽化。

（2）光动力疗法（photodynamic therapy，PDT）：是利用血卟啉引起细胞光化学损伤的原理来治疗表浅上皮的病变。目前这种新技术也应用于治疗 VIN，其完全清除率为 57%，与常规的 CO_2 激光汽化、手术治疗相比，具有治疗时间短、美容效果好的优点。但也有学者认为其反应率只有 1/3，且对单灶病变比多灶、色素性病变的疗效好，这种低反应性可能与高危 HPV 感染和细胞免疫反应有关。

（3）超声空化抽吸术（cavitron ultrasonic surgical aspirator，CUSA）：是利用超声波破坏病变组织，导致空化，再吸取收集样本。CUSA 可用于治疗局限于外阴无毛发区的 VIN，具有类似激光切除表浅真皮层不留瘢痕及同时留取病理标本的特点。无毛发区 VIN 的复发率为 23%，优于激光汽化，近似于手术切除，但毛发区的复发率高达 86%。因而应注意掌握适应证，治疗前宜先行多点活检除外浸润癌。

2. 药物治疗　外阴癌变应用治疗的药物主要有咪喹莫特、三氯醋酸和氟尿嘧啶软膏。

（1）咪喹莫特：是一种低分子量的咪唑并喹啉，可作为免疫反应调节剂，具有产生 HPV 特异性细胞介导的免疫力并可能诱发 VIN 病变消退的能力。多项研究表明，咪喹莫特对 VIN 的治疗有效且安全。5% 咪喹莫特乳膏已被批准用于治疗外部肛门生殖器疣，并显示出对各种皮肤科疾病的安全性和有效性，如外部肛门生殖器疣、浅表基底细胞癌、光化性角化病和生殖器鲍恩病效果均较好。近年来，随机对照试验表明，应用 5% 咪喹莫特乳膏可有效治疗高级 VIN。为期 7 年的中位随访报告，显示在完全缓解的情况下，咪喹莫特长期有效。但所有研究几乎都将接受咪喹莫特

治疗的患者与接受安慰剂治疗的对照组进行了比较，只有极少数的研究者分析了接受咪喹莫特治疗的女性和接受其他不同方式治疗的女性主要结局的数据。总之，使用咪喹莫特具有两个重要的优点，即避免手术，且完全缓解者的复发率较低。最近的荟萃分析结果显示，局部咪喹莫特比安慰剂可以更有效地达到对治疗的反应（完全或部分），研究纳入三项随机对照试验，共 104 名女性，随机化后 5～6 个月的风险比（RR）为 11.95、95% 置信区间（CI）为 3.2～44.51（高质量证据）。在 5～6 个月时，咪喹莫特的完全缓解率和复发率为 36/62（58%）和 0/42（0%），而安慰剂组风险比（RR）为 14.40，95% 置信区间（CI）为 2.97～69.80。中等质量的证据表明，完全缓解持续一年［一项 RCT，52 名女性中有 9 名完全缓解（38%）］，甚至更高，尤其是那些年龄较小的女性 VIN 病变效果更好。经组织学证实，咪喹莫特在 6 个月时的完全缓解率分别为 45%（41/91）和 46%（41/89）（1 名 RCT，180 名女性，RR 为 1.0，95%CI 为 0.73～1.37；中等质量的证据）。12 个月时的数据正在等待发表，然而中期调查结果表明，完整的反应在 12 个月后得以维持。只有一次审判报道了一年的外阴癌（咪喹莫特组和安慰剂组分别为 1/24 和 2/23）。不良事件更为普遍，因此咪喹莫特组比安慰剂组减少了剂量，咪喹莫特组的发生率比安慰剂组高（两个随机对照试验，83 名女性；RR 为 7.77，95%CI 为 1.61～37.36；高质量的证据）。头痛、疲劳和停药的情况，咪喹莫特比西多福韦更常见（质量中等证据）。一项试验报道的生活质量得分（52 名女性）未发现咪喹莫特和安慰剂存在明显不同。目前免疫抑制对女性局部治疗有效的证据很少，其他医学干预措施的证据也不足。

（2）三氯醋酸：该药具有很强的溶解角质蛋白的效用。在治疗低级别的 VaIN 中因其安全有效、耐受性好、价格较低且无严重不良反应而受到欢迎，在广泛地区推广应用，特别是在经济欠发展的地区及人群中应用。Lin 等对 28 例 VaIN 患者使用 50% 三氯醋酸治疗（每周 1 次，持续 1～4 周），并随访至少 3 个月，其中 VaIN Ⅰ级的患者全部病变均得到好转，但是 VaIN 高级别病变效果稍差，

仅 53% 的患者得到缓解。患者治疗的耐受性普遍较好，无严重的不良反应，所以应用者认为 50% 三氯醋酸在治疗低级别 VaIN 中因其较小的不良反应是一种值得推广的方法。该研究还发现了高浓度的三氯醋酸在治疗高级别的 VaIN 中不良反应较明显，故对于不同浓度三氯醋酸治疗高级别病变的作用还需进一步的研究。

（3）氟尿嘧啶：其治疗使用方便、操作简单、效果好、不良反应小且可很好地保持阴道的解剖结构，但由于乳霜的渗透性差，局部药物的浓度低、治疗周期长，且主要的不良反应慢性黏膜溃疡很难自然愈合，产生的烧灼疼痛感会降低患者的治疗依从性，所以限制其仅使用于治疗广泛或多发性高级别 VaIN。有学者对 30 例 VaIN 患者以氟尿嘧啶乳霜进行治疗（每次 1.5g，每周 10 次），所有患者随访至少 2 年；结果 23 例患者（77%）经 1 次治疗后病变好转，3 例患者（10%）经多次治疗后病变好转，3 例患者（10%）有复发，还有 1 例患者（3%）发展为阴道癌。

（五）顶层设计及整合管理

1. 顶层设计

（1）总体考虑和治疗目标：外阴癌的治疗必须个体化，且由具有相应诊治经验的妇科癌症治疗中心的 MDT 团队负责。外阴癌治疗决策的制订，既要充分考虑肿瘤的期别，也要考虑癌组织的病理类型。

早期病例应力争达到根治，同时遵循个体化和人性化的原则，手术尽量达到精准切除的目的，避免盲目的"一刀切"。也就是说，早期病例除了追求患者生存时间延长和降低复发率以外，从人性化角度考虑，还应保障患者的生活质量，尽最大可能降低并发症的发生率。如有可能，可适当进行外阴整形手术，保留外阴的完整和美观。

晚期外阴癌的处理较为棘手，通常需要个体化及多学科整合治疗。由于外阴癌原发病灶超出外阴范围，可伴或不伴有大块腹股沟淋巴结转移，因此对晚期病例，如果选择手术治疗，必须实施廓清术，才能达到足够的手术安全切缘，这意味着，这类手术对整个外阴和附近的尿道和肛管都可能造成极大的破坏，通常需要联合整形外科、泌尿

外科和肛肠外科进行整合手术，使用皮瓣移植，甚至尿流改道或建立人工肛门。这样一来，无疑同步放化疗是晚期病例更好的治疗选择。目前，同步放化疗已被广泛应用于手术切除可能会损伤会阴中心结构（肛门、尿道）的大块病灶患者。晚期转移患者更强调姑息治疗，以缓解症状和改善生活质量为主要的治疗目标，可选用的整合治疗策略包括化疗、靶向治疗、免疫治疗和支持治疗。

总而言之，外阴癌遵循以手术治疗为主的个体化整合治疗原则，应根据患者的年龄、全身情况、癌变累及范围及组织学类型等做出适宜的临床决策。

（2）管理流程：在确定从外阴癌病变至外阴癌整合治疗方案前，应先明确腹股沟淋巴结转移状态。当临床怀疑腹股沟淋巴结受累时，应进行淋巴结细针穿刺或者病理活检明确诊断，盆腔 CT、MRI 或者 PET/CT 等影像学手段，有助于判断腹股沟及盆腔淋巴结是否受累及远处转移有无出现等。当临床检查和影像学检查均未发现淋巴

结转移时，应行双侧腹股沟股淋巴结切除术，通过手术切除检测出阳性淋巴结者，术后需行腹股沟和盆腔区域的外照射放疗。对于某些有手术禁忌证的晚期患者，可选择根治性同步放化疗。对于临床检查或影像学评估发现淋巴结转移的患者，由于系统性腹股沟–股淋巴结切除术后辅助腹股沟区放疗可导致严重的淋巴水肿，故这类患者应尽可能切除肿大的腹股沟及盆腔淋巴结，术后行腹股沟和盆腔区域外照射放疗。当腹股沟淋巴结出现溃疡或固定时，应通过病理活检明确诊断，再实施放疗。倘若放疗后病变无缓解，可考虑在放疗结束后再行腹股沟淋巴结切除。各类病变的处理流程见图 10-6-40 ～图 10-6-44。

2. 全程管理　外阴癌强调个体化手术治疗为主，因此，围术期管理，是构成外阴癌手术全程管理的关键部分。

（1）术前分期需谨慎：合理分期是实施外阴癌临床决策的关键，尤其是对需要手术治疗患者而言。临床检查和影像学评估有助于认识原发癌

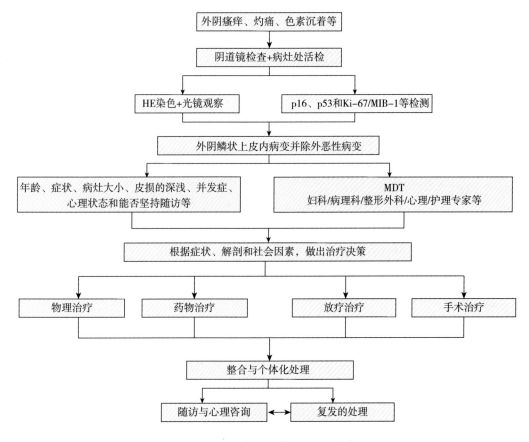

图 10-6-40　外阴癌前病变处理流程

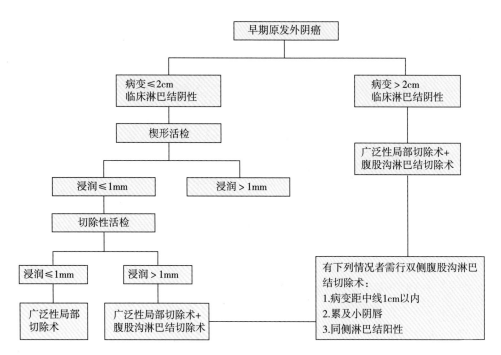

图 10-6-41　早期外阴癌的治疗流程

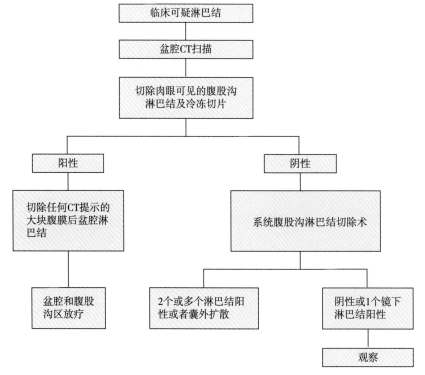

图 10-6-42　临床可疑腹股沟淋巴结的处理流程

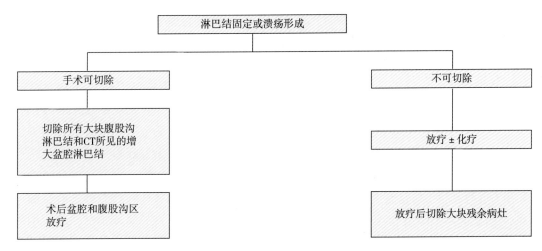

图 10-6-43　临床阳性淋巴结的处理流程

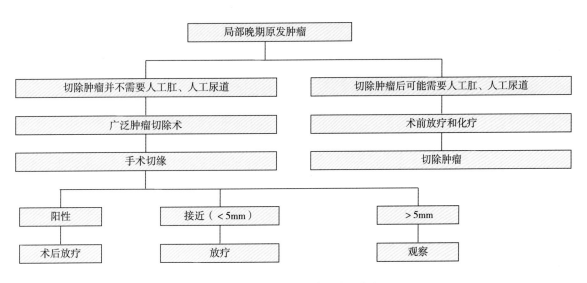

图 10-6-44　晚期原发肿瘤的治疗流程

灶大小、浸润、淋巴结状态和远处转移情况，病理学检查是明确诊断的金标准。同时，术前需严格把握手术适应证和禁忌证，并拟定具体手术方案。

（2）术中操作应特别小心：外阴癌手术分期包括完整切除外阴原发癌灶，并实施单侧/双侧腹股沟/股淋巴结切除/前哨淋巴结活检术。传统外阴癌手术切除范围较大，包括整个外阴、腹股沟淋巴结及其间的淋巴管、缝匠肌及长收肌筋膜和阔筋膜，切口较长，是一个巨大的蝶形切口，涉及生殖器皱褶、部分臀部及股三角的皮肤，术后容易出现伤口裂开、感染、淋巴囊肿形成及下肢淋巴水肿等，使患者生活质量受到严重影响。现今，外阴 - 腹股沟分离三切口手术方式成为开放性外阴癌标准方式，这种术式有助于安全地切除

外阴原发病灶和腹股沟淋巴结，比传统连续整块切除外阴及腹股沟淋巴结的手术方式更利于切口的愈合，并且手术效果相当。经腔镜途径切除腹股沟淋巴结是新兴的、微创的手术技术，既达到开放性手术切除腹股沟淋巴结的手术效果，又能降低术后并发症发生率和改善患者生活质量。广西医科大学附属肿瘤医院回顾性分析了 2009 年 1 月至 2014 年 12 月诊治的 40 例外阴癌患者相关的临床资料，发现尽管腔镜途径的手术时间要比开放性手术的要长，但在手术出血量、术后住院天数和手术相关并发症及淋巴相关并发症方面，微创手术具有明显的优势，并且在肿瘤局部复发率、远处转移率和病死率等方面也不劣于开放性手术。无瘤原则是肿瘤外科治疗中非常重要的原则，应

贯穿手术全过程,因此,切除的淋巴结应及时装袋,避免污染术区,造成肿瘤种植转移。

(六)术后随访要到位

作为全程管理的重要组成部分,外阴癌手术后的管理不仅体现在术后并发症的防治上,还体现在治疗后的跟踪随访方面,特别在现代科技发达的今天,各种现代通信手段比较完善,如微信、电话、邮箱或 QQ 等,利于构建有效的随访系统,不仅能及时判断患者术后康复情况,还能及时发现并发症及肿瘤复发情况,留下完整病例资料,为日后进一步研究提供有效信息,方便持续改进。

要点小结

◆ 外阴癌诊疗需遵循个体化和人性化原则,MDT团队在外阴癌诊疗决策中占据关键的地位。

◆ 全程管理有利于外阴癌手术安全有序地进行,对患者手术并发症应积极预防,及时发现并处理,尽量维持患者的生活质量并最大限度地减轻患者痛苦。

【康复随访及复发预防】

(一)随访的总体目标

外阴癌随访的主要目的不仅在于监测肿瘤的复发和转移,还要保证尽早发现影响患者生活质量的并发症(如下肢淋巴回流障碍)给予及时处理。也就是说,外阴癌治疗总体目标,除了重视延长患者的生存时间以外,也需要注重改善患者的生活质量。外阴癌的康复随访必须遵循人性化和个体化原则,只有适合患者的随访策略才是最佳的随访策略。

(二)整合调理

外阴癌发病早期并不难发现,但是,由于癌变部位发生在女性私密部位,大多女性容易受到传统观念的影响就医有所顾忌,未能在初期发病时就及时就医诊治,导致肿瘤进展。此外,肿瘤的进展必将消耗机体营养,影响患者免疫力,必然导致患者出现焦虑、烦躁、不安、恐惧或抑郁等一系列心理变化。因此,有必要从心理治疗、营养干预和机体调理等各方面对患者进行整合调理,以增强患者治病的自信心,改善患者营养状态,提高患者自身免疫力,从而提升患者整合抗病能力。

1. **心理治疗**　通常是临床医师在肿瘤治疗策略制订中最容易忽略的部分。长期抑郁可能促发肿瘤,而肿瘤患者在诊疗过程中也常出现否认、抑郁、焦虑、恐慌、绝望、社会隔绝和存在性危机等,甚至出现女性特有的性心理障碍,这一系列情绪变化将影响整体治疗效果。因此,临床医师在治疗肿瘤患者时不应忽视患者的心理变化,要及时对患者进行心理评估和管理,同时有必要将心理医师纳入外阴癌 MDT 整合诊治团队,组建外阴癌肿瘤心理治疗小组,加强对患者及其家属进行必要的心理管理和治疗。

2. **营养干预**　外阴癌患者多为老年女性,肿瘤发展至晚期极易出现营养障碍,极大影响患者的治疗效果,因此,有必要对每位外阴癌患者进行营养风险筛查,对可能出现营养不良的患者采取有效的措施进行营养预防,对已经存在营养不良的患者及时进行营养干预,改善患者营养状况。营养医师在外阴癌患者营养风险筛查和营养干预中占重要的地位,因此,有必要将其也纳入外阴癌 MDT 整合诊治团队中去。

3. **机体调理**　中医讲究辨证论治,某些中药具有扶正、抑瘤、改善症状和保护脏器功能等作用特点,可用于调节外阴癌患者脏腑功能及提高患者机体免疫力等。此外,患者应养成良好的生活行为习惯,戒烟戒酒并洁身自好。

(三)严密随访

VIN 的自然病史尚不完全确定,有一定的恶变潜能,可进展为浸润性癌或完全消退。有研究表明,自然消退的发生率是 1.2%～11.6%,自然消退多发生在多灶、色素性病变的年轻女性中,超过 30 岁后自然消退率下降明显。与分化型 VIN 相比,HPV 相关型 VIN 进展为鳞状细胞癌的发生率较低,且较为缓慢。因此,严密观察以待其自然消退可能只适用于 HPV 相关型年轻女性(25～30 岁),观察时间应限制在 1 年以内。需注意的是,即使手术切除 VIN 病灶,并不能防止其进展为外阴浸润癌。VIN 经过治疗后的复发率为 38%~48%，其中 3.8%~20% 进展为鳞状细胞癌。研究表明，VIN 复发的危险因素包括高危型 HPV 感染、病变多灶性、切缘阳性及吸烟等。但也有学者认为，即使切缘阳性，除非发现浸润性病变，仍可密切随访，暂不必着急进一步处理。即使对手术切缘阳性率较高的外阴佩吉特病（Paget 病）而言也是如此。最近有研究显示，外阴佩吉特病的病变范围超出术中肉眼所见是常见现象，切缘阳性与否不影响术后的复发率。大部分 VIN 病例的复发发生在术后 3 年内，因而 VIN 术后密切定期随访十分必要，随访中应同时检查宫颈、阴道和肛门，当患者出现疼痛症状或外阴溃疡时，应充分考虑到复发的可能。

外阴癌的预后与肿瘤分期和淋巴结转移状况密切相关，尤其是淋巴结转移，无淋巴结转移的患者 5 年生存率高达 90%，一旦出现淋巴结转移，5 年生存率仅为 50%。此外，外阴癌局部复发患者如能及时发现和及时治疗，预后通常较好。无论采用哪种治疗方案，长期随访都很是必要。

一般建议，患者治疗结束后的前两年，每 3~6 个月随访 1 次，第 3~5 年延长至每 6~12 个月随访 1 次，5 年以后每年随访 1 次。对于接受根治性治疗的新诊断患者，建议完善 PET/CT 检查来评估整体治疗效果，然后再根据患者症状等临床表现选择合适的影像学检查。怀疑复发或转移者，可完善胸部、腹部、盆腔 CT 检查或全身 PET/CT 检查进行评估。如果随访期间从未进行过全身 PET/CT 检查，则需推荐完善 PET/CT 检查。

随访过程中需要监测的项目包括宫颈 / 阴道细胞学筛查和 HPV 检测，可以早期发现下生殖道上皮内病变。倘若患者出现症状或临床检查怀疑复发，需行影像学检查和血常规、血尿素氮和肌酐等实验室检查，完善盆腔 MRI 检查，这些均有助于制订整合治疗方案。此外，随访期间仍需对患者进行健康宣教，宣教内容包括外阴营养不良表现、可能的复发症状、定期自检、性健康、生活方式、戒烟、运动、肥胖、营养咨询、阴道扩张器及阴道润滑剂的使用、治疗后可能出现的长期及晚期并发症等。

（四）常见问题处理

严密随访的目的是尽早发现复发病灶。临床怀疑复发者，要行影像学检查了解复发病灶和转移病灶情况，有条件者建议进行病理活检以明确诊断。

1. 癌前病变复发　主要是高级别 VIN 的患者，复发多表现为原病灶或多点的复发，另是病灶的转化。确定患者复发和发展仍需病理学诊断。

一项大样本的临床流行病学研究发现，癌前病变治疗后复发率为 26.3%，癌症进展为 2.2%（复发者中位值为 8.2%）。不论采用哪种治疗方式，复发患者中有 25% 都发生在晚期，因此需要强调对接受 VIN 治疗的病例应进行长期监测。HPV 阳性患者对多点病灶导致更快速的复发疾病比单点病灶多（$P=0.006$），而多点浸润病灶者复发风险要比单点病灶性更高（$P < 0.0001$）。对于病灶反复后的治疗，目前尚未有成熟的指南或共识，故仍应根据临床、解剖和社会因素综合考虑做出治疗决策。

2. 外阴癌复发分两种情况　局部复发和远处转移。

（1）局部复发：多为淋巴结阴性者，有下列两种处理方式。

1）未接受过放疗者，可选择：①根治性切除病灶伴或不伴单侧 / 双侧腹股沟股淋巴结切除术，这一术式适用于既往未切除淋巴结者，若术后切缘、淋巴结均阴性，可随访观察或者预防性外照射放疗；若切缘阳性，但淋巴结阴性，可再次手术切除或者选择外照射放疗伴或不伴后装放疗伴或不伴同期化疗（推荐同期化疗的证据等级为 2B 级）；若切缘阴性，淋巴结阳性，术后行外照射放疗伴或不伴同期化疗；若切缘及淋巴结均为阳性，建议术后行外照射放疗伴或不伴后装放疗伴或不伴同期化疗伴或不伴再次手术切除；②外照射放疗伴或不伴后装放疗伴或不伴同期化疗，治疗后病变完全缓解者，定期随访。仍残留明显的外阴病灶者需再次手术切除，术后严密复查。

2）有放疗史者，手术切除复发病灶，术后严密随访。

（2）淋巴结复发或者远处转移，又分为以下两种情况。

1）腹股沟或者盆腔淋巴结复发：既往未接受外照射放疗者，可手术切除阳性淋巴结，术后辅助外照射放疗 ± 同期化疗。既往接受过放疗者，合适的病例可考虑手术切除 + 术后化疗；或者直接全身化疗 ± 外照射放疗，或者采用最佳支持治疗。

2）多发盆腔淋巴结转移或远处转移或既往曾接受盆腔放疗：全身化疗 ± 外照射放疗，或者最佳支持治疗。

（五）积极预防

三级预防包括病因学预防、发病学预防和临床预防。外阴癌的病因并未完全清楚，部分外阴癌发病与HPV感染高度相关，HPV感染与机体免疫力降低相关，外阴癌的一级预防，即病因学预防，其措施包括：①戒烟戒酒；②合理膳食；③良好的生活行为方式；④洁身自好；⑤适当运动；⑥健康意识。二级预防是发病学预防，是指对特定高风险人群筛查癌前病变，形成早期发现、早期诊断、早期治疗的预防措施。外阴癌的二级预防措施主要是妇科筛查，尽早发现外阴癌前病变并及时干预，预防癌变的发生。外阴癌的三级预防，是对已患癌症的患者采取积极措施，延长患者生存期，改善患者生活质量，防止复发，减少并发症，达到肿瘤康复的最终目标，从严格的意义上说，三级预防的终极目标应是患者达到肿瘤完全缓解，心理、生理和体能完全恢复，能回归社会和胜任各项工作。

要点小结

◆ 严密随访的主要目的是及时发现复发和转移病灶，尽早干预处理，从而提高患者总生存时间和改善生活质量。

◆ 遵循个体化和肿瘤分期的原则对患者进行严密随访。

总之，外阴癌是少见的女性生殖系统恶性肿瘤，发病率低，病例数少，对于腺癌、黑色素瘤和佩吉特病等特殊病理类型的外阴癌更是罕见，

临床诊疗方面存在诸多争议。因此，联合多中心将分散在各医疗机构的病例积累起来，进行深入的临床研究，显得非常必要。

（1）重视外阴癌的病因学预防，尽管目前还没有有效的外阴癌筛查手段，但控制外阴癌患病危险因素，降低外阴癌发病风险，开展全民健康促进行动势在必行。加强外阴癌基础研究，研发有效的外阴癌筛查技术，同时利用现有的先进理念和技术，如互联网远程医疗、健康大数据、云计算技术和人工智能等，助力外阴癌危险因素的控制和筛查。

（2）重视外阴癌前病变的处理，预防其向恶性转化。应用药物治疗、物理治疗、放疗和手术治疗等整合治疗手段，强调治疗的整合性，应根据临床、解剖和社会因素，优化治疗策略和处理流程，做出最佳的治疗决策。

（3）构建和优化外阴癌的整合诊疗策略。应根据患者因素、临床期别和肿瘤生物学行为特征，实施精准治疗。特别是早期外阴癌的手术治疗，应遵循个体化和人性化原则。对于晚期病例的治疗，强调整合相关学科进行整合施策。

（4）规范临床工作中外阴癌MDT整合诊疗模式，整合各相关学科的诊疗优势，真正做到为患者制订个体化和人性化的整合治疗方案。

（5）加强全国范围的外阴癌多中心合作，构建专科联盟，加强外阴癌临床大数据收集和分析平台的建设，完善临床标本库的建立，加强多中心临床医疗数据的交流与共建共享。

（6）外阴癌较为少见，关于这种容易被忽视的女性癌症的临床试验也很少，应利用现有条件在全国医疗中心开展前瞻性多中心的随机对照研究，注重平时病例信息的积累，建立中国外阴癌患者治疗信息，同时积极开展真实世界研究。

（7）优化外阴癌分子分型研究，构建和纳入用于确定早期判断癌前到浸润癌的进展及判断预后的分子诊断，便于更准确的治疗。同时，根据生物标志物建立疗效的预测模型，并用于整合治疗使优势人群获益。

（李　力　陈昌贤　阳志军）

【典型案例】

外阴鳞癌的整合性诊疗 1 例

（一）病例情况介绍

1. 基本情况　女性，53 岁，G2P2。主因"发现外阴肿物 7 年余"就诊。自述 7 年前无明显诱因出现外阴肿物，如黄豆大小，无外阴瘙痒、疼痛，无发热，无腹胀腹痛，无排尿及排便困难，无血尿、便秘等不适，未予特殊处理。后外阴肿物逐渐增大，10 个月前增大至拳头大小，伴外阴流液。近 6 个月，肿物迅速增大至手掌大小。于 2016 年 11 月 9 日在外院行外阴肿物活检术，病理报告示外阴鳞状细胞癌 I ～ II 级。为进一步诊治于 2016 年 11 月 18 日来我院门诊，拟诊"外阴鳞癌"收住我科。患病以来，精神、饮食、睡眠可，大小便正常，体重未见明显改变。

既往史：10 岁时曾因"左下肢淋巴水肿"行手术治疗，否认患过传染病、地方病、性病等病史；无外伤史，无输血史，有预防接种史，但具体不详；否认药物、食物和其他接触物过敏史；其他系统回顾未发现异常。

个人史：出生、成长于原籍，无外地长期居留史；无地方病、传染病流行区长期居住史；文化程度中学；经济条件一般；无特殊生活及饮食习惯；无烟、酒嗜好；否认有食用生鱼、生肉等不良饮食习惯；职业为农民，工作条件尚可；无毒物接触史；平素精神状态良好，无重大精神创伤史；否认冶游史。已婚已育。

月经史：初潮 14 岁，每次持续 5 ～ 7 天，周期 28 ～ 30 天，末次月经 2016 年 11 月 10 日，未绝经；经量一般；无痛经，经期规则。

家族史：父母健康状况良好，子女健康；否认家中有病毒性肝炎、结核病等传染病史；否认家族遗传病史；否认家族中有高血压病、糖尿病、肿瘤等可能与遗传有关的疾病；否认家族中有相同或类似疾病者。

2. 入院查体　体温 36.5℃，脉搏 70 次 / 分，呼吸 20 次 / 分，血压 120/74mmHg，身高 157cm，体重 56kg；贫血貌，心肺听诊无特殊，腹部平软，无明显压痛、反跳痛，左下肢肿胀，呈象皮腿样改变。左侧腹股沟触及肿大淋巴结，呈串珠样，局部融合成团，大小约 2cm×3cm×4cm，妇科检查：外阴发育正常，阴毛女性分布，左侧外阴至左侧大腿根部可见一菜花样肿物，基底宽，大小约 8cm×12cm×18cm，局部破溃，伴恶臭。双侧小阴唇水肿、质软未见侵犯，尿道外口、阴道口、肛门口未见肿物累及（图 10-6-45）。

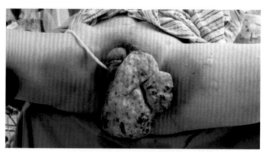

图 10-6-45　外阴肿物

3. 辅助检查　血常规：白细胞计数 $11.15×10^9/L$，中性粒细胞绝对数 $7.88×10^9/L$，红细胞计数 $2.97×10^{12}/L$，血红蛋白 56g/L，血小板 $346.27×10^9/L$；肝功能：总蛋白 48.0g/L，白蛋白 27.0g/L，球蛋白 21.0g/L；鳞状细胞癌相关抗原 31.47ng/ml；大小便常规、肾功能、凝血功能、心肌酶、乙肝两对半、梅毒抗体、HIV、HCV、心电图等未见异常。B 超结果双下肢未见静脉血栓形成。CT 检查报告为会阴区左侧可见一不规则肿物（图 10-6-46），与阴道、肛门及直肠下段、耻骨联合下及前缘软组织分界不清，考虑恶性肿瘤侵犯周围结构伴左下肢淋巴回流障碍，以阴道或肛门起源可能性大，左侧腹股沟区可见多个肿大淋巴结，局部融合，内见液化坏死（图 10-6-46）。外阴组织活检病理报告示高 - 中分化鳞状细胞癌（图 10-6-47）。

检病理报告：高 - 中分化鳞状细胞癌。

4. 入院诊断　外阴高 - 中分化鳞状细胞癌 IIIc 期；贫血；低蛋白血症；癌灶感染。

（二）整合性诊治过程

1. 关于诊断及治疗前评估

（1）MDT 团队组成：妇瘤科、放疗科、化疗科、整形外科、胃肠外科、泌尿外科、影像科、病理科、输血科、营养医学科、临床药学科、护理学专家等。

（2）讨论意见

1）鉴别诊断：外阴癌多发生在老年患者，发生在育龄期女性则相当罕见。诊断时需要与下列疾病相鉴别：①外阴纤维瘤，多见于育龄期女性，常发生在大阴唇，表面有溃疡、坏死，患者有异物感，生长缓慢，一般无恶变，经手术切除可治愈。②外阴平滑肌瘤，以生育期女性多见，常位于大阴唇、阴蒂及小阴唇，一般为单发，突出于皮肤表面，表面光滑、质硬，可活动，经手术治疗，预后良好。③外阴尖锐湿疣，好发于性活跃的青中年女性，由HPV感染引起的外阴皮肤疣状增生，属于性传播疾病，外阴呈乳头状、鸡冠状增生，疣体可增大，并融合呈菜花状，可发生糜烂、溃疡，出现分泌物，偶尔有外阴瘙痒或烧灼痛，本病易反复，如果得不到及时有效的治疗，巨大生殖器疣可发生恶变。

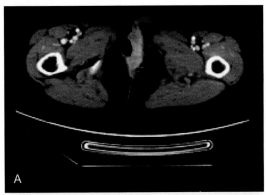

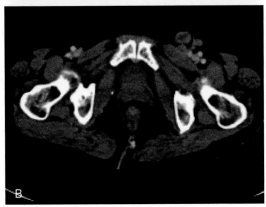

图 10-6-46　患者 CT 检查表现

A. 可见会阴区左侧不规则肿物；B. 左侧腹股沟区见多个肿大淋巴结

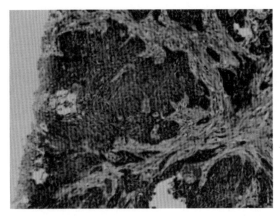

图 10-6-47　外阴组织活检病理显示高 - 中分化鳞状细胞癌

2）肿瘤分期：结合患者临床表现、专科查体情况和病理报告，诊断外阴鳞癌成立。CT 提示外阴肿物与阴道、肛门及直肠下段、耻骨联合下及前缘软组织分界不清，考虑恶性肿瘤侵犯周围结构伴左下肢淋巴回流障碍，并发现左侧腹股沟区肿大淋巴结，未发现远处转移病灶。影像学分期倾向于局部晚期（即Ⅲ～ⅣA 期可能），这点与临床检查基本一致。

3）日常生活能力评估：采用 Barthel 指数对患者日常生活活动的功能状态进行测量，以了解患者日常独立生活能力，经评估，患者 Barthel 指数初步评分为100分，自理能力等级为无须依赖(表10-6-8)。

表 10-6-8　患者日常生活能力评估表（Barthel 指数）

程度及分值		项目	评估得分
		进食	10
完全独立	（10分）	穿衣	10
需部分帮助	（5分）	控制大便	10
需极大帮助	（0分）	控制小便	10
完全依赖	（—）	如厕	10
		上下楼梯	10
完全独立	（5分）		
需部分帮助	（0分）	洗澡	5
需极大帮助	（—）		
完全依赖	（—）	修饰	5
完全独立	（15分）	床椅转移	15
需部分帮助	（10分）		
需极大帮助	（5分）	平地行走	15
完全依赖	（0分）		
评估总分			100
自理能力等级			无须依赖
评估日期			2016.11.18

4）血栓栓塞及出血风险评估：采用 Caprini 评分量表对患者进行 VTE 风险评估，结果为 VTE 高危患者（表 10-6-9）；同时外科做了出血风险评估为出血低风险患者，建议给予预防性抗凝治疗（表 10-6-10）。

表 10-6-9 患者所做 Caprini 评分量表

1 分	2 分	3 分	5 分
☑年龄 41 ~ 60 岁	□年龄 61 ~ 74 岁	□年龄 ≥ 75 岁	□脑 卒 中（<1 个月）
□体重指数 ≥ 25kg/m²	□关节镜手术	□DVT/PE 病史	□多处创伤（<1 个月）
☑下肢肿胀	☑恶性肿瘤	□血栓家族史	□择期关节置换术（<1 个月）
□静脉曲张	□中心静脉置管	□因子 V Leiden 突变	□髋部、骨盆或下肢骨折
□计划小手术	☑大手术（>45min）	□凝血酶原 G20210A 突变	□急性脊髓损伤（瘫痪）（<1 个月）
□脓毒血症(<1 个月)	□腹腔镜手术（>45min）	□狼疮样抗凝物质	
□急性心肌梗死	□石膏固定(<1 个月)	□高半胱氨酸血症	
□充血性心力衰竭（<1 个月）	□限制性卧床（>72h）	□肝素引起的血小板减少症	
□需卧床休息的内科疾病		□抗心磷脂抗体升高	
□炎症性肠病病史		□其他先天性或获得性易栓症	
□大手术史（<1 个月）			
□肺功能异常（如慢性阻塞性肺气肿）			
□严重的肺部疾病，含肺炎（<1 个月）			
□口服避孕药或激素替代治疗			
□妊娠期或产后（<1 个月）			
□不明原因死胎、反复流产（≥3 次）、因脓毒血症或胎儿生长停滞造成早产			
□其他风险因素			
评估结果 高危（6 分） 日期 2016.11.18			

风险级别：极低危，0 分；低危，1 ~ 2 分；中危，3 ~ 4 分；高危，≥5 分。

表 10-6-10 外科住院患者出血风险评估表

基础疾病相关	手术相关
活动性出血	腹部手术：术前贫血/复杂手术（联合手术、分离难度高或超过 1 个吻合术）
3 个月内有出血事件	
严重肾衰竭或肝衰竭	
血小板计数 <50×10⁹/L	胰十二指肠切除术：败血症、胰漏、手术部位出血
未控制的高血压	
腰穿、硬膜外或椎管内麻醉（术前 4h 至术后 12h）	肝切除术：原发性肝癌，术前血红蛋白和血小板低
同时使用抗凝药物、抗血小板药物或溶栓药物	心脏手术：体外循环时间较长
凝血功能障碍	胸部手术：全肺切除术或扩张切除术
活动性消化性溃疡	
已知、未治疗的出血性疾病	开颅手术、脊柱手术、脊柱外伤、游离皮瓣重建手术

评估结果： 评估日期：

5）营养评估：经评估认为患者存在重度贫血和中度低蛋白血症，严重影响治疗，治疗前需及时纠正。患者不存在维持功能障碍，可通过自然饮食补充，饮食上推荐鱼、家禽、瘦红肉、鸡蛋、低脂乳制品和大豆食品等。推荐能量为 25 ~ 30kcal/（kg·d），并加强营养宣教或专业的饮食指导，治疗上建议可以输血纠正贫血和输入血白蛋白补充蛋白。

6）左下肢淋巴水肿：考虑患者出现象皮腿多年，可能多为丝虫病导致淋巴循环障碍所致，检查纤维组织增生严重，近年因外阴肿瘤局部侵犯、压迫，淋巴回流障碍加重。建议行外阴肿物切除以解除压迫。因下肢淋巴水肿的手术治疗效果不佳，建议抬高患肢，同时给予下肢按摩、弹性绷带、理疗等非手术治疗。

7）放疗：考虑到外阴鳞癌对放疗较敏感，可作为晚期病例的治疗方式之一，特别是对于腹股沟区和盆腔淋巴结阳性患者，可采用同步放化疗的方法。但考虑患者原发癌灶较大，侵犯下尿道，加上外阴组织潮湿，皮肤黏膜对放射线的耐受较差，容易发生明显的放射皮肤反应（肿胀、糜烂、剧痛），难以达到放射根治剂量。可选择术前局部照射，缩小癌灶再手术，以减小超广泛手术的创伤，并改善外阴癌患者的预后，对Ⅲ期病例，亦可选择手术切除外阴原发病灶，再对腹股沟及盆腔区域进行同步放化疗。

8）新辅助化疗：化疗可作为局部晚期外阴

癌的一种辅助治疗手段。但是新辅助化疗在局部晚期外阴癌病例中的疗效并不确切。理论上，对这类患者给予新辅助化疗，有可能缩小肿瘤体积，待局部病灶缩小后，再行后续手术或者放疗，以缩小手术范围或放疗区域的目的，从而减少手术创伤或放疗损伤，提高患者的生存质量。

9）外科治疗：个体化手术治疗是外阴鳞癌主要的治疗策略，手术同时应遵循人性化原则。考虑患者外阴肿物位于左侧，属于侧位型外阴癌，对侧外阴未见肿物累及，故手术可保留对侧外阴。但由于外阴肿物基底宽，手术切除范围大，切口缝合张力较大，预计需行转移皮瓣和整形手术。对于怀疑存在腹股沟淋巴结阳性患者，可以通过手术切除活检，病理进一步证实。若为阴性，则扩大手术范围进行腹股沟区淋巴结清扫；若为阳性，则术后同步放化疗。此外，患者存在重度贫血，低蛋白血症和外阴癌灶感染等不良因素，手术前均应及时加以纠正。

10）其他：针对外阴感染可实施合理的抗感染治疗，同时加强外阴局部护理，如盆浴等。

2. 关于整合治疗施策

（1）MDT团队组成：妇瘤科、放疗科、化疗科、整形外科、胃肠外科、泌尿外科、影像科、病理科、输血科、营养医学科、临床药学科、护理学专家等。

（2）讨论意见及实施情况：根据患者情况整合分析做出临床决策，即先纠正贫血和低蛋白血症，改善患者营养不良状况，同时抗感染和外阴坐浴，待患者情况改善，再进行整合治疗。对于外阴原发病灶，可通过切除外阴肿物达到准确手术分期，同时解除外阴肿物压迫，缓解患者左侧下肢淋巴水肿。对于左侧腹股沟区淋巴结情况处理，可通过活检切除，经病理证实是否存在腹股沟淋巴结阳性，如为阳性，再采用同步放化疗治疗策略。具体实施过程如下。

1）对症治疗：2016年11月20日输入血白蛋白20g，复查肝功能显示白蛋白31g/L；2016年11月21日输同型去白红细胞4U纠正贫血，复查血常规血红蛋白94g/L；入院即给予哌拉西林舒巴坦抗感染治疗11天，并给予高锰酸钾片坐浴处理。手术前12h和手术后2h开始使用那屈肝素钙注射液皮下注射，进行预防性抗血栓治疗，每次1支，治疗持续时间不超过10天，同时嘱患者下肢用弹力袜，直至能完全走路为止。术后复查双下肢血管B超未见静脉血栓形成。

2）手术治疗：①外阴原发灶处理，行局部外阴扩大切除术，同时在整形外科医师协助下行外阴皮瓣整形。术中再次确认，患者尿道外口、阴道口和肛门口未见肿物累及（图10-6-48，图10-6-49）。②腹股沟淋巴结处理，采用腔镜下腹股沟区前哨淋巴结活检（图10-6-50），必要时可采用开放式腹肌沟区肿大淋巴结切除活检。术中取前哨淋巴结做冷冻病理学检查，评估腹股沟区淋巴结是否为阳性。后经病理证实，患者左侧腹股沟淋巴结阳性（图10-6-51）。故未对患者进行腹股沟区淋巴结清扫，只对腹股沟区域淋巴结做了处理，术后采用同步放化疗的治疗策略。

3）术后处理：术后对患者加强抗感染、营养支持、外阴护理等，给予高锰酸钾坐浴。

4）放射治疗：患者术后病理报告结果为左外阴中分化鳞状细胞癌，呈乳头状生长，未见癌栓。大小18cm×12cm×8cm。肿物距皮肤切缘约1.5cm。基底切缘未见癌细胞。肿物下方软组织为纤维及脂肪组织，未见癌细胞。左侧腹股沟淋巴结阳性伴淋巴结囊外扩散。患者手术病理分期是外阴鳞癌ⅢC期，应进行同步放化疗。采用七野三维适形调强放疗方式（图10-6-52），具体放疗剂量为PGTV-nd 61.6Gy/28f，PCTV 50.4Gy/28f（图10-6-53）。对膀胱、直肠、双侧股骨头、小肠等危及器官进行限量。放疗期间每周给予顺铂40mg同步增敏4次。

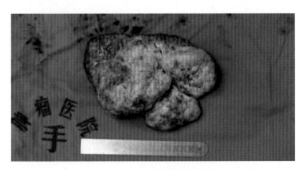

图 10-6-48　手术切除标本

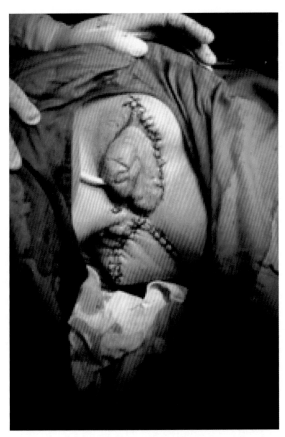

图 10-6-49　外阴整形术后

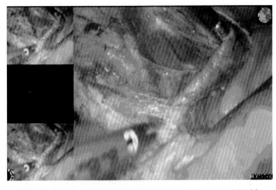

图 10-6-50　腔镜下腹股沟区取前哨淋巴结活检

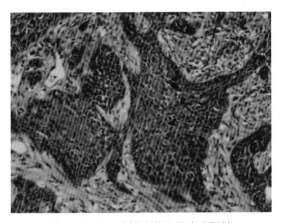

图 10-6-51　腹股沟淋巴结病理阳性

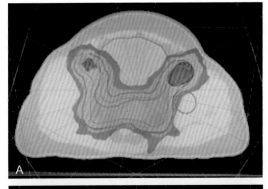

图 10-6-52　调强放疗照射野

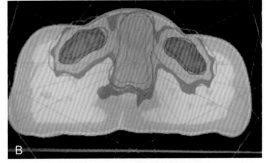

图 10-6-53　放疗剂量体积直方图

3. 关于后续随访

（1）MDT 团队组成：妇瘤科、放疗科、化疗科、影像科、病理科、输血科、营养医学科、临床药学科、护理学专家等。

（2）讨论意见：治疗后严密随访的目的是尽早发现复发病灶。临床怀疑复发者，需行影像学检查了解复发病灶和转移病灶情况，有条件者建议病理活检以明确诊断。患者定期随访，未见肿瘤复发（图 10-6-54）。

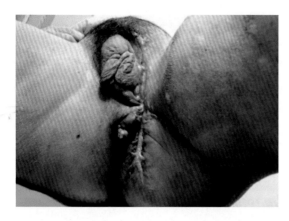

图 10-6-54　患者治疗后随访情况

（三）案例处理体会与思考

局部晚期外阴癌的处理是临床上较为棘手的问题，目前并无统一的意见。一般根据患者因素、肿瘤分期和组织学类型进行个体化处理，既要关注治疗效果，又要重视生活质量。强调整合各学科优势进行整合施策。本例治疗有几点体会。

1. 发病年龄问题　外阴癌好发于绝经后女性，发病率低，占所有女性生殖系统恶性肿瘤的 3%～5%。而本例患者为育龄期女性，发病年龄较为年轻，病程较长，应引起足够的重视。近年来，年轻外阴癌患者逐渐增多，主要与 HPV 感染率上升有关。长期 HPV 感染导致 VIN，VIN 是癌前病变，80% 未治疗的 VIN3 患者可进展为外阴浸润癌，这些外阴癌与 HPV 感染（主要是 HPV16 型和 HPV18 型）高度相关，本病例发现外阴肿物长达 7 年余，患者自述 7 年前就发现一黄豆大小肿瘤，但患者未做任何检查和处理，至肿瘤增大至拳头大小且病理检测证实为外阴鳞癌。这是一例典型的 HPV 感染导致 VIN 进而发展至癌的过程，因此早期筛查并早诊早治是提高治愈率的重要环节。

2. 诊断和分期问题　通过外阴肿物活检病理学检查，不难确诊。妇科检查在评估外阴癌原发病灶中占据重要的地位，但具有一定的主观性。影像学检查可用于评估外阴癌治疗前临床分期，但在外阴癌原发病灶评估方面价值有限，尤其是 CT 检查，MRI 检查可能有助于评估晚期患者会阴、阴道、尿道和肛管受累情况，PET/CT 检查用于评估淋巴结转移和远处转移更为准确，但检查费用昂贵。手术病理分期更为精确，更多应用于早期病例。

3. 初始治疗选择的问题　外阴癌以手术治疗为主，尤其是外阴鳞状细胞，应遵循个体化和人性化的整合治疗原则。对于局部晚期外阴癌患者，如果影像学评估淋巴结阴性，则建议腹股沟淋巴结清扫，术后同步放化疗，并根据淋巴结受累情况决定是否追加腹股沟淋巴引流区照射野，这在 NCCN 均有个体化处理流程规定（图 10-6-55）。本例患者合并左下肢淋巴水肿，病程较长，原因不明，而肿瘤压迫可加重淋巴回流障碍。此外，假如对患者实施腹股沟淋巴结清扫，无论是开放性还是微创手术，均有可能加重患者左下肢淋巴回流障碍。故对此例患者没有实施腹股沟淋巴结清扫术是正确的。

4. 辅助治疗问题　对于早期病例的原发灶，初始手术治疗后，辅助治疗的高危因素包括局部肿瘤较大、浸润较深、呈跳跃性或弥漫性浸润，手术切缘阳性、淋巴脉管间隙浸润和切缘邻近肿瘤，其中，手术切缘阳性是外阴癌术后复发的重要预测因素。若手术切缘阴性，术后可随访，或者再根据有无其他高危因素行辅助放疗；若手术切缘阳性，可考虑再次手术切除至切缘阴性，术后随访或再根据有无其他高危因素行辅助放疗。倘若，手术切缘阳性已无法再次手术切除，或者再次手术切缘仍为阳性者，则需辅助放疗。对于局部晚期（大病灶的 T2 期和 T3 期）的外阴癌病例，对腹股沟淋巴结和外阴癌灶应进行分步处理。先通过影像学评估是否存在淋巴结转移，再决定同步放化疗前是否需要进行腹股沟淋巴结清扫。可考虑同步放化疗结束 3 个月后行瘤床的组织活检来确定肿瘤是否完全缓解。病理学检查结果阴性者定期随访，阳性者再行手术切除，切除术后能达到切缘阴性者随访，切缘仍阳性者可根据患者情况考虑追加手术、外照射放疗、全身系统治疗或者最佳支持治疗。

5. 整合诊治计划　回顾该患者处理过程，总结出如下整合诊治的基本流程（图 10-6-56），可供今后临床工作借鉴。

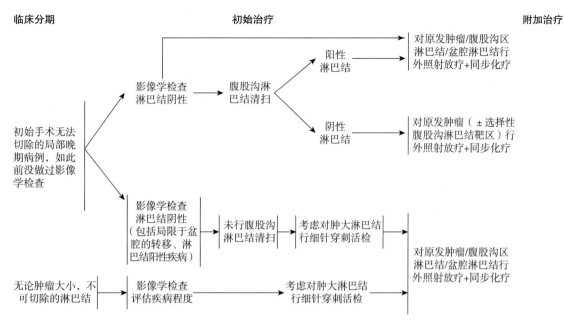

图 10-6-55　NCCN 指南局部晚期外阴癌的个体化处理流程

资料来自美国国家综合癌症网络（NCCN）

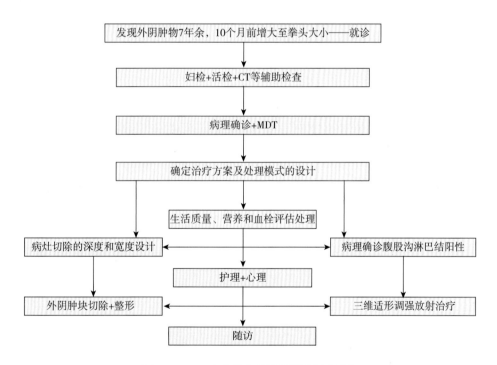

图 10-6-56　患者整合诊治计划实施的流程

（李　力　陈昌贤　潘忠勉）

参考文献

丁岩，张梦蕾，丁景新，等，2019. 外阴癌腹股沟淋巴结清扫术的研究新进展. 中国计划生育和妇产科，11（10）：24-29.

黄仲禄，张勇，谢海容，等，2019. 腹腔镜腹股沟淋巴结切除术在外阴癌治疗中的应用与手术策略. 重庆医学，48（17）：3026-3028，3031.

李力，2015. 外阴肿瘤. 北京：人民卫生出版社，302-307.

李增宁，陈伟，齐玉梅，等，2017. 恶性肿瘤患者膳食营养处方专家共识. 肿瘤代谢与营养电子杂志，4（04）：397-408.

林洪生，李萍萍，薛冬，等，2016. 肿瘤姑息治疗中成药使用专家共识（2013版）. 中国中西医结合杂志，36（03）：269-279.

刘继红，黄鹤，李玉洁，等，2016. 外阴癌. 北京：人民卫生出版社，1-19.

刘翔宇，王沂峰，陈高文，等，2018. 尿道下段部分切除加尿道移位成形术在外阴癌手术治疗中的应用. 实用妇产科杂志，34（05）：361-365.

卢艳，刘钗娥，姚德生，2016. 外阴癌腹腔镜下腹股沟淋巴结清扫术的临床研究. 实用肿瘤杂志，31（06）：512-517.

彭红英，陈春玲，2015. 外阴癌. 天津：天津出版传媒集团，129-149.

陶光实，2018. 外阴肿瘤. 北京：人民卫生出版社，290-294.

谢玲玲，林荣春，林仲秋，2019.《FIGO 2018 癌症报告》——外阴癌诊治指南解读. 中国实用妇科与产科杂志，35（06）：660-665.

谢玲玲，林荣春，林仲秋，2020.《2020 NCCN 外阴鳞癌临床实践指南（第1版）》解读. 中国实用妇科与产科杂志，36（03）：239-244.

赵君，2009. 外阴. 西安：第四军医大学出版社，143-146.

赵珊珊，于明新，王纯雁，2019. 外阴及阴道恶性黑色素瘤预后因素分析. 实用肿瘤杂志，34（04）：343-347.

周琦，吴小华，刘继红，等，2018. 外阴癌诊断与治疗指南（第四版）. 中国实用妇科与产科杂志，34（11）：1230-1237.

周庆，康金科，支永发，等，2019. PET/CT 在诊断外阴癌患者腹股沟区淋巴结转移中的作用. 影像研究与医学应用，3（23）：236-238.

Abdullah S, Hanafiah A, McNally O, 2015. A clinicopathological review of VIN: a retrospective review of the management of vulvar intraepithelial neoplasia（VIN）over a 15 year period. BJOG, RCOG World Congress, Brisbane,QLD Australia. 2015.

Ayakannu T, Murugesu S, Taylor AH，et al, 2019. The impact of focality and centricity on vulvar intraepithelial neoplasia on disease progression in HIV+ patients: A 10-year retrospective study.Dermatology, 235（4）：327-333.

Clancy AA, Spaans JN, Weberpals JI, 2016. The forgotten woman's cancer: vulvar squamous cell carcinoma（VSCC）and a targeted approach to therapy. Ann Oncol, 27（9）：1696-1705.

Hurt CN，Jones S, Madden TA, et al, 2018. Recurrence of vulval intraepithelial neoplasia following treatment with cidofovir or imiquimod: results from a multicentre, randomised, phase II trial（RT3VIN）.BJOG, 125（9）：1171-1177.

Jiang M，Deng H，Lin Y, et al, 2019. Letter regarding"The prognostic value of p16 and p53 expression for survival after vulvar cancer:A systematic review and meta-analysis". Gynecol Oncol Rep, 30: 100493.

Lakhwani P, Agarwal P, Mahajan JA, et al, 2019. Surgical management of carcinoma vulva-case series and review of literature. Indian J Surg Onco, 10（2）：324-328.

Lawrie TA, Nordin A,Chakrabarti M, et al, 2016. Medical and surgical interventions for the treatment ofusual-type vulvalintraepithelial neoplasia（Review）, Cochrane Database of Systematic Reviews, 1: CD011837.

Lien N. H Oang G , K ayj, et al, 2016. Squamous precursor lesions of the vulva: current classification and diagnostic challenges.Pathology, 48（4）：291-302.

Pham CT, Juhasz M, et al，2019. The human papillomavirus vaccine as a treatment 1 for HPV-related dysplastic and neoplastic conditions: A literature review. Acad Dermatol, 82（1）：202-212.

Shatavisha Dasgupta, Patricia C, Ewing-Graham，et al，2020. Precursor lesions of vulvar squamous cell carcinoma – histology and biomarkers: A systematic review.Crit Rev in Oncol Hematol, 147: 102866.

Satmary W, Holschneider CH, Brunette LL，et al, 2018. Vulvar intraepithelial neoplasia: Risk factors for recurrence.Gynecol Oncol, 148（1）：126-131.

Wang X, Huang J, Bingbing Z, et al, 2019. Risk factors, risk assessment, and prognosi in patients with gynecological cancer and thromboembolism.J Int Med Res, 29: 300060519893173.

Zhang W, Wang Y, Chen W, et al, 2019. Verrucous carcinoma of the vulva: A case report and literature review. Am J Case Rep, 20: 551-556.

第七节　妇科系统肿瘤临床诊疗中整合医学的思考

女性生殖道恶性肿瘤以宫颈癌、子宫内膜癌和卵巢癌三大恶性肿瘤为代表，又由于生殖生理和生殖内分泌及疾病同源的关系，其滋养细胞肿瘤和下生殖道肿瘤的发病、诊断及治疗均成为女性肿瘤关注的重点。整合医学及整合肿瘤学在妇科恶性肿瘤疾病的诊断、治疗及转归中发挥着重要的引领作用。

从发病率看，妇科三大恶性肿瘤宫颈癌、子宫内膜癌及卵巢癌分别位列全球女性恶性肿瘤第四位、第六位和第八位，严重威胁女性健康。2018 年，全球新发宫颈癌 569 847 例，子宫内膜癌 382 069 例，卵巢癌 295 414 例，其中致死率最高的是卵巢癌，184 799 人死于卵巢癌，病死率超过 60%，6 年生存率低于 30%。目前，妇科恶性肿瘤诊断随着影像学、检验和分子诊断的进步，其诊断及分期更加准确和细化，为临床治愈和早期诊断提供了更多依据。妇科肿瘤的治疗与其他肿瘤治疗一样，包括传统的手术、化疗、放疗，以及近几年快速进展的靶向治疗、免疫治疗等，这些治疗手段的不断发展无疑使大量患者从临床治疗中获益。众所周知，肿瘤不是单因素、单病因疾病，作为一种非传染性慢性疾病，妇科肿瘤的发生和发展与遗传因素、生活习惯、营养状态、环境等因素息息相关，特别是肿瘤晚期，病变累及多器官，如何根据患者机体状况、肿瘤不同类型和分期，制订最有效的整合治疗方案，提高患者治愈率，尽可能延长患者生存期，改善患者生活质量，是整合医学对妇科肿瘤的重要命题。

最初，整合医学只是狭义的临床治疗学概念，是指将针灸、气功、心身医学等辅助治疗手段整合入标准的抗肿瘤治疗（手术、放疗、化疗）中，以求最佳治疗效果。随着认识的深入，整合医学的观念被延伸，将医学各领域最先进的知识理论和临床各专科最有效的实践经验分别加以有机整合，并根据社会、环境、心理的现实进行修整和调整，使之成为更加符合、更加适合人体健康和疾病治疗的新的医学体系。由樊代明院士提出的整体整合医学，简称整合医学理念，逐渐被更多的医学领域同道们所了解和熟知起来。

下述对妇科肿瘤领域展开整合医学实践提出一些想法与建议。

一、整合多组学数据，更加准确地揭示肿瘤发生发展的分子机制，为肿瘤的精准化和个体化整合治疗及预后判断提供重要依据

在对肿瘤长达一个世纪的研究中，人们逐渐将其定义为"基因组疾病"，即肿瘤是肿瘤细胞基因组中变异不断累积的结果。自 1977 年以双脱氧核苷酸末端终止法为代表的第一代测序技术帮助人类完成了第一个完整基因组图谱的绘制以来，测序技术不断发展。进入 21 世纪后，以

Roche454、Illumina 和 IonTorrent 等测序系统为代表的第二代测序技术诞生，给传统测序技术带来了划时代的改变。第二代测序技术又称高通量测序技术（high throughput sequencing，HTS）、下一代测序技术（next generation sequencing，NGS），能一次对几十万至几百万条 DNA 分子进行序列测定，具有测序通量高、速度快及成本低等优点。二代测序核心思想是边合成边测序，即通过捕捉新合成的末端标记来确定 DNA 序列，可同步获得患者个体特定样本中数以十亿计的 DNA 碱基序列信息，成了发现已知和未知疾病相关基因变异的高效手段。根据测序目的的不同，二代测序技术主要分为全基因组测序、全外显子测序、转录组测序和靶向深度测序等。目前在妇科肿瘤学方面的应用如下所述。

（1）检测正常人是否存在发生肿瘤的高危变异基因，并用于及时诊断及早期预防性治疗。

（2）捕获肿瘤患者特定的基因变异状态，帮助实施针对靶点的精准治疗。

（3）通过测定血清中肿瘤标志物，协助肿瘤的诊断、治疗效果评价及预后判断。

基于分子分型的靶向治疗，即应用最先进的基因特征谱，结合临床和病理资料量体裁衣，从而设计针对每例患者的个性化诊断、预后和治疗方案；长期目标则是为实现多种疾病的个性化精准治疗提供充足的知识储备。基于分子分型的基础，依靠精准治疗的平台，有望能精确寻找到妇科恶性肿瘤的治疗靶点，把握妇科恶性肿瘤的深度特征，提高用药的高度精准性，最终实现对妇科恶性肿瘤患者进行个性化整合治疗的目的。

根据遗传中心法则，分别以 DNA、RNA、蛋白质和代谢物为研究对象衍生出基因组学、转录组学、蛋白质组学和代谢组学。在过去的十年中，已有大量研究试图通过单一的组学技术阐明致癌分子机制，如扫描基因组以查找癌症特异性突变，或通过转录组学和蛋白质组学技术探索 mRNA 和蛋白质差异表达。目前，单组学技术在肿瘤研究中已被广泛应用，但肿瘤的发生涉及多个层面的分子改变，任何单一组学都不足以阐明肿瘤复杂的发病机制，特别是妇科肿瘤，因此整合多组学数据分析是十分必要的。美国国家癌症研究所（NCI）于 1998 年 12 月以项目倡议书的形式首次提出肿瘤分子分型这个概念，其主旨是使用综合的分子生物学技术为肿瘤分型提供更多的信息，从而使得肿瘤分型从组织形态学分型向分子分型转变。与单一组学研究相比，多组学的整合从系统和整体的角度出发，能够更加准确地揭示肿瘤分子特征，有助于识别肿瘤特异性生物标志物，实现对肿瘤的早期分层，为肿瘤的精准化和个体化整合治疗及预后判断提供重要依据。

整合多组学数据面临的工作很多，主要研究集中在以下几方面。

1. 整合多组学数据，明确卵巢癌起源，建立卵巢癌筛查和预防策略以指导临床实践 卵巢癌是高度异质性疾病，最新的组织学、分子生物学及遗传学研究资料显示，卵巢上皮性肿瘤起源于第二米勒氏系统，并据此提出了卵巢癌的"二元发病模型"理论。依据这一理论，现代妇科肿瘤分子病理将上皮性卵巢癌分为两个亚型，即 Ⅰ 型和 Ⅱ 型，这一分型临床上有其重要的研究与指导意义。

（1）研究亚型分类与治疗敏感性及预后的关系：Ⅰ 型肿瘤分为以下三类。

1）与子宫内膜异位相关的肿瘤，包括子宫内膜样、透明细胞和浆液黏液癌。

2）低级别浆液性癌（low-grade serous carcinoma，LGSC）。

3）黏液癌（mucinous ovarian carcinoma，MOC）和恶性 Brenner 瘤。

Ⅰ 型上皮性卵巢癌有相近的生物学特性，有较为明确的癌前病变，还有从癌前病变向癌过渡的进展过程，发展相对缓慢，较长时间局限于卵巢，属分化相对好的低级别肿瘤，这类肿瘤对化疗相对不敏感。

Ⅱ 型上皮性卵巢癌主要由高级别浆液性癌（high-grade serous carcinoma，HGSC）组成，还包括恶性中胚叶混合瘤（癌肉瘤）及未分化癌。此类肿瘤呈高度侵袭性，进展迅速，易出现广泛转移，缺乏明确的癌前病变，所以晚期病例居多，对化疗敏感，但易复发和产生耐药是此型卵巢癌的重要特征，总体预后仍然较差。

（2）研究亚型分类与肿瘤遗传学特征追踪卵

巢癌起源：Ⅰ型卵巢癌的遗传学改变较稳定，不同组织学类型的肿瘤显示各自独特的遗传学特征，即分子特征如 LGSC 与 KRAS、BRAF 基因突变有关；大于 50% 的黏液性卵巢癌发生 K-Ras 基因突变；PIK3CA、ARID1A 突变则与子宫内膜异位症相关的透明细胞癌及子宫内膜样癌相关。Ⅱ型卵巢癌具有高度遗传不稳定性，与 p53 突变强相关，并涉及 BRCA1/2 基因突变及 HRR 通路基因缺陷。

HGSC 是最常见的卵巢癌组织学亚型，约占卵巢癌的 3/4。传统观点认为，HGSC 起源于卵巢表面上皮（ovarian surface epithelium, OSE）或皮质包涵囊肿（cortical inclusion cyst, CIC），但有研究表明，大多数 HGSC 可能起源于输卵管伞端。浆液性输卵管上皮内癌（serous tubal intra-epithelial carcinoma, STIC）病变被认为是大多数 HGSC 的癌前病变；通过规范的输卵管连续取材病理学检查，发现 40% ~ 60% 的晚期 HGSC，存在有可识别的 STIC 病变，STIC 具有与 HGSC 一致性的 TP53 突变特征，提示两者之间有克隆相关性。这些都支持 HGSC 起源于输卵管这一观点。

由于 STIC 病变并不存在于所有的 HGSC 中，因此不能证明 STIC 病变与没有 STIC 病变这部分病变的卵巢癌的相关性，无 STIC 病变的卵巢癌是否存在共同的肿瘤起源也不清楚。来自哈佛大学医学院、约翰霍普金斯大学和纪念斯隆 – 凯特琳癌症中心的两项研究则通过基因组学、转录组学及蛋白质组学的多维度整合分析阐释了这一问题。Labidi-Galy 等对 9 例卵巢癌患者的肿瘤组织进行了免疫组化检测，发现即使在卵巢内皮细胞呈 p53 阴性时，输卵管内的 STIC 病变也已呈现出阳性；通过对肿瘤组织与正常卵巢组织的全外显子测序对比分析，发现早期 p53 突变并不来源于卵巢；进一步构建肿瘤克隆进化树时，模拟肿瘤中的细胞突变过程，发现不同患者的卵巢肿瘤都起源于正常的输卵管，在经历了不同程度的 p53 突变和 STIC 病变后，通过"播种"的方式由输卵管伞部转移到卵巢，发展为卵巢癌。Ducie 等首先分析了 96 名 HGSC 患者肿瘤组织的遗传学特性，包括体细胞拷贝数变化（somatic copy number alternations，SCNA）、mRNA 变化和微 RNA 水平，还有这些特性与 STIC 病变的相关性；

结果表明，这些遗传特性中变化最显著的序列与肿瘤组织中是否存在 STIC 病变没有显示相关性；为进一步确定卵巢癌的肿瘤来源，研究人员将患者的肿瘤组织与相应正常的输卵管、卵巢表皮细胞及腹膜组织进行分析比较，发现 88% 的肿瘤组织在基因表达上都与输卵管显示出更强的相似性；这说明病理学检测的 STIC 病变并不能作为一种可靠分类标准；绝大多数的浆液性卵巢癌具有共同的起源，即输卵管。这些为无 STIC 的高级别浆液性卵巢癌，也为输卵管上皮起源这一假说提供了有力证据。

卵巢黏液性癌的起源一直存在争议。事实上，现在大家已经认识到，在过去，许多卵巢黏液性癌实际上是被误诊的，都是来自卵巢外部位转移的肿瘤，如肠道、胃、胰腺和子宫等。修订诊断标准后，真正的卵巢黏液性癌在上皮性卵巢癌的发生率由 10% 降至只有 3% ~ 5%。那么，原发性 MOC 与其他部位转移的卵巢黏液性癌有何区别？良性黏液性卵巢瘤、交界性黏液性卵巢瘤及 MOC 之间又有何关系？来自国外的学者对 MOC、良性黏液性囊腺瘤和交界性黏液性肿瘤进行了全外显子测序及全基因组测序，发现 MOC 中最常见的遗传事件是 CDKN2A 拷贝数丢失或突变（占病例的 76%）；其次是 KRAS 和 TP53 突变（均为 64%）；之后为 ERBB2 的扩增（占病例的 26%）和 RNF43、BRAF、PIK3CA 和 ARID1A 的突变（占病例的 8% ~ 12%）；将黏液性卵巢肿瘤测序数据与 TCGA 和其他现有外显子组测序数据进行比较后发现，MOC 在遗传上明显不同于高级别浆液性卵巢癌、子宫内膜癌、胃癌和大肠肿瘤，包括黏液性大肠癌和阑尾肿瘤。胰腺癌在遗传学上与 MOC 最相似，它们都具有 CDKN2A 失活、KRAS 和 TP53 突变；然而，原发性 MOC 携带 ERBB2 扩增和 RNF43 突变，而胰腺癌显示出频繁的 SMAD4 改变；进一步对 MOC、良性黏液性囊腺瘤和交界性黏液性囊遗传关系的分析发现，大多数 MOC 至少携带一种交界性黏液性瘤中存在的启动遗传事件，如 KRAS、BRAF 和（或）CDKN2A 突变率在 1 级 MOC 中为 95%（83/87）、2 级 MOC 中为 88.6%（70/79）、3 级 MOC 中为（20/24）83%，而在交界性黏液性卵巢瘤中为 95%；*TP53* 突变和拷贝数异常是癌前病变进展为癌的关键驱动因素；因此认为 MOC 由卵巢良性肿瘤和交界性肿瘤发展而来，并非来自卵巢外肿瘤转移。

子宫内膜异位症相关性卵巢癌（endometriosis-associated ovarian cancer，EAOC）是指组织学上与子宫内膜异位症密切相关，从发生机制上可能是卵巢子宫内膜异位症恶变而来，以卵巢透明细胞癌（ovarian clear cell carcinoma，OCCC）和卵巢子宫内膜样癌（ovarian endometrioid carcinoma，OEC）为主要病理类型的一组特殊的上皮性卵巢癌。与一般卵巢癌相比，EAOC 具有发病年龄早、肿瘤分化好、FIGO 分期早、预后相对好等临床特点。子宫内膜异位症与 15%～50% 的透明细胞癌和子宫内膜样卵巢癌有关，子宫内膜异位症的患者，卵巢癌风险增加了 2～3 倍。1925 年，Sampson 率先在卵巢恶性肿瘤灶中观察到了内异症的演化过程，并将其描述为"内异症继发性恶性肿瘤"，并提出内异症恶变的诊断标准；之后 Scott 发现了内异症病灶从良性向恶性转变的中间环节，提出"非典型内膜异位"概念；并补充了 Sampson 的内异症恶变的诊断标准，并沿用至今。高频率的 *ARID1A* 基因突变经常出现在子宫内膜相关的卵巢癌中，*ARID1A* 基因突变被认为是 EAOC 的早期事件，且与 PI3KCA 可以共同出现。Ishikawa 等的研究显示，40% 的子宫内膜样癌和 33.3% 的透明细胞癌都有 ARID1A 和 p53 的体细胞突变。PI3K/PTEN 通路异常激活也常出现在子宫内膜异位症相关的 OCCC 中，Yamamoto 等在 43% 的 OCCC 中检测到了 *PIK3CA* 基因的体细胞突变，并且在 90% 与 OCCC 相邻的子宫内膜异位上皮细胞中检测到了 PIC3CA 突变。

（3）研究卵巢癌亚型分类与起源给卵巢癌诊治带来的启示：卵巢癌缺乏有效的早期筛查手段，依据 HGSC 输卵管起源学说，或许可考虑将输卵管脱落细胞学检查作为卵巢癌筛检手段来增加早期卵巢癌的检出率；绝经前女性因良性疾病行子宫切除术时，可考虑同时行预防性输卵管切除术，用以降低卵巢癌的发生率。

研究表明，高级别浆乳癌对含铂化疗敏感，与 *BRCA* 基因突变和同源重组修复缺陷相关，于是开发和研究化疗敏感性药物与维持治疗应运而生，近几年发展迅速的卵巢癌靶向治疗并成功应用于临床就是很好的佐证。这也是克服复发与耐药，进一步研究原发耐药机制与卵巢癌的不同基因型之所以被关注的原因。

黏液性卵巢癌对卵巢癌一线标准化疗方案卡铂联合紫杉类化疗不敏感，尽管指南中推荐可采用胃肠道肿瘤的化疗方案，但效果也不尽人意，而针对黏液性卵巢癌分子特征所开发的特定靶点篮子试验可能有助于改善预后；对子宫内膜异位症患者进行基因测序分析，可能有助于区分 EAOC 的不同人群，提前给予干预措施，降低 EAOC 的发病率。临床肿瘤学与肿瘤基础研究密切相关，但基础研究需要从临床发现，解决问题，得到临床验证，这种跨学科的合作与整合，需要去探索。

2. 整合多组学数据，完善子宫内膜癌分子分型可以优化子宫内膜癌的诊断及预后评估　子宫内膜癌（EC）的发病率无论在我国还是在发达国家均有逐年升高且呈年轻化的趋势。1983 年，Bockman 基于临床、内分泌及流行病学特征提出子宫内膜癌临床分型，将其分为 I 型（雌激素依赖型）和 II 型（非雌激素依赖型）。1994 年，Poulsen 将 EC 按组织病理学进行分类；至 2014 年，WHO 对 EC 的组织病理学类型重新分为 9 个大类，即子宫内膜样癌、浆液性癌、黏液性癌、透明细胞癌、神经内分泌癌、混合性癌、未分化/去分化癌、癌肉瘤等。然而，由于使用不同标准，对相同病理学诊断标准的解读不同，还有因肿瘤形态学模糊不清而导致的难以分类，使 10%～20% 的子宫内膜癌病理存在分歧，高级别甚至达 26%～37%，影响子宫内膜癌患者治疗策略的选择及临床疗效和预后评估。

2013 年，美国癌症基因组图谱（the cancer genome atlas，TCGA）对 373 例 EC 样本（包括 307 例子宫内膜样癌，53 例浆液性癌，13 例混合性癌）进行了基因组学、转录组学和蛋白质组学的研究，提出将 EC 分为 4 种分子亚型，即 POLE（DNA polymerase epsilon）突变型（7%）、微卫星不稳定高度不稳定变（MSI-H）型（28%）、低拷贝数型（39%）和高拷贝数型（26%）。*POLE* 突变型和 MSI-H 型 EC 患者均具有较高的突变负荷，组织病理类型大多为高级别子宫内膜样腺癌，但两者突变频谱有差异。POLE 突变型特征性突变谱为 *PTEN*（94%）、*PIK3CA*（71%）、*PIK3R1*（65%）、*FBXW7*（82%）、*ARIDIA*（76%）、*KRAS*（53%）和 *ARID5B*（47%）；它的超突变型在 4 个类型中预后最好；MSI-H 型特征性的突变谱包括 *PTEN*（88%）、*RPL22*（33%）、*KRAS*（35%）、*PIK3CA*（54%）、*PIK3R1*（40%）和 *RID1A*（37%）。低拷贝数型 EC 的突变负荷低，病理类型上主要为低级别子宫内膜样腺癌（60%），另外包含了部分高级别浆液性癌（8.7%）、鳞癌（2.3%）和混合性癌（25%），常见的突变为 *PTEN*（77%）、*CTNNB1*（52%）、*PIK3CA*（53%）、*PIK3R1*（33%）和 *ARID1A*（42%）。高拷贝数型 EC 突变负荷也低，因涵盖较多的少见病理类型（97.7% 的浆液性癌和 75% 的混合型癌），预后是四种分型中最差的，其常见的突变为 *PTEN*（77%）、*CTNNB1*（52%）、*PIK3CA*（53%）、*PIK3R1*（33%）和 *ARID1A*（42%）。

由于测序成本高、操作复杂、耗时长，为减低成本，增加临床实用性，McConechy 等提出了 ProMisE（proactive molecular classification tool）模型，通过二代测序检测 POLE 核酸外切酶区域是否突变和用免疫组化法检测 p53 和错配修复蛋白（MMR）状态，从而将其分为以下 4 种类型：① POLE 核酸外切酶突变型（POLE EDM）；②错配修复功能缺陷型（MMR-D）；③ *p53* 野生型（*p53*wt）；④ *p53* 突变型（*p53* abn）。不同于 TCGA 分型，ProMisE 分型在石蜡切片中即可进行，对样本要求较低，便于临床操作且其分型更为实用。

TCGA 和 ProMisE 分子分型在区分形态相近的 EC、评估患者预后及指导个体化整合诊疗方面有重要意义。病理学医师对以 TCGA 为基础研究的 82 例高级别子宫内膜样癌患者进行重新审查，结果发现有 20% ~ 25% 的患者应被诊断为浆液性癌。已有研究报道，MSI 与多种肿瘤（如子宫内膜癌、结肠癌、肺癌等）有关，MSI 常与 DNA 错配修复（mismatch repair，MMR）缺陷相关，如 MLH1、MSH2、MSH6 等。林奇综合征（lynch syndrome）是一种 *MMR* 基因突变的显性遗传性疾病，90% 的林奇综合征是 MSI-H，因此 NCCN 指南建议对所有子宫内膜癌（尤其是 50 岁以下的患者）应进行 MMR 检测以筛查林奇综合征。

子宫内膜癌分子分型，更有利于不同预后对不同临床需求的患者。对于年轻、渴望生育的子宫内膜癌患者，POLE 突变型检测有助于筛选更适合行内膜癌保守治疗的患者；根据 TCGA 分型和 ProMisE 分型结果，部分特定突变的林奇综合征和 p53 突变的患者可能无法进行保守治疗。将临床病理与分子生物学相整合，突破了病理类型分类的观念，使对子宫内膜癌诊疗及预判断有了新认识，这有助于进一步优化 EC 的诊断及预后评估，开展更多基于分子分型研究，特别是开展关于不同分型对孕激素的反应等研究将会有助于治疗更加精准化、个体化，满足临床需要。

3. 整合多组学数据，揭示宫颈癌分子特征，为宫颈癌分子分型提供依据　大于 90% 以上的宫颈癌是由 HPV 持续感染引起的。尽管可以使用针对最重要的致癌 HPV 类型的预防性疫苗，预防 HPV 感染，达到从源头上预防宫颈癌的目的，但由于疫苗的接种率很低，非 HPV 感染宫颈癌仍然占有一定比例。早期宫颈癌可以通过手术或放疗达到治愈，但局部晚期和转移性宫颈癌仍是治疗的难题，需要寻找新的治疗方法。尽管大多数 HPV 感染会在数月内被清除，但仍有一些感染持续存在并表达病毒致癌基因，使 p53 和 Rb 失活，从而导致基因组不稳定、体细胞突变的积累及某些情况下 HPV 被整合到宿主基因组中去。不同的致癌 HPV 类型，与癌症风险和组织学亚型的关联存在很大差异，对产生这些差异的原因了解甚少。此外，由于对宫颈癌认识较早，治疗方法相对成熟，至今尚无人去确定临床上相关的宫颈癌患者亚组。

肿瘤基因组图谱的研究人员曾分析了 228 个原发性宫颈癌病例的基因组及分子特征，这是迄今为止最大的宫颈癌综合基因组研究。在对 192 位宫颈癌患者的肿瘤及血液样本进行全外显子测序分析后，发现了 14 个显著突变基因（SMGs），除了既往文献中已报道的 *PIK3CA*、*EP300*、*FBXW7*、*HLA-B*、*PTEN*、*NFE2L2*、*ARID1A*、*KRAS* 和 *MAPK1* 这 9 个显著突变基因外，还确定

了 *SHKBP1*、*ERBB3*、*CASP8*、*HLA-A* 和 *TGFBR2* 为宫颈癌的新的显著突变基因；整合不同类型的 HPV 和分子特征得出三个聚类：低角蛋白鳞状聚类（keratin-low squamous）、高角蛋白鳞状聚类（keratin-high squamous）和腺癌富集聚类（adenocarcinoma-rich clusters）；并发现一组分子特性与子宫内膜癌相似的宫颈癌，这部分宫颈癌的特点为 HPV 阴性，*KRAS*、*ARID1A*、*PTEN* 基因高频率突变，说明并不是所有的宫颈癌都和 HPV 感染有关，一小部分宫颈癌可能与遗传或其他因素有关。Ojesina 等将 115 对宫颈癌组织及正常宫颈组织进行外显子测序，79 个样本行转录组高通量测序，14 对癌组织和正常组织样本行全基因组测序。在 79 个原发性鳞状细胞宫颈癌组织发现了新的体细胞突变，包括 *MAPK1* 基因替换 E322K（8%）、*HLA-B* 基因失活（9%）、*EP300*（16%）、*FBXW7*（15%）、*NFE2L2*（4%）、*TP53*（5%）和 *ERBB2*（6%）发生突变。在 24 个癌组织中，有 *ELF3*（13%）和 *CBFB*（8%）突变，HPV 整合位点的基因表达水平明显高于非 HPV 整合位点。

目前，随着现代分子生物学和基因组学的发展，靶向治疗已经成为治疗晚期或复发型宫颈癌的研究热点之一，并在宫颈癌的治疗中取得了较好的临床疗效。靶向治疗即在细胞分子水平上针对已明确的致癌位点设计相应的治疗药物，当药物进入体内后，可特异地选择致癌位点结合并发生作用，使肿瘤细胞特异性死亡，而不会波及肿瘤周围的正常组织细胞，从而达到提高疗效、减少毒性作用的目的，所以靶向治疗又被称为"生物导弹"。主要包括抗血管生成药物、聚腺苷二磷酸核糖聚合酶 [poly-（ADP-ribose）polymerase，PARP] 抑制剂、免疫抑制剂及表皮生长因子（epithelial growth factor，EGF）受体阻滞剂等。

免疫检查点即免疫抑制信号，可通过调节免疫反应的强度和广度，避免正常组织受到破坏。免疫检查点治疗就是通过共刺激或共抑制信号等一系列途径以调节 T 淋巴细胞活性来提高抗肿瘤免疫反应的治疗方法。今年已有较多相关临床研究开展，大量免疫检查点抑制剂药物在宫颈癌治疗上取得了突破性进展。FDA 已批准帕博利珠单抗治疗接受化疗之后继续恶化的晚期宫颈癌患者。与传统的细胞毒性化疗相比，免疫检查点抑制剂有独特的反应，可适当用作评估治疗相关的不良反应和有效性的工具。

尽管宫颈癌的分子分型真正应用于临床实践还有一段距离，但这些发现为深入了解宫颈癌的分子亚型提供了依据，并为临床上针对不同分期，不同病理类型和分子分型的宫颈癌患者开发不同的整合治疗方法提供了理论支持。

综上所述，肿瘤是一种分子水平高度异质的复杂疾病，从传统的依赖外部宏观病理特征进行分型转向以肿瘤细胞的分子特征为基础的分型，能够更为客观准确地反映肿瘤发生发展的内在本质特征。肿瘤分子分型研究的深入，不仅能够为临床提供更为准确的分型，而且有助于更好地理解肿瘤不同亚型的内在分子机制，以及相同病理类型和分期有不同的转归，整合基因蛋白水平的生物信息，以指导个性化的整合治疗。

二、以肿瘤分子分型为基础，整合治疗策略，实现"异病同治""同病异治"，提高临床疗效

随着肿瘤分子分型的完善，肿瘤的治疗也越来越强调个体化，因此临床诊疗中，同一种肿瘤由于分子分型不同，可能要制订不同的治疗方案；不同病理特征的肿瘤因存在相同的分子基础，可能要制订相同的治疗方案。2017 年 5 月，美国 FDA 批准了帕博利珠单抗（Pembrolizumab，Keytruda）治疗伴有 MSI-H/dMMR 的实体瘤患者，这是首个按生物标志物而不是基于组织类型来批准的抗肿瘤药物，这就是一种整合理念下的新治疗理念。

近年来，免疫治疗，尤其是免疫检查点抑制剂，在肿瘤治疗中取得了突破性的进展。PD-1/PD-L1 抑制剂通过抑制 PD-1/PD-L1 信号通路，解除肿瘤细胞对机体免疫系统的抑制，激活免疫系统，从而达到清除肿瘤细胞的作用。目前，被批准用于临床肿瘤治疗的 PD-1 抑制剂有帕博利珠单抗和纳武利尤单抗（Nivolumab，

Opdivo），获批的 PD-L1 抑制剂有阿特珠单抗（Atezolizumab，Tecentriq）、阿维鲁单抗（Avelumab，Bavencio）和度伐利尤单抗（Durvalumab，Imfinzi）。帕博利珠单抗和纳武利尤单抗被批准用于治疗晚期黑色素瘤、非小细胞肺癌、肾癌、经典型霍奇金淋巴瘤和头颈部鳞状细胞癌等。KEYNOTE-028 试验评估了帕博利珠单抗在晚期实体瘤（包括卵巢癌、宫颈癌、子宫内膜癌）中的安全性和有效性，其中，卵巢癌中客观缓解率（ORR）为 11.5%（1 例完全缓解、2 例部分缓解），26.9%（7 例）患者疾病稳定；宫颈癌中，ORR 为 17%，4 例（17%）部分缓解，3 例（13%）疾病稳定；子宫内膜癌中，3 例（13%）部分缓解，3 例（13%）疾病稳定。NCCN 指南也推荐将帕博利珠单抗作为 MSI-H/dMMR 卵巢癌、宫颈癌、子宫内膜癌的治疗方案。

目前，除已公布的免疫检查点抑制剂单药治疗在肿瘤中的疗效外，免疫治疗联合放疗、化疗及靶向治疗的临床试验研究也在如火如荼地进行。IMagyn050 是一项 III 期临床研究（NCT03038100），该研究纳入 1300 例新诊断的晚期上皮性卵巢癌患者，拟评估含铂化疗（TP/TC 方案）＋贝伐珠单抗联合 PD-L1 抑制剂 Atezolizumab 的疗效及安全性，目前该研究已完成招募，在治疗随访中，结果尚未公布。JAVELINOvarian 200（对比聚乙二醇化多柔比星脂质体化疗、抗 PD-L1 抗体 Avelumab 单药、Avelumab 联合化疗在铂耐药卵巢癌中的疗效和安全性）、JAVELINOvarian 100（评估 Avelumab 联合化疗在初治晚期卵巢癌中的疗效）、JAVELIN Ovarian PARP 100（评估 Avelumab 联合化疗和 PARP 抑制剂 Talazoparib 在初治晚期卵巢癌中的疗效）均因未达到总生存期 / 无进展生存期（OS/PFS）的主要预定终点而提前终止。尽管在妇科肿瘤中免疫治疗联合其他治疗的阳性结果不多，但在非小细胞肺癌、结肠癌等治疗中取得了显著的疗效。一项纳入了 123 例非小细胞肺癌患者（Keynote-021）的临床试验数据表明，与单纯化疗相比，PD-1 抗体联合化疗的有效率（55% vs. 29%）和无疾病进展生存时间（13 个月 vs. 8.9 个月）均明显提高。基于此项目结果，2017 年 5 月，美国 FDA 批准帕博利珠单抗联合卡铂＋培美曲塞

用于 EGFR、ALK 基因突变阴性的晚期非小细胞肺癌的一线治疗。

尽管免疫检查点抑制剂在妇科肿瘤的治疗中取得了令人鼓舞的疗效，但总体有效率不超过 30%。免疫治疗目前在许多方面仍存在争议，首先是如何选择患者。PD1/PD-L1 表达是否能作为可靠的免疫治疗应答预测因子；其他假设的检测指标，如肿瘤浸润淋巴细胞（TIL）的水平及肿瘤突变负荷（TMB）和（或）新抗原负荷的分析，在临床上是否可行；在对 KEYNOTE-028 研究中超过 20 个癌种的分析发现，同时伴有高水平的 TMB 和 T 细胞炎症基因表达谱（GEP）或 PD-L1 的患者对免疫治疗的应答率最高。这提示，整合使用这些生物标志物可能有助于在多种癌症中确定对 PD-1 抗体治疗的适宜人群。其次是治疗顺序策略，因为在一种或多种治疗失败后给予免疫治疗可能会因免疫系统的逐渐衰弱而影响其疗效，以及如何克服与超突变肿瘤的基因组极端不稳定相关的抵抗机制。最近，JAK1 和 JAK2（Janus 激酶 1 和 2）的突变（因其突变在白血病和其他骨髓增生性疾病的发病机制中的作用而众所周知）通过损伤干扰素受体信号传导通路造成黑色素瘤抗 PD1 疗法逃逸的潜在机制已被证实。这一发现对妇科肿瘤特别是子宫内膜癌可能具有相关的临床意义，因子宫内膜癌通常具有 JAK1 功能丧失突变，这为临床研究引入新的免疫治疗剂提供了依据。

免疫治疗无疑为妇科恶性肿瘤开启了一扇窗，但免疫检查点抑制剂治疗后进展，治疗后相关免疫性疾病的预防与处理及免疫检查点抑制剂在一线治疗的患者获益的探索，需要临床学、免疫学、内分泌学者的整合思考，要靠整合的整体治疗方案予以解决。

三、整合诊疗对妇科肿瘤患者卵巢内分泌功能及生育功能的保护至关重要

尽管大多数妇科恶性肿瘤的发病高峰在 50 岁以后，但仍有大量女性在绝经前乃至育龄期被诊断为妇科恶性肿瘤。基于 SEER（surveillance， epidemiology and end results）癌症统计报告 2012 年至 2016 年的数据监测显示，45 岁以下的新诊断为子宫癌、卵巢癌和宫颈癌的百分比分别为 6.5%，12% 和 36.5%。随着越来越多的女性在 35 岁以上首次分娩，生殖衰老、性腺毒性治疗及生育问题在患有恶性肿瘤的女性中变得更加普遍和复杂。因妇科恶性肿瘤的标准治疗策略，涉及外科手术切除生殖器官，和（或）放化疗治疗消除生殖器官的功能，从而使保留生育功能在这些患者的治疗策略中显得尤为重要。因此，在不影响肿瘤治疗疗效的前提下，为选择保留生育功能患者提供及时的评估和处理已成为现代肿瘤治疗的重要组成部分。

目前，对于妇科恶性肿瘤的治疗不仅要专注于提供最有效的抗肿瘤治疗方法以延长患者生命，肿瘤治疗方法需要发展，妇科恶性肿瘤患者需要长期生存已成为现实，所以改善患者生活质量已提到重要地位，需要强调的是，生殖健康还是女性生活质量的重要组成部分。已有证据显示，进行保留生育功能的咨询可显著减少患癌女性对生育能力的长期遗憾和不满。因此，对保留生育功能的评估应在制订抗肿瘤治疗计划时就开始。保留生育功能的最佳方案制订通常在 2 ~ 3 周即可完成，并不会导致肿瘤治疗的延迟。而对于需要立即开始抗肿瘤治疗的患者，也可选择卵巢组织冷冻保存和自体移植。但需注意的是在卵巢保存或移植前，对卵巢进行病理组织学检查十分必要，既能排除卵巢的肿瘤转移，也可以对卵巢卵泡储备情况进行初步评价。美国临床肿瘤学会（American Society of Clinical Oncology，ASCO）和美国生殖医学学会（American Society for Reproductive Medicine，ASRM）发布的患癌女性生育功能保护指南强烈建议临床医师在开始抗肿瘤治疗之前，告知患者接受该疗法对卵巢和（或）生殖器官的潜在毒性，对未来生育能力的不利影响及可采取的生育力保留措施。因此，由于计划内的肿瘤治疗而面临不孕风险的患者，应立即转诊至有丰富的保留生育功能的生殖专家。

BRCA1/2 基因突变与乳腺癌和卵巢癌的风险增加相关已毋庸置疑。除与肿瘤发生有关外，*BRCA* 基因突变还与卵巢储备功能降低和生殖衰老加速有关。动物实验显示，具有 *BRCA1* 突变的小鼠会随着构成卵巢储备功能的原始卵泡卵母细胞的衰老而以更快的速度 DNA 双链断裂损伤积累。与无 *BRCA1* 突变小鼠相比，*BRCA1* 突变小鼠卵巢中的原始卵泡数减少，产仔数减少，胚胎发育不良情况增加。与动物实验结果一致，与健康对照者相比，患有 *BRCA1* 突变女性的血清抗米勒激素（anti-Müllerian hormone，AMH）水平减低；并且 *BRCA* 突变携带者女性比健康对照者绝经时间提前 3 ~ 4 年。尽管大多数研究发现这种现象与 *BRCA1* 突变有关，但也有研究发现，*BRCA2* 突变携带者的卵巢储备能力下降。具有 *BRCA* 突变的育龄女性更容易出现卵巢衰老，更容易受到化学疗法诱发的卵巢储备损失的影响。因此，对于希望保留生育能力的 *BRCA* 突变的患者，临床医师应该采取更加积极主动的措施。

目前对于使用促性腺激素释放激素（gonadotropin-releasing hormone，GnRH）类似物是否能抑制排卵，增加卵巢储备功能以防止化疗引起的卵巢损害仍有争议。认为此方法有效性的一个关键问题是，构成人类卵巢储备的休眠原始卵泡不表达 GnRH 或促性腺激素（FSH，LH）受体。Lambertini 等及 Demeestere 等分别进行的平均随访时间为 5 年的随机对照试验（randomized controlled trial，RCT）结果均显示，接受 GnRH 类似物与空白对照组的 AMH、卵泡刺激素（follicle-stimulating hormone，FSH）水平及妊娠率没有差异。但 Moore 的 RCT 研究中表明，GnRH 类似物联合化疗对卵巢功能及生育功能的保护有一定益处。鉴于 GnRH 类似物的应用目前存在争议，美国临床肿瘤学会（ASCO）指南认为 GnRH 类似物不能作为在化疗过程中保护卵巢功能的推荐方法。

对于接受盆腔放疗的宫颈癌患者，腹腔镜卵巢移位术保护卵巢内分泌功能的成功率为 88.6%。但由于血液流量的变化和辐射的散射，卵巢移位术的保护效率可能会受到限制。最近有研究表明，早期子宫内膜癌患者子宫切除术中保留卵巢不会增加癌症复发的风险并能通过保留卵巢内分泌功能来阻止更年期相关疾病的发生。由于这些患者无法自然妊娠，因此可以选择进行体外受精（IVF）手术，然后将胚胎转移到妊娠载体中。另外，国外已有子宫移植手术并成功分娩的案例，在某些情况下可能会考虑使用。

在妇科恶性肿瘤中，保留生育功能策略包括保留生育功能的手术和辅助生殖技术（assisted reproductive technology, ART）。最佳策略因每例患者肿瘤类型和期别、诊断时的年龄、卵巢储备状态、从诊断到开始抗肿瘤治疗的可用时间及计划选择的抗肿瘤治疗手段不同而异。由妇科外科医师、肿瘤科医师和生殖专家构成的多学科整合诊疗团队为患者制订个体化整合治疗策略，提供最佳治疗选择至关重要，同时还需要社会学家和患者的参与。因此，整合社会资源，加强公共教育，普及肿瘤知识也是今后肿瘤整合治疗的重要工作。

四、妇科恶性肿瘤抗瘤早期加入整合性姑息治疗策略可有效改善预后

根据世界卫生组织（WHO）定义，姑息治疗是一种通过早期识别、无误评估、治疗疼痛，以及其他生理、心理和精神的问题来预防和减轻痛苦，并提高面临危及生命的患者及其家人的生命质量的治疗方法。姑息治疗的干预措施必须尽可能以证据为基础，贯穿于肿瘤治疗的全过程，并与疾病的治疗同时提供。ASCO 和妇科肿瘤学会（SGO）发布的姑息治疗指南均强烈建议考虑在晚期肿瘤的早期阶段将姑息治疗加入标准的抗癌治疗中。姑息治疗的核心组成部分是积极的症状管理和对肿瘤及治疗所出现的相关症状进行干预治疗。肿瘤相关症状是否发生和对症状管理的需求在妇科恶性肿瘤中很常见。例如，在一项针对 1840 例患有晚期恶性肿瘤患者的研究中显示，中度至重度疼痛的患病率为 51%，但在妇科恶性肿瘤中高达 80%；恶心在妇科恶性肿瘤中也很常见。但姑息治疗在妇科恶性肿瘤中的总体使用率仍然较低，研究估计，不足 20% 的妇科肿瘤患者在死亡前接受了 30 天以上的姑息治疗咨询。

多项研究显示，对恶性肿瘤患者进行姑息治疗可改善患者的症状、生活质量和生存率。Temel 等的研究显示，对非小细胞肺癌患者实施早期姑息治疗干预可使生存期延长 2.7 个月。一项针对 1614 例患者的 7 项随机试验的循证医学分析发现，早期姑息治疗对改善晚期恶性肿瘤患者的生活质量和症状有益。在一项对妇科恶性肿瘤患者的回顾性研究中发现，住院姑息治疗咨询与咨询后 1 天内中度至重度症状的改善相关。Vanbutsele 等的随机对照研究比较了早期系统的姑息治疗联合心理干预和单独标准肿瘤治疗对晚期肿瘤患者生活质量和临床获益的影响，发现早期系统的姑息治疗联合心理干预可以提高患者的生活质量并增加临床获益。

姑息治疗是积极的而非消极的、全面的而非局部的医疗和护理；姑息治疗应贯彻疾病治疗始终，而非等待治愈性治疗反应不佳时才被动开始；姑息治疗不仅关注患者本人，也关注家属及照护者对相关支持的需求，肿瘤学家和姑息治疗团队的协作，相互治疗的整合至关重要。

五、以心身治疗为基础的整合治疗是妇科恶性肿瘤治疗中必不可少的组成部分

在过去的几十年中，对妇科恶性肿瘤的治疗已不满足于仅仅是降低病死率，更关注到患者的心理健康及生活质量的提高。美国一项对包含 1300 例卵巢癌患者的调查结果显示，患者最关心的问题主要包括疾病复发、死亡、"控制癌症"或"消除癌症"，以及管理肿瘤治疗的不良作用。在这项研究中，有 32% 的受访者报告使用了补充和替代药物疗法，包括中药、针灸、按摩、瑜伽、膳食补充等。另有研究报道，即使在美国普通人群中，补充和替代药物疗法的使用率也多达 38%，而在肿瘤患者的调查中，这一数字增加至 68%，在乳腺癌或晚期 / 无法治愈的患者中使用更多。

20 世纪 90 年代，美国国立卫生研究院（NIH）和美国国家癌症研究所（NCI）不约而同地成立了各自的"辅助和替代医学"研究中心，而于 2003 年将辅助与替代疗法结合成立了整合肿瘤学学会（Society of Integrative Oncology, SIO），

SIO 与中国学者提出的整体整合肿瘤学 HID 不完全相同，它重在致力于推动循证、全面、综合的医疗护理，鼓励对临床前和临床研究进行严格的科学评估，同时倡导转换肿瘤治疗方式，整合以证据为基础的癌症补充治疗方法，以改善癌症患者的生活。

1.积极心理干预　肿瘤患者常面临治疗周期相对长，由此产生厌倦无助、悲观厌世、恐惧、焦虑、抑郁心理，以及治疗手段本身造成躯体强烈不适、经济压力大，从而导致整体生活质量下降。肿瘤患者所担负的负面情绪甚至心理健康问题还远未被充分评估及干预，极端情况下，一些患者甚至选择自杀结束生命。来自多项荟萃分析及随机对照的研究显示心理社会干预(psychosocial interventions，PSI）可以显著减少心理社会问题，并改善患者的生活质量（QoL）、情绪功能（emotional function，EF）和社交功能（social function，SF）。以意义为核心的心理治疗（meaning-centered psychotherapy，MCP）不仅能在短期内改善其心理健康状态，也能在长期范围内降低其心理痛苦程度。约 1/3 的肿瘤患者对复发转移都有高度恐惧，SWORD 研究评估了混合认知行为疗法（blended cognitive behavior therapy，bCBT）是否可减轻肿瘤患者的恐惧。bCBT 措施包括 5 次 1h 的面对面咨询和 3 次 15min 的在线咨询。研究结果显示，bCBT 可显著减轻肿瘤患者对复发转移的恐惧，可能成为一种有希望的肿瘤治疗方法。心理干预在一定程度上有益于缓解肿瘤患者的焦虑、抑郁，进而提高其生活质量。León-Pizarro C 等的研究发现，由医师管理的放松和咨询干预措施可有效预防和减少妇科恶性肿瘤术后患者的焦虑和抑郁；并且对正在接受近距离放射治疗的妇科肿瘤和乳腺癌患者，予以放松训练和指导性影像，可减轻患者的焦虑、抑郁，减少身体不适。对包括 4217 例恶性肿瘤患者在内的 22 个 RCT 进行的个体患者数据（individual patient data，IPD）荟萃分析表明，无论在肿瘤治疗期间还是治疗后，PSI 可显著改善 QoL、EF 和 SF，但对 OS 影响不大。因此，将心理评估及心理干预作为肿瘤患者治疗前、治疗中乃至治疗后的常规照护环节中的一环，不仅有助于部分有自杀倾向

患者的自杀风险预防关口前移，也有助于提高患者心理健康水平，改善生活质量。

研究心理状态的内分泌变化与基因变化基础，也是妇科肿瘤学者和心理医师需要共同关注的，为有效的临床干预提供理论基础。

2.改变生活方式　与生活方式相关的因素，如体重增加和缺乏体育锻炼，被认为对妇科恶性肿瘤的发展有重要影响。超重和肥胖增加了女性宫颈癌的发病风险，其原因可能是不能准确诊断宫颈癌前病变。肥胖与更频繁、更严重的化疗相关毒性有关，体力活动的增加与子宫内膜癌的发生率降低相关。体育锻炼是影响卵巢癌患者化疗期间生活质量的重要生活方式因素，也是卵巢癌患者一种可行干预措施。Iyer 等研究显示快走为主的锻炼可以降低卵巢癌患者术后的淋巴水肿。在系统评价和荟萃分析中，发现体育锻炼可缓解子宫内膜癌和卵巢癌患者的疲劳，改善 QoL。在我国进行的一项 RCT 研究表明，护士为卵巢癌患者制订的以家庭为基础的体育锻炼和认知行为干预措施可降低肿瘤相关的疲劳和抑郁感，并改善睡眠质量。

性功能下降是容易被忽略的与生活方式相关的问题，并且可能对妇科恶性肿瘤患者的生活质量产生重大影响。挪威的一项研究表明，与没有性行为的患者相比，有性行为的上皮性卵巢癌患者表现出较低的疲劳水平和更好的 QoL。对接受卵巢癌整合治疗的患者给予了简短的行为干预（包括性健康教育、康复训练、放松和认知行为疗法）后，患者的总体性功能得到显著改善，心理困扰有所减轻，干预措施效果可维持 6 个月。对子宫内膜癌患者的研究发现，每周增加 1h 的体育锻炼，可使性兴趣提升 6.5%。这提示，医护人员在肿瘤整合治疗过程中和随访过程中应关注患者的性功能情况，因为性行为也是美好生活的重要组成部分。

3.重视营养支持　恶性肿瘤患者的营养不良常与慢性疾病并存，且可能与不良预后相关。已有研究表明，多达 20% 的恶性肿瘤患者死于营养不良而不是恶性肿瘤本身。患者营养不良的患病率因肿瘤类型和疾病阶段而异。根据在诊断时对患者进行的主观总体评估（PG-SGA）评分，在妇

科恶性肿瘤患者中，约20%的患者有营养不良。导致肿瘤患者出现营养不良的原因既涉及肿瘤本身，又涉及宿主对肿瘤的反应和抗肿瘤治疗所带来的不良反应等多种机制。营养不良与生活质量下降、治疗反应降低、化学疗法诱发毒性的风险增加及OS降低均有关。

欧洲临床营养与代谢协会（European Society for Clinical Nutrition and Metabolism，ESPEN）最近发布的癌症患者营养治疗指南中强调适当的营养摄入量是所有肿瘤干预措施的关键组成部分，并提倡对所有肿瘤患者的营养支持给予更多关注。ESPEN还提出了一些关键性的建议，如从恶性肿瘤诊断开始就应定期筛查营养摄入，营养不良的患者应定期进行营养评估，包括饮食摄入、体重减轻和体重指数。Craighead等发现对行盆腔根治性放疗的妇科恶性肿瘤患者同时给予营养支持治疗与无营养支持者相比，前者急性放射性肠炎的发生率及其严重程度均相对较轻。

血清白蛋白通常被用于评估患者的营养状况。白蛋白是维持胶体渗透压、清除自由基、提供配体结合和药物转运、影响血管通透性并参与细胞内途径的最重要蛋白质之一。导致肿瘤患者低蛋白血症的原因很多，最主要是分解代谢增加和恶病质。多项研究表明，低蛋白血症与败血症、心力衰竭、肾疾病和肿瘤的不良预后相关。在卵巢癌中，低白蛋白血症与低体力状态评分和晚期FIGO分期有关。在子宫内膜癌中，低白蛋白血症与FIGO分期、组织学分级和患者年龄呈负相关。在外阴癌中，低白蛋白血症是总生存率的独立不良预后因素之一。Uppal等分析了2110例妇科恶性肿瘤患者低白蛋白血症与术后并发症风险增加之间的关联，结果显示低白蛋白血症患者术后罹患严重并发症的可能性高6倍，并且在手术后30天内死亡的风险高10倍。这与Ataseven等在卵巢癌的研究结果一致。因此，了解患者血清白蛋白水平可能有益于识别更广泛的高危人群并提供优化治疗手段。低白蛋白血症与不良预后之间的关联为探索治疗前营养干预的作用及增加后续护理提供了机会。

目前为止，没有有效办法阻止肿瘤"氮陷阱"，也没有有效药物能够逆转恶病质。营养咨询被认为是最适宜的一线营养干预措施，但是，还需要考虑其他方面，包括谁是进行营养干预的最佳人选，何时进行营养干预，以及建议是否标准化。患者通常会接收到来自不同卫生专业人员的营养建议，这些建议经常互相矛盾或不正确。此外，提供营养建议时，还应考虑因病情恶化或抗肿瘤治疗引起的症状，因为这些症状通常会对口服摄入产生负面影响。根据肿瘤负荷、患者机体代谢情况等全程制订营养支持治疗方案，对于提高患者生活质量，辅助手术、放化疗等整合治疗效果都非常重要。

4. 中医辨证论治充分体现整合医学观念 整体观念是中医思维的核心，贯穿于中医诊治的全过程，其主要包含有机整体（人是有机整体）、天人合一（人与环境是共同统一体）、时空统一（人体在不同的生命阶段，呈现出不同的功能状态）三个方面；辨证论治则是整体思维在临床中的具体应用，既体现了中医学对中国传统哲学思想的继承与发展，也体现了中医运用宏观、联系的思维看待生命健康与疾病的特点。这与整合医学理念高度契合。已有研究证实，中医针灸在预防和治疗与化疗有关的胃肠道不适（主要是恶心和呕吐）中有效。针灸能明显降低乳腺癌患者的潮热计分和更年期症状，减少乳腺癌相关疲乏症状、改善睡眠质量和生活质量。动物实验显示，中药人参皂苷成分对卵巢癌细胞的体外抗癌作用。服用红参可减轻上皮性卵巢癌患者辅助化疗引起的疲劳、恶心和呼吸困难症状，并降低患者中性粒细胞减少，淋巴细胞减少的严重程度。2016年，由中医肿瘤诊疗指南协作组织制订的《恶性肿瘤中医诊疗指南》在北京发布，该指南重点论证如何根据患者不同的分期、不同的治疗等情况，进行科学、规范的中医辨证治疗，形成基于现有证据制订中医肿瘤辨证分型标准、治疗原则及治疗途径，并根据国际循证医学证据分级标准推荐整合诊疗方案。

六、整合医学在妇科恶性肿瘤诊疗中的展望

随着肿瘤早诊技术和诊疗技术的进步，整体而言妇科肿瘤的诊治水平在提高，肿瘤已经成为一种可防可控的慢性疾病。妇科恶性肿瘤以宫颈癌为代表，有完善的一级、二级预防和三级预防，WHO 亦提出消除宫颈癌计划，宫颈癌治疗方法肯定，疗效好，治疗难点与重点清晰，宫颈癌关键在防，在健康教育的知识普及，提高 HPV 疫苗接种率和接受筛查的覆盖面，加强宫颈癌前病变的管理与处理，运用好临床诊疗技术，提高治愈率，防止疾病致残与复发，这是一个肿瘤防控最完整的链条，需要从社会到医疗，从基础到临床的不断整合，使宫颈癌攻克成为可能。但是，不容忽视的是肿瘤的发病率在升高，发病年轻化趋势，地区诊治水平的差异，肿瘤患者要求生理生育功能的保护，肿瘤的复发和耐药等问题仍然困扰着妇科肿瘤工作者，治疗效果亦远没有达到理想状态。毋庸置疑，各种指南和大数据并非万能，肿瘤细胞存在异质性，每一例患者都存在个体差异。近 10 年来，由于人类基因组测序技术的革新，生物医学分析技术的进步及大数据分析工具的出现，医学界提出了精准医疗计划。该计划将加快基因组层面对疾病的认识，并将最新最好的技术、知识和治疗方法提供给临床医师，使医师能够准确地了解病因并有针对性的用药，特别提出精准医疗的短期目标主要是加强其在肿瘤治疗中的应用。肿瘤基因突变的研究进展飞速，由此带来对肿瘤生物学本质认识上的革新，更新着对肿瘤的诊断、分类和预后的评估方式，这些都直接促进了分子靶向治疗的发展，有望显著提高多种肿瘤的临床治疗效果，将会更大力度促使基础与临床、社会与医疗的加速整合。

妇科恶性肿瘤严重威胁女性身心健康，整合医学即在将患者视为"心身"合一的整体前提下，整合医学知识、空间环境、时间要素、工程学、信息学等多种因素对患者进行诊治，从而使患者最大程度获益。如卵巢癌因为难以早期发现，导致患者就诊时多为晚期，而晚期患者因肿瘤消耗和（或）肿瘤侵犯导致躯体不适症状（疼痛、腹胀、便秘、肠梗阻等），且营养状况差，这就需要妇科肿瘤、营养科、姑息治疗科协同给予患者支持，来改善身体功能状态，为后续手术、化疗创造有利条件；妇科肿瘤发病的年轻化，使妇科肿瘤医师制订临床决策时需考虑这些患者的卵巢内分泌功能及生育能力的保护，这就需要生殖医师的参与。分子生物学技术、大数据分析平台等的飞速发展，使我们对肿瘤发生发展的内在分子机制更加了解，从而使妇科肿瘤的分子分型不断完善，这更有利于筛选更多有效的药物。总之，整合医学的理论探索和临床实践是未来妇科肿瘤学和医学发展的必然方向和必由之路。

（周　琦　邹冬玲　王海霞）

参考文献

Bray F, Ferlay J, Soerjomataram I, et al, 2018. Global cancer statistics 2018: GLOBOCAN estimates of incidence and mortality worldwide for 36 cancers in 185 countries.CA Cancer J Clin, 68(6): 394-424.

The Global Cancer Observatory (GCO) is an interactive web-based platform presenting global cancer statistics to inform cancer control and research. [2020-2-24]. http://globocan.iarc.fr.

Fan D, 2017. Holistic integrative medicine: toward a new era of medical advancement. Front Med, 11(1): 152-159.

Chen TW, Lee CC, Liu H, et al, 2017. APOBEC3A is an oral cancerprognostic biomarker in Taiwanese carriers of an APOBEC deletionpolymorphism. Nat Commun, 8(1): 465.

Mertins P, Mani DR, Ruggles KV, et al, 2016. Proteogenomics connects somatic mutations to signalling in breast cancer.Nature, 534(7605): 55-62.

Zhang H, Liu T, Zhang Z, et al, 2016. Integrated proteogenomiccharacterization of human high-grade serous ovarian cancer.Cell, 166(3):755-765.

Kelley DZ, Flam EL, Izumchenko E, et al, 2017. Integrated analysis of whole-genome ChIP-Seq and RNA-Seq data of primary head and neck tumor samples associates HPV integration sites with open chromatin marks.Cancer Res, 77(23):6538-6550.

Kurman RJ, Shih IeM, 2016. The dualistic model of ovarian carcinogenesis: revisited, revised, and expanded. Am J Pathol Apr,186(4): 733-747.

Eckert MA, Pan S, Hernandez KM, et al, 2016. Genomics of ovarian cancer progression reveals diverse metastatic trajectories including intraepithelial metastasis to the fallopian tube.Cancer Discov, 6(12): 1342-1351.

Labidi-Galy SI, Papp E, Hallberg D, et al, 2017. High grade serous ovarian carcinomas originate in the fallopian tube. Nat Commun, 8(1): 1093.

DucieJ DF, Considine M, 2017. Molecular analysis of high-grade serous ovarian carcinoma with and without associated serous tubal intra-epithelial carcinoma. Nat Commun, 8(1):990.

Perren TJ, 2016. Mucinous epithelial ovarian carcinoma.Ann Oncol,27 Suppl 1: i53-i57.

Cheasley D, Wakefield MJ, Ryland GL, et al, 2019. The molecular origin and taxonomy of mucinous ovarian carcinoma. Nat Commun, 10(1): 3935.

Ishikawa M, Nakayama K, Nakamura K, 2018. Affinity-purified DNA-based mutation profiles of endometriosis-related ovarian neoplasms in Japanese patients. Oncotarget, 9(19): 14754-14763.

Hoang LN, Kinloch MA, Leo JM, et al. 2017. Interobserver agreement in endometrial carcinoma histotype diagnosis varies depending on The Cancer Genome Atlas (TCGA)-based molecular subgroup. Am J Surg Pathol, 41（2）: 245-252.

Billingsley CC, Cohn DE, Mutch DG, et al, 2015. Polymerase varepsilon(POLE) mutations in endometrial cancer: clinical outcomes and implications for Lynch syndrome testing. Cancer, 121(3） : 386-394.

Talhouk A, Hoang LN, McConechy MK, et al, 2016．Molecular classificationof endometrial carcinoma on diagnostic specimens is highly concordantwith final hysterectomy: earlier prognostic information to guide treatment. Gynecol Oncol, 143(1): 46-53.

Hussein YR, Soslow RA, 2018. Molecular insights into the classification of high-grade endometrial carcinoma.Pathology, 50（2）: 151-161.

Britton H, Huang L, Lum A, et al, 2019. Molecular classification defines outcomes and opportunities in young women with endometrial carcinoma.Gynecol Oncol, 153（3）: 487-495.

Cancer Genome Atlas Research Network, 2017. Integrated genomic and molecular characterization of cervical cancer. Nature, 543(7645): 378-384.

Varga A, Piha-Paul S, Ott PA, et al, 2019. Pembrolizumab in patients with programmed death ligand 1-positive advanced ovarian cancer: Analysis of KEYNOTE-028. Gynecol Oncol, 152(2): 243-250.

Ott PA, Bang YJ, Berton-Rigaud D, et al, 2017. Safety and antitumor activity of pembrolizumab in advanced programmed death ligand 1-positive endometrial cancer: results from the KEYNOTE-028 study. J Clin Oncol, 35(22): 2535-2541.

Sucker A, Zhao F, Pieper N, et al, 2017. Acquired IFN γ resistance impairs anti-tumor immunity and gives rise to T-cell-resistant melanoma lesions. Nat Commun, 8: 15440.

Howlader N, Noone AM, Krapcho M, et al, 2018. SEER cancer statistics review. 1975-2016. National Cancer Institute.

Oktay K, Harvey BE, Partridge AH, et al, 2018. Fertility preservation in patients with cancer: ASCO clinical practice guideline Update. J Clin Oncol, 36(19): 1994-2001.

Ethics Committee of the American Society for Reproductive Medicine, 2018. Fertility preservation and reproduction in patients facing gonadotoxic therapies: an Ethics Committee opinion. FertilSteril, 110(3): 380-386.

Amorim CA, Leonel ECR, Afifi Y, et al, 2019. Cryostorage and retransplantation of ovarian tissue as an infertility treatment. Best Pract Res Clin Endocrinol Metab, 33(1): 89-102.

Lin W, Titus S, Moy F, et al, 2017. Ovarian aging in women with BRCA germline mutations. J Clin Endocrinol Metab, 102(10): 3839-3847.

Johnson L, Sammel MD, Domchek S, et al, 2017. Antimüllerian hormone levels are lower in BRCA2 mutation carriers.FertilSteril, 107(5): 1256-1265.e6.

Taylan E, Oktay K, 2019. Fertility preservation in gynecologic cancers. Gynecol Oncol, 155(3): 522-529.

Demeestere I, Brice P, Peccatori FA, et al, 2016. No evidence for the benefit of gonadotropin-releasing hormone agonist in preserving ovarian function and fertility in lymphoma survivors treated with chemotherapy: final long-term report of a prospective randomized trial. J Clin Onco, 34(22): 2568-2574.

Moawad NS, Santamaria E, Rhoton-Vlasak A, et al, 2017. Laparoscopic ovarian transposition before pelvic cancer treatment: ovarian function and fertility preservation.J Minim Invasive Gynecol, 24(1): 28-35.

Testa G, McKenna GJ, Gunby RT Jr, et al, 2018. First live birth after uterus transplantation in the United States.Am J Transplant, 18(5):1270-1274.

Vanbutsele G, Pardon K, Van Belle S, et al, 2018．Effect of early and systematic integration of palliative care in patients with advanced cancer: A randomised controlled trial．Lancet Oncol, 19(3) :394 -404.

Van der Spek N, Vos J, van Uden-Kraan CF, et al, 2017. Efficacy of meaning-centered group psychotherapy for cancer survivors: a randomized controlled trial. Psychol Med, 47(11):1990-2001.

Kalter J, Verdonck-de Leeuw IM,Sweegers MG, et al, 2018. Effects and moderators of psychosocial interventions on quality of life, and emotional and social function in patients with cancer: An individual patient data meta-analysis of 22 RCTs. Psychooncology, 27(4):1150-1161.

Iyer NS, Cartmel B, Friedman L, et al, 2018. Lymphedema in ovarian cancer survivors: Assessing diagnostic methods and the effects of physical activity. Cancer, 124(9): 1929-1937.

Bober SL, Recklitis CJ, Michaud AL, et al, 2018. Improvement in sexual function after ovarian cancer: Effects of sexual therapy and rehabilitation after treatment for ovarian cancer. Cancer, 124(1):176-182.

Aredes MA, Garcez MR, Chaves GV, 2018. Influence of chemoradiotherapy on nutritional status, functional capacity, quality of life and toxicity of treatment for patients with cervical cancer.Nutr Diet, 75(3):263-270.

Ida N, Nakamura K, Saijo M, et al, 2018. Prognostic nutritional index as a predictor of survival in patients with recurrent cervical cancer. Mol Clin Oncol, 8(2):257-263.

Arends J, Bachmann P, Baracos V, et al, 2017. ESPEN guidelines on nutrition in cancer patients. Clin Nutr, 36(1):11-48.

Arends J, Baracos V, Bertz H, et al, 2017. ESPEN expert group recommendations for action against cancerrelated malnutrition. Clin Nutr, 36(5):1187-1196.

Bekos C, Polterauer S, Seebacher V, et al, 2019. Pre-operative hypoalbuminemia is associated with complication rate and overall survival in patients with vulvar cancer undergoing surgery. Arch Gynecol Obstet, 300(4):1015-1022.

National Institute for Clinical Excellence (NICE), 2006. Nutrition support in adults: oral supplements, enteral tube feeding and parental nutrition [2020-2]. http://www.nice.org.uk

Greenlee H, Du Pont-Reyes MJ, Balneaves LG, et al, 2017．Clinical practice guidelines on the evidence-based use of integrative therapies during and afterbreast cancer treatment. CA Cancer J Clin, 67(3): 194-232.

Lesi G, Razzini G, MustiMA, et al, 2016. Acupuncture as an integrative approach for the treatment of hot flashes in women with breast cancer: A prospective multicenter randomized controlled trial (AcCliMaT). J Clin Oncol, 34(15):1795-1802.

Kim HS, Kim MK, Lee M, et al, 2017. Effect of red ginseng on genotoxicity and health-related quality of life after adjuvant chemotherapy in patients with epithelial ovarian cancer: A randomized, double blind, placebo-controlled trial.Nutrients, 9(7). pii: E772.